Nursing Leadership & Management

THOMSON

卫生管理经典译丛·医院管理系列

护理领导与管理

帕特里夏·凯利－海登莎尔　著
(Patricia Kelly-Heidenthal)
王旭东　主译

北京大学医学出版社
北京大学出版社

Patricia Kelly-Heidenthal
Nursing Leadership & Management
ISBN:0-7668-2508-6

981-254-578-6
北京市版权局著作权合同登记号　图字:01-2005-3200 号

图书在版编目(CIP)数据

护理领导与管理/(美)海登塞(Heidenthal, P. K.):王旭东主译.
—北京:北京大学医学出版社,2005.10
(卫生管理经典译丛·医院管理系列)
书名原文:Nursing Leadership Management
ISBN 7-81071-719-7

Ⅰ.护…　Ⅱ.①海…②王…　Ⅲ.护理学　Ⅳ.R47

中国版本图书馆 CIP 数据核字(2005)第 076308 号

护理领导与管理

原　　著:Patricia Kelly-Heidenthal
主　　译:**王旭东**
出版发行:北京大学医学出版社(电话:010-82802230)
地　　址:(100083)北京市海淀区学院路 38 号　北京大学医学部院内
网　　址:http://www.pumpress.com.cn
E - mail:booksale@bjmu.edu.cn
印　　刷:北京地泰德印刷有限公司
经　　销:新华书店
责任编辑:安林　赵曼　　责任校对:朱晨　　责任印制:郭桂兰
开　　本:787mm×1092mm　1/16　　印张:57.5　　字数:936 千字
版　　次:2006 年 1 月第 1 版　　2006 年 1 月第 1 次印刷
书　　号:ISBN 7-81071-719-7/R·719
定　　价:148.80 元

《卫生管理经典译丛·医院管理系列》

编译委员会

丛书序言

随着我国经济体制的改革和发展，人民的生活水平有了极大的提高，人们对医院和医务人员提供服务的要求也日益提高，多数患者已不满足于仅仅得到及时、正确的诊断和治疗，还希望医务人员有良好的服务态度，便利、整洁的就医环境，良好的医患沟通以及合理的医疗服务价格。因此，现代化的医院除了必须具备良好的医疗设备及医术高超的医务人员外，还必须具备良好的就医环境、高效便捷的医疗流程以及优秀的医院文化和医院经营理念，把服务的着眼点从以单纯重视医疗技术为主的模式转变为“以患者为中心”的服务模式。

现代化的医院是一个集医学技术、高科技装备、医疗、科技人才于一体的服务机构。医院内部临床科室之间，临床科室与医技科室、医辅科室之间有着特定的分工协作关系。如果这种关系不协调或不配套，就会造成患者在就医过程中的不便和医院医疗资源的浪费，严重的甚至会危及患者的身心健康与生命安全。因此，医院内部的系统管理与协调，流程设计与重组就显得尤为重要。此外，随着我国从计划经济模式向社会主义市场经济模式的转变，现行医疗体制中与新的经济环境不相适应的因素也在严重制约着医院的发展。随着市场经济机制的逐步建立和完善，医院也将更多地运用市场经济的手段和方法来经营医疗服务。诸如：需求分析、市场调研、市场营销、竞争分析、兼并重组等企业常用的方法，也会逐步应用于医院的日常经营管理。然而，大多数医院管理者“业务是专家，管理是外行”的现状，已远远不能适应新形势下医院管理的需求，他们迫切需要学习经济学和管理学知识。

目前国内许多医学院校和一些商学院虽然开设了医院管理课程，但由于刚刚起步，尚缺少成熟的教材。北京大学医学出版社经过两年多的市场调研和选题论证，与国外著名的汤姆森学习集团、培生教育集团等出版公司进行版权合作，翻译出版了这套《卫生管理经典译丛·医院管理系列》，全面、系统地介绍了国际上医院管理方面先进的理念、有效的运作方法和成功的经验，希望本套丛书的引进出版能促进我国医院管理水平的提高，为深化卫生保健领域的改革，提高人民健康水平做出贡献。

韩启德

全国人大常委会副委员长

北京大学常务副校长

2004 年 4 月

译者前言

本书是由具有丰富护理实践经验的帕特里夏·凯利-海登莎尔（Patricia Kelly-Heidenthal）女士主编，组织掌握现代护理理论的众多教育工作者，临床护理领导者和多学科的专家们编写的。内容涉及了护理相关的大量多学科交叉知识与理论，尤其是循证护理学与实践，护理信息学和以群体为基础的护理实践概念。是在21世纪积极投身护理实践活动的所有相关人员不可多得的一本案头参考书。

“某患者在得知自己患有绝症想积极治疗，却因为经济困难而要求中止治疗”；面对这种进退两难的困境，本书《患者护理伦理问题》一章提供了答案，掌握伦理原则中的一些基本概念：行善、无恶意、公平（justice）、自治权、忠实、尊重他人、诚实。遵照这些规则并在法律规则范畴内处理上述问题，应该能够得到解决。“某医疗机构的两个部门为了奖金收入而发生争论：一个科室的患者很多，但是护理人员较少；而另外一个科室的患者相对少，所需的护理人员数量又不能减少。”遇到这样的问题该如何解决?《有效的人力资源配置》一章从患者的病情分级系统，不同的护理模式，实践工作中护理人员的知识与经验等内容讲述了如何进行职员配置。在当前医疗改革过程中，对于不断改善医疗服务提出更多要求的今天，护理工作人员面临着种种问题与困难，本书从各个角度对常见问题做出了回答。其格式新颖，文中设想了大量情景和案例分析，用批判性思维方式将读者带入每个章节。并列举了各种问题，让读者在学习中寻找答案。通过完成每个章节后面的练习题加深理解和记忆。在有限的篇幅内涉及了大量内容，适于阅读对象包括临床工作者，科研人员，护理专业的教师，学生，文中还包括了新毕业生如何找工作，如何写简历，突出了实用性。

在本书翻译过程中得到首都医科大学附属北京同仁医院急诊科傅研教授的大力支持，以及付亚琼同志在稿件整理等工作中提供的帮助，在此表示谢意！限于译者的水平，疏漏和不当之处难免，敬请广大读者指正。

译者简介

参与本书译著的人员王旭东，荀轶文和刘易新医生是首都医科大学附属北京同仁医院工作多年的临床医生。北京同仁医院是集临床、科研和教学为一体的全国大型三级甲等医院。译者除了日常的临床工作，作为教授和讲师还负责护理专业的部分教学工作。他们熟悉急救护理学方面的知识，深知目前国内医疗改革过程中，现代护理工作人员应该了解和掌握的最新理论。

撰稿人

林德·亚历山大（**Rinda Alexander**），理学博士，注册护士，办公室主任，护理学教授，普渡大学，盖莱默分校，哈蒙德，印地安那州，护理学教授，佛罗里达大学，护理学院，盖恩斯维尔，佛罗里达州
第 3 章：循证卫生保健学

玛格丽特 M. 安德森（**Margaret M. Anderson**），教育学博士，主任注册护士，国家学位委员会授予，副教授，主任，护理学系，北肯塔基大学，护理学系，海兰峰，肯塔基州
第 16 章：改革与冲突的解决方法

艾达·M. 安吉维奇（**Ida M. Androwich**），理学博士，主任注册护士，美国护理学会会员，教授，公共，精神卫生与管理护理学，尼霍夫护理学院，芝加哥，**Loyola** 大学，芝加哥，伊利诺斯州
第 2 章：基础临床卫生保健经济学
第 9 章：战略性计划和组织患者护理

安纳尔·L. 伯纳特（**Annel L. Bernat**），注册护士，学士学位，护理硕士学位，国家学位委员会授予，顾问，阿林顿，维吉尼亚州

第 12 章：有效的人力资源配置

凯思琳·凯恩修女（**Sister Kathleen Cain**），天主教的芳济各会，法学博士，律师，圣芳济会法律服务部，巴顿鲁治，路易斯安那州

第 22 章：患者护理法律问题

科琳·哈维里（**Corinne Haviley**），注册护士，硕士，主任，院前急救部，西北纪念医院（**Northwestern Memorial Hospital**），芝加哥，伊利诺斯州

第 11 章：患者护理的财政预算概念

保罗·海登莎尔（**Paul Heidenthal**），理科硕士，顾问，奥斯汀，德克萨斯州

第 15 章：患者指导

卡伦·休斯敦（**Karen Houston**），注册护士，二年制护理硕士学位，奥尔巴尼医疗中心整体护理与质量护理部主任，奥尔巴尼，纽约州

第 19 章：应用组织质量改善模式管理成果

玛丽，安妮，杰德劳斯（**Mary Anne Jadlos**），理学硕士，急救护士医生一主任职员，外伤、造瘘术及节欲护理员，急救护士医生，创伤，皮肤，造瘘护理服务，东北医疗急救分部，特洛伊，纽约州

第 20 章：改善患者护理预后的策略

斯蒂芬·琼斯（**Stephen Jones**），理学硕士，主任注册护士，肠造瘘术治疗护士，儿科临床护士专家/护士医生，奥尔巴尼医疗中心儿童医院，奥尔巴尼，纽约，奠基人，校长，儿科概念，埃夫里尔 帕克，纽约州

第 27 章：机会的浮现

格伦达·凯尔曼（**Glenda Kelman**），博士，急救护士医生一主任职员，主任，护理系，明智大学（**The Sage Colleges**），特洛伊，纽约州，急救护士医生，创伤，皮肤，造瘘护理服务，东北医疗急救分部，特洛伊，纽约州

第 20 章：改善患者护理预后的策略

玛丽·伊莱恩·科伦（Mary Elaine Koren），注册护士，2 年制护理博士学位，助教，护理学院，北伊利诺大学，迪卡柏，伊利诺斯州

第 29 章：健康生活：个人与职业需要

林恩·拉巴尔（Lyn LaBarre），硕士学位，注册护士，注册急诊护士，护士长，急诊科，奥尔巴尼医疗中心，奥尔巴尼，纽约州

第 28 章：第一份工作

琳达·瑟尔·利奇（Linda Searle Leach），理学博士，注册护士，国家学位委员会授予，护理系助教，加利福尼亚州州立大学，富乐顿市（Fullerton），加利福尼亚州

第 8 章：领导与管理

卡米尔·B. 利特尔（Camille B. Little），注册护士，理学硕士，助教，门诺派（Mennonite）护理学院，伊利诺斯州州立大学，努马，伊利诺斯州

第 23 章：患者护理伦理问题

沙伦·利特尔一斯托茨尔（Sharon Little-Stoetzel），注册护士，理学硕士，护理学助教，格雷斯兰大学，独立城，密苏里州

第 21 章：决策

帕齐·L. 马洛尼（Patsy L. Maloney），主任注册护士，护理硕士学位，教育学博士，国家学位委员会授予，护理学再教育系主任，副教授，护理学院，太平洋路德大学，塔科马，华盛顿州

第 18 章：时间管理

莫林·T. 玛莎勒（Maureen T. Marthaler），注册护士，硕士，助教，普渡大学，盖莱默分校，哈蒙德，印地安那州

第 13 章：护理保健工作委派

朱迪斯·W. 马丁（**Judith W. Martin**），注册护士，法学博士，律师，圣芳济会法律服务部，巴顿鲁治，路易斯安那州

第 22 章：患者护理法律问题

玛丽·麦克劳克林（**Mary McLaughlin**），注册护士，工商管理硕士，项目专家，奥尔巴尼医疗中心，奥尔巴尼，纽约州

第 19 章：应用组织质量改善模式管理成果

特里 W. 米勒（**Terry W. Miller**），理学博士，注册护士，校长，教授，护理学院，太平洋路德大学，塔科马，华盛顿州，圣何塞大学名誉教授，圣何塞，加利福尼亚州

第 7 章：政治与消费者的合作关系

第 17 章：权力

莱斯利·H. 尼科尔（**Leslie H. Nicoll**），理学博士，工商管理硕士，注册护士，顾问，护理计算机学系，主任，教师和顾问，**Journal of Hospice and Palliative Nursing** 杂志主编，波特兰，缅因州

第 4 章：护理与卫生保健信息学

劳拉·J. 诺塞克（**Laura J. Nosek**），理学博士，注册护士，护理学系助教，**Frances Payne Bolton** 护理学院，凯斯西储大学，克利夫兰，俄亥俄州，课程协调员，研究生教职工，伊克塞尔希尔（**Excelsior**）学院，奥尔巴尼，纽约州

第 2 章：基础临床卫生保健经济学

艾米·安吉维奇 O' 马利（**Amy Androwich O'Malley**），注册护士，护理硕士学位，护理资源部主任，儿童纪念医院，芝加哥，伊利诺斯州

第 9 章：战略性计划和组织患者护理

卡林·波利夫卡·哈里斯（**Karin Polifko-Harris**），理学博士，注册护士，国家学位委员会授予，副校长，机构发展与研究，那不勒斯社区医疗系统，那不勒斯，佛罗里达州

第 10 章：有效地团队建设

第 24 章：文化的多样性与精神性

第 26 章：职业计划

杰克林·**L.** 鲁思曼（**Jacklyn L. Ruthman**），理学博士，注册护士，助教，布莱德利大学，皮奥里亚，伊利诺斯州

第 6 章：个人与多学科间的沟通

帕特里夏·**M.** 伦茨·休恩（**Patricia M. Lentsch Schoon**），公共卫生硕士，注册护士，助教，圣凯瑟琳学院，圣·保罗，明尼苏达州

第 5 章：以群体为基础的保健实践

凯瑟琳·费希尔 塞勒斯（**Kathleen Fischer Sellers**），理学博士，注册护士，助教，尤蒂卡/罗马的纽约州立大学分校 ，尤蒂卡，纽约州

第 14 章：一线患者护理工作管理

贾尼丝·泰扎波（**Janice Tazbir**），注册护士，理学硕士，急救专业注册护士，助教，普渡大学，盖莱默分校，哈蒙德，印地安那州

第 25 章：集体谈判

校阅人员

桑德拉 C. 贝尔德（**Sandra C. Baird**），注册护士，护理学硕士，理学博士，主任，教授，护理学院，北科罗拉多大学，格里利，科罗拉多州

珍妮特·巴雷特（**Janet Barrett**），注册护士，**4**年制护理学士学位，护理硕士学位，理学博士，教授，校长，女执事护理学院，圣·路易斯，密苏里州

维拉·卡尔（**Vera Cull**），注册护士，护理博士学位，助教，护理学院，阿拉巴马大学，伯明翰，阿拉巴马州

大卫·德里库（**David Derrico**），注册护士，护理硕士学位，临床助教，护理学院，佛罗里达大学，盖恩斯维尔，佛罗里达州

玛丽·费希尔（**Mary Fisher**），注册护士，理学博士，国家学位委员会授予，副教授，护理学院，印地安那大学，印第安纳波利斯，印地安那州

梅勒妮·金一格利佛（**Melanie King-Gulliver**），注册护士，理学硕士，布老沃德公共学院，椰子克里克，佛罗里达州

霍普·劳克林（**Hope Laughlin**），注册护士，**4**年制护理学士学位，护理学硕士，教育学博士，护理学教授，彭萨科拉专科学校，彭沙科拉城，佛罗里达州

帕蒂·利里（**Patty Leary**），教育管理学硕士，**Mecosta Osceola**职业培训中心，大瀑布城，密歇根州

卡里·麦科伊（**Carrie McCoy**），注册护士，理学博士，公共卫生学硕士，急诊注册护士，护理学副教授，北肯塔基大学，海兰峰，肯塔基州

艾丽丝·奈德（**Alice Neid**），注册护士，护理硕士学位，护理系主任，海兰公共学院，弗里波特，伊利诺斯州

玛格丽特·**B.** 佩恩（**Margaret B. Payne**），注册护士，助教，护理学院，威廉 卡里大学，哈蒂斯堡，密西西比州

帕特里夏·戴安妮 帕岱金（**Patricia Dianne Padjen**），注册护士，工商管理硕士，硕士，教育学博士，急诊医学服务项目主任，威斯康星大学附属医院，麦迪逊，威斯康星州

德洛丽丝·**M.** 齐格蒙特（**Dolores M. Zygmont**），注册护士，理学博士，护理学助教，联合健康大学，天普大学，费城，宾夕法尼亚州

前　言

《护理领导与管理》一书有助于学生和新从业的护士掌握相关的知识与技能以便在 21 世纪对护理保健服务进行领导和管理。当今的每一个护士都必须对护理保健服务进行管理和领导，而且对护理业的领导者们和护士长们的需要远胜往昔。护士的缺乏给予医疗保健组织极大的压力，要求护士们人少多干事还要迅速地适应各种变化。

实际上，皮尤医疗专业委员会（**Pew Health Professions Commission**）在《关于 21 世纪资格能力的第四次报告》（**Fourth Report on Competencies for 21st Century**）（**Bellack** 与 **O'Neil**，2000）中就呼吁改革护理、医疗和其他医疗保健课程计划并迈进 21 世纪。对卫生保健专业的这些建议更是凸现了以更广泛的方式对护士进行教育的需要，其中包括以下教育领域，如不同学科间的团队工作、以群体为基础的卫生保健、循证实践、信息学、伦理学、质量改进、文化和变革。

本书涉及报告以及其他材料中的许多话题，以使新的护士领导者和管理者在现代卫生保健体系中成功地行使其职能。有些章节的撰稿人为护理系员工，其他一些章节的撰稿人为一些临床护士，他们都是各自领域的专家，如护理律师、执业护师、创伤与造瘘术护理护士以及护理企业家等。其中一个章节的撰稿人是有着多年教学经验的教育家，他为美国的州立机构建立了计算机软件培训课程。另一章节的撰稿人为《**Computers in Nursing**》一书的主编和《**Journal of Hospice and Palliative Nursing**》杂志的编辑。所有这些撰稿人来自美国不同地区，从而确保了对于护理的领导与管理的多角度视野。

结构（organization）

《护理领导与管理》一书包括7个单元，共29章，可以为新的护理领导者与管理者提供所需的专业知识和经验，使他们在当今的卫生保健状况下取得成功，篇章安排如下：

- 第1单元阐述的是处于变革中的卫生保健环境和基础临床经济学。
- 第2单元对一种新的卫生保健模式进行了概括，强调了循证卫生保健的作用、护理和卫生保健信息学、以群体为基础的卫生保健、不同学科间和个人间的沟通、以及当今卫生保健业中的政治学和消费者合作关系。
- 第3单元从以下方面对保健策划进行了讨论，即领导与管理、患者护理的策略性计划与组织，行之有效的团队建设、护理患者的预算概念、人力资源的有效配置以及患者护理的委派。
- 第4单元讨论了护理的组织与协调。它提出一线患者护理管理、患者教育、变革与冲突的解决、权力和时间管理。
- 第5单元覆盖了护理评估领域，包括通过利用组织行为改善模式而得到的管理结果，改善患者护理结果的策略以及决策。
- 第6单元涉及了其他一些专业话题，如患者护理的法律与伦理范畴，文化多样性与精神性，以及集体谈判。
- 第7单元讨论的是进入护理行业的准备工作，即职业策划、浮现的护理职业就业机会、你的第一份工作、整合个人与专业的需求。

附录概述了如何准备全国联合委员会执照考试（**NCLEX**）。在本文的网络伙伴 **www. de/marhealthcare. com** 上可以找到包括鲍德里奇医疗质量奖（**Baldrige Health Care Quality Award**）在内的其他一些附录和相关护理企业家提供的两个附录。

本书利用一些图表和彩图以飨读者，借此提高他们的学习兴趣。彩图可以增强各种概念的视觉效果。图表显示了本文中描述的许多概念和行为。本书所使用的颜色具有连贯性，从而有助于读者区分不同的章节部分。

特征（features）

每一章都有一些教学上的特征，可以为读者提供一致的格式和资源分类方式，以便进行学习、理解和应用。特征如下：

- “目的”陈述的是每章的学习目的。
- 每章的“概述”简略地描述了本章的目的和范畴。
- 每章结尾处列出的“重要概念”可以帮助读者记住并利用已经陈述过的材料。
- “复习题”和“课后练习”将鼓励学生认真思考如何将各章节的内容应用到工作场所和其他现实工作中去，从而强化重要的领导与管理技能。各章节所列出的练习可以作为家庭作业供学习练习。
- 各章节中的“关键术语”以黑体标出，从而有助于大家对各章中新出现的术语进行正确理解。

“参考文献”对于查找各章节中出现的资料的来源至关重要。

- “推荐读物”有助于读者就各章所涵盖的话题查找相关的其他资料。
- 为强调关键要点、提供专门的信息，本书还用到了以下独有的特征。
- 来源于护理或医疗保健理论家的“开篇箴言”使得我们可以对本章话题在专业上有个大致的理解。
- “开篇剧情”以引人深思的问题为读者提供各章节的相关背景。
- “批判性思维”部分鼓励我们就重要话题进行批判性思考和个人内省。
- 为阐明多种不同的看法，各章节穿插了一些针对护士、执业护师、护士长与领导、护理管理者、护理风险管理者、护理工、医生、病人和医院管理者的实地采访。有些章节还包括了对洛雷塔·福特（**Loretta Ford**）、蒂莫西·波特 **O'** 格莱第（**Tim Portter-O' Grady**）等其他护理界领导人的访谈。
- “文献应用”表述的是现有文献在护理业中的应用。
- “案例分析”为各章节的话题进行了生动的阐述。
- “浏览网站”可以指导读者登陆国际互联网，就与各章节内容相关的最新资料提供了相应的网址。

电子课堂经理（Electronic classroom manager；ECM）

订单号＃0-7668-2509-4

本书的选用者还可以使用一本《电子课堂经理》的书。这本书是为了帮助教员向护理专业的学生们传授重要的技巧与信息，以确保这些学生们获得初级护理管理人员和领导者的职位。**ECM** 将有助于教员能最具效率地利用现有时间与资源来安排好所有的课程，它包括以下三方面的内容：

1．“教员指南”为课文内容的讲解提供了实用参考资料，并对本书中的复习题、课后练习和案例分析提供了参考答案。

2．幻灯片（**PowerPoint®**）模板为课堂讲解提供了参照。

3．考试题库提供了大约 900 个多选题。

参考文献

Bellack, J. P., & O'Neil, E. H. (2000). Recreating nursing practice for a new century: Recommendations and implications of the Pew Health Professions Commission's final report. *Nursing and Health Care Perspectives, 21*(1), 14–21.

致 谢

任何一本书的编著都离不开许多人的共同努力。像这样一本综合性的书籍就要求许多各领域的专家相互协作，付出更大的努力。我对所有撰稿人所付出的时间和努力表示感谢，他们将自己多年来在临床和学术上的经验和知识奉献出来供我们分享。我感谢他们负有责任心，对稿件做出的必要修改，感谢所有接到我的电话或电子邮件时不感到厌烦的人。我还要感谢所有的审稿人，他们花费了大量时间认真地审校了手稿，并提出了许多宝贵意见，这些意见体现在文中的字里行间。

衷心地感谢德尔马学习（**Delmar Learning**）公司，是他们的辛勤劳动才使本书的出版成为现实。马修·费里莫诺夫（**Matthew Filimonov**）和伊丽莎白·**F**·威廉斯（**Elisabeth F·Williams**）主编不知疲倦地工作着，而且他们的学识、指导性、幽默和关心一直陪伴着我，催我奋进，不敢有丝毫的懈怠。谢谢大船公司（**Argosy**）的项目经理伊文·明可夫（**Eve Minkoff**）。谢谢制作经理巴巴拉·**A**·布洛克（**Barbara A Bullock**），项目编辑雪莱·埃斯波希图（**Shelley Esposito**）和莫琳·葛瑞里斯（**Maureen Grealish**）。最后要感谢编辑助理梅莉莎·龙格（**Mellissa Longo**）和帕特里夏·奥斯本（**Patricia Osborn**）陪伴我走过了每一步。

还要感谢印第安纳州芒斯特（**Munster**）社区医院的行政官员爱德华·**P**·罗宾逊（**Edward P·Robinson**）与我共享他对医疗保健的见解，而且他还允许我使用医院里的设施进行拍照，使照片在本书中得以使用。特别感谢芒斯特社区医院的质量管理主任贾尼斯·L·赖巴（**Janice L·Ryba**）与我共享她在医疗保健方面的心得，而且她还校审了第1章，并提出了许多建设性意见。同样要感谢芒斯特社区医院的患者护理服务中心的部门主管沙龙·德撒西克（**Sharon Desancic**）、患者服务中心的副主管沙龙·隆德（**Sharon Rundle**）、公共关系部主任迈林达·凯恩（**Mylinda Cane**）、市场/公共关系部助理雪利·霍尔兹（**Sherri Holtz**）以及行政长官执行助理帕姆·卡兹马斯基（**Pam Kaczmarski**），他们在图片的拍摄和处理过程中给予了无私的帮助。谢谢马修·赵卡（**Matt Zaucha**）对第1章所述内容的批评。感谢斯巴奇（**Sparky**）的支持。感谢撰稿人贾尼斯·泰扎波（**Janice Tazbir**）和莫琳·玛莎勒（**Maureen Marthaler**）。感谢印第安纳州哈蒙德市普度大学护理系的员工及其学生在图表整理工作中所做出的贡献。感谢帕特里夏·戴安妮·帕岱金博士（**Patricia Dianne Padjen**）在校稿和建立考试题库中所做出的贡献。

深深地感谢我的丈夫和朋友保罗（**Paul**），他在本书的问世中给予了巨大的帮助，撰写了“患者教育”一章，为“教员指南”制作了幻灯片模板，帮助完成了我的电脑制作部分。没有他的帮助，我不可能完成这项工程——他是我的支柱！

作者介绍

帕特里夏·凯利-海登莎尔在印地安那州哈蒙德市的圣·玛格丽特医院护理学院获得3年制护校毕业证书，从芝加哥的德堡大学获得护理学学士学位，芝加哥 **Loyola** 大学获得硕士学位。她一直是一名在编护师和护理学院的护师。帕特涉猎广泛，为医疗保健组织资格认证联合委员会的教育会议讲课。她是芝加哥大学附属医院的质量改进部主任。

帕特在印地安那州，哈蒙德市的普渡大学盖莱默分校和芝加哥的芝加哥州立大学 **Wesley-Passavant** 护理学院搞教学工作。她是普渡大学盖莱默分校的名誉教授。她讲授护理基础课，成人护理，护理领导与管理学，护理要点，护理发展趋势和护理法律问题。她在美国的几乎每个州，加拿大和波多黎各举办的护理会议上讲授质量改进问题。帕特还在全国范围内讲授全国联合委员会执照考试复习内容，是美国护士协会和国际荣誉护理学会会员。她名列美国护理界名人录，2000年美国杰出女性和国际职业与商业妇女名人录。

帕特一直服务于印地安那州，东芝加哥市的三市社区心理健康中心和印地安那州，克朗波因特市的圣·安东尼养老院主任委员会。她是护理新闻通讯《质量关系》（**Quality Connection**）杂志的主任委员会成员，是书籍《**Improving Quality：A Guide to Effective Programs.**》中“**Preparing the Undergraduate Student and Faculty to Use Quality Improvement in Practice**”一章的作者。帕特撰写了一些文章，包括胸部 **X** 线检查分析和论述许多其他有关质量改进的种种因素。她还是一名积极的美国红十字会救灾志愿者。她的多数经历是在大学讲授护理学和在急诊科作为一名职员护士进行业余时间的工作。这使得她经历了不同的学历学习过程，并接触了各种观点的学生。

在她的职业生涯中，取得过许多州的注册护士执照，包括印地安那州，伊利诺斯州，威斯康星州，俄克拉荷马州，纽约和宾夕法尼亚州。她伴随她丈夫保罗进行顾问咨询工作时，在这些州从事护理工作。最近帕特和她的丈夫搬到了德克萨斯州的奥斯汀，可以通过电子邮件与她进行联系：**PATKHl@aol. com**

如何阅读此书

箴言 护理或医学理论学家的格言提出了对于即将谈到的话题的一种专业人员的观点；在开始每个新的章节时，阅读这段内容，看一看你的观点与其有什么不同，或是否你需要更多的内容。

当委托一项工作时，必须清楚这项任务的护理知识内容。
*玛丽·安·鲍彻（**Mary Ann Boucher**），法国，佩恩 玻尔通（**Payne Bolton**）护理学院讲师。*

章节目的 这些目的指示你一些以应用为基础，可以测定的目标，在完成章节学习时，需要掌握的内容。

目的

完成本章内容的学习后，应该能够：

1. 回顾护理委派发展史。
2. 详细说明委派，义务，责任，权利和委派的执行过程。
3. 确定保健服务成员所应承担的责任。
4. 列举 5 种委派权力。
5. 说明 3 种可能存在的委派障碍。
6. 列举 6 种影响实现跨文化委派的文化现象。

开篇剧情 这是具有批判性思维问题形式特点的简短案例学习，在开始一个章节的学习时应该阅读这段内容；其设想的剧情格调是为了提出材料，帮助确定你的知识基础和观点。

在一家大型教学医院中，一位你正在护理的患者说他不希望继续活下去了。他患癌症已经好多年了，并且表明他厌倦了患病的状态。当你询问他是否已经将这些感觉和家人分担了，他说他不希望家人认为他已经绝望了。你将患者的陈述汇报给下一班的护士，并解释你如何鼓励他和家人以及医生交谈。当晚，这位患者突然心脏骤停。最后患者应用了呼吸机。

案例分析 这些具有相关问题的简短案例提出临床护理管理情况，为解决可以自由回答的问题，需要进行判断，决定或分析。熟悉在练习时将遇到的各种问题和各种形式，促进学习各种不同解决办法，其在符合法律和论理道德护理实践允许范围，可以对所有患者产生最好效果。

案例分析 4-1

你与几个护士医生和家庭医生在一家妇女健康诊所工作。每天收到至少 2～3 个患有泌尿系统感染的妇女打来的咨询电话。来电话询问的问题：是否所有这些患者都需要访视？或是否有一种可以通过电话管理其中部分患者的方式？一个委员会邀请你研究这个问题，并要你提出一个方案步骤。怎样开始实施？这个泌尿系统感染电话管理系统是否可行？

文献应用 学习护理和医疗研究，理论和文献中的重要发现，自问这些如何对你的工作产生影响。你认为这些文献和研究结果以哪种形式影响你的护理工作？你同意作者的结论吗？

文献应用

引文：Bauter, H. M., Rodriguez, M. A., Quitoga, S., & Flores-Ortiz, Y. G. (2000). **Barriers to health care for abused Latina and Asian immigrant women. Journal of Health Care for the Poor and Underserved**, 11 (1), 33-44。

讨论：这项定性研究包括 28 名吸毒的拉丁和亚洲移民妇女。使用 4 个半组织性的，以根据种族分组访谈形式收集资料。许多社会政治和社会文化因素被认为是这些人寻求帮助和医疗服务之间交流的障碍。社会政治障碍包括社会上孤独，语言障碍，种族歧视和害怕被驱逐出境。社会文化障碍包括孩子与家庭羞于谈及吸毒问题，以及因吸毒造成的文化交流上的困境。

实践的含义：护士们不仅需要识别那些寻求保健的人群，还要关注那些没有保健要求的人。需要跨文化服务延伸和案例搜索项目来鉴别那些被忽视而得不到关护的隐蔽人群。护士在此项目过程中能起到强大的倡导作用。

批判性思维 在这些内容中强调伦理，文化，精神，法律，委派，能力提高的各种要求。在开始新的一章的学习时，阅读每页和批判性思维部分，记录下你的观点和反应，然后分析是否在完成此章的学习后你的观点会发生变化吗？

批判性思维

PubMed可以使具有电脑和能够上网的人免费利用国家图书馆的大量资源。有人认为科技杂志，例如New England Journal of Medicine，对于非专业人员来说技术性太强，太复杂。还有人抱怨，国家医学图书馆是由缴税人花钱维护的，所以缴税人应该可以免费获取资料。

你支持哪个观点？为什么？一些患者正在查找专业性医学杂志中的摘要和文章引言，作为医学专业人员，你将向他们推荐哪些可供了解和分类的资源？

实地采访 采访一些著名的护理界领袖人物，例如洛雷塔·福特博士，蒂姆·波特·O'格莱第博士和其他护士，医生，医院的管理者，职员，患者和家属。在阅读时，自问对于某个话题是否具有和他们类似的想法。如何才能知道另外一个人的观点会影响你的护理服务工作？

实地采访

人所经历的某些事情真是让人惊异。我在一家免费医疗诊所工作，我不能理解我所遇到的一些事情，例如墨西哥人越境偷渡的经历。我们的工作常常与非法移民有关，他们需要我们的帮助，包括提供免费医疗。如果我们免费将他们介绍到一家专科诊所，他们会要求我们提供交通工具和翻译。多数情况下，移民对我们的工作是感激的。

安妮塔·M·马特斯（Anita M. Matos），注册护士
学位课程学习的护理专业学生

重要概念 由粗体圆点做的列表作为完成每章时，复习和学习用的工具。

重要概念

- 高效率的护士就是有权力的护士。她们在实践工作中，不管在什么样的工作环境下始终显示出客观性、创造力和丰富的知识。
- 高效率的护士通过从各个角度理解权力的概念而拥有并运用权力；接着她们根据这一理解去激发其他的人；完成组织的目标；并提供安全，合格的护理。

关键术语 阅读章节之前，学习这个列表，然后在完成章节学习后，检查是否真正了解了这些术语和其所解释的各种概念。做一个术语列表，以此为重点认真学习章节中的材料。

关键术语

成就（**achievement**）
联系（**affiliation**）
联系权力（**connection power**）
赋予权力（**empowerment**）
专家权力（**expert power**）
信息权力（**information power**）
合法权（**legitimate**）
权力（**power**）
认同权力（**referent power**）
奖赏权（**reward power**）
强制权（**coercive power**）
权力来源（**sources of power**）

复习题 这些问题将促进你对章节中的各个目的和概念有所了解，并证明对内容的掌握情况，培养批判性思维技能，综合各个概念。

复习题

1. 最高效的护士运用权力
   A. 以一种初级的方式
   B. 来影响其他人或影响其他人的想法或行为
   C. 主要是在组织的层次
   D. 只是为了得到成为一个更好的护士的资源

课后练习 在这些章节后面提供的刺激思考的各种练习题使你批判性地面对某个问题，或情景，并实际应用所学到的知识。

课后练习

1. 确定一名护理领导人。对她进行观察并注意在达到她的目的时她运用了哪种形式的权力。
2. 观看一部描写护士的电视剧。注意护士如何利用或不利用她们所能获得的权力。你观察到了什么？

网络浏览 网络活动可以促使你应用计算机和推理技能搜索网络查找有关质量和护理领导与管理的其他信息。

网络浏览

- 你能浏览哪个网站得到护理领导人和护理历史的信息？
  http://members.tripod.com/～DianneBrownson/history.html
- 你能浏览哪个网站得到权力、领导权以及妇女的信息？
  http://members.aol.com/douglaseby/Page6.html
  http://albie.wcupa.edu/ttrreadwell/paper20

参考文献 在这部分中包括有循证研究，理论和一般文献，以及护理，医疗，健康护理方面的各种资源；阅读此章时参考这些内容，核实比较你的研究内容。

参考文献

Bothamley, J. (1993). Dictionary of theories. London: Gale Research International.

Bower, F. L. (2000). Nurses taking the lead: Personal qualities of effective leadership. Philadelphia: Saunders.

Disch, J. (2000, July-August). Nurse executive: Make the glue red. Journal of Professional Nursing, 16 (4), 189.

推荐读物 这部分内容建议你查找额外的相关题目，文章和信息资源。

推荐读物

American Nurses Association.（1985）. Nursing's social policy statement. Washington，DC：American Nurses Publishing.

Benner，P. E.（2000）. From novice to expert：Excellence and power in clinical nursing practice（Commemorative edition）. Upper Saddle River，NJ：Prentice Hall.

照片，表和图

这可以显示一些重要概念。

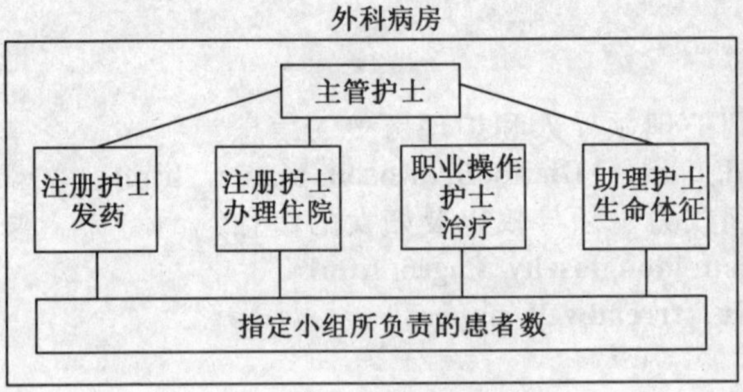

图 12-9 功能护理模式

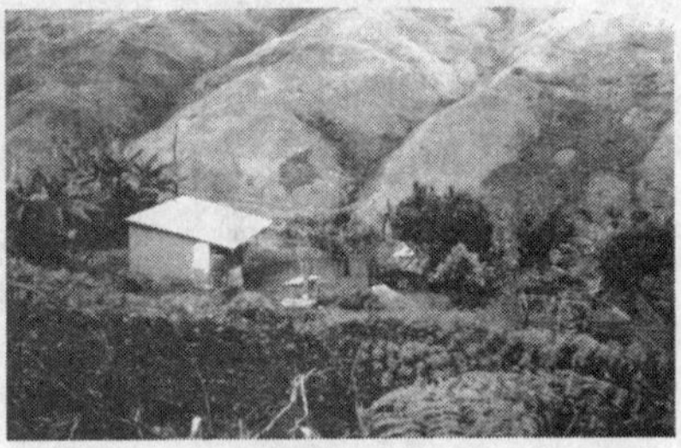

图 5-2a 玻利维亚山村，护理专业的学生在这里帮助印第安人播种和收割蔬菜，使他们的孩子能够吃到有营养的食物。

表 4-1 网站评价：自问，“看到这个网站是否愉快？”	
P	目的（**Purpose**）
L	链接（**Links**）
E	编辑（**Editorial**）（站点内容）
A	作者（**Author**）
S	站点导航（**Site navigation**）
E	合乎规格（**Ethical disclosure**）
D	最新更新日期的站点（**Date site last updated**）

目　录

第Ⅰ单元　绪论

第Ⅱ单元　一种新的卫生保健模式

第Ⅲ单元　计划护理

第 I 单元

绪论

第1章

美国的卫生保健状况

帕特里夏·凯利·海登莎尔
(PatriciaKelly－Heidenthal)，
注册护士，2年制护理硕士学位

对于我们护士来说，护理工作是事关重要的，请记住我这句话，除非我们每年，每月，每周都做出进步，否则是要倒退的。

——弗洛伦斯·南丁格尔（Florence Nightingale），1872年

学习目标

完成本章内容的学习后，应该能够：

1. 了解在美国卫生保健是如何有序进行和如何由资金资助的。
2. 回顾分析达到以群体为基础的卫生保健和疾病管理的动向。
3. 讨论健康护理学的变化，循证实践与治疗不当。
4. 回顾分析医学委员会所做的各种卫生保健报告。
5. 分析在美国影响护理学，多学科护理学和卫生保健服务发展的最新变化，目前的驱动力和趋势。

你停下工作，到一家餐馆就餐，看到一位老朋友和她的丈夫。他们告诉你上个星期他们2岁的男孩发烧40℃而不得不到急诊室就医。虽然孩子已经好了，但是他们对医院开据的账单有些不放心。他们两个人都工作，但是支付不起健康保险费用。美国在努力寻找确保全员合理成本效益，高质量保健的办法，在当前的保健状况下，这种情景司空见惯。

对于这种情况你是怎么想的？

对你的朋友提出哪些建议？

为了改善工作使你的朋友和公众能够获取保健服务，你能做哪些工作？

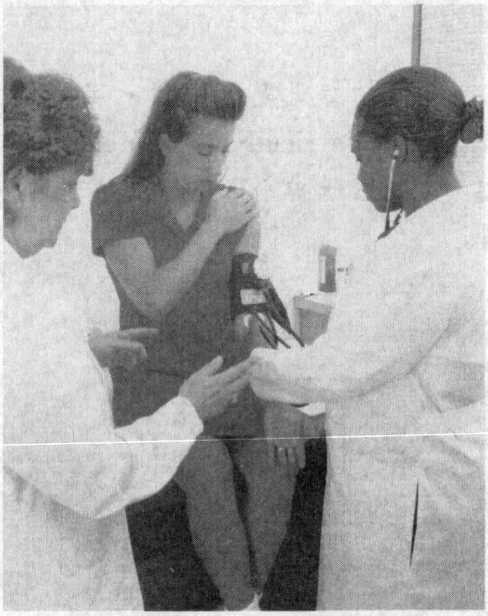

美国的卫生保健是由公立与私营机构共同进行的，旨在为公民提供合理成本效益和高质量的卫生保健。多数美国人的健康是良好的，但是仍然有许多孩子，老人，病人，残疾人需要获得合理成本下的高质量卫生保健。长期以来，对获取卫生保健，高质量和合理成本效益保健的需求已经促使许多机构改进了卫生保健。

因为弗洛伦斯·南丁格尔（Florence Nightingale）在伦敦不懈努力的结

东部军队中死亡原因示意图口

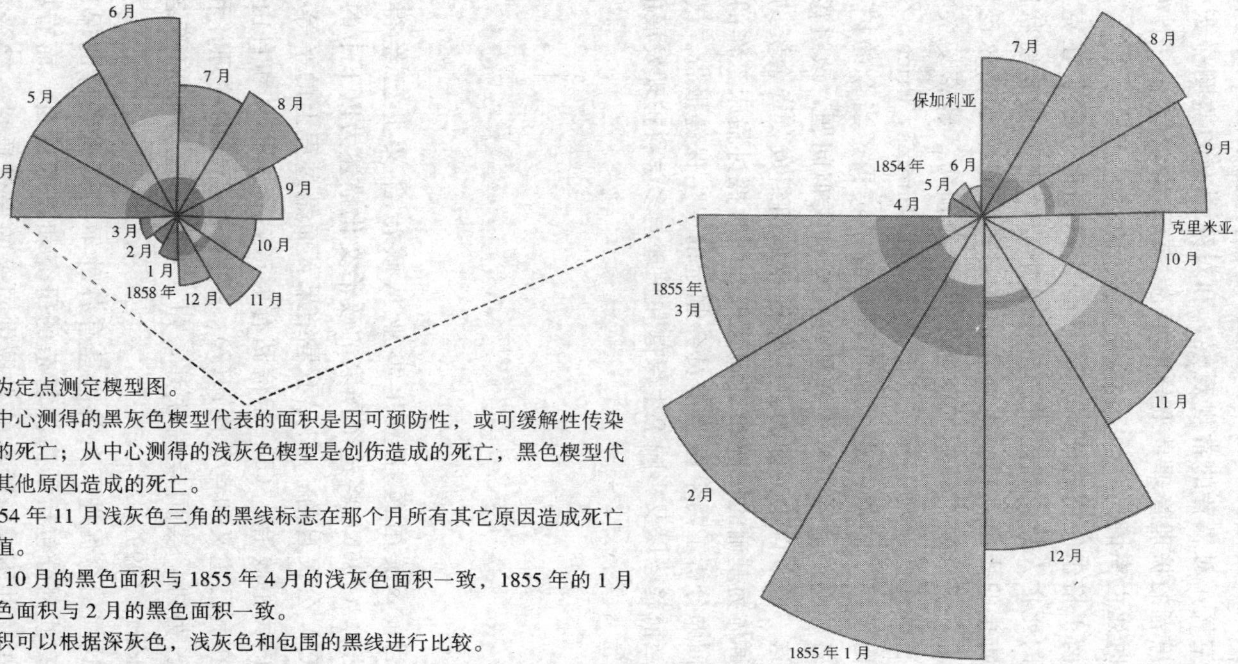

以中心为定点测定楔型图。

由圆圈中心测得的黑灰色楔型代表的面积是因可预防性，或可缓解性传染病造成的死亡；从中心测得的浅灰色楔型是创伤造成的死亡，黑色楔型代表的是其他原因造成的死亡。

穿过 1854 年 11 月浅灰色三角的黑线标志在那个月所有其它原因造成死亡的边界值。

1854 年 10 月的黑色面积与 1855 年 4 月的浅灰色面积一致，1855 年的 1 月的深灰色面积与 2 月的黑色面积一致。

整个面积可以根据深灰色，浅灰色和包围的黑线进行比较。

图 1-1　弗洛伦斯·南丁格尔所做的东部军队中死亡原因鸡冠图（经马萨诸塞州，剑桥市，哈佛大学，霍顿图书馆允许翻印）

果，美国开始显现出当今护士在高质量保健中的作用。南丁格尔强调的无菌，新鲜空气，对患者的常规观察，和对死亡率的监测今天已广为人知，这对于当时患者的护理管理是十分重要的。南丁格尔使用一个鸡冠图（图 1-1）展示了当时死亡率情况。

南丁格尔使用这个鸡冠式图令人深刻地显示了在克里米亚战争中本可以防止的死亡人数。鸡冠式图形中从中心圈向外周放射状的黑灰色楔型代表了可以防止的死亡人数。需要重点注意的是在南丁格尔已经密切护理这些患者情况下，仍然强调健康的改善和疾病的预防。她密切关注医生和政府决策者们，了解他们对她工作自主性的影响（Simms，Price，&Ervin，2000）。1870年代南丁格尔的各种观念从英国传到了美国。当今的护士可以通过了解和处理许多影响当前保健机构和护理工作的类似问题，改进患者的护理质量。

这一章节讨论美国的卫生保健业如何组成，资金资助和资质认证情况。讨论以群体为基础的保健和疾病管理。同时探讨临床工作的不同点和治疗不当行为。回顾分析了两个医学委员会制定的卫生保健报告。最后，还讨论了最新变化和当前趋势以及影响卫生保健和护理与多学科护理发展的各种因素。

保健组织

目前，美国医疗卫生事业从政治含义上已经得到了发展。伊拉萨(Elazar)（1966）将这个国家的政治文化描述为以下中的某一种：（1）个人主义；（2）公民自由；（3）不是结果，而是过程上的平等；（4）人民主权论和典型的民主政治；（5）相信私有财产，资本主义和自由市场；（6）唯理性，反应在利己主义和竞争性；（7）一种新教倡导的伦理；和（8）教堂与国家的分离。另外，美国崇尚联邦，州，乡村，地方政府等各个水平的权利分享(Lockart，1999)。

这些信念促进了在美国具有各种不同资源条件的保健机构的发展。机构中的有些部分包括了高深复杂的研究和技术项目，而有些给患者提供的内容则极少。并不能为所有的人提供同等的保健质量，接受保健的途径和合理的费用。很多美国人反对建立同等的、集中的国立保健组织机构，或者任何意在给所有人提供合理成本效益的高质量保健组织机构。

保健服务类型

保健可以分为三个水平（见表 1-1）：一级、二级和三级（Joel & De Laune，2002）。**一级保健（primary health care）**服务强调的是改善健康和预防疾病或防止致残。**二级保健（secondary health care）**服务强调的是发现和早期干预，防止疾病和致残的进一步加重。最后，**三级保健（tertiary health care）**服务强调的是为慢性和不可逆性疾病的患者提供康复性服务。

投资人

公共与私人投资人，不论是志愿者还是非志愿者，都会影响到美国不同体制的卫生保健服务。图 1-2 显示了在美国一所大医院的一些投资人情况。

医疗职业的各种亚文化

在保健机构的各种保健机制中存在的各学科亚文化群包括有护理、使用药物、体疗、社会工作、医院管理、饮食、药物等等。

表 1-1　保健服务类型

护理类型	说明	举例
一级	目标：降低（个人或群体的）疾病或功能不全的危险 解释： 一般健康改善 特殊疾病或致残的预防	为了健康改变生活方式（例如，戒烟，营养咨询） 治疗安排 接种免疫 某种安全条件的改善（例如卫生设施，对各种毒剂的防护）
二级	目标：通过早期干预缓解疾病和防止残疾进一步加重 解释： 早期发现与干预	筛查 急症护理 外科手术
三级	目标：减小作用影响和使慢性疾病或不可逆性疾病的致残最小化	教育与再训练

表 1-1　保健服务类型（续）

解释： 恢复与康复 获得最佳功能水平的各种活动	提供直接护理的准备 条件改善（例如，对于有过心脑血管病意外［卒中］患者，有必要使用轮椅的建议）

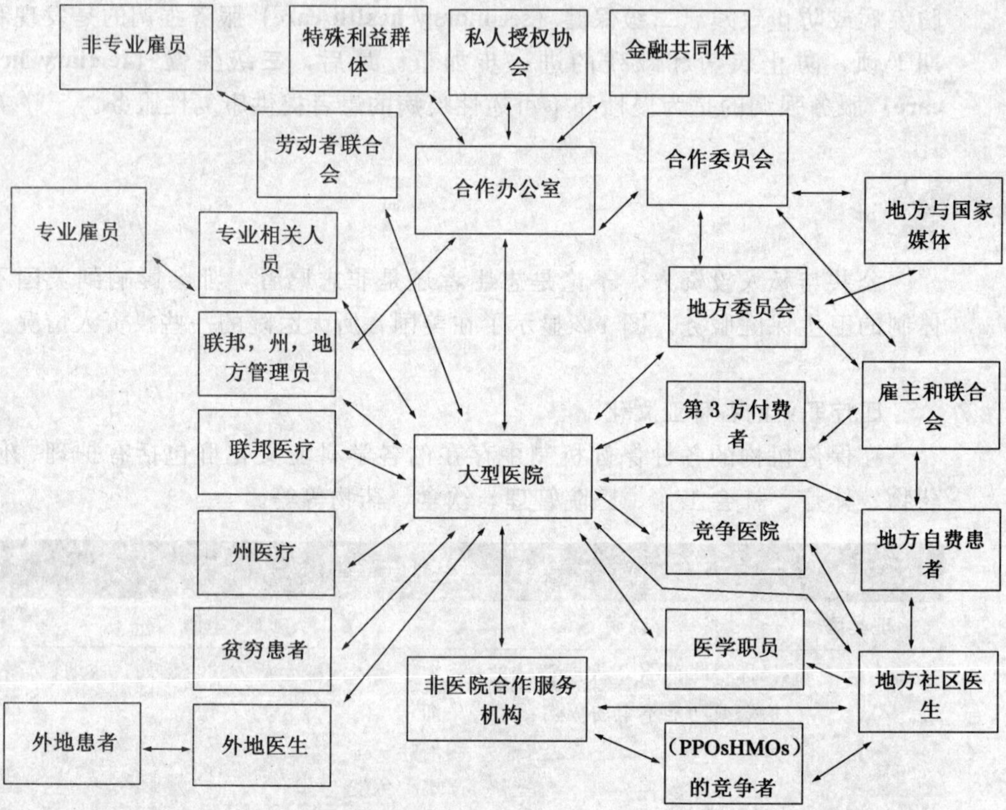

关键标识：＋＝一般正性关系

0＝一般中性关系

－＝一般负性关系

图 1-2　显示了美国一家大型医院的投资人情况（选自 Fottler M. D., Blair, J. D., Whitehead, C. J., Laus, M. D., & Savage, G. T. Assessing key stakeholders: Who matters to hospitals and why? Hospital and Health Services Administration. Winter 1989; 34: 530. Copyright 1989. Foundation of the American College of Healthcare Executives.)

这些亚文化群可以影响到不同机构的患者保健服务。表 1-2 列出了由拜尔斯（Byers）（1997）确定的医疗职业亚文化群中的三个特性。这些特性是动态的，并持续不断地改变着医疗机构的文化和这些组织与其他机构合作提供高质量保健的方式。

健康支出

美国对保健服务的支出是庞大的，与世界上所有其他国家的卫生事业开支比较，在所有卫生事业开支中排列第 18 位（Strasen，1999）。美国的医疗收费是由医疗保险，医疗补助，保险公司和管理式医疗公司支付的，但是 16.3%的美国人，也就是 4430 万人还没有加入保险。这些美国人自己支付日益增长的保健开支，患病时，他们常常被迫去地方医院的急诊室（ED）就医。根据 1986 年紧急医疗处理与紧急分娩法，在美国的任何人患病时都可以去急诊室就医，任何人不能拒绝给予治疗。紧急医疗处理与紧急分娩法要求医院为患者提供医疗过筛式检查，使病情稳定，然后转入相关医疗机构。

然而，去急诊室就医并非是提供医疗的一种有效的办法。那些不需要急救处理的患者使用费用昂贵的急诊治疗只是因为他们常常没有其他的地方可以就诊。

表 1-2　医疗专业人员的 3 个亚文化群的一般特征

特点	护理	医疗	健康护理管理
主要任务	患者护理	疾病诊断与治疗	机构的持续性，管理变化与稳定性
成员	历史上为女性，白种人，中产阶级；人文主义的	历史上为男性，白种人，中产和上流社会；科学的	历史上以男性为本*，合理性
领导角色实力	安慰者，养育者，健康教育者	救命者和解决问题者；创造奇迹者	房屋维修与保护人
角色中心性	健康服务协调员	健康服务监督人	健康服务人员；管钱人
与其他专业小组的关系	合作道德	自主性；指导团队	谈判，寻找合作
专业内权力模式	等级制度	共同掌权，平等	等级制度

表 1-2 医疗专业人员的 3 个亚文化群的一般特征（续）

观点	患者为本的病房/病区	患者为本与实践为本	医院的商业与市场关系建设性与合理手段
冲突的处理	人际间交往	利用杠杆作用，例如资源和权利，进行管理控制	
保健改革时期的主要障碍	在高度不确定性情况下的先发制人的能力；传统与新角色创新性	机构与网络的附属关系，及这些关系的条件与内容的选择；医学专家的未来目的 健康经济学； 角色变化；	在未来高度不确定情况下，向那里投入战略性资源
（目前的）主要威胁	职业安全感降低；职员水平和其他资源上的限制；（不期望的）角色变化	丧失权利与收入；不良行为	机构生存，工作安全。

*：天主教医院的管理，是专门由天主教修女进行的，对于保健管理人员的原则来说比较特殊。

实地采访

在中学时期作为志愿者和注册讲师，我开始参与地方的美国红十字会西北印第安纳分会的工作。讲授卫生与安全，心肺复苏和救护课程。这是我一生中开始将护理职业生涯与红十字会联系起来。后来，当我作为一名受雇的红十字会公共卫生与安全教员开始工作时，才认识到我的护理教育在为改善社区灾难受害者提供急救服务中的重要性。我越来越认识到在护理与红十字输血服务之间，对灾难和军人提供急救服务之间，与卫生和安全之间的公共生命线联系。红十字会努力工作以满足患者的需求。对我们工作项目与服务开展患者满意度调查，由国家红十字会总部进行评价与分析。而且还有国家红十字会制定的标准临床实用指南，它是为地区和国家灾难受害者提供高质量的服务，从躯体和精神上作为灾难性卫生服务职业人员所遵循的协议。令人激动地看到，护理工作与红十字社区服务相联系进一步改善了为社区所提供的保健服务。

卡罗尔·玛丽·塔玛斯（Carol Marie Dahms），注册护士，硕士学位

美国红十字会西北印第安纳分会

医疗保险与医疗救助

在 1965 年，第十八个社会安全法案修正案建立了医疗保险制度，第十九个法案建立了医疗救助制度。医疗保险制度是为年龄超过 65 岁和丧失生活能力的公民提供医疗所需的经费资助。医疗救助是为贫困的人们提供医疗服务所需的经费资助。在医疗保险制度/医疗救助制度下，医生和医院根据他们为患者所提供的服务量得到偿付。这一过程称为一次性收费服务。在**一次性收费服务偿付（fee-for-service reimbursement）**系统中，费用总量随着为患者服务量的增加而增加。然而，这种一次性收费服务系统有可能会作为增加由医生和医院提供的服务数量的一种刺激，特别是在消费者对保健服务需求增加和昂贵的应用技术发展的时代。

管理型医疗

在 1973 年，美国国会通过了卫生维持组织法案，其鼓励卫生维持组织的形成与发展。这一法案的宗旨是为了控制支出。那些管理型组织机构负责为某些规定了按人支付金额的特殊患者群体提供医疗服务。**按人头收费（capitation）**是规定某一特殊时间内（例如，一年），为患者群体提供医疗服务所应收取的一种固定的按照每人的收费金额。按人收费情况下，医疗机构是从为保证患者健康的财政资源中获益。当组织会员住院时卫生维护组织就会亏本。

在卫生维护组织内的竞争与控制支出的各种努力已经导致了同行业对于质量进行严格的审查，并建立了通用的比较标准的诊断与临床治疗指南。在卫生维护组织之间进行临床结果的比较也成为了医疗质量的重要评价手段。

批判性思维

你在一家急诊室工作，每个月诊治 2000 名患者。患者每次看病需要交 200 美元以及做化验和取药所需要支付的各种费用。这样，2000 名患者能够给这家医院带来每个月 40 万美元的净收入。考虑到每个班有 5 名注册护士，每小时挣取 20 美元，2 名医生每小时挣取 100 美元。注册护士们的每天工资是 2400 美元/每天。医生们的每天工资是 4800 美元/每天。两者的每天工资总额是 7200 美元/每天，或 21.6 万美元/每月（7200 美元×30 天）。

50%的患者具有医疗保险/医疗救助，45%的患者由管理型医疗或保险公司支付。5%的患者没有任何保险。这样 95%的患者可以支付医疗费用。其他 5%的患者由医院支付作为不良债务。医疗保险/医疗补助/管理型医疗/保险公司一般只为这些患者支付 55%的费用。他们常常拒绝支付 45%的账单。这样，从开据的 38 万美元的账单（40 万美元的 95%）中医院将收到大约 20.9 万美元（38 万美元的 55%）。大约有 17.1 万美元将不能得到医疗保险/医疗补助/管理型医疗/保险公司的支付。考虑以下情况：

除了工资以外，医院从收入的 20.9 万美元中还必须支付哪些费用？考虑医院的空间，责任保险，技术成本等等。

请注意在预算数字中包括了增加患者数量的影响。如果每月急诊室患者量增加到 2500 人，职员数不变，预算会是怎样？如果就诊费每次 300 美元又会是怎样？

在急诊室患者能够得到有关未来疾病预防与健康锻炼的实用信息吗？这是提供医疗服务的合理成本—效益比吗？我们如何为 4400 万美国人的需求提供较好的医疗服务？

在管理型医疗机构控制支出的限制可能包括对患者对专家会诊的要求和对诊断性检查的要求。有些健康维护组织给予服务机构金融刺激，以减少那些不必要的服务（Raffel，1997）。这些对于患者服务的各种限制还导致了某些群体要求对健康维护组织提出诉讼。在得克萨斯州、加利福尼亚州和佐治亚州已经授权卫生维护组织的入会成员可以在州立法庭对他们的公司资助的保健计划提出诉讼。国会对国家保护患者权利条款的不断修改正在进行辩论，多数的州已经对管理型医疗改革进行立法。后来，有迹象表明卫生维护组织对消费者的担心正在有所反应。加利福尼亚州的蓝十字会最近宣布将给予医生某些奖励，其根据是医生如何使患者满意，而不是如何降低了医疗开支。

预付款

其他降低医疗支出的措施中还包括国会 1982 通过的税赋公平与会计责任法（Tax Equity and Fiscal Responsibility Act；TEFRA）。这个法案制定了医疗保险对医疗服务所偿付的最高限额，这项法案为 1983 年社会保障修正案奠定了基础，其规定了预付款制度（prospective payment system；PPS）。以住院医疗保险收费为重点的预付款制度（常常称为 A 部分）。因为预付款制度的出现，此后建立了疾病诊断相关定额付费法（diagnosis-related groups；DRGs）标准[译者注]，使得可以将住院与规定的住院金额进行比较。

译者注－疾病诊断相关定额付费法；是由美国卫生保健财政管理局（Heal th Care Financing Administration；HCFA）制定的，其作为美国医疗保险预付款制度的分类编码标准。该编码依据病人的年龄、性别、住院天数、临床诊断、病症、手术、疾病严重情况及转归等因素把病人分为大约 500 个左右的诊断相关，以此为依据决定给医院的补偿费用。其中的诊断是基于 ICD－9－CM 代码。该编码已被许多国家引进和修改。

实地采访

我于 12 月住进了医院，后来诊断为心绞痛。在急诊室病情稳定后，住进了心脏病监护病房。心脏病医师为我开出了一系列化验检查，以决定我血液中的酶水平。这将证明我是否患了急性心肌梗死。24 小时中每 8 小时抽一次血。最后我要交费时才知道一个好的结果——我没有患急性心肌梗死。我认为我上了较好的医疗保险，但是保险公司拒绝付款，因为他们说没有必要做酶学化验检查。我让我的医生开了一个解释性证明书，说明这些化验是确定诊断的常规检查。在第二次申请后，保险公司再次拒绝了我的要求。在数次申请后，最终保险公司支付了化验检查费，但是拒绝支付病理医师的血液检查结果分析费。自从我收到收费单后已经 6 个月了，医院和病理医师办公室已经将我的病历交到了收费处。他们并不考虑我正在申请保险公司付费的客观事实。他们让我先付款后再申请。那是不可能的。

凯瑟琳·A·米尔基（Kathleen A. Milch）

患者

实地采访

3 年前，我因为剧烈疼痛去医院。他们让我住了医院，做了各种化验检查和 X 线检查，9 天后才找到原因。我的左肾患了肿瘤，需要立即手术治疗。我做了手术，18 天后出了院。谢天谢地，现在没有复发。

医院开出的住院费用单据是 18689.20 美元。放射科医师和外科医师还开了其他的收费单。我很高兴上了医疗保险及蓝十字会保险，可以支付所有的费用。我只支付了每天 25 美元的床费。当我查看我的住院收费单时，发现许多我根本就没有接受的治疗和药物的费用。甚至还收取了包括在我出院之后的费用。我不清楚医院是怎么算的账。我不知道那些没有上医疗保险的人们如何支付这样的医院账单。

利昂娜·麦古恩（LeonaMcGuan）

患者

1990 年随着为偿付医生服务以资源为基础的相对价值标准（Resource-Based Relative Value Scale；RBRVS）的建立（一般称为医疗保险 B 部分），医疗保险进行了深入改革。以资源为基础的相对价值标准是预付款制度的补充，其内容也是为了控制支出（Fos & Fine，2000）。

在疾病诊断相关定额付费法制度下，按照规定的付费标准支付医院每种病例的金额，而不管住院时间的长短（Bull，1997）。例如，为糖尿病患者支付给医院固定的费用，不管是单纯糖尿病还是糖尿病合并症的病例。如果医院提供的护理成本低于疾病诊断相关定额付费法规定的支付额，医院则挣取差额。如果医疗成本超过了疾病诊断相关定额付费法规定的支付额，除非极个别情况下，医院不得不自己承担多余的那部分金额。疾病诊断相关定额付费法制度通过降低医院住院率和减少住院天数对患者的医疗服务加以限制。疾病诊断相关定额付费法制度还减少了诊断性检查数量。疾病诊断相关定额付费法的积极作用是通过诊断群收集患者的资料，为以后将全国所有接受医疗服务各种患者群的临床结果的资料进行比较奠定了基础。

平衡预算法案

通过 1997 年平衡预算法案（Balanced Budget Act；BBA）的实施，对医

疗保险项目进行了综合性改革。在平衡预算法案规定下的医疗保险改革包括保险提供医疗资助的补充项目和改变支付方式，补充了对院前急救系统及院内急救系统和服务人员的支付项目，修改了管理医务人员和毕业医学教育的许多支付政策，为受益者提供新的预防性服务，并强化了对欺骗与滥用药物的管理和规定（Simms，Price，& Ervin，2000）。除此之外，平衡预算法案规定护士医生有资格提供医疗保险 B 部分的医疗服务，可被支付相当于医生支付额的 85%的费用。

实地采访

我感到所有人都应该能够得到就近的基本医疗服务。信息技术一电话系统、电子邮件、网络、传真、无线系统、计算机、视听设备一所有这些使得可以随时得到服务人员的基本医疗和高质量的护理。然而，实际上地区性技术应用不足或较差，使达到更多地获取医疗服务的目标受到了障碍，例如，自动化电话系统常常使患者打不通，得不到反馈信息，找不到救助者。回复系统常常给出第二个甚至第三个电话号码要求再呼叫，尤其是付费电话和老年人打电话时，出现这种情况令人烦恼。因为有些原因还不能使用电子邮件，这包括在患者的家里，医生的诊室安装电子邮件服务的成本，以及为使所有电子邮件使用者掌握这个设备所需的操作步骤培训的成本问题；另外，对患者信息保密性过度担心等。

最后，例如由许多医院资助的护士分诊中心提供基本医疗服务信息还不能在所有社区普及，并且因为在各个社区具有不同的名字，使得流动性社会成员在不能得到地方性基本医疗服务时，不能够尽可能地自助。

谈及美国的医疗系统我们想说的是，它实际上不是真正的一个系统，而是多个系统的大杂烩，有些较大，有些则较小，有的希望得到通常的服务，但是有的具有寻求自主权利的独立个人的强烈要求。

埃林·斯特克（Ellyn stecker），硕士学位

医疗定量配给

根据合理成本一效益比研究的结果，有关患者转归的资料可用于决定医疗定量配给。另外，患者可以使用有效的效果将不同的治疗进行分级，并且

只支付那些分级界限水平之上的医疗服务。俄勒冈州已经开始使用成本一效益比分析建立了一个对医疗保险患者提供的医疗服务进行优先偿付的项目表。这个表是根据分析入选的社区和所有服务的相对成本一效益比分析方法制定的。使用分级服务界限选择那些可以由医疗保险优先支付的服务项目（Fos & Fine，2000）。

以群体为基础的卫生保健，综合服务系统与疾病管理

在美国，以群体为基础的卫生保健，综合医疗服务系统，疾病管理已经开始发展成为一种卫生保健的方式。

以群体为基础的卫生保健

以群体为基础的卫生保健强调人群和患者的健康需求，而不只是对个体患者的医疗服务。直接关注整体人口中的死亡原因。表 1-3 显示了已经确定的美国前十位的潜在死亡原因（McGinnis & Foege，1993）。

死亡与疾病的潜在原因或决定因素明显地与美国的死亡率有关。对健康与疾病的研究已经发现社会、经济和环境等因素对健康的作用，大量的证据开始证明了这些因素对发病率和死亡率的影响（Gruman & Chesney，1995）。表 1-4 概括了一些发现的选择性循证研究的结果。

仅仅在临床治疗上给予大量投入，人群的健康状况仍然较差。而当我们将投入放在疾病预防和健康维护上，人群的健康状况就会转好。由联合国进行的一项 15 个发展中国家的研究发现，对怀孕母亲进行一年的教育可以使新生儿死亡率下降 3.4%，因此社区的教育条件可以积极地影响到社区的健康状况。请注意 1965 年，美国用于医疗和教育的开支各占国民产值的 6%，1995 年的医疗开支上升到了 14%，而教育开支仍然是 6%。

如果社会真正想提高健康状况，可能应该将所有资源用于增强健康决定因素上为好：医疗机构的影响（例如就医，成本等）；个体的影响（生活方式，遗传等）；人际、社会和工作的影响（对职业满意度，社会支持等）；社区的影响（服务设施，计划等）；环境的影响（空气、水等）（Donatelle & Davis，1998）。

表 1-3　1990 年美国前 10 位的潜在死亡原因

1. 吸烟　2. 饮食不良　3. 缺少锻炼　4. 酗酒　5. 感染因素　6. 轻武器　7. 性行为　8. 机动车辆　9. 违禁药物应用　10. 污染物/毒物

©Mc Ginnis，J. M.，& Foege，W. H. Actual causes of death in the United States. Journal of the American Medical Association，270 (18)，p. 2207－2212.

表 1-4　循证研究：证明的内容

- 一项 232 例接受选择性开胸心脏手术的老年患者研究中，没有入选的患者和没有宗教信仰支持与安慰的患者死亡危险是得到宗教安慰组的 3 倍（Oxman，1995）。
- 对诊断为乳腺癌的妇女进行 7 年随访研究的结果显示，在接受手术 3 个月后能够对至少 1 个人吐露真情的患者的 7 年存活率 72.4%，而没有向任何人讲述实情的患者其 7 年存活率是 56.3%。
- 在一项进行 3 年的大型研究中，压抑和孤僻的人患急性心脏病的发生率是非压抑和喜欢交际的人患病率的 4 倍。
- 一项研究社会与流感病毒易感性的调查研究中，与朋友，家庭，工作和社区各种关系密切增加是明显与感染抵抗力增加相关的。

只是在医疗投入巨大，而对其他改善健康活动没有足够重视的社会，实际上可能会降低其人群的健康状况（Evans & Stoddard，1990）。

公共健康计划已经开始将努力指向了以群体为基础的干预措施，意在通过减少吸烟、吸毒、暴力、危险性行为和肥胖来改善人群健康状况。由美国卫生部发布的 2010 年健康人指标（USDHHS，2000），是概述有关国家健康状况的一个重要的公共健康行动。公共正在越来越关注疾病的筛查，产前和儿童护理，健康教育和免疫工作。这样的服务计划与实施不是以个体，而是以社会或大的群体水平为中心的。肖特尔（Shortell）和卡洛赞（Kaluzny）(2000) 确定了这种以群体为基础保健系统中，医疗管理新任务的几个特性（表 1-5）。

表 1-5 以群体为基础保健系统中，医疗管理新任务的几个特性

- 强调治疗的持续性
- 强调维护和改善健康
- 对特定人群的健康负有责任
- 以增值能力为依据进行划分
- 增加存活和保持人群健康所取得的成就
- 目标是提供最适宜水平的医疗
- 整合医疗服务系统
- 能够洞察市场动向的管理人员
- 能够超越组织机构限制，管理服务地域的管理人员

综合医疗服务系统

综合医疗服务系统（integrated delivery system）是一种医疗机构网络，对某一特定人群提供一致的，持续性服务，并愿意从临床和财务上加以管理，为群体的健康状况和结果负责（Shortell，1996）。

一致的，持续性医疗服务包括在某一特定人口地区为满足群体的需要所进行的预防，维护与改善健康服务，以及急症，康复和慢性护理工作。这些服务由经过组织的网络，和以社区为本的健康和社会服务体系所提供，其重点是保健和慢性疾病管理的广泛内容。这个网络包括医院，护理院，学校，公共卫生部门，社会和社区医疗机构，其可以提供旨在宣传戒烟，提倡运动和其他疾病预防与改善活动的服务和教育项目。

水平与垂直整合

对医疗服务网络可以进行水平与垂直整合。当医疗系统包括几个相同类型的机构时，例如医院，则进行的是**水平整合（horizontal integration）**。对医疗服务网络也可以进行垂直整合。当医疗机构的不同阶段相联系并由一个部门管理时则进行的是**垂直整合（vertical integration）**。例如，某单一组织机构发展和提供服务时，还同时包括对健康的护理，预防，急性和慢性治疗，疾病治疗与康复，院前急救，长期和家庭医疗，与救济院护理（Byers，1997）。

2000 年许多综合医疗服务体系与健康维护组织签订了关于按人医疗服务收费规定的协议。兰多（Lando）（2000）虽然将 1997 年的平衡预算法案看作是一个关键因素，其可以强制医疗机构停止合并行为，而这些行为常常被认为是以高成本为代价的。所以这种医疗系统整合行动是否将会继续发展下去尚不清楚。

疾病管理

医疗中心正在逐渐建立各种疾病管理项目。**疾病管理（disease management）**是一种“有计划的以群体为基础的识别具有危险因素，需要接受特殊治疗干预个体，和评价临床与其他效果的工具”（Epstein & Sherwood，1996）。疾病管理的目标是控制医疗费用，研究显示这一目标正在实现。一项对护理老年充血性心力衰竭患者的护士的研究显示患者的再住院率和医疗成本明显降低（Rich 等，1995）。疾病管理可以被分为订约创造型或基本医疗型。创造型是通过吸引疾病管理公司的参与为患者提供订约护理。使用创造型这个名词是为了与基本医疗型的特殊治疗有所区别。

疾病管理就是像药物手册那样说明如何最好的应用药物或者护士长如何复杂地设计个体护理计划并常规给患者做工作，并确保患者服从这个治疗计划。

疾病管理策略应用各种方法，包括电话、因特网、亲自随访患者、使高危、高消费患者得到院外治疗。这些疾病管理策略从患者那里收集资料，再将建议反馈给需要持续监测的患者。他们还提供信息系统帮助护理人员设计护理计划，并从临床改革活动中收集资料。

资格认定

医疗保健组织资格认证联合委员会（The Joint Commission on Accreditation of Healthcare Organizations；JCAHO）是目前设立标准和对医疗机构认证的国家机构。资格认证对于医院来说是十分重要的，因为这是医院为患者医疗服务取得联邦政府医疗保险和医疗补助资金偿付资格的办法。

医疗保健组织资格认证联合委员会对于医院认证标准中有50%与参加医疗保险的要求是一致的，这是要求医院和医疗服务机构为了得到偿付必须遵守的一套综合标准。

实地采访

印第安纳州芒斯特社区医院，到1973年已经从99张病床增加到了373张病床，每年有22000人住院，住院日为105000天，200000个门诊患者，已经成为“西北印第安纳州优质医院”。这是通过以机构使命为中心，管理有资质的，财务运转合理的医疗机构，能够满足社区，医生和医院职员的需要，提供最可能的高质量服务而获得的结果。

“医院不是商业，但是必须以商业方式运作”，这是芒斯特社区医院的重要准则。医院必须在金融上可以运转是基本的，这样才能为社区良好健康需求提供服务。

社区医院的支付者是比较混杂的，包括医疗保险和医疗补助、管理型医疗、商业保险公司和患者自费。由于契约合同的限制，在开出服务性收费单时，每1美元，医院只得到0.53美元的偿付。医院必须不断评价费用，包括工资和物品供应，尽可能消除浪费。医院必须遵守其职责才能在医疗市场站住脚。必须以100分的代价实现这些职责，尽管1美元只有53美分的偿付还要支付给雇员工资。有效的管理是大有文章的。

目前医院的支付者混合组成包括大约45%的医疗保险/医疗补助，53%的管理型医疗和商业保险，大约2%是收不到款的。在很大程度上，其支付金额底线有赖于与管理型医疗机构协商能力，使他们最大限度地偿付医院，因为他们没有100%支付金额的承诺。

社区医院通过识别患者、社区、医疗和医院职员的需求，并建立一些必要的服务而保持了他们的业绩，这些必要的服务不包括线性加速器、开胸心脏手术、神经外科手术、新生儿治疗等等，这样在社区内患者没有必要到芝加哥，只是在住家附近就能得到治疗。医院总是满足对新的治疗的需要，而不是去创造那些根本不存在的需求。一家好医院的标准就是一个可以毫不犹豫地将家属带去看病的地方。

爱德华·P·罗宾逊（Edward P. Robinson）

社区医院主管

医疗保健组织资格认证联合委员会严格遵守其标准，这是出于他与医疗保险组织的关系地位，也就是说经医疗保健组织资格认证联合委员会认证的医院是已经符合了参加医疗保险所要求的标准。对于医疗保健组织资格认证联合委员会的一次认证调查，医院支付平均 20000 美元（Lovern，2001 c）。表 1-6 显示了资格认证手册的一些章节目录。每个章节重点说明了一个医院的运作和如何进行质量评价。所有医院和永久性医疗机构都要申请医疗保健组织资格认证联合委员会的认证，监测患者的结果和应用绩效评价体系提供有关这些患者的转归和其他护理指标的相关资料。

递交的有关质量结果和绩效测评数据在医疗社区是有争议的。在大量递交的结果数据中存在着一些问题，包括对患者病情初始严重性需要做出调整，需要对由不同职员用于收集相关指标资料的定义进行标准化。

表 1-6　医院资格认证标准纵览

以患者为中心的运作	● 护理条件的管理
患者权利与组织机构道德规范	● 人力资源管理
● 患者评价	● 信息管理
● 患者护理	● 传染病监督，预防和控制
● 教育	
● 护理的持续统一性	职能结构
	● 统辖
以医疗机构为中心的运作	● 管理
● 改进机构经营	● 医务人员配置
● 领导能力	● 护理

©Joint Commission：CAMH：2001 Comprehensive Accreditation Manual for Hospitals. Oakbrook Terrace，IL：Joint Commission on Accreditation of Healthcare Organizations，2001. 经允许翻印.

例如，根据资料收集人的标准，死亡率指标可以定义为 48 小时内的死亡数，也可以是 72 小时、7 天或者 30 天内的死亡数。这些资料收集与报告上的差别应该能使医院的运营情况比其他医院的运营比较起来更为有利。例如，如果一个医院报告的心脏手术后死亡率是根据术后最初 24 小时的死亡率，在与另一家医院报告的术后 30 天死亡率比较起来将十分困难。合理比较死亡率，数据的定义必须相同。尽管存在这些困难，许多临床医务人员赞同应用和改进结果测定对质量进行评价（Wolper，1999）。

卫生保健变化，循证实践，与治疗不当行为

有关医疗实践中变化研究的第一次报告是1970年（Wennberg & Gittelsohn，1973）。根据在国家中居住地的不同，即使具有同样的医疗条件，患者的转归和医药成本是具有明显差异的。对一些不必要外科手术的研究（Leape，1987）和患者可预防性合并症发生率的研究（Adams，Fraser，& Abrams，1973）导致了对医生工作模式变异性的深入分析。护理和治疗人员，以及患者开始考虑那些医疗常规可以产生较好的医疗效果。在此之前，几乎没有关于不同于预治疗对患者转归的影响方面的研究。

患者结果变异性

许多因素可以影响患者的转归，包括患者病情严重性。如前所述，必须校正有关医疗效果方面的数据使其能作为变量。统计学上校正患者的数据从而反映患者的重要变量的过程称为**危险校正（risk adjustment）**。有关群体患者转归数据困难之一是群体中不同患者的条件是变量，即使是因同样诊断而住院的患者；例如，两个糖尿病患者的条件是十分不同的，一个患者可以是新诊断的糖尿病患者，没有合并症。而另外一个患者的糖尿病病情较重，具有许多并发症。

这样使得在分组进行比较时分析保健治疗对患者转归的影响十分困难。除此之外，还包括了在资料上的种种困难，这依赖于训练有素的分析员对那些患者记录进行可靠和有效的分析，以及涉及在资料中使用危险因素校正方法的种种困难变得比较明显（Wolper，1999）。如果所有的数据分析员不能从患者纪录数据中吸取等同的数据，来自不同分析员的数据编辑中的数值将会十分不同。这将严重影响患者转归评价的准确性。

医疗服务研究与质量局

1989 年，建立了美国公共卫生服务机构，卫生保健研究与质量局（Agency for Healthcare Research and Quality；AHRQ）。卫生保健研究与质量局使用最好的证据作为依据，开始制定临床实用指南。临床护士，医师和其他医疗专家的国家委员会对这些循证临床实用指南进行了各个题目的讨论。卫生保健研究与质量局还支持对临床工作常规的有效性开展研究（McCormick，Cummings，& Kovner，1997）。

目前，至少有 10 个国家的 60 多个组织制定了临床实用指南（Rogers，1995）。多数组织强调应用以最好的证据为依据的临床信息制定这些指南（Titler，Mentes，Rakel，Abbott，& Baumler，1999；Lang，1999；Lohr & Carey，1999；Sackett，Rosenberg，Gray，Haynes，& Richardson，1996）。

对治疗不当的担心

美国的法律系统是促使寻求高质量，方便就医和合理收费的一个重要因素。

特别是 Darling v. Charleston 社区纪念医院（1963 年）规定，医院对于了解患者护理中存在的问题具有法律上的责任。此外，法院规定医院对于没有建立一套安全的工作常规而失职可以单独受到法律制裁。因为 Darling v. Charleston 社区纪念医院和其他类似的例子的影响，现在许多医院为职员们制定了程序步骤，用于报告医疗机构中出现的质量问题。除此之外，许多医院指导职员们在进行高质量护理服务中应用患者护理标准、临床实用指南与程序说明、政策和步骤，开展主动培训与训练项目。

文献应用

引言：McCormick，K. A.，Cummings，M. A.，& Kovner，C.（1997）. The role of the Agency for Health Care Policy and Research in improving outcomes of care. Nursing Clinics of North America，32（3），521－526.

讨论：美国卫生保健政策与研究局（Agency for Healthcare Policy and Research；AHCPR）创建于1989年，最近更名为卫生保健研究与质量局，其研究医疗质量、费用和就医服务。其支持对医疗结果、有效性和能力开展研究，支持制定临床实用指南。卫生保健研究与质量局的一些活动还包括资助大的称为患者转归研究组（PORTs）项目，研究类似前列腺疾病样的课题。其他研究还包括对药物效果和少数民族群体的研究。卫生保健研究与质量局已经制定了许多临床实用指南，现在正在实施一项临床改进计划，这有助于各个医疗团体制定各种临床实用指南。临床改进计划包括有3个新内容，包括一个循证实践中心、一个国立指南资源库和工作研究与评价机构。卫生保健研究与质量局还支持建立电子病历和临床工作计算机决策服务系统。文章中还讨论了其他几个有关结果分析活动，例如管理质量保证健康计划雇主资料与信息的国家委员会、责信基金会、健康结果和国立癌症研究所。

实际应用：护士们通过参与和了解国家旨在改进患者转归的工作和确定最有效的临床常规的活动，有助于对患者的护理工作。

医学研究机构委员会的医疗质量报告

1999年，美国医学研究机构（Institute of Medicine；IOM）发布了一个题为犯错的是人：建立安全健康体系的调查报告（*To Err Is Human：Building a Safer Health System*）。报告总结了每年死于医疗差错的人要多余高速路交通事故，乳腺癌或艾滋病的死亡人数（Kohn，Corrigan，& Donaldson，1999）。

医学研究机构于2001年发布了第二个报告，题为跨越质量断层：21世纪的全新健康体系（*Crossing the Quality Chasm*：*A New Health System for the 21st Century*）（Kohn，Corrigan，& Donaldson，2001），其建议"所有的医疗机构、职业团体、私人和公共健康购买者应该自觉采取明确的行动，达到降低疾病、伤害和致残负担，以及改善美国人健康和功能状况的目标。"健康服务人员应该从事改善医疗的6个方面的工作（Maddox，2001）；见表1-7。

医学研究机构的第二个报告确定了4个方面作为改变医疗环境的目标。这些包括信息技术、支付、临床知识和专业力量（Kohn，Corrigan，& Donaldson，2001）。

医疗保健组织资格认证联合委员会患者安全新标准

在医疗保健组织资格认证联合委员会的患者安全和减少医疗差错新标准规定下，要求被认证医院实施一项组织机构范围的患者安全项目，执行医疗差错的快速反应机制。当治疗结果与预期明显不同时，医院必须告知患者，如果恰当，还应该包括患者的家属（Lovern，2001a）。

表1-7　在医疗工作中需要关注的主要方面—第二次医学研究机构报告

医疗应该是：

- 有效性——根据科学知识将服务提供给所有从服务中能够受益的人，以及避免为那些不太可能受益的人们提供服务（避免过度使用和未充分使用）。
- 以患者为中心——提供的服务要根据患者个人喜好，需求和价值观，确保患者的价值观念能够指导所有的临床决定。
- 及时——减少等待，有时对于接受护理和提供护理服务的双方都是无益的时间耽搁。
- 效率——避免浪费，特别是设备，供应物品，观念和精力的浪费。
- 安全——避免来自于患者护理工作中的伤害。
- 公平性——并不依据个体特征而提供不同质量的护理，例如性别、种族、地域区别和社会经济状况等。

批判性思维

在大的医疗机构工作的护士们有时感到迷惑，不知道护士和医疗系统如何才能在迅速变化过程中提供优质服务。为确保安全和优质护理，护士们能做些什么？不久前的政治事件提示，我们每个人都是“一棵点燃的蜡烛。”思考以下内容可能会有用：

在我工作的医疗机构和社区中，如何以我的水平管理护理工作，并支持和为优质护理服务作贡献？在我的护理病房，医疗机构和社区如何与其他人一起工作？在那里才能找到“最好的证据”的临床实用指南，并将其应用于在我工作的医疗机构和社区的患者护理工作中？如何控制护理，或其他初级水平的工作？我既要乐观，还要现实！

优质卫生保健

为了高质量卫生保健考虑基础框架结构是有用的。多纳贝迪安（Donabedian）（1966）设计了这样一个框架结构（Bull，1997），它是由结构，过程和结果等各种因素组成。

结构，过程，结果

应用多纳贝迪安框架结构理论，希望建立优质服务的医疗机构可以进一步组织和构建自己。不仅出现高质量患者护理，还必须计划。高质量是评价患者的需求并且是为了满足这些需要而提供护理服务的结果。多纳贝迪安框架结构具有 3 个因素：结构，过程和结果。

质量的结构因素（structure elements of quality）是质量护理的基础，通过为提供高质量服务确定在医疗系统中必须具有的结构。结构因素包括精心构建的医院，制定的高质量患者护理标准，高质量职员配置策略和环境标准等等。

过程是质量框架结构的另外一个因素。**质量的过程因素（process elements of quality）**是建立在结构因素之上的，并将质量再向前推进了一步。过程因素是确定在提供高质量护理时必须具有那些护理和医疗干预措施。过程因素是管理医疗过程，应用临床实用指南和干预措施辅助药物治疗。

最后是结果因素，完成质量框架工作。**质量的结果因素（outcome elements of quality）**是高质量护理的最终结果。结果因素是评价实施卫生保健后患者的健康状况。各种结果反映了存在的质量结构因素和质量过程因素。结果会检查患者好转是否是因为接受了卫生保健的结果。如果具有一家高质量的医院（结构）和质量标准（过程），患者应该具有好的健康状况（结果）。表 1-8 是在临床护理、资金管理和人力资源管理 3 个主要活动中，进行结构、过程和结果高质量执行情况测评举例。

为了保证高质量，应该监测多纳贝迪安框架结构的所有 3 个因素－结构、过程和结果。现在许多接受高质量服务的人最先关注质量结果的评价。质量结果被认为至少部分反映了质量结构和质量过程。例如一个哮喘患者得到医疗干预后，呼吸好转，这是质量结果，可以是质量结构（好的设备和药物）和质量过程（护理和治疗干预）的一种反映。当然，患者的初始健康状况以及其他因素也可以影响到结果。

表 1-8　工作测评分类举例　活动领域

	临床护理	资金管理	人力资源管理
结构	效果 ● 申请认证的机构现有医生百分数 ● 由医疗保健组织资格认证联合委员会认证 ● 住院医师人数和岗位数 ● 具有质量改进项目委员会	效果 ● 财务部门管理人员的资质 ● 使用准入标准 ● 具有一个将财务与临床信息进行整合的系统	效果 ● 吸引理想的注册护士和其他专业人员的能力 ● 现有医师人员规模（或增长率） ● 与其他竞争者比较工资与福利待遇情况 ● 内部职员教育质量
过程	效果 ● 医疗差错出现率 ● 院内感染率 ● 术后伤口感染率 ● 正常组织被切除率	效果 ● 可接受账目天数 ● 一般药物与规定药物的使用 ● 市场占有率 ● 分享的服务安排的规模（或增长率）	效果 ● 不满情绪 ● 晋升 ● 组织氛围

表 1-8　工作测评分类举例　活动领域（续）

	生产力	生产力	生产力
	● 所有患者天数与全职护士的比值	● 约当全职财会人员收款率	职员数量/管理人员数量的比值
	● 所有住院患者与当全职人数比值	● 所有住院数/财务部门约当全职人数比值	
	● 出诊医师/总约当全职医师人数比值	● 新资金/筹款职员比值	
	效率	效率	效率
	● 每位患者平均费用	● 每次收款的费用	● 征募新职员成本
	● 每位住院患者平均费用	● 自有资金负债率	
结果	效果	效果	效果
	● 病例病情数据校正后的死亡率	● 资产回报率	● 周转率
	● 患者满意度	● 营业利润率	● 旷工
	● 患者功能健康状况	● 联邦，州，地方对教育和研究的拨款规模（增长率）	● 职员满意度
		● 债券评级	

当结果不良时，护士们和其他医疗负责人必须以批评的观点检查结构和过程因素。为了改善医疗质量可能有必要对这些因素做出调整。参考第 20 章中有关护理质量指标的一些例子。

马尔科姆·鲍德里奇国家质量奖

1999 年有资格的医疗机构为了医疗质量可以合法地考虑其他的框架结构，并申请马尔科姆·鲍德里奇国家质量奖（Malcolm Baldridge National Quality Award；MBNQA）。在 1995 年，有 46 个医疗机构和 19 个教育学院参加了一项医疗与教育的预研究项目。鲍德里奇奖强调领导的重要性，战略计划，以患者为中心，其他消费者以及建立高质量医疗系统的市场。鲍德里奇还强调以职员为中心的重要性，强调监测组织机构的工作效果（Baldridge National Quality Program，2000）。对使用工具收集好的数据和分析信息的重要性也做了重点说明。有关鲍德里奇奖的更多信息请参见附录。

结果测评

对结果进行测评可以显示个体的临床状况，例如其疾病严重性，疾病过程、以及对疾病进行干预治疗的效果。结果测评与患者的功能状态有关，是对一个患者日常生活活动（activities of daily living；ADLs）的评价。这些包括对身体健康状态的测评，表现在功能、精神健康和社会健康状态、护理成本、就医和一般健康概念等。测评可以区别身体健康与精神健康两个不同概念，确定了5个分类指标，临床状态分类、功能分类、身体症状、情感状况和患者/家属对生活质量的评价与理解。选择性的生活质量测评包括质量校正生存年数（quality-adjusted life years；QALY），质量校正生命期望值（quality-adjusted life expectancy；QALE）和质量校正健康生存年数（quality-adjusted healthy life years；QUALY）（Drummond，Stoddart，& Torrance，1994）。

医学结果研究（Medical Outcomes Study；MOS）的“36项简表（Short Form 36；SF-36）”健康调查是1950建立的许多健康指标之一。36项简表正如所了解的那样（Ware & Sherbourne，1992），用于测定体能，由于身体健康和躯体疼痛、社会工作、一般精神健康状态等造成的功能受限以及情感问题、生命体征和一般健康概念造成的功能受限。

其他健康评价工具

目前用于健康状况评价的其他方法还包括生活质量指数（Spitzer，1998），设计用于测定疾病终末期患者的一般健康和生活状况；用于基本患者护理的COOP图表；功能状态问卷（Jette & Cleary，1987），是一种用于活动患者一般健康和社会关系状况的自我管理调查；杜克健康状况调查（Parkerson，Broadhead，& Tse，1990），其评价接受基本护理患者的健康状况；疾病影响状况调查（Bergner，Bobbit，Carter，& Gilson，1981），其用于测定疾病后患者的行为变化。诺丁汉健康状况调查（Hunt，McKenna，McEwen，Williams，& Papp，1981），设计用于接受基本护理的患者一般健康状况的评价以及对一般人群健康状况的调查。

医疗界的新近变化

以下将讨论在医疗界最近发生的一些变化。

健康保险的可携带性与责任性法案

1996年的健康保险的可携带性与责任性法案（The Health Insurance Portability and Accountability Act；HIPAA）中包括在检查医疗收费、处理和支付过程的商业交往中实现标准化与计算机化。法律要求患者资料能够安全保密地传递与处理，所有这些需要对许多医疗服务人员的运营管理和信息服务进行一些基本改革（Morrissey，2001）。表1-9显示了健康保险的可携带性与责任性法案的一些隐私规定。

表1-9 健康保险的可携带性与责任性法案隐私规定
● 允许患者对他们的治疗记录进行评价和提出修改意见
● 使消费者能够控制个人信息的使用情况，没有得到患者同意情况下，对信息的公开要加以限制
● 医生与其他护理服务人员之间对于患者信息的共享要限制在“最小”程度内
● 要求建立保护隐私的商业规定，例如设立一名隐私检察官以及就保守患者的秘密对雇员进行培训
● 要求书面记录和口头交流的个人隐私不被泄露

批判性思维

你在一家大型医疗机构工作。你的一名患者不遵守治疗规定。你不清楚到底患者是怎么想的，他怎么能证实持续危害他的身体健康的一种行为是正确的。

在你的医疗机构和社区怎样才能最好的帮助这个患者？为了提高对这名患者和你们医疗机构所管辖的患者群体的服务质量，应该建立哪种结构、过程和结果？在社区你怎样才能增强群体对于饮食、运动和生活方式的选择能力？

有关健康质量计划的公共信息

对患者接受的根据健康计划实行的护理质量数据向社会公布已经越来越普遍。一些州的卫生部、疾病控制中心、医疗服务研究与质量局以及一些赢利性护理机构已经参与了这些数据的公布制度。这些项目通过对不同地区医疗机构的数据进行比较，具有改善护理质量的潜在作用。在评价这些数据时，确保他的正确性、有效性和可靠性是十分重要的。

医疗保险与医疗补助服务护理质量分级中心

医疗保险与医疗补助服务中心（Centers for Medicare and Medicaid Services；CMS），以前名为医疗资金管理中心，开展的第一个国家医疗保险护理质量研究报告发表于 2000 年，由最好至最坏的顺序将州进行了排名，对于在那些都坚持实施最佳临床工作常规的医疗服务人员中存在的巨大反差引起了广泛关注（Lovern，2001b）。这些分级结果已经发表，并在美国广为流传，这一分级结果具有许多用途，包括可以作为医院的报告卡。

卫生保健分级

建立于伊利诺伊州埃文斯通的 Solucient 医疗信息公司对大约 6 000 家所有类型和不同规模的急救中心的临床与财务运营情况进行了评价。每年向全国公布根据对全国医院的一般情况和特殊项目而排列出前 100 名的名单。《美国新闻与世界报道》（U. S. News and World Report）每年都出版全国医院排名录（“America’s Best Hospitals，” 2001）。

皮尤卫生专业委员会报告

1998 年，皮尤卫生专业委员会（Pew Health Professions Commission；PHPC）发表了《关于 21 世纪资格能力的第四次报告》（Bellack & O’Neil，2000）。这份报告要求护理、医疗和其他卫生保健课程随着进入 21 世纪进行改革。表 1-10 显示了卫生专业要求具有的一些能力。

表 1-10 皮尤卫生专业委员会推荐的能力

1. 信奉一个人所应具有的社会伦理道德责任感和服务意识。
2. 在所有职业活动中，展示符合伦理道德的行为。
3. 临床工作中提供具有循证能力的护理。
4. 综合临床护理工作中的多种健康影响因素。
5. 应用新的科学知识。
6. 显示出批判性思维、反思和解决问题的技巧。
7. 了解基本护理的作用。
8. 严格实行预防性医疗。
9. 在实际工作中整合以群体为基础的护理和服务。
10. 为缺医少药的人们改善就医条件。
11. 个体与家庭实施以关系为中心的护理。
12. 对不同社会背景的人们提供跨越文化障碍的护理。
13. 在医疗决策中与社会合作。
14. 有效和正确地应用通讯与信息技术。
15. 在多学科队伍中的工作能力。
16. 确保护理能够平衡个人、专业、机构和社会的需要。
17. 领导能力
18. 对高质量护理和所有水平的健康结果所负有的责任感。
19. 为不断改进医疗系统做贡献。
20. 倡导改善和维护公共健康的公共方针。
21. 不断学习和帮助他人学习。

©ONeil, E. H., and the Pew Professions Commission. Recreating Health Professional Practice for a New Century. San Francisco, CA: Pew Health Professions Commission. December, 1998, p. 29-43.

文献应用

引言： Soukup, S. M. (2000). Preface to section on evidence-based nursing practice. *Nursing Clinics of North America*, 35 (2), xvii-xviii.

讨论： 作者讨论了一个护士对询问是否应用了循证实践这个问题所做出的反应。护士回答，是，我进行的是高级护理工作。我的教育和专业实践经验使我有能力在过去的5年里，每年护理了700多名慢性病患者。这些患者具有疼痛级别 6.9 级（使用 1～10 的等级标准，10 级为最剧烈的疼痛），在我护理期间，我所实行的疼痛治疗干预使这些患者的实际等级为 4 级，而且作为团队的一员，使这些患者没有出现压迫性褥疮、皮肤破损或导管相关性感染。在两次偶然情况下，那些将要死亡的患者快速从重症监护病房转出时，我为这些患者和家属创造了一种人性化的氛围。在每个月进行的同事评议中，我的个人记录是符合医院标准的；我显示出了为紧急情况带来积极结果的领导能力；使医生和患者对我们病房的临床工作满意度的级别为 9.5 级，等级标准分为 10 级，以 10 级为最好。我们这个以病房为单位的团队在过去的 2 年中没有出现与针刺或身体背部相关的损伤。这是医院重视成本规避和效益的结果。

实际应用： 工作在 21 世纪的护士们必须掌握将循证实践作为临床护理与专业职责中的工具的原则。

批判性思维

按照以下网站的内容，分析你们地区的医院的分级水平：*www.healthgrades.com* 或 *www.100tophospitals.com*。

在你们地区使用哪一种医院分级系统？分析用于医院分级的标准并对分级系统做出评价。是否有效和可靠？这个标准对于提高质量和患者满意度是否重要？带你的家人去选择一个医院就医时，你是否会应用这样的分级系统？

其他健康影响因素

肖特尔（Shortell）和卡洛赞（Kaluzny）（2000）确定了影响医疗的 9 大因素（见表 1-11）。这样的影响因素，诸如按人收费、使用临床实用指南按业绩对临床医生付费、新技术、老龄化、遗传工程、日益增加的文化多样性、新的疾病的出现、信息管理和世界经济全球化正持续不断地形成了新千年中的医疗事业。

这些变化以及出现的恐怖主义与生物恐怖主义要求医疗职业教育进行不断的改革。

表 1-11 影响医疗服务的 9 大因素和对于管理的含义

外部影响力	管理建议
1. 按人收费的支付方式，支出对象，为特定人群提供护理的整体预算	● 效率和生长力需要日益增强 ● 重新设计患者的护理服务 ● 建立日益受到重视的战略联盟 ● 加快网络，系统和医生队伍的成长
2. 增强了对工作的责任	● 可以连接财务，病程中所有临床资料与健康数据的信息系统 ● 有效地应用临床实用指南 ● 展示不断改进所有职能与过程的能力
3. 在生物与临床科学中的技术进步	● 不断充实护理工作的内涵，为新型治疗技术提供可容纳的空间 ● 增强能够超越组织机构界限的管理护理才能 ● 需要面对新的种族特有的困难局面
4. 人口老龄化	● 增加对 65～75 岁人群的基本护理，满足健康需求和改善健康服务 ● 增加对 75 岁以上人群的慢性护理管理。 ● 面对管理与寿命延长有关的伦理问题的挑战
5. 人群中增加的种族或文化多样性	● 在理解和满足患者的期望时所遇到的巨大困难 ● 对健康服务人员的差异性日益增加进行管理的挑战
6. 医疗专业服务与教育中的变化	● 为预防疾病、改善健康和慢性护理服务，需要创造可以满足群体需求的各种手段 ● 需要弥补医疗职业上的某些不足（例如，体疗、药物治疗和某些护理工作） ● 需要建立可以服务于多个医疗机构的有生的医疗队伍 ● 处理意外需求增加的能力
7. 社会发病率（艾滋病、吸毒、暴力、“新的令人惊奇事件”	● 需要增加社会支持系统和慢性护理管理 ● 需要有效地与公共机构一起工作
8. 信息技术	● 对健康护理队伍开展新的信息技术培训 ● 增强跨区域协调护理的能力 ● 由于信息传递更加迅速，面对日益增加的变化空间进行管理的挑战 ● 面对与新的信息技术应用有关的保密问题的挑战
9. 世界经济膨胀与全球化	● 需要对跨国界和跨文化的 3 个和 4 个一组患者护理安排 ● 增加美国劳动力的竞争和生产能力 ● 管理全球战略联盟，特别是对于生物技术与新技术的开发

案例分析 1-1

威廉斯（Williams）夫人从急诊室来到你们病房。她的入院诊断是哮喘。她的丈夫告诉你，她特别害怕，当她来到急诊室时呼吸困难。他们是由一个健康维护组织资助。威廉斯夫人和她丈夫现在感觉好多了。他们问你她将在医院住多长时间，下一步怎么办。你给了他们一套病房的哮喘临床实用指南，并向他们解释。

你如何确保病情平稳过渡一直到出院？

你如何与医疗机构和管辖社区一起努力，确保住在这个社区的威廉斯夫人和其他哮喘患者不会因为再发哮喘而住院？威廉斯夫人为了防止病情复发需要哪些健康教育？

美国医疗趋势和对治疗及多学科护理的需要

美国的医疗质量、成本和就医服务需要不断发展。目前工作在医疗机构的护士们仍然延续着护理传统和南丁格尔开创的辉煌。南丁格尔在她的那个时期以满足患者的需求为他们服务。今天的护士们继承这一承诺，对个人伦理道德负有社会责任，从事各种服务和关怀活动等就能继续取得成功。同情心是护理工作的核心，因为其赋予治疗技术和治疗步骤的承受性和安全性，并且可以帮助患者和家属，不管他们是患急病，慢性病，还是康复后又回到了家庭生活中（Benner，2000）。

护理作用

护理在这个世纪经历了漫长的道路。一般常用 6 个特性来评价一个工作是否属于一种职业。这些特性包括从业者坚持素质教育；具有一种论理道德规范；接受与劳动相应的报酬；有组织地提高某些必要服务；工作中的自主性；得到政府的从业执照而被认证（Pinkerton，2001）。虽然还涉及护士与医生的各种工作关系，在当前的多数领域内，护理被认为是一种职业。20 世纪 90 年代后期，有些护士仍然认为“知道该做什么，而没有必要得到支持和授权去做”（Aroskar，1998）。但是建立医护关系必须是改善医疗服务体系的一部分，因为已经证明正是医护的合作，患者的护理质量才得到了改善（Baggs&Ryan，1990）。

跨学科间护理

未来的护理将需要专业护士能够证明具有同情心，各种才能，能够从事跨学科实践活动，为了医疗服务系统中的改革做规划的能力。跨学科护理工作可以使护士们处于等同的起点上，消除了需要一个领导才能发挥作用的概念，具有每一种学科的知识，将其独特的才能带到为患者和其家属的护理服务中，跨学科实践去除了门槛，使所有患者可以根据所需要的专家建议寻求不同的服务。跨学科实践的成功有赖于各个专业具有最高的标准，包括要求经过高等教育、某种认证和为了保持能力而需要持续教育（Carroll－Johnson，2001）。未来的卫生保健将越来越重视结果、循证、以健康为本、以群体为基础、技术和高度的节约成本意识。护理必须做好迎接这一挑战的准备。

批判性思维

进入网站查看健康人 2010

(http：//www.health.gov/healthypeople/)。

点击“Leading Health Indicators”然后点击“Healthfinder.”发现了什么内容？

对于健康人 2010 指标，你们那个地区是怎么做的？

你如何与社区和州的领导们一起努力改进州的工作？

重要概念

- 美国的卫生保健业从政治含义上已经得到了发展。其很复杂，但是并不是为所有人提供同等水平的医疗服务、就医和合理的成本效益比。
- 在各种不同机构的各种团体提供着美国式的卫生保健。
- 美国式的卫生保健是由各种公共和私营机构支付的。医疗保险是卫生保健的最大买方。
- 可以将卫生保健划分为 3 个水平：初级、二级和三级。
- 医疗保健组织资格认证联合委员会是对卫生保健组织进行资格认证的国家机构。认证是医院获得为参加医疗保险患者提供卫生保健服务而从联邦政府获得偿付资格的一种方式。
- 在 1965 年，第十八个社会安全法案修正案建立了医疗保险制度，第十九个法案建立了医疗补助制度。在通过这些修正案后，医疗费用开始快速上涨，超过了通货膨胀率。
- 1970 年的研究揭示在医疗事业发生了巨大变化，指导和改进医疗工作的医疗服务研究与质量局根据最好的证据制定了一些临床实用指南。对治疗不当的担心影响着医院和护士们，使其改善为患者提供的服务质量和就医。
- 多纳贝迪安描述了一个关于质量的框架结构。他将结构、过程和结果确定为组成质量的要素。当结果不良时，护士们必须分析卫生保健的结构与过程。
- 马尔科姆·鲍德里奇国家质量奖为高质量卫生保健服务提供了一个框架结构。
- 在美国，改善卫生保健的各种努力必须重视潜在的死亡原因和多种健康决定因素。皮尤卫生专业委员会确定了 21 世纪医疗服务人员应该具有的 21 种能力。护理和其他医务人员将不得不适应未来快速变化的环境。在新千年，各种因素正在影响着医疗事业。
- 同情心，跨学科护理实践将是卫生保健事业中未来护理作用的一个重要部分。

关键术语

按人头收费（capitation）
疾病管理（disease management）
一次性收费服务偿付（fee-for-service reimbursement）
水平整合（horizontal integration）
综合服务系统（integrated delivery system）
质量的结果因素（outcome elements of quality）
一级卫生保健（primary health care）
质量的过程因素（process elements of quality）
危险校正（risk adjustment）
二级卫生保健（secondary health care）
质量的结构因素（structure elements of quality）
三级卫生保健（tertiary health care）
垂直整合（vertical integration）

复习题

1. 疾病诊断相关定额付费法常常造成以下哪些后果？
A. 增加实验室和 X 线检查
B. 减少住院时间
C. 增加新技术的应用
D. 降低医院患者周转率
2. 对卫生保健组织进行认证的国家机构是以下哪一个？
A. 美国护士协会
B. 皮尤卫生专业委员会

C. 卫生保健研究和质量局

D. 卫生保健组织资格认证联合委员会

3. 美国医疗市场最大的买方是以下哪一个？

A. 私人

B. 私营保险公司

C. 健康维护组织

D. 医疗保险，医疗补助，与其他政府项目

4. 谁确定了质量的结构、过程和结果因素的框架内容？

A. 蒂特勒（Titler）

B. 伊拉萨（Elazar）

C. 温伯格（Wennberg）

D. 多纳贝迪安（Donabedian）

5. 以下哪一个是对质量设置的国家奖？

A. 希尔　伯顿（Hill Burton）

B. 马尔科姆·鲍德里奇

C. 责信基金会

D. 国家质量保障委员会

课后练习

1. 你刚刚从一个护理教育专业毕业，并开始进入一个新的患者护理病房工作。护士长要求你参加护理小组的工作，组建和改进病房的工作。举出你将考虑的质量 3 要素。在你的回答中考虑结构、过程和结果的一些举例。如何监测你的改进效果？

2. 你的伯父是一个地方产业公司的质量改进主任。他讲述了公司进行的一些质量改进措施。关于你最近工作的病房开展的质量改进活动，你会告诉他哪些内容？

3. 复习皮尤卫生专业委员会所确定的各种能力。你认为距离这些能力要求还有差距，想一想如何提高你的知识水平。

浏览网站

- 为了寻找有关自助医院的资质认证，研究和临床实用指南方面的信息，例如卫生保健组织资格认证联合委员会和卫生保健研究与质量局，你会向患者和家属介绍哪些网站？

http://www. selfhelpweb. org

http://www. jcaho. org

http://www. ahrq. gov

http://www. centerwatch. com

http://www. guideline. gov

http://www. cdc. gov

http://www. netdoctor. co. uk

- 进入网站查找有关马尔科姆·鲍德里奇国家质量奖和医学研究机构报告。找到了哪些内容？

http://www. www. quality. nist. gov/

http://www. www. nas. edu

- 在什么地方可以找到有关医疗费用的统计学资料？

http://www. www. hcfa. gov/stats/nhe-oact/tables/chart. htm

- 搜索网页，查找以下内容的站点：医疗保险、美国国立卫生研究院、美国护士协会、全国护士联合会、美国癌症学会、美国心脏协会、糖尿病、埃利斯岛记录、德尔马教育。发现了什么内容？

http://www. www. medicare. gov

http://www. www. nih. gov

http://www. www. ana. org

http://www. www. nln. org

http://www. www. cancer. org

http://www. www. americanheart. org

http://www. www. diabetes. org

http://www. www. delmarnursing. com

http://www. www. ellisislandrecords. org

● 进入 Pubmed 网站。发现了什么内容？可以进入护理和医学杂志网站吗？你会向患者推荐这个网站吗？

http://www. ncbi. nlm. nih. gov/PubMed/

● 对护士有用的网站有哪些？

http://www. allnurses. com

http://www. nursingworld. org

http://www. continuingeducation. com

http://www. hotnursejobs. com

http://www. www. freelawyer. co. uk

http://www. nln. org

http://www. hospitalsoup. com

● 在哪里可以查找到有关电子卫生网络道德规范（eHealth Internet Code of Ethics）的信息吗？

http://www. ihealthcoalition. org

● 哪些网站可以查到健康保险的可携带性与责任性法案的信息？

U. S. 卫生部：

aspe. hhs. gov/admnsimp/

电子数据交换工作组：

http://www. wedi. org

X12N 保险业执行指南：

http://www. wpc-edi. com. hipaa

X12N 主页：http://www. disa. org

参考文献

Adams, D. F., Fraser, D. B., & Abrams, H. L. (1973). The complications of coronary arteriography. *Circulation, 48*(3), 609–618.

America's best hospitals. (2001, July 23). *U.S. News and World Report,* 44–105.

Aroskar, M. (1998). Ethical working relationships in patient care. *Nursing Clinics of North America, 33*(2), 313–323.

Baggs, J. G., & Ryan, S. A. (1990). ICU Nurse-physician collaboration and nursing satisfaction. *Nursing Economic$, 8*(6), 386–392.

Baldridge National Quality Program. (2000). *Health care criteria for performance excellence.* Gaithersburg, MD: Baldridge National Quality Program.

Bellack, J. P., & O'Neil, E. H. (2000). Recreating nursing practice for a new century: Recommendations and implications of the Pew Health Professions Commission's final report. *Nursing and Health Care Perspectives, 21*(1), 14–21.

Benner, P. (2000). The wisdom of our practice. *American Journal of Nursing, 100*(10), 99–103.

Bergner, M., Bobbit, R. A., Carter, W. B., & Gilson, B. S. (1981). The Sickness Impact Profile: Development and final revision of a health status measure. *Medical Care, 19*(8), 787–805.

Bull, M. J. (1997). Lessons from the past: Visions for the future of quality care. In C. G. Meisenheimer, *Improving quality* (2nd ed., pp. 3–16). Gaithersburg, MD: Aspen.

Byers, S. A. (1997). *The executive nurse—leadership for new health care transitions.* Clifton Park, NY: Delmar Learning.

Carroll-Johnson, R. (2001). Redefining interdisciplinary practice. *Oncology Nursing Forum, 28*(4), 619.

Cohen, S., Doyle, W. J., Skoner, D. P., Rabin, B. S., & Gwaltney, J. M., Jr. (1997). Social ties and susceptibility to the common cold. *Journal of the American Medical Association, 277,* 1940–1944.

Coile, R. C., Jr. (1999, October). Managed care in the millennium. New forecast for the "five stages of managed care." *Russ Coile's Health Trends, 11*(12), 1, 3–7.

DeLaune, S. C., & Ladner, P. K. (2002). *Fundamentals of nursing* (2nd ed.). Clifton Park, NY: Delmar Learning.

Donabedian, A. (1966). Evaluating the quality of medical care. *Milbank Memorial Fund Quarterly, 44,* 194–196.

Donatelle, R., & Davis, L. G. (1998). *Access to health* (8th ed.). Needham Heights, MA: Allyn & Bacon.

Drummond, M. F., Stoddart, F. L., & Torrance, G. W. (1994). *Methods for the economic evaluation of health care programmes.* Oxford, England: Oxford University Press.

Elazar, D. (1966). *American federalism: A view from the states.* New York: Crowell.

Epstein, R. S., & Sherwood, L. M. (1996). From outcomes research to disease management: A guide for the perplexed. *Annals of Internal Medicine, 124,* 832–837.

Evans, R., & Stoddard, G. (1990). Consuming health care, producing health. *Social Science and Medicine, 31*(12), 1347–1363.

Fos, P. J., & Fine, D. J. (2000). *Designing health care for populations.* San Francisco: Jossey-Bass.

Fottler, M. D., Blair, J. D., Whitehead, C. J., Laus, M. D., & Savage, G. T. (1989). Assessing key stakeholders: Who matters to hospitals and why? *Hospital and Health Services Administration, 34*(530).

Gruman, J., & Chesney, M. (1995). Introduction for superhighways for disease. *Psychosomatic Medicine, 57,* 207.

Guadagnoli, E., Epstein, A. M., Zaslavsky, A., Shaul, J. A., Veroff, D., Fowler, F. J., Jr., & Cleary, P. D. (2000). Providing consumers with information about the quality of health plans: The consumer assessment of health plans demonstration in Washington State. *Joint Commission Journal on Quality Improvement, 26*(7), 410–420.

Hitchcock, J. E., Schubert, P. E., & Thomas, S. A. (1999). *Community health nursing.* Clifton Park, NY: Delmar Learning.

Hunt, S. M., McKenna, P., McEwen, J., Williams, J., & Papp, E., (1986). The Nottingham Health Profile: Subjective health status and medical consultations. *Social Science and Medicine, 15*(3, Pt. 1), 221–229.

Jette, A. M., & Cleary, P. D. (1987). Functional disability assessment. *Physical Therapy, 67,* 1854–1859.

Joel, L., & DeLaune, S. C. (2002). The health care delivery system. In S. C. DeLaune & P. K. Ladner, *Fundamentals of nursing* (2nd ed.). Clifton Park, NY: Delmar Learning.

Joint Commission on Accreditation of Healthcare Organizations. (2001). *Manual for hospitals.* Chicago: Author.

Kohn, L., Corrigan, J., & Donaldson, M. (Eds.). (1999). *To err is human: Building a safer health system.* Washington, DC: Committee on Quality of Care in America, Institute of Medicine, National Academy Press.

Kohn, L., Corrigan, J., & Donaldson, M. (Eds.). (2001). *Crossing the quality chasm: A new health system for the 21st century.* Washington, DC: Committee on Quality of Care in America, Institute of Medicine, National Academy Press.

Lando, M. (2000, May/June). The framework for a successful merger. *Healthcare Executive,* 6–11.

Lang, N. M. (1999). Discipline approaches to evidence-based practice: A view from nursing. *Joint Commission Journal on Quality Improvement, 25*(10), 539–544.

Leape, L. (1987). Unnecessary surgery. *Health Services Research, 24*(3), 351–407.

Lockart, C. A. (1999). Health care delivery in the United States. In J. E. Hitchcock, P. E. Schubert, & S. A. Thomas, *Community health nursing.* Clifton Park, NY: Delmar Learning.

Lohr, K. N., & Carey, T. S. (1999). Assessing "best evidence": Issues in grading the quality of studies for systematic reviews. *Joint Commission Journal on Quality Improvement, 25*(9), 470–479.

Lovern, E. (2001a, January 1). JCAHO's new tell-all. Standards require that patients know about below-par care. *Modern Healthcare, 31*(1), 2, 15.

Lovern, E. (2001b, May 7). Another makeover. JCAHO moves to rewrite many rules to lessen hospitals' regulatory burden. *Modern Healthcare, 31*(19), 5, 16.

Lovern, E. (2001c, May 28). Oh no, not that type of review. JCAHO singling out more hospitals for non-compliance with standards. *Modern Healthcare, 31*(22), 4–5.

Maddox, P. (2001). Update on national quality of care initiatives. *Nursing Economic$, 19*(3), 121–124.

Maunsell, E., Brisson, J., & Deschenes, L. (1995). Social support and survival among women with breast cancer. *Cancer, 76,* 631–637.

McCormick, K. A., Cummings, M. A., & Kovner, C. (1997). The role of the Agency for Health Care Policy and Research in improving outcomes of care. *Nursing Clinics of North America, 32*(3), 5.

McGinnis, J. M., & Foege, W. H. (1993). Actual causes of death in the United States. *Journal of the American Medical Association, 270*(18), 2207–2212.

McLaughlin, C. P., & Kaluzny, A. D. (1999). *Continuous quality improvement in health care* (2nd ed.). Gaithersburg, MD: Aspen.

Morrissey, J. (2001, January 1). Slow down: HIPAA ahead. *Modern Healthcare,* 30.

Nightingale, F. (1914). Florence Nightingale to her nurses: A selection from Miss Nightingale's addresses to probationers and nurses of the Nightingale School at St. Thomas's Hospital [p. 1; Address in May 1872]. London: Macmillan.

100 top hospitals. (2001, February). *Modern Healthcare,* 6–29.

Oxman, T. E. (1995). Lack of social participation or religious strength and comfort as risk factors for death after cardiac surgery in the elderly. *Psychosomatic Medicine, 57,* 5–15.

Parkerson, G. R., Jr., Broadhead, W. E., & Tse, C.-K. J. (1990). The Duke health profile: A 17 item measure of health and dysfunction. *Medical Care, 28,* 1056–1072.

Pinkerton, S. (2001). The future of professionalism in nursing. *Nursing Economic$, 18*(3), 130–131.

Pratt, L. A., Ford, D. E., Crum, R. M., Annenian, H. K., Gallo, J. J., & Eaton, W. W. (1996). Depression, psychotropic medication, and risk of myocardial infarction. Prospective data from the Baltimore ECA follow-up. *Circulation, 94,* 3123–3129.

Raffel, M. (Ed.). (1997). *Health care and reform in industrialized countries.* University Park: The Pennsylvania State University Press.

Rich, M. W., Beckham, V., Wittenberg, C., Leven, C. L., Freedland, K. E., & Carney, R. M. (1995). A multidisciplinary intervention to prevent readmission of elderly patients with congestive heart failure. *New England Journal of Medicine, 333,* 1190–1195.

Rogers, E. M. (1995). Lessons for guidelines from the diffusion of innovations. *Joint Commission Journal on Quality Improvement, 21*(7), 324–328.

Sackett, D. L., Rosenberg, W. M. C., Gray, J. A. M., Haynes, R. B., & Richardson, W. S. (1996). Evidence-based medicine: What it is and what it isn't. *British Medical Journal, 312*(7023), 71–72.

Shortell, S. M. (1996). *Remaking health care in America: Building organized delivery systems.* San Francisco: Jossey-Bass.

Shortell, S. M., & Kaluzny, A. D. (2000). *Health care management* (4th ed.). Clifton Park, NY: Delmar Learning.

Simms, L. M., Price, S. A., & Ervin, N. E. (2000). *Professional practice of nursing administration* (3rd ed.). Clifton Park, NY: Delmar Learning.

Soukup, S. M. (2000). The Center for Advanced Nursing Practice evidence-based practice model: Promoting the scholarship of practice. *Nursing Clinics of North America, 35*(2), 301–309.

Spitzer, W. O. (1998). Quality of life. In D. Burley & W. H. W. Inman (Eds.), *Therapeutic risk: Perception, measurement, and management.* New York: Wiley.

Strasen, L. (1999). The silent health care revolution: The rising demand for complementary medicine. *Nursing Economic$, 17*(5), 246–256.

Titler, M. G., Mentes, J. C., Rakel, B. A., Abbott, L., & Baumler, S. (1999). From book to bedside: Putting evidence to use in the care of the elderly. *Joint Commission Journal on Quality Improvement, 25*(10), 545–546.

U.S. Department of Health and Human Services. (2000). *Healthy people 2010* [Conference edition, in two volumes]. Washington, DC: U.S. Government Printing Office.

Ware, J. E., & Sherbourne, C. D. (1992). The MOS 36-item short form health survey I: Conceptual framework and item selection. *Medical Care, 30,* 473–478.

Wennberg, J. E., & Gittelsohn, A. M. (1973). Small area variations in health care delivery. *Science, 182*(117), 1102–1108.

Wolper, L. F. (1999). *Health care administration: Planning, implementing, and managing organized delivery systems* (3rd ed.). Gaithersburg, MD: Aspen.

推荐读物

American Nurses Association. (1995). *Nursing's social policy statement.* Washington, DC: American Nurses Publishing.

Berman, S. (2000). The AMA clinical quality improvement focus on addressing patient safety. *Joint Commission Journal on Quality Improvement, 26*(7), 428–433.

Berwick, D. M. (1994). Eleven worthy aims for clinical leadership of health system reform. *Journal of the American Medical Association, 272,* 797–802.

Boggs, P. B., Hayati, F., Washburne, W. F., & Wheeler, D. A. (1999). Using statistical process control charts for the continual improvement of asthma care. *Joint Commission Journal on Quality Improvement, 25*(4), 163–170.

Codman, E. (1914). The product of a hospital. *Surgical Gynecology and Obstetrics, 18,* 491–494.

Couch, J. B. (1999). *The health care professional's guide to disease management.* Gaithersburg, MD: Aspen.

Dienemann, J. A. (Ed.). (1998). *Nursing administration: Managing patient care* (2nd ed.). Upper Saddle River, NJ: Prentice Hall Health.

Drummond, H., & Stoddart, G. (1995). Assessment of health producing measures across different sectors. *Health Policy, 33,* 219–231.

Ellwood, P. M. (1998). Outcomes management: A technology of patient experience. *New England Journal of Medicine, 318,* 1549–1556.

Enthoven, A. C., & Kronick, R. (1994). Universal health insurance through incentive programs. In P. Lee &

C. Ester (Eds.), *The nation's health* (4th ed.). Boston: Jones and Bartlett.

Erickson, P., Wilson, R., & Shannon, I. (1995). *Years of healthy life* [NCHS Healthy People Statistical Notes #7]. Rockville, MD: U.S. Public Health Service.

Ferguson, S. L. (1999). Institute for Nursing Leadership: A new program to enhance the leadership capacity of all nurses. *Nursing Outlook*, 91–92.

Ginsberg, E. (1996). *Tomorrow's hospital: A look to the twenty-first century.* New Haven, CT: Yale University Press.

Grol, R., & Grimshaw, J. (1999). Evidence-based implementation of evidence-based medicine. *Joint Commission Journal on Quality Improvement, 25*(10).

Hamer, R. (1999). Goals 2000: For MDs: Managerial competency. For HMOs: Administrative retooling. *Managed Care, 8*(11), 38.

Heller, B. R., Oros, M. T., & Durney-Crowley, J. (2000). The future of nursing education: Ten trends to watch. *Nursing and Health Care Perspectives, 21*(1), 9 13

Kelly, L. Y., & Joel, L. A. (1999). *Dimensions of professional nursing* (8th ed.). McGraw-Hill.

Kindig, D. A. (1999). Purchasing population health: Aligning financial incentives to improve health outcomes. *Nursing Outlook*, 15–22.

Lancaster, J. (1999). *Nursing issues in leading and managing change.* St. Louis, MO: Mosby.

Lea, D. H., & Lawson, M. T. (2000). A practice-based genetics curriculum for nurse educators: An innovative approach to integrating human genetics into nursing curricula. *Journal of Nursing, 39*(9), 418–421.

Lindeman, C. A. (2000). The future of nursing education. *Journal of Nursing Education, 39*(1), 5–12.

Mariner-Tomey, A., & Alligood, M. R. (1998). *Nursing theorists and their work* (4th ed.). St. Louis, MO: Mosby.

McCloskey, J. C., Maas, M. L., Huber, D. G., Kasparek, A., Specht, J. P., Ramler, C. L., Watson, C., Blegen, M. A., Delaney, C., Ellerbe, S., Etsheidt, C., Gongawera, C., Johnson, M. R., Kelly, K. C., Mehmert, P., & Clougherty, J. (1996). Nursing management innovations: A need for systematic evaluation. In K. C. Kelly & M. L. Maas (Eds.), *Outcomes of effective management practice* (pp. 3–19). Thousand Oaks, CA: Sage.

Milstead, J. A. (Ed.). (1999). *Health policy and politics: A nurse's guide* (3rd ed.). Gaithersburg, MD: Aspen.

Murray, C. J. L. (1994). Quantifying the burden of disease: The technical basis for disability-adjusted life years. *Bulletin of the World Health Organization, 72,* 429–445.

Nelson, E. C., Splaine, M. E., Godfrey, M. M., Kahn, V. V., Hess, A., Batalden, P., & Plume, S. K. (2000). Using data to improve medical practice by measuring processes and outcomes of care. *Joint Commission Journal on Quality Improvement, 26*(12), 667–685.

Norton, D., & Kaplan, R. (2001). *The strategy-focused organization: How balanced scorecard companies thrive in the new business environment.* Boston: Harvard Business School Press.

O'Grady, E. (2000). Access to health care: An issue central to nursing. *Nursing Economic$, 18*(2), 88–90.

Oregon Process Board. (1994). *Oregon benchmarks: Standards for measuring statewide progress and institutional performance.* Portland: State of Oregon.

Ozbolt, J. G., Fruchtnight, J. N., & Hayden, J. R. (1994). Toward data standards for clinical nursing information. *Journal of the American Medical Informatics Association, 1*(2), 175–185.

Pesut, D. J., & Rezmerski, C. J. (2000). Future think. *Nursing Outlook, 48*(1), 9.

Schor, E. L., & Menaghan, E. (1995). Family pathways to child health. In B. C. Amick, *Society and health.* New York: Oxford University Press.

Schroeder, P. (1994). *Improving quality and performance: Concepts, programs, and techniques.* St. Louis, MO: Mosby.

Springhouse Corporation. (1999). *Nurse's handbook of alternative and complementary therapies.* Springhouse, PA: Author.

Springhouse Corporation. (2000). *Nurse's legal handbook* (4th ed.). Springhouse, PA: Author.

Stevens, K. R., & Cassidy, V. R. (1999). *Evidence-based teaching.* NLN Press. Boston: Jones and Bartlett.

Sullivan, E. J. (1999). *Creating nursing's future: Issues, opportunities, and challenges.* St. Louis, MO: Mosby.

Tengs, T., Adams, M., Pliskin, J., Safron, D., Siegel, J., Weinstein, M., & Graham, J. (1995). Five hundred life-saving interventions and their cost effectiveness. *Risk Analysis, 15,* 369–390.

Tieman, J. (2001, July 9). Coming of age. Disease management making a case for itself clinically and financially. *Modern Healthcare, 31*(28), 26, 27, 38.

Tieman, J., & Bellandi, D. (2001, January 1). HIPAA will be no holiday. Experts say exhaustive rules may require significant cultural and administrative changes. *Modern Healthcare, 31*(1), 3, 15.

Trofino, J. (1997). The courage to change—reshaping health care delivery. *Nursing Management, 28*(11), 50–53.

Weeks, W. B., Hamby, L., Stein, A., & Batalden, P. B. (2000). Using the Baldridge Management System framework in health care: The Veterans Health Administration experience. *Joint Commission Journal on Quality Improvement, 26*(7), 379–387.

Wilson, L. M. (1999). Healthy people—a new millennium. *Journal of Nursing Administration's Healthcare Law, Ethics, and Regulation, 1*(2), 29–32.

第2章

基础临床卫生保健经济学

劳拉·J·诺塞克（Laura J. Nosek），理学博士，注册护士

艾达·M·安吉维奇（Ida M. Androwich），理学博士，美国护理学会会员

建立医院公示的记录数据和对其分析的目的是为了搞清楚费用使用情况，了解事实上是价有所值，还是恶意收费。

——弗洛伦斯·南丁格尔（Florence Nightingale），1859

学习目标

完成本章内容的学习后，应该能够：

1. 讨论为什么要将临床卫生保健事业像一个商业那样加以管理。
2. 确定至少 3 个说明成本是医疗选择中需要重点考虑的原因。
3. 批判性地讨论 3～5 个影响基础临床卫生保健经济学的问题。

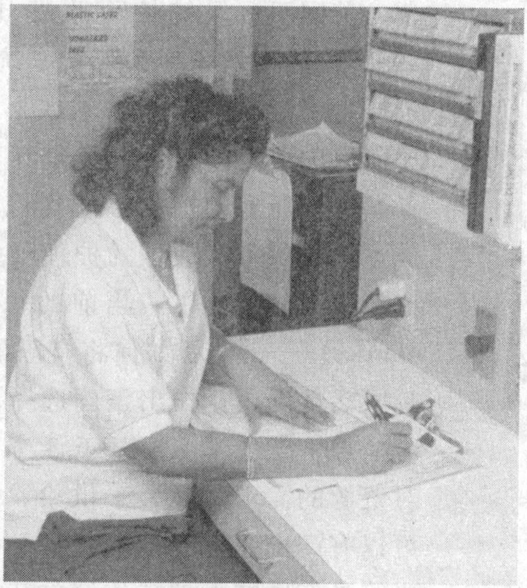

你和你的爱人外出岛屿休假 15 天，另外延期 4 天到一个欧洲首都。你爱人患胰岛素依赖型糖尿病 12 年，就在计划离开岛去大陆时胰岛素用完了，但又不想向当地的医生咨询。5 天没有使用胰岛素后，你爱人感到虚弱，"头昏。"你拿着胰岛素空瓶到一家药店，在向会讲英文的药师咨询后，买了当地的相当量的胰岛素。你爱人刚刚用了胰岛素，药师出现在你住的饭店门口，喊叫着你买的胰岛素剂量不正确，强度是你所用胰岛素量的 10 倍。你说服了你的爱人去了附近的一家医院急诊室，用你一知半解的地方语言，并在一名会讲英文的人的帮助下，你发现所有的医疗是社会化的，是为所有居住民提供免费服务。他们告诉你你所使用的医疗保险在此没有用，也不能使用现金。

医院认为这是一个什么样的问题？

你对这个问题的看法与医院一样吗？

排出费用因素，驱使其做出提供卫生保健决定与否的因素是什么？

驱动因素是一种普遍的价值观，还是具有文化上的区别？

如果在美国费用不是一个提供卫生保健而需要考虑的驱动因素，卫生保健系统将会是什么样？

不论卫生保健系统多么专业，多么富有创造性，具有合作精神和无私服务，没有资金是不能运营的。多少年来，有来自各方面的资金，包括慈善事业、自愿者、服务性收费、保险公司和政府补贴。保底线是基本完成提供卫生保健服务的使命，目前将其认为是世界上人类所共享的义务。

曾经认为只需要教育护士们为患者提供护理艺术与护理科学。今天认识到护士们必须受到更广泛的教育。除了临床护理专业知识外，他们还必须显示出至少具有人文科学，管理科学，计算机科学，以及善于评价和应用科学研究所需的新知识的能力。

美国卫生保健按人收费比世界上任何一个国家的水平都高（Wolper，1999），然而病死率和死亡率统计数字，使得我们对于改善医疗效果方面的代价产生了疑问。南丁格尔在早期对于医疗花费获得有关“好”与“有害”对比研究中可能就已经开始萌生了护士应具有金融管理能力的一种未明确的义务。需要所有的护士参与到机智地规划护理系统活动中，使其能够以最低的成本，提供可能最好的护理服务（Chang，Price，& Pfoutz，2001），这似乎是比较适当的。所以，当前的每个护士都需要基本了解卫生保健**经济学（economics）**——学习如何将有限的资源得到尽可能利用——以便在未来资源越来越匮乏情况下，作出正确选择。

经济学的学习要基于 3 个基本前提：（1）匮乏——资源数量有限和消费对资源的需求明显大于供给；（2）选择——在许多选择中做出决定那些资源可以有产出并可以被消耗掉；（3）偏爱——个体与社会的价值观念和偏爱对决策具有影响力。在传统的市场经济，卖主向买者销售，通过讨价还价双方得到最大利益。卫生保健是不适于这种形式的。例如，考虑到弹性价格概念，其与一个人愿意为获得的产品支付价格有关。正常情况下，随着价格的上涨，需求会下降。当购买的产品是卫生保健时，可能认为价格与购买决定无关。拿手表举例，买一块手表一般 5 美元，而不太可能花 50 美元，更不可能考虑为 500 美元。现在设想一下如果不是手表，而考虑的项目是用于挽救你生病孩子的药物和治疗时。目前在做出决定过程中，对价格的考虑就十分不同。这样，卫生保健与其他任何一种商品比较价格就不那么“灵活”了。

另一个不同点来自于与消费者的选择观念和支付机制相关的传统经济模式。在典型的市场情况下，买方也是支付者。在卫生保健上，提供卫生保健的（买方）开住院单和下治疗医嘱是医生或护士，但提供人员不是支付者，使用医院或治疗的患者（买方）也不是支付者。实际**支付者（payer）**是第三方偿付者（保险公司或政府）。这样对提供者（买方）和患者（买方）的决定的金融作用就发生了偏移，两个买方都不是支付者。

这一章阐述了一些基础卫生保健经济学概念，对于新参加临床工作的护士是比较重要的。这些概念包括对于发挥作用并直接与卫生保健相关的价值观点，决定提供护理服务的价值方法，以及卫生保健政策对提供护理服务的影响。著名的护理专家们可以洞察经济对临床护理事业的未来影响。

卫生保健价值的传统观念：医疗是无私的

持续久远的卫生保健传统是帮助人们获得理想的健康，使他们能够尽享最高质量的生活。**利他主义（altruism）**，是对于他人幸福的无私关注，**伦理学（ethics）**，是社会安宁的准绳，是个人行为目标，它与**利己主义（egoism）**相对立，后者以自我为中心，或者只考虑个人与个人的利益（Agnes，2000），是利他主义和伦理道德主导着评价与提供卫生保健的方式。一些护理事业早期先驱者，包括弗洛伦斯·南丁格尔和伊莎贝尔·亚当斯·汉普顿·罗布（Isabel Adams Hampton Robb）是卓越的社会活动家，他们所灌输的是特有无私奉献价值观的理想。对于不幸者的奉献精神源自中世纪修道院建立的救济院，在那里老年人，孤儿，穷人和残疾人可以得到关护。

护理生病和受伤者的第一个医院也是由慈善机构在 14 世纪左右建立的，是为那些无家可归和无钱支付家庭护理的病人提供服务。在医院接受护理的人们又称为患者，来自拉丁语 patiens，意思是“遭受疾病折磨的人”（vos Savant，2001）。

需要由服务人员决定的卫生保健

传统上卫生保健是由家长式的管理和控制部门提供的。卫生专业是医生们占有主导权，管理着大量的科学知识和技能，复杂的科学语言赋予某些令人敬畏和神秘的色彩。掌握这些科学知识和技能需要广泛和昂贵的教育，“外行们”是不懂的。医生可以不依靠患者甚至不依靠专业同事们独自确定治疗方案，医生还决定了治疗价值。对医疗的各个方面做出决定是专业领域的范畴。

不惜代价获得的卫生保健的权利

直到20世纪60年代早期，才开始考虑卫生保健价值问题，甚至对其产生疑问。美国的观念坚定地认为所有个人具有获取与任何代价的卫生保健相关的所有知识，技能和技术的权利，所谓“权利”是“美国式的”。卫生保健的螺旋型价值体系受到人们的关注，但它是与美国的那种考虑合理医疗的观念系统相对立的。美国政府在1965年采取了试图控制成本的一系列步骤，颁布了第十八和第十九社会安全修正案，一般认为是医疗保险和医疗补助项目，其分别为老人和穷人支付医疗费用。

期望要求卫生保健人员对医疗保险和医疗补助患者的治疗做出解释，使医疗费用得到控制。其他保险公司不久也按照他们各自的需求开始对医疗进行总体预算。

投资回报率

尽管在20世纪60年代后期开始实施了医疗预算，卫生保健支出仍然呈螺旋式上升，因为提供卫生保健和高级护理所具有先进技术的医院成为了首选（Nosek，1986）。支出是由提供治疗的实际费用和商业利润所决定的。将此方法称为“投资回报率（cost plus）”，很明显刺激就意味着“你花费的越多，挣的越多”，这怎么能更节省呢？

卫生保健价值的现代观念：类似商业性的卫生保健事业

可能从事卫生保健专业的最常见原因仍然是“帮助他人。”维吉尼亚·亨德森（Virginia Henderson）被许多人认为是现代的弗洛伦斯·南丁格尔，他将护理业定义为：

主要帮助所有人（不论是生病还是健康的人们），开展各种促进健康或康复（或安乐死）的活动，如果他们具有必要的实力，意愿或知识，可以不需

要帮助。护理的独特作用是同样帮助人们尽可能摆脱这样的帮助。(Henderson & Nite, 1978)

护士们热诚坚信和宣称这一定义适用于提供护理服务的任何地方。然而，护士界开始认识到以传统的利他主义原则提供医疗服务的价值是十分昂贵的，尽快摆脱护理服务的自理能力可以节省匮乏的护理资源。

用于支付日益增长的政府医疗项目开支的税收正在攀升。医疗保险的破产是一种威胁，因此使得政府这个大的支付方开始插手。

负责医疗保险和医疗补助项目的部门，美国医疗财政管理局（Health Care Financing Administration；HCFA）被授权对医疗费用的支付方式进行改革。1982 年的税赋公平与会计责任法（Tax Equity and Fiscal Responsibility Act；TEFRA）制定了新的付费规定。政府并不是支付给提供方费用，而是支付预先规定的包价。这种新的方式被称为预付款机制。

新的付款系统明显改变了机构的刺激支出行为。如果提供方提供的成本少于预付额，就可以挣钱。如果提供方提供的护理成本高于预付款就会亏本。因为住院天数是测定医院支出的一个代用标准，减少住院时间被认为是降低医疗成本，确保得到足够偿付的最简单和最合理的方法。

第一个住院时间缩短的是产科患者。1983 年 10 月的一个早晨令人难忘，克利夫兰平原经销商报（Cleveland Plain Dealer）以一条新闻震惊了全城。新闻说，医院对于正常产的产妇护理三天后出院，这个规定将马上生效。此时那个城市的正常产一般住院 5 天，而剖宫产住院 7 天。如果是一名午夜前不久入院的产妇，就算作是一天，如果此后一天难产，她就要在产后的第一天出院。患者们在礼堂呼喊，护士们生气，难以解释她们怎么能够对直到产后 3 天才出现奶水的产妇进行哺乳教育，医生们则以治疗不安全作为证据，威胁要采取一些行动。

要摆脱利他主义，临床工作者不得不意识到卫生保健确实是一门商业。换一句话说，就是商业、消费者、利润、剩余利润、竞争和价值、成本、支出的价值，价格。不仅是经理和管理人，而且对于所有医疗实体的雇员们，(成本）底线成为了关注的焦点。

为了确定是否需要安全的治疗与高质量结果，以及在得到安全的高质量结果时是否有减少支出的办法，每个人都需要问他们做了什么，怎么做的，以及花费了多少。1960 年阿卜杜拉（Abdellah）对医疗服务人员提出挑战，认为护理工作不应做的太多，也不能太少（Abdellah，Beland，Martin，& Matheney，1960）。将近 25 年里，卫生保健人员在努力掌握这个尺度。需要提醒的是，安全与质量是职业实践的基石，为此是要做出牺牲的。

需要由消费者决定的卫生保健

重点转向了安全，质量与可以评价结果的需要。启动了全面质量改进（total quality improvement；TQI）与持续质量改进（continuous quality improvement；CQI）项目，以确保资金管理没有危及到安全和质量保障。这个项目要求包括患者在内的所有利益相关者共同参与，进行评价和改进效果。实用卫生保健人员的专家意见得到了认识，通过掌握信息技术，消费者们能够更好地了解自身健康和复杂的实用技术，并参与治疗决策，并了解这些决策带来的支出变化（Hein，2001）。卫生保健已不再是医生和其他专业人士独占的王国。

获得合理价格的卫生保健的权利

现代价值观念认为个人具有获得合理价格的卫生保健的权利。合理价格是由保险公司决定的。当考虑服务性收费时，合理价格是在地区收取常规定制的金额。当考虑技术性复杂的和昂贵的程序，或昂贵的大量药物治疗情况时，还没有建立一个标准，用于评价提供人们随时间不断提高的生活质量的价格值多少钱。很明显，尚缺少对于合理价格规定的共识是保险公司，患者和卫生保健人员之间争论的中心。

管理型保健

通过医疗保险和医疗补助项目控制医疗费用的努力标志着卫生保健改革的开始。可以敏感地预测到，如果将最需要保健的人群一老年人和贫穷的人一作为治疗对象，就医服务，医疗费用和质量会得到理想控制。可悲地低估计划性医疗费用问题变得明确时，作为对合理成本效益比和高质量护理的需求反应，卫生维护组织（health maintenance organizations；HMOs）和管理型医疗（managed care）应运而生（Hein，2001）。

管理型保健不太容易被定义和分类。它是为所有**利益相关人（stakeholders）**（服务人员，雇主，消费者，患者，可能具有利益的支付者，寻求影响的人，组织的决策和行动）建立有效机制的一系列努力的结果，这些相关人建立了一种复杂的，与结构和过程相关的卫生保健体系。管理型医疗具有由常（Chang），普里斯（Price），和普福茨（Pfoutz）（2001）认为的 2 个独特的性质。首先，管理型保健约定对按人（固定）收费群体的临床结果负责，向单一有组织的机构内整合了财务与医疗服务职能。管理型保健在 1980 年和 1990 年快速发展，根据国家卫生统计中心（1998）的报告，于 1997 年 6 680 万美国人加入了非政府管理的医疗项目。另外的 520 万参加了医疗保险（Health Care Financing Administration，1999a），1 530 万参加医疗补助（Health Care Financing Administration，1999b）。第二，常，普里斯和普福茨（2001）指出，管理型保健强调应用金钱刺激获得合理成本效益，提供同等的连续性服务，包括从健康到死亡的一系列护理。

重要的是要注意，管理型保健只是由于市场经济产生的一种卫生保健模式，并不是正式的联邦政府法律行为（Liberman & Rotarius，2001）。在美国第一次有记载的管理型保健项目是在 1798 年为海员建立的（Benedict，1996）。管理型保健的一个使命是以最低的医疗费用，提供好的卫生保健，保护人们健康，并避免以较高的医疗费用，甚至是天文数字的价格，提供拙劣的卫生保健。第二个使命是在全国范围内使诊断和治疗标准化（Corrato & Barron，1999）。

管理型保健常常要求对治疗预先申请同意，并且支付是选择性的，有效的定额配给治疗。选择医生，或其他服务人员，选择就医场所都有限制，这也是定额配给治疗的另外一些办法。对定额配给的额外刺激是在患者接受治疗时必须由患者付费。尽管行业不能保证治疗是定额配给的，定额配给是管理型医疗下的加以约束性的概念。管理型保健并不是提供医疗（Corrato & Barron，1999）；而是盈利性佣金性的商业服务，其中管理型保健公司作为一个代理商，商讨将要如何实施医疗规定。

有很多种管理型保健公司。包括职员、小组、网络、首选医疗服务提供者组织（preferred provider organization；PPO）、医疗服务点模式（point of service；POS）、混合型的等等，每种都具有其独特的结构和风险防范措施

(Friedman，2001)。最常见的形式是首选卫生保健提供者组织。首选卫生保健提供者组织一般包括一所医院和一组医生。**首选卫生保健提供者组织（preferred provider organization）**与卫生保健者（医生和医院）和支付者（自我保险的雇主、保险公司、或管理型医疗组织）达成契约，按照预先规定的固定收费额，向某一特定群体提供卫生保健。可以与提供者商谈折扣率，反过来承诺迅速付款和要求某种程度的可预料的市场份额。在首选卫生保健提供者组织模式中，患者具有应用首选卫生保健提供者组织模式或非首选卫生保健提供者组织的选择权利，但是金钱刺激机制可以用于鼓励应用首选提供者组织（Finkler & Kovner，2000)。不是对管理型保健支付者，而是对服务人员和患者不履行职责的危险使得对管理型保健产生了日益加深的怨恨之情(Friedman，2001)。这是简单的商业领域的自然事实，它如此真实明显。

非政府性医疗保险主要设计到岗位就业。雇主为雇员支付费用作为他们为公司工作的报酬。因此，雇主在头脑中要考虑支付哪些项目，要代表雇员们与保险公司商谈可接受的一揽子支付内容。如果雇主提供了一揽子受益项目，雇员们可以选择其中最有利的内容。可利用的项目已经限制到了几乎是卫生保健维护组织规定的范围（Corrato & Barron，1999)。

检查过去数年的国内生产总值（至 1991 年一直使用国民生产统计数据）在医疗卫生的支出比例显示管理型医疗已经达到了控制保健费用的目标，如图 2-1 所示，而在图 2-2 中显示卫生保健费用在持续增长。尽管取得了成功，管理型保健已经成为许多卫生保健人员和多数的美国社会界仇恨的焦点。随着公共对医学知识掌握的越来越多，要求也会越来越多。

为了缓解来自于医生，患者，为消费者倡导的人们，以及雇主的压力，许多卫生保健维护组织最近降低了管理型保健对住院前申报，或向专家咨询的要求。因为医疗服务人员要求有更多的选择，对项目做出适应性调整以使那些可以支付高额保险费和部分自己担负医疗费用的对象具有广泛的选择权。为了挽救管理型保健的声誉，孕育出了一个新的名称——协调型保健，这可以更好地理解是为在保险公司，卫生保健机构和患者之间进行相互协调的一种机构。2001 年，向国会提交了一项有关患者权利的提案，在有些方面允许患者可以向卫生保健人员提出要求对治疗进行调整。

这些改革可以减少保险公司的一些努力，并具有可以控制医疗费用的能力。国家著名的医学经济学家，普林斯顿大学的尤维·莱茵哈特（Uwe Reinhardt)

陈述“保健计划再也不能以强凌弱和威胁卫生保健服务者了。”恺撒卫生保健计划与医院基金会总裁大卫·劳伦斯博士认为“当一个人想用金融工具来改变医疗服务时，1. 他们不会十分有效，2. 会使民众愤怒的”(Freudenheim，2001)。

在图 2-3 可能会惊奇的发现，1999 年的统计数据表明联邦政府通过医疗保险和医疗补助项目支付了当年美国所有医疗费用的 33.6%，其他公共机构支付了 12.7%。除了医疗保险和医疗补助项目之外，政府税收基金还为军人，符合条件的退伍军人，本土美国人，联邦政府的监狱囚犯，选择性的易感人群或危险人群，和因为残疾及精神障碍而被送进医疗机构的人们支付卫生保健费用（Finkler & Kovner，2000）。

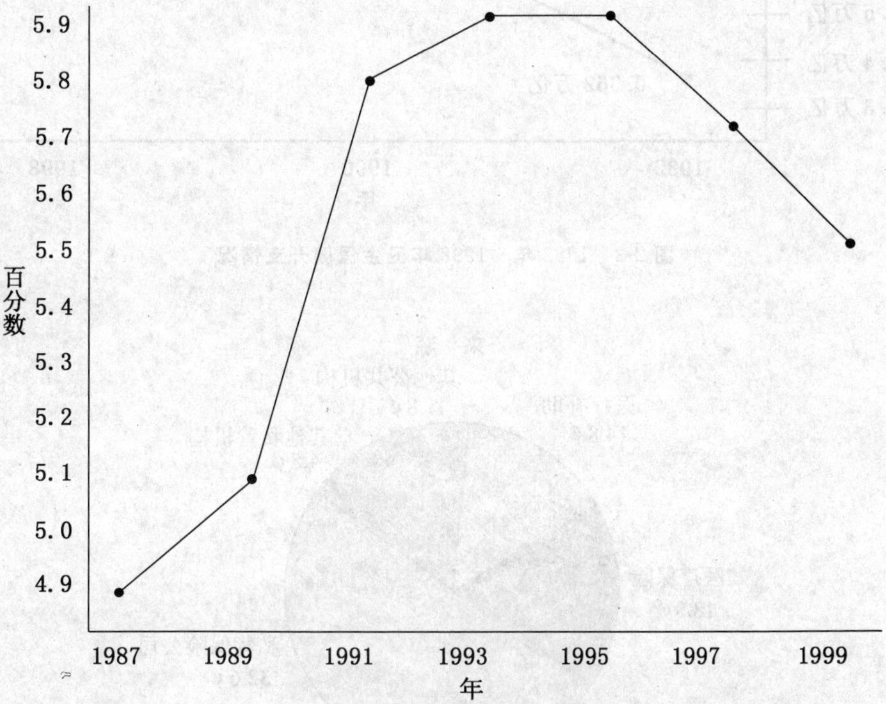

图 2-1　1987 **年～**1999 **年卫生保健费用占国内生产总值百分数（编自**“Industry Accounts Data. Gross Domestic Product by Industry,” Bureau of Economic Analysis, 2000. 2001 **年检索自网页** http：//www. bea. doc. gov/bea/dn2/gposhr. htm # 1987—99)

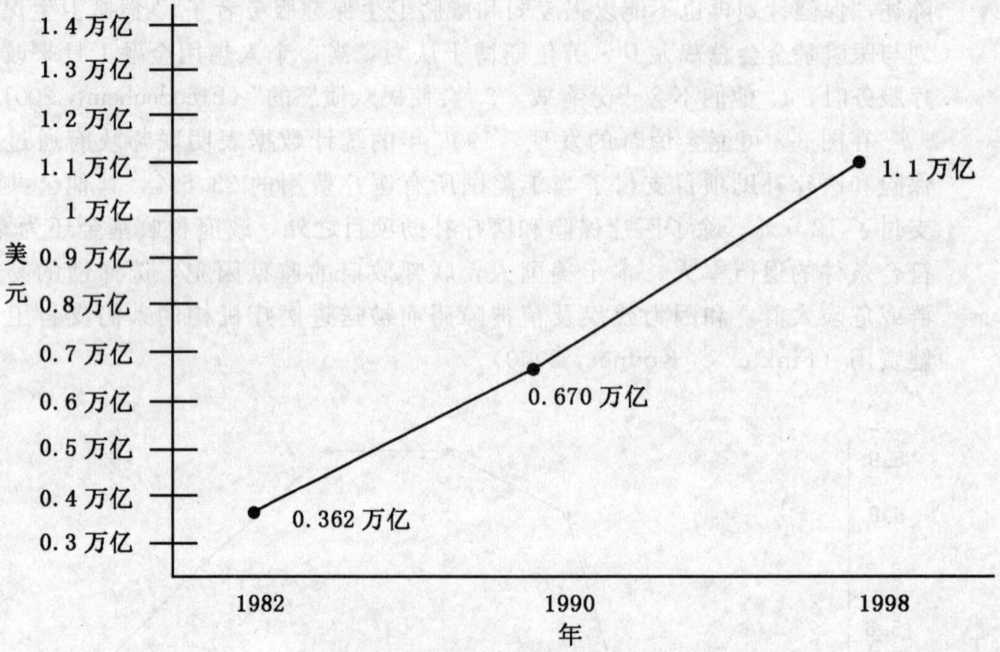

图 2-2　1982 年～1998 年卫生保健开支情况

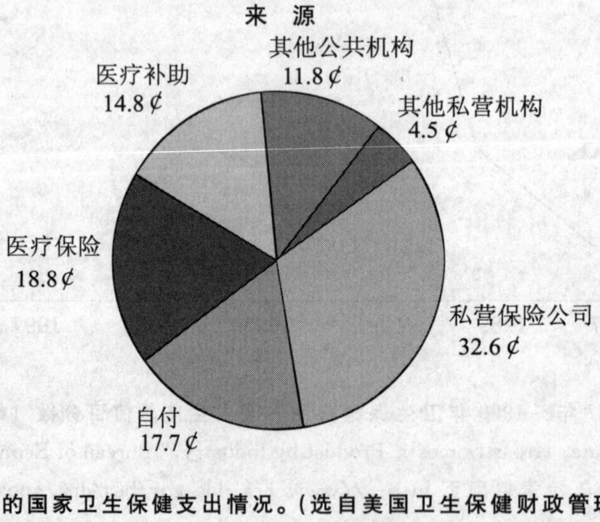

图 2-3　1999 年的国家卫生保健支出情况。(选自美国卫生保健财政管理局发表的"The Nation's Health Dollar：1999,"。2001 **年** 12 **月** 17 **日摘自网页** http：//www.hcfa.gov/stats/nhe－oact/tables/ chart.htm)。

这些资助承担内容与其他国家社会化的卫生保健项目具有共同之处。

社会化医疗

在世界范围正在运行着社会化的卫生保健系统（社会化医疗）。在此系统下，将完善的医疗和医院的服务提供给一个社区，地区，或国家所有公民（全民服务）。然而，重要的是要认识到社会化医疗是指各种项目，每种都具有特殊规定的支付范围以及怎样支付。萨维奇（Savage），霍尔舍（Hoelscher）和沃克（Walker）（1999）研究了 7 个工业化欧洲国家和共同体的加拿大在支付范围和资助方式的情况。他们的研究揭示了集中和分散性强制性单一付费系统，包括一次性服务收费项目和某些私营保险项目。

对正在研究中的项目的资助也在发生着变化。一般来说，医疗是由公民的公共税金所支付的，因此对于无论利用还是没有利用的医疗服务具有享受权利。加拿大，瑞典和英联邦国家的资助来自于所得税和选择性的其他税收。德国和荷兰是靠薪金税进行资助。用 1996 年的统计数据进行研究的国家中，加拿大，这一工业化国家与美国最相似，在国民总产值中医疗开支占 9.2%。德国支出最多占 10.5%，其他国家支出如下所示：荷兰，8.6%；挪威，7.9%；芬兰，7.5%；瑞典，7.2%；英联邦，6.9%；丹麦，6.4%。

研究还分析了人均支出，按照每人医疗费用计算，发现加拿大是 2 002 美元；德国 2 222 美元；英联邦 1 304 美元。研究还揭示了不同国家的男性寿命，加拿大是 75.3 岁，德国是 73 岁，英联邦是 74.3 岁。根据研究结果显示，女性寿命，加拿大是 81.3 岁，德国是 79.5 岁，英联邦是 79.7 岁。这项研究的作者指出，研究的国家面临着同样以下的挑战，慢性病人老龄化，需要合理性医疗费用控制措施，严重的预算短缺，管理上的竞争，分散管理和垂直整合等问题。将这些研究发现与美国在同一年国民生产总值的 13.6%用于医疗费用的支出进行比较（比世界上任何一个国家都多，并几乎是所研究的多数欧洲国家的两倍），美国人均支出是 3 759 美元，见表 2-1。但是美国仍然有大约 4 400 万人没有医疗保险，新生儿死亡率居高不下。

美国的人均寿命男性 72.5 岁，女性 79.2 岁，其卫生保健系统给人们带来的好处似乎在于生活质量的提高，而不是寿命的延长。生活质量必须按照每个国家的特殊文化和价值观念进行定义。在美国，人们特别重视生活质量，包括早期诊断和治疗，应用新技术与药物，选择治疗医生与医院的能力，参与医疗决策等，即使是在健康问题并不构成生命的威胁时也是如此。所有这些都影响到卫生保健费用。是否这就足以证明卫生保健费用比世界上任何一个国家都多（Pantel，2001）以及是否几乎在相同的健康和经济条件下是欧洲国家的2倍就合理？可能是。

表 2-1 与 4 个欧洲工业国家进行医疗费用和寿命的比较

国家	占（GNP）%	人均支出（美元）	男性寿命（岁）	女性寿命（岁）
美国	13.6	3 759	72.5	79.2
德国	10.5	2 222	73.0	79.5
加拿大	9.2	2 002	75.3	81.3
英联邦	6.9	1 304	74.3	79.7

卫生保健费用展望

需要未来学家指导医疗业，为获得成功注入新的生机。卫生保健服务人员已经在混乱中拼搏了将近20年，彻底改造了医疗体系的结构和程序，正确规划企业规模，利用外部资源更好地将核心作为重点，实行机构重组来共享匮乏的和昂贵的资源。虽然已经出现了一些短期节省开支和卫生保健费用上涨速度减慢的现象，然而发展趋势仍然显示整体费用持续上涨。

高度复杂和昂贵的技术，包括微创外科，在不断发展。需要昂贵和长期治疗的新疾病，例如艾滋病和爱波拉病在不断出现。随着根除或成功控制诸如结核病这样的疾病，人类可以活的更长。随着寿命延长则老年慢性消耗性疾病在增加。

我们寄希望于未来学家能够帮助我们做出决策，了解应该为之做出准备的是怎样的商业机制。当所有患病的老兵或受伤是与服兵役有关，或者因为贫穷而死时，退伍军人医院是否应该退出商业运作机制？是否只应该由战略性配置的医院提供重症治疗，而急救则院前急救服务为基础，不应该进行介入性治疗？是否预防性的，基本的和康复性的护理工作应该由高级护士医生在社区进行？“职责”将不再是护理职业的基础原则吗（Reverby，2001）？护士将会“被命令”到一个不再重视护理工作的社会中去工作吗（Reverby，1987）？美国将会采用与欧洲一些国家和加拿大类似的卫生保健服务体系吗？

价值公式：金钱=使命=金钱

任何医疗商业的使命宣言是商业的存在目的以及证明其存在正确的基本原理（Finkler & Kovner，2000）。宣言指导决策在商业范畴内有和没有什么。具有想像力的宣言是逻辑上将使命延伸到未来，建立长期的商业目标。一旦这种先见之明的决策已经确立，商业就确定了目标，就可以为达到此先见之明的目标制定出战略计划，以及确定如何达到这个目标。在贯穿使命，先见之明与为了成功完成其使命的战略计划过程中必须具有凝聚力和连贯性。还必须有资金，没有它使命是不能完成的。

商业的凝聚力和连贯性

这时就会问，完成使命所需要的代价是什么？部分代价可以是提供的医疗服务，为了政治上的生存能力，它不直接与使命相关。分析一下退伍军人卫生保健系统，其建立用于为退伍军人（丧失活动能力或预备役军人及家属）提供重症，急症和康复性治疗，这些人符合复杂的标准，即与服役有关的疾病和创伤，和/或贫穷有关。在美国和波多黎各的 72 个退伍军人医疗中心，有 5 个盲人治疗中心，它提供独特的机械性帮助，进行每日生活活动训练和就业训练。在所有符合退伍军人医疗标准的申请人住院后此中心仍然有床位时，可以应用较为仁慈的标准允许其他的人住院。这条常规有可能会造成与核心使命的不一致，但是可以使计划保持在允许范围，并能确保他的生存能力。常常会有大量的心灵探索，试问是否提供独特的有价值的卫生保健服务的政治责任就证明了存在的价值——即偶然超越退伍军人事务使命范围是正当的，这是在对代价敏感的医疗环境下进行的。

边远地区孕妇医疗服务是提供昂贵服务的一个较为熟悉的例子，在这个地区宣称当地居民中几乎没有育龄妇女，这种服务是与医疗商业的使命不一致的。没有卫生保健服务，当地的妇女将在怀孕期间必须到数里以外的遥远的医疗机构附近居住。对周围社区健康的承诺被认为可以证明开放式服务是正确的。同样地，出于使命对于慈善事业的承诺驱使着宗教组织为穷人提供免费的卫生保健服务，否则就应该由狡猾的商业机构来提供。然而，现代卫生保健服务机构难以容忍他们的商业核心特点有所多样性。

有关使命一先见之明一战略性计划的凝聚力的进一步讨论请参见本书第9章。

实地采访

“量”作为衡量任何物质的时代已经很久远了。在卫生保健行业，多少年来，空前增长与扩张和为任何人提供一切服务的概念是普遍的。结果引入了更为广义的概念，即反映为对价值和承受能力理解，这些概念促使对卫生保健服务和可行性的理性思考。“价值”观点现在驱动着医疗服务的所有因素，从就医到送医，最终到重要的环节。现在我们能更为清楚地说明投入与结果，过程与产出之间的关系。现代卫生保健服务必须能够在做什么与达到什么目标这两个问题之间建立起联系。在职业上追求做什么已经不重要，重要的是要在要做什么与做它有什么用两个问题之间建立紧密联系。对于护士和医生的议论是根据其允诺密切观察每个人的行为“价值”。问题是：要提供服务，又要反思为什么提供服务。这一批判性检查与展望将从根本上改变以后20年中的医疗经济学和价值观念。

蒂姆·波特·O'格莱第（Tim Porter一o'Grady），教育学博士，理学博士，注册护士，美国护理学会会员。多产护士作家和New一Edge Health Care组织代言人。

商业利润

收入（收益）减去成本（支出）等于利润。利润不仅限于赢利性行业。利润不是一个肮脏的字眼。所有行业必须认识到存在于商业内的利润。在盈利性行业，部分利润根据股东们在行业中的投资比例进行分红，剩余部分用于机构的维护与发展。在非盈利性行业，没有股东分取利润，所以所有的利润都用于商业的维护与发展。

非盈利性机构希望一种完美的设想，利润这个词使人认为他们的利润造成了**富余**（**margin**），所以就单凭经验确保全部预算的 4%～5%为利润或盈余。

利用各种资源完成组织机构的战略计划和它的使命这一现实使命与富余资金在战略性和管理上产生联系。没有富余资金或资金有限，就没有钱更换旧设备，建立新的服务系统，根据社区需求扩大现有医疗服务规模，购买高级技术，对现有建筑进行维护，建造新建筑，以及更换加热和照明设备。这些基础建设维护不足将会不利于组织的竞争力，将不能完成其使命，并最终造成机构的破产。利润是具有灵活性的，应适应于提供患者医疗质量，职员的再教育，招募和雇佣专业职员，以及实施有利于职员业务提高的特殊项目。利润是行业运营的重要需要。一种利他主义的行业是没有富余资金和使命的。

基本成本

有许多对医疗价格进行分析和分类的方法。一种基本方法就是将价格看作是直接成本或间接成本。**直接成本**（**direct cost**）是直接与病房内患者的治疗相关的成本，例如护士工资的成本和患者治疗用品的成本。**间接成本**（**indirect cost**）并不与病房治疗明显相关，但是对于支持治疗是必需的，用电，空调，和各种设备维护的费用都被认为是间接成本。

成本可以是固定的或是可变的。这些不同在某种程度上是人为性的，其与提供的服务规模有关。**固定成本**（**fixed cost**）与接受治疗服务的患者数量不相关，如图 2-4 所示。例如治疗所用空间的租赁成本或月租金，护士长和护理部主任的工资成本（非小时工资）。不管是 1 个患者还是 1000 个患者，这些成本是不变的。而**可变成本**（**variable cost**）随着服务量而有所变化，根据患者的数量可以增加或减少，如图 2-5 所示，医疗用品，病人治疗用床单的洗熨，或患者就餐费等成本根据接受治疗患者的数量而有所增加和降低（McLean，1997）。

有些成本呈阶梯式变化，是根据服务量而变化的，但不一定是平滑式变化的。阶梯式成本的关键是按照一定范围内的相对间隔量固定。例如，固定数量的护士可以护理 11～21 名患者。如图 2-6 所示，当超过 21 个人另有额外一个患者需要护理时，就要需要额外的护士（Finkler & Kovner，2000；McLean，1997）。

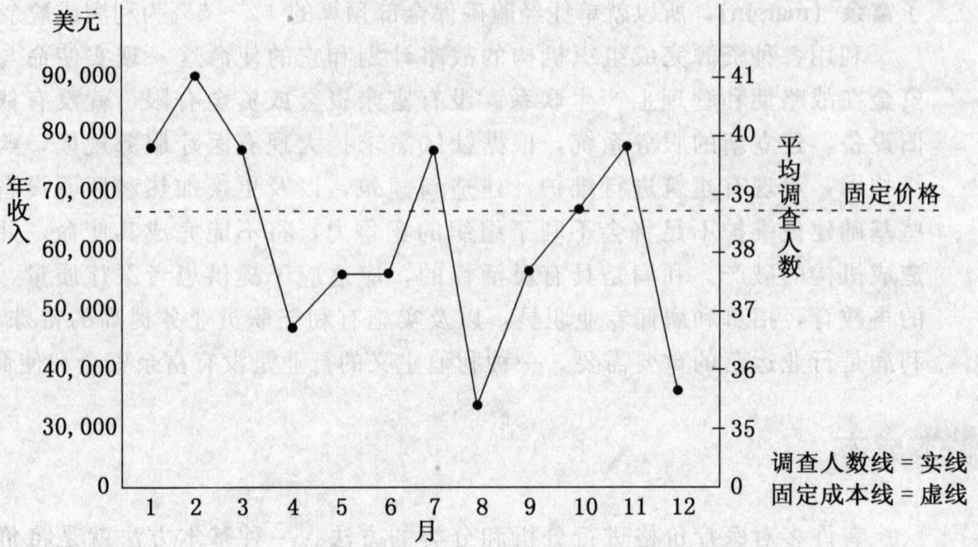

图 2-4 雇员的固定工资成本不随患者数量有所变化

(不管人数是多少，每年工资是 70000 美元)

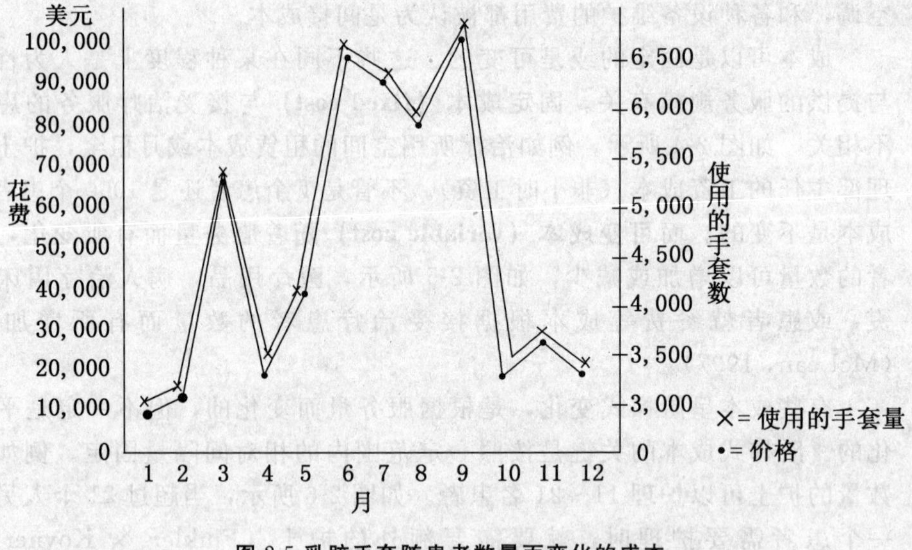

图 2-5 乳胶手套随患者数量而变化的成本

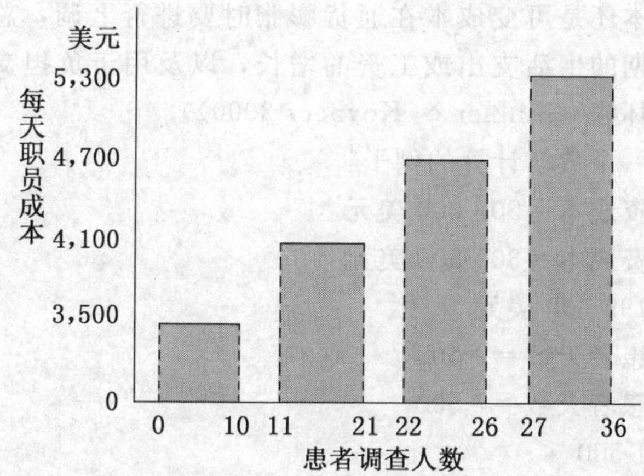

图 2-6 阶梯式可变成本在一定范围内固定，当数量超过范围的上限时会有所增加

成本分析

有一句古老的谚语，数量不会撒谎。还有一句老的名言，统计数据可以随心所欲的加以控制。这两种说法都是真实的，然而在这里出现了成本控制上的挑战、挫折，偶尔这种控制是成功的。克里斯特曼（Christman）（2001）提醒我们，卫生保健行业一般要接受这样的观点，过去是预测未来的开端。根据过去的业绩预测未来业绩成本的能力被认为是成功地实施成本管理和完成使命，以及具备先见之明的必要条件。**预算（budget）**是一种计划，是获取和分配一定期间内（一般是 1 年）资金的一种正式定量性表述。预算是根据已知的过去支出量和来年将要改动的数量所制定的。成本预报仅仅是制定预算的一个工具。有 3 个最常用的成本预报方法，包括高－低成本估计，回归分析和收支平衡分析。

高－低成本估计

如果需要进行复杂的、严格的统计学预报时，不能选择其作为工具，但是它优于单纯推测。检查最近 5 年每类开支的固定和可变成本信息可以为在消费数量内和成本体系中相对恒定的许多项目提供“足够”的成本预测。不论是固定成本还是可变成本在通货膨胀时要进行上调，总体预定成本需要上调来填补预期的生活支出或工资的增长，以及用于负担支付在提供服务得不到付款时的坏账（Finkler & Kovner，2000）。

以下是一个数学计算的例子：

最高工资成本＝500 000 美元

最低工资成本＝300 500 美元

差额＝199 500 美元

最多的患者天数＝9 000

最少的患者天数＝7 500

差数＝1 500

差额（199 500 美元）/数量差（1 500）＝每个患者每天 133 美元的可变成本。

可变成本（133 美元）×最少的患者天数（7 500）＝997 500 美元＝总体一年可变成本。

这一年财政部门记录的病房总体一年劳动成本（1 100 000 美元）－总体一年可变成本（997 500 美元）＝固定成本 102 500 美元。

如果预期在来年有附加 1 000 个患者天数，将会出现如下的附加成本：

每个患者天 133 美元×1 000 附加天数	＝133 000 美元
＋固定成本（不管患者天数是多少）	＝102 500 美元
总体附加成本	＝235 500 美元

这样，使用高－低成本估计法计算的这个病房来年的总体成本将是 1 100 000美元加上 235 500 美元，新的成本是 1 335 500 美元。

回归分析

使用统计学工具，回归分析可以得到更为精确的成本预报。高－低成本估计法仅仅依靠两个数字点－最高和最低作为历史成本参考，回归分析是检查过去某一特定期间的所有成本信息。假设只有一个因变量——成本和一个造成因变量变化的变量——规模数量。也是进行数学假设，在通过所有与使用的规模数量相关的固定和可变成本散点中画一条直线显示成本变化关系。成本数据由垂直轴显示，所有规模数量数据由水平轴显示，可以得到一个散点图。通过能最好地估计所有散点的直线可以预测某一特定规模数量的成本。选择在水平轴上的规模数量值，然后检查垂直线与直回归线交叉点的位置，最后向垂直轴水平移动，就得出了特定规模数量的成本预报值，如图 2-7 散点图所示（Finkler & Kovner，2000）。可以对每个需要预报成本值的项目进行分析。

收支平衡分析

因为自然增加利润以提高服务质量和理想的竞争市场占有率是医疗机构的商业目的；不论是对于计划项目，还是业已建立的项目和各种服务，预测是否可以挣取利润和挣取的时间都是必要的。第三个基本成本分析工具是收支平衡分析。其帮助提供人员预测为了成本所必须提供服务的数量（以及为此必须得到付款），其提供的服务数量应该与所得相匹配，既不能挣取利润，也不能亏本。以下是用于收支平衡分析的计算公式（Finkler & Kovner，2000）：

程序数量＝固定成本/付款额＋可变成本。

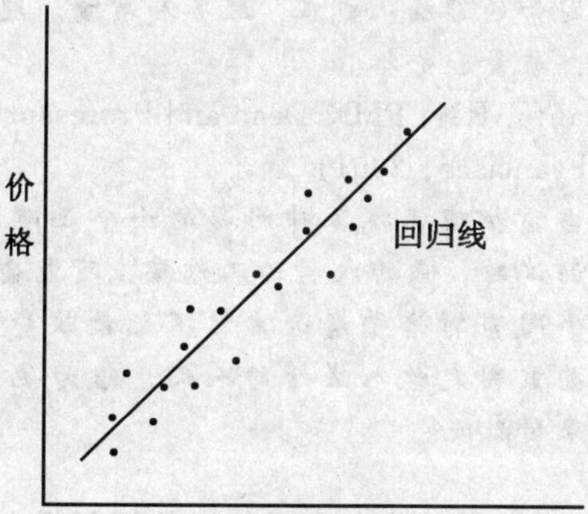

图 2-7 回归分析

批判性思维

降低成本并同时改善质量是十分现实的目标。质量问题常常是十分昂贵的。在查西斯（Chassin）和高尔文（Galvin）（1998）有关改善卫生保健质量的文章中可以读到这样的例子。他列举将有效的干预治疗错误应用，未充分应用，和过度应用等视作一个昂贵花费问题。未充分应用一即没有应用那些已知有效的治疗手段，例如溶栓，beta 阻滞剂，阿司匹林和血管紧张素转化酶抑制剂在心肌梗死中的应用一可以每年预防多达 18 000 人的死亡。过度应用药物，例如抗生素不仅无效而且昂贵，并认为可以产生对抗生素的抗药性。错误应用一般是指没有防止治疗并发症的发生并增加数千美元的医疗费用。

在减少浪费，对最好的工作常规产生影响，在此领域改善医疗质量活动中，需要确定护士们参与的方式。是否经常阅读与其专业有关的，并可能对你的工作有用的最新文献？

批判性思维

护理工作是存在于复杂的卫生保健系统中需要通力合作的一项职业。过去它受到 3 个因素的影响：成本，服务和质量。现在有 5 个影响因素：成本，服务，成本，质量和价格。

(John M. Lantz, RN, PhD, Dean and Professor, School of Nursing, University of San Francisco, 2001)

这是对影响当前护理实践各种问题的一个正确描述吗？当你申请一个护士职员岗位而面试时，医疗机构的工作重点可能会提示哪些内容？

你注意到一个同事对老年患者常常不记录收费项目。当你询问时，他告诉你她可怜那些靠固定收入生活的人们，想为他们省点钱。当你的同事这么做时，由谁来付款呢？

收支平衡分析法常用于确定必须怎样使用新设备完成诊疗程序，然后收取支付设备成本和完成程序所消耗的其他资源所需的费用［收入与支出相等的**收支平衡点（break－even point）**］，使所有附加诊疗程序挣取利润。为了更清楚地使用这个分析方法，设想建议购买一件新的放射设备，然后提出问题，“这将是一个好的投资吗？”潜在的问题是，这项购买是产生利润，还是亏本，机构是否正好收支平衡。

如果新技术的成本是 50 000 美元，操作这个设备的技术员的工资是每用一次每小时 20 美元，每次诊疗的费用是 50 美元，需要做 1 667 次诊疗才能够支付设备投入和技术员的工资，然后才能开始挣取利润。

规模数量＝50 000 美元/（50 美元－20 美元）＝1 667 美元。

如果诊疗收费是 100 美元，仅仅 625 次后就可以开始挣取利润。

规模数量＝50 000 美元/（100 美元－20 美元）＝625 美元。

做诊疗的成本应该多少才可以接受，在这个决定指导下，可以做出一项预测投入一个新设备后需要多长时间才能挣钱。

诊断，治疗和信息技术的成本

社会和医疗行业的普遍认识是薪水占了机构预算项目中的最大部分，花费最大的医疗职员是注册护士。这样在决定降低成本和进行成本管理时，就仓促地消减注册护士人数。可是仔细检查整个预算，可能会揭示虽然护士工资单是最高的项目和最高的运营预算项目，但是整个预算中最昂贵的项目是诊断，治疗和信息技术所占的费用。技术是为了满足社会对提供艺术级的护理服务；职业上提供快捷的服务的需求；是为了满足组织机构保持商业上竞争能力的需求。这样的项目因为支出额相当高，一般就算在了资本支出预算中。支出管理常常重点关注营业收支预算，而诊断，治疗和信息技术的支出一般被忽视了，因为认为这些是“战略性的”，因此在消减开支的努力过程中是考虑不到的。而且，尽管护士工资支出在过去的 20 年上涨了，但是比较而言要比诊断，治疗，信息技术和整个医院成本上涨要平缓的多，结果导致成本上较大的差距，提示护理工作成为一种可以讨价还价的职业了。图 2-8 显示了一个假设的整个医院均衡支出（包括技术）和护理工资支出情况。

特别是高额技术多少年来已经受到了管理机构的认识。在医院控制支出的不懈努力中，各个州在 30 年前独立地建立了需求认证（Certificate of Need；CON）机构，负责审查，管理和批准大型技术和建筑费用的支出（Chang，Price，& Pfoutz，2001）。第二个目标是为了确保在州范围内高端技术的公平分布与利用。需求认证方式因为仅仅将重点放在了医院，并没有提供改变医生和患者行为的刺激机制，所以没有成功。医院被给予有限的支出权利，但是并没有提供促使医生改变他们工作常规的刺激政策，所以没有达到目的。没有刺激机制，患者的期望和对医疗的要求仍然依旧。

最近，管理型医疗项目已经实行了对复杂，昂贵技术使用的监管制度，要求使用合理，需要在使用收费之前申请批准。只有在较便宜的技术已经不能用了的情况下，才能考虑使用高级特殊技术。

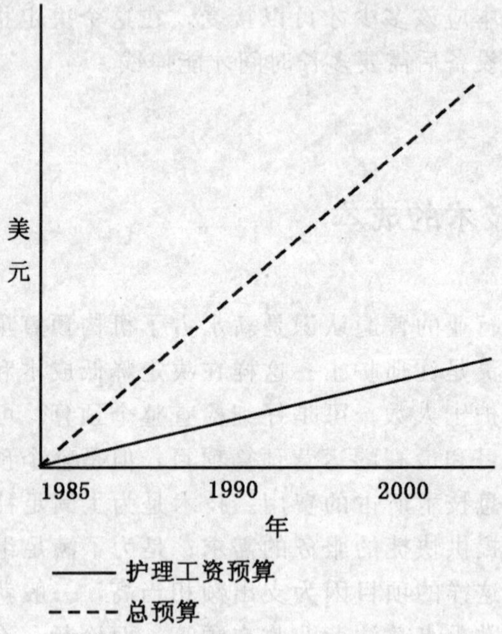

图 2-8 护理收费与整体预算的比较

诊断性检查已经从"撒网式检查"例如对所有患者进行综合性生化检查和常规胸部 X 线检查，变成了只进行一些根据临床症状和体征所需的最少的检查，以达到合理诊断的目的。这就要求探察那些轻微的或亚临床症状和体征，这实际上是临床治疗的核心。问题是能够确保正确的诊断不会威胁生命，或者是否已经决定使用准确的临床技能。

治疗上，趋向于那些有能力和愿意为超过医疗保险之外的部分付款的人们使用合理的最昂贵的技术。约翰·吉尔纳（John Kilner）（1992）所写的畅销书，《Who Lives? Who Dies? Ethical Criteria in Patient Selection》中讲到了如何低估了公众和专业人士对合理医疗的关注。我们已经开始意识到管理型医疗项目变得更仁慈了，符合大众和专业人员关于由具有正确的专业知识的人做临床决定的呼声。

护理成本

在财政上，多数机构认为护理是财政支出的中心，不能独立产生收入。尽管在财政基本原则上有些不同，有时法律上允许由选择性的护士医生为他们所提供的某些特殊专业性治疗开据收费单，护理服务费用（工资，利润，使用物品和设备等等）一般捆绑式地包括在“套餐”中，房费，或假设每个患者每天使用特殊护理服务而收取的按日津贴费用中。这样的观点不仅陈腐，而且不正确。护理可不像装配线上传送的一个独特产品。在与患者联系中，与他们独特的个人依赖性需求一致，在强度，深度和广度上是有明显区别的。

这些独特的需求使得不同医疗场所的护理比以前任何时候得到更为广泛的利用。接受高级护理服务仍然被认为是仅次于因为接受医疗技术服务而需要住院的第二个原因。当需要接受护理和医疗技术治疗时，住院治疗无疑是正确的。结果，应该认为是由于住院治疗才产生了收入，实际上是因为消费了医疗技术和护理服务而需要支付基本费用。由于消费了护理资源而产生的收入还应该正确地按每个患者数量化，并与消费的护理水平和强度相一致。

实地采访

在 21 世纪的前 1/4 时期，迅速出现的护士和其他医疗专业人员的短缺将是一个问题。必须有计算需要护理服务时间和强度的有效和可靠的方法。必须有最有效地利用辅助性专业人员和为护理服务和护理监督提供足够的专业护理知识和时间的护理服务模式。为计划和职员配置决策以确保高质量转归，每个患者天小时数不能提供足够的信息。用于预测和总结护理工作负荷的机制必须能够区别专业护理内容和仅仅由辅助人员就能完成的护理内容。护理工作负荷的定义与测定方法必须标准化，这样才能收集和分析可比性数据。

希拉·哈斯（Sheila Haas），理学博士，注册护士，校长，教授在分析和制定各种不同的，但彼此相关的护理工作组成部分的成本所做的不懈努力有些令人失望。这部分护理工作包括了直接的手法护理，医学教育，安排出院，以及间接的病情记录，咨询，重要问题的解决与决策，以及对于各种工作的监督等。这些组成部分促成了长期建立的医生和各种治疗服务的成本，然而对于护理价值，或成本却不予分析和同意。可能不愿意使这个最大的医疗服务系统中的组成部分（在美国护理界有 220 万以上的注册护士）其独立专业性工作合法化是不能达到护理工作成本一致性意见的原因。

结果，护理成本非常勉强地与预算的和实际的护理时间建立联系，每个患者天数计算的是时间而不是考虑服务的类型和水平。做时间预算是根据历史上的消耗情况和根据市场竞争预测未来护理需求上的变化，以及根据社区人口或消费者需求预测变化。护理所需的服务数量，强度和复杂性组成了工作负荷量，并决定了所消耗的护理时间。

容量和强度在测定上是一些比较直观的概念，而测定复杂性则是多方面的。各个联邦、州和地方的法律规定根据受教育背景和经过标准考试证明的最低限度掌握的知识水平，决定由哪些人完成什么样的任务。这些法律也会影响到工作负荷量。工作流程效率和完成任务的方式也影响工作负荷量，这些包括例如在比较困难的工作条件下，护士往返取用各种用品等的简单工作。还包括了一些复杂的工作，例如对熟练工序的创造性改造，使其适应“麻烦”患者在身体、认识、行为或社会文化上的不同需求。

患者分级系统

最广泛地用于确定护理价值的工具是**患者分级系统（patient classification system；PCS）**，一种根据患者的病情、功能状况或医疗服务资源的需求将不同患者加以区别的系统。其原来用于预测职员配置，现在是不同医疗机构内用作一种价值测定，以及预测职员配置的强有力手段。将具有同样护理需求的患者划分为 5 个按照强度从小到最大分成的类别。分类的权重是每个类别中的所有患者所需护理的平均小时数，不同类别中的有些患者需要较多的时间，而有些所需要的时间短（Finkler & Kovner，2000）。

多数的患者分级系统的设计是出于商业上的考虑，适于由应用这一系统的实际工作人员提供的描述性数据和资料。使用者描述他们那种类型的工作负荷量的强度和复杂性，工作量以及用于完成任务所需的护理资源总和。对于任务以及完成任务的工作人员各个方面的改革都是比较昂贵的，所以在与卖主商谈时，十分重要的是不能过低或过高地加以描述。为了保护患者分级系统卖主的商业利益，专门用于各类所需护理时间的计算公式是不会透露给同样应用此分类系统的机构的。

工作中的每个班，定点工作的护士们提供护理并且能够最好地判断患者实际的病情程度，可以从一系列标准的程序步骤中为每个患者选择所需的护理服务种类。需要的护理权重总和越高，强度就越大。所有患者被判定的强度越高，由患者分级系统指定所需的护理资源就越多。指定的资源越多，支出就越多。这十分逻辑吗？并不是。

这个公式只测定了时间，所有有一些缺陷。第一，他没有解释在护士提供的护理时间内，是否有知识、技能或经验。甚至没有考虑注册护士和职业操作护士的区别。因此，也就不能解释在由注册护士和由职业操作护士提供同样护理时在临床评价和决策中存在的细节问题。第二，也不能解释在使用的平均时间超时情况下，由于身体上的，认识上的，行为上的，或社会文化上造成的各种困难。一种缓解患者疼痛、恐惧或者焦虑的方式与另外一个患者也是很少相同的；一个人可能会使用与他人完全不同的医疗服务资源；强度也是一样的。

换句话说，组 4 的患者与不是组 4 的患者是不同的。当消耗的时间超过了患者分级系统指定的时间时，还要花费大量的时间来证明实际消耗时间的正确性。

相对值单位

相对值单位（Relative Value Unit；RVU）是赋予以具有产出的相对资源量（劳动力和资金）为依据的各种医疗服务的一个指数值。护理资源的实际消耗量并不是呈线性的；也就是说，强度 2 级的患者消耗的护理服务并不一定是 1 级患者消耗的 2 倍。相对值单位提供的是对于由强度 1 级（永远使用数值 1）和其他级别的患者所需的不同资源之间的均衡比较。例如，强度 2 级的患者消耗的资源比 1 级的患者仅仅多 20%（相对值单位 1.2），强度 3 级的患者消耗的是 2 倍（相对值单位 2.0），强度 4 级的患者则消耗 3 倍的资源（相对值单位 3.33），依此类推，如表 2-2 所示。

使用下面的推理，可以应用相对值单位计算护理服务价值。

在护理服务时间内，整个护理服务工作所需的支出=1 250 000美元。

在护理服务时间内，由强度和患者天数计算得到的相对值单位如下：

强度	天数		相对值单位权重		总相对值单位数
1	125	×	1.00	=	125.00
2	200	×	1.20	=	240.00
3	500	×	2.00	=	1 000.00
4	550	×	3.33	=	1 831.50
5	400	×	5.00	=	2 000.00
合计	1 775				5 196.50

由总相对值单位数除以总护理价值得出每个相对值单位数的价值。

1 250 000美元/ 5 196.50 = 240.55美元/相对值单位数

强度等级为5的患者1天的价值是240.55美元×5（相对值单位对于强度5级的权重数），或等于1 202.75美元。

患者的强度即使在同一天内，因为接受介入治疗，强化治疗和服用药物，或因为并发症，或趋于好转而可以发生变化。因为强度变化，护理资源的消耗也会发生变化。因此直接护理服务价值将会与护理资源的消耗量一致，并且可以由相对值单位数计算来确定。

这种方法提供了一种正确合理地按照每个患者进行价值计算的手段（Finkler & Kovner，2000）。其并不能解释提供护理服务的工作人员不同造成的价值上的区别。间接的固定成本不根据患者的分类而变化，例如工资，机构的一般管理费用，服务合同，非按人头使用的设备购置费用也必须算入护理服务总成本中。管理人员和临床工作人员承认目前用于计算护理服务成本以及计算更为精确数据时，这些方法的严重缺陷。但是目前的一些工具至少提供了用于获取护理成本的初步方法。

表2-2 强度，护理小时和相对值单位数比较值

患者分级系统强度	护理服务小时	相对值权重
1	3.00	1.00
2	3.60	1.20
3	6.00	2.00
4	9.99	3.33
5	15.00	5.00

批判性思维

确保争取利润提示高质量服务是有保障的，因为其有利于购买高级设备和引入专业性从业人员。没有必要同时保证质量和利润。在图 2-9 模式中的诺塞克—安吉维奇利润（Nosek—Androwich Profit：Quality；NAPQ）质量矩阵图显示了在医疗机构中的利润和质量之间可能存在的 4 种关系。任何机构都可能适于 4 个象限中的任何一个，一个机构有可能由于市场因素的影响，有时会有些偏移。机构遇到的挑战是要保持位于高利润，高质量的哪个象限，这是取得临床成就，行业成功，和完成机构使命的理想位置。所有雇员和利益相关者具有共同使命，一致的预见性，合作精神和不懈的努力是保持机构位置和取得经济成就和质量提高的关键。

你所熟悉的医疗机构适于诺塞克—安吉维奇利润质量矩阵表中的哪个象限？在每个象限你希望发现哪种财政管理常规？在每个象限你希望发现哪些临床工作常规？患者的选择如何影响医疗机构所占据的象限位置？

质 ↑	高质量 低利润	高质量 高利润
量	低质量 低利润	低质量 高利润
	利润 →	

图 2-9　诺塞克—安吉维奇利润质量（NAPQ）矩阵表

质量测定

质量的循证概念是以科学证据为基础，诊断和治疗手段可以改善患者转归。20 世纪 90 年代早期，这一概念与循证临床实践在卫生保健产业中爆炸出现。其 4 个核心组成部分是（1）建立地区或区域性有关以科学研究发现为基础的组成最好临床实践内容的共识的机制；(2) 完成这种工作常规的可行性；(3) 为疾病预防和健康改善的一项跨越社区的刻意计划；(4) 对实际执行和临床转归情况的严格评价系统，以及为取得经济和质量之间的一种动态平衡所确定和实施改善手段的严格体系（Griffith，1999）。动态平衡的基本内容可以是“价值”，蒂姆·波特·O’格莱第博士预测将其看作是医疗系统未来的焦点（见此章内的访谈部分）。

不管其特殊规模或者任务是怎样的，当前的每个医疗**企业**（**enterprise**）（将其作为一种商业投机而建立的任何规模的机构）必须从事成本改良和质量改善，将其作为取得战略性商业成就与取得战略性临床成就的核心目标。很明显，这并不是新概念，但是最近如此鲜明地重视成本和质量改善，以及从医院扩展到了不同的院前急救系统和家庭护理是惊人的。对成本控制和成本管理变得越是必不可少，对质量管理的关注也越是十分重要。质量和成本是密不可分的。

从逻辑上显示较高的质量应该导致患者和提供人员对医疗机构的较高的利用（容）量，因为这些人具有寻求医疗服务的灵活性。

高的规模数量一般带来高利润，反过来，可能会提示需要一些改善计划和提供各种服务，这样可以提高质量，可以导致组织繁荣的一种十分积极的螺旋式变化。

提高质量→增加数量→增加利润→改进计划/服务→提高质量

当质量是虚假的时候，可能会出现相反的螺旋式变化，一种消极的和潜在致命性螺旋式变化。

质量降低→数量减少→利润减少→找捷径→质量降低

管理监督

质量测评和总结分析组织业绩，确保组织结构和运营过程的设计，监督和不断调整保持其方向与提高业绩和改善患者的转归相一致。卫生保健组织资格认证联合委员会是检查医疗质量，制定规章制度的卓越成效的组织。对过程的分析是广泛的，由政府医疗保险项目（医疗保险与医疗补助）对机构的支付是根据机构符合卫生保健组织资格认证联合委员会的标准要求的能力以及高度的依从性。除此之外，其他联邦，州，地方和非官方的管理机构审查组织机构特殊组成部分的质量，例如药房，实验室，长期护理，康复治疗，饮食，行为健康和防火安全等。资格认证意味着组织机构符合这些审查机构所规定的执业标准，可以影响市场对机构提供的卫生保健服务质量的认识，产生对机构的信任和信心。资格认证还会确保来自政府和非政府保险机构的款额支付。

萨利·桑普尔（Sally Sample）是由卫生保健组织资格认证联合委员会任命为委员会委员的第一个护士。她于 1992 年被任命为委员会成员，她见证了在卫生保健质量中和委员会各个方面的轰轰烈烈的变革。在以下的访谈中，她说明了卫生保健组织资格认证联合委员会的使命和任务特征。

消费者满意度

不管高级提供者会如何体会他们自己的产品或服务，如果消费者认为并不是由熟练的和知识渊博的人员提供的所需服务，这种服务不是以一种合理的成本，不符合他们的文化习惯与价值观念，医疗机构就可能会失败。感觉正确与否是十分关键的。因此机构常常使用各种指数测定内部与外部消费者的满意度。

商业调查患者是否满意他们的护理服务，食品，物理环境，情感气氛和他们与各种卫生保健人员相互作用；然后在相同机构和人群中进行比较分级。医院的退伍军人事务管理系统会在患者出院后进行特殊的调查。许多机构使用内部设计的仪器分析与机构有利益关系的组成因素。许多研究步骤使用各种统计学方法检查满意度。分析这些调查结果，将其作为机构质量管理计划的一部分。

卫生保健场所经济学

经济学研究的重点是如何做出决定，克服资源匮乏问题。克里斯坦森（Christensen），博莫（Bohmer）和肯内基（Kenagy）（2000）认为卫生保健业是美国最固守常规，不求革新的行业。他们的文章中涉及 3R，**重新设计（redesigning）**，**重新构筑（restructuring）**和**重组（reengineering）**（尽管后者宣称通过对过程的再思考和从根本上重新设计以达到关键步骤中的巨大改善，从而将机构进行破旧立新式的改造），但只是简单地调整现存的医疗结构和过程。他们认为改革提供廉价的、简单的、更方便的产品或服务，目的在于市场的低端，这是企业生存的关键。他们还进一步认识到只有各种大小变革一技术和商业模式中的“破旧立新”一才能挽救医疗行业的危机。这些“破旧立新”应该由能够洞察如何取得优良业绩的人们进行。随着更多的卫生保健服务由医院转移到了院外，已经开始了对常规医疗体制下的改革。

实地采访

医疗保健组织资格认证联合委员会是一个非盈利性组织，其致力于不断改善护理安全与质量，通过提供卫生保健资格认证和相关服务支持医疗机构从事的改善工作。卫生保健组织资格认证联合委员会目前已经为美国内的19000个卫生保健机构进行了评价和资格认证，包括烧伤医院和家庭护理组织，8 000以上的机构提供长期的护理，行为健康护理，实验室和院前急救服务，以及健康计划和综合服务网络。卫生保健组织资格认证联合委员会是一个非官方的认证服务机构，每3年对机构进行一次审查。认证结果要向公共和付费者公布，后者需要保健组织资格认证联合委员会的质量评价或联邦政府的审查之后才能以医疗保险形式支付医疗费用。由医疗机构按照不同的成本水平支付认证费用，根据它的规模和服务范围确定收费额。

医疗机构为了符合标准和具有有利的认证条件，常常花费大量的时间和精力准备现场检查，卫生保健组织资格认证联合委员会的标准是通过一系列过程制定，向专业领域专家咨询，并经过研究使其成为测定质量的有效标准。

萨利·A·桑普尔，注册护士，护理硕士学位，
2年制护理博士学位，科学博士，美国护理学会会员

卫生保健人员经济学

经济风险是由个人和机构承担的。个人与机构可能经历了实际的，感觉

得到的压力，为了控制医疗费用而不能提供理想的医疗服务。个体专业人员正在冒着对他们的职业“无言以对”的危险。在各种节省费用策略情况下会发生这种现象，例如由知识水平较低的人员完成那些一般由较高水平的人员完成的任务。当出现这种情况时，提供的服务质量可能会下降，但是没有对患者造成实际危害，且患者也并不知道接受了不是最理想的服务。如果企业想通过提供低于最理想水平的服务来节省资金，那些具有高知识水平的人员就面临着丧失工作保障的危险。最终，如果护理被认为是不足够的，或不适当的，就可能具有被起诉而付出昂贵代价，其可以威胁到个人和医疗机构，使其丧失执业资格和无法继续生存。

医疗机构通过改变其医疗服务人员的组成，从而提供较为经济便宜的护理服务，最终也会受到各个州工作法案（法律）条款的管制。医疗工作法案界定了医生的工作范围。护理工作法案界定了护理工作范围。两个法案管理着可以委派的工作组成成分，以及护理委派的责任。法律规定了为了达到控制医疗费用上涨的目的，医疗机构保证通过委派对医疗和护理进行管理的范围。

个体服务人员，例如直接从保险公司得到支付的医生和临床医学家们，当他们必须降低其一般性收费，使其能够符合健康维护组织的支付规定时就承担着一定的风险。对于个体护理提供者存在着22个规定。如果提供者同意作为首选提供者参加一个健康维护组织，较低的支付率规定是协议中的一部分。如果提供者不选择作为首选提供者参加健康维护组织，那就冒着危险，只能吸引那些愿意和能够掏腰包一次性服务付费的人。为了使提供的服务费用最小，个体提供者会调整提供的服务量和种类，以及为每个患者服务的时间。结果患者可能就会对服务不满意，而去选择另外一个提供者。

患者承担着风险，即得不到他们认为是最理想的服务，或者他们认为是危险最小的服务。很明显，按照管理性护理原则，不能提供琐碎的服务，患者也会发现他们自己要从所需中进行选择，这些促使他们接受那些低成本的服务。如果他们接受首选医疗服务提供者组织成员提供的服务，其自费部分要比接受非成员提供的服务一般要低的多。雇主提供医疗保险作为雇员的补偿选择对雇主来说最经济的保险项目，而没有必要提供最高质量的项目(Finkler，2001)。

文献应用

引言： Brooten, D., Kumar, S., Brown, L., Butts, P., Finkler, S., Bakewell－Sachs, S., Gibbons, A., & Delivoria-Papadopoulos, M.（1986）. A randomized clinical trial of early hospital discharge and home follow-up of very-low-birth-weight infants. New England Journal of Medicine, 375（15）, 934-939.

讨论： 这项研究标志着是由著名的 New England Journal of Medicine 杂志接受的第一篇护理研究论文。对其严谨和重要性给予信任的这项调查研究是由罗伯特·伍德·约翰逊基金会资助，是宾夕法尼亚大学护理学院，妇女健康与分娩科；宾夕法尼亚大学医学院，新生儿科，儿科；以及国内著名的纽约大学的护理费用管理系的专家们的合作结果。这项研究的焦点是危险人群健康护理的质量与费用之间的相互关系。

为确定低体重出生儿早期出院的安全性、有效性和节省费用，早出院组（n＝39 人）接受由具有硕士学位的护士进行的指导，咨询和家访，以及 18 个月的每天随时可以电话咨询一位医院的护理专家。对照组（n＝40 人）是按照常规护理标准出院的新生儿。提早出院 11 天，早期出院组的住院费用节省了 27%，医生收费节省 22%，净节省费用 18 560 美元。两组之间的再住院率，急性疾病就诊率或身体和脑发育没有显著性差异，提示早期出院可以通过改善和扩大服务范围提供质量，同时还能节省费用。

这项研究概括了实施盈－盈－盈质量与支出管理项目的潜在改善作用。很明显，家庭赢了，他们减少了时间，减少了旅途，减少了在医院而不是在家庭对新生儿护理的个人花费。服务的改善与扩大也是家庭的受益之处。医院赢了，因为住院时间缩短了，提供护理的费用减少了。护理专业赢得更多，护理的效率和合理成本－效益比显示的十分清楚。

实际应用： 这项研究发现与亨德森（Henderson）对护理工作的定义和目标是一致的，即帮助患者尽可能快地摆脱对护理的依赖。除此之外，发现还证明科学性地依据护理实践和逻辑原理，适时进行的护理可以取得更好的临床与商业效果－低体重出生儿的健康较好，家庭的压力降低，医疗费用降低。

实地采访

人们一般不将护理工作法案与护理经济学联系起来，可是的确他们之间存在着联系。护理工作法案界定了工作范围，确定了执行这个法案所需的教育背景。这些法律限制了医疗机构可以单方面确定注册护士，实习护士或护工可以超范围工作的权利。机构必须遵从法律，雇佣有资格的护士，后者不可避免地会影响到医疗护理费用。

安妮塔·里斯涛（Anita Ristau），注册护士，科学硕士，佛蒙特州护理委员会执行主席

文献应用

引言： Nosek, L.（1986）. Explanation of hospital stay by nursing diagnoses, medical diagnoses, and social position.（Doctoral dissertation. Case Western Reserve University, 1986）. Dissertation Abstracts International, 47（07B）, 00215.（University Microfilms No. AAG8622844）.

讨论： 这项研究说明了住院时间变化量，包括有 127 个护理诊断，288 个疾病诊断相关定额付费法的医疗诊断，和 8 个有关当时社会和经济状况的人口资料说明。上述 3 个内容解释了广泛的 71.48％的变化。其中 59.98％的变化是由护理诊断造成的，11.12％是由医疗诊断造成的，只有 0.38％与社会地位说明有关。患者何时可以出院这个决定要根据患者的病情进展，摆脱护理依赖性，这种概念与亨德森 1978 年的护理定义是一致的。研究发现提出建议医生可以最有能力确定住院需求，但是最好由护士来决定患者最好什么时间出院以及接下来在那里接受适当的医疗服务。

实际应用： 这项研究发现建议最适于做出出院决定的是由注册护士负责，因为这些人最了解患者对持续性护理服务的需求。

案例分析 2-1

你刚好被一家家庭护理机构雇佣为一名护士。你所注意到的事情就是在所有的供应室堆满了设备和医疗物品。护士们常常不知道哪些可以使用，哪些需要重新购置。你们的护士长召集开一次会议讨论这个问题。职员们发现了以下的问题：

- 有许多过时的，损坏的和陈旧的物品。
- 职员们常常定购已经有的物品，因为没有人知道当前的这个存货清单。
- 没有一个系统可以记录哪些患者使用了哪些物品和设备；结果医疗机构就不能开据这些项目的收费单。
- 没有人试图建立任何形式的存货清单管理计划。

护士长请求帮助判断情况，并指派了一个特别行动小组，其中包括有你，要求在下一次职员会议上分析情况并汇报你的发现。在汇报时，你们特别工作小组报告一类物品储存1年的费用大约是原来费用的30%。小组已经将所有储存物品划分为4个类别：当前需要的；有用，但储存过多；不久要过时的；已经过时需要丢弃的。你建议购买一个存货清单软件追踪未来的存货情况，提供一个每月的报表，帮助开据收费单。

你认为你和你的工作组已经将问题解决了吗？识别这个问题使用了什么方法？在这个案例中改进存货清单管理还有哪些工作要做？

两项具有开创性、令人注目的医院研究的作者（McClure，Poulin，Sovie，& Wandelt，1983；Kramer，1990）善于雄辩地总结出由注册护士完成的高水平业绩与患者的高质量护理工作是分不开的。克里斯坦森、博莫和肯内基（2000）支持破旧立新，将其看作是解决医疗卫生事业危机的办法，认为多数的疾病是相对简单的疾病，医生学习去做的和护理医生能够做的只是其诊断和治疗中的一小部分。他们指出多数打破了其他企业的强有力的改革是通过让大量技能较少的人们使用更简便省钱的方法去做那些历史上由确定为“专家”的人们来完成的任务。研究中的发现与吸引人的医院的发现是一致的，破旧立新是改革的一个正确工具。

重要概念

- 卫生保健经济学是以过去的价值和文化为基础的。大约 150 年前，弗洛伦斯·南丁格尔认识到用于护理病人的资源需要总结观察和分析，以改进临床和行业效果。
- 当前的卫生保健特征是一种成本和质量平衡的商业斗争。患者担心卫生保健会很快变得无法承受，他们需要合理成本的护理服务。
- 在美国，有很多项目可以支付卫生保健服务。管理型卫生保健是最常见的非官方组织，还有各种健康维护组织，独立运营，主要通过职业津贴提供更多的健康保险。为合格的个人提供的政府项目是由税收支持的。世界上其他一些工业化国家通过集中的或分散化的项目为每位居民提供税收支持的社会化医疗服务，其规模相当于美国人均费用的一半。
- 未来学家们认为在卫生保健行业将会发生重大变革，并预测这种变革的机制将是比较混乱的。他们认为以美元为单位收取的价值为重点，成本与质量之间不可分割的联系还会增长。
- 总结和管理成本与质量的能力是关键性的。为了达到组织机构的经济和质量目标，不同层次和不同医疗企业的管理人员与临床工作人员必须以一个共同的使命和一致的先见之明为中心。
- 负责护理服务成本会计学必须是简单的和标准化的。回归分析，患者分级系统和相对值单位计算是比较复杂的，耗时，并缺乏管理人员和临床工作者的支持。
- 组织机构内质量的测评通过外部制约机构代表社会审查组织机构的安全性和质量作为补充。满意度指数可以从内部和外部测评，并与其他类似组织机构的业绩进行比较。

关键术语

利他主义（altruism）
收支平衡点（break-even point）
预算（budget）
直接成本（direct cost）
经济学（economics）
利己主义（egoism）
企业（enterprise）
伦理学（ethics）
固定成本（fixed cost）
间接成本（indirect cost）
利润（margin）
患者分级系统（patient classification system；PCS）
支付者（payer）
首选医疗服务提供者组织（preferred provider organization；PPO）
重组（reengineering）
相对值单位（relative value unit；RVU）
利益相关者（stakeholder）
可变成本（variable cost）

复习题

以下哪项记录说明了一个卫生保健机构的商业目的？

A. 战略性计划

B. 使命陈述

C. 先见之明的表述

D. 共同的哲学体系

2. 经济学研究的是以下哪项内容？

A. 成本与质量的关系

B. 成本会计学

C. 商业成本

D. 如何管理匮乏的资源

3. 在这一章内提及具有经济学眼光的护理领导人不包括？

A. 阿卜杜拉（Abdellah）

B. 常（Chang）

C. 巴顿（Barton）

D. 亨德森（Henderson）

4. 利润与以下哪一个是同义词？

A. 红利

B. 免费权

C. 产生富余金额

D. 需求的认证

课后练习

1. 访问某个卫生保健机构的财务主管了解各种成本是如何管理的。使用以下的一些问题指导访问过程。

使用什么方法测评护理成本？对于财务部门正确性的可信度是多少，为什么？与各种保险机构的折扣合同是怎样做的，例如医疗保险，医疗补助，优先提供组织和蓝十字会？

去年组织机构的利润百分率是多少，其组成是什么？属于什么类型？哪些治疗服务可以直接收费？

2. 请教一位有经验的医务人员，了解对个人参与实践管理的个人观点，是否在他或她的职业生涯中展现有任何与工作有关的成本和质量问题。咨询第二个已经具有 10 年工作经验的人，对比你所发现的内容。每个访谈对象显示出的对讨论内容的热情程度如何？对于最大的挑战他们是怎么看的？

3. 与总护士长商谈对于机构中护理工作临床经济学问题目前最大的挑战是什么，是如何应对的？

4. 使用本章中的公式确定过去24小时你们病房的护理成本，或者任何与你有关的一些可管理性病房的护理成本。

浏览网站

- 你将会向感兴趣总结卫生保健成本长期变化趋势的同事们介绍哪些网站？
- 进入网站查找卫生保健财务管理：

http://www.hcfa.gov/stats/nhe-oact/tables/chart.htm

以下网站中的卫生保健财务管理资料是怎么样的？

http://www.hcfa.gov/facts/f970128.htm 与第一个网站有什么不同？

搜索另外一个政府机构网站。

劳动统计局在以下网站 *http://www.stats.bls.gov/news.release/cpi.toc.htm* 中提供了什么？

- 进入为护士们设计的网页例如，

http://www.nursingworld.org/readroom/usworder.htm

在这个网站有哪些可利用信息？

是与成本和质量问题有关吗？

- 在以下网站查找护士感兴趣的信息：

http://www.florence-nightingale.co.uk/

http://www.aahn.org

http://www.gnv.fdt.net/~dforest/hxindex.htm

http://www.onhealth.com

http://www.medexplorer.com

http://www.selfcare.com

http://www.healthology.juno.com

http://www.medicarerights.org

参考文献

Abdellah, F., Beland, I., Martin, A., & Matheney, R. (1960). *Patient centered approaches to nursing.* New York: Macmillan.

Agnes, M. (2000). (Ed). *Webster's new world collegiate dictionary* (4th ed.). Foster City, CA: IDG Books Worldwide.

Benedict, G. (1996). *The development and management of medical groups.* Englewood, CO: Medical Group Management Press.

Brooten, D., Kumar, S., Brown, L., Butts, P., Finkler, S., Bakewell-Sachs, S., Gibbons, A., & Delivoria-Papadopoulos, M. (1986). A randomized clinical trial of early hospital discharge and home follow-up of very-low-birth-weight infants. *New England Journal of Medicine, 315*(15), 934–939.

Bureau of Economic Analysis. (2000). *Industry accounts data: Gross domestic product by industry.* Retrieved June 16, 2001, from http://www.bea.doc.gov/bea/dn2/gposhr.htm#1987-99

Chang, C., Price, S., & Pfoutz, S. (2001). *Economics and nursing: Critical professional issues.* Philadelphia: F. A. Davis.

Chassin, M. R., & Galvin, R. W. (1998). The urgent need to improve health care quality. Institute of Medicine National Roundtable on Health Care Quality. *Journal of the American Medical Association, 280*(11), 1000–1005.

Christensen, C., Bohmer, R., & Kenagy, J. (2000, September/October). Will disruptive innovations cure health care? *Harvard Business Review*, 102–112, 199.

Christman, L. (2001). The future of the nursing profession. In E. Hein (Ed.), Nursing issues in the 21st century: Perspectives from the literature. Philadelphia: Lippincott.

Corrato, R., & Barron, B. (1999). *Getting the most out of managed care.* Retrieved 6/25/01, from the Healthology web site: http://www.healthology.com/webcast_transcript.asp?f=healthcare&c=healthcare_manage

Finkler, S. (2001). *Budgeting concepts for nurse managers* (3rd ed.). Philadelphia: Saunders.

Finkler, S., & Kovner, C. (2000). *Financial management for nurse managers and executives* (2nd ed.). Philadelphia: Saunders.

Friedman, E. (2001). Managed care devils, angels, and the truth in between. In E. Hein (Ed.), *Nursing issues in the 21st century: Perspectives from the literature.* Philadelphia: Lippincott.

Freudenheim, M. (2001, July 2). Health care plans adapt; costs go up. *Plain Dealer* (Cleveland, Ohio), p. 2.

Griffith, J. (1999). *The well-managed health care organization* (4th ed.). Chicago: Health Administration Press.

Health Care Financing Administration. (1999a). *Medicare and managed care.* Retrieved 6/16/01, from http://www.hcfa.gov/medicare/mgdcar.htm

Health Care Financing Administration. (1999b). *National summary of state Medicaid managed care programs.* Retrieved 6/16/01, from http://www.hcfa.gov/medicaid/omc1998.htm

Health Care Financing Administration. (1999c). *The nation's health dollar: 1999.* Retrieved January 17, 2001, from http://www.hcfa.gov/stats/nhe=oact/tables/chart.htm

Hein, E. (2001). Nursing issues in the 21st century: Perspectives from the literature. Philadelphia: Lippincott.

Henderson, V., & Nite, G. (1978). *Principles and practice of nursing* (6th ed.). New York: Macmillan.

Joint Commission on Accreditation of Healthcare Organizations. (2000). *Comprehensive accreditation manual for hospitals: The official handbook.* Chicago: Author.

Kilner, J. (1992). *Who lives? Who dies? Ethical criteria in patient selection.* New Haven, CT: Yale University Press.

Kramer, M. (1990, June). Trends to watch at the magnet hospitals. *Nursing90*, 67–74.

Liberman, A., & Rotarius, T. (2001). Managed care evolution—where did it come from and where is it going? In E. Hein (Ed.), *Nursing Issues in the 21st century: Perspectives from the literature.* Philadelphia: Lippincott.

McClure, M., Poulin, M., Sovie, M., & Wandelt, M. (1983). *Magnet hospitals. Attraction and retention of professional nurses.* Kansas City, MO: American Academy of Nursing.

McLean, R. (1997). *Financial management in health care.* Clifton Park, NY: Delmar Learning.

National Center for Health Statistics. (1998). *Health,*

United States, 1998. Hyattsville, MD: U.S. Public Health Service.

Nightingale, F. (1859). *Notes on hospitals; being two papers read before the National Association for the Promotion of Social Science, at Liverpool in October, 1858. With evidence given to the Royal Commissioners on the State of the Army in 1857* (2nd ed.). London: Parker.

Nosek, L. (1986). Explanation of hospital stay by nursing diagnoses, medical diagnoses, and social position. (Doctoral dissertation, Case Western Reserve University, 1986). *Dissertation Abstracts International, 47*(07B), 00215. (University Microfilms No. AAG8622844).

Pantel, E. (2001). Why does healthcare cost so much?. Retrieved April 2, 2002, from the Healthology web site: http://www.healthology.com/focus_article.asp?f=healthcare&c=healthcare_cost

Reverby, S. (1987). *Ordered to care: The Dilemma of American nursing*, 1850–1945. New York: Cambridge.

Reverby, S. (2001). A caring dilemma: Womanhood and nursing in historical perspective. In E. Hein (Ed.), *Nursing issues in the 21st century: Perspectives from the literature*. Philadelphia: Lippincott.

Savage, G., Hoelscher, M., & Walker, E. (1999). International health care: A comparison of the United States, Canada, and Western Europe. In L. Wolper (Ed.), *Health care administration: Planning, implementing, and managing organized delivery systems* (3rd ed). Gaithersburg, MD: Aspen.

vos Savant, M. (2001, May 6). Ask Marilyn. *Parade*, 26.

Wolper, L. (1999). *Health care administration planning, implementing, and managing organized delivery systems* (3rd ed.). Gaithersburg, MD: Aspen.

推荐读物

Copeland, T. (2001, September/October). Cutting costs without drawing blood. *Harvard Business Review*, 155–156, 159–160, 162, 164.

Feldstein, P. (1993). *Health care economics* (5th ed.). Clifton Park, NY: Delmar Learning.

Hoppszallern, S. (2001, January). 2001 benchmarking guide. *Hospitals and health networks*, 43–50.

Institute of Medicine. (1990). *Medicare: A strategy for quality assurance*. K. N. Lohr (Ed.). Washington, DC: National Academy Press.

McCullough, C. (2001). *Creating responsive solutions to healthcare change*. Indianapolis, IN: Sigma Theta Tau International.

Rowland, H., & Rowland, B. (1997). *Nursing administration handbook* (4th ed.). Gaithersburg, MD: Aspen.

Senge, P. (1990). *The fifth discipline*. New York: Doubleday.

Shamian, J., & Lightstone, E. (1997). Hospital restructuring initiatives in Canada. *Medical Care, 35*(10), 0S62–0S69.

Shortell, S. (1996). *Remaking health care in America: Building organized delivery systems*. San Francisco: Jossey-Bass.

第Ⅱ单元

一种新的卫生保健模式

第3章

循证卫生保健学

林德·亚历山大（Rinda Alexander），
哲学博士，注册护士，办公室主任

循证实践是指具有能够根据从系统研究和服务工作中得到的最有价值的临床证据从事患者个体护理、决断、分析、体现人类价值和应用信息技术的能力。

莫里塔·苏克帕女士（Sister Maurita Soukup），2000

学习目标

在完成本这一章的学习之后，读者应该能够：

1. 了解在护理工作中的循证护理学（evidence-based care；EBC）历史。
2. 讨论循证护理学的重要性。
3. 熟悉循证护理学和研究中使用的术语。
4. 了解为提供卫生保健而促进一种循证护理模式发展的有关问题。
5. 评价用于循证活动中的证据类型。
6. 了解医疗服务研究与质量局（AHRQ）在循证护理学发展中的作用

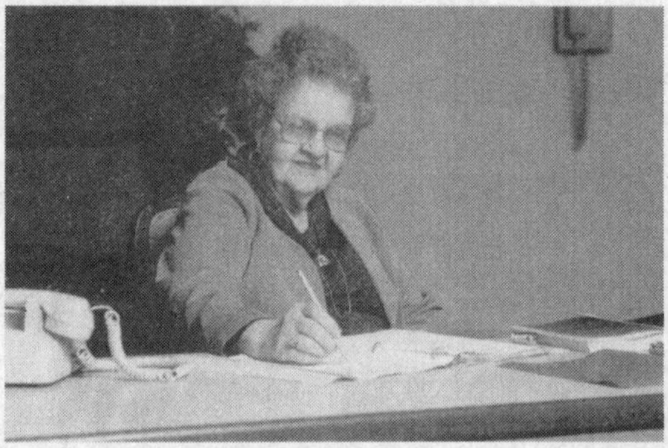

在一次单位组织的一年一度的护理评定午餐会上，负责你们病房和另外三个病房的护士长停下手头的工作与你交谈。她说她很担心，因为她注意到病房的护理干预中有较大的可变性，这种变化使机构中被护理对象的转归受到影响。她学习了循证护理学，想任命你为特别工作组的成员，考虑应用循证护理学作为手段来减少可变性，从而改善患者的转归。在卫生保健机构，护理工作管理人员探索改善护理工作质量的各种新措施时，这样的场景越来越常见。

什么是循证护理学？
在你接受任务之前，需要了解哪些东西？
你自己将做好哪些准备？

许多专业人士和社会一般认为护士是医疗机构中护理工作的协调员，但是，随着新的卫生保健体系的不断发展，护士必须考虑一些能够提供有效和高效率的护理干预新模式。事实上，为保证具有在21世纪要求的提供卫生保健的足够能力，我们将面临从未有过的挑战。护理领导和管理人员需要明确地认识到卫生保健机构具有充分的准备能够为职业护士提供支持，以使她们应付这种新的挑战。值得注意的是，皮尤卫生专业委员会提出了对未来卫生保健人员的21种资质要求（Bellack & O'Neil，1999）。第三种要求就是能够提供经过循证的临床资质护理。**循证护理学（evidence-based care）**是依据所具有的最科学的证据所实施的临床护理。每位护士有责任根据最科学的证据评价和改进患者的护理措施。

本章的目的是确定构成临床工作中的证据内容，讨论循证护理学对于患者和护理工作的重要性。根据循证护理学做出决策是未来的趋势，未来的卫生保健趋势需要应用复杂的循证工具提供护理服务和评价护理的效果。这意味着必须应用由各种循证标准得到的科学程序，以及应用实用指南，并强调不断改善护理质量，护理工作必将变得使人感到舒适与安慰。参考表 3-1，可查阅培养循证护理学技能时的一些研究用术语。

循证护理学历史

最初，推进循证临床应用的活动始于医学，**循证医学（evidence-based medicine; EBM）**一词是 1980 年代由加拿大麦克马斯特医学院（McMaster Medical School）杜撰的，自 1970 年代以来，麦克马斯特医学院应用的一种临床学习策略（Rosen & Donald，1995）。在循证医学和循证护理学领域著名的 D. L. 萨基特（D. L. Sackett）先生和他在牛津大学的同事们建议将循证医学做为通过系统研究过程所获得的临床证据与各种临床医学经验进行整合的工具（Sackett，Rosenberg，Gray，Haynes，& Richardson，1996）。萨基特等人在对循证医学定义时说："循证医学就是认真地、明确和审慎地应用现实最好的证据对患者治疗做出决策"。(1996，71 页)。循证医学是将临床专家意见与在系统研究中获得的实际临床证据相结合，以便对患者的诊断检查、临床检查、治疗、恢复与预防做出正确的决定。

循证护理学是一个较新的词汇，现在已将循证医学方法广泛应用于包括其他提供卫生保健的护理人员。护理工作专用的资料可参考来源包括 Sigma Theta Tau 国际护理组织的*《综合护理学在线杂志》（Online Journal of Knowledge Synthesis for Nursing）*，英联邦的*《循证护理学—研究联系实践》（Evidence-Based Nursing: Linking Research to Practice）*杂志。

表 3-1 研究用术语

病例对照研究	是通过鉴别由于危险因素产生了某种后果和没有产生类似后果的患者，从而确定其是否暴露于某种危险因素的一种研究方法。
队列研究	一种鉴别两组（对）患者的方法，一组患者暴露于危险因素，另一组没有暴露于危险因素，观察两组由于危险因素而出现的后果。
对比研究	在对比研究设计中，研究人员确定比较的类型；在研究中有几种比较方法；例如两组或两组以上之间的比较，对一组患者及时进行两个观测点或者两点以上之间的比较，或者对一组在不同环境或处理下的比较。
对照组	是在实验中没有接受实验处理的对象，提供用于测定处理效果的一种基线水平。
相关性研究	在研究人员不施加任何干预的情况下，探讨研究各种因素变量之间的关系。
应变量	影响的结果变量；假设由于或依赖于其他变量的变化而变化的变量，称为应变量。
叙述性研究	主要目的是精确描述人物、事情或者各组特征，以及某种现象发生的频率的研究。
追踪研究	研究确定一种特殊条件下个体的随后发展过程，或者接受某种特殊治疗的个体研究。
自变量	确定为引起或者影响应变量变化的变量；在实验研究中，自变量是可控制的变量。
纵向研究	与横断面研究相反，是一种设计用于在时间上多点收集的资料的研究。
配对病例对照研究	应用对照组（配对样本）使选择样本特征与实验对象匹配的一种研究手段。
荟萃分析	为了一种研究目的，将各种研究结果合并，将多项研究结果进行综合分析的一种研究方法。
非试验性研究	研究人员不施加新的治疗或造成变化的情况下，收集资料的一种研究方法。
结果研究	在一个时间或者一定间隔时间的某一点观察一组确定的人群。
项目评价	研究人员调查一个项目，常规或政策是否运行的合理性。
前瞻性研究	以检查假设的原因（例如，吸烟）开始，以观察假设的效果（例如，肺癌）结束的一种研究方法。
定性分析	为了发现重要的潜在关系与关系类型，将观察结果进行非数值性组织与分析。

表 3-1　研究用术语

质量改善计划	选择一组特殊诊断人群，病房或其他监测单位，需要进行科学的调查确定需要改进的内容。
定量分析	为了描述某些现象或者评价这些现象之间关系的大小和可信性，通过统计学处理，对数值性资料进行的分析。
类似实验法	研究人员并不是随机给予观察对象不同的治疗，而是调节自变量并使用一定的对照来增加研究结果的内在可信性。
类似实验性前瞻性研究	与类似实验法相似，但是应用了前瞻性研究设计。
随机对照实验	随机地将研究对象分为实验组和对照组，实验组接受干预治疗，而对照组接受常规治疗或者安慰剂治疗，从而研究两组的影响因素，这种研究常用于检验某种临床治疗。
研究利用	应用一项研究或科学调查中的部分内容，进行与原实验目的无关的研究。
回顾性研究	研究首先观察当时应变量的表现（例如，肺癌），然后将这一结果与假设过去存在的原因（例如，吸烟）相联系。
时间序列设计	是一项用于收集长期过程中信息资料的类似实验设计，收集的资料取自给予治疗之前与之后的多个时间点。
变量	将群体进行研究（例如，体温，心率）中，个体或对象的特征和属性的变化（例如，采取不同数值）。

源自 Nursing Research Principles and Methods（6th ed.，pp. 425－438），by D. Polit and B. Hungler，1998，Philadelphia：Lippincott-Raven.

*《循证护理学》（Evidence Based Nursing），《护理临床效果》（Clinical Effectiveness in Nursing），《高级护理实践在线杂志》（Internet Journal of Advanced Nursing Practice），《美国护理医生学会杂志》（Journal of American Academy of Nurse Practitioners），《循证护理学杂志》（Journal of Evidence-Based Nursing）*等等，在此不一一列举。自从麦克马斯特小组的工作以来，对证据的总结与评论已经发生了很大变化。考科蓝图书馆（Cochrane Library）小组的 A. 考科蓝（A. Cochrane）是高质量评论活动的先驱者。在 1979 年考科蓝就提出，医生治疗决策中只有 15％～20％具有客观证据的支持，这导致了患者护理方法与护理效果很大的变化。

循证护理学的重要性

对于患者与职业护理来说，再也没有比以证据为依据的临床治疗干预更重要的了，它与临床的治疗效果相关，作为保健机构护理工作的一种基本原则。然而仍然缺少以循证为基础的，能具有共识的标准和程序。这种不足是由于循证护理学的发展滞后造成的。

总之，护理、医疗、卫生保健机构和卫生政策决策者们认为循证护理学是以具有艺术性的科学报道为依据，是一种为了直接应用于患者护理工作，对研究和相关文献进行收集、评论、说明、审定和评价的程序过程。循证护理学使用的证据来自于科研活动、实际工作资料、一些质量改善研究（例如医院或护理工作报告单）、项目评价、调查、国家与地区的专家共识，和临床试验（Stetler 等，1998a）。

循证护理学进一步将临床医生观察到的证据与研究得到的直接证据进行结合，使现有认识与一种临床问题的特殊方面中的证据相结合，并通过护理效果对其进行评价和鉴定。

应用最好的证据并不一定能够肯定做出最佳决策，但它是影响健康，改善保健效果的关键之一。如果能够得到批评性思维和合理的临床判断所支持，循证护理学应该认为是最标准的。护士和医生时刻需要寻找最有力的证据来支持他们的临床决策。有时临床决定并没有研究证据的支持，在这种情况下，护士和医生应该依靠他们的判断思维技巧和应用专家共识。护理学院有责任为护士或其他从事卫生保健的工作人员提供支持进行循证护理的一种氛围。

验证卫生保健的作用，效率和安全性是护理工作的一项主要责任。因为我们将护理工作视为艺术和科学，认识到循证护理学的重要性，很明显在机构内浓厚使循证护理模式蓬勃发展的气氛将有助于临床护理效果得到提高。

实地采访

随着 20 年护理工作和济贫院工作的经历，我越来越认识到大部分医疗系统，包括医生和护士们并不知道痛苦需要得到满意的控制。我的一位患有喉癌的年轻男性患者，他接受了喉切除根治术，切掉了舌头，还做了气管切开术，不能讲话。给他治疗的是一个顶级水平的医学院附属医院的医生，他的痛苦之大甚至使他的医生都感到惊讶。直到他到了我们护理病院，在那里，我们强调的是以循证为依据的整体护理方案，我们给了他不同程度的安慰治疗。这名患者非常出色，他从来没有抱怨，而且得到了他的妻子和家人的大力支持。

作为护士，要极力倡导为患者减轻痛苦，我看到的患者常常是不乱用药和乱投医的。我们济贫院的院训是：“随时随地满足患者的需求!”。患者感到舒适了，我们才能感到欣慰。

西尔维亚·科莫亚特（Sylvia Komyatte），注册护士，政策学研究硕士

神职宁养济贫院

护理与循证护理

由护理到循证护理的转变是不可避免的，在护理工作中最早倡导实行循证护理的是 1966 年成立的乔安娜布里格斯医学院（Joanna Briggs Institute）建立的循证护理学和循证助产术学。在世界范围内，包括澳大利亚，新西兰和香港的护理学院都已经在为贯彻循证护理做着重要的工作。

在美国，医疗服务研究与质量局（AHRQ）已经在整个医疗系统提供了促进循证护理工作的各项措施，确定需要证据来指导的临床实践。1997 年，美国医疗服务研究与质量局发起筹建了 12 个循证实践中心，医疗服务研究与质量局主动与私立和公立组织合作，意在努力提高护理的质量，效果和适宜性。这一开创性工作加快了由循证研究建立的理论向临床实践的转换。

循证护理的属性

在护理机构需要建立一种支持循证护理学的新文化，斯特勒（Stetler）等（1998 年）确定了在一个学院创造循证活动氛围的三个特定因素：（1）建立文化；（2）培养一种求变能力和（3）利用机构基础设施加强和支持变革。

强调对每个部门的证据含义进行定义，在每天的工作中使用“证据”这个

术语，在对新目标和新项目做评价时都要找出最有力的证据。鼓励在卫生保健机构对循证护理学和系统发展给予明确的正式拥护，并使其具有一定的可行性基础。为循证护理学确定这些属性是为了使其成为保健服务的常用手段。

表 3-2 护理工作中促进循证护理学发展的现代趋势

- 与日俱增的大量精心设计的随机对照试验（RCTs）
- 在具体实践中需要减少易变性
- 需要在实践中进行研究，以提高效果和效率
- 需要为护理的循证和临床资格认证提供依据的皮尤卫生专业委员会报告（Bellack & O'Neil，1999）
- 随着规范能力的和循证决策能力的加强，高水平实践作用在提高
- 在临床工作常规，标准，步骤和规则中的实验活动增加了
- 在护理，治疗和医疗文献报告中对研究项目的综合系统评价增加了
- 需要结果性资料指导患者的护理
- 随着文献和互联网上经精心设计，可快速获取的信息，而出现的信息技术爆炸
- 认识水平的提高增强了循证护理模式的研究能力
- 在做出复杂的决策中，需要患者和卫生保健组织成员之间的合作
- 需要由医疗保健组织资格认证联合委员会制定的循证护理标准

实地采访

我是一名工作了39年的护士，经历了卫生保健工作的各种变化。5年前，我在做一次血管造影后，患脑动脉瘤破裂，直升机把我送到了附近的一家医学院附属医院，空中急救队的业务水平和技能无可挑剔。我非常幸运能够得到当时最好的治疗。他们肯定在接待我之前就做好了准备。

手术之前，我处于昏迷状态，他们将危险性以及盘绕或夹闭血管瘤手术的必要性告知了我的家人。在手术的14小时中，神经外科的护士随时将我的手术进展情况通报给了我的家人。在我整个住院期间，她每天巡视我的病床，在我的丈夫有问题、不解或担心时，都可以通过呼叫器找到她。在我进驻重症监护病房时，我是惟一由一位护士护理3天的患者。即使那时我有短暂的记忆丧失，但我记得从没有为我的需要得不到满足而担心，我感到她们是在我提要求之前就已经知道了我需要什么。作为一名注册护士，我可以非常自豪地说：我得到的是优质护理。我现在又回到了护士工作岗位，我的经历使我对患者有了一种全新的理解，我非常高兴当时护理我的人们是最出色的。

贾尼丝·克雷皮切（Janice Klepitch），注册护士
诊所护士

证据：如何发现与评价

用于护理和医疗的文献资料浩如烟海，但可直接用于解决临床问题的只有很少一部分。在文献中鉴别可用于解决临床问题的不同水平证据可以帮助护士追溯那些可用于提供保健服务的最高水平的证据。在各种循证护理模式中有 6 种水平的证据。以下概述了两种标准，其可以帮助判断证据的可接受性。第一种标准是护理干预的证据水平与类型，是以斯特勒等人的学说为基础（1998b）。它是帮助护士在临床实践中应用循证护理学的一个很好的指南，其可以显示证据的水平和类型，并对每种水平有详细的描述（见表 3-3）。

第二种可以确定证据水平的标准是基于 1999 年美国心脏病学会（ACC）/美国心脏学会（AHA）特别工作组实用指南一致建议。

护理工作中的证据报告程序

由格里尔（Greer），莫瑟（Mosser），洛根（Logan）和哈拉斯（Halaas）（2000 年）等人确立了证据分级方法。对于新参加工作的护士来说，证据的判断似乎十分复杂。然而，对研究进行评论和批评，并在临床工作中从事研究活动是有益的。一个有助于开展上述研究活动的示意图可能会有所帮助（如表 3-4 所示）。

表 3-3　护理干预的证据水平与类型

证据类型	证据的处理过程/水平说明（Ⅰ—Ⅵ）
Ⅰ. 众多对照研究的荟萃分析	Ⅰ. 最高水平的证据，为确定造成一种特殊现象的原因，对一个主题进行多对照研究分析，从中得出结论。
Ⅱ. 个别试验研究	Ⅱ. 第二级水平的证据包括来自于对个别对照试验研究的发现。这种研究提供了大量对照，可以检查观察变量的原因和可能性。从众多II级水平研究中得出一致性结果时，这类证据可以提供较强的建议。
Ⅲ. 类似试验研究，例如，单组前后对比，队列，时间系列，或配对病历对照研究	Ⅲ. 第三级水平的证据——类似试验研究与前述的试验设计相比对研究变量的控制较少。前述的试验研究不可行时，例如，不能随机给予研究对象某项治疗，可用这种方法代替，但对研究来说并不是理想的方法。这种研究一般只提供中等水平的建议。
Ⅳ. 非试验性研究，例如对比和相关性分析，描述性研究和定性研究	Ⅳ. 第四级水平的证据——非试验性研究分析——不具有试验性或类试验研究的等级水平。研究人员收集资料并不设立对照组，只是描述研究中变量之间的阴性或阳性关系。这种水平的研究一般只提供中等水平的建议。
Ⅴ. 项目评价、研究利用，质量改进计划或病例报道	Ⅴ. 第五级水平的证据包括文献综述。在这种水平有限的证据大部分来自机构内，或与其他机构的资料比较和制定的标准。
Ⅵ. 受到尊敬的权威人士，或专家委员会的意见，包括他们对于非研究论证性资料的解释。	Ⅵ. 这种最低的第六级水平证据包括某个机构研究委员会的意见，或持续质量改进小组，在某一特殊领域专家个人的意见。这些建议几乎没有什么证据，只是专家共识而已。

根据 C. B. Stetler, D. Morsi, S. Rucki, S. Broughton, B. Corrigan, J. Fitzgerald, K, Guiliano, P. Havener, 和 E. A. Sheridan, 1998 年编写的"Utilization—Focused Integrative Reviews in a Nursing Servics"一书中的部分内容修改编纂而成。Applied Nursing Research, 11 (4), 195—206.

证据水平	定义
1. 随机对照试验阳性($P<0.05$)	前瞻性、随机的、对照试验，结论：新的治疗明显比对照组好(或，坏)。
2. 随机对照试验阴性($P>0.05$)	一项随机对照试验结论：新的治疗并不比对照组好。
3. 前瞻性、非随机	非随机、前瞻性、观察分析：一个使用新治疗组必须有一个对照组进行比较。
4. 回顾性、非随机	非随机、回顾性、观察分析：一个使用新治疗组必须有一个对照组进行比较。
5. 病例系列	在过去，或者将来给一系列患者进行新的治疗，观察出现的效果，没有对照组。
6. 动物研究(A 和 B)	使用动物或机械模型进行分析：A 级动物研究水平高于 B 级。
7. 归纳	从现存资料或用于其他目的的资料进行推理归纳：类似试验设计。
8. 推理性猜想，判断	符合常识：表面具有可信性：适用于许多非循证性指南，认为“有意义”，没有有害的证据。

综合大量文章，涵盖所有水平的

- 批评鉴定
- 专家的“一致性论述”
- 从证据评价研讨会得到的证据
- 从 2000 年研讨会指南得到的证据

建议分类	分类的标准	临床定义
Ⅰ类 明确推荐	具有很好的证据，具有至少一个前瞻性、随机对照试验的支持。	Ⅰ类的干预一般是可接受的、安全的和有效的。是成熟的护理，是护理标准。
Ⅱa 类 可接受和可利用	由好或很好的证据支持。证据评价结果和专家意见十分赞同。	Ⅱa 类的干预是可接受的，安全和有效的。是多数专家所选择的。
Ⅱb 类 可接受和可利用	由合理或好的证据支持。证据评价结果和专家的意见不十分赞同。	Ⅱb 类干预也是可接受，安全和有效的，多数专家还有理想的或其它可选择性手段。
不确定 有前景，缺乏证据，不成熟	初级研究阶段。证据：无害也无利。证据不足以支持最终的决定。	不确定：具有前景的治疗描述，但缺乏证据，美国心脏学会一国际复苏联络委员会接受专家共识的部分内容。
Ⅲ类 可能有害，没有有利的证据记录	不能接受，不可用，可能有害。	Ⅲ类是属于没有有利证据的医疗干预：常常具有有害的证据。

图 3-1 美国心脏病学会/美国心脏学会的循证水平（选自“1999 Consensus Recommendations of the American College of Cardiology/American Heart Association Task Force on Practice Guidelines," American Heart Association 2000 Handbook of Emergency Cardiovascular Care for Healthcare Providers, 2000, Dallas, TX: American Heart Association.)

文献应用

引述：Sheaffer, C. M., Phillips, C. Y., Donlevy, J. A., & Pietruch, B. L. (1998). Continuing education as a facilitator of change: Implementing a new nursing delivery model. The Journal of Continuing Education in Nursing, 29 (1), 35—39.

讨论：作者认为，一个教育项目需要不断调整，以使护士们了解和接受在 4 学时内讲解的一种新的护理模式。这个项目将使护士们更好地理解卫生保健改革的需要，更愿意投身卫生保健服务系统的改革工作。

实际应用：这种方法有助于建立循证护理，使其成为改进护理效果和保持护理工作前后一致性的一种手段。

批判性思维

你在一家机构从事患者的卫生保健工作，想努力使你的服务具有一定艺术性。

作为新参加工作的护士，循证护理学对你有多么的重要？而你又能为循证护理学做什么呢？护士们怎样才能克服对循证护理的潜在抵触情绪？

使用循证护理学的参考资料

在本章节浏览网站部分列有数个循证资源库。

美国的循证护理中心

多年来，临床工作人员经常抱怨在提供的治疗中，只有 10％～20％具有科学证据。许多卫生保健机构的人员都支持这个观点。例如，杜克大学临床研究所主任罗伯特·卡利弗（Robert Califf）博士在时代周刊（Time）（Thompson，1998）中论述，他估计目前美国医疗保健中循证性的临床应用不足 15％。为了应付这种临床决策证据不足的问题，美国医疗服务研究与质量局已经筹建了 12 个循证中心，以此将那些以现有科学信息和资料为基础的最好的实用模式进一步深入和推广。这些专业中心的建立已经成为美国循证护理学中对现代观点进行艺术性评价的驱动力。

表 3-4　护理工作中证据报告方法

● 选择题目或确定的问题	医院的医生和护士们发现，晚间患者跌倒事故较多，想应用循证护理学的方法降低这种发生率。
● 发现证据	使用表 3-3，或图 3-1 对证据进行评价和分级。
● 确定证据分级的方法	根据Ⅰ、Ⅱ、Ⅲ和Ⅳ级证据水平对研究报告进行评价。
● 报告各种结果，必要时还需要包括统计学处理结果	研究报告发现机构内跌倒现象与夜间环境之间的关系显著性意义水平小于 0.05，病房的资料显示，多数患者夜间起床去卫生间，没有开灯而跌倒，等等。
● 对证据的分析做出总结	如上所述，包括有关各种意义水平的发现的专门研究报告。
● 提出认定和具有临床应用前景的证据水平的各种建议	对跌倒事件的分析显示出三级水平的证据，能够得到Ⅴ级和Ⅵ级的证据支持，是可以应用的。记录这种建议的各种依据。

选自 Nursing Leadership：Implications for Practice，by R. Alexander，2000 Unpublished manuscript.

实地采访

一年前，我因为做膝关节置换术住进了医院。我自信认为给我治病的是最好的整形外科医生。他告诉了我术后会有些疼痛，并且会伴随整个治疗过程。然后他告诉我，医院正在进行一项缓解疼痛的临床项目，这个项目是根据最好的研究结果而确立的，之后我坚定地接受了手术。麻醉师为我进行了硬膜外麻醉，在手术过程中，我处于半苏醒状态，直到我回到病房仍然处于轻松和睡眠状态。当我醒来，我经历了有生以来从未有过的疼痛折磨。我的家人守候在我的房间，当我呼叫护士时，她进来告诉我，到了会感觉到疼痛的时候了，并告诉我可以按自动注射器上的按键，接受经计算了剂量的硬膜外麻醉药物后，疼痛就减轻了。每一次她巡视我的时候都会问我，1～10 的等级中，我的疼痛属于哪一级？大约持续有 7 个小时，我的疼痛实在难以忍受，我的家人也请求护士帮忙。她说已经叫了麻醉师。麻醉师终于到了，他检查了我的硬膜外麻醉装置后，他说，这个装置出了故障，很快给换一个新注射器，换了以后就没有问题了。也就是说，在整整的 7 个小时里，我经历了术后骨骼疼痛，而没有任何治疗。经过很好的研究得到的缓解疼痛方案没有很好的实施又有什么用呢？

我忍无可忍，要求使用吗啡，拒绝换硬膜外麻醉装置。第二天他们给我用了度冷丁，使我减轻了治疗痛苦。在我拒绝使用这个装置后他们给了我一个满意调查表，我拒绝填写，因为我十分反感，我感到他们对我的疼痛没有采取任何措施。这项缓解疼痛的措施一定出了什么差错，连同那个最好的研究也有问题！只有很好的实施才能起作用。我想补充一点，应该告诉负责卫生保健的人员，护理和同情心都是十分重要的。我的确具有一个细心和对病情能够展开交流的护士，但是我希望她能够在我手术的那天她在手术台边，这样为缓解我的疼痛，她可能会知道怎么做。

帕特丽夏·A.·穆丽 凯利（Patricia A. Murry Kelly）

患者

改进以证据为依据的最好工作常规

美国的卫生保健系统是一个 1 万亿美元的行业，的确要使所有临床卫生保健人员仔细关注护理和医疗研究中的各种发现，然后提供高质量的服务是比较困难的。医生、护理领导人员和护理管理者必须促进循证护理学的应用，建立符合各种保健水平的最合理的工作常规。在机构中促进开展研究工作，使评价研究结果并使其变成工作常规来实施。通过护士与医生的密切合作，由质量改进工作小组提供高质量结果报告，可以促进工作常规的改进。

重要概念

- 在可预见的未来，循证护理学中的焦点问题仍然是促进卫生保健领域进步的动力。
- 护理工作可以为循证护理学的发展做出重要贡献。
- 护理领导者和管理者可以营造一种文化氛围，使其可以被循证护理学的实践所接受，并且能够得到所有护士的支持。
- 最终，循证护理学应该成为临床护理工作的金标准。
- 接受提供循证护理学的挑战，护理工作要建立信心，为不断丰富卫生保健系统内涵做出贡献。

关键术语

循证护理学（evidence-based care）

循证医学（evidence-based medicine）

复习题

1. 循证护理学的主要目的是什么?

A. 增加护理的可变性

B. 在临床护理工作中，使将要失去关系的部分建立起联系

C. 确定护理工作中能够应用的医学模式

D. 提供有助于临床的循证护理

2. 关于循证护理学，以下叙述哪个正确?

A. 循证护理学具有不断质量改进作用

B. 因为已经证明护理是有效的和足够的，所以循证护理是多余的

C. 护理工作的领导者和管理人员不是医护人员，所以在循证护理工作中不发挥作用

D. 护理、医疗和卫生决策者一般认为循证护理学是具有艺术性的科学报道

3. 以下的哪个组织制定临床工作指南?

A. 美国心脏协会

B. 医疗服务研究与质量局

C. 皮尤卫生专业委员会

D. 美国医疗保健组织资格认证联合委员会

4. 以下哪项研究设计是检验临床治疗时，即需要确定研究对象，又要有对照组?

A. 纵向研究

B. 随机对照试验

C. 荟萃分析

D. 时间序列设计

课后练习

1. 复习表 3-3 和图 3-1。是否了解了各种证据水平？请检查在临床工作中所遇到的患者状况。哪级水平的证据支持对这个患者实施的护理措施？在护理这个患者中，是否使用了临床常规或标准？
2. 了解用于循证护理学中的一些分析方法，有必要掌握一些研究用术语。复习表 3-1 中的研究用术语。检索图书馆是否有与这些研究相类似的例子。
3. 在护理工作中引用证据报告，请参照表 3-4，分析抑郁症的治疗。

浏览网站

- 请进入网页查看乔安娜·布里格斯医学院的循证护理学和循证助产术学内容。*http://www.joannabriggs.edu.au/*
- 查看卫生保健信息资源－护士链接。*http://www-hsl.mcmaster.ca/tomflem.nurses.html* 。
- 查看由 Sigma Theta Tau 国际护理组织资助的护理工作综合知识在线杂志，*http://www.stti.iupui.edu/library/ojksn*
- 英国 Sheffield 大学循证实践核心目录和参考资料。*http://www.shef.ac.uk/uni/academic/R－Z/scharr/ir/corelist.html*。
- 循证卫生保健杂志（Evidence-Based Healthcare）。*http://www.harcourt-international.com.journals/ebhc/*
- Rochester 大学医学中心循证卫生保健资源。*http://www.urmc.rochester.edu/miner/links/ebmlinks.html*。
- 肿瘤护理协会循证实践在线资源中心。*http://www.ons.org* 。

参考文献

Alexander, R. (2000). *Nursing leadership: implications for practice*. Unpublished manuscript.

American Heart Association. (2000). 1999 consensus recommendations of the American College of Cardiology/American Heart Association Task Force on Practice Guidelines. In *American Heart Association 2000 Handbook of Emergency Cardiovascular Care for Healthcare Providers*. Dallas, TX: Author.

Bellack, J. P., & O'Neil, E. H. (1999). Recreating nursing practice for a new century: Recommendations and implications of the Pew Health Professions Commission's final report. *Nursing and Health Care Perspectives, 21*(1), 14–21.

Cochrane Library at McMaster University. (2000, March). *Using Medline to search for evidence*. Retrieved from http://www.londonlinks.ac.uk./evidence_strategies/coch_search.htm

Greer, N., Mosser, G., Logan, G., & Halaas, G. W. (2000). A practical approach to evidence grading. *Joint Commission Journal on Quality Improvement, 26*, 700–712.

Joanna Briggs Institute for Evidence Based Nursing & Midwifery. (2000). http://www.joannabriggs.edu.au/about.html

Polit, D., & Hungler, B. (1998). Nursing research principles and methods (6th ed.). Philadelphia: Lippincott-Raven.

Rosen, W., & Donald, A. (1995). Evidence based medicine: An approach to clinical problem solving. *British Medical Journal, 310*, 1122–1125.

Sackett, D. L., Rosenberg, W. M. C., Gray, J. A. M., Haynes, R. B., & Richardson, W. S. (1996). Evidence-based medicine: What it is and what it isn't. *British Medical Journal, 312*, 71–72.

Sheaffer, C. M., Phillips, C. Y., Donlevy, J. A., & Pietruch, B. L. (1998). Continuing education as a facilitator of change: Implementing a new nursing delivery model. *Journal of Continuing Education in Nursing, 29*(1), 35–39.

Soukup, M. (2000). Evidence-based nursing practice [Preface]. *Nursing Clinics of North America, 35*, xvii–xviii.

Stetler, C. B., Brunell, M., Giuliano, K., Morsi, D., Prince, L., & Newell-Stokes, V. (1998a). Evidence-based practice and the role of nursing leadership. *Journal of Nursing Administration, 28*(7/8), 45–53.

Stetler, C. B., Morsi, D., Rucki, S., Broughton, S., Corrigan, B., Fitzgerald, J., Giuliano, K., Havener, P., & Sheridan, E. A. (1998b). Utilization-focused integrative reviews in a nursing service. *Applied Nursing Research, 11*(4). 195–206.

Thompson, D. (1998). A week in the life of a hospital, "More science...and much more money" [Special report]. *Time, 152*(15).

推荐读物

Anderson, C. A. (1998). Does evidence-based practice equal quality nursing care? *Nursing Outlook, 46*, 257–258.

Angel, B. F., Duffey, M., & Belyea, M. (2000). An evidence-based project for evaluating strategies to improve knowledge acquisition and critical-thinking performance in nursing students. *Journal of Nursing Education, 39*, 219–228.

Bakken, S., & McArthur, J. (2001). Evidence-based nursing practice: A call to action for nursing informatics. *Journal of the American Medical Informatics Association, 8*, 289–290.

Beason, C. (2000). Creating an innovative organization. *Nursing Clinics of North America, 35*, 443–452.

Bonell, C. (1999). Evidence-based nursing: A stereotyped view of quantitative and experimental research could work against professional autonomy and authority. *Journal of Advanced Nursing, 30*(1), 18–23.

Bradham, D., Mangan, M., Warrick, A., Geiger-Brown, J., Reiner, J. I., & Saunders, H. J. (2000). Linking innovative nursing practice to health services research. *Nursing Clinics of North America, 35*, 557–568.

Chalmers, T. C. (1994). Implications of meta-analysis: Need for a new generation of randomized control trials. In K. A. McCormick, S. R. Moore, & R. A. Siegel (Eds.), *Clinical practice guideline development: Methodology perspectives* (AHCPR Publication No. 95-0009, pp. 1–3). Washington, DC: U.S. Department of Health and Human Services.

Closs, S., & Cheater, F. (1999). Evidence for nursing practice: A clarification of the issues. *Journal of Advanced Nursing, 30*(1), 10–17.

Cohen, P. A. & Dacanay, L. S. (1994). A meta-analysis of computer-based instruction in nursing education. *Computers in Nursing, 12* (2), 89–97.

Colyer, H., & Kamath, P. (1999). Evidence-based practice. A philosophical and political analysis: Some matters for consideration by professional practitioners. *Journal of Advanced Nursing, 29*(1), 188–193.

Cook, D. (1998). Evidenced-based medicine. *Critical Care Clinic, 14*, 353–358.

Cullum, N. (2000). Users' guides to the nursing literature: An introduction. *Evidence Based Nursing, 3*, 71–72.

Deaton, C. (2001). Outcomes measurement and evidence-based nursing practice. *Journal of Cardiovascular Nursing, 15*(2), 83–86.

Ellis, J., Mulligan, I., Rowe, J., & Sackett, D. L. (1995). Inpatient general medicine is evidence based. *Lancet, 346*, 407–410.

Eysenck, H. (1995). Meta-analysis of best-evidence synthesis? *Journal of Evaluating Clinical Practice, 1*(1), 29–36.

French, P. (1999). The development of evidence-based nursing. *Journal of Advanced Nursing, 29*(1), 72–78.

Funk, S. G., Tornquist, E. M., & Champagne, M. T. (1995). Barriers and facilitators of research utilization: An integrative review. *Nursing Clinics of North America, 30*, 395–407.

Goode, C. J. (2000). What constitutes the "evidence" in evidence-based practice? *Applied Nursing Research, 13*, 222–225.

Goode, C. J., & Titler, M. G. (1996). Moving research-based practice throughout the health care system. *MEDSURG Nursing, 5*, 380–383.

Graves, J. R. (1998). The Sigma Theta Tau International nursing research classification system. In J. J. Fitzpatrick (Ed.), *Encyclopedia of nursing research*. New York: Springer.

Guyatt, G. H., Haynes, R. B., Jaeschke, R. Z., Cook, D. J., Green, L., Naylor, C. D., Wilson, M. C., & Richardson, W. S. (2000). Users' guides to the medical literature: XXV, Evidence-based medicine: Principles for applying the users guides to patient care. *Journal of the American Medical Association, 284*, 1290–1296.

Guyatt, G. H., Sackett, D. L., Sinclair, J. C., Hayward, R., Cook, D. J., & Cook, R. J. (1995). Users' guides to the medical literature: IX. A method for grading health care recommendations. *Journal of the American Medical Association, 274*, 1800–1804.

Haynes, E. (2000). Research as a key to promoting and sustaining innovative practice. *Nursing Clinics of North America, 35*, 453–463.

Hewison, A. (1997). Evidence-based medicine: What about evidence-based management? *Journal of Nursing Management, 5*, 195–198.

Hicks, C. (1998). Barriers to evidence-based care in nursing: Historical legacies and conflicting cultures. *Health Services Management Research, 11*, 137–147.

Huber, D., Schumacher, L., & Delaney, C. (1997). Nursing management minimum data set (NMMDS). *Journal of Nursing Administration, 27*(4), 42–48.

Ingersoll, G. L. (2000). Evidence-based nursing: What it is and what it isn't. *Nursing Outlook, 48*, 151–152.

Kavale, K. A. (1995). Meta-analysis at 20: A retrospect and prospect. *Evaluation and the Health Professions, 18*(4), 349–369.

Kessenich, C. R., Guyatt, G. H., & DiCenso, A. (1997). Teaching nursing students evidence-based nursing. *Nurse Educator, 22*(6), 25–29.

Kitson, A. (2000). Towards evidence-based quality improvement: Perspectives from nursing practice. *International Journal for Quality in Health Care, 12*, 459–464.

Kizer, K. (2000). Promoting innovative nursing practice during radical health system change. *Nursing Clinics of North America, 35*, 430–449.

Lang, N. M. (1999). Discipline-based approaches to evidence-based practice: A view from nursing. *Joint Commission Journal on Quality Improvement, 25*, 539–544.

Mark, B. A., & Salyer, J. (1999). Methodological issues in treatment effectiveness and outcomes research. *Outcomes Management for Nursing Practice, 3*, 12–18.

McPheeters, M., & Lohr, K. N. (1999). Evidence-based practice and nursing: Commentary. *Outcomes Management for Nursing Practice. 3*, 99–101.

Mehta, N., & Jain, A. (2001). Finding evidence-based answers to clinical questions online. *Cleveland Clinic Journal of Medicine, 68*, 307–317.

National Institute of Nursing Research. (1993). *National nursing research agenda: Setting nursing research prior-*

ities. Bethesda, MD: National Institutes of Health.

NHS Centre for Reviews and Dissemination. (1996). *Undertaking systematic reviews of research on effectiveness. CRD guidelines*. York, England: Author.

Parson, E. (1999). Evidence-based clinical outcome management in interventional cardiology. *Critical Care Nursing Clinics of North America, 11*, 143.

Rambur, B. (1999). Fostering evidence-based practice in nursing education. *Journal of Professional Nursing, 15*, 270–274.

Rosenfeld, P., Duthie, E., Bier, J., Bowar-Ferres, S., Fulmer, T., Iervolino, L., McClure, M. L., McGivern, D. O., & Roncoli, M. (2000). Engaging staff nurses in evidence-based research to identify nursing practice problems and solutions. *Applied Nursing Research, 13*(4), 197–203.

Rosswurm, M. A., & Larrabee, J. H. (1999). A model for change to evidence-based practice. *Image: Journal of Nursing Scholarship, 31*, 317–322.

Shorten, A., Wallace, M. C., & Crookes, P. A. (2001). Developing information literacy: A key to evidence-based nursing. *International Nursing Review, 48*, 86–92.

Simpson, K. R., & Knox, G. E. (1999). Strategies for developing an evidence-based approach to perinatal care. *MCN American Journal of Maternal Child Nursing, 24*, 122–131.

Soukup, S. M. (2000). The Center for Advanced Nursing Practice evidence-based practice model: Promoting the scholarship of practice. *Nursing Clinics of North America, 35*, 301–310.

Stetler, C. B., Corrigan, B., Sander-Buscemi, K., & Burns, M. (1999). Integration of evidence into practice and the change process: Fall prevention program as a model. *Outcomes Management for Nursing Practice, 3*, 102–111.

Stevens, K. R. (1997, October 23). *Knowledge for clinical practice*. Paper presented to Sigma Theta Tau Kappa Epsilon Chapter-at-Large, Grand Rapids, MI.

Stevens, K. R. & Cassidy, V. R. (1999). Evidence-based teaching/current research in nursing education. Boston: Jones and Bartlett.

Swanson, E. A., McCloskey, J. C., & Bodensteiner, A. (1991). Publishing opportunities for nurses: A comparison of 92 U.S. journals. *Image: Journal of Nursing Scholarship, 23*(1), 33–38.

Taylor-Piliae, R. (1998). Establishing evidence-based practice: Issues and implications in critical care nursing. *Intensive and Critical Care Nursing, 14*, 30–37.

Titler, M. G., Kleiber, C., Steelman, V., Goode, C., Rakel, B., Barry-Walker, J., Small, S., & Buckwalter, K. (1994). Infusing research into practice to promote quality care. *Nursing Research, 43*, 307–313.

Titler, M. G., & Mentes, J. C. (1999). Research utilization in gerontological nursing practice. *Journal of Gerontological Nursing, 25*(6), 6–9.

Titler, M. G., Mentes, J. C., Rakel, B. A., Abbott, L., & Baumler, S. (1999). From book to bedside: Putting evidence to use in the care of the elderly. *Joint Commission Journal on Quality Improvement, 25*, 545–556.

Tranmer, J. E., Coulson, K., Holtom, D., Lively, T., & Maloney, R. (1998). The emergence of a culture that promotes evidence based decision making within an acute care setting. *Canadian Journal of Nursing Administration, 11*(2), 36–58.

Urbshott, G. B., Kennedy, G., & Rutherford, G. (2001). The Cochrane HIV/AIDS review group and evidence-based practice in nursing. *Journal of the Association of Nurses in AIDS Care, 12*(6), 94–101.

White, S. J. (1997). Evidence-based practice and nursing: The new panacea? *British Journal of Nursing, 6*(3), 175–178.

第 4 章

护理与卫生保健信息学

莱斯利·H·尼科尔（Leslie H. Nicoll），
哲学博士，工商管理硕士，注册护士

从有电脑的时候开始，我们就认为一台出现问题的电脑中有虫。

——海军上将，格雷斯·默里·胡坡(Grace Murray Hopper)，在 1945 年 9 月 9 日的哈佛大学，一边从一台试验用计算机中取出一条 2 英寸长的虫子，一边讲了上述话

学习目标

完成本章内容的学习后，应该能够：

1. 列举定义护理专业所需的组成部分，并讨论护理信息学如何符合这些要求。
2. 讨论对于有兴趣从事护理信息专业学习的护士们的教育机会问题。
3. 描述现代计算机历史中的亮点。
4. 讨论泛计算和现实社会对于护理教育和护理实践如何产生潜在的影响。
5. 使用建立的标准评价互联网上的健康相关站点的内容。

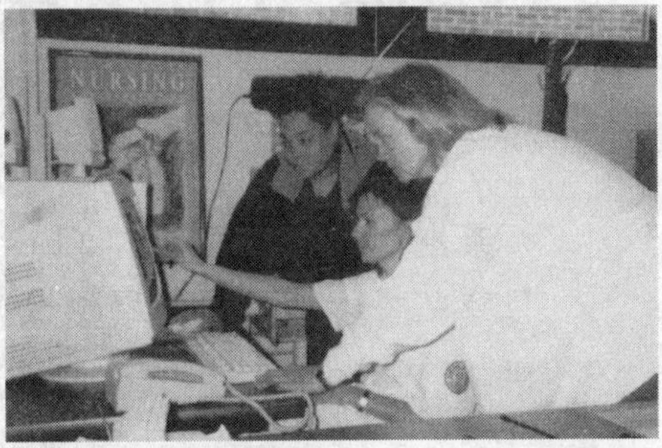

哪个是在你的钱包里最重要的卡？是驾驶执照？护士职业执照？还是图书馆的借书卡？在未来几年，最重要的有可能是“个人健康数据卡”。这个卡中记载着你的健康史，来自为你提供健康保健者的相关信息，为健康的支出信息等等。在条码读卡器一刷卡，在一个荧光屏上就可以显示出信息，可以了解所有的健康史，而不管你是在哪里患病，及患的什么病。每次在就诊台，会更新卡中的内容，以确保每次见到的健康保健服务人员为你的保健所提供的全部当时的健康信息。

这是否像是科学幻想？还是未来可能的现实？

一个可携带个人健康数据卡的优点是什么？可能的缺点是什么？

不管你喜欢不喜欢，电脑就在我们身边。电脑已经改变了我们的通讯、获取信息、工作和最近才出现的购物方式。证据表明在 2000 年节日购物潮期间，2 500 万人的上网费从 1999 年的 3.2 亿美元上升到了 6.2 亿美元(Shop.org，1999，2000)。最近的统计数据表明，在美国 51% 以上的住户具有至少一台个人电脑，美国人口中 61% 的人（16 800 万人）在家里上网，或在家中办公（CyberAtlas，2000)。世界上，计算机的应用在普及。2001 年第一季度的统计数据表明，27 个国家的 42 000 万人使用因特网（CyberAtlas，2001)。

消费者也在为健康而上网。1999 年，3 110 万人上网获取健康信息，购买保健产品，或与卫生保健服务者和为服务支付报酬的对象联系。当很多人上网搜索健康信息的时候，行业专家预言，其他形式的与保健服务连接的“e-健康”或接受在线病例管理，将持续快速地发展起来（Bard，2000）。

计算机和因特网还正在改变着卫生保健服务。例如，在 3 年的研究中，调查人员发现，电脑提醒医生考虑一种给予高危患者应用流感疫苗的可能性。疫苗注射的增加使冬天住院率，急诊室就诊率和为呼吸系统疾病的检查率减少了 10％～30％（Agency for Health Care Policy and Research，1996）。另外一项研究中，以计算机手段的临床信息和决策系统发现药物不良反应的患者发生率是使用传统方法发现的 60 倍。计算机发现 18 个月期间有 648 个患者出现反应，其中 95％为中重度（Agency for Health Care Policy and Research，1996）。

计算机给生活和护理工作中带来的变化会影响到护士。计算机技术能够帮助护士得到患者质量护理和有效护理结果的目标。不管是一名正在依靠计算机学习程序学习临床知识的学生，还是使用表格和数据库做预算的管理人员，显然计算机技术是职业护理训练最基本的部分，包括个人和学院。

目前每个人都会接触到计算机，有人选择计算机科学，信息和技术作为专业。职业护理中，将这一特殊领域称为护理信息学。掌握信息学的护士具有更广泛的作用，可参与很多活动，包括临床信息系统的设计与实施和应用技术开展改善患者预后的各种研究。在各种职业当中是一个崭新的专业，掌握信息学的护士可以对目前健康护理中设计和实施护理方案产生巨大的作用。

本章将介绍专业护理工作中的计算机应用：护理信息学和程序计算领域。21 世纪的职业注册护士可能不一定选择做一名信息专家，但是如果没有坚实的计算机技术相关知识基础，将不能起到有效的作用，还包括对护理常规，患者保健和患者的转归的影响。

什么是护理信息学？

信息学（informatics）名词来自于法语 informatique。戈尔（Gorn）（1983）首先将其定义为是计算机科学与信息科学的综合。信息学远超越于计算机的概念，它包括了技术和科学从理论到应用的各个方面。信息学的另一个重要部分是研究如何应用新技术，最大化地应用计算机和信息技术（Ball, Hannah, &Douglas, 2000）。

护理信息学是与护理相关的信息内容。1984年，鲍尔（Ball）和汉纳（Hannah）对护理信息学第一次做了定义。在以后，许多作者对其定义又做了修订和补充（图4-1）。1994年由美国护理协会（American Nurses Association; ANA）第四次做的定义已经广为信息专家委员会所接受，并已成为标准。注意这一定义包括了护理信息学的许多方面：信息管理、来自科学而不是护理工作的认识、护理实践各方面信息的重要性。对于正在学习成为信息专家的护士和为护理信息学设立教育课程的人士，这个定义还具有指导作用（Gassert, 2000）。

护理信息学的性质

护理具有许多特性，设计到广泛的机构和临床领域，例如，重症监护护理、公共卫生和管理。以下是根据类型而确定的一些重要特性。

- 被细化的工作常规
- 一个研究项目
- 由至少一个组成的实体为代表的专业
- 在此专业对护士进行认证的一种机制
- 为护士提供从事此专业工作的教育课程

1992年，美国护理学会认为护理信息学具有这些属性，而将其归于护理专业的一个领域。

信息学教育

护理信息学教育具有正式和非正式教育。在过去的15年中建立了第一个正式教育课程，并授予特殊的学位，而且课程的数量还在增加。然而因为教育选择的限制，许多护士通过岗位训练或接受护理以外的教育课程学习信息学。例如一个护士可能具有护理专业的理学学士学位（BSN），还有一个计算机专业或信息技术专业的第二学位。许多护士们应用正式和非正式学习使她们成功地得到了教育。考虑信息学为职业的护士需要认真做出选择，既要可行，又要有根据地计划学习课程。

正式课程美国医学信息学协会护理工作信息学组（The Nursing Working Informatics Group of the American Medical Informatics Association；NWIG－AMIA）将护理信息学中的正式教育课程分为Ⅰ类、Ⅱ类和Ⅲ类。Ⅰ类是研究生课程，具有一个专业护理信息学为重点。目前有 5 个Ⅰ类的课程，在以下的高等教育学院：纽约州，奥尔巴尼市的超跃学院（Excelsior College，前 Regents 学院）；纽约州，纽约市的纽约大学；密苏里州，圣路易市的圣路易大学；科罗拉多州，丹佛市的科罗拉多大学健康科学中心；马里兰州，巴尔的摩市的马里兰大学；犹他州，盐湖城的犹他大学。虽然每个课程不一样，但是基本类似。例如，攻读硕士学位的学生需要修大约 42 学分，可以选择以下核心课程（例如理论、研究、政策和高级护理学），护理信息课程（例如编程、数据库设计、系统分析和设计、临床决策系统的制作、信息模式和实习活动）和其他辅助课程。犹他大学和马里兰大学攻读博士学位的学生可以读护理信息学中的大量课程。也可以攻读其他课程还包括护理理论、研究、统计学和护理信息学。正如所有博士学位要求的还需要一篇学位论文。

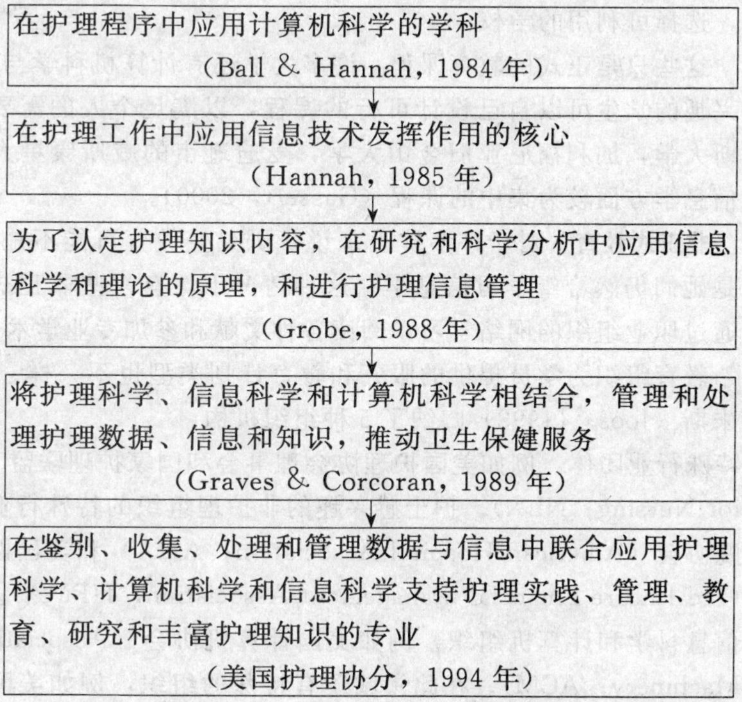

图 4-1　定义的演变过程：护理信息学

Ⅱ类课程是研究生和大学课程，允许学生只修护理信息学中的小部分课程。在这种课时计划中，学生可以修信息学的 6～12 个学分。在以下大学有Ⅱ类课程。俄亥俄州，克利夫兰市的华盛顿天主教大学；北卡罗来纳州，达勒姆市的杜克护理学院；伊利诺州，芝加哥市的芝加哥 Loyola 大学；马萨诸塞州，波士顿的东北大学；宾夕法尼亚州，滑石市的滑石大学；亚利桑那州，图森市的亚利桑那大学；衣阿华州，衣阿华市的衣阿华大学；宾夕法尼亚州，费城的宾夕法尼亚大学；亚利桑那州，菲尼克斯的菲尼克斯大学（菲尼克斯在线）。

Ⅲ类课程是为研究生和大学生水平提供护理信息学的个别课程，美国医学信息学协会护理工作信息学组规定了 6 个这样的课程计划（佐治亚州，米利奇维尔市的佐治亚医学院和州立大学；伊利诺州，罗密欧维尔市的刘易斯大学；俄勒冈州，波特兰市的俄勒冈卫生科学大学；密歇根州，卡拉马祖市的西密歇根大学；堪萨斯州，威奇塔市的威奇塔州立大学；卡罗莱纳州，查布尔希尔市的北卡罗莱纳大学；佛蒙特州，伯灵顿市的佛蒙特大学）。上述目录可能不全面，如果对信息学正式课程感兴趣，请咨询附近的护理学院或大学，选择可利用的学校。

这些只是正式的教育课程，许多大学还有计算机科学与信息技术的课程。有兴趣的学生可以自己设计可行的课程，以满足个人的需要。奥斯汀的得克萨斯大学，加利福尼亚旧金山大学，麦迪逊市的威斯康星大学教学计划中具有信息学方面较为集中的课程（Gassert，2000）。

非正式教育 对于许多护士来说，研究生教育可能不是个人选择的需要。但是她们仍然希望学习信息学。这种情况下，有一些非正式的学习机会，包括通过职业组织的网络学习，阅读各种文献和参加专业学术会议。

教育组织为学员提供的服务和教育计划类型也不一样。纳尔逊（Nelson）和朱斯（Joos）（1992）归纳了 5 种组织机构：

- 特殊行业团体，例如美国护理协会理事会和国家护理联盟（National League for Nursing；NLN）。护士感兴趣的非护理组织的特殊行业团体包括美国医院协会（American Hospital Association；AHA）和美国医疗财政管理协会（Healthcare Financial Management Association；HFMA）。
- 信息科学和计算机组织，例如美国计算机协会（Association for Computing Machinery；ACM）。在此领域还有特殊的组织，例如美国健康科学传播协会（Health Sciences Communications Association；HSCA）。

- 卫生计算机组织，例如美国医学信息学协会和国际医学信息学组。包括的其他组织还有医学病历协会（Medical Records Institute；MRI）和电脑病历协会（Computer-based Patient Record Institute；CPRI）。
- 用户组织，由与特殊语言，软件和销售相关的人员组成。与护士有关的团体包括微软医疗用户团体，关注医疗工作中微软产品的应用。
- 地方组织，例如位于华盛顿地区的首府区域护理信息圆桌会议组织（Capital Area Roundtable on Informatics in Nursing；CARING），或位于宾夕法尼亚州匹兹堡的三州护理计算机网络（Tri-State Nursing Computer Network；TNCN）。这些组织可提供局部交流，网络联系的机会和一些教育项目。例如首府区域护理信息圆桌会议组织可以为那些准备参加护理信息学证书考试的学生提供常用的复习课程。

对于有兴趣学习较多的信息学内容的人应该与至少 1 个相关组织联系。一个护士成为该组织成员后既可以参加会议，发表文章和接受该组织提供的教育。通过邮寄教育目录或者浏览互联网上该组织的网站也可以从每个组织得到很多的各种学习机会。

阅读杂志和实事通讯是了解更多信息学知识的另一条途径。这些杂志包括商贸杂志，虽然与健康无关，但是重要的信息资源，例如个人电脑或比特杂志（PC Magazine or Byte)，以及一些护理专科杂志，例如护理计算机学(Computers in Nursing)。自从 1995 年以来，护理计算机已经持续不断地提供在杂志上发表文章所得到的教育学分。美国医学信息协会出版的美国医学信息学协会杂志，是一种发表与信息学相关的各种研究报告的出版物。对信息学感兴趣的护士应该熟悉这些杂志，订阅那些最感兴趣的杂志，并在图书馆阅读更多的其他出版物。然而，网络的出现使每个月都有更多的信息，使人根本阅读不过来。同僚之间可相互提醒杂志中出现的一些可能感兴趣的内容。

学术会议是受教育的重要途径。在会议上，护士可以直接从护理专家那里获取最新的信息。比较大一点的会议还有销售产品展示会，可以提供各种商业产品演示的机会。会议的规模、主题、地点和会议举办的资金投入都是不同的。对于感兴趣的护士，护理专业学术会议很有帮助。一些地方组织，例如首府区域护理信息圆桌会议组织常常资助各种半天或一天的会议。位于纽华克的新泽西州立 Rutgers 大学举办每年一度的学术会议，在 2001 年，还做了第 19 次年会的庆典活动。马里兰大学每年的夏天都在巴尔的摩的校园内举办一周的信息学训练班。除此之外，一些非护理专业组织，例如医疗信息与管理系统学会（Health Information and Management Systems Society; HIMSS）和美国医学信息协会在年会上都有护理专业分会场。非护理专业的分会对于参会的护士也是十分有意义的。

证书

一个护士在学习护理信息学中不管是经过正式还是非正式的教育途径，许多专业培训都给予认定证书。专业认定证书是一种正式的系统机制，护士可以自愿通过对他们职业技能和继续教育质量和优秀表现认定后获取证书（American Nurses Credentialing Center, 1993）。对许多护士来说，得到证书是职业旅途中的里程碑和个人资质、知识水平和护理专业技能有效证明。美国护士资格认定中心（American Nurses Credentialing Center; ANCC）一般为护理领域中各专业提供资格认定考试，包括信息学考试。

为了有资格参加自1995年开始的护理信息学考试，一个护士必须符合以下的要求：

- 具有在美国或其领土内一个有效的注册护士职业证书。
- 已经得到学士学位或更高的护理学位
- 具有至少2年以上的注册护士工作经历
- 在过去的5年里具有2000小时的护理信息学工作经历，或至少完成12学期的护理专业研究生课程的学习，并在过去的5年里至少1000小时的信息学实习经历。
- 在过去的2年里，完成20学时的专业应用方面知识再教育学分（American Nurses Credentialing Center, 2001）。

成功通过考试者将被认定为信息学护理工作中的多面人才。美国护士资格认定中心还计划将来为信息护理工作中的专家提供资格考试。在得到证书后，还必须每5年再认定一次。在举办的第一次考试后，有83名护士得到了信息学资格证书（Newbold, 1996）。到目前为止，已经有400多名护士得到了专业资格认定（American Nurses Credentialing Center, 2001）。

就业机会

计算机科学与信息技术领域的就业机会在迅速增加，护理专业也不例外。

具有信息技术工作经验的护士，随着成熟和技术变化而不断地发挥新的作用，具有找到多种职业的机会。保健服务，特别是护理管理的革新使计算机系统能够应用于护理管理、临床系统、临床数据库，护理规划和转归定量化（Hersher，2000）。

在大量不同行业中掌握信息学知识的护士都有就业的机会。医疗机构，例如医院是最主要的选择，护士也可以选择为临床信息系统的销售商、保险公司、管理型医疗组织和咨询公司工作。

临床信息学

临床信息学正在改变着医疗服务方式，不论是在医院，诊所，诊室还是患者家中。具有高级的仪器设备和高水平的决策支持，一套**临床信息系统（clinical information system；CIS）**能够随时，随地地为护士和其他医疗机构服务人员提供任何信息。临床信息系统越来越多地应用于以患者为中心的医疗服务，促进电脑病历的应用。

究竟什么是临床信息系统？不同的组织对他做了很多定义。西曼斯克（Semancik）（1997）解释临床信息系统是一系列软件程序和支持进入患者医疗信息和与其相关的临床信息，并进行回顾、更新和分析的相关硬件。临床信息系统主要是用于为患者医疗提供临床信息的计算机系统。

批判性思维

访问美国护士资格认定中心的网站*http: //www. nursingworld. org/ancc/*。选择另外一个护士可以得到认证的专业，将其与信息学认证进行比较。它们是否相似？它们有什么不同？

临床信息系统

一套临床信息系统是以患者为中心，或一个科室为中心。以患者为中心的自动系统支持患者的医疗程序。**以患者为中心临床信息系统**（**patient-focused clinical information system**）的典型应用是命令的输入、打印报告、临床记录文档、做护理计划和诊疗步骤。可以将数据输入系统，从而建立数据库，通过进入数据库了解患者医疗的变化趋势。**部门临床信息系统**（**departmental clinical information system**）是为了满足某一特殊科室的运转需求而建立的系统，这样的部门包括实验室、放射科、药剂科，病案室和收费处等。每个系统都是为各个部门设计的相对独立的系统。临床信息系统开发人员面临的最大挑战是将所有独立的系统综合起来，配合工作，并和新的患者中心系统相联系。

计算机化病历系统

临床信息系统与**计算机化患者纪录系统**（**computerized patient record**），或电子病历是不同的。理论上计算机化患者纪录系统应该包括每个人一生中的健康状态和卫生保健的所有信息。计算机化患者纪录系统替代了作为医疗信息数据，为满足所有临床、法律和管理需要的纸张病历。然而，计算机化病历系统远不仅仅是当今的病历。信息技术使得可以采集更多的数据，进行处理和分析，使得信息比线性纸张病历记录的应用价值大。

计算机化患者记录系统并不是传统词汇意义上的一种记录。记录的含义是指有限大小，内容和媒介中的储存。传统上保存健康数据的单一目的是记录事件。尽管这是一个重要的目的，计算机化病历记录系统可以使健康信息用于知识积累和交流。

保健服务系统发生了巨大变化，其强调改善护理的效果和维护健康。需要从更广泛的意义上认识计算机化患者记录系统，不仅仅是用于病人，即存在某种疾病的患者。在计算机化患者记录系统中，其中心是记录人的健康状况，包括健康和疾病两个方面的记录。

以个体为中心的记录，计算机化患者记录系统实际上编辑了人的一生中所有必须的健康数据，包括行为，观察力，判读，计划，活动力和各种结果。健康数据包括过敏史，疾病和受伤历史，功能状态，诊断检查，评估，医嘱，会诊报告和治疗记录。健康数据还包括一些好的信息。例如免疫史、行为、环境、人口信息、健康保险、保健服务系统管理数据和法律数据，例如“承诺”。需要记录数据的所有者，数据的内容，什么时间采集，以及采集的地点。数据的格式可以是文本、数字、声音、图像和动态影像格式。所有这些数据被综合在一起，在查看健康数据时可以同时展示一种或一种以上格式的数据。

实地采访

对于我来说，医疗信息技术和系统的最大贡献就是有助于临床决策的能力。我们常常重点关注软、硬件设计技术方面的问题，而忽视了这些强有力的技术在帮助医生临床工作中的实际内在作用。在通过新的医疗信息技术和系统的设计与应用，将临床工作的环境进行转化时，需要强调临床医生的知识的重要性。

丽塔·斯奈德一哈尔朋（Rita Snyder- Halpern），理学博士，
国家学位委员授予，副教授

在一个计算机化患者记录系统内，个人的健康数据可以保护和分布在不同地点的不同系统中，例如一所医院、诊所、医生的办公室和药房。通过这些分散的系统访问数据，具有一定安全措施的智能化的软件工具是必要的。回顾性分析这些数据的护士和其他用户必须提供个人健康信息的年代表，才能分析这些数据。

计算机化患者记录系统是维护在一个可以采集、处理、交流、安全和可以展示患者数据的系统中。这个系统可以包括临床信息系统。计算机化患者记录系统的其他组成部分还包括临床规定，健康教育宣传数据，专家意见和与赔偿相关的支付条款。当综合利用这些内容时，计算机化患者记录系统就不再是一个患者的病历记录——他变成了一种认识工具。该系统可以综合来自各种资源的信息，提供决策上的支持，所以计算机化患者记录系统可作为患者护理的基本信息来源。

整体功能的计算机化患者记录系统是一个复杂的系统。就拿一个单一数据，人的体重来说，系统必须能够记录体重数值，储存，处理，将数据与其他人交流，可以以不同的形式展示，例如以柱状图或图表形式。也可以将磅为单位的体重数值转变成公斤，或由公斤转变成磅。所有这些必须在确保患者的机密和隐私的安全环境下完成。这些要求和各种必要系统建立的复杂性

可以帮助解释为什么到目前为止几乎还没有这样的全能系统。

数据采集

数据采集（data capture）是指数据的收集和向计算机系统内的录入。数据来源于患者监测装置、电子医疗设备、直接来源于接受保健服务的个人，甚至其他了解其健康或状况信息的亲属，朋友和公共卫生部门，可以是当地的，也可以来源于遥远的地方。数据可以通过多种手段采集，包括键盘录入，形式识别（语音，手写，或生物特征识别）和医疗设备转换。

所有输入计算机内的数据不一定需要转换，使其能够进一步被处理。例如文档成像系统提供电子储存的文本，但是限制了进一步文本处理的能力。数据采集包括控制词汇和编码系统的使用，确保词汇的常用词义和能够处理信息单元。如前所述，标准护理语言的建立已经迈出了很大一步。这些语言可以输入经过改造了的数据和进行文本处理，使其成为通用词义和通用处理程序。

数据采集还包括数据库登陆者身份认证，确保登录者被授权进入和修改计算机化患者记录系统。

存储

存储（storage）是指数据的物理地址。在计算机化患者记录系统中，健康数据被分布在不同地址的多系统中。为此需要公用的访问协议，保留进度表和通用识别系统。

访问协议只允许被授权的用户获取合法使用的数据。系统必须在出现错误时具有备份和恢复能力。保留进度表是为了动态数据与非动态数据的维护和永久性储存媒介的维护。

一个人的身份，除了常用身份特征外，例如姓名和数字外，还可以由很多类型数据来决定。对位于整合不同地址的多系统中分布的个人健康数据进行分析需要通用识别系统或其他方法。

信息处理

计算机处理功能包括有效的数据检索和数据处理，将其转变成有用的信息。包括决策辅助工具，例如药物交叉反应，过敏和实验室检查异常的报警系统。可以为约定、关键步骤，医疗管理和其他活动使用多种信号程序。系统还可以为达到一致性的和以证据为依据的诊断与治疗指南和步骤提供可能性。护士可以在一个人的计算机化患者记录系统中综合一种标准指南、方案，或重要的方法，将其修改以适应特殊的要求，并将其作为护理管理和护理记录的基本原理。将保健人员与被保健人员之间交流的结果性数据可以进行分析，并用作不断改善各种指南和方案的依据。

信息交流

信息交流（information communication）是指系统的互用性和为不同系统之间数据转换建立的联系。整合不同地址多系统中的健康数据，可以识别保健服务对象，保健服务人员和保健付款人和医疗服务点的识别系统（独特的数字或其他方法）是基本要求。地方的、区域性的和国家的健康信息基本通讯系统是使用标准通讯协议将所有参加人员连接在一起，是建立联系功能的关键。对几百种类型的交易和讯息必须定义并由利益相关者所认可。词汇和编码系统必须允许数据交换和处理，使其成为有意义的信息。计算机化患者记录系统必须能够提供护理点的信息数据库和知识数据来源，例如药典，咨询数据库和参考文献。

安全

计算机化患者记录系统能够比纸张记录提供对健康信息秘密更好的保护，因为其支持控制可确保只有合法的被授权用户才能查看健康信息。安全作用是指健康信息隐私的机密性和数据的完整性。安全功能必须确保其能够服从适宜的法律，规定和标准要求。安全系统必须确保进入数据的是被授权的和将数据作为合法用途的用户。安全功能还具有可以审查不当侵入数据库的手段。

当讨论安全性时，常常使用 3 个重要的词汇：隐私，机密性和安全性。理解这些概念之间的区别是重要的。

- 隐私是指防止将个人信息传给其他任何人的权利。如果一位患者堕胎而不愿意告诉保健服务人员，该患者将此信息视为个人隐私。
- 机密性是指限制暴露私人事情的行为。一旦患者将私人信息告诉了保健人员，保健人员具有保护该信息机密性的责任。
- 安全是指控制进入和保护信息，防止泄露给偶然，或者有意的非授权人，防止信息修改，破坏和丢失。当私人信息放入一套机密的计算机化患者记录系统，其必须控制保护系统的安全，不让非授权人进入数据库（CPRI Work Group on Confidentiality，Privacy & Security，1995）。

批判性思维

在临床工作中，你可能会与一个临床信息系统合作，为正在护理的患者录入和查找数据。

确保患者数据的机密性你使用了什么样的安全系统？例如是否使用了密码、身份证等？确信安全系统有效吗？是否经常更新？为了给患者提供高质保健服务而查找必要的信息时，是否安全系统给你设置了障碍，例如查找检查结果或病历是否会受到限制？

实地采访

立即进入脑海的是几个关于护理与计算机潮流密切联系的一些想法。首先，组织机构信息学中的护理领导能力是重要的，特别是在以后的几年里。没有很强的护理信息学领导能力，在大型系统配置过程中，护理工作方面的需求将可能会被忽视或忽略。护理是进行患者水平的信息整合的中心部分，系统必须能够支持这种以患者为中心的设想，包括护士的功能需求。让一位受过信息学教育的护理专科人才直接向行政管理人员汇报是解决这种问题的开始。第二，财务主任妨碍购买电子病历系统和其他用于安装大规模信息项目的资金投入。然而，没有像电子病历系统，决策支持和网络那样的电子工具，临床护理就不能足够有效地工作。除此之外，安装电子病历系统的外部障碍也很多。例如蛙跳公司（Leapfrog group）[译者注]为了从大公司例如通用汽车公司，福特汽车公司，IBM 和其他 75 家公司那里得到生意，为医院设立了一些需要满足的标准。其中的一个标准就是计算机化的医生医嘱输入系统，其可以减少处方错误率 50% 以上。财务主任需要认识到，如果没有患者数据电子存储系统，计算机化医嘱，保护患者的决策支持系统，医院在卫生行业将失去竞争力。现在已经不再是是否安装计算机功能设施的问题，而是什么时间安装的问题。

南希·斯塔格斯（Nancy Staggers），理学博士，注册护士，美国护理学会会员

首席信息副主管

信息展示

计算机化患者记录系统中的大量信息必须得到管理，确保授权的保健人员，包括护士和其他合法用户能够以他们各自选择的形式获取信息。例如护士可能希望看到由原始数据、保健人员、工作经历、问题和时间等因素构成的资料。可以以详细的，或摘要的形式展示数据。必须能够展示图、表、叙述和其他形式的信息。有些用户可能只想知道某种数据是否存在，而并不关心数据本身的性质。例如，献血中心检测 HIV，肝炎等情况。如果献血者有一项阳性结果，中心不一定告知检查的特殊信息，而只是一般信息，即化验结果异常，这时需要到一家适当的卫生保健部门进一步检查。

信息学护士和信息系统之间的关系

卫生保健系统需要的信息正在推动临床信息系统和计算机化患者记录系统的发展。正在发展的小型化计算机技术，具有更大的储存能力，速度更快，平台之间通讯能力的计算机使得一体化电子系统成为现实，而不再是一个长期的梦想。随着这些系统的发展，信息学护士将在系统的发展，项目落实和评价中发挥重要的作用。

信息学护士，因为他们的技术专长，处于帮助临床信息系统发展，项目落实和评价的理想位置。对于在临床信息系统中，工作流程系统的再设计，护士的有关政策、工作程序和临床护理方面的知识是十分重要的。一般一所医院的护士比其他人员具有更大的相互作用和更多的不同方面的知识。詹金森（Jenkins）（2002）提示，护理工作的程序模式（估价、计划、执行和评价）在一套临床信息系统执行过程中是完好的，护士们具有一种熟悉的框架，通过它可以进一步了解一个大型系统变化的复杂性。

计算机技术发展趋势

如前所述，计算机已经从“懂得较好”这样一个华贵的辞藻到“必须懂得”这个词汇的一个转变过程，其已经成为职业训练的基本内容。护士是有知识的工作者，在工作中她们需要精确的，最新的信息。信息爆炸（有人估计所有信息每 9～12 个月就更新一次）需要护士不断掌握新知识，进行职业道德和安全训练。计算机技术的发展趋势也会影响到职业护士的工作，不仅是通过临床信息系统和计算机化患者记录系统。科研进步、新设备、监视设备、接收器和“智能零部件”都将使医疗概念化，实践和实施过程发生变化。

在此并不是每个护士都需要成为一名信息学专家，但是每个护士都必须掌握计算机。计算机知识是指计算机知识与有效利用能力的结合（Joos，Whitman，Smith & Nelson，1996）。**计算机知识（computer literacy）**可以解释为对于各种专业的人所需要掌握的不同水平的专门知识。以最低的专业水准解释，计算机知识包括知道如何开机，开始和中止应用程序，保存和打印数据。对于医疗专业人士来说，计算机能力还需要掌握用于临床工作，教学和科研的应用系统。例如在临床越来越普遍使用电子病历和临床信息系统。具有计算机能力的护士能够有效地使用这些系统，能够了解前述的保密性、安全和隐私。同时，护士还需要有效地掌握个人电脑上的常用软件，例如文字处理软件、表格、图形演示和统计处理。最后，具有计算机能力的护士必须知道如何搜索不同资源的数据，知道如何从专业角度和患者角度评价这些数据。本章的其他部分将帮助你广泛了解计算机知识和个人电脑的应用环境，以及网络世界，包括对未来发展趋势的展望。

现代计算机的发展

韦泽（Weiser）和布朗（Brown）（1996）描绘了计算机发展的历史和未来，将其分为三个时期。第一个时期被称为“大型机时代”，那时许多人共享一台电脑。电脑被锁在房间内，由具有专业知识和技能的专家管理。尽管我们离大型机时代已经久远了，在临床信息系统中（因为前述的一些问题）仍然需要这种机械，有些情况也使用大型机系统，例如，银行，气象预报部门和大学研究所。

大型机时代的计算机原型是 ENIAC，是 1945 年在宾夕法尼亚大学建造的。一位美国物理学家将其构思为电子数字积分器和计算器 Electronic Numerical Integrator and Computer（ENIAC），在摩尔工程学院，工程师毛希利（Mauchly）和 J·帕斯卡·埃克特（J. Presper Eckert）建造了这台机械。它被认为是第一台成功的数字计算器。重量达 60 000 多磅，含有 18 000 以上的真空管。由 6 个技术员组成的一个小组每个月负责更换 2 000 个计算器的真空管。尽管大约每 15 分钟有一个真空管熔断，这台机械的功能仍然被认为是可靠的。ENIAC 的首要任务是用于军事目的，例如计算弹道点火燃烧时间表和设计核武器。ENIAC 最初不是用于储存程序的计算器，所以为了每个任务，需要重新编程。

现代计算机的第二个时期是“个人电脑时代”，特征是一人一台计算机。这个时代，个人计算机的关系是私人的，亲密的关系。如同一辆私人汽车，计算机被看作是一种特殊的，相对昂贵的产品，需要呵护，但是为人类生活提供了非常重要的服务。

个人电脑时代的第一台计算机是 1948 年随着贝尔电话实验室晶体管的发明而出现的。晶体管起电开关的作用，可以替换计算器中，和包括电视等装置中昂贵的，耗电量大和不稳定的真空管。1960 年后期，集成电路，微晶体管和其他电子元件被安装在一个硅芯片上，替代了计算机中的部分晶体管。集成电路变得微型化，使得更多的元件可以被设计在单一计算机电路上。1970 年，集成电路技术的精密化导致现代微处理器的出现，是含有几千个晶体管的集成电路。韦泽和布朗（1996）追述第二个时期的真正开始是 1984 年，这时使用个人计算机的人数超过了使用共享计算机的人数。

生产商使用集成电路技术建造更小，更便宜的计算机。微仪系统公司出售了第一台个人计算机。1975 年出现了 Altair8800 机。1974 年施乐公司在一台原型机上设计了图形用户界面 Alto。今天的计算机中许多功能都融入有原型计算机的特性，例如鼠标，图形用户界面和“友好用户”操作系统。然而施乐公司的合作意向不是为了个人电脑的商业发展，因为施乐公司的核心策略是复印机，而不是计算机。人们只要看到个人电脑在世界范围如此普及发展，就会认为到这种发展可能本来不是一个最聪明的商业决策。事实上，整个这一时期只是计算机传奇史上很少的一部分（Hiltzik，2000；Smith & Alexander，1988）。复杂操作系统和微型化元件的不断发展使得计算机进步，能够运行程序和处理数据是 ENIAC 时代所不能想像的（现代微处理器可以含有1 000万多个晶体管）。

泛在计算

第三个时期被称作**泛在计算**（**ubiquitous computing**）时代，一个人可以拥有数台计算机。韦泽和布朗（1996）预言在 2005 年和 2020 年之间，将有一次计算机时代的更迭，这时，将到处是计算机，在墙壁，座椅，服装，电灯开关，汽车，器具上等等。计算机对于人们的生活变得如此重要，以至于计算机消失，我们将无法生活。随后将是“平静技术”的出现，计算机不会给用户造成紧张和焦虑，而是将人们带到生活的背影当中。对于那些持有怀疑态度的人们来说，可以想一想两种无处不在的技术：写字和电（Weiser，1991）。埃及时代，写字是一种神秘的艺术，只能由经过特殊训练的，并且与皇族关系密切的抄写员掌握。泥土写字板和后来的草纸是当时珍贵的用品。许多人甚至在一生中都没有看到过一张纸！现在纸张和写字无处不在。平均一天多数人不加思考地使用和丢弃上百张的纸。电也具有相似的历史。19 世纪首先发明电的时候，整个工厂都设计安装电灯泡和使用大容量马达的设施。工人、机械和零部件的安置都是按照电和马达的需要进行设计。现在电已经无处不在了，它藏在墙壁中，储存在小电池里。平均每辆汽车具有多达 22 个马达和 25 个电磁线圈。

只要看一看我们周围的房间，就会意识到泛在计算已经变成了我门生活的一部分。在每一个房间都有微处理器，厨房内的用具，电视机遥控器，私室内的立体声音响，时钟收音机和床边的无线耳机。洗澡间会是怎么样呢？日本的松下公司生产了一种卫生间模型（称为“智能卫生间”），其包括一个在线，实时健康监测系统，可以检测用户的体重，脂肪含量和尿糖水平，在图表上描绘出记录的数据，将数据即时发送给一个负责监测的卫生保健服务人员（Watts，1999）。

泛在计算的另一个方面是因特网。每次上网时，将会与数百万的信息资源和数百个信息服务系统建立连接。人真正可以一人与数百台计算机连接。

值得讽刺的是泛在计算网络世界界面仍然是个人电脑。但是正在发生着变化。无线，红外线连接正在取代有线连接；手提式装置将取代大的个人电脑。一旦实现无线和移动化，泛在计算时代才能成为现实。

虚拟现实

根据韦泽（1991）的理论，虚拟现实与泛在计算是对立的。虚拟现实是将人类放在一个计算机设计的世界中，而泛在计算是计算机与人类共存于世界中。虚拟现实虽然发展有限，在医疗应用领域具有巨大的潜能。

虚拟现实尽管最近才流行起来，但并不是什么新的概念，正像因特网一样，开始为国防部门所使用，它是在 1960 年代发明创立的。简述历史如下：在冷战期间，担心核弹的威胁。军事头目们寻找建立在巨大的破坏面前，仍然能完好无损的系统。世界范围的计算机网络（还没有一个巨大的“网络计算机”），因特网应运而生了，这样，电子通讯的基础设施就不会被破坏掉了。为了在连线形式的电话系统被破坏时，确保快速和安全通讯的能力，发明了电子邮件形式。创建了虚拟现实模仿系统，训练飞机领航员模仿一次世界被颠覆的情景：飞过火海和蘑菇云，飞机内有毒气弥漫，有可能丧失空对地控制的系统。

当前的虚拟现实是从这些早期应用发展而来的。通过虚拟现实，人们可以看见和通过与计算机模仿的对象和环境互动。使用某些工具，例如头戴计算机显示装置和一个手持输入设备，用户可以体验身临其境的感觉，并与这个世界互动。虚拟现实可以代表当前的世界，也可以是难以想像，或不可能存在的世界，例如分子空间，人体内部，阴间世界的表面。将感受器放在人体上（头戴计算机显示装置，手套上，鞋子和眼镜上的感受器），人可以活动，感受世界时可以以一种特有的形式——通过行走，爬行，使用触觉，视觉，闻和听的形式。

到目前为止，虚拟现实已经在医学和其他领域得到迅速发展。而且在护理专业也有影响。在医学上，虚拟现实可以使医生创立损伤最小的介入性外科技术。外科传统是开刀，直接在器官和组织上进行。最近影像技术的发明使得通过自然孔道，或小切口直接看到人体腔隙内部。外科医生为一个虚拟的影像做手术，外科医生或助手可以直接或通过虚拟环境操纵仪器。举一个最新的例子，一个机械人再造了人使用虚拟设备进行活动的过程。手术的精确度可以通过数据，或在虚拟病人上叠加的影像进行计算（Satava，1995）。

批判性思维

想像应用无线设备的自由。现代无线耳机可以使人一边打电话，一边在房间内自由活动，折叠衣物，整理床铺，收拾房间，甚至可以进入洗澡间。还记得使用的是连接的电话线会是怎样一种情景吗？

许多经营业主仍然没有为他们的工人提供无线技术。想像一下可能的原因，为什么？保健系统应用无线设备将会改善保健服务系统的效率吗？为什么会？或为什么不会？

也可应用于医学教育，虚拟现实可以通过展示含有大量数据库的信息使数据可视化。通过3维视觉系统，学生们可以理解重要的生理原理，或基础解剖。学生们也可以进入人体内，看一看他们是如何工作的。也可能观察生理功能的变化。例如，学生可以观看一位患者的血管系统成为休克状态时的变化（Satava，1993，1995）。

神经病学普遍应用暴露疗法治疗具有某种恐惧症的患者。霍奇斯（Hodges）和他的同事（1995）使用一种虚拟现实模仿系统治疗患有飞行恐惧症的患者。其他的研究人员发现使用暴露疗法和虚拟现实使旷野恐怖症的患者病情明显改善（North，North，& Coble 1996）。

在俄亥俄州代顿市代顿大学研究所，研究人员与迈阿密谷运输署合作帮助残疾学生们学习乘汽车。使用一个模拟的公共汽车，学生们学习上车，下车，克服心理障碍，增强他们在第一次真正乘车时的信心和能力（Buckert－Donelson，1995）。

护理方面的应用是类似的。学生们学习临床操作步骤时，虚拟现实可以使她们有机会练习介入护理和训练在试验室很少遇到的情景处理，当第一次遇到患者需要处理时，她们既能自信，又能技术熟练。同样，虚拟现实还可以丰富患者健康教育数据。有必要熟悉胰岛生理功能的糖尿病患者看到胰岛器官后可以更加了解他们的疾病和治疗。接受痛苦或非常规治疗的患者可以先体验虚拟现实模拟系统做治疗前的准备工作。改变一下条件，虚拟现实还能用于减轻或模拟某些步骤造成的副作用，例如癌症患者的化学治疗。

网络

网络将不断改变我们通讯和获取信息的方式。许多人错误地认为网络是最近发展起来的，然而像虚拟现实一样，具有网络已经 30 多年了。现代的因特网始于 1969 年，当时美国国防部的网络称为 ARPAnet。建造 ARPAnet 的科学家们是为了创建一种在部分网络被破坏之后，仍然能够有效工作的网络。从那时起，因特网在发展，变化，成熟和变异着，但是遍布世界的连接域的基本结构没有变。ARPAnet 已经不存在了，但是为了第一个网络建立的许多标准仍然在统领着现代网络的通讯和结构。

1989 年，英国计算机科学家蒂莫西·伯纳斯一李（Timothy Berners-Lee）引入了万维网（World Wide Web）的概念。伯纳斯一李最初设计万维网是帮助那些在世界不同地方为欧洲量子物理实验室工作的科学家之间进行通讯。随着发展，万维网改变了因特网的应用。1990 年代早期，大量的非科学界的，非大学通讯部门的用户开始使用因特网，主要因为万维网易于处理多媒体文档的能力。其他变化也在影响着因特网的发展，例如 1991 年的高效能计算法案，这项决定使得那些不是用于研究和军事目的用户可以连接网络，“友好用户”软件和工具的发展使那些计算机经验不足的用户能够快速，方便地获取信息。

为临床业务目的应用因特网

使用因特网的主要目的是获取信息。在临床工作中因特网的这种作用是基本的，能为你的护理工作获取正确和最新的信息。使用网络上的信息，具有快速和有效搜索技能是十分重要的。可以使用很多策略进行搜索，其中包括应急式检索、链接、穷举法。牢记必须坚持这样一个原则：没有一种总是有效的策略，也没有一个总是强于其他的搜索引擎。《科学》杂志上发表的一项研究（Lawrence & Giles，1998）揭示最好的引擎可以检索出网络上大约 33％的信息。这就意味着，丧失了 67％的有用数据。搜索引擎是开始点，可以通过在网络搜索工具中加入一些其他方法，提高搜索引擎的效率。

目的—重点—方法估计法

一个建立搜索的策略是进行“目的—重点—方法”估计。确定目的，自问为什么搜索和需要这些信息的目的。请考虑以下几个问题：

- 是否是为了个人的兴趣？
- 是获取与同事或其他客户共享的信息吗？
- 你会核实他人给你的信息吗？
- 是在为班里或项目准备报告，还是在写论文？

根据你的目的，重点可能是如下内容：

- 广泛而一般性（自已使用的基本数据）
- 外行人用（将信息给予患者），或内行人用（同事）
- 用于研究的精确和技术性目的

目的结合重点确定了方法。例如广泛而一般性的信息可以使用穷举法或应急式检索方法。外行用信息可以进入几个关键网址快速搜索，包括 MEDLINEplus 和消费者健康组织网。同样，一些职业协会和团体网站可用于检索内行人用的信息。科研性信息一般需要文献资源库，可以在 MEDLINE 或 CINAHL（Cumulative Index to Nursing and Allied Health Literature）网站中找到。

应急式检索

应急式检索是一种十分简单，又特别有效的检索策略。首先启动搜索引擎，例如 Alta Vista（*www.altavista.com*），然后键入关键词。这时不要担心得到的是太广泛或太一般性数据。你将会发现很多参考资料（称为“hit”），但是你所感兴趣的只是开始的 10～20 条信息。请查看通用资源定位符（URL)，也就是检索返回的网站的地址，尝试翻译它的意思。注意域名：.com 是商业（commercial）网站，.edu 是一个教育（educational）学院，.gov 是政府（government）。快速访问几个网站，查找所需的信息，或进行有用的链接。如果一个网站没有相关信息，按浏览器上的返回键，回到搜索结果界面，再进入下一个网站。一旦发现一个网站有用，开始浏览这个站点。使用链接或热键，一些站点将把你连接到其他的站点。如果点击一个链接，他将把你带入一个相关的站点。如果你正在查找的站点含有链接（多数是有的），使用它进入另一个相关的站点。快捷搜索，快捷浏览，点击和链接，这个过程可以是相对较短时间内查找有用信息的开始。

穷举法

穷举法搜索是另外一种方法。使用这种方法，请在通用资源定位符栏内（地址栏在浏览器窗口的上面部分）键入一个网址，然后看发生的变化。最坏的结果是令人苦恼的错误信息，但是有可能会进入确实希望的网站。为了搜索有效，请思考通用资源定位符是如何工作的：一般由 www（World Wide Web）开始。中间部分内容之后是一个域名。可能你希望找到一所大学内的护理学院。大学常用名是什么？*www. unh. edu* 是 New Hampshire 大学十分合理的通用资源定位符。一些组织在它们的通用资源定位符上也是十分逻辑的：*www. aorn. org* 是围手术注册护士协会（AORN）；*www. aone. org* 是美国主管护士组织（AONA）。

链接与收藏夹

如前所述，几乎每一个网站都可以与其他相关的网站链接。

可以利用这种链接是因为网站建立人员已经做了查找其他相关有用信息资源的工作。使用应急式检索法或穷举法与链接，获取所需的信息。访问的每个站点将会有很多链接，而且资源还在增加。访问各种站点将打开一系列的可利用信息。当发现一个感兴趣的站点时，把它放进你的收藏夹内。一个收藏夹目录就像是个人地址目录本。应用浏览器的适当特点，每次当发现一个特别有用的网站时，就将其放入收藏夹内。最终将会得到一个综合站点目录，会对你的工作和使用有所帮助。有了这个目录，以后还可以随时快速访问这些站点。

专业用和消费者用资源

前面重点讨论了在面对大海捞针式搜索情况下，所使用的策略，就是一头进入，看能发现什么。这种方法的优点是快速和简便。然而有缺点：可能会进入一些含糊的站点，搜索过程虽快，但不是十分有效。

另外一个方法是建立一个熟悉的，经过研究过的站点目录，作为进一步浏览的开始点。这种目录与其他人共享就会十分有用，使他人能够开始浏览。这些站点应该是所确定的可靠站点。例如一些我们所熟悉的组织和协会的站点，美国癌症学会（ACS）。通过因特网访问*www. cancer. org* ，从美国癌症学会可以获取患者健康教育和消费者信息数据。除了从站点上美国癌症学会的传统类型的可利用资源外，还可以发电子邮件请求得到更多的信息，注册申请常规的最新数据和新闻，阅读新闻标题，和获取最新的统计信息。站点真正意义上是美国癌症学会的一个增值版。实际上，任何一家你所知道的卫生组织都已经在网络上建立了“店铺门联”护理，医疗，和其他学科的职业协会，也都变成了网络上综合资源站点。护理中心(*www. nursingcenter. com*) 有一个关于护理和其他学科方面使用便利的各种协会的目录。使用该站点主页上的协会链接按键，就可以看到这个完整的目录。

其他资源还包括美国政府部门，例如美国医疗服务研究与质量局（Agency for Healthcare Research and Quality）（*www. ahrq_ gov* ）和国立卫生研究院（National Institutes of Health）（*www. nih. gov* ）。所有这些部门都在积极地创建实质上的网络上办公机构。有用的资源还包括卫生搜索引擎(*www. healthfinder. gov*)，其可以帮你找到新闻，信息，工具和数据库。

这些资源只是许多著名组织的网络版，还有一些只存在于网络上的资源。一个印象较深的站点是 MEDLINEplus（*http：//medlineplus. gov* ），它是由国家医学图书馆建立的。一个类似的资源站点与肿瘤学相关，是宾夕法尼亚大学的 OncoLink（*www. oncolink. org* ）。OncoLink 创建于 1994 年，是当时第一个放在网络上的多媒体肿瘤信息资源库。它一直不断地履行其最初的使命“免费地帮助那些癌症患者、家庭、保健专业人员和公共获取正确的癌症相关信息”(About Oncolink，2001)。

文献资源

返回到目的－重点－方法估计法，如果你在搜索科学、技术或者研究方面的信息，必须检索文献数据库。这种情况下，第一个需要检索的是国家医学图书馆，那里有**医学文献分析与检索系统（Medical Literature Analysis and Retrieval System; MEDLARS)**，是一个由国家医学图书馆提供的数据计算机系统和数据库。可能查找的计算机文件既可以是产生的文献目录（参考书引文），或者是对一个特殊问题的检索说明信息。医学文献分析与检索系统中最著名的数据库是

MEDLINE，国家医学图书馆的首要参考书目数据库包括了医学、护理、牙科、兽医和基础医学的书目。杂志文章都为 MEDLINE 做了索引，使用国立医学图书馆的受控词表，又称为医学主题词表（Medical Subject Headings）可以检索引文。MEDLINE 包括了发表在《医学索引》（Index Medicus）上的所有引文，并且还可以部分地从《国际护理期刊索引》（International Nursing Index）和《牙科文献索引》（Index to Dental Literature）中查到。

如果发表的文章有英文摘要，可以包括在引文中（现在大约 76%的文章有英文摘要）。MEDLINE 含有 1 100 万份记录，来自 4000 个医学杂志，每个星期进行文件更新。每个人都可以使用特殊设计的搜索引擎 PubMed，免费检索 MEDLINE（*http：//www. ncbi. nlm. nih. gov/ entrez/query. fcgi* ）。使用这个引擎，用户可以免费进入 MEDLINE 数据库。

另外一个可以检索的文献资源是国家指南交换所（National Guideline Clearinghouse；NGC）（*www. ngc. gov* ）。MEDLINE 包括的是专业杂志文章的引文，而 NGC 是一个含有循证临床实践指南和美国医疗服务研究与质量局，美国医学会和美国卫生健康计划协会共同制定的相关文档的综合数据库。NGC 的使命是为医生、护士、其他卫生职业人员、保健服务人员，卫生计划、综合服务系统，医疗服务购买人等提供一个可通入途径，可以获取客观，详细的有关临床工作指南方面的信息，和将来宣传，实施和使用的数据。

网络上还有许多其他文献资源，有些资源是收费的。可是不一定自动提示你必须付费。你的工作单位或者学校可能已经通过销售商被授权可以访问，作为雇员或者学生，你有可能可以利用这些文献资源。请检查你的图书馆和信息服务部门，确定你是否可以利用。

网络文献检索的最后一点是查找文章的全文。目前讨论的数据库（MEDLINE 等）不包括全文，只含有引文。目前查找全文还比较混乱。其选择包括免费或收费获取全文的杂志，你也可以采用老办法，去图书馆手工拷贝文章全文。因为存在的情况不清楚，最好的方法是使用应急式检索法，或穷举法开始浏览。也可以进入出版社的站点是否可以进入杂志数据库。最后的选择是利用文档投递服务，例如 UnCover（*http：//uncweb. carl. org/*）。这个网站允许你检索，辨别可以得到哪些文章，哪些是收费的（包括文章费，服务费和版权费）。如果预约了文章，可以知道如何得到它（邮寄，电传或其他形式）。

网络信息的评价

网络漫游时，必须总是带有一种批判思维方式评价你所检索的信息。网络的“开放”性质决定了任何一个有计算机，并且可以上网的人都可以制作网页，粘贴信息供大家浏览。尽管有许多出色的健康，护理相关网站，但也有一些用正确性，内容最新性无法衡量的网站。

近些年来，网站评估标准已经应运而生。既有粗制滥造的，也有精美雕刻的网站。我发现了一个口诀十分有用“看到这个网站，你愉快吗(PLEASED)？”(表 4-1)。

我曾经花费了大量时间去评价，发现其十分复杂（Nicoll，2000，2001），但是这个口诀使得这 7 条更容易记忆了。确定你是否 PLEASED，请看一下：

P-目的（Purpose），网站所有者建立网站的目的是什么？作者的目的是否明确？许多人做网站只是为了业余爱好，或者是为了与他人共享所收集到的数据。你应该立刻清楚网站的真正目的是什么。同时考虑你的目的，回忆你的目的－重点－方法估计法。作者的目的应该与你的目的一致。

L-链接（Links），评价该站点的链接。它们是否工作？那里都不能链接的被称作“死链接”。它们是否可以链接到可靠的网站？批评评价这些站点中的链接的所有者是十分重要的，是某些组织？还是某些公共机构？因为一般是这些实体作为主题的版权者在展示着他们自己。有些个人制作的网页则纯粹是链接，没有其他任何内容。这些可用于作为检索的起点，但是仍然有必要评价网站上提供的链接。

表 4-1 网站评价：自问，“看到这个网站是否愉快？”

P	目的（Purpose）
L	链接（Links）
E	编辑（Editorial）（站点内容）
A	作者（Author）
S	站点导航（Site navigation）
E	合乎规格（Ethical disclosure）
D	最新更新日期的站点（Date site last updated）

批判性思维

PubMed 可以使具有电脑和能够上网的人免费利用国家图书馆的大量资源。有人认为科技杂志，例如 New England Journal of Medicine，对于非专业人员来说技术性太强，太复杂。还有人抱怨，国家医学图书馆是由缴税人花钱维护的，所以缴税人应该可以免费获取数据。

你支持哪个观点？为什么？一些患者正在查找专业性医学杂志中的摘要和文章引言，作为医学专业人员，你将向他们推荐哪些可供了解和分类的资源？

案例研究 4-1

你与几个护士、医生和家庭医生在一家妇女健康诊所工作。每天收到至少 2～3 个患有泌尿系统感染的妇女打来的咨询电话。来电话询问的问题：是否所有这些患者都需要访视？或是否有一种可以通过电话管理其中部分患者的方式？一个委员会邀请你研究这个问题，并要你提出一个方案步骤。怎样开始实施？这个泌尿系统感染电话管理系统是否可行？

E-编辑的（Editorial）（站点的内容）。包含的内容是否正确，复杂和不过时？是否有特殊的倾向性，或者信息比较客观？站点的服务对象：是为专业人员、患者、消费者、还是其他什么人？是否展示的信息是以对浏览对象时宜的形式？还要仔细查看。是否有文字拼写和语法错误？是否有长时间为“正在建设中”的标志？这些错误可以明确地证明站点的质量。

A-作者（Author）。站点的作者是谁？此人或这组人是否具有适当的资质证明？是否可以通过名字和可联系信息清楚地鉴别出作者？有人建议在 MEDLINE 上作一次文献检索来鉴别作者的资质。当人们标榜自己某某方面“世界领先”时，应该有一些发表的文章来证明其所建立的这种荣誉，令人吃惊的是检索多少次也毫无结果。

了解证明个人资质还有一个方法，看到一个站点中，“Dr. 某某”常吹捧为一名专家。进一步浏览你会发现 Dr. 某某的确是具有（医学或教育学）博士学位，但是得到学位的这个学科与站点的主题没有任何关系。请记住，在网络评价时没有一个普遍适用的方法，可以采用自己希望的任何方式。但要抱着怀疑的态度进行评价。

请记住网站管理员和作者可能是两个（或两个以上）不同的人。网站管理员是网站设计和负责维护的人。而作者是负责网站内容，某一个主题的专家。在评价时，要确保能够区别出这些人的身份。

文献应用

引文： Ward, B. O. (1999). "Internet-postive patients" driving you crazy? Find out how get online and cope: Internet Medicine. 4 (7), 1, 6

讨论： 人们上网的一个主要原因是在网络上检索健康信息。事实上，自1996年至1999年的第二季度，使用上网检索健康信息的人数已经从780万上升到了3 110万。患者随时可得的信息资源给保健服务人员带来了挑战。一个进入诊室或诊所的患者带来的信息有可能比保健人员掌握的更新、更详尽。

接待这种触网患者的最好办法是什么。请记住，你的职业教育使你具有批判性分析这些信息的技能，而患者不能。利用这点作为教育患者的机会，告诉他还需要花费些时间进一步了解他的身体状况。除此之外，还可以按照如下的方法：

- 对于从网上获取信息以一种积极的方式做出反应，告诉他，这条信息的质量和可靠性不清楚。
- 告诉患者时间有限，不能即刻查看这条信息，请他在下一次约诊之前（如果可能，通过电子邮件）将这条信息发给你。
- 接受患者提出的信息，并告诉他有可能会有一些你还没有看到的信息。

不应该做的内容如下：

- 轻蔑或家长式的方式
- 贬低一个人对于网络的意见和观点
- 拒绝网络信息
- 关于信息，在患者和家属面前摆出胜人一筹的架势
- 打破患者机密性常规

实际应用： 医务人员有可能会通过了解患者收集的网络信息从而改善他们的保健服务。

S-站点（Site）。站点是否容易浏览？是否引人入胜？内容下载是否快？或是否有许多图表和太多的特性而操作不方便？一个好的网站使你流连忘返。一个浏览使你的电脑崩溃的网站，要怀疑是否这个网站有问题。

E-合乎伦理（Ethical）。是否存在一些可以与站点建造者和作者联系的信息？是否清楚地显示站点作者和站点的目的？信息是否容易查看，还是隐含在站点内？有许多商业机构，特别是制药公司，一般建立了较好的网站并含有各种有价值的信息。然而有些网站纯粹是为了销售他们的产品，虽然这一点不能作为评价的依据。

D-日期（Date）。网站是什么时候更新的？是否最新？是否信息需要经常更新？一般卫生和护理专业的信息是需要经常更新的。应该注意那些 12 至 18 个月没有内容更新的网站。最后一次更新的日期应该长期显示在网站上。请记住网站的各种页面可能是在不同时间更新的。一定要检查访问的每个页的更新日期。

随着对网络的评价越来愈精通，你还有可能会在这个评价标准列表中增加一些其他标准，有些标准可能会适用于某些特殊目的，但是，总体来讲，这简单的 7 条十分容易理解。自己验证一下。快速检索一个感兴趣的题目，访问几个站点，确定访问的站点如何使你感到愉快（PLEASED）。

重要概念

- 随着计算机在世界范围呈指数增长，其已经不再是什么新鲜事物，而已成为了生活中的现实。
- 在护理行业，将计算机科学与信息科学和临床专家意见相结合使我们能够建立可最终改善患者转归的各种系统。
- 护理信息学是一门综合护理科学，计算机科学和信息科学的专门学科，其可以对数据和信息进行鉴别、收集、处理和管理，支持护理实践、管理、教育、研究和丰富护理知识。
- 护士可以接受研究生和大学生水平的护理信息学正规教育。非正规教育可以通过自学，参加会议和阅读信息学文献来完成。

- 获取护理信息学证书是自愿的，是对在该专业做出超凡成绩和业绩的认可。
- 现代计算机历史分为三个时期：第一个时期，大型机时代；第二个时期，个人电脑时代；第三个时期，泛在计算时代；泛在计算时代的特征是一个人拥有多台电脑，并预期在2005年至2020年之间出现。
- 虚拟现实模仿被用于教育和患者保健。模仿介入外科手术是大部分通过虚拟现实技术实现的。
- 网络上有效检索信息需要目标检索。有一种技巧是利用目的－重点－方法估计法帮助你确定搜寻目标和搜寻方法。
- PubMed是由国家医学图书馆创建的一种搜索引擎，可以使你搜索包括MEDLINE在内的医学文献分析与检索系统中的数据库。对任何一个上网的人都是免费的。
- 重要的是需要评价网络上的信息，自问："是否对该网站感到愉快（PLEASED)?"

P	目的（Purpose）
L	链接（Links）
E	编辑（Editorial）（站点内容）
A	作者（Author）
S	站点导航（Site navigation）
E	合乎伦理（Ethical disclosure）
D	最新更新日期的站点（Date site last updated）

关键术语

临床信息系统（clinical information system）

计算机知识（computer literacy）

计算机化患者纪录系统（computerized patient record）

数据采集（data capture）

部门临床信息系统（departmental clinical information system）

信息交流（information communication）

医学文献分析与检索系统［MEDLARS（Medical Literature Analysis and

Retrieval System)]

以患者为中心的临床信息系统（patient-focused clinical information system storage）

存储（storage）

泛在计算（ubiquitous computing）

复习题

1. E一健康包括下列哪些活动

A. 在线获取健康信息

B. 在线购买健康产品

C. 在线病历管理

D. 上述所有活动

2. 护理信息学资格认证是指

A. 使其处于某种状态或为了某些职业的强制性命令

B. 是自愿的，是对在某个专业做出超凡成绩的认可

C. 是信息学Ⅱ类教育的组成部分

D. 在一个领域训练 5 年以后可以自动获得

3. 在一次分诊评估时，有一位 HIV 阳性的患者，不打算将这个 HIV 阳性的信息告诉护士，这条信息是

A. 匿名的

B. 安全的

C. 机密的

D. 隐私的

4. 如果一名患者向你询问可以了解糖尿病信息的网站时，以下哪一条是比较适当的建议

A. 国家医学图书馆的 MEDLINE

B. OncoLink

C. MEDLINEplus

D. 所有上述内容

5. 翻译下面的通用资源定位符（URL）：*www. maine. edu*。是以下那个网站的通用资源定位符

A. Maine 大学

B. Maine 州旅游局

C. Maine 州政府

D. Maine 州护理协会

6. 你想了解有关肌萎缩性（脊髓）侧索硬化症方面的信息，发现了一个网站，作者自称对于这个疾病的病因研究在世界范围是领先的。作为评价这个作者资质的一部分，你应该

A. 相信他的话

B. 发电子邮件给他，索取有关他的参考文献

C. 询问同事，是否了解他的研究

D. MEDLINE 上做一次作者检索

课后练习

1. 现在美国几乎还没有功能齐全的计算机化病历系统。列举三种可能有碍于建立这种系统的原因。你认为现代保健系统将会促进这个系统快速发展吗？或者还会阻碍其发展？

2. 护理信息学研究中普遍关心的内容是护士对计算机和技术的态度。另外一个广泛研究的题目是人类环境改造学，是关于人体与计算机设备之间的关系，涉及到有可能发生的不利于健康的后果（与计算机应用相关的重复性运动损伤）。随着我们进入泛在计算时代，你认为上述的研究范围将不断获得优势吗？为什么有？为什么没有？

浏览网站

- 选择护理专业中某一感兴趣的专业。访问美国护士资格认证中心网站（*http：//www. ana. org//ancc*）确认是否美国护士资格认证中心对这个专业认证。如果是，要求具备的条件有那些？如果不是，是否由其他的什么组织对这个专业认证？进行网站检索，查找这种组织和要求所具备的条件。
- 从报纸，电视报道或电台找一条当前的有关健康方面的新闻。从网络上检索这条新闻的原始资料，报道的方式（报纸，电视或电台）是否正确？添加了哪些内容？删去了那些内容？
- 创建了美国护理协会护理信息与数据组评估中心，“评估已确定的标准，对创建者的信息系统进行认证，这个系统可以支持在自动护理信息系统（Nursing Information System；NIS）和计算机病历系统中的护理保健文档。”访问该中心的网站*http：//www. nursingworld. org/nidsec*，查找以下问题的答案：

  美国护理协会承认多少种护理语言？

  为什么建立这些语言？

  设计的目的是什么？

  如何获取有关这些被承认语言的更多信息？

参考文献

About Oncolink (2001). University of Pennsylvania Cancer Center. Retrieved November 27, 2001, from http://www.oncolink.com/templates/about/index.cfm

Agency for Health Care Policy and Research. (1996). *Using computers to advance health care* (AHCPR Publication No. 96-P014). Retrieved July 18, 2001, from the Agency for Healthcare Research and Quality web site: http://www.ahrq.gov/research/computer.htm

American Nurses Association. (1994). *Scope of practice for nursing informatics.* Washington, DC: American Nurses Publishing.

American Nurses Credentialing Center. (1993). *Statement of philosophy.* Washington, DC: American Nurses Publishing.

American Nurses Credentialing Center. (2001a, March 26). *Examination results. Generalist programs.* Retrieved July 19, 2001, from http://www.nursingworld.org/ancc/certify/cert/examspg2.htm#25

American Nurses Credentialing Center. (2001b). *Informatics nurse certification. Basic eligibility requirements.* Retrieved July 19, 2001, from http://www.nursingworld.org/ancc/certify/cert/catalogs/2000/cbt/infonurs.htm

Ball, M. J. & Hannah, K. J. (1984). *Using computers in nursing.* Reston, VA: Reston Publishers.

Ball, M. J., Hannah, K. J., & Douglas, J. (2000). Nursing and informatics. In M. Ball, K. Hannah, S. Newbold & J. Douglas (Eds.), *Nursing informatics: Where caring and technology meet* (3rd ed., pp. 6–14). New York: Springer-Verlag.

Bard, M. R. (2000). The future of e-health. *Cybercitizen Health, 1*(1), 1–13.

Buckert-Donelson, A. (1995). Heads up projects: Disabled learn to use public transportation. *VR World, 3*(3), 4–5.

CPRI Work Group on Confidentiality, Privacy & Security. (1995). *Guidelines for establishing information security policies at organizations using computer-based patient records.* Schaumburg, IL: Computer-based Patient Record Institute.

CyberAtlas. (2000, October 18). *Demographics: Digital divide shows signs of narrowing.* Retrieved July 19, 2001, from http://cyberatlas.internet.com/big_picture/demographics/article/0,1323,5901_487971,00.html

CyberAtlas. (2001). *Geographics: The world's online populations.* Retrieved July 18, 2001, from http://cyberatlas.internet.com/big_picture/geographics/article/0,1323,5911_151151,00.html

Gassert, C. (2000). Academic preparation in nursing informatics. In M. J. Ball, K. J. Hannah, S. Newbold, & J. Douglas (Eds.), *Nursing informatics: Where caring and technology meet* (3rd ed., pp. 15–32). New York: Springer-Verlag.

Gorn, S. (1983). Informatics (computer and information science): Its ideology, methodology, and sociology. In F. Machlup & U. Mansfield (Eds.), *The study of information: Interdisciplinary messages* (pp. 121–140). New York: Wiley.

Graves, J. R., & Corcoran, S. (1989). The study of nursing informatics. *Image: The Journal of Nursing Scholarship, 21,* 227–231.

Grobe, S. J. (1988). Introduction. In H. E. Petersen & U. G. Jelger (Eds.), *Preparing nurses for using information systems: Recommended informatics competencies* (p. 4). New York: National League for Nursing.

Hannah, K. J. (1985). Current trends in nursing informatics: Implications for curriculum planning. In K. J. Hannah, E. J. Guillemin, & D. N. Conklin (Eds.), *Nursing uses of computer and information science* (pp. 181–187). Amsterdam: Elsevier.

Hersher, B. (2000). New roles for nurses in health care information systems. In M. J. Ball, K. J. Hannah, S. Newbold, & J. Douglas (Eds.), *Nursing informatics: Where caring and technology meet* (3rd ed., pp. 80–87). New York: Springer-Verlag.

Hiltzik, M. (2000). *Dealers of lightning: Xerox PARC and the dawn of the computer age.* New York: Harper Business.

Hodges, L., Rothbaum, B., Kooper, R., Opdyke, D., Meyer, T., North, M., deGraff, J. J., & Williford, J. (1995). Virtual environments for treating the fear of heights. *IEEE Computer, 28*(7), 27–34.

Jenkins, S. (2000). Nurses' responsibilities in the implementation of information systems. In M. J. Ball, K. J. Hannah, S. Newbold, & J. Douglas (Eds.), *Nursing informatics: Where caring and technology meet* (pp. 207–223). New York: Springer-Verlag.

Joos, I., Whitman, N., Smith, M., & Nelson, R. (1996). *Computers in small bytes: The computer workbook* (2nd ed.). New York: National League for Nursing.

Lawrence, S., & Giles, C. (1998, April 3). Searching the World Wide Web. *Science, 280,* 98–100.

Nelson, R., & Joos, I. (1992). Strategies and resources

for self-education in nursing informatics. In J. M. Arnold & G. A. Pearson (Eds.), *Computer applications in nursing education and practice* (pp. 9–19). New York: National League for Nursing.

Newbold, S. K. (1996). The informatics nurse and the certification process. *Computers in Nursing, 14*(2), 84–85, 88.

Nicoll, L. H. (2000). *Nurses' guide to the Internet* (3rd ed.). Philadelphia: Lippincott, Williams & Wilkins.

Nicoll, L. H. (2001). Quick and effective website evaluation. *Lippincott's Case Management, 6*(4), 220–221.

North, M. M., North, S. M., & Coble, J. R. (1996). Effectiveness of virtual environment desensitization in the treatment of agoraphobia. *Presence, Teleoperators, and Virtual Environments, 5*(3), 127–132.

Satava, R. (1993). Virtual reality surgical simulator: The first steps. *Surgical Endoscopy, 7,* 203–205.

Satava, R. (1995). *Medicine 2001: The king is dead. Interactive technology and the new paradigm for healthcare* (pp. 334–339). Washington, DC: IOS Press.

Semancik, M. (1997). *The history of clinical information systems: Legacy systems, computer-based patient record and point of care.* Seattle, WA: SpaceLabs Medical.

Shop.org. (1999). *Statistics: Holiday 1999, transactions and spending.* Retrieved July 19, 2001, from http://www.shop.org/learn/stats_hol1999_spending.html

Shop.org. (2000). *Statistics: Holiday 2000, transactions and spending.* Retrieved July 19, 2001, from http://www.shop.org/learn/stats_hol2000_spending.html

Smith, D., & Alexander, R. (1988). *Fumbling the future: How Xerox invented, then ignored, the first personal computer.* New York: Morrow.

Styles, M. M. (1989). *On specialization in nursing: Toward a new empowerment.* Kansas City, MO: American Nurses Foundation.

Ward, B. O. (1999). "Internet-positive patients" driving you crazy? Find out how to get online and cope. *Internet Medicine: A Critical Guide, 4*(7), 1, 6.

Watts, J. (1999). The healthy home of the future comes to Japan. *Lancet, 353*(9164), 1597–1600.

Weiser, M. (1991). The computer for the 21st century. *Scientific American, 265*(3), 94–102.

Weiser, M., & Brown, J. (1996, October 5). *The coming age of calm technology.* Retrieved July 19, 2001, from the Xerox Palo Alto Research Center Sandbox Server web site: http://www.ubiq.com/hypertext/weiser/acmfuture2endnote.htm

推荐读物

Hebda, T., Czar, P., & Mascara, C. (1998). *Handbook of informatics for nurses & health care professionals.* Menlo Park, CA: Addison-Wesley.

National Institute of Nursing Research. (1993). *Nursing informatics: Enhancing patient care* (NIH Publication No. 93-2419). Bethesda, MD: National Institutes of Health.

译者注：

蛙跳团体是由商业性圆桌会议组织创建，由罗伯特·伍德·约翰逊基金会资助，由 150 多个提供医疗资助的公共和私人机构组成的组织。蛙跳团体组织与遍及全美国的医学专家合作，为了改善那些有可能损害患者利益的医院体系，发现临床问题和提出解决的办法。它代表了所有 50 个州内 3400 万医疗消费者的利益。可以为消费者和医疗服务人员提供重要的信息和问题解决办法。该组织的工作重点是城市周边地区医院相关的医疗质量问题。在医院，患者的健康一般是脆弱的，那些可预防性医疗差错有可能带来严重后果。要求所有的医院完成网络调查，并让他们服务的社区了解他们对于可预防性医疗差错所做的努力。

第5章

以群体为基础的卫生保健实践

帕特里夏·M·伦茨·休恩（Patricia M. Lentsch Schoon），
公共卫生硕士，注册护士

保健群体的选择应该基于这样的考虑：护理预期效果怎么样？会比其他选择的群体效果好？还是糟糕？

——鲁思·B，弗里曼（Ruth B，Freeman），1957

学习目标

完成本章内容的学习后，应该能够：

1. 讨论社会赋予的权利，提供以群体为基础的世界、国家、州和地区水平的卫生保健。
2. 描述在社区和卫生保健系统内如何实现以群体为基础的护理。
3. 识别那些需要改善特殊健康状况和需要疾病预防服务的弱势人群或高危人群。
4. 概要说明一个多学科的以群体为基础的计划和评价程序，包括与公共和卫生保健消费者间的合作关系。

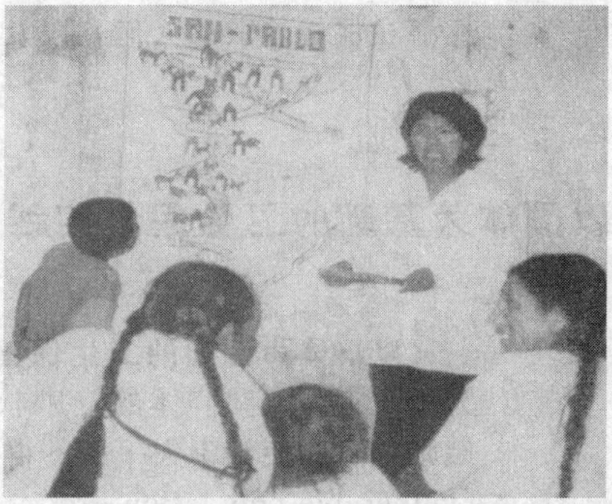

在一个大都市区内的一所小学，你正在完成一项临床试验。这所小学从幼稚园到六年级有 600 名学生；95%的学生来自于生活在贫困水平或贫困水平以下的家庭。每个学年，转人或转出学校的学生有 75%。其中有 40%的学生来自东南亚，25%来自于讲西班牙语的国家，10%是美国籍非洲人，10%是白人，10%是索马里难民，5%是本土美国人。60%学生所讲的第二语言是英语。95%的学生符合所在州的可接受健康保险条件，但只有 30%的孩子具有健康保险，只有 10%的孩子具有牙科保险。你发现许多孩子患有严重的牙疾，很多孩子的身高和体重低于标准生长线的第 5 个百分位。学校的护士鼓励你去思考，对这两组学生可以采取哪些保健措施。

在校学生中你会发现哪些健康问题？

造成这些健康问题的社会和环境因素有哪些？

对于这组学生，而不是个人，可以采取哪些护理措施？你能帮助这些孩子们吗？

自从南丁格尔时期开始，护士就在对改善人群和公共健康做着不懈的努力。南丁格尔对于在克里米亚战争中的伤员及伦敦穷人和体弱老人们的保健改善行动目标是指向那些弱势人群。南丁格尔行动的依据是因为她认为那些弱势人群不能有效地为保护自己而提出倡议。南丁格尔成为了他们的倡议者。通过影响英国政府的卫生决策和改变伦敦与战场上的保健服务体系她能够干预改善那些被剥夺公民权的人们的健康状况。现在，世界各地的护士们仍然具有这种精神和号召力。

这种倡议的基本要点是指向那些健康状况最危险的人们和那些容易受到社会经济力影响的人们，这些社会经济力可以影响到他们能否获得高质量卫生保健。护士可以组织起来与其他保健机构，社区，卫生保健消费者一道实现以群体为基础的全球性、国家性、州和地区性的卫生保健目标，而这种卫生保健与获得卫生保健服务的途径、费用和质量相关。这一章将使读者了解如何在公共和私人卫生保健机构实施以群体为基础的卫生保健服务。

以群体为基础的保健需要保健服务人员与保健消费者之间的积极合作。卫生保健消费者包括了在公共社会中，现在或过去接受保健服务的人，或存在潜在保健需求的人们，以及其他相关人群。

以群体为基础的卫生保健实践

以群体为基础的卫生保健实践（population-based health care practice）是为了改善公共和群体的健康状况，与卫生保健消费者和公共一起为具有增加健康危险和使健康失平衡的群体建立，提供和评价多学科保健服务。**弱势群体**（vulnerable population groups）是指无能力的，被排斥的，或被剥夺了公民权利和健康质量失平衡的公共群体。

健康危险因素（health risk factors）是指增加或降低疾病和死亡可能性的种种因素。健康危险因素可以是可变性的（即可以变化），例如保健预防工作，和不可变性的（即不可以变化），例如年龄，性别，种族，或其他天生固有的生理特性。**健康决定因素（health determinants）**是危险因素的同义词，是一种变量，包括了生物的、社会心理的、环境（物质与社会）和卫生系统多种因素，是造成个人、家庭、小组、群体和公共健康状况改变的原因。

以群体为基础的卫生保健包括（1）改进医疗就诊过程，（2）改善医疗服务质量，（3）减少不同群体之间的健康差异，（4）降低医疗服务费用。提供三个水平的以群体为基础的干预：（1）个体，家庭和人群；（2）社区内部系统，例如卫生系统；（3）社区系统。从以下三个方面对干预效果进行评价：群体健康状况，生活质量和功能性健康状况。

卫生状况（health status）是指个体，家庭，团体，群体和公共卫生水平。是存在的危险因素，卫生水平，疾病，功能性卫生状况和生活质量的总和。

生活质量（quality of life）是指个人对实际生活条件的满意水平，包括对经济社会状况，教育，就业，家庭，家庭生活，娱乐的满意度，以及可以享受生活，自由和自主的能力。通过感觉到的和实际自治能力，自主做出生活选择的能力，个人对幸福的感知，满意，安全性和努力达到个人潜能的能力等对生活质量进行评价。**卫生保健相关性生活质量（health-related quality of life）**是指对于受个人卫生保健状况和卫生保健危险因素影响的生活方面的满意度。

功能性卫生状况（functional health status）是指自理能力和满足个人需求的能力。功能性能力包括**日常生活活动（activities of daily living；ADLs）**和**工具式日常生活活动（instrumental activities of daily living；IADLs）**两种综合的自主能力。日常生活活动包括上卫生间、洗澡、打扮、穿衣、吃饭、行走和用语言文字进行人际交流的活动。工具式日常生活活动包括做饭、购物、打扫、洗熨、清理家务、讲话、写字和电子通讯；理财，运输的能力，以及满足社会和运动需求，管理医疗需求，获取社区服务与资源，满足精神需要等的各种活动。功能性卫生状况可以影响到与卫生相关的生活质量。

将这些弱势人群的优先卫生需求建立在群体水平，而不是个体水平，需要使护士们有效地利用保健资源。弱势人群常常是“没有得到服务”的人群，这个词传统上是指没有得到适当医疗服务的人（Mundt，1998）。由于多方面的，复杂的医疗和社会问题，这些弱势人群常常卫生状况低下，死亡和患病的危险性增高。他们可能是被排斥的，这意味着他们处于主流社会的边缘，不能接触多数人才有的公共资源和网络。他们可能被剥夺了公民权利，这意味着他们没有能力参加或影响某些决策过程，而这些决策可以影响到他们的卫生状况。

被排斥的群体常常是不同肤色和不同种族的，常常与主流文化格格不人，讲着不同的语言，可能是新近的移民，也可能生活在贫民窟。在这种不同社会，不同水平的保健服务人员与保健消费者之间的合作关系需要了解这种多元文化，和较高的跨文化实践活动能力（Holland & Courtney，1998）。以群体为基础的卫生保健初衷是帮助那些存在于世界水平，国家水平，地区和州的水平保健需求的群体。表 5-1 显示了以群体为基础的卫生保健倡议的例子。

卫生确定因素模式

健康确定因素模式提供了用于评价和选择危险群体优先健康需求的概念工具。最近的评价和干预模式比较重视公共系统的重要性，例如卫生、社会服务、政府和经济学在影响群体和个人卫生结果的作用（U. S. Department of Health and Human Services［USDHHS］，2000；Kindig，1999；Keller，Schaffer，Lia-Hoagberg，& Strohschein，出版印刷中）。金迪格（Kindig）将这些影响看作是中间变量（Kindig，1999）。

每10年进行的一项美国卫生统计学分析为国家优先策略提供了方向（USDHHS，2000）。图5-1中的卫生社区健康人2010年模式强调达到卫生改善时使用4个关键元素：目标、目的、健康决定因素和卫生状况。这个模式可以在选择卫生需求时，建立保健消费者，公共和卫生保健服务人员之间的合作关系。

表5-1 以群体为基础的卫生保健倡议内容

国际组织	倡议内容
世界卫生组织	2000年人人享有健康。2000年计划描绘全人类健康的原则包括①享有健康的权利，②健康平等，③公共参与，④部门合作，⑤健康提高，⑥基本保健，⑦国际合作（Bastian，1989，P，15）。
联合国	妇女健康的开罗行动计划。这个计划阐述了教育，贫穷，男女平等，文化，国家政策与经济，人口增长，和妇女健康状况之间的明确联系（Nelson，Proctor，Regev，Barnes，Sawyer，Messias，Yoder，& Meleis，1996）。
国家与地区性组织	倡导内容
英国	挽救生命：我们的健康家园。倡导内容是防止10年间30万人的死亡（Mitchell，1999）。
联合国	2010年健康人计划。倡导内容强调与死亡主要原因相关指标，包括健康行为，生理，社会和环境因素，和健康系统因素（Health People，n. d.）。
美国公共卫生协会	推荐为国家中没有保障和被剥夺公民权利人们的健康建立广泛的保健体系。国家公共卫生评述（American Public Health Association，2001）。
州	倡导内容
亚利桑那州	禁烟教育与预防计划。疾病控制中心。（2001年）。1996～1999年亚利桑那州成人吸烟状况调查，Morbidity and Mortality Weekly Report May 25，2001，50：20；402—406。2002年3月27日从网站http://www.cdc.gov/mmwr/preview/mmwrhtml /mm5020a2.htm检索到的内容。
阿肯色州	应用家庭注册护士实行面向公共的基本保健模式（Hartwig & Landis，1999）。
新罕布什尔州	新罕布什尔州抵制家庭暴力和性暴力联合行动（Hastings，2001）。
新墨西哥州	“卷起袖子”运动，与州内人群乙型肝炎高发做斗争（Harris，Kerr，& Steffen，1997）。
田纳西州	田纳西保健运动，一项扩大无保障人员保健福利和降低医疗开支快速增加计划（Lyons & Scheb，1998）。

以群体为中心和以群体为基础的护理实践

以群体为中心和以群体为基础的护理实践是现在公共健康护理文献中通用名词。自从护理职业出现，以群体为中心的实践一直是完整护理工作的一部分。南丁格尔应用归纳统计学方法作为以群体为基础的指标和转归评定标准证明以群体为中心的实践。

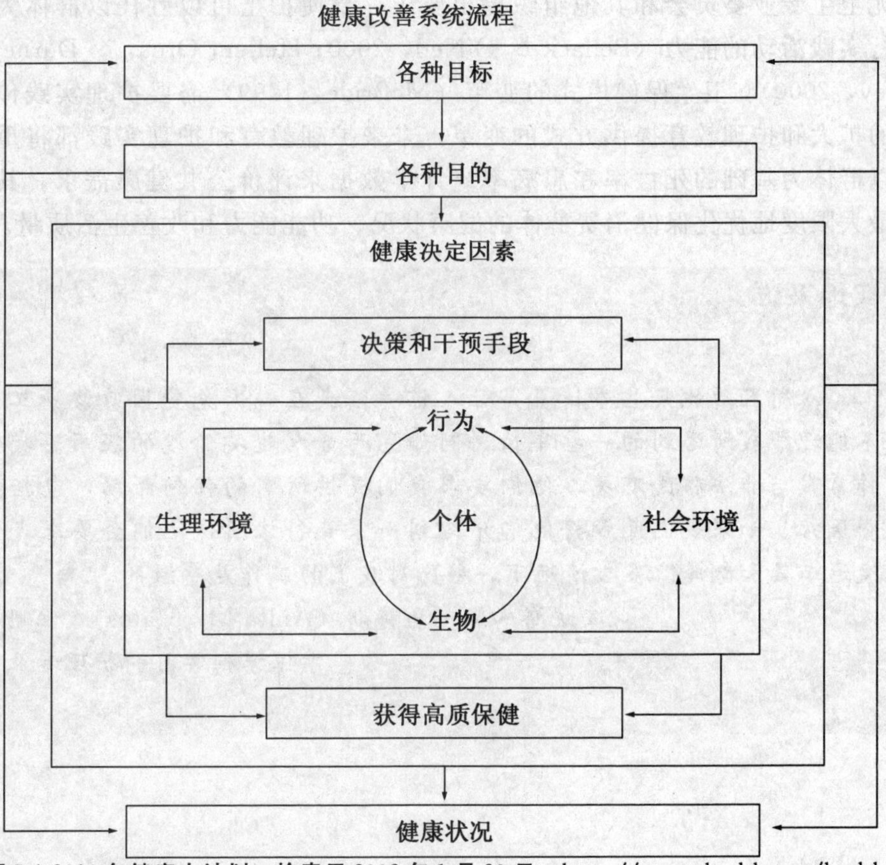

图 5-1 2010 **年健康人计划。检索于** 2002 **年** 1 **月** 20 **日**，http://www.health.gov/healthpeople/document/pdf/uih/2010uih.pdf。

1900年，莉莲·沃尔德（Lillian Wald）在美国建立了以群体为基础的护理实践。她的以群体为中心的努力成果包括亨利街社会福利团体的建立，帮助建立儿童局，倡导儿童，精神病患者，贫困人员和移民的权利。沃尔德想像的护士应该是健康的使者（Peters，1995）。根据沃尔德（1915）的观点，“护士是为达到公共卫生目的的公共计划的部分力量”（60页）。公共事业中护理变得越来越有组织，特别是在各种公共卫生机构，护理领导者，例如鲁思·弗里曼（Ruth Freeman）鼓励护士们将整个公共健康需要作为她们的使命（Freeman，1957）。

21世纪初期，主要社会力量在促进护理教育和护理实践的变革。来自皮尤卫生专业委员会和其他组织提出要求，要使护士可以胜任以群体为基础进行实践活动的能力（Bellack & O'Neil，2000；Heller，Oros，& Durney-Crowley，2000）。卫生保健模式的变革（McBride，1999）需要护理实践传统领域的扩大和护理教育提供方式的变革。未来护理教育和护理实践都将重点应用以群体为基础的死亡率和患病率统计学数据来评价公共健康需求。其中心是最大限度地优化保健消费群体的健康状况、功能能力和改善生活质量。

实地采访

人所经历的某些事情真是让人惊异。我在一家免费医疗诊所工作，我不能理解我所遇到的一些事情，例如墨西哥人越境偷渡的经历。我们的工作常常与非法移民有关，他们要求我们提供所需的任何帮助，包括提供免费医疗。如果我们免费将他们介绍到一家专科诊所，他们会要求我们提供交通工具和翻译。多数情况下，移民对我们的工作是感激的。

安妮塔·M·马特斯（Anita M. Matos），注册护士

学位课程学习的护理专业学生

文献应用

引文： Bauter, H. M., Rodriguez, M. A., Quitoga, S., & Flores-Ortiz, Y. G. (2000). Barriers to health care for abused Latina and Asian immigrant women. Journal of Health Care for the Poor and Underserved, 11 (1), 33-44。

讨论： 这项定性研究包括了 28 名吸毒的拉丁和亚洲移民妇女。使用 4 个半组织性的，以根据种族分组访谈形式收集资料。许多社会政治和社会文化因素被认为是这些人寻求帮助和医疗服务之间交流的障碍。社会政治障碍包括社会上孤独，语言障碍，种族歧视和害怕被驱逐出境。社会文化障碍包括孩子与家庭羞于谈及吸毒问题，以及因吸毒造成的文化交流上的困境。

实际应用： 护士们不仅需要识别那些寻求保健的人群，还要关注那些没有保健要求的人。需要跨文化服务延伸和案例搜索项目来鉴别那些被忽视而得不到关护的隐蔽人群。护士在此项目过程中能起到强大的倡导作用。

以群体为中心的护理实践

美国护理协会（1995）阐述以群体为中心的护理实践的定义是“以所有人作为中心以及责任性的护理活动，”此外，“规定服务提供给那些不是以群体为中心，也没有参加整个群体行动但有可能受益的人们，应给予他们关注。”鲍尔温（Baldwin）和他的同事将以群体为中心的护理解释为“护理专业范围重点是健康的和患病的特殊群体，不分地理区域限制的健康提高和疾病预防”（Baldwin, Conger, Abegglen, & Hill, 1998, P. 17）。在以群体为中心的护理实践中，护士评价公共健康状况，做出护理判断，鉴别最需要保健服务的群体。这一过程包括主要健康状况和环境问题调查，健康监测和公共与群体健康状况的监视与评价（Williams, 2000）。

威廉斯（Williams）（2000）描述以群体为中心的实践活动是以公共卫生基本原理为依据，以基本临床护理实践为基础，涉及在确定的人群，亚群，或者在（分享危险因素的）人群中确定问题（评价和诊断）和解决问题（干预）。威廉斯的观点是将公共卫生护理实践和以群体为基础的护理实践扩大到非公共卫生临床实践中（图 5-2）。

以群体为基础的护理实践

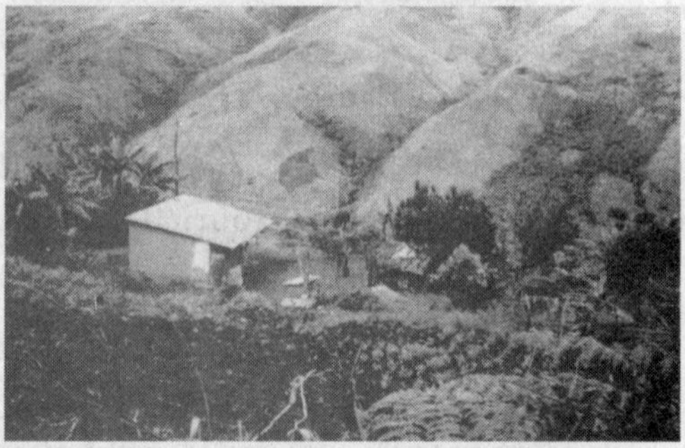

图 5-2a 玻利维亚山村，护理专业的学生在这里帮助印第安人播种和收割蔬菜，使他们的孩子能够吃到有营养的食物

以群体为基础的护理实践（population-based nursing practice）的定义是为了达到永久健康，应用卫生改善和疾病预防干预手段，改善公共弱势人群和危险人群的卫生状况。卫生保健消费者是对提供的护理服务进行计划与评价的合作者。以群体为基础的护理实践本质上是整体性的，需要考虑文化与种族的多样性，宗教与精神的唯一性，经济的不平衡性，和地理区域的差异性。通过增加人群的各种保护因素和抗逆性试图赋予群体能力。**保护因素（protective factors）**是力量和源泉，可用于与危及人类功能的各种威胁作斗争。抗逆性包括复杂的心理机制，例如冒险，应对，保护因素，求变与守恒的能力，对现象作出解释和自信的能力（Rew，TaylorSeehafer，Thomas，& Yockey，2001）。**抗逆性（resilience）**是指个人和群体在面对社会心理和生理完整性受到不断威胁时所具有的适应，战胜和坚持不懈的社会和社会心理能力。

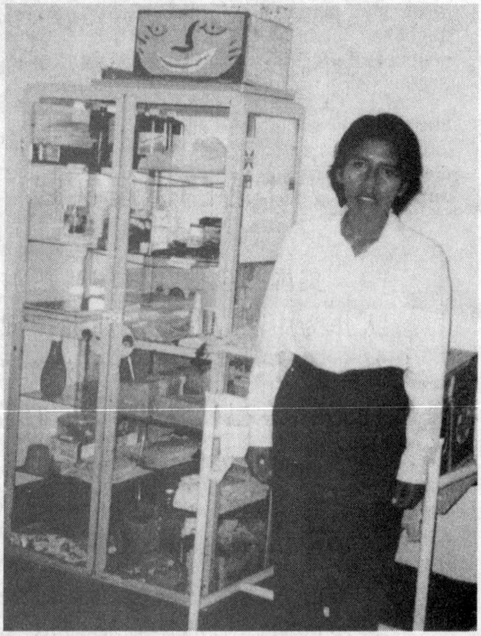

图 5-2b 公共卫生护理教导员在玻利维亚的安第斯山村的诊所讲课，这个诊所是由半工半读的学生和村民们建立的

为了方便，以群体为基础的护理实践在以后的各章中将主要是指以群体为中心和以群体为基础的护理实践。

实地采访

由大陆分开的两个大学所进行的一项合作，将我派到了玻利维亚天主大学卫星城，联合大学校园。这个校园位于玻利维亚的卡门潘巴。来自于农村的学生到这个大学学习护理，农艺学，教育和兽医学。每个课程的公共服务内容可以为安第斯山区周围至少 13 个村庄提供包括保健等方面的帮助。

生活在这些村庄的 Aymaran 和 Quechuan 印第安人每年人均收入 200 美元。交通十分困难，基本健康问题是营养不良，寄生虫病，腹泻和脱水，皮肤感染，肺炎和结核病。对护理教育和实践做出了调整以适应这些村民基本健康的需要。护理专业的学生们背着各种物品，常常走 2～4 小时到这些缺医少药的村庄，为村民们提供保健服务。学生和职员们为了能够在村庄的母亲们下农田干活之前赶到他们的家里，常常需要在早晨 4 点钟就从学校出发。学生们教会家庭主妇们如何种植，并告诉她们如何在烹调中使用营养食品。他们的工作使这些无知和贫困妇女们的能力大大提高。

每个村庄都建立了小诊所，在那里学生们提供各种保健服务，包括产前检查和使用由许多本土植物制作的药物治疗各种疾病。病重而无法到诊所的患者可以得到上门治疗。护理专业的学生们还为村学校的学生和家长们提供有关营养，卫生和寄生虫方面的卫生教育。

卡罗尔·帕夫立什（Carol Pavlish）

圣·凯瑟琳大学副教授

以群体为基础的护理实践的目标是世界卫生组织号召的 2010 年健康人计划和美国护理协会制定的健康目标。以群体为基础的护理实践目标强调个人，家庭，公共和群体的卫生需求，重点是获取保健的途径，保健质量，费用与平等。

以群体为基础的护理实践应用

以群体为基础公共卫生干预是公共卫生护理实践模式的具体应用，其产生于明尼苏达州卫生部（2001），顺应公共需求，指导公共卫生部门保护所负责的公共卫生。以群体为基础的护理实践的基本原理是首先对一个公共群体进行卫生评价。并根据评价过程中发现的群体卫生主要问题进行多学科的干预。

以群体为基础的干预是在三个水平进行的：公共；公共内的一些系统；和个人家庭与小组。以群体为基础的，以公共为中心的实践可以改变许多公共准则，态度，各种惯例和行为。以群体为基础的，以系统为中心的实践可以改变一些法律，权利结构，政策和各种组织形式。以群体为基础的，以个体为中心的实践可以改变个人家庭和小组人的认识，态度，信念，习惯和行为（Keller，Strohschein，Lia-Hoagberg，& Schaffer，1998；Keller，Schaffer，Lia-Hoagberg，& Strohschein，in press）。图 5-3 说明了由公共卫生护理部门制定的明尼苏达州卫生部公共卫生干预 II 计划的内容。

实地采访

红族（Hmong）保健职业联合组织得到了一笔资助用于红族患有抑郁症的老年人进行公共卫生教育。因为在这个群体存在严重自杀现象，所以抑郁症被认为是红族老年人的一个危险因素。许多老年人独居而没有将抑郁症看作是一种疾病。一些为这个群体服务的机构也注意到抑郁症是这些老年人的一个问题。

为了与这个群体接触沟通，制定了几个适用于这个红族文化的特殊方法和步骤。一个是对象选择的合格标准。尽管这个项目的对象是大于 50 岁的人群，对象还可以自己决定自己是否可以入选，也就是说，如果他们感觉“老了”，就可以入选。第二个是尽管这个联合组织在一年一度的红族卫生产品交易会上有一个柜台，但是队员们担心老年人们不太可能会到这里来。所以决定采用流动的，一种轻松的采访形式。在树阴下坐着与这些老年人聊天，或在市场贩卖产品的柜台与这些老年人谈话与他们接触。第三，采访完全是使用红族语言完成的。对老年人做了筛选，采集到了有关抑郁症的相关信息，并制定了一系列的公共干预策略。

马赫尔（Ma Her），公共卫生护士

圣．保罗—拉墨斯国家公共卫生部

From Her，M.（2001）“Outreach” in Getting Behind the Wheel，Public Health Nursing Online Newsletter，15. Section of Public Health Nursing，Minnesota Department of Health. Retrieved form http://www. health. state. mn. us/ divs/chs/phn/phnnews15. html on 7/13/01。

这些干预需要有合理的程序，例如为缺医少药的弱势人群提供卫生保健服务，在进行治疗安排，教育，忠告和咨询之前要鉴别发现那些社区中的危险人群。

需要精通各种文化，以使提供的护理干预在多元文化背景的人群中产生效果。精通文化是指将多元文化与护理实践和保健组织的文化融为一体(Wells，2000)。对文化的无知是对不同肤色，不同种族人群建立保健服务通道，提高保健质量和建立平等保健服务的障碍。多元文化的熟知和跨文化实践能力对于提供保健干预，改善不同文化背景的群体卫生状况是十分必要的。不同种族的群体如果不能理解如何保健和如何使获得保健的途径符合他们的文化信仰和文化习惯，他们就不能自主地制定保健策略和自我保健（Crow，Matheson，& Steed，2000）。

非传统模式

一种非传统的以群体为基础的护理实践模式正在形成。这一模式是由私人赢利和非赢利组织建立的。在此模式中，首先鉴别弱势和危险人群，然后进行公共评价，而且随后的评价重点是与危险人群相关的卫生决定因素。各组织主要是将重点放在他们各自的服务区内，保健市场内的群体，和当时的保健会员。这些组织的基本目标一般包括保持，或降低保健支出水平。第二个目标是为了改善保健效果提高为会员提供的保健质量。一般具有最高危险因素的群体卫生水平最差，为了得到额外的服务而需要的保健费用也最高。

具有多种诊断，或称作多疾病状态，治疗复杂，治疗依从性差，失访的人群也是保健服务的对象。表 5-2 概述了以群体为基础的护理实践的传统模式与非传统模式。

以群体为基础的护理实践中护理程序的应用

以群体为基础的护理实践中应用护理程序来评价、诊断、计划、实施和评估护理工作。

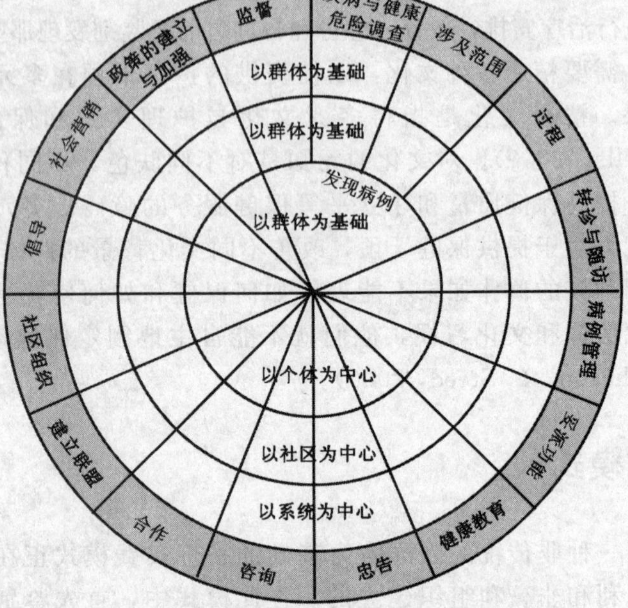

图 5-3　明尼苏达州卫生部公共卫生干预Ⅱ计划。经明尼苏达州卫生部公共卫生护理署特许引用。检索资料来自 2001 **年** 7 **月** 12 **日的网络内容** http://www.health.state.mn.us/divs/chs/phn/manfrm.html。

评价

通过使用一种模式做为指南进行资料收集构成了群体评价过程。表 5-3 是根据前述以健康社会模式中健康人群的决定因素为依据的资料搜集部分内容。表 5-4，列出了部分以群体为基础进行评价的资料来源。

护理诊断

做出以群体为基础护理诊断的第一步是识别北美护理诊断协会的诊断分类。下一步是鉴别病因和列出支持诊断类别的重要证据。一个完整诊断的例子是“数人提供的证据表明对于遭遇飓风危害造成的损失，以及暴风后 24 小时缺少粮食，联合郡政府的公共处理措施不当”。

表 5-2　以群体为基础的护理实践

传统模式	非传统模式
以所有公共群体为基本中心	以具有危险因素的群体为中心
↓	↓
评价所有公共的需求	评价危险群体的健康需求
↓	↓
识别危险的或弱势人群	评估服务区域/附近社区，识别健康决定因素和来源
↓	↓
鉴别护理资源与危险人群健康需求之间的适宜性	鉴别护理资源与危险人群健康需求之间的适宜性
↓	↓
确定目标进行干预	确定目标进行干预
↓	↓
评价人群的健康结果	评价人群的健康结果
↓	↓
再次评价所有公共健康需求	再次评价危险人群的健康
↓	↓
制定新的优先策略：社区内其他危险人群的健康需求	制定新的优先策略：服务区内其他危险人群健康需求

计划与实施

由公共卫生护理部门制定了以群体为基础护理实践的基本计划与实施框架。明尼苏达州卫生部公共卫生护理署与一个公共卫生护理顾问小组共同建立了一个以群体为基础的护理干预模式（Keller，Schaffer，LiaHoagberg，& Strohschein，2002）。表 5-5 中显示了这个模式，以及另外一个由弗吉尼亚建立的模式（Kosidlak，1999）。弗吉尼亚模式是根据对实施公共卫生护理人员的实地采访内容而建立的。

在图 5-4 中显示了一个以群体为基础护理干预计划的例子。这个计划包括了在图 5-3 中所描述的明尼苏达州卫生部，公共卫生干预Ⅱ计划的部分内容。

评估

以群体为基础护理实践结果的中心内容是危险人群的健康状况，功能和生活质量。通过收集的资料能够看出所有危险人群对于每种特殊结果的综合反应。一般使用描述性统计数据分析采集的群体数据，例如平均值、范围值、百分数和生物统计学测量如各种率。

案例研究也是十分有用的，它能够证实如何向客户提供服务。参与此评价过程的包括了多学科服务队伍，卫生保健消费者和公共事业的热心者。在分析了人群健康结果后，鉴别危险人群未能得到满足的需求，用以确定是否有必要实行进一步的干预。

表 5-3 以群体为基础卫生决定因素评价模板——摘录

社区水平

生理环境

- 住房和居住地，周边的安全性，社区和学校的质量
- 环境质量：空气、水源、大地、化学、物理和生物危险
- 运输能力、通讯系统、停车和娱乐设施的配备

社会环境

- 社区的各种准则，价值和行为方式，社区内行政结构
- 在群体和大的社区内犯罪和暴力事件的发生率
- 社区内就业机会及经济可行性

各种政策与干预措施

- 国家、州、郡和城市的卫生和社会政策
- 提供健康和社会服务的公共、私人和各种志愿者组织的政策
- 健康保险公司、健康管理组织、卫生系统和保健服务团体的政策

卫生系统水平

卫生保健的获取

- 有效的初级、二级和三级卫生保健服务
- 保健与社会服务力量（数量、种类、多学科、部署、可持续性）；教育学员提供的健康教育与训练。
- 能够提供每周 7 天，每天 24 小时的保健和社会服务能力

群体水平

生物学的

- 人口统计学资料（年龄、性别、种族类别）
- 生物和遗传因素，健康与疾病的类型（患病率和死亡率资料）

行为

- 教育背景和水平，文化背景（生活方式、语言、宗教）
- 社会经济状况（就业方式、居住条件、健康保险和牙科保险）
- 文化健康类型（健康信念和自我保健实践，营养，适应性，既往与卫生系统有关的经历，当前的保健提供者，家庭和世代间的健康类型）

数据分析

- 优先考虑社区人群的健康需求和根据需求和健康状况优先考虑弱势人群和危险人群。
- 识别危险人群的可逆性和不可逆性健康危险因素
- 识别那些已知危险因素的生物性、社会生理性、环境、文化、政治、金融和医源性的原因。

表 5-4　以群体为基础进行评价的资料来源

利用的资料可以是原始资料（由进行评价工作的人员收集的），也可以是间接资料（由其他人收集的）

原始资料的一般来源

- 重要的信息采访和对卫生和社会服务人员、社区负责人、媒体、政府机构官员和个人的调查
- 对于危险人群，或者弱势群体中的个别成员（课题研究对象入选者和非入选者）进行的重要采访，调查和观察（如果是以人群作为研究对象，可能需要履行知情同意程序）。
- 对相关社区和组织所进行的“地毯式”调查和零散调查。

间接资料的常见来源

- 从政府信息资源得到的健康数据、重要的统计资料和人口普查数据等
- 公共计划文件
- 从政府信息资源，志愿者、私人组织和消费群体得到的一组人群的健康报告
- 科学文献与专业文献，以及数据库
- 来自医疗保险公司所有客户/会员的资料——可能只能由公司职员使用
- 新闻和通讯媒体、包括报纸、杂志、电视、广播和因特网

实地采访

几年前，我作为一名志愿者与一组外科医生一起在秘鲁工作了一个月。这次经历使我能够置身深入了解其他国家的卫生状况。患者在入院之前，常常会得到一个所需物质购买清单。其中包括静脉输液袋子，输液管，包扎用品，胶带和用于穿刺和静脉输液的针头。住院需要由家里提供床单和毯子。医院一天提供几次食品，主要是汤。如果患者需要更多的食物，则需要由家里做好后送来。有些人家住农村，需要走几天的路才能到。来不及回家的人们就和患者睡在一张床上，或床边的地上，或者就睡在医院的院子里。家中有人住院对家庭来说将是一笔很大的开销。为了提供住院患者的基本需求，常常花费了他们大量的积蓄。从那次旅行后，我了解到了在第三世界国家做志愿者的医生和护士们，所以就节约一些需要的物资提供给他们。

Catherine Miller，注册护士
完成护理专业学位的学生

表 5-5 以群体为基础护理干预模式之间的比较

	明尼苏达模式（MDH，2001）	弗吉尼亚模式（Kosidlak，1999）
监督	×	
疾病/健康危险调查	×	
涉及范围	×	社区范围
过筛	×	×
案例发现	×	
安排治疗和随访	×	
倡导	×	
建立联盟	×	×
社区组织	×	
咨询会诊	×	
政策建立与加强	×	
社会营销	×	公共知晓
病例管理	×	
劝告	×	
委派功能	×	
健康指导	×	公共教育
提供教学	×	×

根据“Assessment，Program Planning，and Evaluation in Population-Based Public Health Practice，” by L. O. Keller，M. Schaffer，B. Lia-Hoagberg，and S. Strohschein，2002，Journal of Public Health Management and Practice 和“The development and Implementation of a Population-Based Intervention Model for Public Health Nursing Practice，” by J. G. Kosidlak，1999，Public Health Nursing，16（5），311－320. 中的内容编辑而成。

批评性思维

请考虑下述的情况，你的社区正在经历一场麻疹的流行，要求你放弃一天对临终关怀医院客户的家庭随访，改为做一次诊所内麻疹免疫工作。你有三个临终关怀医院的随访计划，一个是孩子临近死亡的家庭。通过免疫诊所的工作，可以免疫接种和保护 150 个孩子。

你做出的决定是什么？为解决这个困难，你可能做出什么选择？

护理诊断：一群大塔（Data）中学的 13～15 岁女学生，该学校存在着营养失调的危险：由于营养习惯改变造成的身体营养不良，自我形象紊乱，无力感，筛查和社区服务涉及范围不足，上述内容的证据如下：

- 10%的女学生低于体重标准线的第 5 个百分位值，但高于身高标准生长曲线上的第 25 个百分位值。
- 75%的女学生报告每周有 3 天，甚至多于 3 天在上学前不吃早餐，50%的学生是从自动贩卖机上购买食品当作午餐。
- 90%的女学生同意这样的语言，“我不喜欢目前这种体型。”
- 80%的女学生同意这样的语言，“身体苗条对于我和我的朋友来说都是十分重要的。”
- 20%的女学生报告，她们的生活不加以控制，唯一能够控制的是她们的饮食习惯。
- 只是训练学校的护士去关照十分消瘦，或不吃早餐的女孩子们，而不是训练学校的职员们。

目的：降低大塔中学 13～15 岁女学生中存在的营养失调危险。

可逆性危险因素：饮食习惯，自我形象紊乱，无力感，筛查和社区服务涉及范围不足。

保护性因素：友谊与同辈网络，学校护士，社会工作者，提供忠告和建议的人员，学校早餐和午餐计划，在学校开办基本保健诊所。

人力，财力，抗逆性：多数孩子的父母愿意讨论营养问题，学生们喜欢在学校开设卫生和健康课，以及开设课程的老师。学校具有少量用于启动干预计划的资金，多数健康危险的女生经常来到卫生所，并表明可以说服她们去改善她们的卫生和健康状况。

结果	干预措施	提供者	评价
1. 至 2002 年 1 月 1 日，75%的学生将从咖啡屋，而不是从自动贩卖机得到午餐。(P)	1.1 健康教育：营养 1.2 合作：重新设计学生们如何就餐？以及午餐的地点？ 1.3 确定政策：改变学校关于午餐时使用自动贩卖机的策略。	学校护士，卫生学教师，管理人员，伙食服务员，学生会，学校护士， 学校委员会	学生调查 咖啡厅 登记 计算
2. 至 2002 年 5 月 1 日，50%具有危险的学生们将同意这样的语言，“不论我的身体是什么样子我都喜欢”。(P)	2.1 忠告：为具有危险的学生们提供帮助的小组，同辈忠告。	社会工作者，心理学家，学校护士，同辈帮助人员和同辈助教。	调查或访谈

图 5-4　以群体为基础护理干预计划举例

（续）

结果	干预	提供者	评价
3. 至2002年5月1日100%的具有危险的学生们同意这样的口号，“较6个月之前相比，我更能控制我的生命。”。(P)	3.1 忠告：为具有危险的学生们提供帮助的小组，同辈忠告。	社会工作者，心理学家，学校护士，同辈帮助人员和同辈助教。	调查或访谈
4. 一项识别具有饮食紊乱危险学生的筛查和服务扩展计划将在2002年1月30日开始实施（S）	4.1 延伸和转诊：在学校范围内实施计划	管理人员，学校职员，同辈忠告人	对保健提供人员所做的调查对学生所做观察记录进行的分析
	4.2 筛查：将建立和实施筛查具有危险因素学生的计划	管理人员，学校护士，社会工作者，心理学家	
	4.3 提供教育：将为学校的职员们举办专业学术讨论会并提供信息表	管理人员，学校职员，卫生教育教师，学校护士	
	4.4 社会影响：将家长协会和学校委员会作为信息见面会的重点	管理人员，家长教师协会，学校护士，卫生教育教师，学校委员会	在学校委员会会议结束时的评价
5. 体重低于标准生长发育表格的5个百分点，身高为25个百分点以上的学生中，25%的体重将在2002年6月1日达到5个百分点以上。(P)	5.1 监督：将建立和实施一项对于危险学生进行监测项目	学校护士，管理人员	关于学生指标改善的各种记录总结
6.75%的参加社区卫生教育人员将会在学习结束时同意，饮食异常的青少年是社区中需要优先考虑的卫生问题。(C)	6.1 社会影响和卫生教育：公共教育部将在2002年6月举办有关饮食异常和青春期问题的社区会议	专门小组：卫生教育人员，学校心理学家，社会工作者，学校护士，营养学家，内科医师	结束调查

C：以公共为中心的结果；P：以群体为中心的结果，与个体，家庭和小组相关；S：以系统为中心的结果。

图 5-4（接上页）

实地采访

明尼苏达州当前的实践哲学是为所有需要服务的老年人提供长期保健服务。许多虚弱的老年人需要提供家庭服务。家庭护理模式使得这些老年人处于一种药物滥用和容易被忽视的危险，这是因为注册的职业护士并不能做到每天直接监护护理。当前家庭护理的保持需要由一个职业护士进行每个月的监督指导。仍然保留老人居住社区内享有的独立权利。直到患病老人的需求在法律上成为优先考虑的问题之前，这种家庭护理是不能够满足他们的需要。理想的解决方法是能够提供随时、随地和因人而异的长期护理，提供一定水平的监督和病例管理服务，以确保安全护理，减低药物滥用和容易被忽视的危险性。实际方法是根据可利用资源，在家庭服务中提供有限的监控和病例管理，当不能得到安全水平的以社区为基础的护理保健时，可以鼓励患病老人住进医院。

霍莉·该隐（Holly Cain），4 年制护理学士学位
前医疗救护质量改进协调员

实地采访

我在一群怀孕和正在做母亲的少年中做一项教育选择研究项目，这个项目是为那些不适于传统学校就学的少年们提供教育选择。这项研究中包括了各种文化背景的学生。现在有 8 个女孩子将会在就学期间生下孩子。这一年还将有 4 个少年父亲入学。这个项目中具有一个保育中心，所以这些学生们可以带着她们的孩子上学，而且可以在上学时随时探望她们的孩子。

我与另外一个公共卫生护士一起做这个项目。我们为所有为了将来读大学学位的学生讲授每个星期的产前教育和生活技能课程。每个学生还半工半读地在保育室工作，这个保育室中既有他们自己的孩子，还有年岁大一些的人们的孩子，这样我们就有机会可以讨论有关生长、发展、保健问题和扮演亲子交互式模式的角色。

我们还与每个学生一起为他们进行家庭计划选择，而且我们非常自豪地将其称为“妊娠免费俱乐部”，这是一个志愿者式的“俱乐部”，使每个学生具有私人时间可以与公共卫生护士谈论如何正确节育，和检查妨碍学生们有效进行节育的障碍。

同伴支持也成为了意想不到的部分，使得学生们可以轻松愉快地谈论她们节育、节欲的方法。这个项目使得再怀孕率明显低于全国的平均水平。

巴巴拉·赖利（Barbara Reilly），公共卫生护士
布卢明顿市卫生部

摘自 Reilly, B. （2000）. “Health Teaching” in Getting Behind the Wheel, Public Health Nursing Online Newsletter, 13. Section of Public Health Nursing, Minnesota Department of Health. Retrieved from *http://www.health.state.mn.us/divs/chs/phn/phnnews13.html* on 7/13/01。

案例研究 5-1

你正在护理一位住在家中的 72 岁老人，拉蒙太太。她主要靠社会保障养老金生活，每次随访时，感到她在逐渐衰弱，但她希望尽可能地生活在家里。

为了确保拉蒙太太得到安全的家庭护理，你应该采用哪些护理倡导建议？如何调整服务资源来帮助拉蒙太太更长时间地生活在家中？

项目评价

项目评价构成了以群体为基础的护理评价过程的一部分。整合服务资源和资金是必要的。并适宜进行成本—收益分析，将危险群体的卫生状况，功能和生活质量的改善与人力和物力资源的投入进行比较。应该使用符合伦理道德和能够适于多元文化护理的指南来评价卫生保健服务人员与弱势或边缘人群相互作用的效益。图 5-5 显示了一组可以用于重点进行项目评价的问题。

重要概念

- 以群体为基础卫生保健的核心是降低不同人群中存在的卫生水平差异。
- 以群体为基础卫生保健和以群体为基础护理的目标是获取保健服务的通道，质量，控制支出费用与平等。
- 以群体为基础护理实践的中心是那些危险的，弱势的和服务水平低下的群体。

以群体为基础护理实践的项目评价	
通道	是否在社区/服务地区内发现了那些危险的、服务水平低下的、弱势群体，并能够提供及时可行的服务？ 是否提供了服务，而不管其年龄、性别、种族、民族划分，保健状况，或者地区的区别？
质量	服务是否能够最大限度地满足社区的，或危险的、弱势的、服务水平低下群体的卫生需求？ 他们的卫生状况是否得到了改善？ 他们的卫生危险因素是否降低了？ 他们是否对得到的服务满意？
费用	患者是否能够负担我们所必须提供的服务？ 我们是否努力控制保健服务预算？ 是否在随着时间降低护理费用？
平等	是否能够根据所有高危患病群体的优先卫生需求使用我们的资源？ 是否将我们的服务和资源重点用于改善那些服务水平最低下人群的卫生状况？ 是否剩余足够的资源来满足那些低危人群的卫生需求？

图 5-5　以群体为基础护理实践的项目评价

- 传统的以群体为基础的护理实践一般是先判断一个社区的卫生需求，鉴别需要优先解决的卫生问题和危险的弱势群体。
- 现代概念的以群体为基础的护理实践是先鉴别危险群体，然后进行与这个群体相关的卫生评价。
- 以群体为基础保健涉及多学科人员，保健消费者和对社区事业的参与。
- 其工作中心为人群，卫生系统和社区水平的以群体为基础的干预策略对于改善所有人群的卫生是必要的。
- 以群体为基础保健的结果是以群体水平进行测定。三个主要结果包括卫生状况，功能和生活质量。
- 护士在建立和实施以群体为基础保健服务中发挥重要的作用。

关键术语

日常生活活动（activities of daily living）
功能性卫生状况（functional health status）
健康决定因素（health determinants）
卫生相关生活质量（health-related quality of life）
健康危险因素（health risk factors）
卫生状况（health status）
工具式日常生活活动（instrumental activities of daily living）
以群体为基础的卫生保健实践（population-based health care practice）
以群体为基础的护理实践（population-based nursing practice）
保护性因素（protective factors）
生活质量（quality of life）
抗递性（resiliency）
弱势群体（vulnerable population groups）

复习题

1. 以群体为基础的护理实践的 4 个目标是
A. 通道，费用，授权，平等
B. 通道，费用，平等，抗递性
C. 通道，费用，平等，质量
D. 费用，平等，抗递性，质量

2. 以群体为基础护理干预对象是
A. 所有需要保健服务的个人
B. 没有健康保险的人们

C. 整个社区的卫生需求

D. 只有社区中内的弱势人群

3. 造成国际上和美国国内卫生状况差异的主要原因包括

A. 性别，种族，民族划分和贫穷

B. 缺少可以承受的保健系统

C. 贫穷和国家的经济水平

D. 结核，腹泻，疟疾和艾滋病

4. 贫穷的家庭得到保健的能力有限，卫生需求得不到解决，对其实行以群体为基础的护理干预需要优先考虑的问题包括

A. 倡议，社区组织，社会营销，建立合作

B. 疾病和卫生事件调查，筛查，治疗安排和会诊

C. 服务延伸，筛查，治疗安排和随访，健康教育和忠告

D. 筛查，治疗安排和随访，病例管理，监督

课后练习

1. 比较以个体为基础的护理实践和以群体为基础的护理实践，在进行以群体为基础的护理中需要那些护理知识和技能？

2. 希尔飞戈（Hilfinger）（2001）认为护士应该采用一种全球性体系给予妇女权利来降低健康状况的差异性，讨论这种框架应该包括哪些内容？为了在地区，国家和世界等不同水平采用这种框架，你怎样去倡议这种护理模式？

3. 观察你的同事应用健康决定因素评价体系的部分情况，分析资料鉴别存在于人群中的某些常见健康危险因素。

浏览网站

哪些网站可以查找有助于为移民提供保健服务的信息？

国立卫生研究院：*http://www.nih.gov* 。

公众卫生机构的主要医疗官员：*http://www.surgeongeneral.gov* 。

美国卫生部：*http://www.os.dhhs.gov* 。

跨文化卫生中心：*http://www.crosshealth.com* 。

种族与卫生：*http://www.os.dhhs.gov/topics/minority.html* 。

美国移民与难民服务处（IRSA）：*http://www.refugeesusa.org* 。

联合国：*http://www.un.org* 。

世界卫生组织：*http://www.who.int* 。

哪些网站可以帮助分析你所具有的地区和国家数据？

美国社区统计机构：*http://www.scorecard.org* 。

美国统计服务：*http://www.fedstats.gov* 。

参考文献

American Nurses Association. (1995). *Position statements—promotion and disease prevention.* Retrieved March 30, 2002, from http://nursingworld.org/readroom/position/social/scprmo.htm.

American Public Health Association. (2001). *The fourteen points for the campaign for universal health care—the nation's health.* Retrieved July 9, 2001, from http://www.apha.org/legislative/issues/reform.htm

Baldwin, J. H., Conger, C. O., Abegglen, J. C., & Hill, E. M. (1998). Population-focused and community-based nursing—moving toward clarification of concepts. *Public Health Nursing, 15*(1), 12–18.

Bastian, H. (1989). A guide to WHO and "WHO speak." *Consumer Health Forum, 9*, 15.

Bauer, H. M., Rodriguez, M. A., Quiroga, S. S., & Flores-Ortiz, Y. G. (2000). Barriers to health care for abused Latina and Asian immigrant women. *Journal of Health Care for the Poor and Underserved, 11*(1), 33–44.

Bellack, J. P., & O'Neil, E. H. (2000). Recreating nursing practice for a new century. Recommendations and implications of the Pew Health Professions Commission's final report. *Nursing and Health Care Perspectives, 21*(1), 14–21.

Centers for Disease Control. (2001). Tobacco use among adults—Arizona, 1996 and 1999. *Morbidity and Mortality Weekly Report May 25, 2001, 50:20; 402-406.* Retrieved from http://www.cdc.gov/mmwr/preview/mmwrhtml/mm5020a2.htm on March 27, 2002.

Crow, K., Matheson, L., & Steed, A. (2000). Informed consent and truth-telling: Cultural directions for healthcare providers. *Journal of Nursing Administration, 30*(3), 148–152.

Duncan, S. M. (1996). Empowerment strategies in nursing education: A foundation for population-focused clinical studies. *Public Health Nursing, 13*(5), 311–317.

Freeman, R. B. (1957). *Public health nursing practice* (2nd ed.). Philadelphia: Saunders.

Harris, P. A., Kerr, J., & Steffen, D. (1997). A state-based immunization campaign: the New Mexico experience. *Journal of School Health, 67*(7), 273–276.

Hartwig, M. S., & Landis, B. J. (1999). The Arkansas AHEC model of community-oriented primary care. *Holistic Nurse Practitioner, 13*(4), 28–37.

Hastings, D. P. (2001). The New Hampshire health initiative on domestic violence. *Nursing Forum, 36*(1), 31–35.

Healthy People. (n. d.). *What are the leading health indicators?* Retrieved January 20, 2002, from http://www.health.gov/healthypeople/document/pdf/uih/2010uih.pdf

Heller, B. R., Oros, M. T., & Durney-Crowley, J. (2000). The future of nursing education. Ten trends to watch. *Nursing and Health Care Perspectives, 21*(1), 9–13.

Her, M. (2001). "Outreach": Getting Behind the Wheel. *Public Health Nursing Newsletter, 15.* Retrieved July 13, 2001, from http://www.health.state.mn.us/divs/chs/phn/phnnews15.html

Hilfinger, D. K. (2001). Globalization, nursing, and health for all. *Journal of Nursing Scholarship, 33*(1), 9–11.

Holland, L., & Courtney, R. (1998). Increasing cultural competence with the Latino community. *Journal of Community Health Nursing, 15*(1), 45–53.

Keller, L. O., Schaffer, M., Lia-Hoagberg, B., & Strohschein S. (in press). Assessment, program planning, and evaluation in population-based public health practice. *Journal of Public Health Management and Practice.*

Keller L. O., Strohschein S., Lia-Hoagberg, B., & Schaffer, M. (1998). Population-based public health nursing interventions: A model from practice. *Public Health Nursing, 15*(3), 207–215.

Kindig, D. A. (1999). Purchasing population health: Aligning financial incentives to improve health outcomes. *Nursing Outlook, 47,* 15–22.

Lyons, W., & Scheb, J. M., II. (1998). Managed care and Medicaid reform in Tennessee: The impact of Tenncare on access and health-seeking behavior. *Journal of Health Care for the Poor and Underserved, 10*(3), 328–337.

McBride, A. B. (1999). Breakthroughs in nursing education: Looking back, looking forward. *Nursing Outlook, 47*(30), 114–119.

Minnesota Department of Health, Section of Public Health Nursing. (2001). *Public health interventions—applications for public health nursing practice.* St. Paul, MN: Minnesota Department of Health. Retrieved April 20, 2002, from http://www.health.state.mn.us/divs/chs/phn/manfrm.html

Mitchell, P. (1999). UK government aims to prevent 300,000 deaths over ten years. *Lancet, 354,* 139.

Mundt, M. H. (1998). Exploring the meaning of "underserved:" A call to action. *Nursing Forum, 33,* 5–6.

Nelson, M., Proctor, S., Regev, H., Barnes, D., Sawyer, L., Messias, D., Yoder, L., & Meleis, A. I. (1996). International population and development: The United Nations' Cairo action plan for women's health. *Image: Journal of Nursing Scholarship, 28*(1), 75 80.

Peters, R. M. (1995). Teaching population-focused practice to baccalaureate nursing students: a clinical model. *Journal of Nursing Education, 34*(8), 378–383.

Reilly, B. (2001). "Health Teaching" in *Getting Behind the Wheel, Public Health Nursing Online Newsletter, 13.* Section of Public Health Nursing, Minnesota Department of Health. Retrieved from http://www.health. state.mn.us/divs/chs/phn/phnnews13.html on July 13, 2001.

Rew, L., Taylor-Seehafer, M., Thomas, N. Y., & Yockey, R. D. (2001). Correlates of resilience in homeless adolescents. *Journal of Nursing Scholarship, 33*(1), 33–40.

U.S. Department of Health and Human Services. (2000). *Healthy people 2010: Understanding and improving health,* (2nd, ed.). Washington, DC: U.S. Government Printing Office.

Wald, L. D. (1915). *The house on Henry Street.* New York: Dover Publications.

Wells, M. I. (2000). Beyond cultural competence: A model for individual and institutional cultural development. *Journal of Community Health Nursing, 17*(4), 189–199.

Williams, C. A. (2000). Community-oriented population-focused practice: The foundation of specialization in public health nursing. In M. Stanhope & J. Lancaster (Eds.), *Community and public health nursing* (5th ed., pp. 2–19). St. Louis, MO: Mosby.

推荐读物

Abbasi, K. (1999). Healthcare strategy—the role of the World Bank in international health. *British Medical Journal, 318,* 933–936.

Beauchesne, M. F. (2001). When urban U.S. means urban underserved. *Reflections on Nursing Leadership, 27*(2), 24–27.

Brundtland, G. H. (2001). *Meeting of interested parties—opening remarks.* Retrieved January 20, 2002, from the World Health Organization web site: http://www.who.int/director-general/speeches/2001/english/20010618_mipgeneva2001.en.html

Burkhardt, M. A., & Nathaniel, A. K. (2002). *Ethics & issues in contemporary nursing*. Clifton Park, NY: Delmar Learning.

Clark, M. J. (1996). The community context. In M. J. Clark (ed.), *Nursing in the community* (2nd ed., pp. 3–16). Stamford, CT: Appleton & Lange.

Coler, M. S., Filha, M. de O. F., Ozalting, G., Gorman, D., Rigol, A., & Oud, N. Violence: A NANDA nursing diagnosis targeted at a universal problem: One proposal for prevention and intervention. In M. J. Rantz & P. Lemone (Eds.), *Classification of nursing diagnoses. Proceedings of the thirteenth conference* (pp. 377–389). Glendale, CA: CINAHL.

Diekemper, M., Smith Battle, L., & Drake, M. A. (1999). Part I. Bringing the population into focus. *Public Health Nursing, 16*(1), 3–10.

Diekemper, M., Smith Battle, L., & Drake, M. A. (1999). Sharpening the focus on populations: An intentional community health nursing approach. Part II. *Public Health Nursing, 16*(1), 11–16.

Evans, R., & Stoddart, G. (1990). Consuming health care, producing health. *Social Science Medicine, 31*, 1347–1363.

Gordon, M. (2000). *Manual of Nursing Diagnosis* (9th ed). St. Louis, MO: Mosby.

Green, P. M., & Slade, D. S. (2000). Environmental nursing diagnoses for aggregates and community. *Nursing Diagnosis, 12*(1), 5–13.

Helvie, C. O., & Nichols, B. S. (1998). Reconceptualization of community health nursing clinicals for the undergraduate students. *Public Health Nursing, 15*(1), 60–64.

Her, M. (2001, April). St. Paul-Ramsey County Department of Public Health, St. Paul, Minnesota, case study: Target population, Hmong elderly at risk for depression—intervention, outreach behind the wheel. *Public Health Nursing Newsletter*. Retrieved July 13, 2001, from http://www.health.state.mn.us/divs/chs/phn/phnnews15.html

Institute of Medicine. (1988). *The future of public health.* Washington, DC: National Academy Press.

Kosidlak, J. G. (1999). The development and implementation of a population-based intervention model for public health nursing practice. *Public Health Nursing, 16*(5), 311–320.

Kurland, J. (2000). Public health in the new millennium II: Social exclusion. *Public Health Reports, 115*(4), 298.

Lindeman, C. A. (2000). The future of nursing education. *Journal of Nursing Education, 39*(1), 5–12.

Minnesota Department of Health, Section of Public Health Nursing. (2001). Getting behind the wheel. *Public Health Nursing Newsletter.* Retrieved January 30, 2002, from http://www.health.state.mn.us/divs/chs/phn/index.html

O'Neil, E. H. & the Pew Health Professions Commission. (1998). *Recreating health professional practice for a new century.* San Francisco: Pew Health Professions Commission.

Public Health Reports. (1998). Eliminating racial and ethnic disparities in health: Response to the president's Initiative on Race. *Author,* 113(4), 372–374.

Registered Nurses Association of British Columbia. (1992). *Determinants of health: Empowering strategies for nursing practice.* Vancouver, British Columbia, Canada: Author.

Schaal, M. G., Rose, M. A., Doherty, A., & Vilan, A. (2000). Global connections in a changing world: Romanian and U.S. nurses unite. *Journal of Community Health Nursing, 17*(4), 201–209.

Small, H. (1998, March). Paper presented at the States and Lamps Research Conference.

Uys, L. R. (2001). Universal access to health care: If not now, when? *Reflections on Nursing Leadership, 27*(2), 21–23.

Williams, C. A. (1996). Community-based population-focused practice: The foundation of specialization in public health nursing. In M. Stanhope & J. Lancaster (Eds.), *Community health nursing: Process and practice for promoting health* (4th ed., pp. 21–32). St. Louis, MO: Mosby-Year Book.

Willis, E. M., Biggins, A. L., & Donovan, J. E. (1999). Population-focused practice. In J. E. Hitchcock, P. E. Schubert, & S. A. Thomas, *Community health nursing* (pp. 209–223). Clifton Park, NY: Delmar Learning.

World Health Organization. (2000). *A massive effort for better health among the poor.* Retrieved July 7, 2001, from http://www.who.int/inf-new/conclu.htm

第 6 章

个人与多学科间的沟通

杰克林·L·鲁思曼（Jacklyn L. Ruthman），
理学博士，注册护士

患者基本上感受到的是我们是谁以及我们是如何一起工作的。

——南希·摩尔（Nancy Moore），2000

学习目标

完成本章内容的学习后，应该能够：

1. 详述社会上影响沟通的流行趋势。
2. 描述沟通过程。
3. 叙述语言与非语言沟通的特点。
4. 通过使用基本的沟通技巧增加沟通的有效性。
5. 列举沟通的障碍。
6. 描述在工作场所典型的护理沟通活动。

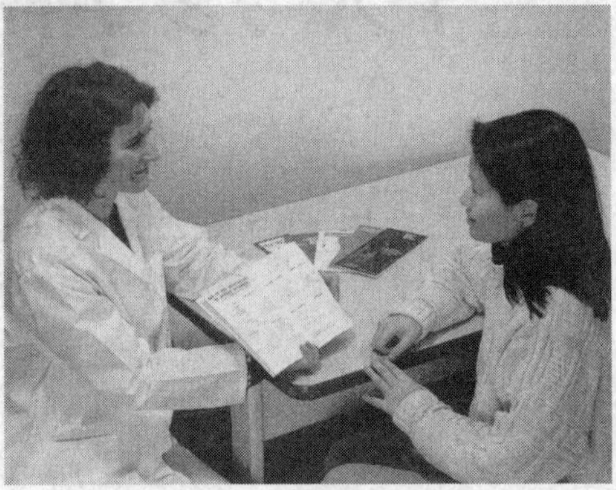

作为一名新近获得执业资格证书的注册护士在社区医院的一个病区中工作，开始轮班时你首先开始巡视患者并对其进行初步的评估。你进入梅森（Mason）先生的病房，他有长期的慢性阻塞性肺病的病史，昨天因为肺炎入院。在这工作的医护人员都很熟悉他。当你听诊他的呼吸音时，他告诉你："我认为这次我可能是过不去了。"站在她身边的妻子说："不要这么说。"

对于这种情景你有什么想法？

什么样的非语言的暗示可能有助于你解释这一信息？

你要运用什么样的沟通技巧做出适宜的回应？

今天护士运用基本的沟通原则来帮助他们与患者，患者家属，同事和其他人进行相互沟通。这些原则使得护士们得以适应那些影响其护理职业精神及实际操作的倾向。字典上将沟通定义为一种过程，通过这种过程信息得以交换。护士遵循的沟通过程常常是普遍的而不是护理工作所独特的。在日益增加的社会多样化的不同背景下，他们依赖各种沟通技巧有效地促进对患者的护理以及提高职业精神。这些技巧使得护士们能够胜任复杂的、互动的、语言的以及非语言的沟通。护士们十分注意沟通的背景。护士们也必须特别注意潜在的沟通障碍以克服它们。对沟通的原则和技巧的意识使护士们能够应付工作场合中不同的沟通需要。

影响沟通的社会倾向

由于我们文化上的倾向，进行良好沟通的重要性在增加。影响护理操作的倾向之一就是不断增加的社会多样化。美国被称为一个大熔炉，现在我们能够看到很多不同的道德观、种族、文化和社会经济背景的影响，这一称谓比以往任何时候都更加贴切。不断增加的多样化导致一度占据统治地位的价值观被不同的价值观和信仰所取代或淡化。这些不同成为潜在的导致误解的原因，但这些误解是可以通过有效的沟通来克服的。

另一倾向是我们的人口老龄化。据估计到 2020 年 20％的人口将达到 65 岁或大于 65 岁。老龄化的社会给护士们维持有效的沟通带来很大挑战。护士们必须通过有效的沟通来弥补衰老过程带来的感官能力的减低。多种感官的缺陷可以同时发生，包括听觉、视觉、嗅觉、味觉和触觉的不同结合。潜在的输入信息的减少对护士及患者弥补这些缺陷都是同样的挑战。在人口老龄化的同时，伴随着计算机技术越来越占据主导地位，沟通开始向电子模式转变。随着电子手段的沟通呈现出更大的作用，护士们有效的书面沟通能力就变得越发重要。应用电子信息输入的书面沟通将信息输入的方式从传统的视、听和感觉模式转移到书面语言。因此，明天的护士们将需要敏锐的书写技巧。这些倾向已经影响到对目前的护理能力的建议。对护理而言，沟通是如此重要，以至于在第一章所讨论的皮尤卫生专业委员会的报告中提到的护士的主要能力就包括了沟通这一部分（Bellack & O” Neil，2000）。

沟通过程的要素

沟通是信息或观点的交换。沟通最主要的是一个互动的过程，它是一种直达结果并被环境所影响的方法。典型的沟通包括一名发送者、一条信息、一名接受者和反馈。面对面的沟通允许这一过程几乎立即进行，也就是说是同步的。电子媒介可以同步或非同步。图 6-1 说明了沟通过程。

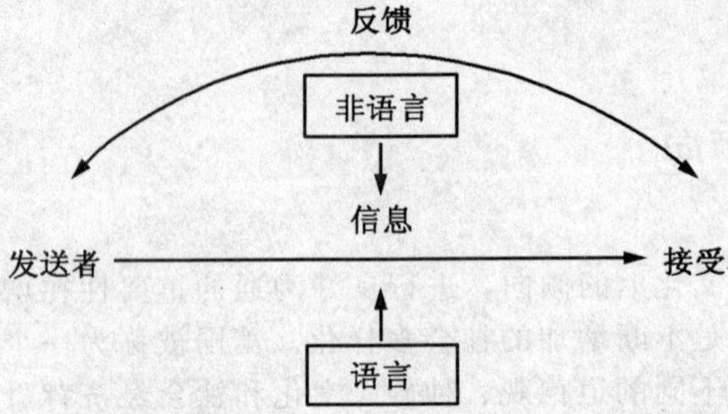

图 6-1 基本沟通模式

发送者

信息由发送者产生。拉斯韦尔（Laswell）的经典沟通模式（1948）描述了发送者在沟通中是“谁”。如果护士们开始一个沟通过程，他们就是发送者。

信息

信息（**message**）由发送者产生，它包括接受者接受的语言的和/或非语言的刺激。信息在沟通中是“内容”。

接受者

接受者（**reciever**）接受信息并对其进行分析。当护士们聆听由患者开始的对话时，他们就是接受者。当接受者通过返回一条新的信息做出反应时，接受者和发送者的角色发生对换。

反馈

新的信息由接受者产生以回应由发送者发出的信息叫**反馈**（**feedback**）。

布拉德利（Bradley）和爱丁堡（Edinberg）（1986）描述反馈是“伴随什么样的效应”，并注意到当沟通双方对对方的信息敏感并且他们做出基于信息交换的行为的改变时反馈才有效。

沟通渠道

在几乎每一次护理互动中都有**视觉的**（**visual**）（视）、**听觉的**（**auditory**）（听）和**感官的**（**kinesthetic**）（触）输入。根据布拉德利和爱丁堡（1986）（最早撰写护理沟通教材的作者）所说，这些感官刺激会在不同层次上被处理，最低层次是实际看到、听到或接触到的东西。下一层次是感官处理对通常听到或触摸到的输入信息进行排序和组织并把这些刺激进行整合，然后就产生了观察、理解和感觉。最高层次是解释并整合由各种途径得到的信息产生感知和对事物的理解。这一过程发生于每个正在沟通的人，但是会发生在不同层次，这依赖于不同个体的认知能力。例如，一个蹒跚学步的小孩开始运用词汇来进行有效的沟通，它高兴地将某一东西标示为“雪”。这是最低层次的沟通。通过触摸雪，它会通过叫喊“雪很冷”来表达它整合了触觉经验的能力。它的妈妈很高兴它的整合能力，并在较高的层次上向它解释它的初次经历：即在最高层次上对小孩做出回应，告诉孩子她是对的，而且雪是冷的、白色的、美丽的、好玩的。

视觉通道

所有具有视觉能力的人都通过视觉从周围的环境中获得信息。可获得的细节的数量首先受一个人所看到的东西的限制。对护士而言，视觉信息提供了丰富的可以快速做出解释的信息。例如，一名护士正在照顾一位刚刚做完手术的患者，她观察绷带并证实它干燥、无松动、无分泌物。这名护士将这些阴性发现解释为患者正处于稳定期。

听觉通道

听觉是另一个感觉通道，它关注那些口头词汇以及表达这些词汇时的音量、声调、语调、节律和语速。听觉不仅仅包括识别口头词汇，也包括识别这些词汇是如何被表达的。婴儿出生时都有听觉，但是它们必须学会如何倾听。倾听包括听出弦外之音。为了有效地倾听，护士必须将说的话和说话的方式准确地联系在一起。正在对新的术后患者进行评估的护士询问患者："如果将没有疼痛定为0级，最强烈的疼痛定为10级，你能想像你现在的疼痛是几级呢?"患者回答："我不知道，也许是4级。"通过询问患者是否定为4级的疼痛他可以接受，护士开始她的反馈。她对患者所说的话充满了各种暗示，这些暗示是基于她说话时的音量、节律、语调、声调和语速。患者告诉她疼痛可以忍受，但是对护士而言，她还要处理包含于他的音量、节律、语调、声调和语速中的暗示。

感觉通道

所有和感觉有关的沟通的方面都叫感觉。在最基本的层次，它包括触觉和各种生理反应。感觉刺激有感知和情感两部分，它们组合在一起就是感情，或者通过触摸感到的事物的性质。例如：当护士重新摆放患者的体位，她触摸到他的皮肤，并注意到皮肤是温暖干燥的。她将这些发现解释为令人愉快的刺激。然而，她也注意到患者活动时脸上的痛苦表情。他的躯体动作或躯体语言交流着额外的感觉信息。躯体语言是很重要的，因为它可能伴随、代替或修改通过其它通道输入的信息。整合从各个通道输入的信息，护士理解到患者可能正处于一种无法接受的疼痛中。她用语言做出与她的理解相匹配的反馈，从而应用所有的渠道继续进行沟通，直到信息交换完全。

沟通模式

在下面的护士和患者沟通的情节中举例说明了两种传统的沟通模式：语言的和非语言的模式。因为面对面的相遇常常允许语言的和非语言的交换，它们被认为是最有效的沟通模式，因此更让人喜欢。当面对面的相遇不可能或无法实现时，就要应用其他的方式。历史上，第二种有效的方式是电话，接下来是留言、电子邮件和文字资料。这些电子方式组成了第三种沟通模式，并且当护士们越来越多地依赖于科技（特别是计算机）时，它对于人际沟通的重要性就越发显著。如前所述，应用电子邮件需要护士们具有敏锐的书面表达技巧。

语言沟通

语言沟通（**verbal communication**）依赖说出的话来传递信息。它包括应用前面所述的听觉通道。信息的准确性依赖于发送者的词汇量和接受者对用以传递信息的词汇的感知能力。此外，语言信息常常受发送者的语调影响。据余湖（Yogo），桥（Hashi），筒井（Tsutsui）和山田（Yamada）（2000）的研究，当传递信息时语调比内容更有影响力。另一影响语言沟通的因素是信息传递的速度和时机。语言沟通是有意识的过程，所以发送者有能力控制他所说的话。

非语言沟通

非语言沟通（**nonverbal communication**）包括语言沟通以外的各个方面。沟通者的外貌、面部表情、体态、步态、躯体运动、位置、手势和触摸都影响信息的处理。而且，尽管说话的语调比说话的内容更重要，长期以来人们提出面部表情比语调和内容更为重要。非语言沟通倾向于无意识的状态并且更难于控制。

实地采访

我认为我作为护士的首要责任是为患者着想。作为团队领导，我负责安排一组患者的护理。我负责制定患者的护理目标然后指导我的团队达到目标。我将这些患者的护理目标作为我们团队努力的焦点。患者护理由下属协助完成，包括取得执照的助理护士（certified nurse assistant；CNAs），护理学院实习生，偶尔是高中生志愿者。沟通是团队成功的关键。最近我们对一位患者的护理可以说明我是如何与我的团队相互合作的。

一位老年失语的有精神分裂症的患者因脱水收入我们外科病房。她需要全面护理，尤其是卫生方面，这一点恰恰被忽略了。她需要依赖工作人员翻身和摆放体位。她的意识状态决定了她不能使用床头灯呼叫设备。

这位患者由于各种原因给工作人员提出了挑战。首先，由于合并其他的健康问题，她不适合外科手术。这使得她并不适合住在外科病房（而她正被收治于外科病房内）。虽然如此，我的目标是和内科医师一起提供安慰护理，并鼓励下属提供优质护理，尽管目标并不是为了治愈这个特殊的患者。患者不能用语言沟通增加了挑战性。我们不知道患者对她受到的护理有怎样的意识。失语的状态妨碍了她对话的能力。这导致我们只能依赖于非语言的暗示。尊重患者无论有无语言的反馈是基本的。助理护士和我一起解决了必要的在病床上洗澡的难题。团队继续关注着患者的护理目标，即最佳的安慰和维持皮肤的完整无损。依赖大家的帮助我完成了对患者的全面评估并制定出理想的沟通模式。我呼唤她的名字，询问她是否感到疼痛，对我的提问她以扭曲的动作来回应。我继续着单人对话，试图理清她的非语言的反应的意义。她指着她的肩膀，我们调整了她的体位，她平静了下来，安静地休息了。常常如此，班组里其他的助理护士会自信地自动地将患者重新摆放体位。一旦我们一起成功地克服了患者不能用语言表达他的需要的难题，这一困难就不再是障碍了。

我发现助理护士们常常乐于完成她们认为可以独立完成的全部的工作。她们同样也不希望被派去处理她们认为不能胜任的临床工作。这种相互的尊重对维系良好的工作关系是最基本的。她们尊重我的护理水平，而且常常会超过我对她们的要求。例如，当天下午，助理护士返回患者那里，为她梳洗了头发。因为这个患者不能使用床头呼叫灯，我向高中生志愿者解释了我们的护理目标，而且要求她在每次经过病房时都要检查患者的体位。我告诉她要让我知道患者是否显示出不舒服，让她确切地知道我会在患者需要时为她重新摆放体位。这个学生说她觉得护士可以和不能讲话的患者沟通真是酷。我相信尽管有很多潜在的障碍，有效的沟通可以使我们团队达到给患者最佳安慰的目标。

拉里·苏娜（Lari Sunna），注册护士，4年制护理学士学位，团队领导

批判性思维

当进入患者病房时，你告诉他你是他的护士并向他问好。接着你问他感觉如何。他作出一种痛苦表情并低声回答："我觉得再好不过了。"你注意到患者有轻度的发绀。患者用肘部支撑着身体以便能够在桌边坐正。你注意到他正在做缩唇式呼吸。呼吸频率 36 次 /min，而且呼吸幅度很浅。

当语言的和非语言的沟通不一致时会出现什么样的问题呢？你如何处理这种不一致的语言的和非语言的沟通呢？什么样的信息，语言的或非语言的，更难于控制呢？

电子手段的沟通

如前所述，随着计算机技术扮演越来越重要的角色，沟通已经转移到电子模式。患者可以被远距离监控，他们可以利用不同的科技手段包括电话、语音信箱和电子邮件与卫生保健提供者保持联系。这些手段需要认真的沟通，因为卫生保健的提供者和接受者是通过电子手段而不是传统的面对面的或对话的方式，因此这些手段可能是非同步的。例如，电子邮件允许几乎是全球范围内的即时沟通，但是它也允许每个人根据自己的意愿选择回复的时间。这可以为患者在一天的早些时候提供更改的机会，而卫生保健的提供者可以在他的时间表允许的时候提供服务。使用电子邮件可以免去患者和卫生保健提供者走冤枉路或耽误工作。然而，使用电子邮件需要护士作为卫生保健提供者具有良好的书面表达能力。解释有关如何有效地进行写作的注意事项不在本文的讨论范围。但是，仍有一些技巧值得分享。通过使用计算机减少了反应时间。因此可以说第一个技巧是利用计算机而使沟通变得快捷。另一个技巧是要记住由于缺少面对面的沟通时的语言和非语言的线索，正确的拼写、语法以及思路的条理性就变得更为重要。最后，记住在发信之前要先行校正。设想你本人就是信件的接收者。尽量做到句子完整、思维推理逻辑清晰、准确而且语法要恰当如标点符号等也要仔细。

沟通的层次

沟通的层次包括沟通中的听众。因此，沟通可以被认为有三个层次：公众的、内心的、人际的。

公众的沟通

护士主要依赖于人际的沟通。实际上，他们也利用其他层次上的沟通，所以将对它们作简短地描述。第一是公众的沟通。一个护士讲师在教室里给一群中年妇女讲述绝经的症状时，就是在进行公众的沟通。她的听众就是一群有着共同关注目标的人群。作为一名演讲者，她首先是一个信息的发送者。通过设计在演讲中反馈被受到了限制，尽管确实可以进行反馈。策略可以增加演说的技巧，但这个不在本文的讨论范围。

内心的沟通

另一个层次是**内心的沟通**（**intrapersonal communication**），它可以被认为是自言自语。正如名字所提示的，它是个体本身的活动，表现为怀疑或肯定。一名新的护士在她同时怀疑或肯定自己完成某事的能力时可能会进行内心的沟通。例如：刚刚得到执照的注册护士不得不第一次给一位患者下尿管，他可能会同时既怀疑自己插导尿管的能力，向自己发出信息：“我已经几个月没有做过这个了。”，又肯定自己插导尿管的能力，同时向自己发出信息：“我可以做到。”她正在进行内心的沟通。她内心所谓的竞争的声音在她的内心沟通中既扮演发送者又扮演接受者，其结果会受随之而来的反馈的影响。

西姆斯（Simms），普里斯（Price），欧文（Ervin）（2000）提出自我的或内心的沟通是建立一个沟通环境的首要因素。从自我意识和自我理解，一名护士可以自信地面对一对一的交流，接着是和一小群人和一大群人交流。从图 6-2 可以看出沟通的一些环境和与之相关的技巧。

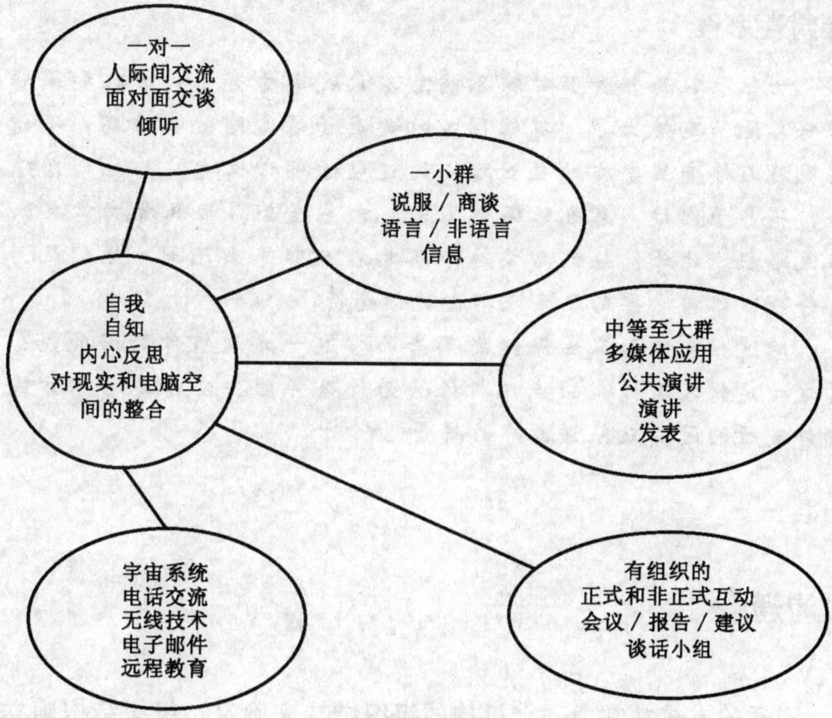

图 6-2　沟通的环境和相关技巧

人际沟通

最高层次，**人际沟通**（**interpersonal communication**），包括个体之间、人与人之间或小组内的沟通。无须奇怪，护士常常处于这一层次。人际沟通是非常有效的沟通层次，前面提到的各种因素、渠道、模式都会出现并相互结合。护士观察到患者活动时出现痛苦表情，她将这个非语言的线索解释为患者感到了疼痛。应用语言沟通，通过让患者描述并给疼痛分级护士明确了她的感受。患者描述疼痛是可以忍受的，而且他正期待着一次探视，不想让自己昏昏欲睡。沟通在来回地进行，直到双方的理解都能够很理想地相互对应。这就是沟通的目的。

批判性思维

一位住在西部乡下的糖尿病患者最近由于有了计算机和互联网的服务很兴奋地“连接上了”万维网。他的妻子经常陪他去看病，不清楚是否一些现在在诊室里完成的监护可以通过电子邮件来完成。他们想像冬天会很冷，不易于出行，患者的循环不佳，容易疲劳，而且看病需要六个小时的往返路程。此外，他们希望这个冬天在南部呆上几周。他们认为应用电子邮件可以维持必要的联系又不会耽误病情。

对这位患者和卫生保健提供者而言这一建议有什么好处呢？对他们而言这一建议又有什么缺点呢？你认为什么样的安全措施可以方便使用电子邮件进行沟通以及保证医疗的质量呢？

有组织的沟通

沟通的方式常常由一个机构的组织结构来确定。组织结构确立谁是主导，不同层次的员工和不同的部门与组织如何联系。当一个组织的首席执行官宣布公司将采用一种所有的雇员都要遵守的新政策，这就是下传式的沟通。信息从高层产生，并常常通过沟通链逐层传播。上传式的沟通和下传式的沟通相反。想法在组织结构顶层下的某一层次中产生并向上传播。例如，当一名护士向他的管理人员推荐一种更有效的组织护理的方法，管理人员将这一建议呈给她的上级，她的上级根据这一建议制定了新的政策，这就叫上传式的沟通。横向沟通发生于相同级别的人群中。两名护士讨论如何最好地给患者换绷带就是在进行横向沟通。纵向沟通发生在由不同层次的人员组成的团队讨论一位患者出院问题的时候。在护理中的组织结构也决定了在这种相互的作用下，谁要负责提出护理意见。例如：如果部门实行一种主要责任人的护理模式，那么这一主要责任护士就要负责提出护理意见。如果是团队护理，那么就由团队领导而不是负责护理的护士提供意见。最后的一种值得一提的方式（不是正式的方式）是小道消息。**传播谣言**（**grapevine**）是使谣言得以传播的一种非正式方式。它忽略了正式的命令途径。小道消息的益处在于信息播散的速度，但它主要的缺点是常常缺乏准确性。例如：在没有医院行政部门发出正式通知时，护士们告诉下一班的护士医院就要裁员或强制加班，这就是在参与小道消息的过程。

沟通技巧

护士常常处于领导的位置，并且负责向他人（包括患者）讲述护理相关事宜，因此她们掌握有效的沟通的技巧非常重要。没有哪种恰当的方法可以保证有效的沟通。更恰当的是，沟通的双方都应用可以增强这种特殊的互动的技巧。贝克（Baker），贝格林格（Beglinger），金（King），萨利亚德（Salyard），汤普森（Thompson）（2000）相信沟通时最重要的事是开诚布公和乐于给予和接受反馈。护士进行有效的沟通的最重要的技巧包括专心、回应、澄清事实和应对。其他的技巧列于表 6-1。

专心

专心（attending）包括主动倾听，这是护士理解患者信息的最重要的技巧。主动倾听需要护士密切关注患者的讲话内容。此外，护士利用感觉和视觉通道寻找说话的内容和方式的一致性。专心包括护士非语言的暗示。面对患者和保持目光接触是促进专心的两种技巧。如果可能的话，坐下来并保持身体前倾可以传递护士乐于倾听的信息。注意力分散的一些行为，如轻轻的敲打，传递出的信息是护士对患者的讲话不感兴趣，因此这些行为是应该避免的。

回应

回应（responding）指的是对发送者信息的语言的和非语言的认可。当护士倾听时肯定地点头，她在用非语言的方式做出“这个信息值得一听”的回应。回应可以简单到让对方知道你已得到信息，如“我听见你说的话了。”然而，有些时候回应包含更多的东西。两种语言技巧可以提高回应的层次：提问和改述。提问可以使护士通过询问相关问题澄清信息。改述涉及重申护士所认为的重点内容。这些技巧可以使感知精炼并增强理解。

表 6-1 其他的沟通技巧

技巧	描述
支持	同意或支持另一个人的观点："我能了解你会有那样的感受。"
关注	关注主要观点："所以你主要的问题是……"
自由回答的提问	允许患者直接地回应："你感觉如何？"
技巧	描述
提供信息	向某人提供她以前没有的知识："肺炎患者感到疲劳是正常的。"
运用沉默	允许内心的沟通。
使安心	确立信心或消除恐惧："我能向你保证明天……"
表达欣赏	表示感激："谢谢你。"或"你真体贴。"
运用幽默	获得安慰，但也可能有害，因此小心应用
表明接受	让某人知道某事可以或值得："哭吧，没事。"
询问相关问题	扩展倾听者的理解："多么疼啊？"

澄清事实

通过重申、提问、改述来**澄清**（**clarifying**）事实有助于使信息变得清晰明朗。大多数沟通可以运用不同的方法来澄清事实。例如，护士不明白患者的主诉，她可以做出回应："我没听明白。"也许护士正在试图处理那些疑惑或矛盾的信息。她可以重申她努力澄清这一事实。澄清事实包括尽可能的明确地沟通。提问和改述已在前面提到。它们不仅用于回应也用于澄清事实。

应对

应对（**confronting**）意味着和其他人一起工作以解决问题或冲突。鉴于这一定义，它是非常有效的解决冲突的方法。它首先包括识别冲突，冲突可以起源于感知的或现实中存在的差异性。一名护士可以简单地通过"我们在这儿存在问题。"来识别一个冲突。其次，问题被明确地描述出来，这样被涉及的人就可以明白什么是问题，而什么不是。然后运用知识和理智努力解决问题。目的是得到双赢的解决方法，通过这一方法双方都能各取所需。这个听起来容易做起来难，有时是因为感情会妨碍或模糊理智。有时在识别问题和解决冲突之间需要平静下来一段时间。可以接受的应对的动机是解决冲突，进一步地增加和改善相互关系。

沟通的障碍

障碍是指对有效沟通的妨碍。能够识别沟通中潜在的障碍的护士可以更好地避免障碍或弥补它。最常见的一些障碍是性别、文化、愤怒、对不一致的反应和冲突。

性别

当男人和女人不能理解他们处理信息的方式不同时，性别就会妨碍沟通。总体上，男人对运用理智更感兴趣，而女人更希望被倾听而通过沟通得以确定（Gray，1992）。性别差异和模式不会妨碍共同工作。更恰当的是双方必须意识到对方的偏爱并对此做出调整，这样就会得到有效的沟通。

性别差异部分归因于性别的社会化，在这种社会男性比女性有更多的机会获得自信或确信。幸运的是，在西方国家的女权运动和日益增加的性别平等缓和了传统的社会模式，即男性的竞争性和决定性与女性的被动性和生活依赖性。然而，传统模式的残余仍然存在，尤其在卫生保健的背景下。我们鼓励那些缺乏确信或自信的护士获得必要的技巧，这些技巧可以使得她们很有信心地成为患者的宣教人，并且以一种自信的方式进行沟通。

文化

如前所述，我们的文化变得越发的多元化。这种多样性使护士和患者具有相同文化背景的可能性减小。依次的，具有相同的信仰和习惯的可能性减小，而误解的可能性增加。例如，刚刚分娩的妇女常常感到饥饿和口渴。一些传统文化相信产妇为了适当地恢复体力应该吃热的食物喝热饮，而另一些则相信冷饮和冷的食物更适合。一名好心的护士，当她没有被告知患者的偏爱时可能会安排与其文化不适应的营养饮食。广泛地定义，文化包含不同人群的信仰，和基于不同性别、种族、年龄、经济状况、健康、残疾的习惯。普尔（Poole)，戴维黑泽（Davidhizar)，吉戈（Giger)（1995）列举了六种在委派具有不同文化背景的工作人员时必须考虑到的现象。他们强调文化和沟通在本质上是相互纠缠的，可以参考随后的文献应用。护士通过首先接受差异来消除她们与患者之间的隔阂。她们也可以通过学习别人的文化克服文化上的差异。最后，护士通过小心地应用前述的促进沟通的技巧弥合文化差异。

愤怒

愤怒是一种共通的、强烈不满的感觉，常常由使人沮丧或阻止一个人达到目标或从生活中得到他所想要的东西的情景所诱发。愤怒受一个人的信仰影响。埃利斯（Ellis)（1997）描述愤怒是不理智的反应，来源于以下四种不理智的观念之一：（1）受到糟糕的待遇（遭遇不快），（2）感到不能被如此不负责任地或不公正地处置（不能经受事实），（3）相信不应该或不能够做出已经做出的行为（应该和必须），（4）因为一个人具有糟糕的行为方式，他就是一个极坏的人（鄙视和诅咒）。作者主张只要对行为的评价不包括对个人的评价就可以保持理智。理智的和适宜的反应是感觉到失望，而不是愤怒。另一方面，愤怒无法控制，而且具有自我欺骗性。作者相信我们都有能力选择对愤怒的反应。

愤怒可以用某种方式来处理。三种有时会有用但也可能有严重的潜在的破坏性的方式是：否认和压抑愤怒，它可能导致怨恨；表达愤怒，它可能导致对方作出自卫的行为；容忍，它可能导致持续的虐待和缺乏信任。因为当一个人认为身处糟糕的、极坏的或可怕的环境时才会产生愤怒，并且愤怒是递进的，埃利斯（1997）主张抗拒不理智的念头。愤怒可以产生于根深蒂固的不能确信的感觉中。确信是坚持一种立场，而攻击是将他人打倒。如果不确信是愤怒的来源，那么解决的办法就是增强自信，学会斩钉截铁地做事。

文献应用

引文： Poole，V. L，Davidhizar，R. E，Giger，J. N.（1995）. Delegating to a transcultural team. Nursing Management，26（8），33-34

讨论： 所有文化种群体现六种现象：沟通、距离、社会组织、时间、环境控制和生物学的不同。然而，如何运用和利用这些现象在不同的文化内部和不同的文化之间是不同的。当代表一个跨文化的团队时，护士对不同文化的评估是最基本的。对差异沟通的建议有专门的术语。对于沟通，作者建议需要考虑到方言、风格、音调的高低、手法的使用、讲话前后内容的统一以及身体动作的异同。他们指出，美洲白人中产阶级在交谈时，认为二至三英尺的距离是令人感到比较舒服的，而对于其他文化种群，特别是非洲裔美洲人和法国人，这个距离则显得太过遥远了。虽然家庭在形形色色的个体和群体中是作为支配地位的社会组织，但是仍有人抱有个人主义的观点。在时间上文化种群可以被认为是过去的、现在的或是将来的。环境的主导作用是与控制因素本身相关的，而这种本地的控制因素又是处于内部或外部的。最后，种族和民族间存在的生物多样性导致了对疾病易感力的差别。所有的医务人员都被激发出最好的状态以使其全力以赴处理病人的各种各样的问题。

实际应用： 在实际操作中，所有刚才提到的现象一定要考虑到具体的个人与群体之间的互动关系。

不调和性反应

当语言和行动在沟通时与内心的经历不匹配或与发生的环境不适应，这样的反应就是不调和的。一些常见的不调和性反应是：谴责、安抚、不讲道理和应用不相关的信息来做决定。谴责是寻找失误和错误，当一个人的反应不考虑其他人的感受时会产生谴责。例如，一名护士将一个医疗错误归因于过多的任务可能会谴责分配任务的护士，说："这全是她的错。"这可以通过维护某人的权利同时尊重他人的权利来避免。安抚是通过让步得到抚慰，当一个人缺乏自尊时会产生安抚。例如，一名护士仅仅为了保持和睦而同意一个她认为是不公平和不能胜任的护理任务就是安抚。安抚可以通过关注自己的需要和与他人谈判接受自己认为公正和能够胜任的任务而克服。不讲道理是超越理由和不考虑他人和自己的感受。前面提到的护士，当她同意管理者提出的任何解决方法并说："你总是对的，我会做任何你需要的事"时就是不讲道理。安抚可以通过在达成某一解决方案时考虑到每个人的感受而回避。最后，应用不相关的信息来做决定显示出缺乏对他人和自己的感受的尊重。一名护士仅仅因为工作外的活动或政治偏爱怀疑同事的能力就是应用不相关的信息。同样的，因为一年前发生的事故而质疑某位同事作为主管护师的能力也常常是应用不相关的信息。考虑各人的感受和传承关系可以避免不相关性。

冲突

意见和信仰相反产生冲突。不用奇怪，它可以发生于不同层次：人际间或组织间。如前所述，消除冲突就是解决冲突的一种方法。为了消除冲突，必须考虑到差异的本质和产生差异的原因。这些差异由一系列原因产生。其中一些原因包括现实、目的、达到目的的手段、价值观和评价标准的不同(Kinney & Hurst，1979)。典型的消除冲突的方法有五种：回避、乐于助人、竞争、妥协和合作。

回避（**avoiding**）或称后退是忽视自己和他人的需要，但有时它的益处就是允许情绪冷静下来。应用"回避"的一个例子就是护士主动离开正在热烈讨论中的更改值班表的报告。**乐于助人**（**accommodating**）是以牺牲个人利益来满足其他人的需要。护士通过超时工作，放弃了下班后的计划来顶班就是乐于助人。乐于助人有时会引起失望情绪。**竞争**（**competing**）会导致牺牲他人的利益以赢得个人的胜利，因而产生不良倾向。例如，两名护士都希望周末放假，并将这一请求报告管理者，每个人都希望自己能如愿以偿。

妥协（**compromising**）是一种折中的解决方法，通过这种方法双方都不能得到他所希望得到的所有的东西。主管护师批准上面提到的护士每人周末只放一天假就是通过妥协消除冲突。最后，**合作**（**collaborating**）可以使双方都很满意地解决冲突。它包括寻找一种有创意的、完整的解决方案，同时也要运用感情。这是成功消除冲突的最佳策略，但要比看上去的更加难于做到。主管护师查明上述的两名护士需要周末放假一个是为了参加她姐妹的婚礼，另一个仅仅是为了逃避工作，那么后者就可以安排在下一周休息。每位护士都可以通过合作得到满意的解决。

其他的沟通障碍见表 6-2。

表 6-2　其他的沟通障碍

障碍	描述
做出虚假的保证	承诺一些做不到的事情
自卫	做出好像已经被攻击的行动
一成不变	基于某人的特点做出不公正的分类
打断别人的谈话	在别人还没有结束谈话前就开始讲话
疏忽	不注意
重压	一种妨碍推理的紧张状态
不明确的期望	没有明确定义的任务或责任，使得成功地完成它是不可能的

工作场所的沟通

现在大致明确了个体的沟通怎样部分地依赖于沟通发生的地点和人际关系。工作场所中沟通的模式对定义人际关系的组织因素很敏感。护士在工作场所中扮演不同的角色，有不同的人际关系，这要求和上级、同事、下属、医生和其他卫生保健的专业人士、患者、家庭以及导师间有不同的沟通模式。

上级

和上级沟通可能是被迫的，尤其是对新护士而言。遵守职业的礼貌是重要的第一步。例如，以请求约定好讨论出现的问题作为开始。这显示出你的尊重，并允许交谈发生于适宜的时间和地点。职业化着装。准时赴约，事先准备妥当将涉及的问题描述得清楚准确。提供支持的证据，并准备好接受对你的任何请求的拒绝。将你的需要和你的愿望分开。表明你自愿地通过合作找到解决方法，并做到言行一致。坚持寻求解决的办法。

实地采访

我丈夫，特德（Ted），去年由于癌症病得很重。我们去了一家大型综合医院就诊，希望在那里获得最好的、艺术般的护理。我们获得的大部分的护理都是非常棒的。然而，一天特德计划在化疗前进行两项门诊病人的血液检查。一项是末梢血，另一项是静脉血。护士常常同时做这两项检查，特德在一间患者监护室里，在那儿特德能在检查后化疗前休息一会。然而，有一天负责护理他的护士说她只能作末梢血的检查。她说她没有接到做两种检查的医嘱，所以我们只能上楼到另一间治疗室做另外的检查。我说我可以上楼去得到另一个医嘱，以避免我筋疲力尽的、病重的丈夫上楼去做检查再下楼来做化疗。我上楼去走过长长的走廊找到楼上的护士，她说先前的护士已经得到了医嘱。我又走过长长的走廊下楼来找到第一个护士。她仍说没有接到医嘱。我又上楼找到楼上的护士，她再次声明楼下的护士确实接到了医嘱。这个过程持续了两到三次，随着我上上下下若干次，直到最后我开始哭泣并请求楼下的护士让我看看特德的医嘱。楼下的护士对我说："你只是有些累了。"我回答说："我不累，我只是关心怎么做才对我丈夫最好。"最后，她承认她拿到了医嘱并从抽屉中拿出了试剂盒。对于我来说，在这样一个以优质护理而著称的大型综合医院里发生如此的事情是多么难以置信。同情心到哪里去了？优质服务到哪里去了？为什么这些医护人员自身之间以及他们对于我的沟通不能变的稍好一些呢？

弗洛伦斯 勒布瑞克（Florence Lebryk），患者的妻子

同事

护士们在很多方面依赖于同事来共同完成对患者的优质护理。就这一点而言，没有什么地方比在需要昼夜护理的紧急环境下更重要的了。将患者的护理从一名护士转到另一名护士是同事间常常发生的最重要的沟通之一。获得优质护理依赖于交班时流畅的沟通。然而，时间的限制要求交班报告准确、能够提供足够信息并且简洁。交班报告会影响得到报告的人组织护理的决定。例如，以团队模式进行护理至少需要团队的领导得到这一报告。传递报告的

方式也因工作背景的不同而变化，可能包括巡视、书面沟通或录音。不管运用何种方法，典型的书面的或语言交换的交班信息包括患者的年龄、性别、主诉、需要、其他健康问题、活动、饮食、出入量、静脉用药、以及有关家属的问题。重要的阳性体征和患者对上述任何一项的反应都应该详细的列出来。对信息的组织是不同的，例如，如果评价表是从头到脚的形式进行描述的话，对信息的组织也可能是从头到脚的模式。当护士们组织她们的报告时，最重要的是准确地描绘患者的状态和需要。

下属

一条极好的指导与下属沟通的指南是下面这条黄金法则：“希望别人怎么对待你就怎样对待别人。”作为负责监督他人工作的护士，一个有价值的观点就是团队中的每个人对成功地实现优质护理都是很重要的。护士和下属之间的沟通最可能的是涉及授权问题。这一重要的题目在本书中其他部分讨论，我们鼓励你复习与下属相关的这部分材料。除了委派，其他的一些值得一提的技巧是提供正面的反馈，如：“我很欣赏你与 T 先生互动的方式，在你的班上你让他走动了两次。”这对团队建设大有帮助，也可以改善下属的价值观。护士也有机会扮演下属的老师。在医院的背景下，护士常常是实例教学。以身作则可以使下属重复你的行为。允许时间来重复示范以评估你的下属是否学会了你有意教给她的技巧是很重要的。例如，作为一名护士，你可能向你的下属演示如何摆放一名有特殊需要的患者的体位，鼓励下属提供帮助并提出问题。下一次需要重新摆放体位时，协助你的下属并考察他或她成功完成任务的能力。提供建设性的反馈。保持耐心。记住你当初掌握新的技术和操作时所走的弯路，给那些你监督的下属足够的机会成长。要面对这样一种可能性，就是你的下属，尤其是那些有经验的下属，可能和你分享一些智慧的火花。

实地采访

一名在工厂医务室中值第二班的职业护士接诊了一位患者，他一走进护士站就一直抱怨感觉不舒服。这名护士对患者的最初评估，包括生命体征，表明这位患者唯一的异常就是血压升高。在这种情况下，就像任何其他临床情况一样，重要的是分辨当前是紧急或非紧急情况。对于高血压的患者，重要的是认识到伴有急性或器质损伤的表现就是紧急情况。在这种情况下，特别重要的是了解患者是否伴有感觉异常、头痛、视力模糊、胸痛或呼吸困难。任何这些阳性发现都应该立即与医生沟通，并指示紧急转运到医院。在没有这些证据的情况下，建议对患者进行更有选择性的血压监护。

在任何临床情况下，如前述的例子，护士可以通过有条理的和客观的描述进行沟通。准备好与医生讨论基本状况，如患者的主诉、他的生命体征、用药和任何异常。搞清楚为什么你会对发现的这些异常担忧，并将它告知医生。

约翰·C，鲁思曼（John C，Ruthman），医学博士

文献应用

引文：Malone，G，. Morath，J.（2001）. Pro-patient partnerships. Nursing Management. 32，46－47

讨论：有效的护士和患者之间的关系是影响优质患者护理的关键因素。当护士和医生良好的协作时，他们的患者的死亡率和再收治率就会得到改善。护士个人可以通过自信的交流和医生进行成功的合作。保持开放、诚实和直截了当。促进护理学和医学的终身学习。善于向同事学习。培养对护士和医生的支持人群。保持开放。制造并寻求和医生的合作关系，希望他们服务于你的医疗机构。让他们评估你的单位的操作系统。将你的目标和工作重新排列。与和你共同工作的医生一起形成并加强一种前摄性的行动、并交流各自的观点。最后，保持注意力集中。记住，这不是关系个性和权利的问题，这关系到患者的利益的问题。

作为一个护士－医生的团队，你可以建立一种共同分享的局面。建立联合操作的委员会和护理标准。有选择性的做出决定并维持平等对话。

实际应用：为了制造一种良好的护士－医生关系氛围，可以考虑接受一种20-60-20的领导观点。意识到20％的雇员拒绝改变、喜欢抱怨或批评，20％的雇员乐于接受任务并保持合作，60％的雇员处于两者之间。发展一种以可接受的以20％为榜样并鼓励中间这一大部分人积极参与的策略。

医生和其他卫生保健的专业人士

对新护士而言，最紧要的经历之一就是和医生沟通。尽管性别和角色的挑战已经在前面讨论过，这并不需要成为一种产生压力的事件。护士的目的是努力寻求合作，保持以患者的目的为中心进行讨论。正如前面所讨论的，合作可以使双方都满意。它包括寻求有创造性的、完整的解决方案，同时也具有感情色彩。为了和医生进行有效的沟通，护士直接了当的提供信息，明确地描述问题，并有相关证据支持。当汇报患者的病情发生了改变时这一点尤其重要。护士有责任了解各种临床情况的典型症状，口头通知医生患者的变化，并将所有观察到的情况记录在表格里（Sanchez-Sweatman，1996）。约翰·鲁思曼医生在社会写真中提供了一个发生在专业卫生保健机构的背景下的真实的例子。护士在医生不合作的时候仍能保持冷静和客观是非常重要的。卡尔菲（Calfee）（1998）提供了解决电话中错误传达信息的方法。例如，如果一位医生将电话挂断，记录下来电话被中断，并填写一份事故报告。如果医生给予了一个不恰当的回答或没有任何医嘱，例如对患者疼痛的主诉的处理，记录下这个电话，信息已经被传达到，并且事实就是医生没有下任何医嘱。此外，记录下任何其他的用于解决这个问题的步骤，如通知护理检察员。如果不能够联系医生，首先执行以前下达的医嘱，接下来记录这些医嘱已经被执行。

患者和家属

与患者和家属的沟通可以通过本章先前描述的许多技巧得到优化。还有一些其他的技巧没有提到。首先是抚摸。护士常规应用抚摸作为传达关心和关注的手段。偶尔，语言的障碍可能限制非语言模式的沟通。例如，一名中风的患者不能够理解文字所代表的意思，但仍能够理解放在他的肩膀上的温柔的手所传达的含义。

沟通需要公开、诚实和对患者和家属共同的尊重。重要的是通过护士的言行尊重和保护患者的隐私。患者与护士和其他卫生保健的提供者分享的信息应该保密。与患者病情相关的语言上的信息交换都是个人的事情，不应该在走廊或患者的病房外（那些其他人可能听到的地方）进行交流。护士有义务在没有得到患者允许的情况下不将患者的病情和他人讨论，甚至是患者家属。

文献应用

引文： DiBartola, L. (2001, June). Listening to patients and responding with care. Joint Commission Journal on Quality Improvement, 27 (6), 315—323。

讨论： 那些希望改善他们倾听技巧的临床医生得益于能够明辨哪种是患者感到最舒适的互动方式。下面列举一个用于评价这个的工具的例子。一旦患者的互动形式被明确，临床医生运用这一信息可以和患者进行更亲近的让患者感到舒服的沟通。这篇文章讨论了一种改善患者沟通的沟通模式。图 6-3 描述了四种沟通模式的行为特点。

这种模式的框架是两个交叉轴线的连续统一体。水平轴上的两极是好奇的与确信的。垂直轴上的两极是客观的和主观的。那些在沟通中总是感到好奇并且趋向于客观的人叫做调查者。那些在沟通中总是感到好奇但是天性主观的人叫做统一者。那些在沟通中常常应用一种确信的方式而且偏好主观的人叫做情绪兴奋的人。那些在沟通中常常应用确信的方式但是趋向于客观的人叫做有进取心的人。行为标记可以用于识别一个人乐于沟通的方式（图 6-4）。

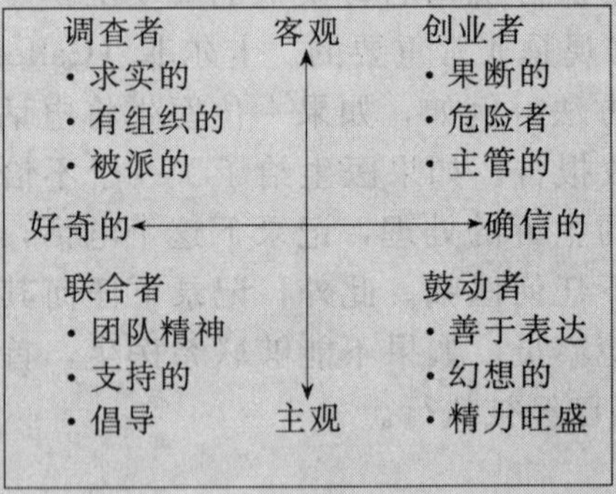

图 6-3 四种沟通模式的行为特点

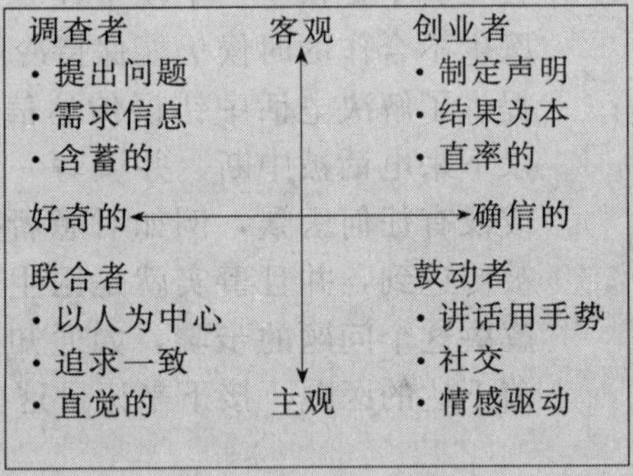

图 6-4 四种沟通模式的行为标记

运用你的观察技巧决定你的患者处于好奇的-确信的哪个范围。可以识别一个人更接近好奇的一方的典型标记是提问、注意细节、仔细倾听他人的讲话、在没有足够的时间思考时谨慎地作决定、更注重事实而不是直觉。而另一方的典型标记是让你注意到你在浪费时间、快速作决定、更注重结果而不是过程、乐于冒险、明确地表态而不是提问。此外，你可能希望观察到患者偏爱于客观或主观。当人们具有客观的倾向常常更注重事实而不是直觉，更注重计划内的结果而不是过程。据有主观倾向的人更注重实施计划的人而不是计划本身，更乐于相信直觉而不是事实，更注重事情是否让人满意而不是是否正确。

非语言的线索包括确信的人讲话时常常运用手势或双手、好奇的人讲话时常常有所保留和控制、主观的人讲话时常常情绪高涨，表情丰富。为了更好地应用这一模式，想一想哪种互动方式行不通。注意沟通双方都处在一象限。双方在象限中越接近就越容易沟通。

实际应用：一旦你明白了能让你和你的患者都感到最舒服的沟通方式，你就可以下决定运用一种使你的患者感到更舒服的方式进行沟通。你并不需要自我改变，这种方式的目的就是使你了解你是谁，了解患者，接着和患者进行更亲密的接触。这可以建立起信任和尊重，结果是使患者在互动中感到满意。

实地采访

一个年纪 16 岁的，第一次临产妈妈被送到了产房，预计她将会顺利分娩。接诊护士记录了常规接诊所需信息，并且由于孕妇的年龄原因，确定了是否应立即通知社会咨询人员。她搞清了孕妇的社会监护人是谁，比如母亲、祖母或者其他重要的人。孕妇顺利地分娩了，一个健康的女婴出生了。由于婴儿的母亲在应诊时希望尝试母乳喂养，那么护士就在孕妇产后，婴儿被送到婴儿室之前协助母亲进行母乳喂养。

在这种临床情境下，在医院停留的时间很短暂，要进行全面护理沟通就变得至关重要。在这种情况下，优质的护理就需要一些卫生保健的提供者来负责保证。在患者和其家属或重要人物之间，比如其他护士、医生、接生护士以及其他护理人员如哺乳期顾问和社会工作者，护士在协调沟通中扮演了关键的角色。例如，在接诊分流时发现了一些异常的情况：如身体受到虐待、乱伦或适应兴奋剂或酒精，应立即与社会工作者联系。护士还要明确一些对患者进行的产前必要的宣教，如母乳喂养。这些宣教可能要在晚一点的时间进行。以上这些要求要在护理组内部换班时责成其他护理成员完成。接诊护士主要考虑的是孕妇分娩当时的需要。由于孕妇年龄的原因，需要护士格外地关注未成年人的成长的需要。如同处理所有的患者一样，护士要乐于了解患者的需要，只要有可能护士就要采用患者乐于接受的方式进行沟通。比如看录像、阅读材料或现场演示。

在分娩过程中，护士要解释将要发生的事情，帮助孕妇以及助产士完成整个分娩过程，运用语言及非语言的方式安慰孕妇以及助产士。护士采用了多种沟通技巧，如倾听、回应、澄清事实。整个护理小组都参与了接生的过程。护士通常作为信息的发出者、记录者和教练。她将分娩过程与医生和助产士进行沟通，并记录整个过程，与此同时还要护理孕妇。在分娩后还要与患者及其家属继续沟通。护士的职责包括评估患者产后的状态以及婴儿的最初状态。护士有义务将孕妇怀孕和分娩的细节以及婴儿的最初状态与护士站的护士进行良好的沟通。她也可能需要将产妇转交到产后病房，并将产妇的相关信息与产后病房的护士进行沟通。再次强调，为了保证优质护理，对一个新家庭所需的种种信息进行沟通是必要的。在确保机密性的同时，护士在保证口头报告和书面报告的准确性方面所作的努力会使她们与患者、家属、同事以及医生之间的沟通变得有效。

凯·肯博（Kay Kember），注册护士

指导与天才

将要讨论的在工作场所中出现的沟通的最后一种模式发生在指导者和天才之间。指导是一种典型的非正式的过程，它发生于一位专业护士和一位新护士之间，但是它也可能是被指派的任务。这种一对一的关系集中在专业的方面，并且是互利的。最佳的初学者是工作努力、乐于学习、渴望成功(Shaffer，Tallarica，Walsh，2000)。本章前面讲述的技巧可以帮助初学者在专业地位和职业方向上更进一步，沟通中必须使用这些技巧。初学者通过收集指导者的智慧火花实现这一目标。这种智慧的特点是通过倾听、确认、咨询、鼓励、寻找从初学者发出的信息而得以共享（Creasia，Parker，1996）。一些促进指导的策略是应用相同的班表，这样初学者就和指导者出于相同的环境。这就提供了分享和尾随的机会。指导者还能预见更多的可能出现的挑战，责任也增加了。列出这些挑战，附上如何处理这些挑战的建议，为初学者增加他的责任做准备。角色扮演是另一个可以运用的策略。角色扮演是专业护士描述一种理论上的情景，然后让初学者演习他对这种新的有时是具有挑战性的情景的反应。

案例研究 6-1

作为一名新的毕业生，你已经完成了专业学习，并获得通知你已经通过了 NCLEX 考试。护理部的管理者需要帮助，因为两名上正常班的护士怀孕了，很快就要休产假。其中之一是你的指导者。这种缺席会产生工作的断层。因此，护理部的管理者急于让你适应团队领导的角色，因为他期待着你很快就能承担这些责任。

你的指导者怎样才能帮助你承担这一额外的责任呢？你要运用什么样的技术增强你与下属的沟通呢？

重要概念

- 护士依赖基本的沟通原则促进与患者、同事和其他人的互动。
- 沟通原则使得护士能适应各种趋势，如不断增加的多样性、老龄化的人口和计算机技术，这些趋势影响护士的职业和操作。
- 护士遵循的沟通过程常常是共同的而不是独特的。在最基本的层次，这一过程包括一个发出者，一个信息，一个接受者和反馈。信息通过视觉、听觉和感官刺激输入，并通过语言的或非语言的形式传递。护士参与三种层次的沟通：内心的、人际的和公众的沟通。
- 护士参与向上的、向下的、横向的和纵向的沟通。这是由它们的组织形式的特点定义的。此外，护士可能通过传播谣言参与非正式的信息交换。
- 护士依赖各种沟通技巧，如专心、回应、澄清事实和合作，在不同场合有效地促进对患者的护理和职业道德。
- 性别、文化、冲突和不调和的反应的障碍是存在的。
- 工作场合的沟通包括很多不同的关系，这些关系转移了有效沟通的重点。这些沟通包括和上级、同事、下属、医生和其他卫生保健专业人士以及指导者的沟通。

关键术语

乐于助人（accommodating）
专心（attending）
听觉的（auditory）
回避（avoiding）
澄清事实（clarifying）
传播流言（grapevine）
人际交流（interpersonal communication）
内心的交流（intrapersonal communication）
感官的（kinesthetic）
信息（message）

合作（collaborating） 非语言交流（nonverbal communication）
竞争（competing） 接受者（receiver）
妥协（compromising） 回应（responding）
应对（confronting） 语言交流（verbal communication）
反馈（feedback） 视觉通道（visual channel）

复习题

1. 下面哪一个是影响沟通的社会趋势？
   A. 对技术的兴趣下降
   B. 存在于美国人之间的不断增加的多样性
   C. 美国年轻人的比例不断增加
   D. 对书面技巧的要求下降
2. 沟通过程的哪一部分将输入信息返还给发出者？
   A. 反馈
   B. 信息
   C. 受者
   D. 发出者
3. 下面哪个特点属于语言沟通？
   A. 目光接触
   B. 点头
   C. 微笑
   D. 语调
4. 下面哪个技巧涉及主动倾听，并且是护士理解患者信息的重要技巧？
   A. 专心
   B. 澄清事实
   C. 应对
   D. 回应
5. 护士必须关注沟通的障碍

A. 因为它们能增强互动

B. 这样她们就能在沟通时运用这些障碍

C. 这样她们就能弥补这些障碍

D. 护士不需要被关注

课后练习

1. 你的护理部的管理者要求你在一个委员会中服务，以检查你的小组如何能够更有效的进行沟通。当前流行的何种文化趋势可能会影响到小组的计划？
2. 主管护师向你道歉，因为她通知你委派给您的任务中包括一名“难缠患者”。你会运用什么样的沟通技巧来增强与这位患者的沟通？你怎样避免和这位患者的沟通障碍？
3. 你发现上个月你通过了资格考试。当你汇报夜班的工作时，发现你被任命为团队领导。当你和下属沟通时你要让他们考虑一些什么样的问题？

浏览网站

- 你会考虑通过那些网站来改善你的沟通技巧？它依赖于你所关注的不同方面。通过使用*http://www.yahoo.com* 搜索引擎，搜索短语沟通＋技巧，大概会列出 250 多个网站。尝试一下，你会看到网络资源如此丰富。
- 紧跟护理和科技领域的新进展。浏览*http://www.ania.org/*。你会发现什么呢？
- 你是否会对自己怎样有效的沟通感到好奇吗？参加一个*http://www.queendom.com/cgi-bin/tests/transfer.cgi* 的在线沟通测试。

参考文献

Baker, C., Beglinger, J., King, S., Salyards, M., & Thompson, A. (2000). Transforming negative work cultures. *JONA, 30*(7/8), 357–363.

Bellack, J. P., & O'Neil, E. H. (2000). Recreating nursing practice for a new century. *Nursing and Health Care Perspectives 21*(1),15–21.

Bradley, J. C., & Edinberg, M. A. (1986). *Communication in the nursing context.* Norwalk, CT: Appleton-Century-Crofts.

Calfee, B. E. (1998). Making calls to the physician. *Nursing 98,* 10, 17.

Creasia, J., & Parker, B. (1996). *Conceptual foundations of professional practice* (2nd ed.). St Louis, MO: Mosby.

DiBartola, L. (2001, June). Listening to patients and responding with care. *Joint Commission Journal on Quality Improvement, 27*(6), 315–323.

Ellis, A. (1997). *Anger: How to live with it and without it.* New York: Citadel Press, Kensington.

Gray, J. (1992). *Men are from Mars, women are from Venus.* New York: HarperCollins.

Kinney, M., & Hurst, J. (1979). *Group process in education.* Lexington, MA: Ginn Customs.

Laswell, H. D. (1948). The structure and function of communication in society. In L. Bryson (Ed.), The *Communication of ideas.* Institute for Religious and Social Studies.

Malone, G., & Morath, J. (2001). Pro-patient partnerships. *Nursing Management, 32,* 46–47.

Moore, N. (2000). In Malloch, K., Sluyter, D., & Moore, N. (2000). Relationship-centered care: Achieving true value in healthcare (p. 384). *JONA, 30*(7/8), 379–385.

Poole, V. L., Davidhizar, R. E., & Giger, J. N. (1995, August). Delegating to a transcultural team. *Nursing Management, 26*(8), 33–34.

Sanchez-Sweatman, L. (1996, September). *The Canadian Nurse, 92*(8), 49–50.

Shaffer, B., Tallarica, B., & Walsh, J. (2000). Win-win mentoring. *Nursing Management 31*(1), 32–34.

Simms, L. M., Price, S. A., & Ervin, N. E. (2000). *The professional practice of nursing administration* (3rd ed.). Clifton Park, NY: Delmar Learning.

Yoder-Wise, P. S. (1999). *Leading and managing in nursing* (2nd ed.). St. Louis, MO: Mosby.

Yogo, Y., Hashi, A. M., Tsutsui, S., & Yamada, N. (2000). Judgments of emotion by nurses and students given double-blind information on a patient's tone of voice and message content. *Perceptual and Motor Skills, 90,* 855–863.

推荐读物

Anderson, K. (1998, October). 16 tips for reaching agreement. *Nursing Management, 29*(10), 89.

Heller, B. R., Oris, M. T., & Durney-Crowley, J. (2000, January/February). The future of nursing education. 10 trends to watch. *Nursing and Health Care Perspectives, 21*(10), 9–13.

Malloch, K., Sluyter, D., & Moore, N. (2000). Relationship-centered care: Achieving true value in healthcare. *JONA, 30*(7/8), 379–385.

第 7 章

政治与消费者的合作关系

特里·W·米勒（Terry W. Miller），
理学博士，注册护士

根据职业人员和管理者的期望而积累保健经验的时期已经过时，一个卓越的护理领导者会意识到，出现了大的转变，经验是根据消费者的需求积累的。

——卡伦·克福特（Karleen Kerfoot）2000，（p. 98）

学习目标

完成本章内容的学习后，应该能够：

1. 描述如何用政治定义卫生保健服务，以及如何影响护理实践。
2. 认识到护士们在政治上卷入卫生保健消费者运动时应该需要的内容。
3. 描述一个护士作为消费者权益维护者和政策执行者的作用。
4. 提出一个可以加强护士—消费者关系的政治策略。
5. 详细说明向选择的消费群体提供护理服务的一个以服务为本的计划。
6. 描述人口统计学变化是如何影响护士及护理服务的。

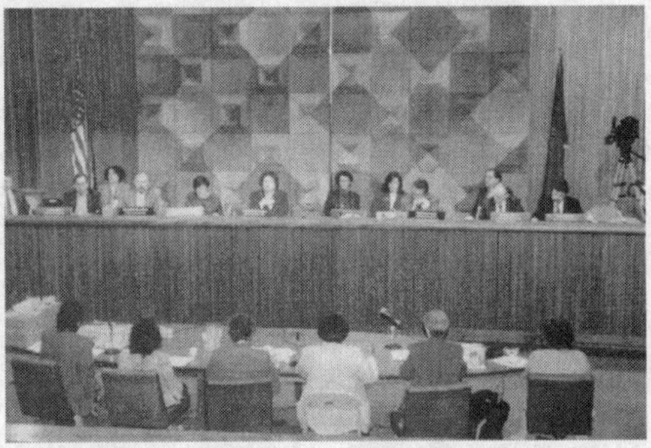

经纽约州护士协会的同意编选

躺在一所养老院床上的老人正在按呼叫按钮呼叫护士，并没有考虑医疗保险，或其他可以为他支付服务的情况。他所知道的只是还没有得到所期望的服务和护理。他所接受的服务和护理所需要的开销远远超过了他的家庭具有的支付能力。他可能并不知道消减医疗保险已经迫使养老院发生了巨大变化。例如 1997 年医疗保险消减被认为是一年内 1/10 养老院破产的原因。健康保健财政管理局（2000 年）在一份报告中宣称 54%的养老院没有足够的职员，不能满足最低的标准要求。近些年来，医疗保险项目已经花费了人类保健全部费用的 45%用于生活设施的改善和家庭健康服务。可是人们 4 个月长期护理花费的金额本可以支付更多比例的医疗保险。1998 年的资料表明支付用于护理机构服务和家庭保健的医疗保险费用是 413 亿美元，使 330 万人受益。1998 年平均每个接受长期护理的人花费 12 375 美元。随着老年人口比例的增加，或者老年人中残疾人比例比年轻人增加的快，预期长期护理需求还会增加（HGFA，2000）。

在这种情况下，我们还有希望去改善这位老人的护理吗？

这位老人的护理中，政治能其作用吗？

是否护士们应该与其他消费群体合作来改善老年患者的护理呢？

政治（**politics**）主要是人们可以利用各种方法达到其目标的一种过程。

这些方法本质上包括了某种程度上的竞争，谈判和合作。为了需要而有效地与他人竞争，谈判和合作的护士们已经培养了很强的政治能力。他们具有最大的能力为了他们自己，患者和护理职业去打下坚实的基础。

政治的存在是因为资源有限，一些人比另外一些人控制着更多的资源。这些**资源**（**resources**）包括人力，资金，设施，技术和对于财产，服务及技术的所有权。能够提供和支配所有资源的个人，群体，或组织就具有政治上的能力。保健消费者运动是有关保健资源的一个政治运动。它反映了消费者对于美国这个最大工业化社会的观念和价值观，消费者们声称本应该能够更多地直接控制自己的卫生保健（Smith & Flarey，1999）。

本章的目的是支持护士们为了患者的利益和卫生保健体系政治上活跃的需求。一个主要的中心内容是保健消费者运动如何为护士们创造了各种新的机会，使她们增进对患者的护理服务，包括所有接受保健的人们，保健工作中的最大呼声是消费者的声音。鼓励护士们通过与其他消费群体合作建立较好政治地位，而不是跟在别人的后面。

利益相关者与保健

既得利益群体中能对卫生保健资源支配的人称为**利益相关者**（**stakeholder**）。在某种程度上，每个人都是利益相关者，但是有些人对于他们在卫生保健上的投资远比其他人政治上积极。见表 7-1 中一系列华盛顿最有影响力的游说团体。许多这样的团体与其他社团，例如保险公司，消费者团体，职业组织，卫生保健提供者和教育组织等，一起向地区，州，和联邦立法委员会的卫生保健政策决策者施加政治压力，努力使卫生保健系统的内容符合各自的经济利益。

因为某种原因，并非所有的人都同意在卫生保健政策上消费者的主导作用。有些人认为消费者没有必要了解那些对于他们来说是最好的，相反，他们同意这样的观点，认为保健专家，例如医生，有一定的指导保健决策的能力。另外一些人认为应该由保健服务费用支付者做决策，保健没有必要是一种权利，因为他是以可支付能力为基础的。

不断增长的卫生保健支出已经导致增加了第三方付费者和消费者的政治

活动。正如约翰逊（Johnson）和马萨（Mass）所述“付费者和消费者们想知道他们花钱得到了什么”（Cohen and DeBack，1999，p. 38）。第三方付费者包括有政府，商业部门和保险公司。医疗保险/医疗补助欺诈行为的曝光已经使得政府投资人对职业实践的本质和管理产生质疑。护士们已经开始认识到保健资源的控制与分配可以明显地影响她们的收入、工作负担、工作环境和患者。全国的护士们反映每个护士的患者负担已经明显增加。然而，这些护理问题没有政治上的影响将不会改变任何水平的保健。

表 7-1 华盛顿最有影响力的游说团体

1. 全美步枪协会	9. 国家房地产协会
2. 美国退休者协会	10. 全国制造商协会
3. 国家独立企业联合会	11. 国家房屋建筑商协会
4. 美国与以色列公共事务委员会	12. 美国医学会
5. 诉讼律师协会	13. 美国医院协会
6. 美国工会联盟组织	14. 国家教育协会
7. 商会	15. 美国农场局联盟
8. 美国啤酒批发商协会	

摘自“Fat & Happy in D. C.，Fortune，May 28，2001，p. 95。

文献应用

引文： Gebbie，K. M.，Wakefield，M.，& Kerfoot，K. (2000). Nursing an health policy. Image: Journal of Nursing Scholarship，32（3），307—314.

讨论： 这一定性研究的目的是要明确说明护士们是否以某种方式积极参与了在美国卫生政策的出台。调查结果说明了能够通过护理教育学到的各种世界观，并且强调使护士们发挥与政策相关的作用中事业选择的重要性。研究的参与人员提供了一些有关加强护士的政策角色行动方面的有价值的建议。参与政策实施的行为被认为是在为患者摇旗呐喊，这些患者的呼声在某些场合下被限制了，或者被禁止了。作者探讨需要改变保健资源被分派的方式。他们还讨论护理作为一种特征可以辨别护士们在政策角色中与相关利益者之间的区别。最重要的发现是当护士们提供了关于健康和疾病的决定因素的经验时，决策者们所作出的反应。

实际应用：“一个护士对于健康问题和未满足要求的认识，以及对于相关人员动机的了解，是组成卫生政策的有效综合部分。例如，护士能够帮助决策者了解在患者家庭护理进行管理上，医生决定和护士决定之间的差别”(p. 314)。护士工作和所护理的患者可以直接受到卫生保健决策的影响。实际上，护士对于决策者的作用是没有人能够替代的。护士们实际上通过向决策者们提供以经验为依据的健康与疾病预测，从而获得实施政策的能力和帮助患者。刚刚走上岗位的护士们不应该忽视她们了解保健组织，融资和决策的需要。

护理具有长期的与各种利益相关者齐心协力，和围绕患者协调健康护理，确保患者得到所需卫生保健服务的历史，“然而，许多护士对于她们的历史知之甚少”（Ogren，2001，p. 7）。那些能够认识到解决患者卫生保健服务存在的主要问题中具有重要作用的护士们将确保护理与部门主管人员的合作，这些主管人员可以控制广泛的卫生保健系统，而他的部门是其中的一部分。作为合作者，她们将能够在系统水平上发挥政策性的作用而与其他利益相关者竞争，谈判和合作。这些护士们还必须关心系统水平上的卫生保健价格，并且了解资源是根据卫生政策的决定来控制和分配的。

许多护理学方面的文章，书籍和一些研究文章的作者支持护士参与公共政策和卫生保健政策的工作（Fagin，1998；Williams，1998；Mason & Leavitt，1999；Milstead，1999）。另外一些作者在护理课程中增加政策内容和行政步骤流程方面的内容（Brown，1996；Gebbie，Wakefi? ld，& Kerfoot，2000；Jones Jennings，Moritz，& Moss，1997）。护士们参与诸如决策委员会和公共事业委员会等政策方面的工作，包括当一些需要健康护理的人为自己的呼声较少甚至没有时，为他们的利益而倡议，或者为那些需要较强呼声的人们进行倡议活动。任何职业护士都应该懂得和能够清楚说明政策对护理实践的适用性，使卫生保健领域发生变化是参与决策的结果。如玛格丽特·米德（Margaret Mead）所说，“不容置疑，一小部分有头脑的尽职的公民能够改变世界，实际上是仅此而已的事。”

批判性思维

因为人们对于任意谈到的话题可能抱有严重的分歧和不一致意见而出现政治冲突。消费者可能会不满意应该的卫生保健内容，提供卫生保健的人员，目前卫生保健应具有的支出以及由谁来支付。护士们作为提供者，具有改进与消费者对话和提供对卫生保健问题的创造性解决办法的职业责任。然而护士们，如同消费者一样，在对待消费者可能具有的较小的卫生保健问题上彼此意见不一致。

你认为作为一名卫生保健消费者，你的责任是什么？作为一名卫生保健提供者，你的责任是什么？你认为作为消费者的责任会与作为提供者的责任发生冲突吗？

实地采访

护士通过帮助消费者得到他们认为需要的东西，作为消费者的倡导者和支持者为他们服务。护士们有机会去帮助消费者们更好地了解他们能够得到东西，以及他们能够合法地从提供者和卫生系统希望得到的内容。有能力的护士懂得系统如何工作，因为那是他们的本质工作。消费者往来于卫生系统，所以他不能适应系统的局限性或系统的服务方式。不论是患者护理安置还是公共政策实施，消费者和护士成为天然同盟。原因是因为护士们不仅寻求使患者在获得满意上成功，利他主义内容，还要改善自己的工作环境，职业内容。我最大的失望之一是当护士们没能把她们自己看作与患者和整个保健体系相联系。她们在处理直接患者护理中的问题时目光短浅，因为她们不知道她们是有一定能力的。不能在孤立的情况下，进行护士的实践活动。我们是所有相互依赖的，与政府经济和政治关系相联系的高度复杂体系的方方面面。我发现在为华盛顿州立护士协会工作的一名活动议案通过游说者时，消费者的合作关系最重要，因为作为护士，我们能够与消费者建立政治上强大的联盟，因而可以确定长期保健政策的趋势，特别是管理长期护理行业的州立政策。因为我们在与选择的消费者利益群体的合作上是成功的，我们能够确保7个重要的立法议案的通过和资助。这些议案包括艾滋病多项立法，一个长期护理改革法案和一项能使护士们宣布希望的法案，目的在于避免不必要的紧张，护理和消费者支出。

罗伯特·S. 鲍尔（Robert S. Ball），护理硕士学位，注册护士，护理主管

人类服务的政治学与经济学

许多护士想避免她们工作的政治本性，因为她们相信人类服务不应该具有政治动机。她们还忽略了卫生保健的商业一面，后来才发现她们要为预算负责。然而所有卫生保健都离不开政治和经济的联系，以及提供者服务的可效性。作为一种人类服务，卫生保健就改善所有生活质量和延长寿命而言产生巨大回报。作为一种商业，卫生保健已经提供数百万人，包括护士，挣钱的机会和终身的事业。

美国的卫生保健严重地依赖于公共与私人的持续性资源供应。这些资源包括了诸如卫生保健服务提供者和用于教育和支付给教育提供者的经费。建筑、技术、管理和设备是一些可以使卫生保健系统运转起来的其他资源。卫生保健需要在如此大的经济规模下大量的资源，数以千计的人们直接参与了这些资源的分配，因此，就成为了卫生保健政治学。多数的人们具有好的目的，但是她们常常不同意如何最好地利用资源支持卫生保健工作。

许多消费者意识到正在重新分配的卫生保健资源可能不能满足她们的卫生保健需求，特别是随着年龄增长和变得愈来愈依靠相关的服务。他们害怕媒体关于增加国家卫生保健支出的报道。尽管多数消费者并不直接支付他们卫生保健的大部分，招致他们个人支出部分快速增长。

卫生政策是在地区、州或联邦水平通过政治程序形成、实施和发挥作用的。例如在地区水平，关于是否和什么时候向管辖的高危人群进行流感疫苗注射的政策是由个别医院委员会和一个整体卫生保健系统的领导们建立和实施的。在州水平，一些政策通过确定护理实践，护理教育和护理执照对护士进行管理。这些政策常常是由一个州的护士实践法案管理的，其可以指定州护理委员会，或卫生职业委员会做为实施政策的权威机构。联邦的政策是作为管理保健和医疗补助基金的标准和规定。

在州和联邦立法机构，当影响卫生保健的一些条文建立以后，护士熟知这些内容并得到这些条文的复印件是十分重要的，这样可以增加他们对政策的认识。

最后，将由发挥最强政治影响的人们对卫生保健做出定义和进行控制。如果护士没有向卫生界决策者行使政治压力，她们将失去得到其他具有更大政治影响力群体支持的基础。在对卫生保健资源竞争日益增加的情况下，认为其他利益相关者们会关注护理工作是不切实际的。历史上，一些卫生保健利益相关者从来没有支持护理，将其看作是一种职业，或从来没有承认护士的职业作用。如同其他卫生保健提供者那样，护士们必须与其他人竞争、谈判和合作，以确保她们在卫生保健领域的未来。

合作者与用户至上主义的文化诸方面

美国的少数民族包括大约 80 万不同种族的人群（Leddy & Pepper，1993）。作者认识到人们改善健康的方式，当患病时的行为方式，对疾病的认识与反应形式，她们对健康定义的方法，都是较强地由他们的社会文化背景所决定的。人口调查数据显示种族和文化的多样性在增加。在美国的白人仍然占有多数比例，70%以上，其百分数在迅速下降。西班牙语系人、非洲美国人、亚洲人、本土美国人/阿拉斯加本土人、太平洋岛国人的比例在增加，而西班牙语系人口增加的最多（U. S. Census Bureau，2000）。

如果护士需要与这些通过文化传统，种族组成，或种族背景加以区别的消费者群体形成合作，她们必须了解和重视这种差别。较强的合作关系将形成反应不同文化的护理服务常规。

案例分析 7-1

玛丽亚（Maria）是一名产科助产士，参与一个由州特殊资助的项目一优先计划，意在为那些服务低下和医疗保险额不足的孕妇提供护理服务。玛丽亚已经在这个专业中工作三年了，并且已经非常有经验了，能够处理一些新问题，而需要很少的指导。许多她推举的案例是通过与地区医院的幼年父母帮助中心合作得来的，这个中心的帮助目标是那些因为怀孕而辍学的不足 20 岁年龄的女孩。玛丽亚的许多患者来自具有高危的家庭暴力和吸毒酗酒的家庭。最近，她得到通知，幼年父母帮助中心因为缺少经费将中断与优先计划的合作。

如果你是玛丽亚，会怎么办？

文献应用

引言：Ferguson, S. L. (2001). An activist looks at nursing's role in health policy development. Journal of Obstetric, Gynecologic, and Neonatal Nursing, 30 (5), 546－551.

讨论：护士因为具有保健知识，在确定、发展、实施和评价卫生政策中起着关键作用。一个初步形成的模式（Longest，1998）对于说明公共政策制定程序是有用的。此文说明的这种模式分为三个阶段：政策形成、实施和修订。

实际应用：护士们将会发现此文中说明的模式对于影响公共政策是有用的。

政治与人口统计学变化

当然，对于保健的本来面目，谁提供保健，或者如何付费问题上，并非所有的消费者都意见一致，消费者的社会、文化、经济、心理和人口统计学上的特征很大部分地决定了他们的态度、他们对于保健系统、他的提供者和服务的意愿。当系统内发生变化时，特别是涉及为服务和提供的保健需要付费时，消费者也能意识到某种水平的个人危险。当像退休人员这样的消费者感到他们需要现金支付的保健费用超出了他们的能力，或在不久的将来会增长时，就会极力向立法者施加政治压力，力图扭转这种倾向。

因为在 1946～1964 年美国空前的出生率（U. S. Census Bureau，1996），未来数年中增长最快的消费者群体是 65 岁和稍大一点的老年人。65 岁和大于 65 岁的人数几乎增长到了全部的 3 倍，1970 年和 1994 年，全美国的人口增长超过 28%，50 岁和大于 50 岁人增长了 66%，85 岁以上的人数则超过了 150%。据估计，生活在美国的超过 85 岁的老年人为 460 万人，分享国家财富的那部分明显超过了其他年龄的群体。超过 50 岁的人占据了国民扣完所得税收入的 1/2，金融财产的 3/4，储蓄额的 80%。然而，多数的老年人都不富有，具有资格获得医疗保险的 20% 的人到 2020 年才能受益（Shi & Singh，2001）。

不容置疑，这一美国老年群体会在任何水平深深地影响着保健。西方世界老年人数的剧烈增长意味着年龄已经达到 65 岁的人群中大约有一半的人目前还在世（Roszak，199S）。美国居民选举行为的研究显示老年人对于任何事情没有任何可预见的政治倾向，除了对于自觉权利，即最广泛承认的社会安全保障权利的严重威胁。

许多老年人正在加入到消费者群体中，具有广大的政治呼声，影响着卫生政策的决定，和确保在未来几年他们能够得到所需的保健服务。经过互联网和消费者群体的参与，正在增长的消费者人数正在填补社会隔绝与历史辉煌之间的缺口。她们已经与外部世界建立了密切联系，并且努力成功地加强与在保健中其它利益相关者的关系。

美国退伍军人协会，具有 150 多万成员，构成了一个逐渐增长的有一定权利的政治性团体和在许多方面成为护理的一个理想的消费伙伴。

批判性思维

人口变化呈现给卫生保健的是各种挑战。例如，早在 1987 年，1600 名卫生保健专家认为老龄化的美国是“公共政策问题的头等事情，并且是影响卫生保健系统未来的最重要的问题”（Wesbury，1988，p. 60）。伯尔豪斯（Buerhaus），斯塔格（Staiger），和奥尔巴克（Auerbach）（2000）和一些其他人指出 2010 年对于不同年龄的卫生保健队伍的短缺危机将变得尤为突出。大部分的资料表明老龄护理和健康教育人员短缺加剧，以及老年人护理服务需求的快速增长。

你怎样看待这一影响卫生保健和护理实践的问题？这种卫生保健服务人员比例短缺和老年人保健服务需求增加的政治含义是什么？

大部分的护士年龄是 45 岁或大于 45 岁，5 年内将具有成为美国退休者协会成员的资格。极少数的其他消费群体认为美国退休者协会具有确定未来卫生保健体系的能力。

作为政治活动家的护士

有政治活动能力的护士们在她们的工作环境中为了患者的福利和她们自己的利益具有权威性发言权。除了对问题的讨论研究和投票外，护士们将通过电话、信件和电子邮件直接与医院委员会或立法委员会主席等决策者联系。护士们参加一些职业组织，并积极参与确保得到一种综合一致的呼声，以支持那些对消费者和护理有价值的卫生保健条文和政策。将会看到最相关的护士们支持政治活动，并且是在行动中帮助起草法律条文和建立与运转行政办公机构的参与者。

因为护士们参与建立政策，她们知道政治策略所需要的内容。建立政治策略的目的是为了在鉴别其他利益相关者和这些人的目的时，了解达到某种目标，或者为了这个目标进行倡议活动的各种方法。政治策略试图说服一些人来支持构成一个政策的论点，或者采取支持应用这种政治策略的立场。为了切实可行，一个政治策略需要应用承诺，以及其他利益相关者知晓这一策略的承诺。有效的政治策略意味着即使在最不确定的情况下，具有相当的预见性和目的明确性。最有可能发挥政治影响的护士们需要在头脑中分析政策后，才能采取政治行动，表示关注，做出要求，或甚至为他人倡议。然而，有些护士可能参与了某些政治活动，或者采取明确的政治立场，而没有足够地研究这些政治问题，或者研究与这些政治问题有关的利益相关者的立场。

任何一个护士都应该清楚地了解其他相关群体对于有关卫生政策问题的看法。护士们在提出卫生政策建议时，首先征求其他人的政策看法，并尽可能了解问题的各个方面是十分必要的。建议需要包括能够中和对立观点的合乎逻辑的论据。这样可以避免不必要的政治冲突，并且在向诸如医院委员会或者州立法机构提出政策建议之前，能够充分合作。越是能够从具有不同政策立场的利益相关者那里得到更多的支持，就越容易建立和贯彻一个切实可行的政策。

为使政策发挥最有效的作用，护士们必须能够对受宣教者或利益相关者清楚地说明至少 4 个护理问题：

什么是护理？护士向消费者提供哪些有特色的服务？如何在护理中受益？与其他保健服务相比较，护理服务的支出是多少？尽管有些轶闻和带有情感的内容可以对部分受宣教者有效，而提供具有研究的结果作为依据支持护理职业的政治立场是更为有力的。表 7-2 详细说明了护理的 4 个基本方面。

政治学与倡议

护理职业信奉为患者倡议已经几十年了，虽然护士有可能会因此而危及他们的工作岗位。然而，发表的有些观点认为保健系统的重建正在逐渐冲淡护士的倡议作用（O’Connell，2000）。问题的部分原因是有些护士怀疑他们为患者进行倡议活动的能力。她们对作为一名患者的倡议者的危险程度感到不安。职业历史中，很多护士为了患者冒着不惜丢掉特殊职位的危险进行强有力的倡议活动。

有意思的是，角色倒转，一些患者正在开始为护士们鸣不平。这些患者认为护士们工作环境恶劣，主张应该做些努力改善护理工作条件。加利福尼亚州的护士们利用消费者的支持建立了她们自己的处理案例，用以抵消影响护理实践的严重的职员短缺问题。因为有消费者们的有力支持，加利福尼亚州的护士们在1999年提出了一个立法建议，并且已经在州内正式颁布了。这个法律规定了患者护理所需的注册护士的职员配置水平最低要求。这是为了当接受护理服务时，保护患者免于得到不合格的，或职员配置水平危险的服务。

倡议与消费者合作关系

护士们必须懂得能够确定她们与消费者关系的政治影响力。消费者希望提供卫生保健的人是最好的人，但是他们不清楚职业护士的角色和责任是什么？有见识的消费者懂得卫生政策可以直接影响他们，但是不太了解卫生政策会影响护士。消费者们可能希望护士们只是在提供直接患者护理主题内容上为他们倡导。

护士们与专业组织一道，通过建立正式伙伴关系，能够与消费群体通力合作，以此可以提高护士在卫生政策领域内做为消费者倡导者的作用，以及增强护士与消费者两者的政治地位。这种伙伴关系具有一种比任何单一群体更强的政治号召力。

表 7-2　护理的 4 个基本方面
1. 护理是“关注人类对健康与疾病的经历和反应的全部，以解决问题为本，而不受任何限制”（American Nurses Association，1995，p. 6）。
2. 护士所提供的特征性服务包括了（但不限于）：调整整体护理，完善正在进行的健康评价和倡导质量护理。护理可能是唯一以患者整体保健为中心的职业。
3. 消费者受益的内容包括：政策方针的改变，例如1990年代的短期产科住院制度的变化，更好地协调护理，改善卫生保健服务绿色通道，特别是乡下农村。
4. 护理服务费用要根据护理方式和护士水平而有所不同。由护理医生提供的基础护理和由有资格的助产士提供的服务费用应该低于由医生提供的这种相同服务（Shi & Singh，2001，pp. 138－139）。

因为合作人代表了（1）一个较大的**选区**（**voting block**），其具有相同的政治立场或者未来；（2）金融支持的广泛资金资源；（3）一种强烈的**政治呼声**（**political voice**），对任意决策机构支持或反对的各种呼声的增长，因此在与任何决策机构相互影响时，合作人将会获得力量。专业护理组织越来越认识到与消费者合作建立优质卫生保健系统的价值。

参见表 7-3，了解与一个消费群体建立一种合作关系的步骤。

消费者需求

作为卫生保健对象需要支付大部分的保健服务费用，消费者要求不是作为被动的卫生保健接受者。

表 7-3　与消费群体建立合作关系的步骤

1. 听取	变得更为关注保健需求和潜在消费合作者的政治本性。
2. 研究	通过消费者会议，关注重点人群，参考文献和采访寻找有代表性和对立的观点。
3. 评价	为建立合作关系，确定需求，价值，关系和界限。
4. 重点	相互确定决心，清楚说明合作关系的目的和特殊的，现实性的目标。
5. 妥协	解决非重要的和非关键性的问题。
6. 谈判	在建立合作关系过程中，赞同其他人的立场和责任。
7. 计划	为了达到目的和实现目标建立一种政治策略。
8. 试验	试验政策问题。在采取行动前，从关键人群中收集反馈意见。
9. 模式	使行政工作模式化。确定与合作者贯彻政策与方针的步骤。
10. 指导政治行动	了解大的轮廓，关注可以改变的部分。
11. 实施	顺序进行政策支持和采取行动。
12. 网络	忠实于双方认定的目标和始终如一地工作，以获得人力，资金和时间上的足够支持。
13. 建立政治可信性	参与地区，州和国家的决策努力，支持合作关系和他的政治议程。
14. 安慰与谈条件	淡化敌对和及时地以建设性的方式解决冲突。
15. 报告，宣扬和游说	对群体的政治动机进行报告，宣扬和游说。吸引公众对消费群体的关注。
16. 重申，再定义和废除	定期评价与消费群体的工作。

批判性思维

美国公众已经变得对提高健康越来越认识和感兴趣（Leddy & Pepper, 1998）。通过公共教育活动，主流媒体已经显示了个人生活方式与严重疾病发病率之间的关系。一些健康改善项目包括期望人类自我投资，但是生活在贫困线的人们过着不稳定的生活。你是怎样看待生活在最低社会经济阶层的人们对保健的理解？你会设想多数人们通过提高高等教育，有计划的储蓄，健康饮食，规律性体育锻炼，不过分满足，避免吸烟和过度饮酒，节育和定期体格检查等的生活方式进行个人投资吗？你认为人们一天接一天地生活，因为他们目光短浅，似乎并没有认识到长期计划的意义吗？

他们十分容易对保健提供者，付费者和一些应该成为消费者朋友和以服务为本的机构提出各种要求，他们还强烈要求如何对卫生保健进行管理。

护士通过与专业组织，例如美国护理协会一起工作，已经成为为了患者权利有力的，早期支持者，而不管患者是否有能力付费。其他专业组织，例如美国医学会和美国医院协会对患者权力的支持已得到广泛公认。这点提示美国医学会和美国医院协会资金雄厚在向媒体表达解决消费者问题的立场上，与美国护理协会相比具有更多的政治权利，起到更好的作用。

任何使卫生保健政策易于为消费者接受和以服务为本的政治想像力都必须重视支出，通道，选择和质量。可能这种想像力来源于如下公式：以最低的费用实现所有人的高质量护理。然而从定义，不是评估上来讲，质量受到文化上的限制，所以是十分复杂的。许多人不能负担最低的卫生保健服务。另外一些人越来越不愿意通过支付日益上涨的卫生保健费用，资助患者的护理。低价高质量护理的观点需要多重投资人的通力合作，建立一种可行性实施原则，包括核对与结算机制，使滥用和错用减少到最小程度，鼓励由发挥强大政治能力的人或机构做出聪明的和适用于多民族的决定。

将以消费者为本的设想成为现实

护士不仅有机会成为卫生保健以消费者为本这一设想的支持者，更应该成为这种设想的创造者。为使这一设想成为现实，需要护士不断学习，并能够详细说明他们为整个卫生保健体系添加的价值。使其他投资人和决策者懂得和提高护理对于消费者的价值将需要大量的政治工作。在支持一些消费者动机，或对一些特殊卫生保健问题和不公平做出反应时，这项工作将不仅是铁事般的请求，或意见。相信一种设想，以及努力工作是不够的。护士必须对这种设想有一种清楚的印象，产生一种合理的观点；显示出智慧的，策略性的思维，发挥更大的政治影响。

尽管护士们可能会认为她们才是受到卫生保健变化影响的，但是更有力和更有战略性去理解，每个人，特别是消费者都会受到影响。雷特米亚（Rehtmeyer）（2000）阐述“护士需要抓住机遇，利用卫生保健工作中出现的混乱，作为努力选择新方向的基础”这些新的方向可能包括了表 7-4 中概括的各种策略。

实地采访

46 岁的加里（Gary）和 42 岁的劳里（Laurie）已经结婚 7 年，有一个 4 岁和一个 6 岁的两个女儿。加里是一名实习商业建筑师最近被诊断患有美尼尔病。劳里是一名工作在外的职业摄影师。她最近被诊断患有结节病。加里说：“美国的卫生保健系统严重地受到保险公司的条条框框以及卫生保健服务者的期望所限制。不管怎么说，做的不多。不愿意采取彻底措施。”劳里表示同意，并补充说：“正如实际那样，服务人员没有必要与其他人竞争，作为消费者，对于他们如何与他人相互合作我并不感到愉快，更不要说是消费者了。因为太多的护士们没有将其看作是职业，和当作职业来实践，她们已经被引导成为一种共同文化的整体。”加里还说：“护理是理所应当的；我们真是没有将护士看作是像技术人员那样的服务人。失去了满足消费者增长需求的机会。创立一种从日常生活或保持健康为出发点的可接受性系统。”消费者需求护士们“公开表示的关心，可以得到答案，或者至少能够选择，而不需要经过各种门槛。我已经开始相信保健是一门十分不精确的科学。她们只是在猜测，或者似乎关心不够，只是提供者的需求，或提供者得到的报酬是否值得。”劳里说道：“在服务提供者，医院和门诊部随诊之间失去了信息联系。几次都是提供一些相同的信息，不清楚是否人们真正在使用和考虑这些他们所获得的信息。如果护士们受到良好教育，她们将可以胜任消费者的倡导者。加里补充到：获得卫生保健变得越来越难，除非你死了。护士们当然有机会做更多的事情，和做一流的服务人员。我认为护士们在积累医院经验，使其成为积极性经验中比任何人做的都多。她们能够成为卫生保健系统内的辛勤耕耘的蜜蜂。她们是至关重要的，她们本可以为卫生保健消费者们做更好的事情。如果我们相信提供者的能力和能够懂得服务需要什么，我们愿意花更多的钱。这种服务包括了护理。”

加里（Gary）和劳里·梅普尔斯（Laurie Maples），消费者

消费者需要责任感

当观察某些提供者的行为时，政府、费用支付方、甚至代理人的警觉是可以理解的（Kavaler & Spiegel，1997）。一些提供者认为“什么对代理机构是好的，又可能对群体，或我们有利的?”而不是“为了消费者和所有投资人们长期做些什么?”

当投资人受到激励和只由自己想像的需求所引导时，竞争性战略将会取代合作方式去选择消费者的卫生保健需求。因为追逐竞争的目的超过了提供高质量服务的目的，责任感变成一个严肃的问题。将拥有卫生保健未来的人们必须注视这一更为严重的责任感问题。当越来越多的人对保健系统，保健提供者，第三方支付人和立法机构失去信心时，需要去建立和保持她们的可信性。

多数人都懂得责任感就是需要对一个人的行为、决定和与他人建立的联系所负责。不能辩解的是，一些护士宣称她们的行为是没有错误的，因为她们只是做了由她们的雇主或一些大的机构明确规定她们必须做的事情。这些护士没有理解在一种特殊雇佣情况下的职业责任感远远超过了职责这一概念。“实现护理的权利基础是一种社会承诺，即承认职业权利、责任和对公共负责的各种机制”（American Nurses Association，1995，p. 3）。另外，美国各州的个体护士工作法案也同样陈述了这些概念。

表 7-4 为消费者开展活动的政治策略
1. 在州和联邦政府为了服务于消费者群体利益的卫生保健规章制度和卫生保健工作指南进行游说。
2. 当辩论和起草这些卫生保健规章制度和指南时，与来自消费者群体的代表进行商谈。
3. 当违规发生时，监测卫生保健规章制度的落实情况，严格纠正，或进行惩罚。
4. 鼓励提供者和支付方做出改变，使提供的服务自动适应消费者变化的需要。
5. 通过分发教育资料，或其他媒体改变消费者的一些观念和行为。

案例分析 7-2

胡安（Juan）和凯西（Casey）在护理课程的最后学期学习伙伴关系内容。胡安是一名工作了多年的美国海军医护兵和急诊医疗技术人员，凯西是刚刚出自高中，进入大学，开始主修商业课程。她们的一个课程作业就是建立一种策略，以减少医院工作中出现的玩忽职守的风险。凯西建议重新将患者定义为卫生保健服务的消费者，因为在医院采用一种以消费者为本的方式进行卫生保健服务将会改善患者的满意度，由此可以减少玩忽职守。胡安反对这个策略，因为他认为在将患者定义为消费者时，很多卫生保健服务者正在采用的是共同的美国文化。他认为患者远高于消费者，但是也认为患者并不知道对他们来说在多数卫生保健情况下最好的东西是什么。

你认为应该将患者定义为消费者吗?

你认为如果将患者作为消费者对待，而不是患者，他们就不太可能对卫生保健提供者提出不满了吗?

消费者们越来越要求那些积极的结果，坚持卫生保健系统内应具有的为了优质卫生保健消费的责任感，如果显示增加的诉讼趋势是与职业疏忽和医疗事故相关，只是合乎伦理道德地提供护理将不会使具有消极后果经历的患者满意（Cohen & DeBack，1999）。保健诉讼的最大潜在危险源于极少数的卫生保健职业人员，她们承认个人的责任，这种责任要确保卫生保健服务不论是在系统内还是个人能够以一种安全的，具有一定法定资格情况下进行。卫生保健职业人员，包括护士，要相互依靠，确保她们工作环境中的质量，连贯性和整体效果。

批评性思维

公共可利用通道，质量和信息时间表已经极大地增强了消费者进行的卫生保健活动。使用互联网，人们可以对任何实际卫生保健问题进行定制检索，将从浩瀚如海的检索内容中收集资料，加以比较购买服务，提供者和产品。已经建立了用于美国保健服务系统的几个统一的信息资源站。这些数据提供给决策者们所需的信息，以了解某些预先确定的卫生保健范围。他们为做出以证据为依据的决策还建立了标准定义，分类方法和衡量标准。护理对于决策者来说已经相对不再是在数据检索，收集和数据传播中的内容了。

是否需要一种能够为决策者所使用的评价护理患者效果的标准？需要采取哪些步骤才能使这些信息为公共所利用?

可信性与政治

具有可信性，护士们必须显示出职业资质和超越患者预期的某种程度的职业责任感，那些最能够成功处理各种问题的护士才能在一些方面表明她们的可信性。她们终生学习，在她们一生的护理生涯中积累专业知识。她们将她们的工作看作是服务于公众，护理事业的天职，是一种光荣的工作。她们在某些情况下，将自己看作是主人公，去努力解决问题，克服困难，尽可能提供最好的护理。护士们在为消费者服务时，通过将自己作为为他们解决问题的主人，增强她们的政治地位。莱迪（Leddy）和佩珀（Pepper）（1998）说："当护士责备其他人时，例如医生，管理人员或者负责州卫生保健服务系统的政府官员，总是希望别人去改善这些系统，她们是在削弱她们的地位和能力基础［p. 331］……护理专业正在努力呼吁建立适用于各个水平卫生保健服务的政策"（p. 342）。

然而，护理的主人公身份在未来的护理工作中保证政策的可信性是不够的。这是因为在其他人看来，是将她们自己作为消费者的倡导者而得到的这些政策利益。《The Business Journal of Milwaukee》（April 24，1998）杂志发表了一篇题为"In Health Politics，It's Hip to Be Pro-Consumer"的文章。在其他服务提供者向消费者兜售宣传时，护士需要不断地证明对于消费者她们比其他服务人员更有价值，而其他服务花费少。消费者越来越需要从护士那里得到切实的证据，证明她们的服务是值得的。

重要概念

- 个人或群体采取政治行动得到他们想得到的东西，或者防止他人得到不想让他们得到的东西。
- 政治在任何系统都是固有的，在系统中，资源绝对或者相对不足，存在着为这些资源产生的各种竞争利益。

- 护士在处理卫生保健服务中系统水平的主要问题具有关键性作用。
- 美国的政治、经济和社会变化正在改变着卫生保健系统。
- 护士必须能够说明护理是什么，她们提供的是哪些独特的服务，消费者如何从这些服务中受益，与其他卫生保健服务相比较这些服务值多少。
- 如果护理通过政治评价被认为是不太关键和不是什么专业性的，护士们将能力减小，收入减少。
- 美国人口的老龄化构成了一种政治力量，赋予护理一种极好的机会，使她们成为卫生保健领域的强者。
- 消费者的伙伴关系对于具有政治作用卫生保健中的投资人来说是十分关键的。
- 当消费者群体与护士等其他群体结成政治联盟时，对两者的政治影响将会得到加强。

关键术语

政治呼声（political voice）
利益相关人（stakeholders）
政治（politics）
选区（voting block）
资源（resources）

复习题

1. 政治的存在是因为：
A. 是因为法律的需求
B. 资源不能受到行政上程序的限制
C. 一些人比其他人掌握着更多的资源
D. 资源必须在投资人中平均分配

2. 卫生保健中的消费者运动是指：

A. 一种关于卫生保健资源的社会主义运动

B. 因为有互联网和美国退休者协会组织，消费者运动在增长

C. 受到保健系统内所有投资人的支持

D. 因为护理得到管理，正在失去动力

3. 美国的少数人口：

A. 包括 8 千万种族不同的人

B. 10 年以后将会超过白人

C. 开始反对消费者运动

D. 是一群有组织的，有凝聚力的消费者群体

课后练习

1. 请寻找你的议员，给他们写信和发电子邮件，询问他们支持哪些有关卫生保健的法律条文。
2. 注意有哪些人支持当前的卫生保健法律条文。是否在建议的法案中强调消费者保护。
3. 识别一个你认为感兴趣的消费者群体。应用表 7-2 中显示的步骤与这个群体建立伙伴关系。你学到了哪些东西？

浏览网站

识别一些消费群体可使用的网站。

美国退休者协会：*http://www.aarp.org/indexes*

保健事务市民委员会：*http://www.cchc-mn.org/*和 *http://www.cchc-rnn.org/ directory.htnnl*

记录消费者提示内容的网站：*http://www. consumertips.com/politics.htm*

质量护理消费者团体网站：*http ://www. consumerwatchdog. org/healthcare*

记录消费者报告的网站：*http. // www. consumerunion. oralaboutcu/about? htm*

有关政府机构和卫生保健机构的网站：

美国国会：*http://congress. org/*

美国卫生及公共服务部：*http ://www. hhs. gov/about/profile . html*

州间改革组织与 MilbanK 纪念基金会之间合作内容的网站：*http://www. milbank. org/mringopolicy. html*

参考文献

American Nurses Association. (1995). *Nursing's social policy statement.* Washington, DC: American Nurses Publishing.

Brown, L. D. (1996). *Health policy in the United States: Issues and options.* New York: The Ford Foundation.

Buerhaus, P. I., Staiger, D. O., & Auerbach, D. I. (2000). Implications of an aging registered nurse workforce. *Journal of the American Medical Association, 283,* 2948–2954.

Cohen, E., & DeBack, V. (1999). *The outcomes mandate: Case management in health care today.* St. Louis, MO: Mosby.

Fagin, C. (1998). Nursing research and the erosion of care. *Nursing Outlook, 46*(6), 259–261.

Fat & happy in D.C. (2001, May). *Fortune,* p. 95.

Ferguson, S. L. (2001). An activist looks at nursing's role in health policy development. *Journal of Obstetric, Gynoecologic, and Neonatal Nursing, 30*(5), 546–551.

Gebbie, K. M., Wakefield, M., & Kerfoot, K. (2000). Nursing and health policy. *Image: Journal of Nursing Scholarship, 32*(3), 307–314.

Health Care Financing Administration. (2000, January). National health expenditure projections 1998–2008 [On-line]. Available: http://www.hcfa.gov/stats/NHE-Proj/

Kavaler, F., & Spiegel, A. D. (1997). *Risk management in health care institutions: A strategic approach.* Sudbury, MA: Jones and Bartlett.

Kerfoot, K. (2000). On leadership—"Customerizing" in the new millennium. *MedSurg Nursing: The Journal of Adult Health, 9*(2), 97–99.

Leddy, S., & Pepper, J. M. (1998). *Conceptual bases of professional nursing* (4th ed.). Philadelphia: Lippincott.

Mason, D., & Leavitt, J. K. (1999). *Policy and politics in nursing and health care* (3rd ed.). Philadelphia: Saunders.

Milstead, J. A. (1999). *Health policy & politics: A nurse's guide.* Gaithersburg, MD: Aspen.

O'Connell, B. (2000). Research shows erosion to advocacy role. *Reflections on Nursing Leadership, 26*(2), 26–28.

Ogren, K. E. (2001). The risk of not understanding nursing history. In E. C. Hein (Ed.), *Nursing issues in the 21st century: Perspectives from the literature* (pp. 3–9). Philadelphia: Lippincott.

Rehtmeyer, C. M. (2000). Seeing change as an opportunity. In F. L. Bower (Ed.), *Nurses taking the lead: Personal qualities of effective leadership* (pp. 173–198). Philadelphia: Saunders.

Roszak, T. (1998). *The longevity revolution and the true wealth of nations.* Boston: Houghton Mifflin.

Shi, L., & Singh, D. A. (2001). *Delivering health care in America* (2nd ed.). Gaithersburg, MD: Aspen.

Smith, S. P., & Flarey, D. L. (1999). *Process-centered health care organizations.* Gaithersburg, MD: Aspen.

U.S. Census Bureau. (1996, 2000). [On-line]. Available: http://www.census.gov/mp/www/censtore.html

Wesbury, S. A. (1988). The future of health care: Changes and choices. *Nursing Economic$, 6*(2), 59–62.

Williams, R. P. (1998). Nursing leaders' perceptions of quality nursing: An analysis from academe. *Nursing Outlook, 46*(6), 262–267.

推荐读物

Abeln, S. H. (1994). Quality as a risk management tool. *Rehab Management, 7*(2), 105–106.

American Nurses Association. (1991). *Standards of clinical nursing practice.* Washington, DC: American Nurses Publishing.

Anderson, E. T., & McFarlane, J. M. (2000). *Community as partner: Theory and practice in nursing.* Philadelphia: Lippincott, Williams & Wilkins.

Baird, K. (2000). *Customer service in health care: A grassroots approach to creating a culture of service excellence.* San Francisco: Jossey-Bass.

Edwards, T. (2000). *Contradictions of consumption: Concepts, practices, and politics in consumer society.* Buckingham, UK: Open University Press.

Glickman, L. B. (1999). *Consumer society in American history: A reader.* Ithaca, NY: Cornell University Press.

Jennings, C. P. (Ed.). (2000 to present). *Policy, Politics and Nursing Practice.* (Quarterly journal available through Sage Publications, Thousand Oaks, CA).

Jones, K., Jennings, B., Moritz, P., & Moss, M. (1997). Policy issues associated with analyzing outcomes of care. *Image: Journal of Nursing Scholarship, 29,* 261–268.

Maney, A., & Bykerk, L. (1994). *Consumer politics: Protecting public interests on Capitol Hill.* Westport, CT: Greenwood Press.

Mason, D., & Leavitt, J. K. (1998). *Policy and politics in nursing and health care.* Philadelphia: Saunders.

Miller, T. W. (1996). Health policy, politics, and community health advocacy. In B. W. Spradley & J. A. Allender (Eds.), *Community health nursing: Concepts and practices* (pp. 635–657). Philadelphia: Lippincott.

O'Reilly, P. (2000). *Health care practitioners: An Ontario case study in policy making.* Toronto: University of Toronto Press.

Pope, T. (2000). The rising tide of consumerism: How will it affect long-term care decision making? *Long-Term Care Interface, 1*(1), pp. 36–40.

Sherman, S. G., & Sherman, V. C. (1998). *Total customer satisfaction: A comprehensive approach for health care providers.* San Francisco: Jossey-Bass.

Smith, S., Heffler, S., & Freeland, M. (1999). The next decade of health spending: A new outlook. *Health Affairs, 18*(4), 86–95.

Spradley, B. W., & Allender, J. A. (1996). *Community health nursing: Concepts and practice.* Philadelphia: Lippincott.

Strasen, L. (1987). *Key business skills for nurse managers.* Philadelphia: Lippincott.

Wojner, A. W. (2001). *Outcomes management: Applications to clinical practice.* St. Louis, MO: Mosby.

World Health Organization. (1978). *Declaration of Alma Ata: Report of the International Conference on Primary Health Care.* Geneva, Switzerland: Author.

第Ⅲ单元

计划护理

第8章

领导与管理

琳达·瑟尔·利奇（Linda Searle Leach），
哲学博士，注册护士，
英国国家学术奖理事会会员

领导能力是专家地位的基础，而且应该被认为是所有护士和其他专业人士专业能力的基本组成部分。

——尤塞斯·克利福德（Ucyce Clifford），哲学博士，注册护士，美国护理学会会员

学习目标

完成本章内容的学习后，应该能够：

1. 详细说明管理的概念
2. 描述管理的步骤
3. 列举出管理者在一个机构中实现的十个任务
4. 解释管理理论
5. 讨论动机理论
6. 详细说明领导能力与其在机构中的重要性
7. 区分领导能力与管理能力的不同
8. 描述有效率的领导者的特点
9. 确认领导者的风格
10. 解释一下赫西（Hersey）和布兰查德（Blanchard）的关于领导能力的环境理论
11. 讨论转换型领导能力理论

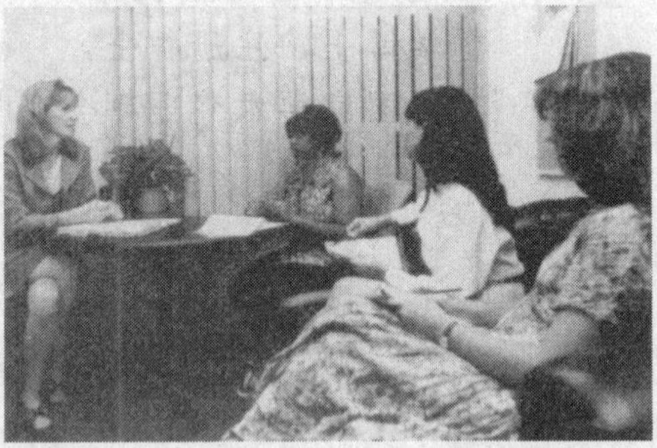

这一天早些时候，埃德（Ed）被允许进入心脏观察病房。他以前被诊断为患有心脏病，并且曾经有过一次短暂的心律失常。他的心脏病医生曾更换他的抗心律失常药物，以减轻埃德正在遭受的药物副作用。那天晚上，当埃德正在和他的妻子在电话中交谈，当他的护士正向他的床边走去时，他突然停止了说话并出现"室性心动过速和心跳骤停"。他的护士立刻开始做心肺复苏术（cardiopulmonary resuscitation；CPR）。在无法打电话寻求帮助的情况下，她对他的胸部做了胸前区猛击。在大家还没有对这些信号做出反应之前，正常的窦性节律已经出现在电脑监视屏上。之后，埃德被转入心脏监护病房（coronary care unit；CCU）。

在那时，这个护士已经是至少工作了一年的注册护士，并且，尽管她已经参与过一段时间的对心跳骤停的反应训练，但她从没有亲眼目睹过。她明智而聪明的措施挽救了这个病人的生命。在护理学中 CPR 是必须掌握的技能，并且被认为是一个护士日常工作的一部分。当然，这的确是一项非常特殊的工作。

那天晚上的早些时候，这个护士同意在 CCU 加一个额外的班。在埃德转

到 CCU 后，她被指派值当天下午 11 点到翌日 7 点的班。那天晚上每一件事发生得都很快，以至于她都没有时间在病人转走之前跟他说句话。当她开始值夜班时，埃德已经睡着了。他整个晚上病情都比较稳定，好像从没有出过什么问题一样。第二天早晨当太阳升起的时候，她走进他的房间。他醒着，她陪他渡过那段安静的时刻。当他重新拥抱新的一天的时候，他的心情一定非常激动。他向护士表达的是这句话："你救了我的命，谢谢你。"这个珍贵的时刻对于他们两个来说都是值得庆祝的。

这个护士展示的是领导能力的哪些特点？

为什么这个护士被认为是一个领导者，尽管她并不处于执行或管理护理的位置？

为什么在所有不同水平的医疗机构中领导能力都是十分重要的？

专业人员用他们的专业技术和专业化的知识来完成领导任务。许多人认为领导者是法人的执行者、政治代表、军事专家或者那些组织机构的头头。小阿尔佛雷德·德克兰（Alfred DeCrane Jr.）是特克萨克（Texaco）委员会主席兼首席执行官，圣母玛利亚（Notre Dame）大学的理事，他会使我们认识到我们之所以那么想是因为这些领导者总是处于非常显著的、非常鲜明的位置。他说我们需要领导能力，不仅仅是在我们组织的高层，而是要在各个层次（DeCrane，1996）。皮尤卫生专业委员会（1995）推荐领导能力作为从事卫生保健的必备能力，并且提倡将培养领导能力为提供卫生保健的预备条件之一。

尽管护士们认为那只是他们日常工作中的一部分，但他们确实每天使他们的病人的人生和家庭发生了显著的改变。护士是领导者，通过他们的专业技能和领导能力，提供出色的护理服务。这一章将介绍管理过程，解释各种管理理论和管理功能。将对管理进行定义，并讨论当前的发展趋势。此章还讨论领导才能，并提供了区分领导能力与管理能力的框架，同时还阐明了领导特性，领导类型和各种领导理论。

管理学定义

管理学（management）可以被定义为为了达到组织目标而进行的一系列协调行动和分配组织资源的过程。有关管理者活动的描述性研究，（Mintzberg，1973；McCall，Morrison，& Hanman，1978；Hales，1986），对我们拓展对管理这个概念的理解是有帮助的。看上去管理人员仿佛是以一种激烈的步调在工作，并且长时间、不间断地工作。尤克尔（Yukl）（1998）认为这反映了那些在管理岗位上的人们的一种偏好，他们习惯于不停地搜索信息并孜孜不倦地致力于与其他那些需要信息、帮助、指导和支持的人们交流。上述是典型的管理者。麦考尔（McCall），莫里森（Morrison）和汉曼（Hanman）（1978）的研究表明管理者的日常工作是多种多样的而且计划也常常被打乱。优先要做的事情往往与其它的杂事搅和在一起。一个清早，管理者可能在起草一个关于下级人事安排的决议，回复病人的投诉，接听一个患者的电话或参加一个雇员的庆祝仪式。管理工作的安排取决于以无序状态产生的问题的重要性和紧迫性。这种情形造成了管理者的"救火队员"的形象，他们必须要及时并且事必躬亲。管理者的多数时间花在与他人交流上了，大部分工作是在处理信息而不是做决策（McCall，Morrison，& Hanman，1978）。

实地采访

由于护士在为住院的儿童以及他们的父母提供专业护理时的作用是举足轻重的，在洛杉矶儿童医院，我们产生了为护士提高领导能力的想法。对于新毕业的护士，我们设计并实施了一个实习项目。这个为期六个月的项目旨在提供有关复杂儿科急症护理的临床知识。每个实习护士的导师都为他做出指导、支持和引导使其成为一名专业的、称职的护理领导者。这个项目取得了极大的成功，在我们这儿，它的的确确帮助那些新的护士取得了成功和进步。

玛丽·迪伊·哈克（Mary Dee Hacker）注册护士，工商管理学硕士，医护中心副主任

管理过程

在1900年初期，以管理科学为核心，管理主要被认为是一门学科。1924年，玛丽·帕克·福利特（Mary Parker Follet）提出管理是通过人来完成任务的一门艺术。亨利·费尔（Henri Fayol）是一位管理者，在1916年写了一本名为《普通管理与工业管理学》（General and Industrial management）的书。在书中，他将计划、组织、协调和控制等功能定义为**管理过程**（**management process**）（Fayol，1916/1949）。他的著作已经成为我们定义管理过程的经典。其他两个人，久利克（Gulick）和厄威克·（Urwick），由于他们作为罗

斯福总统的非正式顾问而赢得了令人尊敬的地位，他们将管理过程定义为七个步骤（Henry，1992）。这七步的简写是 POSDCORB，分别代表计划（planning），组织（organizing），人事（staffing），指导（directing），协调（coordinating；CO），报告（reporting）和预算（budgeting）（Gulick & Urwick，1937；Henry，1992）。他们的著作也被认为是对管理的经典论述，直到今天，在描述如何进行管理时仍被引用。

一个被引用最多的管理角色分类法是由亨利·明茨伯格（Henry Mintzberg）对五位首席执行官长达数月的深入研究后提出的。一种分类方法就是对原理和法则的归纳或分类系统。明茨伯格的分析得出了一个公认的结论即管理角色分为三类：（1）信息处理角色，（2）人事关系角色，（3）决策角色（Mintzberg，1973）。一个角色包括了行为、期望和在一定模式中的周期活动，而这种模式正是组织结构的一个组成部分（Karz & Kahn，1978）。明茨伯格（1973）提出的信息处理者的角色是监督者、传播者和发言人，他们的作用是管理人们对信息的需求。

人际关系角色由名义领导、领导、联络者和所有管理人际关系的人构成。决策者的角色是企业家、能够控制混乱局面的人、资源分配者和协调人。管理者在决策时就承担着这些角色。

最近，尤克尔（1998）和他的同事们（Kim & Yukl，1995；Yukl，Wall & Lepsinger，1990）为工作管理和关系管理将管理划分为 13 项管理角色职能。工作管理的角色职能是计划和组织、解决问题、划分角色和目标、信息沟通、监督、协商和授权。关系管理的角色职能是关系网络构造、支持、推动与指导、管理冲突和团队建设、鼓舞与激励以及认同与奖励。

一个管理者花在不同角色之间的实践会因为管理者在组织中的地位而有所不同，如从最基层到中间层再到最高层或首席执行官。基层的管理工作通常是一线管理，在医疗系统中就是护士长的角色。护士长要花大部分时间监督护士们的护理工作同时对护理的质量进行监督。护士长其余花得最多的时间是诸如协调、评估、协商和多面手与通才的角色，这些工作所占用的时间少于 10%。与之形成鲜明对比的是中级管理者，常常被称作主任，如急症护理主任，他们会花较少的时间监督而较多的时间做其他的事情特别是计划与协调。在医疗组织的最高层，这通常被称为执行层，计划与成为通才变成了主要的角色职能，而监督就变成了与其他两个层次不同的非主要角色职能。在护理机构中执行层角色的护士通常有总护士长的头衔；在急症护理病房，他们的头衔往往是护理中心副主任。

管理理论荟萃

目前的有关管理实践的各种管理理论都是从早期的理论演化而来。管理实践实际上是古萨摩亚和古埃及公元前3000年的统治理论的一部分（Daft & Maricic，2001）。实际上，我们时代对管理的理解大都基于对管理的传统认识或是18世纪工厂发展时的工业化时代产生的经典管理理论。对管理的传统认识包括管理的三个子领域：科学管理、官僚政治理论和管理原则（Wren，1979；Daft & Marcic，2001）。

科学管理

虽然从事实践的管理者，如我们刚才提到的费尔还在描述管理者的职能时。而一个叫做泰勒（Taylor）的人正致力于探索如何在工人们的操作层面提高生产率。泰勒由于发明了科学的生产方法和作为科学管理原则（Principles of Scientific Management）（1911）一书的作者而被称为管理学之父。科学管理的理论重点在于提高生产效率。作为一名工程师的泰勒在对某些特定情况的系统研究后提出了精确生产工序的学说。这个学说的前提是将组织认定为一种工具，它的作用在于有效提高生产效率。

除了泰勒（Taylor），弗兰克（Frank）、莉莲·吉尔布雷思（Lillian Gilbreth）等人各自的研究也为科学管理做出了重要的贡献。他们对时间和行动所作的开创性研究强调生产效率并在寻找“最优生产方法”方面达到极致。吉尔布雷思（1912）在手术室革命性地提高了外科手术效率，他缩短了手术时间因而在当时极大地降低了手术带给病患的风险。

文献应用

引文：Laborde，A. S. & Lee，J. A.（2000）. Skills needed for promotion in the nursing profession. Journal of Nursing Administration，30（9），432－439。

讨论：此研究的目的是为了发现在护理领域提高工作质量所需的技巧（人际关系与技术的）。当一个护士的工作岗位由以临床为主变成以管理为主，她在组织等级中上升时，她的人间关系技巧就显得比他的技术技能更为重要。即使技术技能对于监督者仍然是必要的，人际关系技巧作为影响和领导他人的工具变得更加重要。

假设情况如此：对于升职到较高管理层的人需要较高的人际关系技巧，而对于升职到较低管理层次的人则需要较高的技术技能；对于提升的决策，在决策者对技能重要性的主观判断和技能客观本身的重要性之间是有很大的差别的。在美国东南的一个大型医院里，我们掌握了 219 名护士管理人员直列随机样本。对于假设的待选者，采用 60 个场景模拟提升时的情况。假设的待选者会被按照他们的关系技能和技术技能进行描述，然后利用 Likert 5 点打分表，从 1 表示绝对不能被提升，到 5 表示肯定可以被提升，参加者需要判断出待选者被提升的可能性。在职位所需的与所使用的人际关系能力数目之间，没有发现重大的差别。实际上，与中级管理职位相比，在低级管理临床护士 3 级的职位上，是否提升的决策更多地受到技术技能的影响。

实际应用：有事实证明，临床护士比护士管理者更需要技术技能。一个人从临床工作岗位到管理工作岗位时，他所需要的技能是要发生变化的。人们提出了几个方法来提高管理的有效性。一个双重的阶梯会为保持技术技能提供一个机制。它会给员工一个机会，使其可以在发展技术技能和管理能力之间做出选择。在提升制度中，持久的计划可以减少行政的影响和个人偏见造成的失误。为员工提供切实的工作发展预测和完整的工作描述可以澄清误解并减少管理上的周折反复。还需要其他的研究工作来为护士改进管理发展计划同时用以评估选择管理者的方案。

官僚政治理论

马克斯·韦伯（Max Weber）是一位以官僚政治的组织理论著名的德国理论家。韦伯的观点与典型的欧洲组织理论截然不同，这种观点认为组织基于家庭式的结构，其中雇员应对某个个人忠诚而不是整个组织——资源为个人服务而不是为了组织的发展。韦伯认为效率只能通过非人格化的正式组织内才能实现，雇员的选拔、任用必须基于个人的能力，决策应该在原则和规则的基础上理性地做出。**官僚组织（bureaucratic organization）**是一个等级组织，上下级的关系和沟通渠道清晰，这都来自于等级权利，而这些权利是自上而下地通过命令链在组织中逐层分配的。

管理原则理论

管理原则（administrative principles）理论是在任何组织中进行管理的通用原则。除了在过程管理论描述的某些原则（即，计划、组织、指导、协调和控制）外，有关命令与指导的统一性原则是完全一致的。命令与指导的统一性原则是指下属得到的命令应该仅由一个上级发出，相关的工作也须由一个领导负责。以上这些在19世纪初提出的通用性管理原则的例子，它们适用于所有组织（Fayol，1916/1949）。

这方面另外一个重要的观点由切斯特·巴纳德（Chester Barnard）提出。将巴纳德理论（1938）与非正式组织的概念结合了起来。非正式组织由自然形成的社会团体构成，可以对正式组织构成强有力的影响。巴纳德懂得这些非正式组织的力量对于实现组织目标是很有价值的，因而应该正确地引导。他同时也认同权力理论。这个理论认为人都有各自的需要并且实际上会服从接到的命令。（Daft & Marcic，2001）。这种对人的看法与组织理论略有区别，它成为在芝加哥电气公司所作的实验而产生的人际关系理论的先驱。

人际关系理论

下面主要介绍的是在管理学发展过程中产生的人际关系运动。与推崇精确工序、制度与规范和正式权利关系的科学管理相反，人际关系理论学派认为工人个体是控制，激励和高效生产的根本。在20世纪30年代，工会开始变得强大并且在维护工人权益方面很有影响力。在这个时期，在芝加哥西方电气公司的霍索恩工厂进行了一个试验，它使人们充分认识到人际关系在组织中的影响作用。

当时电力已经超过煤气成为主要能源，霍索恩工厂试验的目的在于希望车间的照明强度对生产率产生正面影响。实验方式是通过增加电力的使用。研究人员梅奥（Mayo）（1933），罗特利斯伯格（Roethlisberger）和迪克森（Dickson）（1939）观察了改变车间照明强度对生产率的影响。他们发现照明强度越大，产量会如预期的那样增大。然而，当他们每次降低照明强度，产量也会增大，即使光线非常黯淡。他们的实验使他们有理由认为在光线之外一定还有什么影响着这些工人。

霍索恩实验的结论是产生了社会人的概念或者说是这样一个观点即工人们在工作环境出现变化是会提高产量。试验者们还得出这样的结论即：当人们受到关注时他们的行为会有所变化。当被观察研究时行为发生变化的现象被称为**霍索恩效应**（**Hawthorne effect**）（Hughes，Ginner，& Curphy，1999）。这项研究产生了这样一个概念，当工人们可以参与决定他们的工作环境时，他们会受益并且会提高产量和满意度。这是管理发展的另一个阶段，称作人际关系管理。另外，社会群体、人的情感和对他们的激励因素等成为后来管理研究的主要领域。

动机理论

当工人们受到人性化的对待时，他们的产量会增加，这样一个结论导致了管理理论中的人际关系学说的产生。这促使人力资源观点的产生并将研究重点集中于把个人作为动机的根本。**动机**（**motivation**）不能由人们自己说明，但是可以他们的行为来体现。动机是对我们的选择有影响的某种力量，它会改变我们行为的方向、强度和持久性（Hughes，Ginnert & Gurphy，1999；Kanfer，1990）。动机是一个过程它是我们为了满足自己的愿望而在我们内部产生影响并指导我们的行为（Lussier，1999）。动机理论从本质上讲不是管理理论，但是却长期被认为属于管理理论。

有关动机有满意动机理论和过程动机理论（Lussier，1999）。过程动机理论是期望论和公平论。满意动机理论包括马斯洛（Maslow）的需求层次论，奥尔德弗（Aldefer）的期望相关成长论（ERG），赫茨伯格（Herzberg）的双因素论和麦克莱兰（McClelland）的表现需求论。同 X 和 Y 理论及 Z 理论一起，马斯洛的需求层次论与赫茨伯格的双因素论在此进行了表述（表 8-2）。

动机理论是很有意义的，因为它可以帮助我们解释为什么人们会以他们的方式行事以及一个主管怎样与同时是有尊严的人和下属的个人进行沟通。当你希望产生变化、影响他人或控制他人的工作表现和效果，理解动机会通过人的表现体现出来的这一现象是很重要的。动机是领导能力的重要组成部分，因为我们需要相互理解以便成为好的领导者或是好的下属。

表 8-1 管理理论

管理理论	主要贡献者	主要观点
科学管理	弗雷德里克·泰勒（Frederick Taylor）（1856－1915） 弗兰克·吉尔布雷思（Frank Gilbreth）（1868－1924） 莉莲·吉尔布雷思（Lillian Gilbreth）（1878－1972）	以机器工学为重点 分析对生产工人操作有影响的因素 采用恰当的工具和设备 采用创新 采用时间动作分析方法降低工人劳动强度
官僚政治理论	马克斯·韦伯（Max Weber）（1864－1920） 德国社会学家	劳动分工、权力等级系统和命令链 理性、非人性化管理 采用绩效和技术水平作为员工升迁和奖励的评判标准 采用规章和制度，重点集中在正确的工序 职业的固定薪金的管理人员
管理原则理论	玛丽帕克·富丽特（MaryParker Foolet）（1868－1933）： 在拉德克利夫（Radecliffe）学习过哲学/政治学 亨利·费尔（Henri Fayol）（1841－1925）： 法国煤矿工程师，公司总经理 切斯特·巴纳德（Chester Barnard）（1886－1961）： 哈佛经济学家，新泽西贝尔电话公司总裁 卢瑟·久利克（Luther Gulick）和林德尔·厄维克（Lynadal Urwick）（1937）：科学管理文集	科学化的管理 在任何情况下都可通用的组织管理原则 法约尔的管理原则：统一的领导，分工，统一的指挥，等级链和管理职能：计划，组织、协调和控制 主要关注采取最优手段使管理人员实现效率经济 计划、组织、监督、智慧、控制、报告和预算 POSDCRB
人际关系理论（后被组织行为学这个术语所代替	詹姆士·穆尼（James Mooney）（1939）：组织原则 埃尔顿·梅奥（Elton Mayo）（1933） 弗里茨·罗特利斯伯格（Fritz Roethlisberger）（1939）哈佛大学	四个原则：协调，等级结构（梯状），职能（劳动分工），人员分配/直线原则 霍索恩实验使人们相信工人与管理人员之间的人际关系在很大程度上决定了工作效率。 霍索恩效应的存在，即在受到观察时人的行为会有改变

表 8-2　动机理论

动机理论	主要贡献者	主要观点
动机理论节选	亚伯拉罕·马斯洛（Abraham Maslow）（1908-1970）	生理上的满足、安全感、归属感、自尊和受人尊敬、自我实现
	弗雷德里克·赫茨伯格（Frederick Herzberg）	保健因素＝防止对工作的不满意：提供充分的工资和监督、安全和可接受的工作条件 动机因素＝工作的满意：提供有意义的工作、给予职工机会、责任和认可
	道格拉斯·麦格雷戈（Douglas McGregor）（1906-1964）	X 理论：领导必须控制奖励和惩罚，将其作为动机的手段 Y 理论：领导必须将工人们自我控制、自我约束过程中的障碍；他们的报酬就是他们的工作
	威廉·乌奇（William Ouchi）（1981）	Z 理论：上下级共同决策，长期雇佣，引导，全方位关心，采用质量控制环管理服务和质量；基于日本企业方式的人性化的动机

马斯洛的需求层次论

最著名的动机理论是马斯洛的需求层次论。马斯洛（1970）发现了一套需求层次的理论显示了人是如何受到激励的。图 8-1 说明了如何利用马斯洛的需求层次论在组织中激励雇员。按照马斯洛德观点，当一个需求得不到满足时，激励就开始了。当一个人有了生理需要，比如说口渴，在这个人被激励去追求更高层次的满足时，这个需求首先要得到满足。以生理需求为先导，一定的需求必须首先得到满足，然后才是安全感的需求，再是社会归属感的需求，下一个需求之前还有受到尊敬和自我尊敬的需求。自我实现的需求促使人努力达到个人能力体现和成就的顶峰。

双因素理论

弗雷德里克·赫茨伯格（1968）对激励方面的研究时他提出了激励的双因素理论。他分析了会计人员和工程师们的工作，得出有两类因素与激励密切相关。一类激励因素必须得到满足，否则会产生对工作的不满。这些因素是工资、工作的稳定性工作条件、地位、受到指导的情况和与他人的关系。

这些因素被称为**维持或卫生因素**（**maintenance or hygiene factors**）。另一些因素如成就感、认同、责任感、进步和发展的机会等等如果得到满足也会给工作带来满足。这些因素存在于工作内部并用于激励员工。赫茨伯格认为当这些**动机因素**（**motivation factors**）出现时，员工就会受到很大激励并对他们的工作十分满意。当这些因素不存在时，员工的工作态度就会很一般。形成明显对比的是，当卫生因素不存在时，员工就会很不满意。

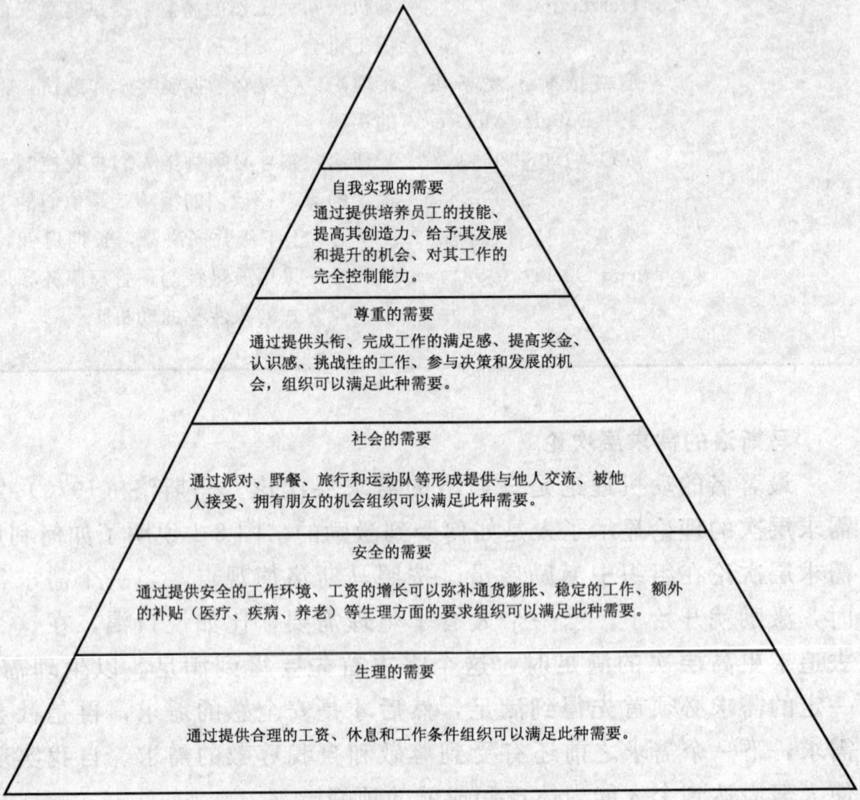

图 8-1　组织如何利用需求层次理论进行激励（摘自 Leadership：Theory，Application，Skill Building［p. 81］，by R. N. Lussier and C. F. Achua，2001，Cincinnati，OH：South－Western College）

赫茨伯格认为通过提供卫生保健因素，可以避免员工对工作的不满，但是这些因素不会激励员工。

当新毕业的护士在一个医疗机构谋职时，他们会采用赫茨伯格的理论来评估保健因素如何。工资、工作条件与指导人员的初始关系都是护士们需要考虑的方面。如果再开始这些保健因素提供的不充分，护士们容易对工作产生不满感。在护士们就业之前，赫茨伯格提出的更高一级需求也应该得到充分考虑。在这里是否有护士职业进一步发展的机会，是否有机会承担新的责任，是否有机会获得进步，是否在付出努力时得到认可？

X 理论和 Y 理论

在那些促使工作满意度的因素和推动员工积极工作并提高生产效率的因素方面的深入研究，作为心理学家和大学校长的麦格雷戈提出了 X 理论和 Y 理论（McGregor，1960）。X 和 Y 理论是一种基于两个不同人性假设的方法来激励或影响他人的理论。每一个观点反映了对人性各自的认识。**X 理论**（**Theory X**）认为在等级组织中，员工更愿意稳定，受指导和承担尽可能少的责任。由于员工不喜欢工作，因而采取威胁、逼迫或惩罚的手段是必要的。这些雇员对组织的发展不能够提供建设性的意见。麦格雷戈的 X 理论反映了经典组织理论的观点，包括科学管理，官僚政治组织理论和管理原则理论。

关于 Y **理论**（**Theory Y**）的假设是在条件适当的时候，员工喜欢他们的工作；能够做到自我控制和自律，可以做出建设性的贡献；能够被群体关系、组织和工作本身所激励。实际上，这种观点认为员工可以由工作本身所激励。Y 理论对那些希望最大程度地发掘员工潜能，对员工提供支持和鼓励使其完成工作的领导具有指导作用，而麦格雷戈认为这些潜能仅仅得到了部分的发挥（McGregor，1960）。

Z 理论

Z **理论**（**Theory Z**）由威廉·乌奇提出（1981），他曾为此研究日本的企业多年。他认为日本企业比美国企业拥有更高的生产率，在追求更高的生产率和质量时日本企业采用了不同的管理方法。Z 理论的核心在于通过员工的参与来更有效地激励他们。Z 理论强调长期雇佣，包括较慢的提升和较少的直接监督，采用集体决策方法是它的标志。企业和员工看上去更像一个整体。通过渐进的发展，生产率和质量目标会得以实现。企业对它的员工进行投资，为员工的工作和家庭一并着想以期使其获得良好的职业生涯。民主型的领导，特别是对人际关系在行的管理人员，推崇员工参与决策的管理方法（Ouchi，1981）。

管理性工作的变迁

当前的趋势表明，一个组织中的管理人员，特别是中层管理人员的数量在逐渐减少，尤其是在多数医疗机构中这个现象尤为普遍。组织整改后留在管理职位上的人会更少，而他们会在更广大的领域内承担更多的责任。当每个护士在管理医护关系和医护工作方面更加投入时，管理人员实际上变成了系统管理者而不是对护士进行管理。他们要管理的系统包括门诊系统，成本信息系统和患者满意反馈系统。领导的责任将体现在全体组织参与者身上，他们作为**知识工人（knowledge workers）**提供专业服务。知识工人是那些通过自己的专业知识为他人提供服务的人。对于护士，专业知识就是用于为患者及其家属提供服务的护理知识和经验。所以说领导的责任分散在所有的护士中，他们由于具有专业的护理能力而被称作知识工人。

领导学定义

领导学（leadership）通常被定义为是一个施加影响的过程，其中领导者为了实现一定的目标而对他人施加影响（Yukl，1998）。影响是领导行为关键组成部分，它意味着领导通过激发、鼓动和催促他人参与。领导的过程包括领导者及其下属的互动，这表示领导是一个相互的概念。领导行为在领导者与个人之间发生；在领导和团体之间；或是在领导者和一个组织、一个机构或一个社团之间发生。将领导定义为一个过程可以帮助我们更清晰地理解领导这一概念，它不仅是出于权力位置上的人，不仅是对下属发布命令、进行控制的行为。对于护士，这意味着为了实现目标，他要作为领导对别人施加影响。护士就是领导。实际中的领导要比处在权力位置上的人多得多。每一个人都具有作为领导的潜力。

当一个人处于这样的权力位置或者在组织内部被授权可以施加影响力时，领导可以作为**正式领导**（**formal leadership**），比如临床护士专家。（Northouse，2001）。非正式领导是这样一类个人，他们不是组织内部正式的领导，却发挥着领导的作用，而他们的身份往往只是组织或团体内部不同成员。当一个普通成员被组织成员接受并拥有影响力时，她就被认为是一个**非正式领导**（**informal leadership**）。

不是所有的领导都是经理。另一个定义领导的方法是通过区分领导与管理的不同（Zalenik，1977）。本尼斯（Bennis）在区分管理者与领导者之间的差别方面的工作使得这样一句话流行了起来：管理者是需要把事情做正确的人，领导者是做正确事情的人（Bennis & Nanus，1985，第 21 页）。

科特（Kotter）（1990）这样描述领导和管理的区别：领导的目的是带来变化，而管理是要在带来秩序和稳定的工作中减少复杂性。他认为导致变化包括指明方向，通过授权来组织人力并且诱导、激发他们使其带来积极的变化并实现目标，而管理的定义是计划和预算，组织和配备人员，解决问题和减少工作中的麻烦以期带来未来的可预见性和秩序（Kotter，1990b）。

领导学的特性

本尼斯和南努斯（Nanus）（1985）认为，那些有效的领导者往往会有三个共同的基本特点。第一个特点是指导性。领导者关键要提出一个专业的和目的性强的目标，以期为下属指引正确的方向使其向理想的状态迈进。第二个特性是激情。领导者表现出来的激情应当包括他激励和帮助下属实现人生目标的能力。第三个特性是正直，这个特性来自于领导者过去的成长过程中获得的经验和成熟，自我了解和诚实。麦考尔（1998）论述了自我意识－懂得自己的长处和短处－可以帮助我们获得反馈并且从我们的错误中学习。大胆和好奇心也是领导者的基本素质，它能够使领导者去冒险，与从成功中一样，可以从失败中学到很多东西（Bennis & Nanus，1985）。

某些特性是领导者的基本特性。这些特性被认为是领导者必需的，并且看上去对领导者的观察力是很有帮助的。这包括智力、自信、果断、正直、社交能力（Stodgill，1948，1974）。在 46 家被认为是成功地吸引并留住注册护士的号称是具有磁力作用的医院表明，这些医院突出了那些具有幻想和激情的领导者的价值，他们博学且乐于助人，具有高的专业水准和期望，不断谋求专业的发展，在组织中能够展示权威和地位，工作相应及时、显著，开诚布公，在专业研究方面活跃（Scott，Sochalski，& Aiken，1999；McClure，Poulin，Aovie & Wandelt，1983；Kramer & Schmalenberg，1988）。对护士们的研究发现，细心、可敬、可信和灵活是作为领导的最重要的特点。在一项研究中，护士领导被认为需要有以下几种领导特性：为大家设立目标、控制变化、设计组织结构、学习以及促进创新（Mruphy & DeBack，1991）。柯克帕特里克（Kirkpatrick）和洛克（Locke）（1991）认为领导与非领导人员有六个不同点：积极、有领导他人的欲望、正直诚实、自信、认知能力和专业知识。虽然没有明确的和可靠的定义来断定谁是领导或谁是有效的领导，但是仍然有很多人用人的个性来描述和定义领导。

有关领导学的理论

很多人认为最大限度地利用人力资源的关键因素是领导（Bennis & Nanus，1985）。一项对领导学深入的认识可以从领导学各个理论的总结中得来。领导学的理论主要可以分为以下几个：行为学，权变理论和当代理论。

行为学理论

1930年代库尔特·卢因（Kurt Lewin）和他在伊阿华州立大学的同事们对领导学的研究揭示了三种领导方式类型，这三种类型至今依然得到广泛的认可。这三种类型分别是：专制型、民主型和自由放任型（Lewin，1939；Lewin & Lippitt，1938；Lewin，Lippitt，& White，1939）。**专制型领导（autocratic leadership）**方式包括集中决策，领导者做出决策并通过权力来命令控制他人。

民主型领导（democratic leadership）喜欢他人参与、将权力授予他人。民主型的领导人通过专业知识的影响力来影响他人，也通过将权力授予与之关系紧密的其他人来施加影响力。第三种是**自由放任型的领导（laissez－faire leadership）**，他们遇事消极并具容忍性，遵从决策的结果。卢因（1939）比较了这三种领导类型，他得出的结论是：专制领导通常存在于工作效率高的组织中，但是需要严密的监视，同时也会出现下属敌对的心理。民主型的领导者会在组织中营造一些和谐的气氛，无论他们是否在场，组织的表现都会很好。自由放任型的领导的组织中效率会比较低，成员普遍怀有挫败感。

源自密歇根州立大学和俄亥俄州立大学对行为领导学的研究得出了两种基本的领导行为方式：以工作为中心的领导行为和以雇员为中心的领导行为方式。有效的领导行为方式被描述成为以下属雇员的个人需求为中心的行为方式，被称作**以雇员为中心的领导（employee－centered leadership）**（Moorhead & Griffin，2001）。**以工作为中心的领导（job－centered leadership）**被认为是效果较差的，因为这种方式注重计划、成本和效率，这样会忽略对组织自身的建设和实现良好工作的目标。（Moorhead & Greffin，2001）。

文献应用

引用： Allen，D. W（1998）. How nurses become leaders：Perceptions and beliefs about leadership development. Journal of Nursing Administration，28（9）：15-20。

讨论： 本文介绍了一些影响护士的管理技能发展的因素，同时也对护士由一名普通护理人员的角色成功地转换为领导者的角色有重要的影响。12 名曾在管理岗位上工作 9 至 29 年的护士接受了采访。采用了一系列核心的问题，随后是一些附加问题，用于澄清对所附答案的误解。五个主要的对护士管理能力发展影响最大的因素得到确定，他们是（1）自信，（2）天生领导能力/倾向（3）经验和成功的积累（4）其他重要人士的影响（5）个人生活因素。对于多数护士，至少有一个人通过强化和正面的反馈使他们建立了自信。教育给接受者不仅提供了知识和技能，也给予了他们自信。个人的领导天赋要追溯到童年时代，对于领导能力的开拓也具有极为重要的作用。比如，多数接受调查的护士，在他们一生当中的某个时段就是团队的领导或者负责人。作者还认为，一系列成功经历积累的模式在领导能力发展方面也起到重要作用。教育，特别是针对于领导能力和管理能力的教育，给予受教育者不断拓展前进的新知识和技能。了解参与者优点的教师能够提高他们的自信并能够为他们创造学习的机会。个人生活因素，如在换班休息时对工作的需要或不能够进行较多体力劳动，也会使参与者努力追求领导和管理职位。这些因素助于这些护士们发展的因素相互交织最终使护士们在成为领导的过程中获得进步。

实际应用： 虽然有很多的个人因素和环境因素促进了领导能力的发展，每一个护士还是要积极参与到领导能力发展计划和实施中去。一个重要的手段是设法找到一个导师，它可以帮助护士们在工作中累积一系列经验以培养他们领导技能和判断力。通过正规教育来学习新的领导行为学和管理知识是成为一个护理领导者上佳的手段。与他人共同通过参与专业的护理组织来提高护理实践能力是护士们成为领导和专家另外一个重要的途径。

批判性思维

在我们公认为是领导（表 8-3）的人中，你是否能找到他们共有的一系列特质或者能把他们联系起来的特征？他们是否是因为具有睿智、自信、果断、诚实和好交往的个性而被认为是领导？他们还有什么其他特点？

表 8-3　我们中间的领导者：过去和现在

特里萨妈妈	马丁 路的 金
戴安娜王妃	约翰 F. 肯尼迪
欧帕拉 文福瑞	马哈特马 甘地
泰戈 伍兹	弗兰克林 德拉诺 罗斯福
罗萨 帕克斯	苏珊 B 安东尼
H 诺尔曼 施瓦泽科普夫	佛拉伦斯 南丁格尔
科林 鲍威尔	阿拉伯罕 林肯
教皇约翰 保罗二世	乔治 华盛顿
达娜 沙拉拉	Joan of Arc
佛朗西斯 海瑟本	朱丽叶斯 凯撒
马格利特 撒切尔	亚历山大大帝
亨利 基辛格	克娄巴特拉
纳尔逊 曼德拉	耶稣基督

俄亥俄州立大学的研究人员主要致力于研究领导行为的两个方面：结构型领导和关系型领导。**结构型**（**initiating structure**）包括强调工作安排，核心在于工作和生产。结构型的领导人员关注如何组织工作才有效率以及实现组织目标。此类领导的行为包括计划，指导他人和有关如何安排工作的具体细节和期限等。比如一个行为表现为结构型的护士在当班开始会为病人做出一个具体的安排。

关系型（**consideration**）的领导方式的行为包括以雇员为核心和强调关系以及与他人和谐相处。此类领导关注他人的利益。他们乐于创造一种良好的沟通和信任的关系，而这又是基于对他人以及他们所做出的贡献的钦佩。一个行为表现为关系型的护士会拿出一定时间与同事沟通，试着去了解他人并与他们休戚与共。

结构型的领导方式和关系型的领导方式确定了以下几种领导类型：

- 较低的结构力，较低的关系力
- 较高的结构力，较低的关系力
- 较高的结构力，较高的关系力

● 较低的结构力，较高的关系力

俄亥俄州立大学的研究认为，相对其它几种领导方式，较高结构力和较高关系力的领导可以有较好的业绩和满意程度。此种领导方式被认为是有效的，虽然它并不能适用于一切环境。

其他基于这两种基本方式的模型还有布莱克（Blake）和穆顿（Mouton）（1985）提出的管理网格理论。从结构型（称作生产型）到关系型（称作关心型），领导者会表现出五种不同的领导方式。五种领导方式包括对生产和人较少的关心，称之为贫乏领导（1.1）；（9.1）是专制领导，表示很关注生产而不关心员工；（1.9）称作乡村俱乐部式的领导，他们很关心员工而不大关心生产；处于中间的（5.5）的领导在两方面表现出同等程度的关心，被称为中间型；（9.9）的领导被称为团队领导，他们对生产和员工都表现出极大的关心。图 8-2 展示了管理方格图，横坐标表示对生产的关心，纵坐标表示对员工的关心，分别从 1 到 9 表示程度从低到高。与其他或者过分强调关心生产或者过分强调关心员工相比，通常（9.9）所表示的团队领导被认为是最有效的管理方法。

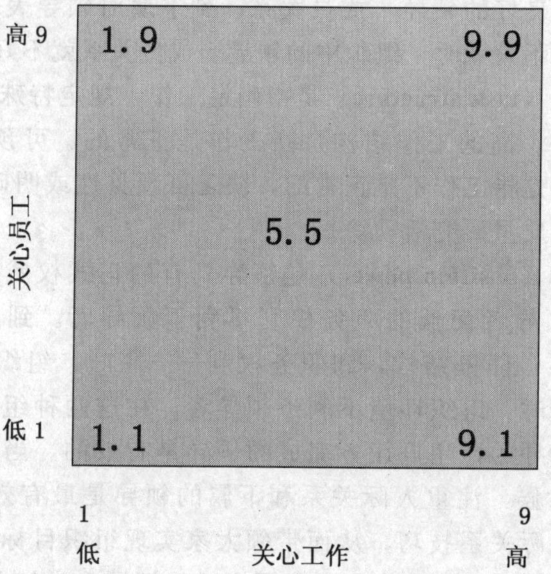

图 8-2 布莱克，穆顿，麦克肯瑟的管理方格理论（摘自 Leadership: Theory, Application, Skill Building[p. 75], by R. N, Lussier and C. F. Achua, 2001, Cincinnati, OH: South－Western College)

权变理论

其他研究领导学的方法还有**权变理论**（**contingency theory**）。权变理论认为环境因素与管理方式一样会影响到管理的最终效果，领导的效率会根据领导者行为之外的因素有所不同。主要是不同的领导行为方式会在各自不同的环境下有效。权变理论包括菲尔德的权变理论，赫西（Hersey）和布兰查德（Blanchard）的情景理论，路径一目标理论和领导替代论。

菲尔德的权变理论

菲尔德（Fielder）（1967）由于发展了有效性领导学的权变理论模型而闻名。菲尔德的领导有效性理论认为领导的行为模式依赖于领导的个性和组织环境的需要。组织环境的需要或者说如何使环境有利于领导者涉及领导和组织成员的关系，工作任务结构化的程度和领导的职务权利（Fielder，1967）。**领导一成员的关系**（**leader－member relations**）是当需要对领导接受、信任时，下属表现出来的感觉和态度。当下属对领导表现出尊敬、信任和服从时，组织中就存在良好的领导一成员关系。到下属对领导表现出不信任、缺少尊重和依赖并且不满意时，组织中的领导一成员关系就不好。

任务结构（**task structure**）是指确定工作，规定特殊步骤，明确指示和明确目标的程序。高的工作结构是指工作是正常的、可预见的、任务明确的。低的工作结构是指工作不是正常的，缺乏可预见性或明确性，例如创造性的、艺术性的或者质量研究活动等。

职务权利（**position power**）是领导具有的正式权威和影响力。高的职务权利有利于领导者而低的职务权利不利于领导者。到所有这些要素——领导一成员关系，任务结构，和职务权利——高时，组织环境有利于领导者。当这些要素低时，组织环境不利于领导者。在这两种组织环境中，菲尔德指出以任务为指导的，注重任务完成的领导是有效的。当组织环境处于有利于不利之间的时候，注重人际关系和下属的领导是最有效的。在这些情形下，领导者需要人际关系技巧，从而带领大家实现组织目标。菲尔德的权变理论说明在一种组织环境下，会有一种最合适的领导方式与之契合。

赫西（Hersey）和布兰查德（Blanchard）的情景理论

赫西（Hersey）和布兰查德（Blanchard）的情景理论主要论述下属的个性特点与有效的领导行为之间的关系问题。虽然关注领导方式，菲尔德研究组织环境，赫西和布兰查德认为下属的态度是领导方式的决定因素，他们没有使用结构创新和权变等字眼，而是使用了任务行为和关系行为两词。

高的任务行为和低的关系布莱克和穆顿行为被称为告知型领导方式。高的人物行为，高的关系行为被称为贩卖型领导方式。低的任务和高的关系行为被称为参与型领导方式。低的任务和低的关系行为被称为授权型领导方式。

为了从四种领导方式选择一种适于环境的，下属的接受态度，叫做成熟度，需要估计出来。比如，按照赫西和布兰查德的情景理论（2000），当组织的成熟度低，成员不能够或者不愿意参与或者不能确定这些因素时，领导需要使用告知型的领导方式为他们指导方向并进行严密监督。在成熟度较低到平均之间的组织中，成员能力不佳但是愿意并表示需要接受明确的指导和反馈来完成任务，这种情况下，适合采用贩卖型领导方式。在成熟度从中等到较高的组织中，成员有能力但是不愿或不确定时，他们需要支持和鼓励，在这种组织中，适合采用参与型领导方式。在成熟度极高的组织中，成员有能力且愿意积极工作而无需指导和协助，在这种组织中，适合采取受权的领导方式。

这种模型也揭示了另外一个思想，即领导者不仅要按照下属的需求来采取不同的领导方式，也要花时间培养下属以提高他们的成熟度（Lussierr & Achua，2001）。采用以上四种领导方式可以帮助护士长给下属安排工作。

路径一目标理论

在这种理论方法中，领导的工作是激励下属并影响目标的实现。提出路径—目标理论的开创性作者是罗伯特·豪斯（Robert House）（1971）。他通过对相应环境采取适当的领导方法（即，指导、支持、参与或面向目标实现），领导者使通向目标的路径对于下属来说更容易。指导型领导方法通过指导和权利为下属提供任务结构，领导者关注任务及其完成。支持型领导方法是以关系为导向的，领导者对下属进行鼓励，表示兴趣和关注。参与型领导方法指领导者力争使下属参与到决策过程中来。以实现目标为本的领导方法指领导在提供高的工作结构和指导的同时，也通过对员工的关心提供支持。领导方法要与下属当时的环境特性相适应，如对权力的渴望，对实现目标的内在和外在的控制程度，以及下属参与的能力。领导的方式同样也要与环境中的各因素相适应，包括人物的一般特性或复杂性，领导者职务权利以及组织内部的关系。领导方式与下属需求的统一在组织中具有激励性并被认为可以提高效率和满意度。路径—目标理论基于期望理论，期望理论相信当人们认为他们可以完成任务以及当他们认为自己的贡献会导致期望的结果，并且对他们的努力做出的回报有价值有意义时，人们会受到激励（Northouse, 2001）。

领导替代理论

领导替代要素（substitutes for leadership）是一些变量，它们会对下属产生与领导者行为一样的影响。克尔（Kerr）和杰米尔（Jermier）（1978）研究了环境变量并将一些方面作为替代因素来消除对领导行为的需求，其他一些方面作为抵消减少领导者行为的影响。

这些变量包括下属的个性，如有组织的日常工作任务，由工作中反馈的数量，和工作中内心的满足；组织特性，如组织的凝聚力，正式组织，对组织规则的遵守和抵职位的权利。比如，个人的经验替代领导者对工作提出的指导（Kerr & Jermier，1978）。有经验的护士或者其他职业者，由于已经拥有相当的知识和经验，因而不需要领导者的指导和监督就可完成工作。因此，他们的经验就成为了领导活动的替代品。其他对领导活动的替代是因进行工作本身而带来的自我满足。当护士们为患者及其家属提供服务时，常会有自我满足感。自我满足替代了人际关系导向的领导活动提供的支持和鼓励。

当代理论

当代领导学理论强调领导的功能对于培养学习型的组织和组织进化的必要性。这些理论包括领导魅力理论和领导转换理论。

领导魅力理论

具有魅力的领导者具有天生的灵感，他们可以与下属建立情感联系。豪斯（1977）建立了魅力理论，魅力理论描述了一个具有魅力的领导人的行为和卓越的气质，以及这种领导者进行有效领导的具体情形。具有魅力的领导者展示出自信，坚信自己的信仰，对他人表现出极高的期望和信任。他们被描述成从危机中出现，传播理想并通过个人的力量和非传统的策略（Conger & Kanungo，1987）。魅力领导方式的结果是对具有个人魅力领导者的迷信，认为他肩负超现实的使命，被尊为超人。被人崇拜的个人魅力领导者的例子有阿道夫·希特勒（Adolf Hitler）；查里斯·曼森（Charles Manson）和吉姆·琼斯（Jim Jones）。

具有魅力的领导者对下属和组织具有积极和巨大的影响力。克莱斯勒公司的前任首席执行官（CEO）李·艾科卡（Lee Iacocca）和现任西南航空公司的首席执行官赫伯·克勒尔（Herb Kellefer）都被认为是成功的具有魅力的领导人。此类领导人能为公司做出巨大贡献，虽然不是所有的领导者都是具有魅力的领导。也有一些成功的领导者没有展示出所有的有魅力领导者具有的特质。魅力似乎是一种特殊的和有价值的特质，有些人可以有而有些人没有。

转换型领导理论

伯恩斯（Burns）定义领导进化理论为一个过程，其中"领导者和下属相互提高达到较高的激励和道德水平"（Burns，1978；P. 21）。领导转化理论基于这样一个观念，即通过授权使下属为了共同的未来努力工作。此种领导方式可以对领导者和下属都产生影响，促使他们转化到更高层次的工作表现和成就感（Burns，1978）。伯恩斯认为有两种类型的领导：传统型的领导关注每日的工作，被称为**事务型领导者**（**transactional leader**），和对未来赋予希望，对下属授权的领导，被称为**转换型领导**（**transformational leader**）。

转换型领导对下属的激励要采用以下方法：以各种价值为取向开展工作，提出反映共同利益的发展方向和对下属进行授权使其能为组织做出贡献。本尼斯和南努斯（1985）将这类新的领导者描述为这样一种领导人，他们"敦促下属积极工作，将下属转化为领导者，将领导转化成为革新者"（第 3 页）。按照蒂奇（Tichy）和德瓦那（Devanna）（1986）的研究，有效的转换型领导者视自身为革新者；永不满足；信任他人；为价值驱使；终生的学习者；有能力面对复杂的、模糊、不确定的情况；有预见性。然而转换型领导者可能是在组织中的任何一个人，无论他的职位如何（Burns，1978）。组织中个人之间的相互作用可以是转化性的，可以激励双方进行更高层次的追求（Bass，1985）。

转换型领导方式在组织层次上意味着创新与变化。转换型领导者通过在共同价值之上的理想团结下属，激励下属成长，带动组织进步。转换型的领导者利用激励和授权使下属超越个人利益承担责任，为企业目标奉献并积极不懈地追求变化。转换型领导理论说明，领导者与下属之间的关系对个人的激励和授权导致个人与组织的融合。

对护士进行研究的人员曾经按照转换型领导理论描述护士的工作并利用这个理论评价护士及护士长中的领导能力（Leach，2000；McNeese-Smith，1995；Dunham－Taylor，1995，2000；Trofino，1995；Wolf，Boland，& Aukerman，1994；McDaniel & Wolf，1992；Young，1992；Dunham & Klafehn，1990）。另外，转换型领导理论曾经是护理管理课程的基础，曾经帮助研究某些关系如护士对组织的归属感与某种医院环境下工作效率之间的关系（Leach，2000；McNeese-Smith，1997；Searle，1996）。卡西迪（Cassidy）和柯罗尔（Koroll）（1998）探索了转换型领导理论的伦理学内容，巴克（Barker）（1990）深入地以转换型领导理论观点论述了护理工作。在当代领导学理论中，转换型领导理论一直被护理工作经常采用。

文献应用

引用： Levi，P.（1999）。Sustainability of healthcare environments. Image：Journal of Nursing Scholarship，*31*，4，395－398。

讨论： 护士在护理的未来发展中会起到重要作用吗？通过一些指标如就诊率，婴儿死亡率，和其他生活在贫困线的儿童健康情况的统计，作者探索了护理职业，一项拥有二百六十万从业者的工作，是否可以影响以上这些指标的政策的制定？作者发现在护理行业的变迁，包括从医院为主的护理到以社区为主，从急症监护到社区为基础的护理，和各种方法，包括从疾病管理到预防，筛选和探测。这些变化，与医学技术在分子学和基因研究的进展一起，成为我们的知识和护理学实践发展的基石。

实际应用： 作者呼吁建立好的护理文化使得护士变得社会化，从而在复杂环境中取得成功。要在未来的护理工作中占取重要地位，护理工作需要转换型的领导者以创造适合的伦理环境，也需要能在护理政策的商榷和制定中自我投入的护士。

未来的发展方向

护士所在的组织机构是在不断变化的。这些组织反映了技术的进步和发展的未来，也正是这些技术使得我们能够开展我们的工作。彼得·德鲁克（Peter Drucker）（1994）认为未来的组织是由有知识的员工组成的知识化组织。知识员工是那些给组织带来专业知识的人们。他们因为他们的知识而具有价值。知识化的组织将会分享、提供和丰富那些知识，这些知识使我们能以高的效率和好的效果完成我们的工作。德鲁克相信，知识化组织中，拥有专业化技能和知识的知识员工处于生产一线，而这种知识化组织将来会成为一种主要的组织形式（Drucker，1994；Helgesen，1995）。在这类组织中，上层的领导概念和拥有职务权利的领导概念是绝对的概念。拥有专业知识和技能的知识员工是组织的领导者。他们提供服务，与客户沟通，代表组织完成组织目标。在这样的组织中，各个层面都需要领导，并不仅仅在组织上层或者一定的职位上才需要。每一个知识员工在实现组织目标过程中都担任一定的角色，并且会同时是领导者和下属。

案例分析 8-1

一名护士值班护理一名新的喉切除手术后的病人。当她进入病房时，病人切口处开始流血。这名护士用一只手直接按压并呼叫帮助。助手来了病人被推进手术室，而护士仍然把手按在出血处。病人活了下来，不久后便出院了。

这名护士表现出了何种领导才能？

为什么在医疗机构各个层次，领导能力都是很重要的？

护士如何培养这种领导能力？

新的领导学理论

玛格丽特·惠特利（Margaret Wheatley）在领导学与新科学（1992）一书中谈到，“存在一种简单的方法对组织进行领导，与目前采取的方法相比，它只需要较少的努力并产生较少的压力”（p.3）。她向我们展示了一种全新的领导观念，一个在混乱和不确定状态下都遵循自然顺序的相互围绕联通和自我构造的系统，它与等级组织中的线性顺序不同。领导者的职能是通过未来目标来指导组织，基于共同的价值做出选择，通过企业文化建设提高员工的凝聚力和向心力。此类领导使我们在作为个人和组织成员双重身份下都可以有所提高。自我组织系统内部的联系的概念会在组织内部各个层面将组织成员的自主性最大化，这是因为个人和整体之间的关系比较紧密（Wheatley，1992）。对于护理业，此类系统可能成为内部系统，它可以促进各科之间共同决策并加强与非专业人员之间的沟通。这样一来，会出现一些新的可能，如使护理工作减少对其他成员的依赖，减少护理时间、成本和投入，摆脱工业化时代所使用的各种工具和面向新科学注重研究自然发生的事件，整体和交互作用的牛顿物理学。

机构的领导问题

机构现在已经变得越来越复杂，护理系统及其领导方式需要变化以适应这种复杂的和高新技术、信息化的组织环境。新的领导方式将会从自我组织和自我指导的团队中出现（Avolio，1999）。组织的形式将会是各种各样的，或以种族或以民族形式，但是不同时代的人也将会同时加入到组织中。1946到1964年之间出生的（婴儿潮）X一代要与即1964到1981年之间出生的新生代人一起工作（Moats Kennedy，1998）。按照莫茨·肯尼迪（Moats Kennedy）的说法，新生代和X一代对工作、激励、生活方式和沟通等抱有不同的价值观。他指出，比如X一代愿意对雇主表现出忠诚，而新生代乐于不停地更换工作以获得自我发展。另外，新生代对工作表现出更多的个人化倾向并且通常把工作和家庭生活放在更均衡的角度，而X一代通常会努力工作去挣钱和获得更多的物质享受。如此两类不同的人在获取新知识方面会出现很大的不同，新生代会更适合，因为他们与 X 一代相比，具有计算机技能，能使用高科技工具，X 一代则容易接受个性化的训练方法。

对护士的研究发现，在这些不同时代的人之间冲突和压力会因他们对工作的感受、岗位任期、工作表现不同而发生，比如，一些 X 一代对新生代表现出对工作的承诺和以自我为中心的做法表示反对（Santos & Cox，2000）。领导学的发展必须考虑到不同时代的差异性的认识，并且支持在以团队为本的组织工作中，增强 X 一代，新生代和在 1980 年到 2000 年之间出生的最近一代的力量。

实地采访

护理工作中的领导可能是一种更个性化的领导。由于病人相对于护理人员处于弱势，护理工作是一种最亲密的关系。垂死的或者状况很糟的病人，护士给予他们两个重要的领导所具有的个性：乐观与勇气。对于丧失勇气的病人，更是护理人员展示勇气和力量以支撑他及他的家人。乐观与勇气是伟大领导的本质特征。护士领导病人，他们的家人，他们的护理同事和其他护理人员。他们有勇气面对恐惧和不确定，面对无助和死亡。关心、希望和支持是乐观的源泉。很少有那些职业能使你如此深入地接触一个个人的生活。

杰伊·康格（Jay Conger）理学博士

《学会领导》（Learning to Lead）一书的作者

重要概念

- 护士是领导者，通过他们的专业知识和领导才能对组织做出贡献。领导才能的培养是成为一个护理人员的必备条件。
- 管理是一个实现组织目标的过程。它包括计划、领导、组织和控制等职能。
- 激励是一个内部过程，它使得我们做出努力以满足我们的需求。马斯洛的需求层次论反映了这样一个观点，激励我们的需求具有一定的顺序，在我们被激励实现更高层次的需求之前，较低层次的需求需要首先得到满足。赫茨伯格的双因素激励理论认为保障因素，如安全和工资，可以起到防止不满足发生的作用，而激励因素，如发展和成长的机会可以实现工作的满足感。

- 领导是一个影响他人的过程，这包括领导者，下属及它们之间的交互。下属可以是一个个体，一群人，团体和团体里的成员。领导可以是正式的或者是非正式的，这要取决于他组织中的职位，比如经理，或者正式职位以外的某个人，如组织中的普通成员。
- 领导和管理是不同的。管理的作用是一系列应付变化的行动，而领导的作用是寻求和促成变化。
- 未来对组织中护士的指导将被技术所影响。未来护士的领导将在组织内各个层次成为必要，而不仅仅限于上层或者管理者。每一个具有专业知识和技能的知识员工，在知识型组织中即是领导者又是下属。
- 组织被看作是一个自我组织系统，其中存在的混沌和不确定性实际上更具有一致性和自然规则。这样一个活动的系统，如果被其中的成员理解，将为开展工作创造一个较少压力和更加友好的环境。
- 随着 X 一代越来越多地与新生代共同工作，工作组织中会出现时代差异。新生代对组织的忠诚度更低，而对个人与工作的平衡会认真均衡。X 一代对雇主忠诚，工作努力并容易被金钱所激励。这些差别可能成为护士们之间压力的根源。

关键术语

管理原则	(administrative principles)
专制型领导	(autocratic leadership)
官僚组织	(bureaucratic organization)
关系型	(consideration)
权变理论	(contingency theory)
民主型领导	(democratic leadership)
以工作为中心的领导	(job-centered leaders)

知识工人	(knowledge workers)
自由放任型领导	(laissez-faire leadership)
领导-成员的关系	(leader-member relationship)
领导	(leadership)
保障或卫生因素	(maintenance or hygiene factors)
管理学	(management)
管理过程	(management process)
动机	(motivation)
以雇员为中心的领导	(employee-centered leadership)
正式领导	(formal leadership)
霍索恩效应	(Hawthorne effect)
非正式领导	(informal leadership)
机构型	(initiating structure)
动机因素	(motivation factors)
职位权利	(position power)
领导替换要素	(substitutes for leadership)
任务结构	(task structure)
X 理论	(Theory X)
Y 理论	(Theory Y)
Z 理论	(Theory Z)
事务型领导	(transactional leader)
转换型领导	(transformational leader)

复习题

1. 为什么即使护士们不在领导位置上，对他们的领导能力的培养也是重要的？
   A. 对于护士们，其实这并不重要
   B. 由于护士们具有专门的知识并且与病患密切接触并对他们施加影

响，领导能力对于组织中各个层次的人都很重要

C. 护士长将要到其他职位任职

D. 在领导岗位的护士们对工作会有较少的不满意

2. 管理作为一个过程，今天在医疗机构中被护士和护士长所应用，它可以被恰当地描述为：

A. 科学的管理

B. 决策的制定

C. 通过登记权利来命令和控制他人

D. 计划、组织、协调和控制

3. 激励是影响我们选择的任何事情。赫茨伯格认为什么因素会激励员工以及带来对工作的满足感？

A. 受聘时得到丰厚的奖金的承诺

B. 得知没有人被组织开除过以及工作的安全感很高

C. 与同事和上级的关系好

D. 得到发展和进步的机会

4. 领导可以被定义为

A. 在领导的职位上，拥有对下属控制和命令的权力

B. 是一个交互的过程，其中领导者对他人施加影响使其他人向组织目标的方向努力

C. 管理复杂的事务

D. 要自信和民主

5. 按照赫西和布兰查德以及豪斯的理论，参与型的领导方式是以下哪种员工

A. 没有能力完成工作且不够成熟

B. 能够为完成工作提出有见地的意见

C. 不能够而且不愿意参与

D. 需要指导，任务结构和权力

课后练习

1. 认真通过以下五个对护士领导能力发展有重要影响力的因素的体会，努力了解你自己：自信的，天生的能力/倾向，经验与成功的积累，其他重要任务的影响力，个人生活因素。思考一下哪些因素能增加你对自己的自信。你有何天赋或倾向能促使你成为一个领导者？考虑一下哪些专业经验，导师和个人经验或事情能帮助你影响和改变护理实践。
2. 在一个医疗机构中，描述一下你希望成为哪类领导。认清作为一个领导者，你想采取的具体领导方式。在培养你成为一个领导者的过程中，转换型领导理论和领导魅力理论会如何对你起作用。
3. 为以下 12 项带来满意度的因素排序，将数字 1 到 5 写到每个因素左边的横线上。

非常重要　　一般重要　　不重要

5　　4　　3　　2　　1

________ 1. 一项我喜欢做的工作

________ 2. 一个对人公平的管理者

________ 3. 他人对我所作的工作的赞扬，认可和感激

________ 4. 在工作中得到个人的满足

________ 5. 提升自己的机会

________ 6. 一个有地位的工作

________ 7. 一项工作允许我按照自己的方式来完成

________ 8. 良好的工作条件（安全的环境，舒适的办公室，餐厅）

________ 9. 学习新知识的机会

________ 10. 敏感的公司规章制度，程序和政策

________ 11. 一项我可以做好的做成功的工作

________ 12. 工作的安全感和收益

将你所填数字 1 至 5 填写到下面的空格处。每一列的值分布在 6 至 30 之间。越接近 30，这些因素对你就越重要（激励或保健）。

动机因素	保障因素
1. ________	2. ________
3. ________	4. ________
5. ________	6. ________
7. ________	8. ________
9. ________	10. ________
11. ________	12. ________
总计________	________

摘自 *Leadership: Theory, Application, Skill Development* (p15-16), by R. N. Lussier and C. F. Achua, 2001, Cincinnati, OH: South-Western College Publishing.

浏览网站

- 领导的崛起：*http://www.emergingleader.om*
- 领导学指南：谁的什么人在领导美国：*http://www.leadrshipdirectories.com*
- 医疗领导学协会：*http://www.healthleadership.com*
- Big Dog's Bowl of Biscuit's 领导学网页：*http://www.nwlink.com/~donclark*
- 人口领导学项目：*http://www.popldr.org*
- 领导学知识大本营，提高你领导技能的知识：*http://www.sonic.net/~mfreeman*

参考文献

Allen, D. W. (1998). How nurses become leaders. Perceptions and beliefs about leadership development. *Journal of Nursing Administration, 28*(9), 15–20.

Avolio, B. (1999). *Full leadership development: Building the vital forces in organizations.* Thousand Oaks, CA: Sage.

Barker, A. (1990). *Transformational nursing leadership: A vision for the future.* Baltimore: Williams & Wilkins.

Barnard, C. (1938). *The functions of the executive.* Boston: Harvard University Press.

Bass, B. (1985). *Leadership and performance beyond expectations.* New York: Free Press.

Bass, B. (1990). *Bass and Stodgill's handbook of leadership.* New York: Free Press.

Bennis, W., & Nanus, B. (1985). *Leaders: The strategies for taking charge.* New York: Harper & Row.

Blake, R. R., & Mouton, J. S. (1985). *The managerial grid III.* Houston, TX: Gulf.

Burns, J. M. (1978). *Leadership.* New York: Harper & Row.

Cassidy, V., & Koroll, C. (1998). Ethical aspects of transformational leadership. In E. Hein (Ed.), *Contemporary leadership behavior: Selected readings* (5th ed., pp. 79–82). Philadelphia: Lippincott.

Clifford, J. (1991). The practicing nurse leader. *MCN: American Journal of Maternal Child Nursing, 16*(1), 18–20.

Conger, J., & Kanungo, R. (1987). Toward a behavioral theory of charismatic leadership in organizational settings. *Academy of Management Review, 12,* 637–647.

Daft, R. L., & Marcic, D. (2001). *Understanding management* (3rd ed.). Philadelphia: Harcourt College.

DeCrane, A., Jr. (1996). A constitutional model of leadership. In F. Hesselbein, M. Goldsmith, & R. Beckhard (Eds.), *The leader of the future: New visions, strategies, and practices for the next era* (pp. 249–256). San Francisco: Jossey-Bass.

Drucker, P. F. (1994). *The post-capitalist society.* New York: Harper & Row.

Dunham, J., & Klafehn, K. A. (1990). Transformational leadership and the nurse executive. *Journal of Nursing Administration, 20*(4), 28–34.

Dunham-Taylor, J. (1995). Identifying the best in nurse executive leadership: Part 2, interview results. *Journal of Nursing Administration, 25*(7/8), 24–31.

Dunham-Taylor, J. (2000). Nurse executive transformational leadership found in participative organizations. *Journal of Nursing Administration, 30*(5), 241–250.

Fayol, H. (1916/1949). (C. Storrs, Trans.). *General and industrial management.* London: Pitman.

Fielder, F. (1967). *A theory of leadership effectiveness.* New York: McGraw-Hill.

Gilbreth, F. (1912). *Primer of scientific management.* New York: Van Nostrand.

Gulick, L., & Urwick, L. (Eds.). (1937). *Papers on the science of administration.* New York: Institute of Public Administration.

Hales, C. P. (1986). What managers do: A critical review of the evidence. *Journal of Management Studies, 23,* 88–115.

Helgesen, S. (1995). *The web of inclusion: A new architecture for building organizations.* New York: Doubleday Currency.

Henry, N. (1992). *Public administration and public affairs* (5th ed.). Englewood Cliffs, NJ: Prentice Hall.

Hersey, P., & Blanchard, K. (2000). *Management of organizational behavior* (8th ed.). Englewood Cliffs, NJ: Prentice Hall.

Herzberg, F. (1968, January/February). One more time: How do you motivate employees? *Harvard Business Review,* 53–62.

House, R. H. (1971). A path-goal theory of leader effectiveness. *Administrative Science Quarterly, 16,* 321–338.

House, R. H. (1977). A 1976 theory of charismatic leadership. In J. Hunt & L. Larson (Eds.), *Leadership: The cutting edge* (pp. 21–26). Carbondale, IL: Southern Illinois University Press.

Hughes, R. L., Ginnett, R. C., & Curphy, G. J. (1999). *Leadership: Enhancing the lessons of experience* (3rd ed.). San Francisco: Irwin McGraw-Hill.

Kanfer, R. (1990). Motivation theory in industrial and organizational psychology. In M. D. Dunnette & L. M. Hough (Eds.), *Handbook of industrial and organizational psychology: Vol. 1* (pp. 53–68). Palo Alto, CA: Consulting Psychologists Press.

Katz, D., & Kahn, R. L. (1978). *The social psychology of*

organizations(2d ed.). New York: John Wiley.

Kerr, S., & Jermier, J. (1978). Substitutes for leadership: Their meaning and measurement. *Organizational Behavior and Human Performance, 22,* 374–403.

Kim, H., & Yukl, G. (1995). Relationships of self-reported and subordinate-reported leadership behaviors to managerial effectiveness and advancement. *Leadership Quarterly, 6,* 361–377.

Kirkpatrick, S. A., & Locke, E. A. (1991). Leadership: Do traits matter? *The Executive, 5,* 48–60.

Kotter, J. (1990a). *A force for change: How leadership differs from management.* Glencoe, IL: Free Press.

Kotter, J. (1990b). What leaders really do. *Harvard Business Review, 68,* 104.

Kramer, M., & Schmalenberg, C. (1988). Magnet hospitals: Part II institutions of excellence. *Journal of Nursing Administration, 18*(2), (pp. 11–19).

Laborde, A. S., & Lee, J. A. (2000). Skills needed for promotion in the nursing profession. *Journal of Nursing Administration, 30*(9), 432–439.

Leach, L. S. (2000). *Nurse executive leadership and the relationship to organizational commitment among nurses.* Unpublished doctoral dissertation, University of Southern California, Los Angeles.

Levi, P. (1999), Sustainability of healthcare environments. *Image: Journal of Nursing Scholarship, 31*(4), 395–398.

Lewin, K. (1939). Field theory and experiment in social psychology: Concepts and methods. *Journal of Sociology, 44,* 868–896.

Lewin, K., & Lippitt, R. (1938). An experimental approach to the study of autocracy and democracy: A preliminary note. *Sociometry, 1,* 292–300.

Lewin, K., Lippitt, R., & White, R. (1939). Patterns of aggressive behavior in experimentally created social climates. *Journal of Social Psychology, 10,* 271–299.

Lussier, R. N. (1999). *Human relations in organizations: Applications and skill building* (4th ed.). San Francisco: Irwin McGraw-Hill.

Lussier, R. N., & Achua, C. F. (2001). *Leadership: Theory, application, skill development.* Cincinnati, OH: South-Western College.

Mahoney, T. A., Jerdee, T. H., & Carroll, S. I., Jr. (1965). The job(s) of management. *Industrial Relations, 4,* 97–110).

Maslow, A. (1970). *Motivation and personality* (2nd ed.). New York: Harper & Row.

Mayo, E. (1933). *The Human problems of an industrial civilization.* New York: Macmillan.

McCall, M. W., Jr. (1998). *High flyers: Developing the next generation of leaders.* Boston: Harvard Business School Press.

McCall, M. W., Jr., Morrison, A. M., & Hanman, R. L. (1978). *Studies of managerial work: Results and methods* (Tech. Rep.). Greensboro, NC: Center for Creative Leadership.

McClure, M., Poulin, M., Sovie, M., & Wandelt, M. (1983). *Magnet hospitals: Attraction and retention of professional nurses.* Kansas City, MO: American Nurses Association.

McDaniel, C., & Wolf, G. (1992). Transformational leadership in nursing service. *Journal of Nursing Administration, 12*(4), 204–207.

McGregor, D. (1960). *The human side of enterprise.* New York: McGraw-Hill.

McNeese-Smith, D. (1995). Job satisfaction, productivity, and organizational commitment: The result of leadership. *Journal of Nursing Administration, 25*(9), 17–26.

McNeese-Smith, D. (1997). The influences of manager behavior on nurses' job satisfaction, productivity, and commitment. *Journal of Nursing Administration, 27*(9), 47–55.

Mintzberg, H. (1973). *The nature of managerial work.* New York: Harper & Row.

Moats Kennedy, M. (1998). Boomers versus busters: Addressing the generation gap in healthcare management. *Healthcare Executive, 13*(6), 6–10.

Mooney, J. (1939). *Principles of Organization.* New York: Harper.

Moorhead, G., & Griffin, R. W. (2001). *Organizational behavior: Managing people in organizations* (6th ed.). Boston: Houghton Mifflin.

Murphy, M., & DeBack, V. (1991). Today's nursing leaders: Creating the vision. *Nursing Administration Quarterly, 16*(1), 71–80.

Northouse, P. (2001). *Leadership: Theory and practice* (2nd ed.). Thousand Oaks, CA: Sage.

Ouchi, W. (1981). *Theory Z: How American business can meet the Japanese challenge.* Reading, MA: Addison-Wesley.

Pew Health Professions Commission. (1995). *Critical challenges: Revitalizing the health professions for the 21st century.* San Francisco: UCSF Center for the Health Professions.

Roethlisberger, J. F., & Dickson, W. J. (1939). *Management and the worker.* Cambridge, MA: Harvard University Press.

Santos, S. R., & Cox, K. (2000). Workplace adjustment and intergenerational differences between matures, boomers, and Xers. *Nursing Economic$, 18*(1), 7–13.

Scott, J. G., Sochalski, J., & Aiken, L. (1999). Review of magnet hospital research: Findings and implications for professional nursing practice. *Journal of Nursing Administration 29*(1), 9–19.

Searle, L. (1996, January). 21st century leadership for

nurse administrators. *Aspen's advisor for nurse executives, 11*(4), 1, 4–6.

Stodgill, R. M. (1948). Personal factors associated with leadership: A survey of the literature. *Journal of Psychology, 25,* 35–71.

Stodgill, R. M. (1974). *Handbook of leadership: A survey of theory and research.* New York: Free Press.

Taylor, F. (1911). *Principles of scientific management.* New York: Harper & Row.

Tichy, N., & Devanna, D. (1986). *Transformational leadership.* New York: Wiley.

Trofino, J. (1995). Transformational leadership in health care. *Nursing Management, 26*(8), 42–47.

Wheatley, M. J. (1992). *Leadership and the new science: Learning about organization from an orderly universe.* San Francisco: Berrett-Koehler.

Wolf, G., Boland, S., & Aukerman, M. (1994). A transformational model for the practice of professional nursing. Part 1. *Journal of Nursing Administration, 24*(4), 51–57.

Wren, D. (1979). *Evolution of management thought.* New York: Wiley.

Young, S. (1992). Educational experiences of transformational nurse leaders. *Nursing Administration Quarterly,* 17(1), 25–33.

Yukl, G. (1997). *Development of a new measure of managerial behavior: Preliminary report on validation of the MPS.* Paper presented at the Eastern Academy of Management, Boston.

Yukl, G. (1998). *Leadership in organizations* (4th ed.). Upper Saddle River, NJ: Prentice Hall.

Yukl, G., Wall, S., & Lepsinger, R. (1990). Preliminary report on validation of the managerial practices survey. In K. E. Clarke & M. B. Clark (Eds.), *Measures of leadership* (pp. 223–238). West Orange, NJ: Leadership Library of America.

Zalenik, K. A. (1977). Managers and leaders: Are they different? *Harvard Business Review, 55*(5), 67–80.

推荐读物

Bass, B. (1998). *Transformational leadership: Industrial, military, and educational impact.* Mahwah, NJ: Erlbaum.

Bower, F. L. (2000). Nurses taking the lead: Personal qualities of effective leadership. Philadelphia: Saunders.

Buerhaus, P. I. (2000). Implications of an aging registered nurse workforce. *Journal of the American Medical Association, 283,* 2948–2954.

Conger, J., & Spreitzer, G. Editors (1992). *Learning to Lead.* San Francisco: Jossey Bass.

Cronin, S. N., & Bechere, D. (1999). Recognition of staff nurse job performance and achievements: Staff and manager perceptions. *Journal of Nursing Administration, 29*(1), 26–31.

Evans, M. G. (1996). R. J. House's "A path-goal theory of leader effectiveness." *Leadership Quarterly, 7*(3), 305–309.

Gordon, S. (1997). *Life support: Three nurses on the front lines.* New York: Little, Brown.

Hesselbein, F., Goldsmith, M., & Beckhard, R. (Eds.). (1996). *The leader of the future: New visions, strategies, and practices for a new era.* San Francisco: Jossey-Bass.

Kanges, S., Kee, C. C., & McKee-Waddle, R. (1999). Organizational factors, nurses' job satisfaction and patient satisfaction with nursing care. *Journal of Nursing Administration, 29*(1), 32–42.

Kohles, M. K., Baker, W. G., Jr., & Donoho, B. (1995). Transformational leadership: Reviewing fundamental values and achieving new relationships in health care. Chicago: American Hospital.

Kramer, M. (1990). The magnet hospitals: Excellence revisited. *Journal of Nursing Administration, 20*(9), 35–44.

Kramer, M., & Schmalenberg, C. (1990). Fundamental lessons in leadership. In E. Simendinger, T. Moore, & M. Kramer (Eds.), *The successful nurse executive: A guide for every nurse manager* (pp. 42–56). Ann Arbor, MI: Health Administration Press.

Likert, R. (1967). *The human organization: Its management and value.* New York: McGraw-Hill.

Luthans, S. F., Hodgetts, R., & Rosenkratz, S. (1988). *Real managers.* Cambridge, MA: Ballinger.

Mahoney, T. A., Jerdee, T. H., & Carroll, S. I., Jr. (1963). *Development of managerial performance: A research approach.* Cincinnati, OH: South-Western College.

O'Neil, E., & Coffman, J. (Eds.). (1998). *Strategies for the future of nursing: Changing roles, responsibilities, and employment patterns of registered nurses.* San Francisco: Jossey-Bass.

Parse, R. (1997). Leadership: The essentials. *Nursing Science Quarterly, 10*(3), 109.

Porter-O'Grady, T., & Wilson, C. K. (1995). *The leadership revolution in health care: Altering systems, changing behaviors.* Gaithersburg, MD: Aspen.

Rosenbach, W. E., & Taylor, R. L. (1998). *Contemporary issues in leadership* (4th ed.). Boulder, CO: Westview Press.

Senge, P. (1990, Fall). The leader's new work: Building learning organizations. *Sloan Management Review,* 7–22.

Urwick, L. (1944), *The elements of administration.* New York: Harper & Row.

Vroom, V. H. (1964). *Work and motivation.* New York: McGraw-Hill.

第 9 章

战略性计划和组织患者护理

艾米·安吉维奇·O·马利
(Amy Androwich O' Malley),
注册护士，护理硕士学位
艾达·M·安吉维奇（Ida M. Androwich),
理学博士，美国护理学会会员

世界上重要的不是我们所占据的位置，而是我们前进的方向。

——奥利弗·温德尔·霍姆斯（Oliver Wendell Holmes)

学习目标

完成本章节后，读者应该能够：

1. 描述组织使命、原则的重要性及其对于该组织结构和行为的影响。
2. 阐述战略性计划护理的目标并确定实施步骤。
3. 清楚说明组织的战略远见与组织的使命、原则、价值以及与该组织所服务的社区的目标和价值相一致的重要性。
4. 为了检验一个组织的目标及其优劣，能够基本掌握一般的组织结构和框架。

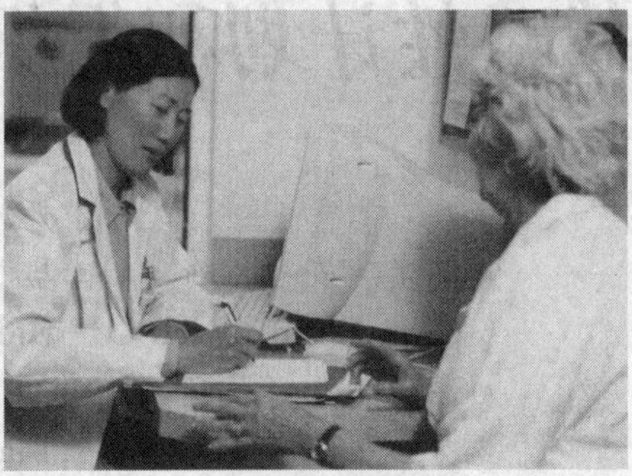

你的朋友作为病房的助理协调员正在西3病房讨论她的下一步计划。你记得几个月前她得到这个工作时是何等的高兴和激动，而不知现在发生了什么事情。她讲述她的挫折，她从来没有得到过充足的和及时的信息。她感觉在这个倡导职员和患者利益的病房使她的处境尴尬。她说“我感觉我的上级管理员好像有许多事情要做而占用了她所有的时间。而她确不能集中精力满足我们的要求。好像我们总是不停地干，从来没有时间回头总结一下，着手真正计划一个项目和实施步骤。而这样做能使我们的病房取得很大的进步。组织的使命宣言说要重视教育，可是我们总是不得不拒绝来自职员对于继续教育的请求。为了不超出财政预算，我们不能再招募和雇佣新的护士。在白天我们有足够的护士进行日常工作，而在晚上人员却不足。许多患者在傍晚时出院，因此我们需要付出很大的精力安排出院，以及对患者的教育。但是我们却没有关于这方面工作的计划。结果使患者、职员、医生都不满意。”

面对这种情形，你是怎么想的？

你会给你的朋友提些什么建议？

这种情况不常见吗？怎样才能有所改善？

护士有越来越多的机会在她们的组织机构和社区参与进行卫生保健服务的战略性和战术性计划。然而，要成为一个卓有成效的领导角色，护士应该基本了解组织机构是怎样构成的，组织体系的功能是什么样的以及怎样参与战略性计划的制定。在过去，许多卫生保健组织的结构都是非常正式的、管理严密、军事化的。这些官僚机构在相对稳定的社会环境、信息交流渠道分等级情况下运行是良好的。这样的组织结构对于现在信息快速变化充满活力的医疗体系是不适合的。为了组织最有效地运行，要使所有职员都完全了解组织的各种信息（Hope & Hope，1997 年）。另外，现在医疗体系的职员被认为是有知识的工作者一凭借他们的知识、技术和专业技能而被聘用为专业人员。他们需要一个体系来支持他们，使他们在所有的职业责任范围内得到锻炼（Kanter，1997 年）。

在 21 世纪，医疗组织机构的领导要求称职的护士要具有比过去更多的各种各样的技能。在今天高度复杂的医疗环境下，作为领导需要了解医疗组织体系是怎样运作的，怎样才能改善卫生保健工作。而且，卫生保健服务者们，包括职业护士，已经放慢了工作速度，希望将这种信息与她们的临床工作有机地结合在一起。能够做出持续提高服务质量和成本一效益比的计划是 21 世纪成功的卫生保健组织和护士的一项非常重要的能力。

最近（1999 年），医学研究机构（IOM）所做的报告“犯错的是人类（To Err Is Human）”中讲到，每年可以预防的恶性事件导致44 000～98 000人死亡，造成 376 亿～500 亿美元的损失。护士教育与实践国家咨询委员会以及医学继续教育委员会认为，病人的生命安全依靠多学科体系的共同参与。还谈到了临床实践与病人护理的一些现实情况，并强调医疗教育和服务一定要向多学科方向发展（National advisory council in nursing and medicine collaborate，2000 年）。一些其他的研究也强调护士的工作应该是有组织的，对保证患者利益起着很大作用（Havens & Aiken，1999）。因此，处于领导岗位的护士必须受到教育以备能够发展和贯彻执行为患者护理服务提供合理的安全模式。许多医疗组织机构收集大量的资料，正在开始用科学的方法来提高他们的服务水平。但是这些行为带有典型的片面性，它们脱离了日常的护理管理工作，没有与组织的策略有机地结合。

美国护理协会（ANA）与医学研究机构（IOM）一致认为，错误是体系的缺陷造成的，而不是人的错误（Meehan-Hurwitz，1999）。本章将讨论战略性计划的过程以及将组织策略性观点同组织和该组织所服务的社区的使命、原则还有价值有机结合的重要性。

组织的目的、使命、原则、价值

每一个组织都有一个目标和它的原则。通常情况下，这个目标和原则会被明确地说明并在正式的使命宣言中详尽阐述。一般情况下，使命的宣言反映了该组织的价值并能使读者从中了解该组织的行为和具有怎样的战略性作用。许多卫生保健组织的使命宣言说，他们能提供高质量的或卓越的医疗服务。一些组织的使命宣言专门着眼于提供保健，然而一些组织机构视野广阔，他们认为卫生保健职业者的教育和科研水平的进步都是他们丰富的使命内含。其他组织的使命是以社区的利益为基础的，因此这些组织将在社区范围内为特定团体和人群提供以群体为基础的并覆盖社区的护理服务。

使命宣言

使命宣言（mission statement）是该组织的目标和成立原因的正式表述。是该组织的基本动力，和他们认为应该提供的有关护理服务方式的说明。（使命宣言的实际例子请参考本章终末部分浏览网站一章。）

原则

组织原则（philosophy of an organization）包含在它的使命宣言中。本质上，它是指导组织行为的基本原则和观念的重要声明。仔细阅读使命宣言会充分了解一个机构的原则和它的价值体系。

批判性思维

仔细阅读这两个使命宣言，然后回答下面的问题。

医院 A：“我们的使命是保证我们的社区能够享有高质量的医疗保健服务。我们认为每一个患者都有权利享有现代科学技术所提供的最新型的保健服务。为了达到这个目的，我们配备了世界著名的医疗员工，他们将努力保证把医学科学中的最新技术应用于战胜疾病的工作中。”

医院 B“我们的使命是为所有人提供卓越的保健服务。我们的医务人员包括护士、医生以及其他职员都相信在良好合作的气氛中我们将为患者和社区提供最好的卫生保健服务。我们相信教育一为了我们的患者、我们的员工以及未来的卫生保健服务提供者。我们时时刻刻都在为了更好的生命健康护理和疾病预防而努力。”

你认为哪一个医院最可能做关于糖尿病的系列演讲？怎样评价护理作用？提供一个治疗癌症的试验性方法？为没有医疗保险的患者公开安排患者的家庭护理随访？

使用诸如“没有考虑支付能力”、“尊重每一个老年居民的尊严”、“为了所有孩子们美好的明天”或“使每一个个人恢复他最大潜能”等短语的使命宣言可以使人们明白能从这些组织得到哪种服务。在大家的齐心协力下，组织的行为就会与宣称的使命、原则和价值观念取得一致了。

有时候一个组织的价值作为使命宣言正式宣布和明确说明。也有时候组织的价值没有明确说明而成为该组织文化的一部分。能够理解一个组织的价值观念是非常重要的，就像在他们的使命宣言中阐述的，优先考虑就业。因为当重要的个人与组织价值发生冲突时，这很可能是雇员和雇主受挫的常见根源。

战略性计划

就像刘易斯·卡罗尔（Lewis Carroll）在爱丽丝梦游仙境中说的：“如果你不知道你想去哪里，那么哪条路你都可以走。”卫生保健组织必须非常了解自己适合什么样的环境，它的服务对象或利益相关人的需要和对服务项目和内容的需求，不论是庞大的组织机构还是在病房都是如此。流动性医疗门诊部的护士长能够了解曾经在门诊就诊的患者对哪些项目和服务进行过评价，门诊部目前怎样做才能适应庞大的卫生保健组织的整体规划，这非常重要。在开展新的服务项目时员工们能考虑到患者的需要也是很重要的。

战略性计划的定义

与赫尔南德兹（Hernandez）医生（下述）的谈话内容就是有关影响战略性计划因素的一个例子。**战略性计划（strategic plan）**可以定义为一个组织对内外环境进行分析，确立目标和方向，为了组织的成长和复兴制定发展战略步骤的全过程或结果。德鲁克（Drucker）（1973 年）把战略性计划定义为“在非常了解他们的决定对于未来会有什么样的影响的情况下做出冒险决定的一种持续性系统过程”。战略性计划正在盛行，而且当一个组织在遇到问题或来自内部或外部的检查发现的问题时就更是特别需要了。

实地采访

最近正在努力扩大在芝加哥 Loyola 地区的皮肤病服务范围，正在集中精力建一个激光治疗中心。患各种各样皮肤病的患者，诸如胎记、酒渣鼻及各种色素沉着性皮肤损坏可以用激光来治疗，这些患者可以从这种类型的医疗服务中受益。激光疗法可以取代许多用于各种类型皮肤损害治疗的陈旧的方法，而且具有副作用更少和瘢痕更小的优点。它还有许多令人满意的美容功效。近来，许多需要做这种手术的患者转诊离开了我们医疗机构去了其他的医疗部门。有些病人抱怨因为去找另外一个医生看病而需要从工作中拿出更多的时间，增加了旅途时间，而且由于他们的医疗保险规定上的约束转诊介绍将非常困难。扩大尽可能多的治疗方法并使人们更放松地接受这种手术将会使患者和医生双方受益。

克兰迪亚·赫尔南德兹（Clandia Hernandez），皮肤科 医学博士

实地采访

战略性计划的重要作用是它要求组织着眼于它的目标、使命，并要求检验组织怎样运作才能完成自己的使命。组织的战略性计划是由内外部环境不断变化过程所决定的，这种计划可能会持续发挥作用几年或仅仅几个月。因此，战略性计划至少每年都要接受检验，进行适当的重申，将其作为一个标准来验证组织的短期动机是否与组织的使命一致。

劳拉·J. 诺塞克（Laura J. Nosek），理学博士，注册护士

健康护理顾问

战略性计划的目的

战略性计划具有两个方面的目的。一方面，组织里的每个人对组织的目标意见一致非常重要。另一方面，一个好的计划有助于保证可以获取完成目标的必要资源，而这个目标对于病房或门诊来说都非常重要。另外，明确的计划可以使管理人员根据选择办法所具有的使组织朝着理想的目标前进的潜力，在看似相同的选择办法中进行抉择。佩萨特（Pesut）（1998 年）认为为了高效和高质量完成护理任务，护士需要参与组织的变革过程。**重组（reengi-**

neering）是在总结回顾使价值发生剧烈变化和增加情况下，所进行的必要反思和重新设计过程。通常所说的商业活动变革，指的是一种可以使商业活动发生戏剧性的变化，并取得显著进步的方法。战略性计划就是商业活动变革的一个重要部分。

战略性计划步骤

在进行战略性计划过程中，要遵循许多步骤。这个计划过程很像护理过程。在进行一项治疗项目前要先进行评价和计划。这对于建立一个医疗机构、病房或项目计划提高机构运作效率上是同样重要的。第一步是对环境进行评价。

环境评价

对一个环境或状况的评价需要对组织近期的环境有一个广泛的了解。例如，适应 21 世纪职业护理要求的本科护理教育的环境分析，会指引一所护理学校开始重新规划教学内容以适应逐渐增长的以社区为重点的保健趋势。另外，这种对环境的分析还会引导职员们明白为了业已加强和扩大的教育与实际的联系，需要建立新的临床教育模式。这与唐纳森（Donaldson）和弗雷利克（Fralic）（2000 年）对环境分析的观点是一致的，他们认为，卫生保健体系正在改革发展，而这种改革发展会使科研院校与临床实践组织的关系比以前更密切。

SWOT 分析法

SWOT 分析法（SWOT analysis）是经常用来对环境进行评价的一种工具。SWOT 代表的是优势（Strengths）、劣势（Weaknesses）、机遇（Opportunities）和威胁（Threats）。用 SWOT 分析法对内外环境进行评价可以确定内部环境的优势和劣势及外部环境的机遇和威胁。

SWOT 分析无论是对于具有创意的设想还是非常正式的计划文件都很重要。表 9-1 是由一所大学的医疗中心制作的 SWOT 分析的一个范例（Jone & Beck，1996）。

实地采访

作为一个教育工作者和管理人员，在所有有计划和有组织的活动中一定要记住，是护理实践驱动着所有其他护理活动。护理实践的变化和这些变化发生的背景要求护理教育要做出反应及时调整护理学的内容和形式，这些内容和形式是在实际考虑病人护理和教育情况下出现的。患者的重要医疗工作延续到急救室，作为消费者，我们中的大多数人将会在其他卫生保健场所经历我们大部分的卫生保健活动。对于我们来说，能够为使学生们增长见识，从而对社区医疗活动发挥作用并产生重要影响，为他们的各种机遇做计划是多么具有挑战性、多么令人兴奋的事。为了以社区为基础的卫生保健教育课程的实施和全体职员的培养，Helene Fuld Health Trust提供了一笔资金。使职员与学生能够提高和拓展他们的技能以应对我们所面临的各种挑战。卫生保健服务体系要求我们要对我们的病人负得起责任。

格洛里亚·雅各布森（Gloria Jacobson），理学博士，注册护士

社区，精神卫生，护理管理和营养学系主任，副教授

社区和利益相关人的评价

经常被忽略却又非常重要的是对利益相关人（或称项目干系人）的评价。**利益相关人**（**stakeholder**）是指在对项目仔细研究之后有兴趣对健康护理规划或项目投资的任何个人、群体、组织。**利益相关人评价**（**stakeholder assessment**）能够对所有潜在的利益相关人进行全面的评价，以保证每一个利益相关人的需求都能在计划阶段得到具体体现。

确保一个项目的成功，一定要使所有受到影响的相关人参与。无论利益相关人是社区的居民还是卫生保健机构的职员，都要使他们被这个战略性计划所感染。如果利益相关人没有参与到项目规划中，那么他们就不能体会到做主人的感觉，在接受一个项目或战略性目标时可能仅仅带着有限的热情或者根本一点热情都没有。

其他评价方法

在战略性计划的制定过程中可以使用许多评价方法。要经过深思熟虑，去决定规划应该使用哪种方法以及何时使用这种方法。

调查和问卷

如果有许多利益相关人而且又有许多可行性的备选方案，一般就要用到调查或问卷。例如，向职员进行民意测验，看他们是否愿意参加继续教育，以及接受教育的时间和次数。

核心小组与采访

核心小组（**focus groups**）是由于一些人具有共同的特征而挑选出来组成的小群体，例如最近刚被诊断为糖尿病的人。核心小组以组为单位被邀请来回答一些问题，谈论的话题是希望他们能够感兴趣的或专业知识方面的问题。假如一个核心小组可能是一组最近刚刚分娩的患者。

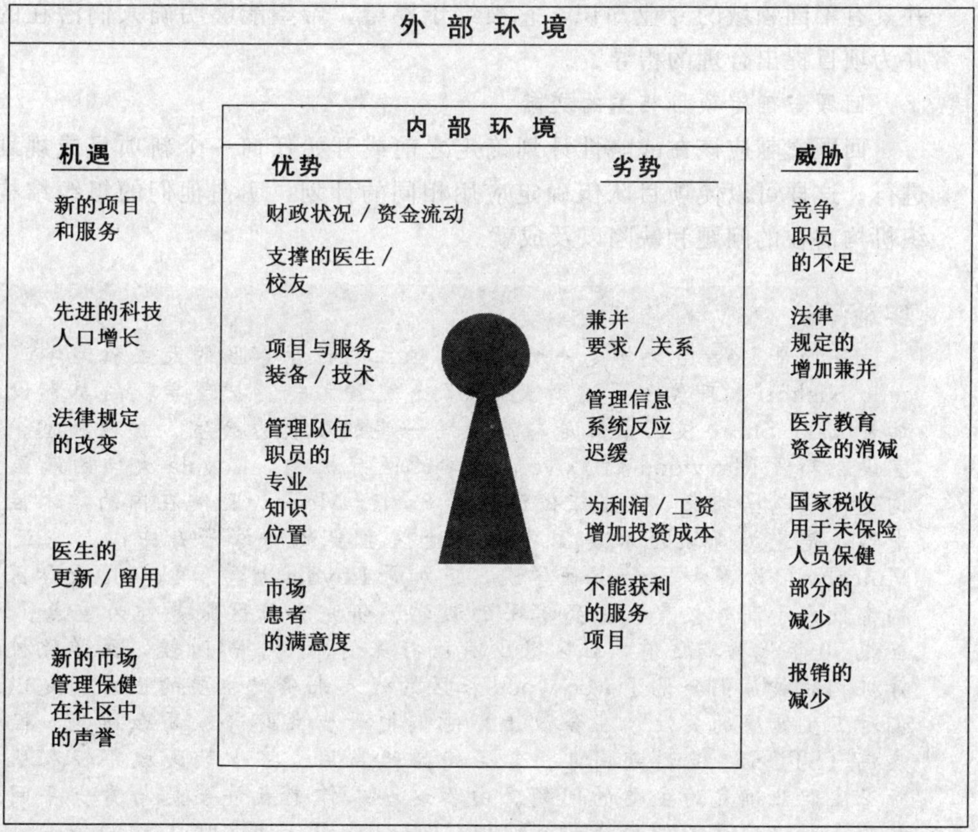

图 9-1　战略性计划成功的关键：SWOT 分析

可能要求她们聚到一起谈论一下在产科的经历，希望这样的谈论能够带给我们一些对于将来改善保健和市场服务有用的观点和信息。组织核心小组谈论与问卷或调查相比较要更费时、更费钱。但是，如果谈论的话题较规范和随意，搞核心小组讨论的效果最好。

咨询委员会

大的工程项目一般都会通过成立咨询委员会而从中获益，委员会的成员是从被这个规划项目所影响的各行各业中挑选出来的。咨询委员会对工程项目没有正式的权力，但是它有助于重新检查这个项目规划并提出忠告和建议。由于咨询委员会的成员都是慎重挑选出来的，他们代表了不同的利益相关人并具有不同领域的专业知识，它被继予厚望，希望能够明确人们潜在的担心并为项目提出合理的指导。

回顾与确定项目相关的文献

回顾文献应该在战略性计划确定之前或开始任何一个新项目或规划之前进行。这样可以使项目队伍确定应用相同的计划，明白他们的组织结构和组织机构潜在的问题和缺陷以及成就。

实地采访

芝加哥 Loyola 大学是一所国立、独立的位于市区的天主教大学。Marcella Niehoff 护理学院是这所大学 67 个院系之一。护理学校的总部设在芝加哥 Lake Shore 校园，但是却有大约一半的职员办公室、护理教室、实验室设在郊区 Maywood 的 Loyola 大学的医疗机构。Loyola 大学附属医疗机构是一个包括拥有 523 张床位设施的 Foster McGaw 医院在内的学术性医疗中心。是芝加哥城区和美国中西部地区主要的转诊治疗中心。它还包括 Mulcahy 门诊部和 Stritch 医学院。芝加哥 Loyola 大学和 Loyola 大学医疗机构都致力于高等教育，把高水平的教学、研究和社区服务作为重点。在 20 世纪 90 年代初期之前，社区很少有医疗保健中心。那时候，医学院校和医疗机构的成员们会见了 Maywood 社区的代表来确定主要的医疗问题以及人们对卫生健康的关注。在会议上，他们把青少年怀孕、高血压病、性传播疾病（STDS）、艾滋病病毒、食品药品的滥用、将少数民族年轻人从事医疗卫生职业确定为主要的问题。由于这些工作重点许多是与青少年问题有关的，所以确立了健康青少年 2000（Health Teens 2000）这一概念。1993 年，护理学院和 Stritch 医学院收到了一笔用于健康的青少年 2000 项目的赞助资金。这笔资金是为了公众健康由国家给予的奖励，用于支持那些与当地社区合作以明确和干预社区健康问题的医学院校的卫生专业人员。健康的青少年 2000 项目的同事们想建造一个基础设施来广泛支持来自社区、院校和健康保健系统的项目。因此，从每个地区寻找一些志愿者们组成一个咨询委员会，来自机关办公室、有威望的组织机构、学校、父母、年轻人、当地的商业会所、警察局、教育工作者、大学、护理和卫生学校和健康保健系统的代表们被邀请来积极献计献策。让每个人都了解健康青少年项目，了解该项目的目标并参与进来共同完成这些目标。

经过 8 年的运作，中学生们已经可以指导更年少的青少年选择健康的生活方式。在这期间，又出现了一些不能满足的中学生的需求，因此需要在位于 Maywood 地区的 Proviso East 中学建立一个以学校为基础的健康中心。1999 年开始为该项目筹集资金，对 Proviso East 中学的部分学生进行了民意调查来测定他们对以学校为基础的卫生保健中心创建的需求和看法。2000 年 11 月，护理学校从健康资源与服务管理局和伊利诺伊州人类服务部得到了一笔 200 多万美元的资助。健康青少年项目咨询委员会的成员们第一次设想出如此的项目。参与该项目的年轻人每月聚会两次，准备把他们培养成为青少年的指导员以及同龄人中的榜样。

卡罗琳·约翰逊（Carolyn Johnson），护理硕士学位
健康青少年 2000 项目协调员

从上面对约翰逊的采访案例可以看出，项目设计之前充分掌握文献中确定的同青少年一起有效工作的方法和策略非常重要。这是一个正在进行的过程。暂时确定一个项目，然后从文献中查找最好的手段和运行该项目方法的最好的证据，随后该项目的计划就能得到改进。

批判性思维

你刚刚读完关于健康青少年 2000 项目的简介。用项目中描述的内容回答下面的问题。

你认为社区的参与对于成功实施该项目重要吗？为什么？为什么医疗系统没有更早地明确这些健康问题呢？

如果 Loyola 大学只是告诉社区的居民他们存在的健康问题而不是与他们合作一起来确定这些主要健康问题，你认为社区将会做出什么样的反应？为了得到社区的支持，该项目使用了哪种策略？

你认为还有哪个利益相关人没有被包括进来？你认为成功完成这样一个社区项目关键是什么？

战略性计划与组织目标的关系

所有策略性计划的目的、目标的确定都要着眼于组织的目标或使命。有时候如果它们偏离的太远，离开了组织的核心目标，那么组织就会陷入困境。因此，每一个新的计划根据它是否与已经明确的目标相一致来进行评价。卫生保健组织想开展新的项目这很好，但是新项目一定要与组织的使命一致。否则，新项目就有可能影响主要目标。

计划目的和目标

一旦确定了所有的战略性计划及其目的和目标，就要根据计划的重要性，需要的财力、精力和时间将它们进行优劣排序，要制定一个时间表。根据每一个目的和目标以其能在特定时间内使用目前资源完成的程度来安排。将这些工作同所有利益相关人们进行沟通。这样有助于避免误会和不能满足一些人的期望而导致的麻烦。

制定市场计划

如果一部分战略性计划为了外部的拥护者需要涉及新的项目或者仅仅是需要内部的重新设计或重新建造，就要把战略性计划及其目的和目标与所有参与的支持者们交流。例如，如果一个机构正在计划完成一个新的信息系统以保证它能够保持市场竞争力，那么这种交流就是必要的。设计、完成、培训和评价这个新系统需要实实在在地改变工作流程和职员们日复一日所习惯的工作步骤和方式。如果没有充分考虑把这个项目同组织的全体成员交流，那么成功的机会就很小，而且很难合作。参见表 9-1 制定战略性计划的步骤小结。

组织结构

组织是为了完成他们的使命、战略性计划、工作汇报和组织内的交流而建立和组织起来的。

表 9-1 制定战略性计划的步骤小结

1. 进行环境评价。	7. 根据具有的财力决定优先次序。
2. 对利益相关人分析。	8. 确定时间安排表和责任。
3. 为找到证据和最好的操作方法回顾文献。	9. 制定市场计划。
4. 确定与组织使命取得一致。	10. 写出商业或战略性计划并与相关人员进行交流。
5. 确定规划目的和目标。	
6. 估计该计划所需的财力。	11. 评价。

文献应用

引文： Chezem，J.，Friesen，C.，Montgomery，P.，Fortman，T.，& Clark，H. （1998）. Lactation duration：Influences of human milk replacements and formula samples on women planning postpartum employment. *Journal of Gynecological and Neonatal Nursing*，*27* （*6*），*646-651*.

讨论： 一个组织机构了解到护理人员的短缺迫在眉睫，确定了在该机构内提高护理雇员满意度的战略性计划。他们确定帮助大批近期正在哺乳的职员的方法之一就是在本区域内改善工作环境。在文献中清楚地记述了哺乳的益处，然而在工作场所进行哺乳有诸多不便。因为单位要提高护理人员的满意度并能够留住现有人员，而制定了以下草案。

草案以大多数文献重点谈到的两个方面为基础：在工作和教育上给这些母亲以支持。要求分娩出院的职员们在工作场所能够得到物质和精神上各种各样帮助信息以及教育知识。这与文献中建议早教育、早诱导、早支持和计划促进成功母乳喂养的论点是一致的。帮助的方式包括在工作场所提供舒适的、吸引人的、私人房间用于吸奶，并提供冰箱和必要的设备。要求病房的管理人员给护士们提供工作期间的小休和午饭时间的同样方式用于吸奶。可以作一下该项目成本-效益比的商业计算，由于期望短暂休息用于吸奶的时间和改善环境的成本能够被降低旷工率和减少人员工作调动所平衡。另外，文献支持母乳喂养的婴儿不易生病，而且也与母亲旷工减少有关。

实际应用： 当规划的项目涉及到工作场所的重新设计时，对文献中的证据进行评价以确定过去用什么方法和策略效果好是很重要的。

文献应用

引文： Tonges, M., Rothstein, H., & Carter, H. (1998). Sources of satisfaction in hospital nursing practice: A guide to effective job design. *Journal of Nursing Administration*, *28* (*5*), 47-61.

讨论： 护理和医疗工作中面临的困境是护士的短缺。有许多不同的原因造成了这种困难，包括护士劳动力的老化和护士有越来越多的机会可以在传统的医疗专业以外的领域工作。预测护士短缺的高峰将是2002年～2007年。由于护士的短缺，医院有必要评价近期保留现有人员的策略以留住那些有价值的雇员，而且对护士的需求也在增加。注册护士劳动力老化的根本原因是年轻女性选择护理职业的人数在下降。除非这种趋势得到逆转，否则未来的劳动力需求将得不到缓解。对医疗组织机构内护理人员更新以及它的成本问题已经做了进一步的研究。工作满意度与保留现有护士密切相关。将来，医院探寻新的各种方法来留住护士非常必要，否则护理人员更新的循环又要继续。如果一个单位不能成功地留住护士，那么护士们将会离开这个单位而去一家有签约就给红包的具有吸引力的医院。

有许多要留住护理人员的不同理由，包括事实上增加了护士的满意度就会增加患者的满意度。最新的研究表明，一个护士过早地离开了一个岗位，不仅损失了她的岗前培训成本，而且因为减少了劳动力对医院也是一笔损失。应该将工作的重点从招聘新护士转移到保留住现有的雇员上来。护士招募者/护士保留负责人（Nurses retainer; NR）的新任务重点将是护理的人力资本和在医疗机构内保有这种资本。

保留护士负责人所主要关注的一个问题是分析人员调离的资料，并开展离岗前谈话工作。过去，没有对护士岗位调动原因和防止调动的措施进行足够的总结。可以让保留护士负责人同护士长们一起从事以病房为基础的工作，包括提高早期对雇员干预的水平和促进简化病房的调入与调出。保留护士负责人可以帮助简化这种调动过程，包括使用“工作适应”谈话以保证雇员调到最适宜的岗位。保留护士负责人可以在临床护理人员梯队建设上提供服务，帮助护士鉴定和职称晋升。过去，临床护理人员晋级制度是一种证明行之有效的保留职员和能使护士感到非常满意的办法。保留护士负责人能够做工作帮助减少护理空闲总时间。在职员招募工作中，保留护士负责人能不断的吸引外来的应聘者。在职员保留工作中，保留护士负责人又能集中精力提高当前在岗护士的满意度。这样就减少了向外单位调动的数量。面对最近护士短缺现象的出现，有必要把用于护士招募和保留的力量集中在减少护理空闲上来。由于所有医院都正在面对护士短缺这个问题，所以为了保留现有护理职员必定会应用各种各样不同的新方法。

实际应用：护士招募/保留护士负责人的双重角色不仅要有能力为提高护士满意度，并且能够为节约岗前培训成本打下基础。

整个医疗组织机构就像一个单独的护理病房。可以用许多方法来描述医疗组织机构，根据选择性特征把它们分门别类。每一个特征都倾向于以一个连续统一体的形式存在。

例如，在一个组织机构内根据权力的种类或水平，高度官僚，即高度独裁主义组织制度位于机构的这个连续统一体的一端，高度民主的员工参与制度位于连续统一体的另一端。高度独裁的模式在军队中可以看到，它是比较适用于军事目的的。在战场上如果需要快速、明确地下一个决定而不能有反对意见或不能进行讨论时，高度独裁的组织制度工作效率高。

统一体另一端的例子就是由不同专业人员组成的多学科小组开会决定一个患者或患者群体的保健管理。这种小组组成的范例可以是由护士、社会工作者、医生、家庭保健协助员、丧亡专门医生和牧师组成的一个济贫院特别工作小组，所有人都要参加会议讨论为一个病入膏肓的患者提出保健计划。这种情况下，每一个学科的成员能够根据他们专业领域的知识和技能来自由表明自己的意见非常重要。像这样的组织机构只有以民主参与的形式运作才能收到良好效果。

组织结构的类型

通常，各个组织结构可以通过结构图表看出它们的联系。表 9-2 是一个典型的提供急诊医疗服务的综合医院的组织结构图的范例（Shortell & Kaluzny，2000 年）。这所医院是一个锥型多层权力官僚结构，理事会掌握着最高权力。它代表了一个正式的、组织管理严密的组织结构形式。

矩阵式机构

现在，更复杂的健康保健体系中，更多的组织使用矩阵式结构形式。表 9-3 说明的是一个矩阵设计（Shortell & Kaluzny ，2000 年）。

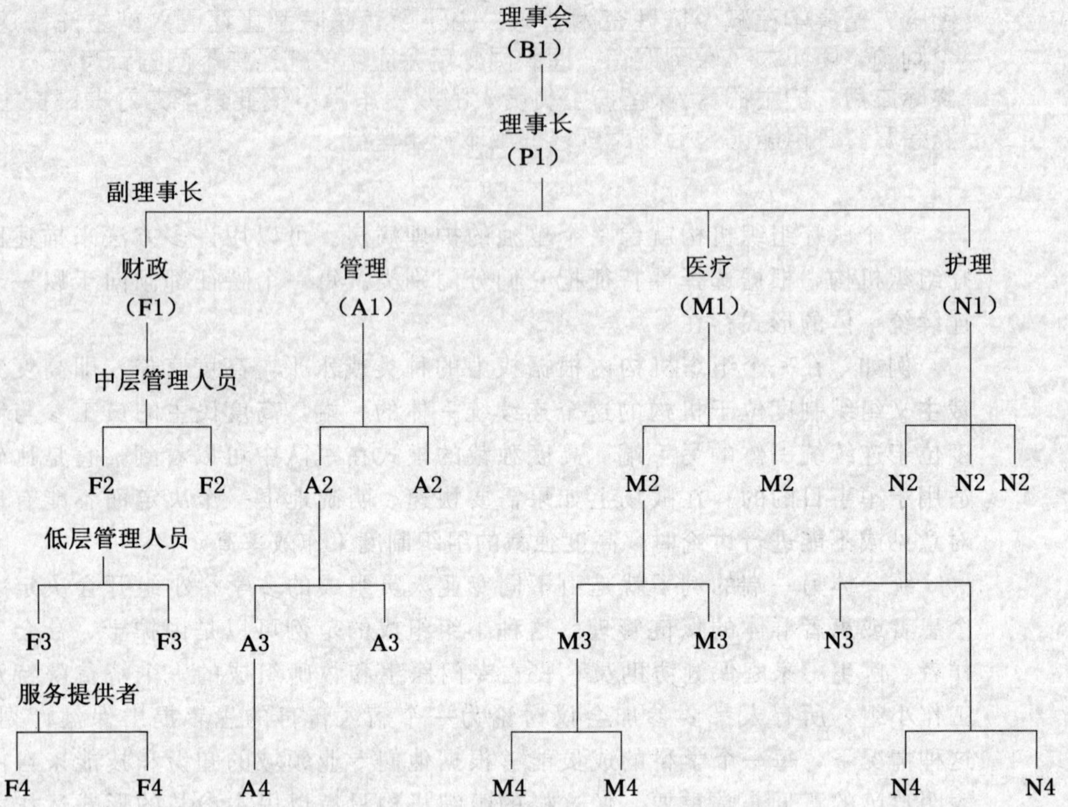

图 9-2　正式权力机构的组织结构图：急诊综合医院

扁平型和锥型组织结构

等级报告层次数少的组织结构称为扁平型结构。锥型组织结构在指挥链中有许多层。扁平型组织结构的例子是指那些没有各个部门的护士学校，多数职员都是向学校的校长直接报告。

权力分散型和权力集中型结构

集中和分散这两个术语指的是组织行使权威、权力和交往的程度。图 9-2 所示的锥型官僚机构权力是高度集中的。

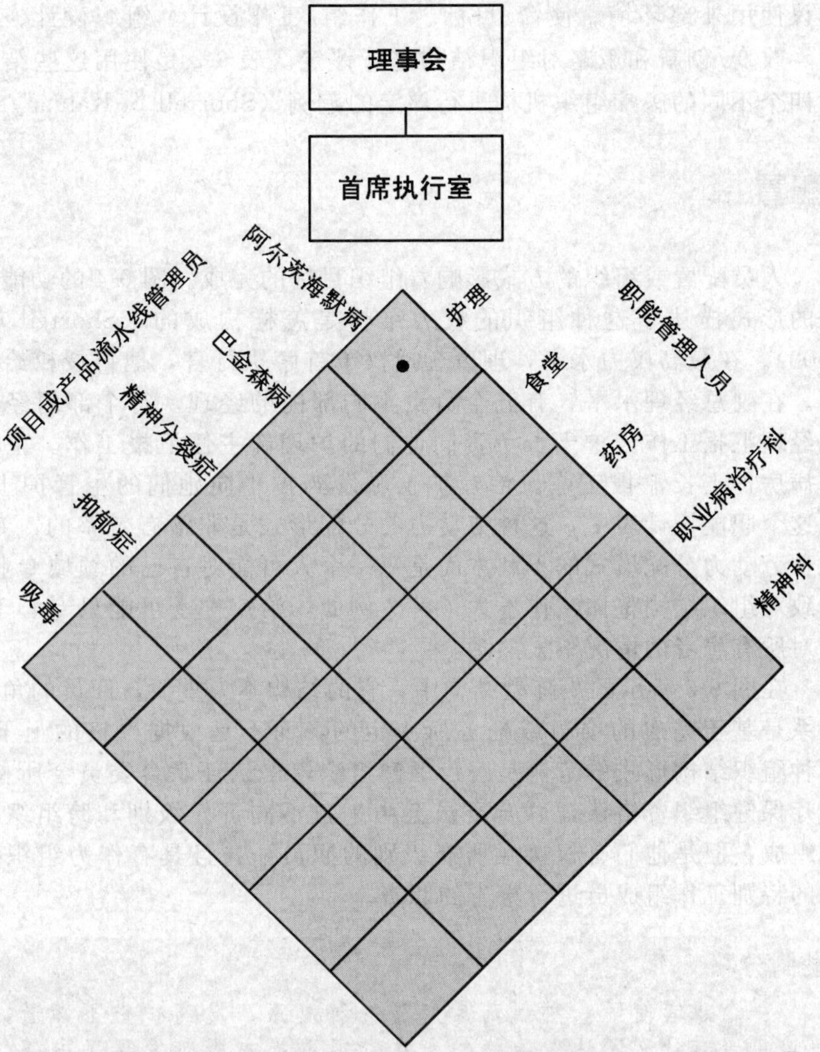

图 9-3　矩阵型组织结构：精神病治疗中心。在这种结构中，一个职员既是阿尔茨海默病治疗项目中的工作人员，也是护理部的一个成员。

图 9-3 所示的矩阵式组织结构属于连续性统一体中权利分散型的一端。从图 9-3 中可以看出，护理管理人员能够直接与 Alzheimer 病治疗项目的管理人员进行接触而不用经过机构权力中心型结构的批准，如在图 9-2 所示的官僚机构那样。

在评定组织结构时还可以应用其他特征或属性。为此可以用许多现在的类型学上的内容。例如，肖特尔（Shortell）和卡洛赞（Kaluzny）（2000 年）

建议使用外部环境、使命/目标、工作组/工作设计、组织设计、组织间的关系、改变/创新和策略对组织结构进行评定。表 9-2 是使用这些结构类型属性对四个不同的医疗组织机构进行评定的范例（Shortell & Kaluzny，2000 年)。

人员配置

人员配置或组织的方式影响着组织目标的完成。图 9-4 的功能组织表用图表的形式描述了这种组织的权力结构是怎样构成的（Shortell & Kaluzny, 2000)。在最高权力水平，理事会授权予首席执行官，他再授权给副总经理等等。在副总经理水平，有五个负责不同部门的经理。每个部门经理负责向副总经理汇报工作。护士长负责向他们的护理部主任汇报工作。主管护士向她的病房护士长汇报工作。治疗护士和发药护士向她们的主管护士汇报工作。在这个职能设计表中，这种劳动力的分配形式是非常有效率的，专业性很强。这种劳动力分配形式的不利方面是每一个人可能对自己的领域专业性太强了，以致对组织结构整体工作不太了解。例如，治疗护士可能只专心于治疗工作，而对所有患者的情况不太熟悉。

在图 9-3 所示的矩阵型结构中，它的结构不太重要，职员的角色和负责的关系是基于完成的项目或任务所决定的，而不是根据严格的上下等级层次。这种组织结构形式的范例是医疗保健组织资格认证联合委员会所检查的内容。医疗保健组织资格认证联合委员会由来自不同责任级别和跨组织项目的个人所组成，但是他们有权接触所有级别的职员，并且具有作为组织结构内高层次的特别工作组成员进行报告的职责。

案例分析 9-1

一个患者使用一种新药后起了一种皮疹，发药护士不知道，也没有问过该患者有什么不适。治疗护士在常规更换衣服时发现了皮疹，但是也没有想到询问是否吃了特殊食物或更换了药品。直到出院的时候患者读到了药品说明书，说明书提示应用该药后出现皮肤病变都要报告医生。患者询问安排出院计划的护士，他出现的一周皮疹是否严重。

能做什么不同的处理？

所有人都错了吗？到底是谁错了？

为什么良好的沟通在职能性人员配置情况下特别重要？

如果职员只专心于自己的工作而不能就有关患者情绪、社会心理、教育和出院需求等进行相互沟通，你认为会发生什么样的问题？

角色和责任

请注意，每个水平和层次的确切的角色和责任在组织结构表中没有明确加以说明，除了像护理这样专门的配置。在诸如个人工作或岗位要求说明中对责任范围、明确的责任和特殊工作要求有具体的描述。

表 9-2　健康服务组织的类型学

属性	健康维护组织	家庭健康保健门诊	医院	制药公司
外部环境	中度复杂 中度变化 高度竞争	相对简单 中度变化 竞争逐渐增长	复杂 高度变化 高度竞争	中度复杂 中度变化 高度竞争
使命/目标	基础保健；保持公民健康	提高生活质量，保持身体功能状态	急救为重点；治疗疾病	研究和开发；新药的开发
工作组/工作规划	基础保健队伍；等同地安排	规划简单；基本是与患者单独接触	分科室或跨科室队伍；需要密切合作	职能划分；科研开发与销售；对合作的要求不高
组织设计	职能和部门的整合；基础保健医生与专家	职能	部门分散和矩阵式的	部门分散和战略性商业单位
组织间的关系	与扩大患者基本护理基础相联系	扩大患者基数和获得经济利益的规模	成为垂直型整合健康体系的关键	对实现全球化很重要
变化/创新	响应和创建新的患者保健管理方法	对人口和社会变化做出反应	对新范例做出反应；贯彻垂直型整合保健体系中的新角色	对新药品开发和需求做出反应
策略性事宜	扩大管理型医疗服务的概念	显示对服务的不断评价和偿付功能	适应扩大和变化的服务体系	缩短开发新药的时间

汇报工作的关系

组织结构图，如图 9-4，可以使人明确正式的工作汇报等级关系。它们有着固定的等级线路。有时候，在组织结构图用星罗棋布的线条说明双重的或次级的工作等级汇报关系。拿改进质量管理主任的作用举例。这时这个人不但可以直接向首席执行官汇报工作，还可以向理事会成员负责。正式的工作汇报关系在机构内可以反映出实际的交流情况，也有可能反映不出来。

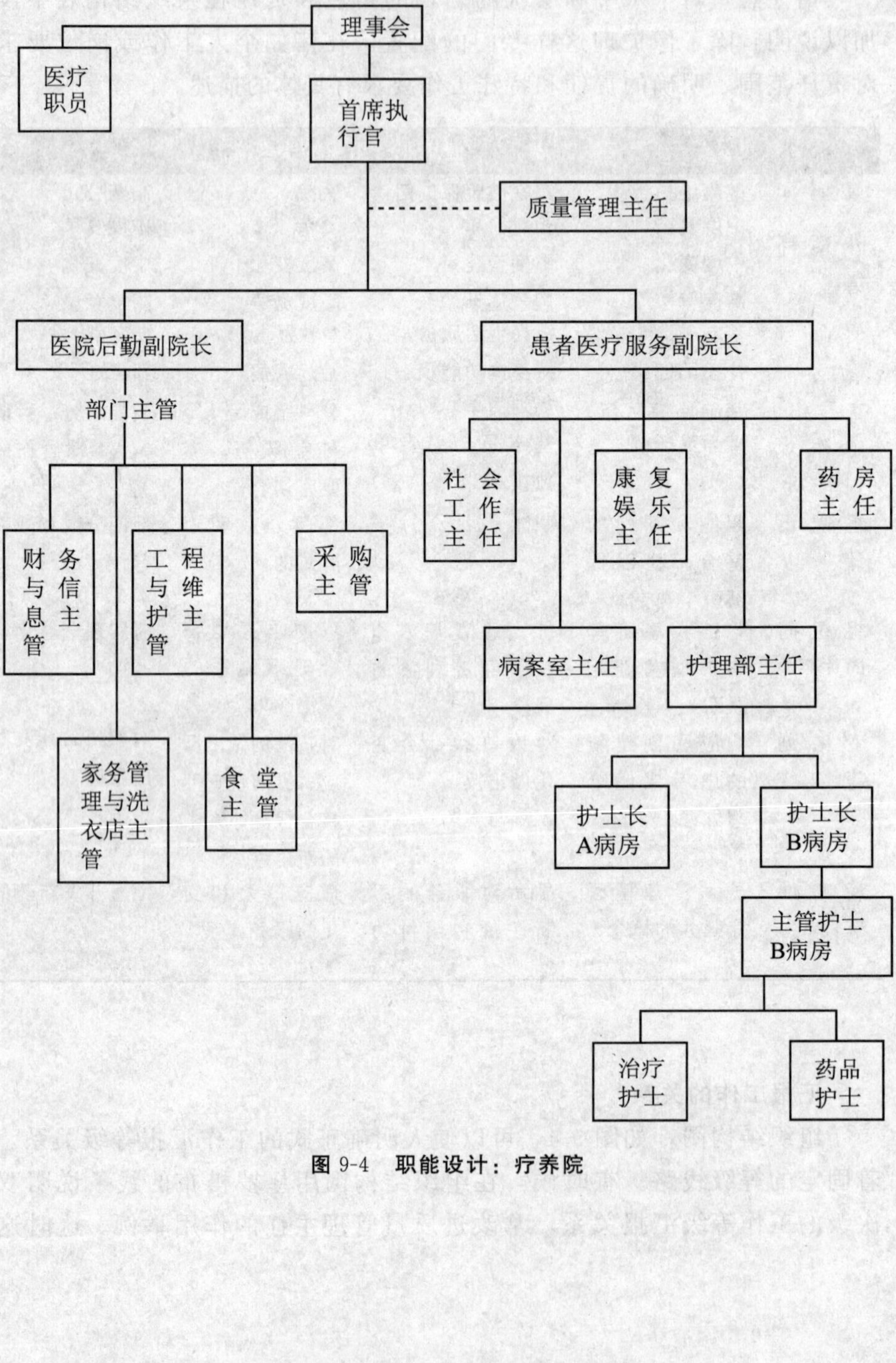

图 9-4 职能设计：疗养院

根据地理区域进行职员配置

根据地理区域或位置进行划分来提供医疗保健服务是有效的。医疗保健服务机构由医院和院前急救车系统组成或在更小的病房，例如由北组和西组组成。通常，家庭医疗门诊提供的保健服务为了减少路途时间而根据地理行政区来划分。在医疗机构体系水平，根据地理位置配置意味着每一个大的组织机构如医院或门诊部将分别拥有各自的支持服务，比如要有两个药房，一个在门诊部一个在医院。门诊部和住院部而且常常需要各自的病案处，这种安排的不足是因为缺乏工作上协调和多重服务。

根据产品或服务进行职员配置

有时候，保健服务要围绕服务流水线要求进行组织。这是一种功能性的工作安排，它是根据患者的诊断或患者的特殊护理要求确定的。例如，可能要配置心血管服务线、妇女健康服务线和肿瘤服务线。这样可以提高护理质量，减少对患者情况的混淆，因为在门诊使用的患者信息和协议要与医院以及整个健康保健体系使用的患者信息和协议一致。图 9-5 说明了一个流水线式服务结构（Shortell & Kaluzny，2000 年）。

批判性思维

有许多研究表明责任制护理可以提高患者和护士的满意度。

你考虑为什么会这样？从组织护理工作出发你能想出责任制护理模式中的一些缺陷吗？

批判性思维

作为一名护士，你被任命以领导角色去确定抑郁症治疗计划，这项计划将在你所工作的以社区为基础的精神病治疗中心中实施。假设你要正式地向抑郁症服务线管理人员汇报工作，但是对该项目来说，你被委派为抑郁症治疗计划的协调员。因为你要开始对计划中的项目进行评价，你需要与许多职能部门进行接触。这些部门包括食堂、药房、职能治疗科和心理科等等。另外，你还要检查其它的产品服务线以保证你们没有提供重复的服务。

在上述情况下，在如图 9-3 所示的矩阵型结构的机构工作有哪些优点？有什么缺点？

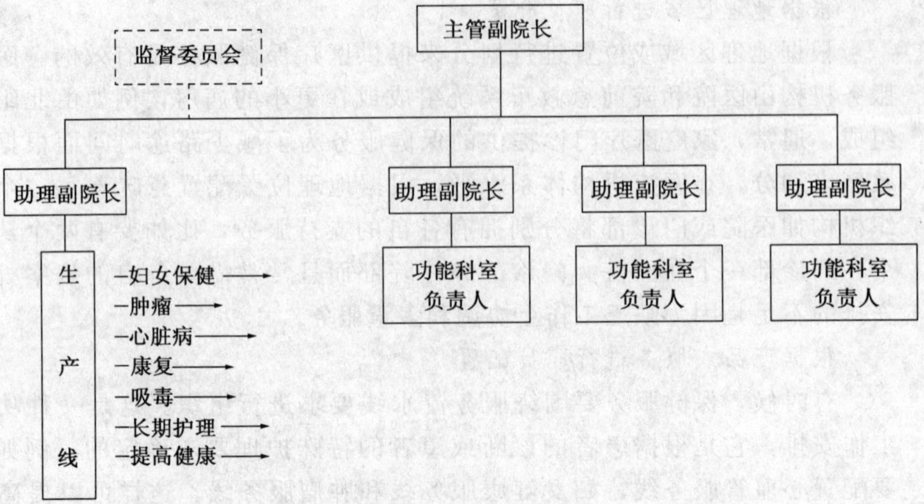

图 9-5 **流水线式服务结构**

责任制护理

责任制护理保健说明的是一种护理模式，是护士要对所管理的一个或数个患者所有方面的护理工作负主要责任。在住院时患者分配给一个责任护士，此后，责任护士可能将是患者住院期间主要的护理人员。在这种模式中，如果没有责任护士通常要由一名护师负责护理保健。

有许多因素影响着战略性计划的制定，如本章重点讨论的 SWOT 分析。护士们要准备对这些因素发表看法。

重要概念

- 护士有越来越多的机会参与为在她们的组织和社区提供卫生保健服务制定战略性计划。然而，为了有效地参与此规划的制定，她们需要基本了解医疗机构的组织构成、组织体系的职能以及怎样参与战略性计划的制定。
- 每一个组织都要一个目标和原则，它们一般都会在正式的使命宣言中详细明确地说明。

- 组织的使命宣言反映了该组织的价值观念，并能使读者从中了解该组织会做出哪些成绩和具有什么样的战略性作用。
- 健康护理组织需要清楚地知道如何适应它的工作环境，以及它的顾客或利益相关人需要哪些类型的服务项目。
- 战略性计划的重要意义在于使组织机构将它的目标、它的使命作为中心，并要求检验组织怎样运作才能完成自己的使命。
- 战略性计划的目的有两个。一方面，组织里的每个人对组织的目标意见一致非常重要。另一方面，一个好的计划有助于保证可以获得完成目标的必要资源，而这个目标对于病房或门诊来说非常重要。
- 对一个利益相关人的评价是对所有潜在的利益相关人的一种系统分析，以保证每一个利益相关人的需求都能在项目计划阶段具体体现出来。要使一个项目能够成功，一定要激励所有有关的人。
- 组织是为了完成他们的使命、战略性计划而建立和组织起来的。
- 有许多方法可以描述组织机构，根据选择的特征将其进行分类。

关键术语

核心小组（focus groups）　利益相关人评价（stakeholder assessment）
使命宣言（mission statement）利益相关人（stakeholder）
组织原则（philosophy of an organization）　战略性计划（strategic plan）
重组（reengineering）　SWOT 分析（SWOT analysis）

复习题

1. 描述组织目标和原则的文件是
   A. 组织的一系列命令

B. 组织工作表
C. 使命宣言
D. 战略性计划

2. 下面哪项是组织为其成长和复兴而进行环境评价、明确目标和发展战略的结果？
A. 利益相关人评价
B. SWOT 分析
C. 战略性计划
D. 使命的确立

3. 最正式的和分等级的组织结构一般采用的组织结构图是
A. 矩阵式设计
B. 有许多领导层
C. 流水线式结构
D. 用许多星罗棋布的线条代表上下级关系

4. SWOT 的意思是
A. 优势、劣势、机遇、威胁
B. 优势、担心、结果、威胁
C. 优势、劣势、机遇、处理
D. 结构、担心、结果、威胁

课后练习

1. 制定一个正确的战略性计划有助于组织在两个备选方案中做出选择。例如，一个卫生保健结构的战略性计划是确定其在该地区作为癌症保健服务的领导地位。这要求它决定在*肿瘤护理协会杂志*（Oncology Nursing Society Journal）上做广告招募护士，而不是选择一家地方报纸，虽然在这家杂志做广告的费用更高。请考虑确定另外一些情况下，战略性计划指导组织在所有备选方案中如何做出选择。
2. 为你的专业护士职业写一个初始目标宣言和战略性计划。你计划为社区的老弱病残人群提供护理服务，还是想成为急救护理的专家，或者参加进一步的教育成为助产士呢？一旦你确定了自己的目标，请勾画出为了达到你的最终目标而制定的包含不同小目标的战略性计划。例如，你可能要做一下 SWOT 分析，了解你的外部环境；你的内部环境(你的技能、才智和业绩)；以及内外环境中的优势、劣势、威胁和机遇。一旦你完成了这个练习，你就会明白自己追求的机遇。例如，如果你知道你想在儿科工作，你就可能在你生日那天订一份儿科杂志。另外你可能要选择或者已经做出了在学校最终临床轮转的决定，或者可能会留心那些感兴趣的会议或讲座。

3. 要求你帮助你所在医疗机构提议的为济贫院成立一个咨询委员会。对于咨询委员会成员你将推荐哪些人选呢？你认为什么样的专业人士和消费者群体能够作为济贫院咨询委员会的代表？确定至少 10 个候选人和利益相关人代表的群体。记住所有的专业人士和消费者/社区代表。在邀请那些人加入咨询委员会之前，评估每一个人支持济贫病院的力量以及他或她参与此项目兴趣的大小很重要。你将怎样完成这些工作？
4. 检查你所熟悉的一个组织或机构的组织构成。你将怎样用本章所讨论的结构模式描绘出它的结构特征。观察组织内的联系、工作汇报体系和人员配置。该组织的结构是分层次的还是矩阵式的？该机构或组织的构造方式有助于达到它的目标吗？为什么，或为什么不能？

浏览网站

拿到你的护理学位以后，你正在为在一家医院找到一份工作而准备面试。在准备面试的时候，你既要明白自己的目标，又要弄清楚这家医院的其他情况。那些信息在目前的互联网上就能查到。例如，如果你要去应聘芝加哥 Loyola 大学(*http://www.luc.edu*)，你就去浏览 *http://www.luhs.org/jobs.htm*(这家医疗机构的使命宣言的确切网络地址是 *http://www.luhs.org/under/mission.htm*)。再举一个例子，芝加哥儿童纪念医院的互联网地址是 *http://www.childrensmemorial.org*(使命宣言的确切地址是 *http://www.chil-*

drensmemorial.org/hosp－info/mission.asp）。

浏览这些网页，要特别注意它们提供的对组织使命宣言的描述。这些组织和它们的使命给你留下了什么印象？这些陈述的使命和你从互联网上获得的“感觉”一致吗？你能轻松找到有关工作岗位的信息吗？试着在你当地的医院或医疗中心做这个练习。

参考文献

Chezem, J., Friesen, C., Montgomery, P., Fortman, T., & Clark, H. (1998). Lactation duration: Influences of human milk replacements and formula samples on women planning postpartum employment. *Journal of Gynecological and Neonatal Nursing, 27*(6), 646–651.

Donaldson, S., & Fralic, M. (2000). Forging today's practice-academic link: A new era for nursing leadership. *Nursing Administration Quarterly, 25*(1), 95–101.

Drucker, P. (1973). *Management tasks, responsibilities, and practices*. New York: Harper & Row.

Havens, D. S. & Aiken, L. H. (1999). Shaping systems to promote desired outcomes: The magnet hospital model. *Journal of Nursing Administration, 29*(2), 14–20.

Hope, J., & Hope, T. (1997). Competing in the third wave. Boston: Harvard Business School Press.

Institute of Medicine. (1999). *To err is human*. Washington, DC: National Academy Press.

Jones, R., & Beck, S. (1996). *Decision making in nursing*. Clifton Park, NY: Delmar Learning.

Kanter, R. M. (1997). On the frontiers of management. Boston: Harvard Business School Press.

Meehan-Hurwitz, J. (1999). ANA applauds White House for steps to reduce medical errors. *SNA Insider, 12*, 1–2.

National advisory councils in nursing and medicine collaborate to develop new approaches for enhancing patient safety. (2000, Fall). *Health Workforce Newslink, 7*(1), 5.

Pesut, D. (1998). Twenty-first century learning. *Nursing Outlook, 46*(1), 37.

Shortell, S., & Kaluzny, A. (2000). *Health care management: Organization design and behavior*, (4th ed.). Clifton Park, NY: Delmar Learning.

Tonges, M., Rothstein, H., & Carter, H. (1998). Sources of satisfaction in hospital nursing practice: A guide to effective job design. *Journal of Nursing Administration, 28*(5), 47–61.

推荐读物

Aikman, P., Andress, I., Goodfellow, C., LaBelle, N., & Porter-O'Grady, T. (1998). System integration: A necessity. *Journal of Nursing Administration, 28*(2), 28–34.

Bates, D., & Gawande, A. (2000). Error in medicine: What have we learned? *Annals of Internal Medicine, 132*, 763–767.

Bennis, W. (1999, Summer): The end of leadership: Exemplary leadership is impossible without full inclusion, initiatives, and cooperation of followers. *Organizational Dynamics*, 71–80.

Blouin, A. S., & Tonges, M. C. (1996). The content/context imperative: Integration of emerging designs for the practice and management of nursing. *Journal of*

Nursing Administration, 26(3), 38–46.

Bodenheimer, T. (1999). The movement for improved quality in health care. *New England Journal of Medicine, 340*, 488–492.

Buerhaus, P., Staiger, D., & Auerbach, D. (2000). Why are shortages of hospital RNs concentrated in specialty care units? *Nursing Economic$, 18*(3), 111–116.

Buerhaus, P., & Staiger, D. (1997). Future of the nurse labor market according to health executives in high managed-care areas of the United States. *Image: Journal of Nursing Scholarship, 29*(4), 313–318.

Chassin, M. R. (1996). Quality of health care part 3: Improving the quality of care. *New England Journal of Medicine, 335*(14), 1060–1063.

Chassin, M. R., Galvin, R. W., & the National Roundtable on Health Care Quality. (1998). The urgent need to improve health care quality. *Journal of the American Medical Association, 280*, 1000–1005.

Chezem, J., Montgomery, P., & Fortman, T. (1997). Maternal feelings after cessation of breastfeeding: Influence of factors related to employment and duration. *Journal of Perinatal and Neonatal Nursing, 11*(2), 61–70.

Clemmer, T. P., Spuhler, V. J., Berwick, D. M., & Nolan, T. W. (1998). Cooperation: The foundation of improvement. *Annals of Internal Medicine, 128*, 1004–1009.

Cormak, M., Brady, J., & Porter-O'Grady, T. (1997). Professional practice: A framework for transition to a new culture. *Journal of Nursing Administration, 27*(12), 32–41.

Duckett, L., Henly, S., Avery, M., Potter, S., Hills-Bonczyk, S., Hulden, R., & Savik, K. (1998). A theory of planned behavior-based structural model for breast-feeding. *Nursing Research, 47*(6), 325–336.

Gessner, T. L. (1998). Job design and work process in patient care. In J. A. Dienemann (Ed.), *Nursing administration: Managing patient care*. (2nd ed., pp. 359–378). Stamford, CT: Appleton & Lange.

Hawke, M. (1999, November 15). Nursing workforce 1999: A year of challenges and opportunities. *Spectrum,* 8.

Hornberger, J. & Wrone, E. (1997, October 15). When to base clinical policies on observational versus randomized trial data. *Annals of Internal Medicine, 127*(8 pt. 2), 697–703.

Jones, K. R., DeBaca, V., & Yarbrough, M. (1997). Organizational culture assessment before and after implementing patient-focused care. *Nursing Economic$, 15*(2), 73–80.

Kreitzer, M. J., Wright, D., Hamlin, C., Towey, S., Marko, M., & Disch, J. (1997). Creating a healthy work environment in the midst of organizational change and transition. *Journal of Nursing Administration, 27*(6), 35–41.

Leape, L., Woods, D., Hatlie, M., Kizer, K., Schroeder, S., & Lundberg, G. (1998). Promoting patient safety by preventing medical error. *Journal of the American Medical Association, 280*(16), 1444–1447.

Levi, P. (1999). Sustainability of healthcare environments. *Image: Journal of Nursing Scholarship, 31*(4), 395–398.

Mark, B. A. (1996). Organizational culture. *Annual Review of Nursing Research, 14*, 145–163.

Mills, A., & Blaesing, S. (2000). A lesson from the last nursing shortage: The influence of work values on career satisfaction with nursing. *Journal of Nursing Administration, 30*(6), 309–315.

Olson, L. L. (1998). Hospital nurses' perceptions of the ethical climate of their work setting. *Image: Journal of Nursing Scholarship, 30*(4), 345–349.

O'Neil, E. (1999, January/February). The opportunity that is nursing. *Nursing and Health Care Perspectives, 20*(1), 10–14.

Prescott, P. (2000). The enigmatic nursing workforce. *Journal of Nursing Administration, 30*(2), 59–65.

Rambur, B. (1999). Fostering evidence-based practice in nursing education. *Journal of Professional Nursing, 15*(5), 270–274.

Regenstein, M. (2000). *Medical errors and patient safety: Issue for public hospitals*. Washington, DC: National Public Health and Hospital Institute.

Schuster, M. A., McGlynn, E. A., & Brook, R. H. (1998). How good is the quality of health care in the United States? *Milbank Quarterly, 76*(4), 517–563.

Visness, C., & Kennedy, K. (1997). Maternal employment and breast-feeding: Findings from the 1998 National Maternal and Infant Health Survey. *American Journal of Public Health, 87*(6), 945–951.

第10章

有效的团队建设

卡林·波利夫卡·哈里斯（Karin Polifko-Harris），理学博士，注册护士，英国国家学术奖理事会会员

只有使别人进步了，我们才能获得持久的成功。

——哈维·费尔斯通（Harvey Firestone）

学习目标

完成本章内容的学习后，应该能够：

1. 明确团队和委员会之间的区别。
2. 讨论团队发展的几个阶段。
3. 回顾有效团队的几个重要概念。
4. 讨论护士长创建有益于团队建设环境的方法。

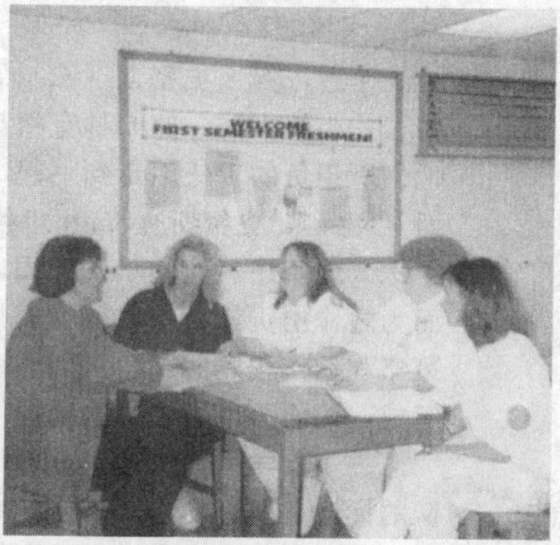

作为一名新护士，你正在为外科病房的 34 床患者做护理。今天与你一起工作的还有另外两名注册护士，两名职业操作护士和一名护工。你毕业仅仅几个月，但是最近刚刚提升为主管护士。今天，一名职业操作护士和一名护工对你的患者护理能力产生质疑，她们说你没有丰富的经验来进行合理的任务分配。而且她们还试图让两个注册护士也同意她们的看法。看来这两名注册护士就像这两名职业操作护士一样经常在一起工作。你认为你对现有职员做了最合理的工作安排。然而你不知道是否还有更好的解决办法。

你认为怎样做才好？

怎样才能最合适地消除她们的担心？

怎样做你才能更积极地与她们一起担负起患者的护理责任？

护理工作中领导与管理的基本技能包括进行有效合作的一些因素。能在一个成功的团队一起工作需要的不只是幸运或机遇。医疗服务系统是在复杂的环境下不断发展。诸如医疗费用偿还时间表在发生着变化，重症住院患者以及从急救部门向非急救部门的转科等事宜可能会向护士长提出挑战，需要她改变向患者提供医疗护理的服务方式。

人力资源发展的重要趋势是进行团队培训。虽然美国职业文化重视个人成功的重要性，但是，护理职业开始再次把协同工作和团队建设作为适应改变卫生保健服务模式需要的中心任务。护士一般不是在孤立地工作，医疗服务是相互依赖的，是为了帮助患者恢复最佳健康状态而提供专门技术。本章讨论影响成功的护理队伍包括团队建设在内的关键因素。还要讨论一个富有成效的团队领导的性格特征和技能。

团队和委员会的定义

卡曾巴赫·史密斯（Katzenbach 和 Smith）（1993 年）把**团队（team）**定义为“一小组人群，他们具有相互补充的技能，共同的目标和任务要求他们为了他们所担负的责任而走到一起（p. 45）。”森格（Senge），罗伯特（Roberts），罗斯（Ross），史密斯（Smith）和克莱纳（Kleiner）（1994 年）对团队的定义进行了深入地阐述。他们认为，团队就是这样一群人，每个人为了一个共同的目标而为之作出贡献。一些团队，所有的成员可能具有相同的背景和能力，如护理策略和运作程序的团队。而有些团队可能是由具有各种各样技能和才干的人员组成，他们可以为解决问题提供不同的观点和意见。

一个**多学科团队（interdisciplinary team）**是由各种临床专家组成的，多学科团队的优势是每个人具有不同的特长，带有不同的观点。多学科小组的每个人都在他或她的专业领域内接受过训练，对医疗服务的看法有不同的侧重点：如护士、医生、社会工作者、营养学家、病案管理员。多学科小组最佳的工作方法是让每个成员畅所欲言，深入思考各种各样解决问题的方法和可能的解决方案。小组领导的作用就是保证所有成员都有机会参与小组工作任务的完成。

为了完成组织的工作任务，可能要成立若干个委员会以助于信息沟通。

委员会（committee）是一个为了完成一项专门任务或目的而成立的工作小组。特别委员会一般是为了在特定期限内完成一个特别目标或完成一个短期小组目标而临时成立的。例如疾病政策召集特别委员会，它仅仅是在组织机构要采纳新的政策时召集开会。而与常设特别委员会不同的是，后者是组织机构有机结合的一部分，例如质量管理委员会，每月聚会一次。常设委员会的成员可能是根据组织的规章制度给予委任，比如医疗专业委员会。他们也可能是由资格认证委员会之外的机构委任，例如医院道德规范委员会，是在医疗机构推荐的基础上联合委任的。其它类型的委员会可能是为了正式做出一个决策的过程而成立的，如急救政策和程序委员会。

委员会也可以是咨询委员会，例如一个委员会开会讨论职业护士全体员工关心的问题，然后向护理行政总监（Chief nurse executive；CNE）做报告。马奎斯（Marquis）和休斯顿（Huston）（2000 年）指出，如果组织内一种积极的变化是大家所期望的结果，那么就要尽可能早地考虑到受到这个变化影响的所有人。

团队发展的阶段

所有团队都要像人一样需要经过几个预期的发展阶段，从不成熟发展到（人们所希望的）成熟阶段。需要重点指出的是，不是所有团队都能走向成熟。可能由于各种各样的原因：可能是领导能力有限，成员的问题，目标和方向不明确或者精力不集中或能力有限。就像一个人成熟过程，一些团队可能经过一两个阶段就功能齐全，而迅速成熟。职能高的团队通常都是这样的，它的成员彼此非常熟悉，能够快速准确地做出决定；而其它团队做出同样的决定可能需要很长的时间，因为它的成员在真正工作之前需要相互了解、相互信任。

塔克曼（Tuckman）和詹森（Jensen）（1977 年）及拉库塞尔（Lacoursier）（1980 年）确定了一个**团队发展（group process）**一般分为五个发展阶段。这些阶段包括成立、动荡、定型、执行和中止（图 10-1）。

第一个阶段是成立阶段，是几个重要阶段的开始；是展望阶段，交互作用阶段和界定阶段。第一次会议开始的时候展望阶段就开始了。

批判性思维

你是一名护士，正在护理，（沃德）Ward 是一位 76 岁的男性，因充血性心力衰竭和慢性肾脏疾病住院治疗。沃德先生因多次住院已经为纪念（Memorial）医院职员们的熟人。住院期间，他的血压非常高，还患有行动迟缓。他的妻子去城外探望亲戚去了，他自己照顾自己。你参加每日的护理管理会，你注意到多学科团队的大多数成员都参加了，有护理病历管理员、社会工作者、负责此患者的护士、医院的牧师、营养师、药剂师和为患者进行初步治疗的医生。

你最关心的重要事宜是什么？每一个团队成员讨论沃德先生的医疗护理时提出了什么观点和意见？你将怎样继续进行或改变沃德先生的医疗护理计划？还有其他的团队成员能够协助你护理沃德先生吗？

成立	动荡	定型	执行	中止
● 展望	● 紧张	● 定位	● 务实工作	● 终止
● 交互作用	● 冲突	● 确定目标	● 相互关系	● 评价
● 界定	● 对质	● 内聚	● 组织成熟	● 成果回顾

图 10-1 **团队发展阶段（根据** Tuckman **和** Jensen，1977 **年及** Lacoursier，1980 **年的观点绘制）**

每个人都想知道有关这个团队的所有情况——团队怎样满足他们的需求，他们怎样做才能符合组织的要求以及他们能够从具有的成员资格中得到什么。在交互作用阶段，团队成形的时候，团队的主张开始形成，展望和界限就非常清晰地确定了。在团队领导的帮助下，确定团队特性。团队领导需要提供有关团队会议目的的信息和期望团队具有怎样的观念及范畴。

团队发展的第二个阶段是动荡阶段。每个人在这个组织中开始时感觉非常舒适，表明自己的感受和进行观点陈述可以使成员们在他们供职的组织机构中找到一个位置。动荡阶段一般都很困难，因为成员之间的冲突偶尔可能会非常激烈。组织成员甚至可能包括组织领导之间的分歧变得非常明显，人们经常会偏袒一些特定的问题或事宜。虽然这个阶段充满了紧张和对质，但是这对于组织跨越动荡阶段，在新问题不断出现的情况下鼓起勇气下定决心积极解决身边的有关事宜是很必要的。

第三阶段是定型阶段，紧随充满冲突和对质的动荡阶段之后。虽然问题尚未完全解决，决定尚未完全确定，但是对于目前解决的事宜以及由谁去解决这些问题已经达成了共识。随着在组织内确定了位置，成员们有一种主人的感觉，而且感觉已经确定了与在成立阶段勾画出的蓝图相一致的目标。冲突转变成了凝聚。

执行是组织成熟的第四个阶段，它可能是最令人愉快的阶段。意见一致是最重要的——每个人都知道自己的角色以及他们想做的事情，在完成组织最终目标计划的道路上取得了很大的进步。在这个阶段已经认为组织成熟了，组织成员们都开始为了组织的目标集中精力务实工作。执行阶段的另一个优势是工作任务的重点放在了保持组织成员间良好的工作关系，把单个成员的作用作为一个整体来看待（Tappen，2001）。

团队发展的最后一个阶段是终止阶段。组织完成了它声明和一些未声明的目标，结束了对最初的中心任务所开展的行动。终止是团队成员们总结回顾团队发展的过程。团队的目标和任务是否完成？如果团队已经全面运作起来，是否还有其他不同的事情需要做？在最后阶段，组织需要评估当初明确的目标是否完成。组织和个人分别做出了哪些成绩？很多时候，组织没有进行结束性的回顾就解散了，使一些组织成员感觉很空虚，没有成就感。

团队的角色

像任何集会一样，当人们集聚在一个团队时，每个人都担任着不同的角色。可能一些人追求的是自私自利的角色，一些人想成为人们注意的中心，坚持参与任何决策。其他人的角色是明确的配角：他们为了团队的进步千方百计竭尽所能，但是他们不要求和希望自己成为人们所注视的中心。虽然有些角色不能明确地定义，但是还有许多其他人们可以承担的角色。

实地采访

怎样才能创建一个好的团队？我认为所有的人在一起工作时才能创建好的团队。如果有人需要帮助时不是袖手旁观，而是去帮忙答复其他护士所负责的患者的呼叫。当你遇到家庭成员靠近时不能低下头假装看不到。要真正按照职业护士的要求去承担起责任！

琳尼·R. 墨菲（Linea R. Murphy），注册护士 小组长

有能力与能力差的成员

任何团队必定有工作能力强和工作能力较差两种成员。有时候成员的行为是不知不觉表现出来的——可能是以例如拒绝等防御式形式表现出来的。在另外一些时候，团队成员非常清楚自己的角色并集中精力为之工作，例如以反面者的角色。任何情况下，精明的团队领导清楚每个人的角色是否能够促进团队处于最理想状态非常必要。

因此哪个角色应该由工作能力强的团队成员担负？有几个角色对于成功完成团队的目标至关重要（Bradford，1978 年）。项目开始建设的时候，需要有一个组织成员充当创建者的角色——他就是启动项目最初运行的人，他就是滚动球的那个人。创建者的补充角色是协调员——他清楚地知道项目的流程并保证项目沿着正确的方向进行。

同样，团队还需要一个鼓动人员，他的工作就是保持工作充满活力，鼓舞士气使团队成员对自己的工作充满兴趣。其他职能性的角色包括询问员，他的职责是了解每个人的思想；反面者，他的角色是以其他人对立的角度观察形势；还有记录员，他的角色是编录团队开会和进行的详细内容和过程。一个职能团队并不是在任何时候都需要具备所有角色。

什么是隐藏在团队发展背后能力较差的角色？不幸的是，有许多人物类型可能很难相处，尤其在团队的形成阶段。爱挑剔者对所有的事情都加以批判，他们在被提出要求时，很少采取积极行动，所有事情都是一个大大的“不”，而且如果事情不是按照他们的意愿做的，他们就认为做的不好。消极的人们很少对任何事情负责任。正是由于他们的消极和无能使他们在做出决定时经常遇到困难。他们由于害怕被驳回而不敢说一句话。

细节设计者掌握的事情太多，以致让他们观察全局或保持朝着前进目标非常困难。同样，支配型人物对组织的讨论独断专行——其他人没有发言的机会，仅能听到与他们的利益相关的意见。他们需要根据领导的要求重新调整工作重点以保证不出现偏差。他们不会发表对其他任何人不利的言论或做出对其他任何人不利的决定。参考表 10-1 显示了有关怎样与棘手人物一起工作的建议。

有效团队的一些重要概念

俗话说：“整体大于部分的总合。”一个有效的团队是这样的，所有成员都同等重要，所有人都可以表达自己的意见和看法，组织在稳定的基础上朝着明确的目标前进。过去，美国人注重体现个人价值（Hofstede，1997 年），在过去的十年中，人们注重的事情转移到合作的概念上来。怎样鼓舞来自不同背景和专业领域的人们聚集到一起，共同解决问题和做出决定？在越来越复杂的卫生保健服务系统内与多学科团队成员们一起工作需要什么样的技能？

表 10-1　应付棘手人物的策略

人物类型	应付策略
爱挑剔者	不要争辩——这只能是火上浇油！倾听他人的意见并积极地听，对你听到的内容进行思考。给爱挑剔者一个项目，让他能直接负责。
消极者	进行交流，向他直接提问题，让他直接做出反应。
细节设计型人物	让细节设计者给出会议某些观点的详细内容。从会议的目的开始，必要时进行重复，总结。
支配型人物	集中精力于身边的工作任务；指出他们谈话中任何矛盾的地方。
讨人喜欢的人	让讨人喜欢的人知道他们的言论可以防止相互攻击，他们的意见是有价值的。

案例分析 10-1

你的护理主管委派你担任解决患者跌倒问题的特别工作组领导。这个特别工作组几乎一年开一次会，没有取得很大的进展。面对即将召开的会议，你注意到团队里有几个具有挑战性的人物，想知道是否还能与他们一起有效地工作。

杰米（Jamie）是一个刚毕业的护士，他愿意做任何事情，因此他将受到欢迎。安杰拉（Angela）是一个细节设计型人物，经常让每个人重复他们所说的话以使她能够得到有关该话题的更多信息。萨曼莎（Samantha）是一个消极的人，她在那里看起来只有一脸的苦恼。你注意到她开会的时候正在描绘着一些她护理的患者的生命体征变化表。阿纳贝利（Anabelle）试图使团队保持正确的方向，但是她话语温和，没有人好好地听她的话。贝丝（Beth）是一个爱挑剔者，最终，无论每个人说什么，她都要提出一个理由说明为什么某某事没用。

你将从哪里开始？

你将怎样对待这五个工作组成员？

在你任工作组领导任期开始时，你的注意力主要集中于什么事情？为什么？

伟大的团队建设指南

伟大的团队不是靠运气形成的；在伟大的团队的背后是有计划的、有准备的以及在开会之前都经过了前向思考。有效团队的理论几十年在卢因（Lewin）（1951 年），麦格雷戈（McGregor）（1960 年），阿吉里斯（Argyris）（1964 年），伯恩斯（Burns）（1978 年），本尼斯（Bennis）（1989 年）和森格（Senge）（1990 年）的文献里已经被充分讨论过。什么是鼓励伟大的团队的指南？一个伟大的团队是在团队中的每个人参与达到所期望结果的基础上，实现它的既定目标。参看图 10-2 伟大的团队指南。

首先，团队必须有一个明确的计划：目标是什么，目的是什么，团队多久开一次会，准备开几次会？团队的观点是什么？领导怎样看待团队完成的任务？有效的团队能够在它前进的过程中牢记这个大的组织的使命。第二是对团队成员的评价：团队成员的个人优势和劣势是什么？团队成员怎样看待他们自己？他们是否把自己看成是将团队凝聚在一起的一部分？还需要其他的成员参与吗？每一个团队成员的角色是什么？

第三是信息的联络。有适当的有效信息沟通模式吗？有必要改善信息交流吗，无论是书面形式还是口头形式？团队是否很好地利用电子邮件和语音邮件进行交流，或者团队是否需要传统纸张邮件的形式保持联系？信息是否公开，成员们的议程表是否最小限度地隐藏？为了做出一个困难的决定，是否能以同情的方式说出事情的真相？

第四是所有团队成员都积极地参与。每个人是否都有被分配的责任？人们是否能够听取他人的建议，或者同时每个人是否试图发表自己的看法？团队成员之间的关系是怎样的？成员们是否能够普遍地相互信任和尊重自己和他人的决定？在继续进行之前是否必须解决那些扯皮的事宜？根据赫斯廷（Husting）（1996 年）的观点，扯皮是团队建设早期工作效率不高的重要原因。因此团队领导的首要工作是解决与扯皮相关联的问题。团队的风气应该是轻松而相互支持的，特别是在集体讨论新的观点或讨论问题及其解决问题过程中更需如此。

是否有关于怎样具体实施的明确计划？第五个因素引导制定每个人都能够较早地一致同意的行动计划，是在规定的时间范围内重新进行修订的行动计划。

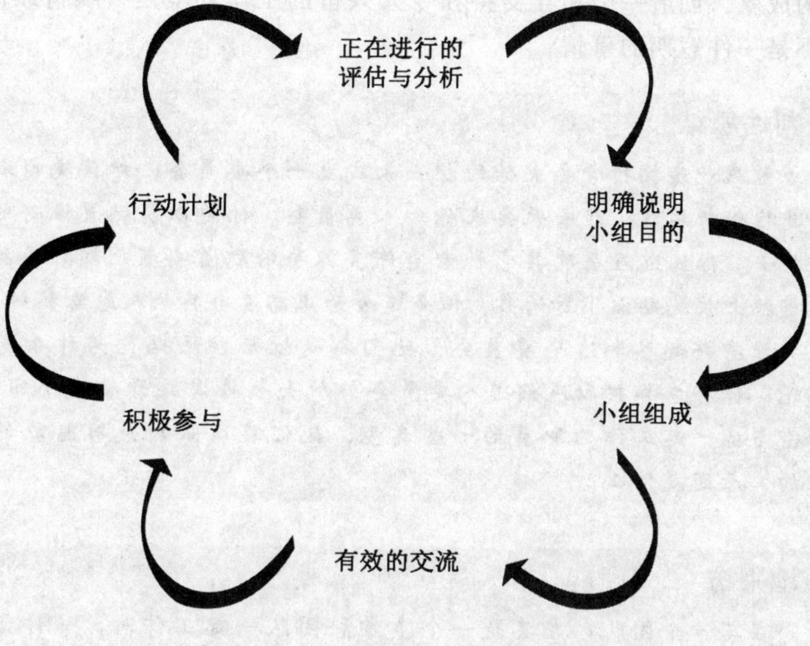

图 10-2　伟大的团队建设指南

团队成员的反馈意见和团队决议造成的其它影响使工作重心保持不变是必要的。第六项指南是实际进行的内容，评定和评估贯穿于团队的整个发展过程中。成果一定要与组织的期望保持一致和相关。在整个团队范围内鼓励创造性；可能一个成员具有他人从来没有经验的解决问题的想法。在相互支持的条件下，对于所有不断提出的合理建议应该进行自由的讨论。团队需要定期对所取得的进展进行评价。

创造一个有益于团队建设的环境

在任何一个团队成员有效工作之前，无论团队是一个委员会还是护理病房中的部分职员，团队领导需要使环境有益于团队的建设。团队的态度、组织文化、政策和步骤都有助于决定团队在沿着自己目标前进的道路上取得怎样的成就。创造一个相互支持和令人兴奋的工作环境是一项持续的长期工作而不是一件短期的事情。

批判性思维

首席护理执行官要求你的护士长成立一个委员会，对医院内职员配置事宜进行分析总结。护士长要求你加入委员会。你是职员配置很好的肿瘤病房的护士。你知道在医院其它科室有许多棘手的职员安置问题。虽然几个星期之前护士长就贴出了邀请书，但是迄今为止尚没有其他人愿意参加委员会。

谁有兴趣参加这个委员会？他们都是注册护士吗？为什么或者为什么不呢？你将怎样鼓励人们进入委员会？护士长将怎样开展这个团队的工作？讨论与你一起工作的职员的一些类型，他们在团队内是有能力的还是能力差的，原因是什么。

实地采访

在与一个团队，尤其是一个多学科团队一起工作时，一件最重要的事情是要真正了解每个人：他们的表现怎么样，他们的知识基础怎么样，对他们来说什么最重要？因此你必须变得不仅善于聆听口头上的线索，而且还要善于找寻非口头的信息，它们可能更能实际地说明真正的问题。

简·花莱士（Jan Wallace），注册护士
质量保证管理员

许多医院采用独裁的行政管理和领导模式而不采用参与性或民主的模式。如果团队成员在独裁的环境中工作，他们在自己做出决定时会犹犹豫豫或忐忑不安，可能宁愿让领导为决定的做出给予明确的指示。创造性和新型的解决问题的方法在这种环境下可能是困难的，可是，创造性对于团队的发展非常重要。要小心看待组织的等级制。这个等级是正式的还是非正式的？谁有权力做出决定或使解决方法出现偏差？头重脚轻的组织结构和权力基础可能会阻碍团队的有效工作——指示团队所有的步骤、决议和解决方案的人太多，一些人可能会妨碍工作进展。

团队完成它的任务必须有足够的资源。是否有适合谈话的会议室，使定期开会成为可能？是否有必要的秘书来帮助召开会议、进行会议记录和分发会议资料？

职员安排是否充分保证团队成员有时间参加会议？信息交流系统是否可靠？

团队的行政官员是否支持团队的工作？例如，如果团队的关键成员不能出席会议，是否缺乏责任承诺或其它相抵触的责任，行政官员是否会努力改变这种情况？通常，护士会被委派参加目的在于解决制度问题的团队，例如限制物品使用，但是在开会期间可能没有委派其他人去照顾他的病人。

团队成员也需要知道团队取得了哪些成绩，而且明白这是在团队协调一致的基础上取得的。是否对团队成员做出的奉献给予奖励？团队成员资格是否符合要求？是否能把团队的工作与组织的不断进步相联系，以致能够使团队成员明白他们在患者保健、他们所服务的家庭或社区，卫生保健系统的进步或组织服务质量的全面改善工作中是多么重要？不断进步是一个过程，是保健服务机构不满足现状，总是总结提供的服务，寻找更好的方法以提高满意度，减少差错或者消除卫生保健服务进程中遇到的障碍。

同样，如果团队没有沿着所期望方向前进，一定要通知行政管理人员。一旦发现了令人不快的消息，最好尽早告诉别人，除非有更好的机会可以改变方向或者做出其它变化。较早地让他人参与可能会避免以后发展成更为严重的问题，因为别人可能会提供团队成员们所不具有的其他办法或信息。

表 10-2 提供了团队评价表以评价你的团队环境是否合理和可以接受。任何出现“不”的检查结果，都是提示团队需要进一步改进。

患者保健病房的协调配合

护士的角色是多方面的。根据特定的情况，护士可能直接或间接地在医疗护理团队里与广泛的各种各样的职员一起工作。注册护士对护理的病人负直接的责任，这种护理形式能够确保医生和护士的嘱咐得到执行，并要求每班的护工准确地记录患者的出入量。注册护士保证职业临床护士完成安排好的治疗；出院计划要与社会工作者、病案管理员、药剂师和管理人员一起协调制定；要使家属懂得怎样包扎伤口；最后，要让患者明白出院的医嘱。工作能力强的护士要具有卓越的信息沟通能力，无论是书面还是口头的；对他人文化和价值取向的差异非常敏感；了解别人的能力；对团队成员表现出真正的关心。需要有一个公开、客观的信息交流模式，而且信息的交流应该是没有偏见的、是具有建设性的。

有效的团队会议

为了举行一次富有成效的会议，团队领导需要计划和协调团队的工作。领导要清晰了解团队的目标和目的，促进团队成员全面参与团队工作。

表 10-2 团队评估表

问题		
1. 环境/气候是否有益于成功的团队建设？	是	否
2. 团队成员是否相互尊重和相互信任？团队成员相互之间是否诚实？	是	否
3. 是否每个人都积极参与团队决定的作出和问题的解决？	是	否
4. 团队的意图、目的和目标对所有参与者是否显而易见？	是	否
5. 所有团队成员是否鼓励创造性和对新建议的相互支持？	是	否

实地采访

有一件事我总是牢记在心，那就是信息沟通是多么的重要。作为团队领导，你需要具备很强的信息沟通能力，需要能够向上级与你的老板，其他管理人员和医生进行沟通，同样，你也要能够有效地与下级人员进行交流。如果你能以积极的方式进行表述，你就会遇到更少的阻力，人们就更愿意听你讲话并想知道你要讲什么。

珍妮弗·比亚克（Jennifer Bialk），注册护士
临床协调员

如果团队所向往的景象被清楚地表述和勾画出来，那么团队成员就更容易完成既定目标。团队领导应该接受和了解变化的过程并能够教导全体职员（Whittier，1999 年）。领导的另一个重要作用是提前使团队成员做好准备，可能会单独约见他们使他们全力参与团队的工作。在护士领导和团队成员之间花费些时间是很重要的。

如果团队正在开会，团队领导一般是（1）时间管理员，保证会议按宣布的时间开始和结束；（2）协调员，确保把必要的情况和信息传达给团队成员；（3）调解员，特别是在开会期间讨论对立观点的时候；（4）委派员，根据需要委派任务，如指定某人筹备将来的会议，并确保提供房间、饮料和备忘录；

(5) 反馈环，提供有关工作目标完成情况的信息；以及 (6) 模范，鼓舞团队中的其他成员继续集中精力于团队的目标，特别是工作没有取得明显进步的时候。

一个有效的团队是不能独立工作取得成果的。除了提供有助于培育成功团队成员的环境，有效的团队还要有一个远见卓识的领导。这个领导对组织的战略性计划非常清楚，并帮助其他人完全领会组织的计划，对于他在组织中的位置也同样是如此。领导随时表现出信任和尊重团队中的所有成员，不论他们在团队中的地位如何。大卫（Davis），赫勒维克（Hellervik），希尔德(Sheard)，斯库伯（Skube）和格伯雷因（Gebelein）(1996 年）对通过卓有成效的领导建设一个成功团队提出了以下建议：

- 评价所有团队成员的贡献：所有成员对团队的成功都至关重要，不论他们在团队中的位置在哪。
- 在团队成员中鼓励他们彼此沟通：懂得何时该用口头交流何时该用非口头交流并能保持信息沟通不中断。
- 不提倡“我们和他们”的概念：创造协同工作的氛围，鼓励团队内成员之间的参与和联系。
- 让他人参与制定计划和决定：让整个团队参与问题的解决和作出决定将会加剧团队所做出的任何建议性变化，因为整个团队都支持这些决定。
- 对团队取得的成就进行答谢和祝贺：公开和经常答谢团队成员们积极做出的贡献，并让团队成员跟得上他们积极参与所产生的积极的变化。
- 评价你作为一个团队成员的作用，作为一个有成效团队的领导，同时也是一个有成效团队的成员。你在团队中的作用重要吗，你是否期望他人按你的指示工作？

提高决策和解决问题的能力

休伯（Huber）(2000 年）讨论了一系列有助于护理团队在任期内完成所声明的目的和目标的决策方法。知道何时让整个团队参与决策过程。

文献应用

引文： Kerfoot，K.（1998 年）. Micro-managing or leading：The clinician's challenge [on-line]. *MedSurg Nursing*，7（5），310. available：Info Trac/Expanded Academic.

讨论： 有时候，领导和管理之间联系的很好。克福特（Kerfoot）建议许多临床医生可能由于害怕失败而缺乏自信，而对患者的医疗护理进行微观管理：就像古语说的，如果是你自己做，那么你就要懂得把它做好。领导们首先要认识到，虽然他们可能具有完成工作任务的能力，但是在与其他人一起工作时还要非常谨慎。领导们应该与那些具有专门技术和能力的人打成一片，而不是依靠他们自己来实现项目的目标。

实际应用： 学会与他人一起工作的护理领导将向他们的下级逐渐灌输自信和信任。

何时由领导自己根据不同情况和目的独立作出决定。领导一般在以下几种情况下使用独断的决策过程：（1）任务或结果相对简单（比如，找一个开会的地方）；（2）大多数的团队成员将会同意这个决定并提出一致意见；（3）需要迅速作出一个决定。

在决定的磋商阶段，领导要让整个团队成员表达自己的看法，但是，最后的决定还是由领导做出。建设完善的团队可能需要使用联合决议程序，由团队成员和领导共同作出决定，每个人有平等的发言权。这种方法鼓励所有成员充分接受团队的决议。联合决议程序也是最有创造性的方法，因为所有人都有机会为决定提供信息和不同的看法。与独断决策程序对立的是委派决策程序，团队领导不参加最后的定论。取而代之的是团队真正地实行自治并为他们的决定负责任。委派决策程序的例子是为新毕业的护士制定一个面向病房的计划。一旦领导提供了必要的参数，团队就要制定它自己专业方向的计划，而且只向护理执行官报告它的决定。

当团队决策和解决问题发生冲突时，一般存在的问题是什么？重要的事宜是实际地做出决定。独断的决定是由一个人做出的，不顾他人的意见和建议。联合决议是大家在一起制定的，其中一些人获胜（例如，他们的意见被采纳），一些人失败（例如，他们的意见没有被采纳）。另一个常用的决策方法是一致同意：在这种形式中，每个人必须同意最后的决定，或者其他人必须同意一起工作直到达成一个全部通过的决定。

团队也必须要狠抓低成效或低产量的问题。人们有时候不能把精力集中于正确的方向，而且，如果团队不能经常参加会议，一年过去了，而团队没有取得任何显著的成绩。相反，一些团队认为团队成员除了为他们团队的目的和目标而工作不能有任何其他的约束。这些有威慑力的团队希望团队成员拿出相当多的业余时间为了下一次团队会议写作东西、做研究和做出成绩，而不顾其他的组织职责。

成功的团队资格

在任何组织里都有一些多产的、注重成果的成员，也有一些成员十分满足于让别人做工作。一些成员可能具有破坏性。组织成员表现出的一些破坏性的行为包括对他人的建议进行攻击或非难或阻碍；寻求赞赏；进行自我忏悔；好寻欢作乐；支配团队或协助寻求赞赏者；或利用组织满足自己的利益或为专门的利益作藉口（Northouse & Northouse，1992 年）。

团队要想成功，为了共同的目标而努力工作去把团队成员的性格、经验和气质很好地融合起来是至关重要的。例如，如果一名刚毕业的护士入选了一个重要的委员会负责制定一项新的就诊伤员集合政策，多听一听资格较老的医院护士的经验是很重要的。如果整个团队是由敢闯、好梦想不注重细节的成员组成，就会失去许多好的建议。然而，如果整个团队成员都醉心于专业领域的研究，就会由于陷入琐碎的细节而迷失团队大的方向。

为了团队取得积极的成果，一个精明的团队领导要始终记着一些性格类型与另一些性格类型可以相互补充。梅尔斯－布里格斯（Myers－Briggs）性格类型指标是一些组织用来协助他们设计有效的工作团队和团队建设的一种常用工具。它是一种确定不同性格类型的心理学工具。这个工具将在第 15 章进行详细讨论。成功的团队是那些为了完成团队的目标把团队成员的性格很好地融合起来的团队。

重要概念

- 团队和委员会对于任何卫生保健组织有效的运作是十分必要的。
- 团队的成立有各种各样的原因，包括职业联系的需要、社会化的需要和满足心理需求的需要。
- 团队和委员会是由这样的人员组成的，他们为了共同的目标聚集在一起，要求他们为了完成团队的全部目标而付出自己应尽的力量。
- 每一个团体都要经历走向成熟道路上的几个确定阶段。
- 团队成员会表现出具有能力和能力较差的不同角色，他们可能促进或阻碍团队朝着既定目标前进。
- 伟大的团队具有明确的目标、有效的信息沟通、行动计划并不断对取得的进步进行评价。
- 团队领导具有委派的特定责任和任务以保证团队的生产率。
- 有益于团队建设的环境有益于团队获得最大的成功。
- 团队有多种决策和解决问题的能力和方法。

关键术语

委员会（committee） 多学科小组（interdisciplinary team）
团队发展（group process） 团队（team）

复习题

1. 成立一个团队，领导应该牢记的是
   A. 团队应该确定自己的目的和目标
   B. 团队负责它的发展前景
   C. 团队应该有相同性格类型的成员组成
   D. 团队应该鼓励所有成员积极参与团队工作
2. 团体发展的通常过程是
   A. 成立、定型、动荡、执行、终止
   B. 定型、成立、动荡、执行、终止
   C. 成立、动荡、定型、执行、终止
   D. 成立、动荡、相容、定型、终止
3. 下列哪个团队角色是有能力的？
   A. 创建者
   B. 细节设计型人员
   C. 讨人喜欢的人
   D. 管理员
4. 有效团队领导对他们的团队所负的重要责任之一是
   A. 确保始终照顾到所有的细小工作
   B. 使团队成员展望他们的目的和目标
   C. 有效地利用会议的每一分钟
   D. 让每个人都有就会参与，即使会议已经比预期的时间延长
5. 在保持有益于团队建设的环境过程中，重要的是
   A. 领导采取独裁的管理方式
   B. 在组织内鼓励创造性
   C. 奖赏那些不断修订团队目标的团队成员
   D. 在完成团队任务期间举行评价会

课后练习

1. 你是一个拥有 38 张床的外科病房的护士长。鉴于有几个空缺，你雇佣了三个职业临床护士以填补以前只有注册护士工作的岗位。
   - 你将怎样计划使他们成为团队的一部分？
   - 对你来说谁更重要，是你的老职员还是新雇员？
   - 你能做哪些事情以帮助他们成为团队的成员？
2. 由于患者对卫生保健服务质量的抱怨越来越多，要求你建立一个团队以解决这些患者的医疗保健事宜。
   - 你对团体发展的五个阶段的期望是什么？
   - 你将怎样鼓励团队成员前进经过每一阶段。
3. 在你作为注册护士工作的病房，这个团队本质上是一个多学科团体：你直接与职业临床护士、护工、一名秘书、一个领班、一名呼吸治疗师，一名病案管理员和一名临床护理专家一起工作。
   - 与多学科团体一起工作的益处有哪些？
   - 与多学科团体一起工作面临的挑战有哪些？
   - 怎样与多学科团体进行最好地信息交流？

浏览网站

在网络上什么地方，你可以找到有效地团队建设的其他信息？

http://www. accel－team. com

在一个团队中你所具有的领导作风是什么？

http://www. Onlinewbc. gov/docs/manage/team. html

参考文献

Argyris, C. (1964). Integrating the individual and the organization. New York: Wiley.

Bennis, W. (1989). *Why leaders can't lead*. San Francisco: Jossey-Bass.

Bradford, L. P. (1978). *Group development*. La Jolla, CA: University Associates.

Burns, J. M. (1978). *Leadership*. New York: Harper & Row.

Davis, B. L., Hellervik, L. W., Sheard, J. L., Skube, C. J., & Gebelein, S. H. (1996). *Successful manager's handbook*. N. p.: Personnel Decisions International.

Hofstede, G. (1997). *Cultures and organizations*. New York: McGraw Hill.

Huber, D. (2000). *Leadership and nursing care management* (2nd ed.). N.p.: Saunders.

Husting, P. M. (1996). Leading teams and improving performance [Electronic version]. *Nursing Management, 27*(9), 35.

Katzenbach, J. R., & Smith, D. K. (1993). *The wisdom of teams: Creating the high-performance organization*. New York: Harper Business.

Kerfoot, K. (1998). Micro-managing or leading: The clinician's challenge [On-line]. *MedSurg Nursing, 7*(5), 310.

Lacoursier, R. B. (1980). *The life cycle of groups: Group development stage theory*. New York: Human Sciences Press.

Lewin, K. (1951). *Field theory in social sciences*. New York: Harper & Row.

Marquis, B. L., & Huston, C. J. (2000). *Leadership roles and management functions in nursing* (3rd ed.). Philadelphia: Lippincott.

McGregor, D. (1960). *The human side of enterprise*. New York: McGraw-Hill.

Northouse, P. G., & Northouse, L. L. (1992). *Health communication: Strategies for health professionals* (2nd ed.). Norwalk, CT: Appleton & Lange.

Senge, P. M. (1990). *The fifth discipline*. New York: Doubleday Books.

Senge, P. M., Roberts, C., Ross, R. B., Smith, B. J., & Kleiner, A. (1994). *The fifth discipline fieldbook: Strategies and tools for building a learning organization*. New York: Doubleday/Currency.

Tappen, R. M. (2001). *Nursing leadership and management: Concepts and practice* (4th ed.). Philadelphia: F. A. Davis.

Tuckman, B. W., & Jensen, M. A. C. (1977). Stages of small group development revisited. *Group and Organizational Studies, 2*(4), 419.

Whittier, S. (1999). Manager's corner: Effective team-building: More important than ever. *Home Care Nurse News, 6*(3), 1–3.

推荐读物

Bellack, J., & O'Neil, E. (1999). Recreating nursing practice for a new century: Recommendations and implications of the Pew Health Professions Commission's final report. *Nursing & Health Care Perspectives, 21*(1), 14–21.

Bennis, W. (1989). *On becoming a leader.* Reading, MA: Addison-Wesley.

Brown, B. (1998). 10 trends for the new year: Nurse managers predict the skills, technology and mind-set you'll need to prosper in 1999. *Nursing Management, 29*(2), 33–36.Carley, M. S. (1996). Teambuilding: Lessons from the theater [Electronic version]. *Training & Development, 50*(8), 41.

Farrell, M. P., Schmitt, M. H., & Heinemann, G. D. (2001). Informal roles and the stages of interdisciplinary team development. *Journal of Interprofessional Care, 15*(3), 281–295.

Grohar-Murray, M. E., & DiCroce, H. R. (1997). *Leadership and management in nursing.* Stamford, CT: Appleton & Lange.

Harwood, A. (1997). Spot the saboteurs. *Nursing Times, 93*(25), 72–75.

Jain, V. K., & Lall, R. (1996). Nurses' personality types based on the Myers-Briggs Type Indicator. *Psychology Reporter, 78*(3 pt. I), 938.

Keirsey, D., & Bates, M. (1978). *Please understand me: Character and temperament types.* Del Mar, CA: Prometheus Nemesis Books.

Kennedy, M. M. (2001). What do you owe your team? Survival tips for people who dread teamwork. *Physician Executive, 27*(4), 58–60.

Lengacher, C. A., Mabe, P. R., VanCott, M. L., Heinemann, D., & Kent, K. (1995). Team-building process in launching a practice model. *Nursing Connections, 8*(2), 51–59.

Leppa, C. J. (1996). Nurse relationships and work groups disruption. *Journal of Nursing Administration, 26*(10), 23–27.

Millward, L. J., & Jeffries, N. The team survey: A tool for health care team development. *Journal of Advanced Nursing, 35*(2): 276–287.

Monty, V. (1994). Effective team building and personality types [On-line]. *Special Libraries, 85*(1), 1.

Myers, I. B. (1995). *Introduction to type.* Palo Alto, CA: Consulting Psychologists Press.

Opt, S. K., & Loffredo, D. A. (2000). Rethinking communication apprehension: A Myers-Briggs perspective. *Journal of Psychology, 134*(5), 556–570.

Prager, H. (1999). Cooking up effective team building: *Training & Development, 53*(12), 14.

Shope, T. C., Frohna, J. G., & Frohna, A. Z. (2000). Using the Myers-Briggs Type Indicator (MBTI) in the teaching of leadership skills. *Medical Education, 34*(11), 956.

Sovie, M. (1992). Care and service teams: A new imperative. *Nursing Economic$, 10*(2), 94–100.

Wilson, R. D., Mateo, M. A., & Brumm, S. K. (1999). Revitalizing a departmental committee. *Journal of Nursing Administration, 29*(3), 45–48.

第11章

患者护理的财政预算概念

科琳·哈维里（Corinne Haviley），
注册护士，硕士

尝试不困难，实施不危险，成功有把握，唯有在引入一种事物的新秩序时起到领先作用最关键。

——让·雅克·卢梭（Jean－Jacques Rousseau），1712－1778。

学习目标

完成本章内容的学习后，应该能够：

1. 说明为卫生保健组织机构所做的财政预算准备过程。
2. 对常用的用于计划和管理的预算进行定义。
3. 说明影响预算准备过程的关键因素。
4. 确定能够产生回报的服务和产品。
5. 确定与提供保健有关的开支。

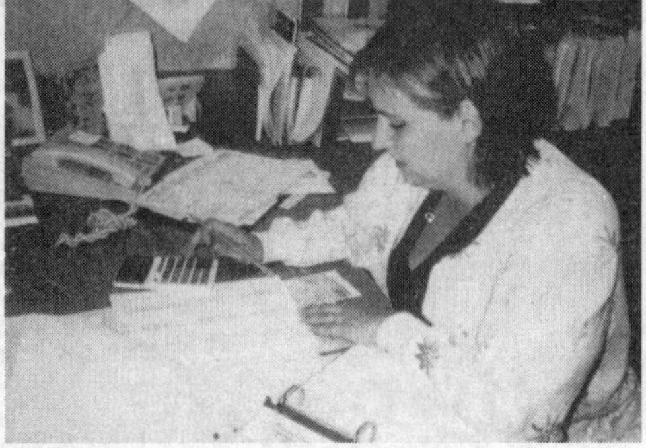

你被安排到一个患者护理病房进行临床工作。你了解在这个病房为患者提供哪种类型的服务。和你的老师交谈，或如果可能，与病房的护士长评价病房的预算。回顾总结了病房的服务与预算情况。

在这个病房治疗的是哪些病人？

在这个病房给病人提供的是哪些服务？

这个病房的财务预算是如何帮助确保患者治疗得到足够供应的？

影响患者治疗的一个关键因素是与提供服务有关的费用。人员，设备和时间等资源是支持护士提供服务所必需的。这些资源都需要花钱。一个保健机构在经济上做出业绩，要依靠那些参与服务的人员。保健费用偿付额降低，费用增加以及激烈竞争需要医院改善经营效率并做出经济学上合理的决策。

护士需要了解如何管理患者治疗费用，因为其与她们的临床实践相关联。在资源分配，消耗中，不管从时间上，供给上，药物，或者职员分配是否均等，护士负有责任。对价格效益比合理的工作做出正确的决定是必要的。控制支出将影响病人的账单和护理部或病房的资金运转能力，因此需要告知护士与管理人员们合作一起创收，并控制与患者护理有关的支出。根据管理与授权组织的规定，例如卫生保健组织资格认证联合委员会，需要通过参与护理的各个服务机构的人员的合作做出部门的预算。(Joint Commission on Accreditation of Healthcare Organizations，2001)。

此章节的目的是概括讲解经营预算的过程，包括预算的制作、落实、执行和评估。讨论常用的金融术语和工具，使护士能够了解实现成本效益比合理的护理过程。

预算类型

医院应用多种预算进行未来的计划和管理。这些预算类型包括经营预算、资本预算和建筑预算。

经营预算

经营预算（operational budget）是指在部门或组织内日常活动有关的收入和开支。收入是通过可支付性服务和设备，后勤供给，职员配置，以及其他间接开销实现的。收入可以因为患者的住院天数，或者在诊疗室的停留时间而不同。也可能因为为患者提供的诊疗方法而不同。根据偿付比例和需要，支付费用有时是套餐式，或者包括在一组手续费中，或床费中，例如，住院费中还包括了一个脸盆、杯子、肥皂盒等等。另外一些情况下，提供的项目可能会单独收费，例如静脉输液器，白细胞过滤网等等。

资本预算

资本预算（capital budget）是指购买新设备和设备更新所需的资金。当出现新技术，或者由于设备老化问题，例如运转速度和机械超期服役造成的工作效率降低，旧设备维修保养费用过于昂贵，则需要购买设备。

有时零部件的更新费用和实际困难使得设备维修不能实现。最终，因为其不能适应工作需求，不符合管理标准，服务，或不能确保高质效果，设备则有可能被淘汰。

因为购买设备十分昂贵，组织希望做出最好的，最经济和最精明的决定。一般来自于包括材料管理部门、临床专业、法律咨询机构、生物医学工程、信息技术、金融和管理部门等各个方面的组织成员参与设备购买计划，因为他们与其关系重大。需要做出实质性分析，因为必须了解设备性能、优点和其局限性，这与部门或医院的需要和使用目的有关。常常多个销售商，或者公司会销售相同的产品，或只是名称不同而已，不同的付款方式和保修合同内容不同的产品，其具有短期和长期的作用。

购买机构根据支付美元总量而有所不同，其美元总量就是资本预算（Sullivan & Decker，1997）。资本预算是以设备价格和使用寿命（又称为有效期），或设备预期的使用时间为依据的。一般资本预算是指费用多于 500 美元，使用时间为 5 年或大于 5 年。例如，在一个部门，价值 2000 美元的治疗用支架，是外科手术中使用的物品。这一物品被认为是经营开支，因为他的寿命是两年，而一台 CT 机价值 500 美元以上，使用寿命 7 年，则被认为是资本开支。

建设预算

当进行修缮，或计划新建筑时，需要做**建设预算**（construction budget）。建设开支一般包括，劳动力、材料、建筑物许可证、验收、设备等等开支。如果施工期间，有关部门关门停止工作，还要将收入损失包括在预算中。收入和支出也可能转入其他暂时提供服务的部门。

预算纵览

经营预算是概括预先估算在某一特定时期内的收入和支出的金融工具，是称作**会计学**（accounting）的一种工作其管理人员从事记录和报告金融交易事宜和数据的一种活动，其可以帮助做预算记录。预算将经营计划翻译成金融和统计学术语，通过相关的支出估算出收入。预算可由一个保健系统用作运营规划，监控和评估的标准。预算的详细内容对于管理范围是比较特殊的。预算要估计与提供服务所需开支进行比较而产生的收入。**利润**（profit）是由收入与支出的关系所决定的。当收入大于支出时则产生收益。

预算使得经营计划与资源分配产生联系。这一点是十分重要的，因为保健组织需要估测整体执行情况的多重指标。例如评估金融运行情况的同时，机构还常规评价患者的转归和消费者与职员的满意度。所有这些指标是相互错结的，在患者护理上具有一定的价值。总体来讲，其反映了组织的业绩。

图 11-1 是一个平衡记分卡或记录板，其显示一组指标，指示运营与质量结果之间的联系。**记录板**（dashboard）是提供快速显示一个特殊时间点上的活动情况与相关信息的一种文档工具。记录板和平衡记分卡可以确定有关机构的任意 4 个方面的内容：资金、消费者满意度与服务、机构内部经营效率和学识与发展（Norton & Kaplan，2001）。图 11-1 显示了两个独立的病房，胃肠实验室（GI Lab）和医疗护理病房。这些记录板上显示了一些可测定的病房工作，例如在胃肠实验室提供的诊疗步骤数量和在医疗护理病房数天内因住院而自然增加的患者数量。他可以说明产生的收入与相应支出的量。可以追溯预算与实际结果的**差异**（variance）（Grohar-Murray & DiCroce，1997）。也可以监测病房周转时间，这是一个影响可治疗患者数量的关键指标。最后将一些特殊的患者满意度指标可视化，确定是否在高度优先服务区域内达到了目标。

与个人理财相似，例如管理个人支票，或储蓄存款账户，预算可以通过计划获得的现金量（收入），和运营所需服务支出（开支），来帮助确定服务项目。预算需要前瞻性思维，这样可以为出现的一些问题做出计划和预先设想解决困难的方法。预算还可以作为一个标准来监测是否达到了各种预期目标。标准预算是进行每月监测，这样在一年中如果出现亏损，可以早期制定出财政改进计划。正确的做法是首先防止在一些特殊情况下的长期影响，例如浪费，或供应物品的丢失。预算功能可作为一种促进合作的工具，因为在部门内的个体为了达到目的必须共同努力。

	诊疗活动		
	实际	预算	变异率%
胃肠实验室	16，589	12，988	27.7
	收入与预算		
	实际	预算	变异率%
总收入	$6，233，421	$4，729，058	31．8
总支出	$3，189，155	$2，922，856	9．1

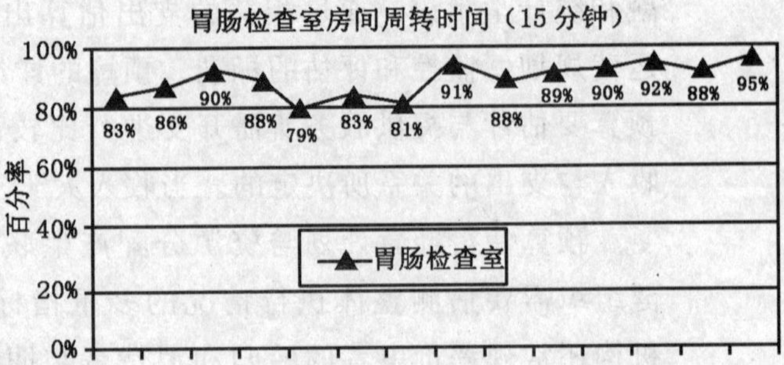

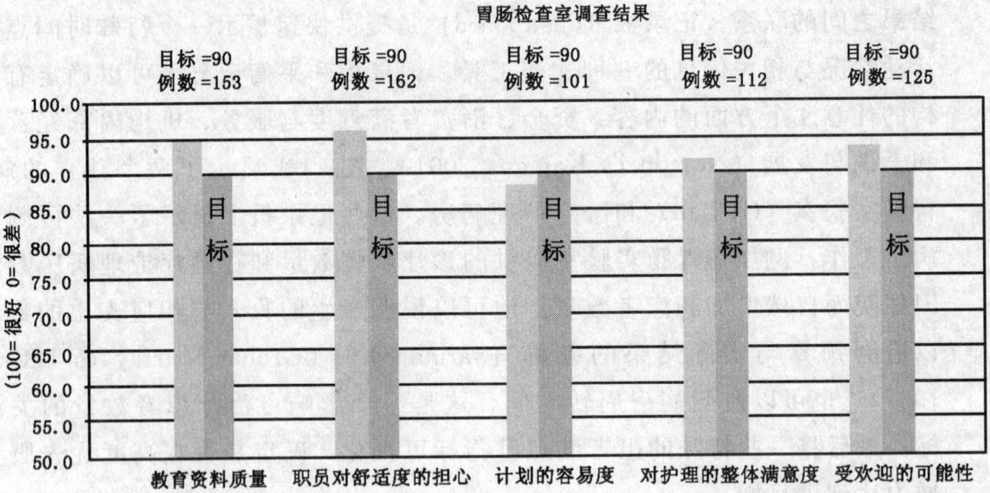

	患者天数		
	实际	预算	变异率%
内科病房	13 528	11 259	20．1
	收入与支出		
	实际	预算	变异率%
总收入	5 198 258	3 985 268	30．5
总支出	2 325 056	1 985 899	1．7

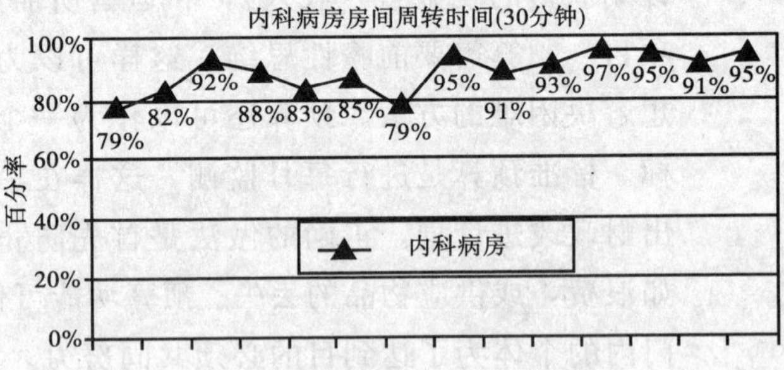

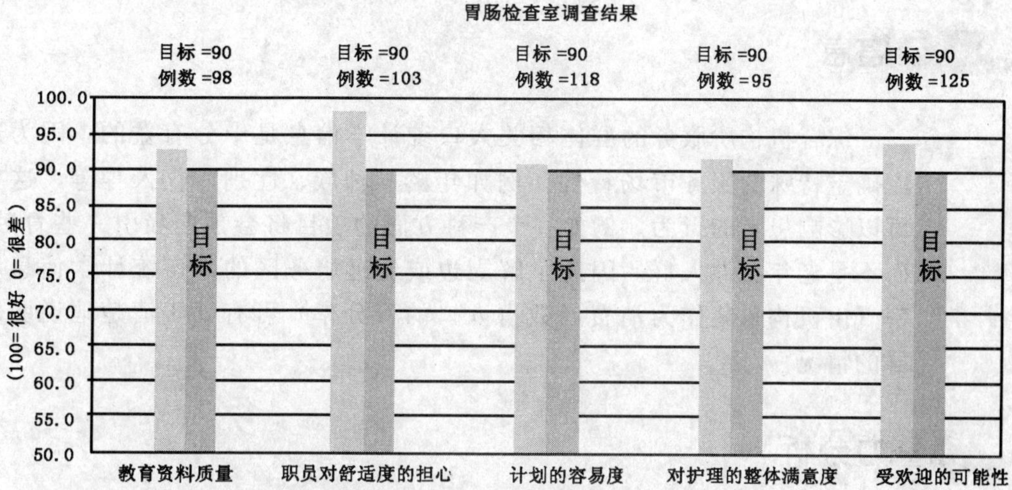

图 11-1　患者满意度，周转时间，预算活动表（经 Northwestern Memorial Hospital，Chicago，IL 许可采用）

预算准备工作

做预算涉及一些步骤，首先是准备（Grohar-Murray & DiCroce，1997）。预算以 12 月为周期，年度周期是以由机构决定的一个财政年度预算为基础（例如 9 月 1 日至下一年 8 月 31 日），或者一个历年为基础。（例如 1 月 1 日至 12 月 31 日）。根据机构的计划不同预算周期也可以稍短些或更长一些。

在开始预算年度之前，多数的机构花费大约 6 个月的时间准备和计划经营预算。在准备预算时，组织机构收集影响机构各种因素的一些基本信息，包括人口信息，竞争能力分析，规章制度的影响和战略计划。除此之外，纵览有关部门的服务，目的和历史情况是有益的。

人口信息

综合机构所服务的群体相关人口统计学信息是十分有益的，因为这样可以确定特殊的服务市场特性，例如年龄、种族、性别、收入等等，这些特性可以影响患者的行为。例如一个产科方面的项目将会预期吸引一些育龄妇女，而不是老年男性人群。因此了解周边或遥远服务区的人口统计学信息和采集率（由机构采集作为消费者数占人口的百分率）可有助于清楚地说明患者人群的情况。

竞争力分析

竞争力分析是重要的，因为是为了探明在与其他医疗机构相比较时，竞争能力如何。竞争力分析可以检查其他医院或机构的优点和弱点，另外还包括地点，新的和现行的各种服务与技术等详细内容。了解这些内容可以对新项目实施所做出的各种决定，雇佣专业职员，购买设备等产生影响。图 11-2 显示了三个不同医院的竞争力分析结果。

规章制度的影响

一些规章制度和偿付率可以影响到财经运转情况。几个政府团体正在影响着这些规章制度的变化。能够洞察服务区偿付力情况的政府部门是医疗保健服务中心（CMS），其使命是确保保健受益者的保健安全。医疗保健服务中心（*www. Gnas. hhs. gov*）负责联邦管理，质量保证，防止对医疗保健和国家儿童医疗保险计划的欺骗和滥用行为。在美国卫生部的支持下，还负责协调保健政策的制定和立法。

其他一些管理机构通过确保联邦和国家法律的正式通过批准和鉴定，在偿付行为中发挥了重要作用。例如美国食品与药品管理局（*www. fda. gov*）管理着美国国内药物的应用，食物产品和医疗设备等。如果在权限范围内，设备和药物并没有被批准时，则组织机构不能为其开出收费账单。医疗保健组织资格认证联合委员会（*www. jcaho. org*）授权医院，流动性护理部门和家庭护理机构，使各个组织机构能够符合特定标准。

竞争力分析：A 医院
地点：边远农村，距离都市区 100 英里。
隶属：目前正在与 3 所附属医院谈判联系。
总体临床情况：
- 用于肿瘤患者住院治疗的分散病床。
- 流动性化疗诊所。
- 许多医生同时是 J 医院的职员。

放射治疗能力：没有————由 J 医院进行。
支持服务：偶尔提供各种各样的肿瘤筛查体检。
各种组织：
- 肿瘤委员会。
- 癌症委员会。

竞争力分析 B 医院
地点：大都市郊区。
隶属：大学附属医院。
总体临床情况：
- 专用肿瘤患者住院病房。
- 流动性化疗部。
- 综合性乳腺疾病中心。
- 头颈肿瘤组

放射治疗：
- 线性加速器—2 个病房。
- 高剂量率。
- 术中放疗。
- 立体定向放射外科治疗。

各种机构：
- 肿瘤登记。
- 肿瘤委员会。
- 癌症委员会。
- 头颈疾病患者讨论会。
- 立体定向放射外科治疗讨论会。

竞争力分析 C 医院

地点：15 万人口的市区。

隶属：赢利性医院

- 临床肿瘤治疗隶属 K 医学院。
- 放射治疗部隶属 K 医学院放射治疗部。

总体临床情况：

- 专用肿瘤医学住院病房。
- 专业肿瘤外科住院病房。
- 4 个病床的自体和干细胞骨髓移植治疗病房（临床肿瘤研究组织指定自体骨髓移植中心）。
- 血液实验室。
- 治疗性血液成分置换。
- 疼痛门诊。
- 肿瘤门诊。
- 肿瘤康复。
- 乳腺癌康复项目。
- 流动性化疗病房。
- 在两所医院兼职的临床肿瘤医师。

放射治疗：

- 线性加速器－2 个病房。
- 立体定向放射外科治疗。
- 高温治疗。
- 短距离放射治疗。

支持服务：

- 家庭健康和救济院项目。
- 癌症登记。
- 癌症委员会。
- 医生最新建议－癌症通讯季刊。
- 癌症信息热线。
- 癌症咨询委员会。
- 一年一次的癌症患者日。
- 常规提供癌症筛查体检。
- 癌症援助组织－一般由患者组成。

图 11-2 三所医院的竞争力分析

除非医院得到医疗保健组织资格认证联合委员会的授权，否则医院提供的各种医疗保健和医疗救助是不能收费的。

有关特殊服务提供者和服务的方式，规定可能会有所不同：例如，如果由保险公司付款，在医院需要一些程序，而在个人诊所可能不需要。医疗保险和医疗补助会定期改变偿付率。特殊项目的全部和部分支付可能会有所变化，每年是无法预测的。例如，2001 年，医疗保险只偿付医生进行的 55 岁以上患者的乙状结肠软镜检查，而护士进行的这项检查是不行的。而普通保险公司既可以偿付给医生，也可以偿付给护士，并且不考虑患者的年龄。

有管理的医疗机构和保险公司一般每年讨论偿付率，这种偿付率可能会影响到医院的收入。在保险公司拒付情况下，消费者现金支付的意愿也会影响到医院收入。

实地采访

在职护士需要了解所在部门的患者数量，患者负荷量是多少，患者病情的影响，以及会发生怎样的变化。随着患者病情发生变化，治疗也要改变。根据患者的病情以及病情对患者住院时间的影响，可以预测需要提供哪些服务。将这些信息与管理人员进行交流是十分有益的。请记住预算是灵活易变的，而不是呆滞的，随着时间推移，情况发生变化，可以改变预算。预算不是一成不变的，其只是工作指南而已。了解不同的入院患者，采用不同的诊疗步骤，从而使用不同的物品，通过计算支出，护士们可以影响所花的费用。在计算后，将这些信息通知医生。医生和护士在分析诊疗程序和患者的住院情况时，将使用的标准产品进行比较。这些工作应该有助于了解实际工作情况和与患者护理有关的所有费用。是医生和护士控制着大部分支出。

护士们需要预先认识到各种支出。例如，护士对于患者的住院时间以及住院期间各种资源的分配是十分关键的。护士们需要早期采取步骤。浪费是需要关心的重要内容，因为其可以增加患者住院费用。如果一名护士浪费了 4 个手套，可能只值 10 美元，但是考虑它的附加费用，例如包装、运输、储存、加润滑粉、质量检测等等，其可以使费用增加到 30 美元。如果是一个 30 张病床周转了 3 次，美元支出量是相当可观的。这些费用反过来可以减少利润，甚至使病房收支平衡。没有利润医疗中心有可能发不出薪水，没有能力建立对于社区十分关键的项目，不能购买新设备，或者不能搞新的建设。所有这些是相互联系的，对于运营是十分重要的。

罗恩·安德鲁（Ron Andro），注册护士，健康服务管理

外科项目管理员

战略计划

一般医院具有指导几年工作的战略计划。战略计划可以指导不同层次的职员，使整个组织机构具有一个共同的使命，和为达到目标采取明确步骤的先见之明。

每个部门建立各个组织特定的计划，有利于整个部门遵循其总的战略计划。例如，一个目标可以是最首选的胃肠实验室，或者是周边地区内住院患者护理的一个点。为了达到目标，在整个步骤的某一点上，一个部门有可能需要关注患者的满意度和病房周转时间，以此增加住院数，减少患者等待时间。这个目标是部门整个计划的一部分。

服务和目标范围

在预算准备阶段，彻底检查个体护理，医院科室，或部门是十分重要的。医院一般为了便于管理，常常分为不同的部门与科室。这些科室一般被称为**成本中心**（cost centers），可用于进行总结记录金融数据。

每个部门或成本中心都确定其自己的服务范围（图 11-3 和图 11-4 显示了服务范围的几个例子）。服务范围是有帮助的，因为其提供了有关服务种类和服务提供点方面的信息，包括了常规治疗和步骤，手术时间以及患者/消费者群体的类型。

胃肠实验室（GI Lab）可以作为进行诊断和治疗等主要程序的特殊部门，例如进行上消化镜，结肠镜，乙状结肠软镜和逆行胰胆管造影。常常给予患者镇静剂以减轻操作过程中的不适。胃肠实验室的工作时间是从星期一至星期五，早 7 点～晚 5 点，并提供急诊患者经数小时处理后的消化镜检查。提供操作前，操作中和操作后的护理，还包括操作之后的患者恢复。如果要求到病房进行，可以为需要一小时内紧急处理的患者提供床旁治疗。科室配有护士，技术员和接待员，他们与胃肠专业医生和外科医生一起为患者服务。科室配备 10 个操作间，25 个恢复床和胃肠镜清洗间。

图 11-3 胃肠实验室的工作概况

医疗护理病房一般提供患有急慢性疾病的患者住院治疗，例如充血性心力衰竭、糖尿病、肺部疾病、癌症等等。病房配备 30 张病床，1 个配膳间，一个休闲室和几个会议/交谈室，是每天 24 小时，每周 7 天工作。患者医学教育和辅助小组学习常规在病房内的图书室举行。应用小组护理作为护理模式。护士，护工和病房秘书与社会工作者，糖尿病教导员一起工作为患者提供服务。住院 48 小时以上的患者需要每天进行多科的临床讨论。参加临床讨论的包括有病例管理人员、社会心理咨询专家、营养师、护士和医生。工作人员讨论患者的问题以便于将来的治疗，包括出院计划等。

图 11-4　医疗护理病房的工作概况

科室的目标包括引入新技术或新治疗，患者教育，为特殊患者营造治疗环境所需的娱乐活动等。一般征求职员们是否具有对来年计划中提供质量的创意性建议。总体上，新治疗，患者教育资料，文档工具所需要物品的种类和数量是不一样的。常常经过技术培训的职员进行新的操作。从早期引入到全部实施，职员和物品的费用会发生变化。创造一种良好的环境，或最有利于患者的治疗可能需要一些额外的资金，这必须在计划早期就认识到。如果新项目费用是可以由保险公司支付的，这时必须建立一种对患者收费的方法，以确保医院能够得到最后付款。管理人员负责事先识别那些与患者护理有关的费用，使其能够被现金支付。现金支付是指经过治疗后需要由患者负责支付的美元数。

案例分析 11-1

住院病房的管理人员要求职员们使用机械录入资料，来寻找减少医疗耗材和纸张的办法。已认识到这些耗材和纸张在过去的 3 个月中使开支超过了预算的 10%至 20%。这是要求职员们第一次参与成本管理。临床护士和助理员已经被要求参加此项工作。

在进行一项医疗物品使用分析时，可能采取的第一个步骤是什么？如果你进入小组工作，会选择哪些职员去分析办公物品的使用情况？如果由你决定持续性静脉输液有关的物品支出，你将怎样做？

历史

医疗机构专门应用历史上的或过去的工作业绩作为基线和数据，更好地了解科室或病房的活动情况。这些数据可用于解释职员的工作和病房业绩相关联的费用。因为产品，物品成本和购买合同的变化，常常需要对计划好的预算进行调整。购买合同需要磋商，当机构购买大量产品时可以实现以预先设定的较低价格成交。例如，如果一家医院购买一种大量的产品，销售商可以降低标价作为一种价格刺激。如果一所医院能够显示在所有诊查步骤或科室中一种特殊产品的使用率为60％（又称为渗透率），这时可以提供低价格销售。

除此之外，熟知历史运营情况（例如，诊查项目，入院情况，患者就诊情况和平均住院日）可以观察一个科室是如何随着时间发展或衰退的。这种信息可以有助于预测将来的需求和能力。一个病房的过去和其如何发展的历史是同样重要的，因为可以追溯随时间变化的资金运转情况。通过采访已参与过去工作的各种职员可以了解一个科室的背景和复杂的方方面面，这些职员包括医生、护士、技术员、助理员、家政人员、膳食顾问等等。通过这些信息可以进一步了解过去各种决策的目的和形成过程。具有充分认识基础的预算形成过程中，资料收集的各个阶段都是必要的。

预算的制作

当收集完各种背景资料后，即可开始预算的制作。包括筹划收入与支出。

收入

收入是指经过各种方法实现的收益，包括为患者提供的有偿服务和各方面为医院的投资和捐助。以病房为单位的特殊收入是通过提供诸如，X光检查、介入性诊断或治疗、药物治疗、外科手术、理疗等手段实现的也可以通过随时提供各种服务，例如化疗管理或输血实现收益。为了预算必须设计特定的服务数量和种类。还要根据预算对各种类型的服务容量会有所不同。例如，在一所胃肠实验室进行的各种诊疗类型和种类的设计过程中，除了以历史上的资料为依据外，还要参考相关的医生，技术员的反馈意见。

同样地，在住院病房也要进行同样的设计，包括预期的住院患者数，平均住院天数（例如，3～5 天），以及设计的床位占有率。服务的类型和量，以及患者住院天数是可以计算的。一般将患者住院天数或提供的服务称为服务单位，或基本统计量，这样可以总结科室的劳动和效益。

重要的是要注意由第三者所做的偿付率也会影响收益，并且可以每年有所不同。常常采用统一的偿付率，这样将金融风险转给了提供者。医疗保险，医疗救助，管理型医疗公司和保险公司可以武断地，或与医疗机构商谈决定偿付率，包括折扣，或让步率。偿付时间根据计划州与州之间是不同的。偿付计划表州与州之间不同，计划也不一样。除此之外，偿付率每月还会变化，例如根据医疗保险流动性付款分类系统，其适用于门诊患者就诊制度。由医院得到的偿付率或付款与实际提供服务的费用并不相等。例如，每例患者的偿付率是固定单一的，不管其住院天数是多少，也不管医院为服务先支付了多少。如果成本超过了偿付率，提供者只能自己消化剩余的那部分开销。

另外一种付款分类系统称为疾病诊断相关定额付费法（DRGs）用于一组住院患者，根据住院天数，年龄，合并症等进行分类。偿付金额包括预先确定的住院天数中的床费，膳食费，检查和治疗费用。

有些患者既没有医疗保险，也没有现金支付能力。因此，医院可能只得到部分支付。

医疗机构往往分析它们的支付者，综合确定具有各种医疗偿付类型患者的百分率（见图 11-5）。百分比率有助于预测服务带来的收入和进行下一年的计划。如果与第三方付款者例如保险公司和管理的医疗公司商谈患者医疗收费额，而条款已经建立，一旦建立是不能经过商谈更改的。如果医疗机构更改了收费合同，第三方付款者往往课收罚款来防止类似问题的发生。罚款常常超过收费，将造成医疗机构的损失。

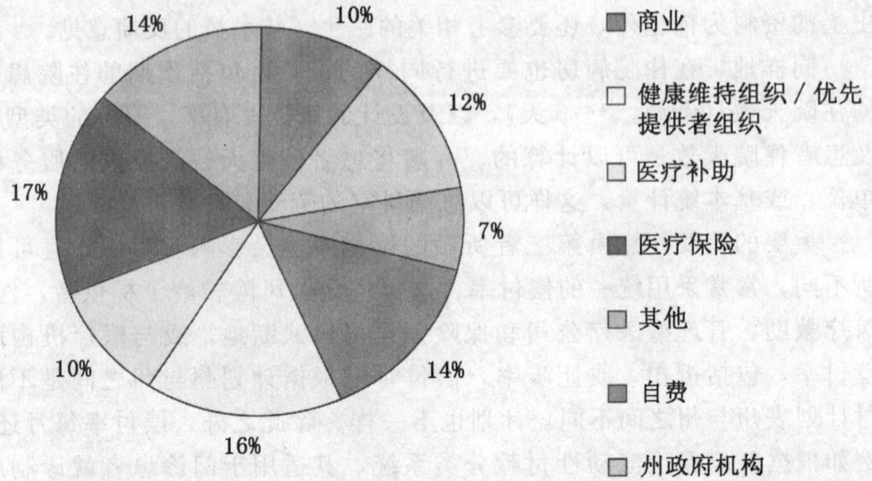

图 11-5 住院病人付款人分析表

偿付率依付款者而有所变化。例如，医疗保险可能偿付收取费用的40%，而医疗救助可能是30%，医疗管理公司可能是60%。详细分析各种偿付率可以为医疗机构计算收益和损失。

文献应用

引言： Elser, R., & Nipp, D. (2001). Worker designed culture change. Nursing Economic$ 19 (4), 161—163, 175.

讨论： 为了影响运营效率和改进雇员的工作表现，作者建议采取特殊的行动，改变护理素质。组成工作小组，又被称为人力资源利用小组，评价病房的价值和影响关系的情感成分。职员们接受教育帮助交流和改善关系，这样可以解决各种差异和冲突。调查职员们根据不断积累的反应所决定的他们对于工作环境的感受。工作小组应用获得的信息和配给的预算金额设计计划和雇佣科室职员。小组还进一步确定旨在改变病房运营的不同角色的责任和任务。

这篇文章意在创造性地建议将知识变成资本，深入分析职员对科室收益的影响力。每个科室或病房都有其独特的特点和文化背景，影响其业绩和提供高质量服务的能力。使职员置身于解决问题的工作中，并进入角色是进行成功投资和运营管理的关键。

实际应用： 有许多由职工改善运营和医疗，创造性地分析支出和成果的方法，想像如一个工作组在不断地分析某一时间点上的质量数据的潜在问题，这些工作组的能力是依靠他们的不同成员，他们能够从不同的角度对科室进行分析。当工作组具有这样的能力时，就可以制定一些建设性的措施，以解决那些影响科室生产力，患者流动和支出的各种问题。

实地采访

护士需要很好地了解商业金融，包括预算的各个过程。除此之外，还需要了解她们的日常工作是如何影响预算基线的。我还认为一个病房或门诊诊所的职员需要拥有他们自己的预算。不是管理人员的预算，而是每个人员的预算。我还认为借助于教育和应用工具，将预算成为职员们工作中的现实是护理领导者的任务。例如，有许多职员工作指南，经过实施后可以有助于职员们计算转换成本和每日的运营成本。我发现这些工具在帮助职员更好地做出考虑成本的决策中十分有用。

建立一个年度运营预算的最重要因素是根据科室的目的和目标评价当前的环境。现在情况如何，从现在起一年后打算如何？确定需要添加和去除哪些服务和项目是建立年度预算的基本参考信息。对患者量，患者住院天数/就诊数，患病种类和严重程度等有关的历史数据进行分析也是需要考虑的重要因素。另外，对根据目前和计划未来需求的设备和物品进行评估也是基本的内容。

职员们能够在几个方面帮助控制成本。我发现职员具有“自己”的一定分类排序项目是十分有用的。例如，我让我的职员负责办公物品和各种表格的订货，使其能够为出现的各种（积极和消极）变化负起责任。我相信利用这个办法可有利于职员做出更为经济的选择。另外，因为他们在监管物品使用上变得更为积极，将有助于减少物品的使用。

贝丝·凯飞一海登（Beth Keffy一Hayden），注册护士，护理学士学位，工商管理硕士

护理与临床运营主任

支出

支出是由确定提供服务所需的费用所决定的。费用是医疗机构用于提供服务的那部分资源，包括各种物品，劳动力，设备，公用物品和其他物品。

重要的是了解在为患者提供服务中都做了什么，以便于正确收费。一般可以将支出明细列成一个代表特殊分类的项目表，这些类别是由于诊疗成本，或工作成本组成，例如纸张物品，医疗耗材，药品等等。这个明细有助于确

定哪些是与服务有关的大笔支出。例如，结肠镜可能需要较高的医疗耗材支出，而化学治疗管理可能具有较高的相关药物支出。

供应品

如果引入新的诊疗项目，或者当管理人员想确定与这些项目有关的供应品实际支出时，可以制定以零作为基线进行预算。以零作为基线的预算是通过详细列举供应物品种和专用物品名称计算开支的过程。建一个供应物品列表，包括一些大的和小的品种，以及逐条列记支出。有些物品成批包装和出售。因此，必须从成批的量中精确计算支出。

图 11-6 说明了以零为基线的预算内容，有助于了解与服务相关的所有支出。这个例子可以进一步扩展用于计算与预期条目有关的所有支出。

将预期的步骤数量乘以每个步骤的费用进行计算，这样可以得出比较可信的方案

劳动力

劳动力是与医疗有关的另外一种重要支出。保健服务是十分强力的劳动。据估计薪水和津贴占据了运营成本的 50％～60％。因此，计算职员参与服务所花费的时间是十分重要的。分析包括专业人员，技术人员和辅助性职员。例如，计划约诊，患者登记，将患者带到诊疗室或病房所需的时间都要计算到所有护理成本中。

在流动性服务地区，职员工作时间的计算是根据提供特殊的诊疗步骤为依据的，包括操作准备，操作中的护理和操作后护理。操作前需要准备物品，安装设备和环境准备。

一般物品	数量	价格（美元）	药品	数量	价格（美元）
4 号吸收性衬垫	4	3.00	芬太尼	1	0.25
Tri Pour 容器	1	0.20	咪达唑仑	1	2.10
消毒水 1000ml	1	0.40		合计	2.35
生理盐水安瓿	2	0.10			
滤罐/盖子	2	3.25			
管子	2	0.50			
氧气管	1	0.05	打印表格	数量	价格（美元）
吸引管	1	0.02			

一般物品	数量	价格（美元）	药品	数量	价格（美元）
一次性 Gowns 管	2	3.80	住院同意书	1	0.10
手套	6	0.35	操作同意书	1	0.75
4×4 纱布	10	0.25	护理表格	1	0.75
润滑液	2 盎司	0.15	体温表	1	0.05
胶片	2	4.30	医嘱单	1	0.15
注射器 10cc	2	0.15	病史/体检表	1	0.10
注射器 60cc	1	0.35	出院通知单	1	0.20
吐水盆	1	0.10	教育表格	1	0.80
假牙杯	1	0.15	收费单	1	0.10
记录纸	1	0.05	诊疗说明	1	0.10
酒精垫	2	0.05		合计	3.10
拖鞋	1	0.75			
口罩	2	0.25			
护目镜/面罩	1	1.20	办公用品	数量	价格（美元）
Cetacaine 喷雾剂	1	0.10			
牙垫	1	2.00	病例文件	1	0.80
氧气袋	1	0.20	标签	2	0.05
清洁刷子	1	2.20	施乐打印纸	6	0.05
	合计	23.72	钢笔	1	0.05
			铅笔	1	0.05
			标记笔	1	0.05
静脉输液	数量	价格（美元）	荧光笔	1	0.05
				合计	1.10
止血带	1	0.15			
酒精擦拭子	2	0.05			
静脉留置针	1	0.05			
静脉溶液	1	0.60			
静脉输液器	1	4.00			
防水敷料	1	0.15			
胶布	6 英尺	0.05	总和		
创可贴	1	0.05			
4×4 纱布	4	0.10			
	合计	5.20			

图 11-6　胃肠实验室制作的以零为基准的预算（经伊利诺斯州芝加哥市西北纪念医院许可采用）

批判性思维

职员每日工作从事患者医疗活动，处于一种理想的位置，可以确定最好的工作常规，其可以影响到功效和成本一效益比。领导者能从职员那里了解一些东西，建立一些步骤，有助于以病房为基础的工作改进。回顾一个护士在值班的第一个小时所采取的步骤。反应在交流和信息的接收过程中。检查在患者护理上花费的时间，与其他活动所花费的时间进行比较。建立一个值班不同时间增加的活动日志。与你的同事和领导讨论所观察到的内容。在一系列活动中你发现了什么问题？在交流中有没有隔阂？你认为工作有效率吗？你怎样才能了解病房如何运转，以及提高生产率的办法？怎样改进你们工作组的功能？

患者准备工作包括采集病史，完成体检，制定医嘱，或开据处方，插管，或建立静脉通道，将患者摆放到合适的位置。护理开始后进行实质性操作治疗。操作后护理可能需要进行一些诸如教育，安排患者出院等工作，或者几个小时的直接护理恢复阶段，取出器械和添置物品。参见表 11-1 列举的一个劳动力相关时间分析举例。

配备职员

职员人数和职员类型常常说明了一个职员配置模式。这种模式概括的职员人数要以基本统计数值，例如诊疗和患者数为依据。

表 11-1　每个诊疗步骤时间分析

操作前护理	时间（分钟）	操作中护理	时间（分钟）
约诊	5	定位	5
登记	10	给予镇静剂	10
送入诊室	5	操作	10
合计	20	合计	25
直接病人准备		操作后护理	
采集病史	5	恢复	120
指导与知情同意	10	指导	10
开通静脉	10	转诊室和出院	10
合计	25	合计	140
总体合计＝每项操作 210 分钟			

批判性思维

“置身于圈内”对于变成充满活力，全身投入患者医疗组工作并成为医疗机构的重要部分是十分关键的。当你步入一个病房，询问一名员工病房正在努力进行关键性质量开发是什么，其反应了医疗程序的改进。询问病房的目标是什么，以及为了达到目标职员如何参与决策。思考这些能动性如何增加生产力，或如何增加职员和患者的满意度，降低开支。询问职员们他们的努力具有哪些作用。

职员是怎样参与帮助医疗机构实现目标的。

门诊就诊模式可以将重点放在需要职员的诊疗房间数上。一个胃肠实验室的诊室可能需要一名护士，而两个诊室可以共用一个技术员。

如下所示：模式可以帮助分析服务效率。

情节 1：在一个诊室指派 1 名护士工作 4 个小时，治疗了 8 个病人。

情节 2：在一个诊室指派了 1 名护士和 1 名技术员工作 4 个小时，治疗了 16 个患者。

第 2 个情节描述的生产力大，因为使用了 2 个职员而使提供的诊疗数加倍，是认识到根据薪水支出辅助人员占据医疗机构的成本数少。因为劳动力是医疗中最大的经营成本，增加生产力将可能产生各种节省。

对于一个住院病房，护士们在 3 个班次上可能都被指派护理固定数量的患者。比率可根据值班类型和患者病情严重性而有所变化。医疗护理病房的护士：患者比例白班和晚班可以是 1：6，而在夜班可以是 1：8。而重症监护病房的护士－患者比例在所有班中可以是 1：2。图 11-7 和图 11-8 说明了职员配置模式的一些例子。

作为成本因素，职员比例和工资数据是特别重要的。特别是根据配备和要求，工资会上下波动。当职员短缺时，工资将趋于增加。另外，医疗机构还可能改变他的一些优惠。提供一些吸引人的套餐，包括持续性再教育，为了教育目的支付上课时的工资，或支付专业会员所需的费用。各种公共机构也会在职员短缺时寻求补救办法，或提供服务。这就是说以不同的工资水平可以雇用补充性员工专业机构的护士，来自家庭的注册护士，或护理技术员。关注一个病房是否在历史上有过保留职员或招募新职员的困难经历比较重要。

招工和保留，特别是吸引，面试，租用和职员岗前培训均需要花费资金。例如，据估计平均每个护士人员更新成本，包括广告，征募，培训和填补岗位空缺的时间能够达到6万5千美元（The Advisory Board Company，1998）。进行6个月培训的一个护士教育的平均成本超过5千美元。算在收入中的不仅有工资，还有津贴，这些都需要算在预算中。

非收益时间

非收益时间也要算在预算中，因为当护士和其他员工不工作时，仍然需要支付一些职员的工资。非收益时间一般包括生病，休假，私事，假日，和教育期间。例如，表11-2说明了一家公共机构的一名护士在12个月中扣除的非工作日数。根据科室不同，缺勤人员的工作可能会需要由其他护士进行顶替。

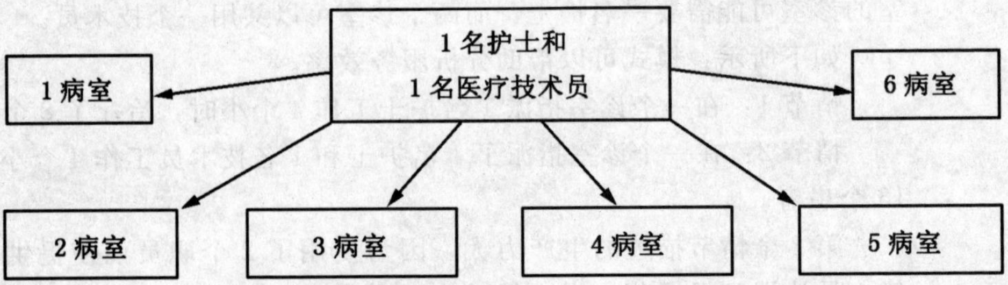

图11-7 住院病房员工配置计划

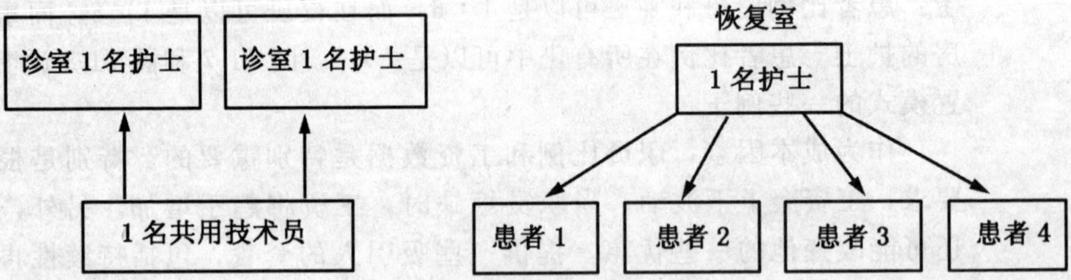

图11-8 胃肠实验室员工配置计划

表 11-2　非收益时间

非收益时间	天数（天）
休假	21
节日	7
病假	5
私事	3
再教育	1
合计	37

直接与间接开支

开支还可以进一步分成直接与间接开支。**直接开支**（**direct expenses**）是指与患者直接相关的费用，例如内科和外科用物品与药物。**间接开支**（**indirect expenses**）是指公共事业项目有关的费用—煤气，用电和电话，这些与患者治疗不是直接相关。其他一些辅助功能常常需要记在科室的账上，其并不是与患者医疗专业上相关，包括管理家务，生活费用，物品管理和提供资金。

固定与可变成本

固定成本（**fixed costs**）是指那些恒定的与生产力或数量无关的费用。这些成本有建筑与设备减价，公共事业费用，额外福利和行政工资。**可变成本**（**variable costs**）根据数量，人口统计数字和需求的医疗方式而有所波动。内科与外科用物品，药物，洗熨和食物开支常常会随着患者数量增加而增加。图 11-9 显示了使用各种表格作为计算开支的实例。

预算的批准与监测

一旦确定后，需要将预算交由管理部门审查和做最后批准。审批过程可能需要数月时间，因为需要结合参考科室预算来决定医疗机构的整体预算。一般由资深管理部门和金融与经营部门的代表做出接受预算的最后决定。

病房或科室的领导负责控制预算。预算监测一般 1 个月进行 1 次。

净开支表		
2003 年度预算		
种类	胃肠实验室	医学单位
门诊病人	8290564	33450
住院病人	3400678	10162875
公司账单收入	17806	10419
总经营收入	11709048	10208744
开支		
工资开支		
预算减少工资	0	24932
工资	1396630	2099150
加班工资	219878	142350
专业代理费	106608	166456
工资总额	1725116	2431679
运输费	4190	3870
合计	4190	3870
非工资开支		
非医疗物品		
办公用品	12924	8524
打印表格	31488	28854
肥皂与清洁用品	6092	8950
纸张	1192	930
胶片	3836	
包装用品	94	
合计	55624	47258
食品		
会议和午餐宴会	0	495
各式食品	5872	8990
合计	5872	9485
医疗用品		
医疗用品	1480840	865872
诊断用 CTR/造影剂	2798	
缝合线	4064	
药品	120120	569088
静脉和冲洗用液体	13994	11431
静脉和冲洗用器	56280	30549
磁带软盘	48	
静脉切开用品	680	
护目镜与仪器	3948	
实验室用品	156	
化学用品	158	
合计	1683086	1477040
物品合计	1744582	1533783
购买的服务性开支		
购买的服务性开支	41436	15678
合计	41436	15678
公共事业费		
电话费一长途	1480	1500
电话费	13608	15238
合计	15088	16736
其他开支		
再教育	6715	4127
视听用品	500	0
旅行费	6120	5100
折扣后停车费	190	150
其他各种费用	730	500
SM 固定设备	728	410
设备租赁费	1342	1071
复印机维护	13440	6424
借书	250	320
订阅杂志	200	150
修理更新设备	1070	125
修理更新医疗设备	146498	
冲洗照片	220	
合计	178003	18377
总非工资开支	1983299	1588446
总开支	3708415	4020343
总净开支	1983299	1588446

图 11-9 净开支表格（经伊利诺伊州芝加哥市西北纪念医院许可采用）

监测的目的是为了确保收入与计划的生产力和各项标准相一致。医疗机构常常认可一种弹性的预算，如果机构容量和病人数增加，或减少，允许对预算做出调整。如果机构的容量增加，支出可能会上涨。如果机构的容量下降，而支出上涨，这时组织领导确定需要采取哪些措施控制成本，使成本下降。许多组织机构需要领导提供一份差异预算报告，其作为识别哪些项目超出了计划，以及确定需要采取改正措施的工具。图 11-10 显示了一份差异预算报告。

整个医疗队伍要负责确保支出保持在预算范围内，并保持机构的容量和患者数量。实现这一目标的方法在于医疗机构。一些机构要求制作预算图表（见图 11-11）一看就能够反映出科室的活动情况。可以将差异预算报告和图表进行张贴，使所有员工有机会进行评价，并参与到需要改进的工作中去。

员工们可以开会讨论实施，或强化这些策略，使其确实对预算产生影响（Yoder－Wise，1998；Elser & Nipp，2001）。以下是这些策略的实例：

	预算内容	实际内容	差异百分数	注释/行动
收入				
住院处				
门诊				
其他				
	列举预算中或超出预算的所有项目			
支出				
工资				
全职雇员				
医疗物品				

	预算内容	实际内容	差异百分数	注释/行动
办公用品				
商业服务				
维护				
其他各种				

图 11-10 成本核算中心的差异报告

- 分析从事患者护理的职员们的时间效率。
- 了解患者收费单填写过程。
- 指导同事们了解收费过程。
- 计划每位患者所需的物品，有意识地去除那些不必要的部分。
- 了解科室是如何得到付款的，识别哪些是可偿付的，哪些是不能偿付的。
- 按时间记录费用。
- 与其他员工和管理人员讨论质量和物品的成本差异。
- 评估职员和设备的停工时间。
- 分析造成计划拖延，计划取消和诊疗时间延长的原因。

从今年开始至目前					
		容量/治疗服务			
科室	成本中心	容量从今年开始到目前为止	预算差异百分率	从去年以来的差异百分率	预约下一次病床的天数
胃肠实验室	1265	6706	16	23	3
内科病房	7095	9705	18	28	1
患者满意度					
	整体分数		百分数	百分数	结果报告

科室	实际数	目标数	实际数	目标数	时间变换时平均报告	＞24 小时的报告
胃肠实验室	90.5	91.70	90	95	28	20%
内科病房	89	90.00	88	92	NA	NA
			人类资源			
科室	管理人	实际情况 从今年开始至目前全职员工数	空缺 从今年开始至目前	人员调整率	雇员表现 员工表现按小时评价 ＞30 天	
胃肠实验室	1	33.00	0.4	8%	0	
内科病房	1	45.00	6	12%	1	
			支出			
科室		与实际比较预算百分率	资预算年度以来差异百分率	供应物品 自预算年度以来的差异	生产力 自去年以来的差异	
胃肠实验室	250	(5.00)	11.00	不利	不利	
内科病房	118	8.00	12.00	有利	不利	
			资本预算			
排列项目	编号	年	预算量	支出量	平衡	
胃肠实验室						
7 带图像内镜	10002895	2001	112550.00	109389.19	14226.00	
内镜专用车	30256409	2001	2750.00	0.00	32750.00	
观测仪	8975642	2001	38255.00	35225.00	1199.00	
			注　释			
胃肠实验室进行的财政改进计划：介入性诊疗收费做了调整，成本降低/与材料管理员探索库存控制。						
医疗护理病房已经获得了最高的全部患者满意度。关注患者护理问题，每隔 1 天召开多学科讨论会。						

图 11-11　胃肠实验室和内科病房的预算图表（经伊利诺伊州芝加哥市西北纪念医院许可采用）

- 调查销售代表的新产品，并与具有使用新产品和改良产品经验的同事联系。通过提早解决问题减少住院时间。
- 在医疗机构计划中，帮助进行员工配置。
- 通过严格改进措施，提高生产力。

- 公示加班和高/低生产力分析结果。
- 通过认识差距或重复性努力，研究时间和措施怎样增加效率。
- 确保员工具有正确的手段，并且在需要时，这些手段能够唾手可得。
- 分析给患者做的治疗，并分析每位患者的成本（例如，实施的化疗，透析，体内留置术，或外周导管治疗等）。
- 病房中患者护理即费时又麻烦，要分析其中的各个步骤。
- 熟悉科室/病房是如何监测金融指标和质量指标的，并参与为提高患者满意度，或创立“最有利于患者的诊疗方案”确定实施计划。

重要概念

- 护士在病房，或者科室预算的制作，实施与评价过程中起到一种综合作用。
- 如果护士不知道收入与开支，将会出现金融运转上的偏差。
- 总体上，医疗机构的成就有赖于员工们对患者护理质量和资金花费方面的洞察力与工作技巧。
- 医院应用多种预算进行未来的计划和管理。这些类型包括经营预算，资本预算和建筑预算。
- 预算准备阶段是有关各种因素的数据收集过程，这些因素可以影响医疗机构，包括人口信息，竞争力分析，规章制度的影响和战略主动权。除此之外，了解有关部门的服务，目标和历史情况是有益的。
- 在预算准备时期，彻底检查各个护理机构，或医院的科室、部门是十分重要的。医院一般是为了适应组织的目的，分为部门、科室或病房。这些分支部门或病房一般被称为成本核算中心，可用于追踪资金运转数据。
- 机构专门使用历史上的，或过去的成绩作为基线和数据，更好地了解科室或病房的活动情况。
- 当收集完各种背景资料后，即可开始预算的制作。包括筹划收入与开支。
- 开支是由确定提供服务所需的费用所决定的。支出是指由医疗机构用于提供服务的那部分财力，包括人力、物资、设备、公共事业和其他各种项目内容。

- 一旦确定预算后，需要将其送交管理部门进行评估和最后批准。审批过程可能需要数月时间，因为需要结合参考科室预算来决定医疗机构的整体预算。

关键术语

记账（accounting）
资本预算（capital budget）
建筑预算（construction budget）
固定成本（fixed costs）
间接开支（indirect expenses）
经营预算（operational budget）
成本中心（cost centers）
图表（dashboard）
直接开支（direct expenses）
利润（profit）
收入（revenue）
可变化成本（variable costs）
差异（variance）

复习题

1. 经营预算是指
   A. 购买小的和大的设备
   B. 建设与修缮
   C. 工资收入和开支是与医疗机构内的日常活动相关联的
   D. 申请新技术
2. 通过哪些手段可以实现收入
   A. 为患者提供的可收费性服务
   B. 对服务机构的贡献
   C. 一般药物的应用
   D. 使者与陪送式服务

3. 成本核算中心的作用是
   A. 产生历史和人口信息
   B. 追踪开支排列项目
   C. 计划策略性增长和战略性运动
   D. 追查科室或病房内的资金数据
4. 监测预算的目的是
   A. 将开支保持在预算水平之上
   B. 将收入保持在前一年预算之上
   C. 确保每月实现收入
   D. 在一个计划框架内实现收入和控制开支
5. 怎么测定生产力？
   A. 医院内的病床数
   B. 提供服务的偿付款率
   C. 过去的业绩和关于收入的历史记载
   D. 可提供的服务容量

课后练习

1. 寻找周围的医疗卫生机构。看到各种图表了吗？图表是如何揭示这个医疗卫生机构的。
2. 将这一章的表格当作指南，对社区的一个或更多的医疗机构进行一次竞争力分析。
3. 应用这一章内以零为基线的预算，对机构内一项临床诊查步骤进行分析。

浏览网站

- 进入网站查找医疗保健组织资格认证联合会的信息。查到了什么信息？

www. jcaho. org

- 评价有关美国护理行政主管组织的网站。这些信息是否有帮助？

www. aone. org

- 评价这些网站，查找有用的信息。

发现了什么内容？

保健金融管理协会：

www. hfma. org

美国医疗管理学会：

www. ache. org

咨询公司：

www. advisory. com

医疗保险和医疗救助服务中心：

www. cms. hhs. gov

医疗服务研究与质量局：

www. ahcpr. gov

美国食品与药品管理局：www. fda. gov

参考文献

The Advisory Board Company. (1998). *Reversing the flight of talent: executive briefing*. Washington, DC: Nursing Executive Center.

Elser, R., & Nipp, D. (2001). Worker designed culture change. *Nursing Economic$, 19*(4) 161–163, 175.

Grohar-Murray, M. E., & DiCroce, H. R. (1997). *Leadership and management in nursing*. Stamford, CT: Appleton & Lange.

Joint Commission on Accreditation of Healthcare Organizations. (2001). *Comprehensive accreditation manual for hospitals (CAMH): The official handbook*. Oakbrook Terrace, IL: Author.

Nelson, B. (1997). *1001 ways to energize employees* (pp. 30, 66, 151). New York: Workman Publishing.

Norton, D., & Kaplan, R. (2001). *The strategy-focused organization: How balanced scorecard companies thrive in the new business environment*. Boston: Harvard Business School Press.

Sullivan, E. J. & Decker, P. (Eds.). (1997). *Effective leadership and management in nursing: Key skills in nursing management* (pp. 90–104). Menlo Park, CA: Addison Wesley.

Yoder-Wise, P. (1998). *Leading and managing in nursing*. (2nd ed., pp. 226–243). St. Louis, MO: Mosby.

推荐读物

Barnum, B., & Kerfoot, K. (Eds.). (1995). *The nurse as executive. The nursing division budgeting* (4th ed., pp. 188–198). Gaithersburg, MD: Aspen.

Camp, R. C. (1989). *Benchmarking: The search for industry best practices that lead to superior performance.* Milwaukee, WI: ASQC Quality Press.

Carruth, A., Carruth, P., & Noto, E. (2000). Nurse managers flex their budgetary might. *Nursing Management, 31*(2). 16–17.

DiJerome, L., Dunham-Taylor, J., Ash, K., & Brown., R. (1999). Evaluating cost center productivity. *Nursing Economic$, 117*(6). 334–340.

Dixon, N. M., (2000). *Common knowledge: How companies thrive by sharing what they know.* Boston: Harvard Business School Press.

Garvin, D. (2000). *Learning in action: A guide to putting the learning organization to work.* Boston: Harvard Business School Press.

Iowa Intervention Project. (2001). Determining cost of nursing instrumentations: A beginning. *Nursing Economic$, 19*(4) 146–160.

Jones, K. R. (1999). The capital budgeting process. *Seminars for Nurse Managers, 7*(2), 55–56.

Katzenbach, J. R. & Smith, D. K. (1992). *The wisdom of teams: Creating the high-performance organization.* Boston: Harvard Business School Press.

Keeling, B. (2000). How to establish a position and hours budget. *Nursing Management, 31*(3), 26–27.

Marrelli, T. M. (1997). *The nurse manager's survival guide: Practical answers to everyday problems* (2nd ed.). St. Louis, MO: Mosby.

Robnett, M., & Schaub-Rimet, A. (1999). *Nursing administration: Managing patient care financial skills for department managers* (pp. 293–312). Stamford, CT: Appleton & Lange.

第12章

有效的人力资源配置

安纳尔·L· 伯纳特（Annel L. Bernat），
注册护士，学士学位，
护理硕士学位，英国国家学术奖理事会

高质量的护理保健服务应该是每一个护士、教育工作者和行政管理人员的工作目标。高质量对我来说意味着特殊患者的个性化护理，对病人进行人性化和适当、全面和持续地管理。

——玛丽·曼瑟（Marie Manthey），1980

学习目标

完成本章内容的学习后，应该能够：

1. 探讨医院护士和护士长对患者分级资料的应用。
2. 创建一个适合 10 名患者的重症监护病房的职员配置模式。
3. 用两名患者的转归评价一个住院病房职员配置的有效性。
4. 对保健服务的模式进行对比和对照。
5. 探讨病案管理员与病房医院护士的角色。

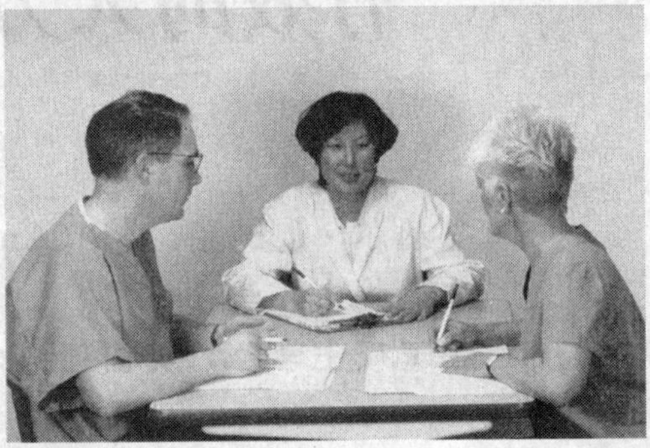

你是一位拥有 30 张病床的内科病房的新护士长，把初级保健作为保健服务的模式。你手下有 40 名职员，他们有的是专职有的是兼职，尚空缺 8 名专职职员。近日的排班表不能满足 12 小时的轮班安排。你有 5 名长期职员，他们威胁说如果他们被迫上 12 小时轮班的工作他们就辞职。你已经面试了几名刚毕业的学生，如果你安排他们上 12 小时轮班的工作他们同意立即就来。

你怎样满足这两种职员的要求？

12 小时轮班工作制将对你的保健服务模式造成怎样的影响？

护士提供安全有效的护理保健服务的能力依赖于许多因素。这些因素包括职员的知识水平和工作经验，患者病情的轻重，可利用的护理保健时间的数量，护理保健服务模式，护理保健管理手段和组织对促进护理保健工作的支持。本章将探讨这些因素，它们怎样影响职员配置的计划及职员配置计划的效果。读完本章你将能够清晰说明适用于你的环境和患者群体的护理保健服务模式。

职员配置需求的确定

作为一个职业，护士在初期阶段可以在广泛的范围内进行配置。护士的配置从一名护士护理多名战士，像在弗洛伦斯·南丁格尔时代，到现在你会看到在急救室一名护士护理一名患者。在今天这个快速变化的健康保健环境下，在决定护士配置需要时必须要考虑多种因素。职员配置的有效性与对其做准备的计划同等重要。在建立或评估职员配置模式时需要回顾和评价以下几个关键的与预算相关的概念和事宜。

核心概念

为了理解职员配置模式一定要搞清楚这些关键术语——全时工作当量 (full-time equivalents; FTEs)，生产时间，非生产时间，直接和间接护理，以及每天每个患者的护理小时数（nursing hours per patient day; NHPPD）。

全时工作当量 (FTEs)

全时工作当量（FTE）是用来测量专职职员工作责任的。一名专职职员每周工作 5 天或每周 40 小时，每年工作 52 周。工作时间的总量是 2 080 小时（参见图 12-1)。

一名专职职员每周工作 40 小时折合为 1.0 FTE。一名兼职职员在 2 周内工作 5 天被认为是 0.5 FTE。FTE 的计算是用数学来描述职员的工作数量（参加图 12-2)。从职员配置模式转移到实际的职员需求数量必须明白 FTE 这个概念。

FTE 小时数是付酬的总时间数量。它包括工作时间，同时也包括不工作时间。可用于患者护理的工作小时数被称为**生产时间（productive hours）**。个人受益时间如休假，病假和教育时间被称为**非生产时间（nonproductive hours）**。

5天/周	×	8小时/天	=	40小时/周
40小时/周	×	52周/年	=	2080小时/年

图 12-1 FTE的计算

FTE＝每周工作40小时或每周工作五个8小时的轮班

0.8FTE＝每周工作32小时或每周工作四个8小时的轮班

0.6FTE＝每周工作24小时或每周工作三个8小时的轮班

0.4FTE＝每周工作16小时或每周工作两个8小时的轮班

0.2FTE＝每周工作8小时或每周工作一个8小时的轮班

图 12-2 不同工作责任水平的FTE的计算方法

在考虑配置一个病房你需要的FTEs数量时，你必须仅仅计算每一个职员能提供的生产时间。可提供的生产时间能够很容易地通过从一名专职员工将要工作的时间减去其受益时间而获得（图12-3）。

如果这样计算，一名专职注册护士（RN）每年可以为患者的护理提供1 848小时的生产时间。

为患者工作的职员可以分成两类：提供直接护理和提供间接护理两类职员。**直接护理（direct care）**是指亲手为患者提供护理服务所花费的时间。**间接护理（indirect care）**是指参加与患者护理相关的一些活动所花费的时间，但是不与患者直接接触。整理文件，与其他健康护理学科的职员进行协商的时间，以及由于一件突出问题而随后花费的时间都是间接护理的较好的例子。即使注册护士、职业操作护士和助理护士参与的是间接护理活动，他们大部分时间是用于提供直接护理服务，因此他们还是被归类于直接护理提供者。护士长、临床专家、病房秘书和其他支持性的职员被归类于间接护理服务提供者，因为他们大部分的工作实质上是间接的，是用于支持直接护理服务提供者的。

每天每个患者的护理小时数

每天每个患者的护理小时数（nursing hours per patient day；NHPPD）是确定护理职员给每个患者提供的可利用的护理时间的一种标准方法。例如，一个20个患者的护理病房在24小时内确定一个时间点，通常在午夜统计，5名护理职员每班每天将给每个患者提供6个小时的护理。NHPPD仅仅反映的是提供的生产护理时间（图 12-4）。这种计算方法在确定护理保健数量时，无论是对于护士还是组织中的财务人员都是有用的。

休假	15 天	或	120 小时
病假	5 天	或	40 小时
节日	6 天	或	48 小时
培训时间	3 天	或	24 小时
总的非生产时间			=232 小时

2 080－232＝1 848 小时，包括每个职员受益时间后他能够提供的生产小时

图 12-3　生产时间和非生产时间的计算

20 名患者的病房

5 名职员×3 个班次＝15 名职员

15 名职员每人工作 8 小时＝120 小时（提供 24 小时服务）

120 护理小时÷20 患者＝6.0NHPPD

FTE＝8 小时/周或一个 8 小时的班次/周

图 12-4　每天每个患者护理小时数的计算

患者分级系统

为了估计在任意时间内需要配置多少职员，必须先确定患者需要哪些护理保健。**患者分级系统（patient classification system；PCS）**是一种用来清楚表达在某一特定时间段内护理一个特定患者或一群患者工作量的测量工具。计算护理工作量的单位是根据每个患者的护理保健需求来确定的，称为**病情严重度（patient acuity）**。分级资料能够根据患者的病情严重度用于预测该患者需要的护理时间总量。如果患者病情加重，他的病情严重水平升高，意味着患者需要更多的护理保健时间。如果患者的病情程度水平下降，该患者需要的护理保健时间也就减少。在大多数患者分级系统对每个患者使用加权的标准进行分级，然后再预计下一个 24 小时该患者需要的护理保健时间。加权标准反映了在洗澡、活动、吃饭、监督、评估、巡视等的护理保健时间。大多数情况下，每天对患者进行一次分级。理想的 PCS 对单个患者的护理保健

需求可以进行有效可靠的分级，与最新的临床技术和可提供的护理保健技能相适应（Malloch & Conivaloff，1999 年）。这些系统已经普遍应用于卫生保健组织的所有住院患者。对门诊患者进行分级的系统很少被应用，因为门诊患者病情趋向更加稳定且对护理保健的需求相同。有两种不同的分级系统：因素系统和模型系统。

因素系统

因素系统使用相当于护理时间的测量单位。护理任务所安排的时间或按加权标准安排的时间反映了完成该护理任务所需要的总时间。这些分级系统试图在评估、计划、面谈及在书写病例文件过程中得到对患者的结果进行评价的有效作用。有许多因素系统是自然形成的或为了特定的组织而制定的。也有许多因素系统可以在公开的市场上买到。这是分级系统中最常用的类型，因为它既能计划单个患者的护理需求又能计划一群患者的护理需求。对不同患者安排的护理时间或加权因素随着时间的推移会有所改变以反映患者或医院需求的改变。

优点和缺点

在因素系统内，为了管理人员和职员们日复一日地使用，相关资料一般要随时可以获取。这些资料提供了一定的基本信息以备给职员配置需要变化提供正确地依据。这个分级系统类型的缺点是每天安排进行患者分级的护理工作量都是不断变化的。还存在着由于分级缓慢造成的资料记录方面的问题，因错误地使用了分级标准而提高了病情严重度水平。这些分级系统不能全面地掌握患者对社会生理、环境和卫生管理支持等多方面的需求。最后一点，这些分级系统计算护理时间需要根据一名具有代表性的护士的工作来确定。如果一名护士是新手，他可能在完成同样一件护理任务时比普通护士或更有经验的护士要花费更长的时间。如果大多数职员都是新手，推荐的护理时间需求将低于根据职员实际工作经验确定的实际护理时间需求。

模型系统

模型系统根据相同患者的平均护理时间需求来给大的患者群体分配护理时间。例如，专门的**疾病诊断相关定额付费法**（**Diagnostic－related groups**）（**DRGs**）用于对患者进行分组，根据患者既往在卫生保健组织的就诊经历来确定他们的护理工作量。DRGs 是联邦政府为了患者偿还医药费的目的而建立的患者分级方法。DRGs 根据患者的疾病或病情进行分级。这个模型系统可以反映出平均需要提供的护理保健。因此，医院可以将其用于确定护理保健费用和为特定的患者人群与付款人进行协商。

优点和缺点

模型分级系统的明显优点是护士工作量的减少，因为她不需要每天对患者进行分级。主要的缺点是不能对个别患者实际护理工作的需求进行连续测定。也没有连续的资料用于监测预先安排的护理保健时间的准确性。这种分级系统的应用不如因素分级系统常用。

下一代分级系统

下一代患者分级系统正在形成中。一种新的患者分级模式已经在华盛顿奥林匹亚的 Providence St. Peter 医院完成，确定了七个需要护士介入的患者护理保健范畴。这七个范畴是感知形象、自我保健能力、情感/社会/精神的舒适度、家庭信息需求/支持状况、治疗和干预、多学科合作以及转换。另外，该分级系统评价了四种选择性的患者保健结果：包括临床情况、对病情/疾病发展经过的认识、自我保健管理及卫生行为等几个方面。这些指标由每班的值班护士来测定，这项工作作为对他们值班评价的一部分。模型分级系统不管护理任务怎样，而是测定护理保健和患者结果的专业组成（Malloch & Conivaloff，1999 年）。另外，这个分级系统认为护士的技术是决定所需护理时间的最主要的因素。

分级系统资料的应用

患者分级的资料对每一级的卫生保健组织都是非常有价值的。在日常工作中，患者的病情资料可以被职员和护士长用来计划下一个 24 小时的职员配置。病情资料和 NHPPD 是具体的资料参数，是可以用来教育职员进行调整职员配置的标准。例如，对于病情严重度在 1.0 到 1.10 范围的患者，白天应该配置 5 名注册护士。对于病情严重度在 1.10 到 1.15 范围的患者，白天应该配置 6 名注册护士。富有经验的护士懂得根据所提供的信息、界限和权力确定病情严重度进行职员配置来完成这项工作。在许多卫生保健组织中，由职员配置中心办公室监测所有病房的调查结果和病情严重度，然后根据分级系统资料及其推荐的职员配置标准将护理资源配置到最需要的地方。护士长回顾过去的24到48小时的职员配置结果以根据患者的需要调整职员配置。在病房水平，病情严重度资料在为职员配置变化月末调整做准备时也是很必要的。如果你的病房平均病情严重度升高，那么就应该增加NHPPD以适应患者需求的增加。

在卫生保健组织水平，病情严重度资料可以用来计算为特定患者人群和所有患者提供护理保健服务的成本。这个信息也有助于与第三方付款人如医疗保险公司协商偿付比率，以保证偿付能够反映护理成本。在大多数卫生保健组织里，分级或病情严重度资料也为下一财政年度作护理职员配置预算的准备工作中所使用。这些资料可以被其他健康保健组织所借鉴作为改变护理时间的依据。最后一点，患者的病情严重度资料和NHPPD能够用来创建一种职员配置模式。患者的分级和NHPPD资料提供了大量的信息，可以满足许多方面的需要。

在创建职员配置模式中的各种考虑

创建职员配置模式是一种科学也是一门艺术。除了刚刚讨论过的病情严重度资料和NHPPD，下来将考虑其他方面的因素。对这些因素的每一个都要分析，然后把这些发现结合起来用于创建职员配置模式。

基准化

基准化（benchmarking）是一种管理工具，用来探寻工厂内最佳的运行规则以提高生产业绩（Swansburg，1996年）。创建职员配置模式需要进行的财政预算过程中，将计划的NHPPD与患者群组成相类似的其他卫生保健组织进行比较是非常重要的。购买的患者分级系统常常提供来源于全国的病情严重度和NHPPD方面的基准资料，这些资料是其系统的一部分。然而一定要谨慎，因为每一个卫生保健组织在病房水平为护士提供的适当支持程度不同 。例如，一个护理病房有来自营养科派来的饮食助理分发饭菜和收拾碗筷，这样就比没有饮食助理的病房减少了护理时间。像这样的因素就会导致一个卫生保健组织与另一个组织使用的护理时间明显不同。

规章制度要求

一般来说，与护士职员配置相关的规定要求不多。然而，由于护士短缺情况的加剧这些要求也在发生变化。

加利福尼亚州规定了急诊科和急诊室护士配置标准。其他几个州的法律规定尚悬而未决。职业护士对这件事争议较大。有些护士坚定不移地认为他们应该得到有关职员配置标准的法律规定的保护。有些护士领导认为规定的职员配置标准很快就会变成职员配置的最高标准而不是最低标准。

美国医疗保健组织资格认证联合委员会（JCAHO）对医院提供的护理保健服务质量进行了调查。JCAHO 并不制定有关职员的配置水平，而是评定卫生保健组织是否有能力为满足该医院所服务的患者的需求提供适当数量的称职的护理职员（Joint Commission on Accreditation of Healthcare Organiztions，2000 年）。评定的内容包括隔多长时间根据职员配置模式的需要对你的职员重新配置，以及怎样评价职员配置模式的效果。如果职员配置模式要求四名注册护士护理 20 名患者，JCAHO 将评定你多久你就能达到自己的职员配置标准即每 5 名患者拥有一名护士。作为一项制度，为了符合任何规定的职员配置要求你应该调查与你的患者群体相关的州和联邦政府的规定。

技能混合

技能混合是影响护理职员配置的另一个重要因素。**技能混合（skill mix）**是注册护士职员与其他直接护理保健职员，职业操作护士和助理护士（UAP）的百分比。例如，在一个有 40 个 FTEs 预算的病房，其中 20 FTEs 是注册护士，20 FTEs 是其他技能类型的职员，那么这个注册护士混合就是 50%。如果该病房有 40 FTEs，其中 30 是注册护士，那么注册护士混合就是 75%。病房的技能混合应该随护理需要和应用的护理服务模式而变化。例如，在急诊监护病房的注册护士混合将会比家庭护理的注册护士混合高出很多，家庭护理需要的注册护士的技能非常低。需要注意的是注册护士护理的费用比技能较低的职员高出很多，但是有证据表明注册护士是一种非常高产和高效的劳动力。因为护士越来越少，评估患者的护理需求和谁能胜任必要的工作任务变得越来越重要。比如，如果许多患者需要喂饭，助理护士去做这项工作就非常合适。需要提醒的是：如果你考虑了技能混合，你就能清楚你所在州通常情况下每一级职员能够参与什么样的工作。在一些州，如果助理护士接受了培训并能胜任的话，他们可以给患者插导管。在另外一些州，尽管助理护士接受了培训并掌握了这些专门技术，但是不允许他们进行这项操作。

全体职员的支援

在建立职员配置模式时需要考虑的另一个重要因素是对病房或科室的运行给予适当的支援。例如，你的卫生保健组织是否具有一个有条理的程序把药品传递到科室或者是否病房的个人不得不自己去取常用药和麻醉药？你的组织是否有职员接送患者到辅助科室？你的职员支援的越少，为了给患者提供保健护理就需要有越多的护理时间加入你的职员配置模式。护理区域如急诊监护室有很多设备需要检查和补充消耗品，增加一名物资协调员可能会获得很大的益处。这种职员的支援需要职员花费他们护理患者时可以利用的宝贵时间，而不是专门去寻找设备和补给。另外一个对病房来说重要的需求是秘书的支援。如果病房有住院的、出院的和转院的患者，在每天的高峰期有病房秘书的支援很重要。在重症监护病房（ICUs），秘书一般 24 小时给监护室的职员以及其他学科的职员提供支援。

历史信息

由于你要考虑了这么多影响职员配置的因素，这将会促使你问到以下问题：过去是怎样工作的？职员们过去能够提供所需的护理保健服务吗？过去要照顾多少患者？他们是什么样的患者？使用了多少职员以及他们是哪种职员？这些信息能够帮助你明确正在执行的工作，否则就不会很清楚。例如，在一个卫生保健机构较陈旧的部门可能没有气动管道输送系统，而在机构的其他大部分地方都有这样的系统。因为一般都具备这个系统，所以你可能忽视了这个部门的缺陷。但是没有它就意味着需要花费大量的时间来回取那些必要的东西，会影响你正在创建的职员配置模式。回顾总结任何有关护理质量或职员对于以前的职员配置模式感受的资料也是很重要的。

这些信息可以使你能够为了对照你的职员配置计划而计算出以前的 NHPPD 和结果。历史资料是非常有价值的，我们为将来作计划时经常忽略这些资料。

案例分析 12-1

你是有 12 张床位急诊监护病房的护士长。护士与患者的预算比例是一个护士护理两个患者。内外科病房的床位不能满足你的患者病情改善以后的住院需求。你所在州没有规定护士与患者的比例。你的病房的 12 名患者，其中 4 名恢复得足可以转到普通病房治疗。在内外科病房，护士与患者的比例是一个注册护士护理 6 个患者。你正在为下两个班计划职员的配置。

你应该考虑哪些因素？考虑完关键因素以后，你将怎样配置你的职员？你将怎样与你的职员进行沟通？

确立职员配置模式

职员配置模式（staffing pattern）是明确为一个病房或科室每班和每天配置多少和几种类型的职员的计划。建立一个职员配置模式基本上有两种途径。可以通过确定所需的职员与患者的比例；然后再计算出护理时间和总的 FTEs 而建立。也可以通过先确定特定患者或普通患者所需的护理保健时间，然后计算出提供这些护理需要的 FTEs 和职员与患者的比例而确定。大多数情况下，你应该结合几种方法来验证你的职员配置计划。建立职员配置模式时我们一般从确定职员与患者的比例开始。

住院病房

住院病房（inpatient unit）是医院给患者提供每周 7 天，每天 24 小时的护理保健的单位。为住院病房建立一个职员配置模式要利用前面提到的所有资料。使用通过所有渠道获得的资料，才能建立一个自认为能够满足患者、职员和卫生保健组织要求的职员配置模式。利用职员配置模式的模板，为一周以及周末一天 24 小时预计可能会有的患者大概计算一下所需要的职员数量和种类（图 12-5)。在这个例子中，既说明了职员的数量和种类也说明了周末护理需要的额外的 FTEs，以及职员的专业方向、教育水平及受益时间。

职员配置类型与计划

科室名称：________　　ADC 预算：　　ADC 工作日

成本中心：________　　NHPPD 预算：　　ADC 周末

服务类型：　　ADC：

技能	工作日值班				周末值班			周末 FTE 计算（×.4）				7 天合计
	白天	傍晚	夜间	合计	白天	傍晚	夜间	白天	傍晚	夜间	合计	合计
直接												
护士长助理												
注册护士												
LPN												
PCA												
护工												
其他												
合计												
间接												
护士长												
门诊护士												
护士长助理												
NUR												
NUR												
SR. NUR												
复合人员												
NAI												
PSA												
其他												
合计												
合计												

工作日 NHPPD：　　周末 NHPPD：　　平均 NHPPD：

直接　NHPPD：　　直接 NHPPD：

间接　NHPPD：　　间接 NHPPD：

图 12-5　职员配置模式模板（courtesy of Albany Medical Center, Albany, NY）

例如，一个 24 张床的内科病房，你预计每天平均有 22 名住院患者。一名注册护士护理 6 名患者和 1 名助理护士护理 12 名患者从上午 7 点到下午 7 点可以工作得很好。从下午 7 点到上午 7 点，一名注册护士要护理 8 名患者。从下午 7 点到晚上 11 点需要 2 名助理护士。从晚上 11 点到上午 7 点需要 1 名助理护士。这样就得出了每天 124 小时的总工作时间。该病房患者的平均住院数是 22 名。计算 NHPPD 请参见图 12-6。

职员技能	白天	晚间	夜间	总计
直接护理				
护士长助理				
注册护士	4	3.5	3	10.5
职业操作护士				
医学教育者				
护工	2	2	1	5
小计				

10.5 个职员×8 小时轮班＝84 小时

5 个职员　　×8 小时轮班＝40 小时

每天需要职员提供的护理时间＝124 小时

124 小时÷22 名患者/每天＝5.63 小时的 NHPPD

124 小时÷8 小时轮班＝15.5FTEs 可以满足职员配置模式的要求

图 12-6　24 张床内科病房职员配置计划

在这个例子中，应该提供的护理时间是 5.63NHPPD。

你可以看到，是职员配置模式决定了 NHPPD。每个患者可利用的职员越多则 NHPPD 越高。护理成本与可利用的护理时间和技能混合密切相关。职员配置模式提供的可利用护理时间越多，它们的 FTEs 成本越低。关键是配置合适的人手和护理人员具有称职的技能水平，以保证提供安全、有效和满意的护理服务。

使用 NHPPD 建立职员配置模式，你要从目标 NHPPD 着手。比如，如果你的目标 NHPPD 是 8，你预计在你的 24 张床的病房有 22 名住院患者，你用 8NHPPD 乘以 22 个患者就得出每天 176 小时的生产时间。用 176 除以一个 FTE 工作的 8 小时班次就得到每天需要 22FTEs。

确定满足职员配置模式需要的 FTEs 数量

已经确定了病房的职员配置模式。通过职员配置模式可以计算出每天所需的 FTEs 数量，但是却不能为职员受益时间或休假增加时间。还必须计算出额外的职员数目以备有职员休假和培训时使用。直接护理职员在休假或培训时需要有人代替，但是一些其他的助理员在休假或培训时不必将其替换。通常护士长在休假时不能将其替换。注意，一个 FTE 的 8 小时班相当于 0.2FTE，提供的护理工作量为每周休息 2 天以外的时间乘以每天需要提供 0.4FTE 工作量的职员人数。

在图 12-6 的例子中，每天 15.5FTEs 乘以 0.4FTE 就得到额外附加的 6.2FTEs以填补每周 2 天的休假时间，总共需要 21.7FTEs。

下一步是提供额外的 FTEs 以填补非生产的受益时间。这些包括休假、再教育、岗位培训等时间。这些非生产时间的总量随组织的不同而异。如果每个雇员每年休假 2 周和开会 2 天，相当于 1 984 小时的生产时间（2 080 可能的工作小时数减去 96 小时）。总 FTE 小时数除以 1 984 小时就得到的总 FTEs 时间可以补充额外需要的工作时间。在前面的例子中，21.7FTEs 乘以 2 080 小时等于 45 139 小时，然后用 45 139 小时除以 1 984 小时就得到 22.75FTEs 这个总护理时间或额外的 1.05FTEs 以保证其他职员休假或培训时有职员在班工作。这就意味着 24 张床的病房需要的总护理时间为 22.75FTEs。

确定短时护理病房需要的 FTEs

短时护理病房（episodic care unit）指在一定时间范围内护理患者的病房；透析护理病房或门诊护理病房就是很好的例子。在这些病房，患者的病情趋向于相似并能很好地预测他们的护理。确定满足短时护理病房所需的职员配置要从估计患者需要的护理保健时间下手。以透析室为例，护理 16 名正在接受治疗的患者，确定在病房开放的情况下工作 12 小时需要 4 名注册护士，或者说每天需要 48 小时的注册护士护理时间。该病房每天开放 12 小时，每周开放 6 天，或者说每年开放 312 天；每天 48 小时护理时间乘以 312 天＝14 976 每年总的护理小时数。在前面的例子中，计算需要提供所有生产时间的 FTEs 可以通过用所需的护理时间总数除以职员实际工作的生产时间来得到。这种方法为直接护理职员提供了休假和培训等时间。用图 12-3 所示的需要的总护理时间 14 976 小时除以生产时间 FTEs 小时数即 1 848 小时就等于 8.10FTEs 注册护士护理工作量。

其他护理职员也可以使用同样的计算方法。在同一个例子，如果一天 12 小时需要 2 名技术员，即：

2×12＝24 小时即每天需要的工作时间，然后 24×312＝7 488 小时即一年需要的工作时间。

技术职员得到的待遇没有注册护士的待遇好。他们的假期每年只有 10 天或 80 小时，这样他们每年的生产时间就增加到 2 000 小时；7 488 除以 2 000＝3.74 技术人员的 FTEs。如果任何职员不需要补充工作时间，那么就简单地给该病房总的 FTEs 增加 1.0FTE。这样的计算方法可以用于秘书、社会工作者或护士长，他们支持这个病房的工作，但是在他们休假或培训的时候不需要有人代替。

排班

职员的排班是由护士长负责。她必须确保排班表能够每天和每班安排合适的职员以提供安全有效的护理保健服务。排班时需要考虑许多事宜；如患者的疾病类型和严重程度，患者的数量，职员的工作经验和职员能够提供的支援。结合这些因素可以指导每天和每班安排多少职员。要不断对这些因素进行总结，因为患者疾病的类型和病情严重度决定了不同的患者要求和对职员工作经验的要求。

实地采访

被授权负责职员配置和财务管理，我使用电子制表软件以改进我们组织机构的职员配置模式。我们过去一直使用铅笔和纸张样本用于管理人员创建职员配置模式。这个手工样本主要用于满足平日职员配置的需要并考虑全面因素来计算周末和受益时间的职员配置。提供的 FTE 数量不能满足职员们岗位培训和再教育，或周末休息的需要。虽然这些职员配置模式已经计划了在配置护理病房职员时所需的 FTEs 数目和职员的分配，但是它们不能用于确定病房的财政配额。

应用电脑软件程序，我创建了一个管理人员能够用来准确计划满足职员配置模式所需 FTEs 数量的电子制表模板。这种电脑计算的方法可以对不同的调查或直接的 NHPPD 数将平日和周末职员配置分别加以考虑。受益时间这个因素，把它作为我们的组织发给每个技能水平职员的特殊待遇，用于计算所需的 FTEs 数量以为受益时间配置职员。为平日和周末职员配置把受益时间计算进来，以覆盖 24 小时/7 天的工作安排。另外，岗位培训和再教育时间也用来计算含有这两个内容的 FTEs。第一次将受益时间和岗位培训时间被创建进入每个病房职员配置的模式中。另外直接和间接 NHPPD 数在职员配置模式改变时被自动计算进来，计算出的 FTE 需要数量能够作为因为变化，目前所做的财政预算配额。我也做财务工作，把这个样板作为财政预算配额表的基础，在确定下年病房财政配额进行财政预算时使用财政配额表，财政配额包括了受益休假时间和岗位培训时间。

最大的辅助作用之一是护士长可以使用这个样板对假定的情况进行分析。当他们为人口普查或患者项目改变作出计划时，可以快速计算出所需的 FTEs 并把它作为近期的财政预算配额。这个工具成为我们商业计划程序的一部分。

总的说来，这个样板已经被接受为一种有效的管理工具，把非生产时间标准化以后算进 FTE 的预算中，并给管理人员一个简单的工具以创建新的职员配置模式。它还有助于提高管理人员的责任以创建他们能够负责的可利用的职员配置模式。

巴巴拉·利弗（Barbara Leafer），注册护士，学士学位

患者护理财务管理员

患者需求

患者的护理需求由患者分级系统来测定。然而，患者分级系统不能告诉你在下一个 24 小时将要发生的护理活动。除了计划患者的病情严重度，职员配置模式还需要在完成必要的工作后支持职员正在进行的工作。这方面好的

例子如肿瘤科病房，在夜班时进行化疗和输血。在这种情况，夜班的职员配置需要高于其他班以支持这些强护理的活动。如果患者疾病类型改变，那么患者的要求和职员配置要求也随之变化。重症监护室的患者减少可能就需要增加内外科病房额外的 FTEs。患者群何时发生改变，职员配置和 NHPPD 都应该重新进行评估。

职员的工作经验和排班

就护士的知识基础、工作经验水平和批判性思维技能而言每一个护士都不相同。完成同样一件工作任务一个新手要比有经验的护士花费更多的时间。就工作量和病情严重度而言一个富有经验的注册护士能够处理更多问题。如果科室需要专门技术或能力的职员，需要计划额外的护理时间，因此在患者护理需求可能增加时具有专门技能的职员被排进了班。请记住，好的职员配置的根本原则是首先考虑正在为之服务的人。这样可能会安排出一些不能令人满意的班，但是你的职责是保证每班有合适的职员数目和种类以护理那些所服务的患者。职员被划分到整个职员配置表中（图 12-7）。

一部分职员应该值他们所应该负责的几天班次：专职职员每周 5 天，兼职职员会少些，由他们雇佣时所承诺的职责来决定。如果职员被雇佣，在管理人员和职员之间关于轮班、排班和工作责任会有一个协议。应该把排班计划做好以使每周的职员数量分配均衡。通常贯穿于 24 小时内的 FTEs 要遵循以下的指导方针逐渐下降：白天从 33％到 50％，晚间从 30％到 40％，夜间从 20％到 33％。要根据患者的需要进行安排。重症监护病房通常是非常均匀地安排的。病情较轻的病房在白天是大部分患者活动时间，夜间通常需要很少比例的 FTEs。

文献应用

引文： Buerhaus, P. I. (2000, May/June). Why are shortages of hospital RNs concentrated in specialty care units? *Nursing Economic $*, *18* (*3*), 111－117.

讨论： 在这个有关医院特殊护理病房护士短缺的研究中，伯豪斯（Buerhaus）博士使用了来自联邦数据库的资料来回顾分析护理职工总数的变化趋势并预测了将来护士的短缺现象。显著发现越来越少的年轻人选择护士作为自己的职业以及作为妇女的职业机会越来越多。年轻人进入这个职业的减少将导致护理劳动力继续以较快的速度老化，在下一个 10 年会老化 3.4 岁。另外，由于近期护理劳动力的老化和退休可以预见 2020 年注册护士的数量将大概保持在 2000 年的水平，导致护士进一步的短缺，主要是重症监护室（ICUs）和手术室。ICUs 雇佣的注册护士比其他科室的护士年轻。作者指出，一直到 20 世纪 70 年代 ICUs 在医院里开始变得普遍，学生们在这些科室转科学习。作者还指出，ICUs 挑战性和刺激性的环境吸引了年轻的注册护士。另一方面，手术室有一大部分老的读文凭的注册护士在这里工作。在 20 世纪 70 年代之前，大部分注册护士接受以医院为基础的 3 年为读文凭的项目教育，使学生出现于医院所有的临床科室。作者的理论是 ICUs 注册护士的短缺是由于年轻护士进入这个职业的人数减少了。手术室护士的短缺是老护士退休或减少工作时间引起的，与以医院为基础的文凭项目教育减少也有关系。

实际应用： 很明显，护士短缺的现象现在存在而且下世纪还将继续存在。除了制定全球策略以吸引更多的人进入护理职业，对管理人员和护理领导来说更为迫切的是创造良好的环境保留住老职员。这包括制定计划使护士找到与自己的个人生活相协调的职员排班。由于护士劳动力的老化，我们还必须采取措施容纳老龄职员，包括简化工作和体力操作以减轻繁重的体力劳动。

	星期一 04	星期二 05	星期三 06	星期四 07	星期五 08	星期六 09	星期日 10	星期一 11	星期二 12	星期三 13	星期四 14	星期五 15	星期六 16	星期日 17
梅林达 (Melinda)	D		D	D		D	D			D	D	D		
詹森（Jason）		8.00 1900			N	N	N	D	8.00 1900		D			
艾琳（Eileen）	12.00 0900		12.00 0900		D	12.00 0900	12.00 0900	12.00 0900		12.00 0900		N		
苏珊（Susan）	D	8.00 1100		E	E	E		休息		8.00 1100	E	E	E	
巴巴拉（Barbara）		14.00 2400	13.00 2400	13.00 2400	D				14.00 2400	13.00 2400	13.00 2400		D	D
罗斯玛丽（Rosemary）	D	D	D	D		E			D	N	N		E	
罗伯特（Robert）	N	N	N	N			N	N	N	N	N			N
杰奎琳（Jacqueline）	E	E	E		E		E		E	E	E	E		E
玛塞勒（Marcella）		D		D	D	D	D		D			D		
萨拉（Sara）	E			E	8.00 0800		E	E			E	8.00 0800		E
加里（Gary）		E	E		E	N		E	E	E		12.00 1500		
辛西娅（Cynthia）	N	N	N		N	P	P	N	N	P		P		
托妮（Toni）	8.00 0730	8.00 0730	8.00 0730	8.00 0730	8.00 0730			8.00 0730	8.00 0730		8.00 0730	8.00 0730	N	

方格中的第一个数字表示的是计划的小时数，第二个数字表示班次开始时间。

标准工作时间：D：0700－1500 E：1500－2300　　N：2300－0700　A：0700－1900　P：1900－0700

图 12-7

轮班的变更

为了吸引和保留雇员，组织使用传统的排班表和弹性排班表以适应组织和雇员的需求。

传统排班模式

传统排班模式一般是8小时轮班制，7A. M. ～3：30P. M.，3P. M. ～11：30P. M.，11P. M. ～7.30A. M. 专职的职员每两周工作10个8小时的班。8小时轮班开始的时间可能会因组织或病房及患者的要求不同而不同。例如，急诊科一般在夜间是最忙的时间。急诊科的8小时班可能在7P. M. ～3A. M. 就覆盖了高峰工作时间。一旦你确定了职员配置需要的数目，尽量排班时能够满足他们的要求是很重要的。有些人宁愿一个班工作时间长一些以能够连续休息几天。另外一些人宁愿每个班工作时间短一些。

职员配置模式的新选择

由于护士短缺状况的加剧，对制定排班计划要同时满足患者和职员要求的呼声越来越强烈。在最近几年，在排班时有很多的选择方案可以满足这两方的要求。24小时轮班制在全国越来越流行。在许多医疗组织，职员每周能够工作35小时并得到专职的待遇。另一个流行的方案是周末方案。周末方案配置职员每个周末工作两个12小时的班，职员获得报酬的比率是工作24小时相当于平日每周工作40小时。这些方案中有一些同时享受专职职员待遇。这种方案的目的是为了改进周末职员配置并允许每年通常工作26个周末的专职职员减少周末值班的时间以达到保留职员的目的。

对患者护理的影响

不论你何时完成了排班计划，评估一下排班对患者护理的影响很重要。例如，由3个12小时轮班构成的周工作时间在许多病房会打乱护理的连续性。当12小时轮班没有排在一起时更是如此。为了减少这种影响，可以把12小时轮班排成一对，这样患者在3天里每天有同样的一对护士给他进行护理，之后患者可以移交给一对新的轮12小时班的护士。与患者住院时间长的病房相比患者住院时间短的病房出现护理连续性的问题要少。如果施行周末方案，你必须保证每个班里都有熟悉患者及其病史的职员。

财政负担

新的职员配置模式或方案的改变可能带来显著的财政负担。由于护士短缺，一些新的方案就把招募新职员和鼓励职员工作更多的时间考虑进来。周末配置方案由于高小时薪水比率比传统职员配置模式成本增加了很多，但是这些方案是护理领导招募新职员和保留老职员的手段。举例（参见图 12-8）周末职员配置方案对财政的影响。

实施同样的方案或其他新的方案，与组织的财政部和人力资源部协作是非常必要的。为了进行财政分析以测定该方案对财力和人力资源的影响必须进行这种协作。

周末职员工作＄35/小时 × 24 小时＝＄840/周末
平日职员工作＄20/小时 × 24 小时＝＄480/周末
成本差别＝＄360/周末

六个周末工作职员每周末比平日工作职员多花费＄2 160；
＄2 160 × 52 周/年，每年将比平日工作职员多花费＄112 320。

图 12-8　护理病房周末职员配置方案的年成本

自我排班

自我排班（self-scheduling） 即病房的职员共同决定和实施每月的工作时间表的方法（Dearholt & Feathers，1997 年）。把护士从她们的岗位驱赶走的原因之一是排班（Hill-Popper，2000 年）。自我排班的实施是为了鼓舞职员的士气，通过自我管理行为增强职员管理他们工作环境的权力（Dearholt &Feathers，1997 年）。自我排班可以给职员提供机会促进他们相互间的交流并推动权力下放和专业人员的增长。这种排班模式在确保他们各自的工作科室给予适当排班的同时给职员提供了最大的灵活性，适应了他们逐渐增长的主人翁感和责任感（Shullanberger，2000 年）。为了保证满足患者的护理保健要求，必须制定自我排班的方法。

自我排班的权限

实施自我排班一定要明确责任和权限，表明职员的期望。这件事最好由职员组成向护士长负责的病房委员会来做。明确病房基础的委员会，主席，如果有的话，职员和护士长的角色和责任非常重要。一般的权限要根据公平的原则，财政责任，自我排班计划的评价和共同赞成来确定。

实地采访

作为重症监护室的管理者，我敢说自我排班在很大程度上提高了职员对排班的满意度。我认为我们成功的最大因素是职员最初的赞成。在实施自我排班前，对职员进行调查以评价他们对实施自我排班计划的许诺。在实施前我要寻找60%～70%的职员同意，我找到的职员超过了70%。第二个重要因素是对这个计划要有明确的方针。包括职员怎样和何时签订工作时间及怎样按优先次序安排休假的时间表。

在实施期间，我们学到了许多东西。一个重要因素是为了这个计划的施行需要职员有对质和协商的技能。不可避免的是有时候有些人会改变他们的排班计划。如果不能进行对质和协商，就会出现缺少职员的时段，就不能满足患者的护理保健要求。自我排班委员会一起排班每个月大概需要16小时。

我发现另一个关键因素是管理者必须为职员配置负责。我定期与排班委员会见面并了解新职员对自我排班的看法。每次排班时我都停止其他工作以保证排班表在所有时间都能保持适宜的职员配置水平。我发现我需要确定影响职员配置的方向并协助全体职员按照这个方向排班。周末排班方案是一个好例子。我与职员一起制定排班计划以保证为职员接受减少了的周末工作承诺给予适当的指定。最后一点，我饰演的最重要的角色是对所有人-委员会、全体职员和我自己一清二楚。这个排班计划对我的职员来说是最积极、质量最高的工作安排方法之一。

罗布（Rob Rose），护理学士，护理硕士学位

护士长，心肺外科重症监护室

表12-1清楚列出了必须讲明的特别事宜。在自我排班过程中，要对病房全体职员进行教育，让他们了解排班的方针。为了自我排班计划的成功，所有职员必须明白这个计划、他们的责任以及他们的决定对排班的影响。所有人必须承诺在所有班都要给患者提供安全的护理保健服务。

排班效果的评价

许多患者的结果都是由可提供的护理保健时间和职员提供的护理保健水平决定的。护士长和组织的护理领导有责任不断地对职员配置模式的效果进行评价。为了保证客观，对职员配置的护理结果必须进行详细记录，测定和回顾。

患者结果与护士排班

美国护理协会（Lichtig，Knaug，Rison－McCoy，& Wozniak，2000 年）委托进行了两项研究以确定护士排班和患者结果之间是否有关。这些研究证实了两者的关系。特别是，一项研究发现五名患者的结果与护士排班有明显一致的关系。

表 12-1 自我排班方针要清楚说明的事宜
1. 排班间期：是每隔 2、4 或 6 周排一次班吗？
2. 排班时间表：职员签订常规工作协议、特殊要求、加班和日工的时间框架是怎样的？
3. 排班模式：使用 8 小时轮班制还是 12 小时轮班制？
4. 周末：职员期望每隔一个周末上一次班吗？是否还要额外的周末班，他们是怎样安排的？
5. 假日：他们是怎样安排的？
6. 休假时间：在特定的时间段是否对休假的时间进行了限制？
7. 病房休假惯例：在任何时候有多少职员上一次班后就可以休假？
8. 休假的请求：职员怎样请求休假？
9. 短期排班的轮班：短期排班的轮班是怎样安排的？
10. 待命，如果可以施行：职员怎样被委派或签约待命？
11. 取消工作指南：如果职员不需要，他们怎样和何时取消安排好的工作时间？
12. 请病假：对请病假是怎么准备的，由哪些人顶替？
13. 军事/国防休假：需要哪些预先提示措施？
14. 排班的改变：排班表被批准以后怎样改变一个人的排班？
15. 确定的轮班：每个班何时开始和结束？
16. 委员会时间：自我排班委员会何时和多久开一次会？
17. 资历：资历在排班和对请求做出决定时起怎样的作用？
18. 为危机/紧急情况制定排班计划：排班不适当时怎样为危机/紧急情况制定排班计划？

受到护士排班影响的患者结果是住院时间的长短、肺炎的发生率、术后感染、紧张性溃疡和尿路感染，这些结果在护士排班或技能混合不适当时受到负面影响。随着时间的过去，追踪这些结果就会得到一些资料来判断你的职员配置模式适当还是不适当。

护士的排班与护士的结果

在前面的部分我们回顾了排班直接影响患者结果的指标。除了患者的结果，护士的结果也应该测定。要追踪你的职员对排班的适当理解。

实地采访

我们制定了护士工作质量记分卡。记分卡是显示关于三个组织优先考虑的事情：使命、顾客倾向和成本效益资料的工具。通过观察所有三个方面的结果，我们能够看出我们在这三个方面工作的成效。我们也能看出某一方面的变化对其他方面造成了正面的还是负面的影响。检查为了护理实践的护理使命，我们追踪和观察了美国护理协会推荐的几个国家指标。我们追踪用药错误、患者跌倒、受到约束、院内压迫性褥疮和尿路感染。为了达到患者的满意，我们调查所有与护理保健服务相关的满意度和患者的疼痛控制的如何。为了获得更高的成本效益比，我们追踪每位患者每天的护理时间。所有这些测定结果每3个月总结一次并画定趋势控制表。分析特殊资料的变化趋势，将大于目标2个标准点的测定值作为确定改进时机的潜在点。

我们选择要改进的一个方面的目标是错误用药。已经证实，错误用药最主要的原因是发药延误和漏发药物。深入调查证实，获取药品的过程不明确和落伍。我们制定了新的取药步骤让护理职员和药房职员负专门的责任。我们现在监测错误用药的发生率以搞清楚我们的改变是否在出错率取得了任何改进。

使用记分卡的另一个例子是回顾压力性褥疮的发生率。我们发现2000年10月压力性褥疮的发生率有所上升。

回顾原因时，我们发现上报系统包括皮肤损害的所有阶段已经重新修改。

自从上报系统修改以后，我们看到上报的压力性褥疮的数量有所增加。这是一个正面的变化由于我们现在有关于确定我们工作努力方向的准确资料。

在制定记分卡的过程中我们得到的教训是我们应该早一些确定改进目标以推动寻找改进计划的探索。我们还认识到许多测量方法不好定义，因此很难给其他组织作基准。我们继续努力争取更大的进步，使用记分卡测量我们的功效并寻找改进的机会。为了整个护理工作的划分回顾护理结果资料是一种有力的手段，可以保证提供的护理保健服务能够得到预期的结果，还能使我们的结果作为其他组织的基准。

卢安娜·维拉尼 (Louann Villani)，注册护士，护理硕士

护理质量专家

批判性思维

最近，你能够得到有关你所在病房压力性褥疮发病率的资料。进行深入调查后，你发现你的病房压力性褥疮的发病率明显高于其他病房。你的职员配置一直稳定并且与你的职员配置计划相一致。你的职员富有经验，事实上，你拥有医院里工龄最长的职员。

为什么你的病房压力性褥疮发病率高于其他病房？你将怎样做？

职员应该具有书面和口头交流的能力来讨论职员配置的问题。护士必须向他们的主管汇报他们对于排班的意见，每一个管理者都有责任关注职员提出的有关排班的事宜。把这些交流过程正式化说明你能认真对待这些事宜，并能得到有关资料来指导工作。另外，要不断把实际的排班情况与推荐的排班模式相对照。这样会明确病情严重度的变化并得到有关其他职员配置事宜的信息。错误用药是另一个与不适当的 NHPPD 有关的测量指标。如果资源缺乏，资料迫使需求发生改变。无效的职员配置模式和护理保健的结果对患者和职员都是破坏性的。

护理服务模式

为了确保给患者提供护理服务，必须对工作进行组织。**护理服务模式（care delivery model）**组织护理患者的工作。在护理的历史中，有许多护理保健服务模式。应用哪种护理保健服务模式应根据患者的需求和具有不同技能水平职员的工作能力来确定。护理保健服务应用的模式经常决定于护理领导并应用于整个组织。管理者有责任执行护理保健服务模式并评价它们在不同科室的应用效果。职员有责任参与模式的实施和评价过程。每一个模式都有优点和缺点，在决定实施时把它们都要考虑进来。下面讨论几个不同的护理保健服务模式。

病例护理

个案护理是护理保健服务最古老的服务模式。随着护理培训项目开始培养受过教育的护士，这些护士在患者家里护理单个的患者。在这种护理保健服务模式中，护士只有一名患者需要专门护理。整体护理模式是个案护理的现代版本。

整体护理

整体护理（total patient care）要求护士对她所在班分配的患者负有整体护理的责任。注册护士要负责几个患者。她可以从职业操作护士或助理护士处得到协助，但是他们不能委派给一组专门的患者。委派给注册护士的患者可能每天都会变化。

优点和缺点

整体护理和个案护理的优点是一名护士在整个班里能够给予患者连续的护理保健。这样能使患者、护士和家庭在信任的基础上建立一种良好关系。这种护理模式比其他护理模式提供更多的注册护士护理时间。护士有更多的机会观察和监测患者的病情变化。缺点是护士不能每天护理同一个患者，因此对患者的护理是一班又一班，而不是连续护理。另一个缺点是这些护理模式使用了更多的注册护士护理时间来提供护理保健服务，然而，在大多数情况下不需要这种强度的注册护士护理水平。这种护理模式的费用明显高于其他护理保健服务模式。

功能性护理

这种护理保健服务模式在二战期间非常流行，因为当时美国的护士非常短缺。这种护理模式允许职业操作护士和助理护士承担以前由注册护士在个案护理担负的工作任务。**功能性护理（functional nursing）**把护理工作分到功能病房然后委派给一个小组成员。在这种模式中，每一个护理服务提供者都要对他们承担的责任或任务负有专门的责任。例如，注册护士经常分到的工作是药品护士或住院护士等等。一般由护士长或主管护士来做出决定（图 12-9）。

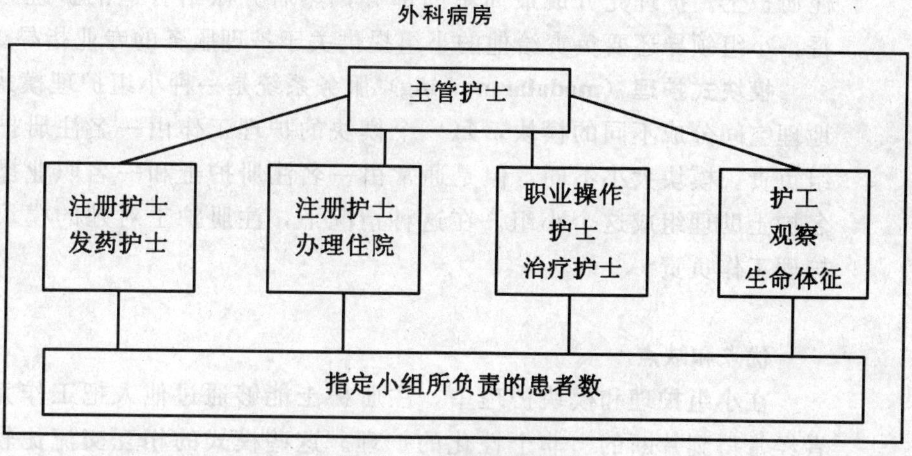

图 12-9　功能护理模式

优点和缺点

这种模式可以对很多患者同时进行护理。当注册护士短缺时这种系统使用了其他医疗服务人员。患者很可能在一个班同时接受几个护理职员的护理。对患者来说，护理可能是感觉杂乱无章的。这种模式的风险是患者变成了他们需要的一堆护理任务而不是一个有机的整体。

小组护理

在二战期间，建立了多种水平的培训项目来教育辅助人员怎样完成简单的护理和技术性操作。在军队中，这些经过培训的人员被称为卫生兵。在军队外，创建了1年的项目教育技术性护理保健。已经建立了在职的培训项目来培训出今天所称的助理护士。二战后创建了小组护理模式来使用这些经过培训的人员以缓解护士短缺的情况，这是许多医院都经历过的。

小组护理（**team nursing**）这种护理服务模式是将护理人员分成若干组，而后负责给一组患者提供护理服务。一个病房可能分成两个小组，每个小组由一名注册护士领导。小组领导监督和协调他的小组的成员提供的所有护理保健工作。小组一般由职业操作护士和助理护士组成，但是偶尔还有另一个注册护士。护理先分成最简单的部分，然后分派给合适的护理人员。除了监督，小组领导还要负责给他的小组提供关于护理服务的专业指导。

模块式护理（**modular nursing**）服务系统是一种小组护理模式，把患者按地理空间分成不同的模块，每一个模块的护理工作由一名注册护士领导的小组负责。模块大小不同，但是通常由一名注册护士和一名职业操作护士及一名护士助理组成这个小组。在这种情况下，注册护士对她的模块所有患者的护理工作负责。

优点和缺点

在小组护理和模块护理中，注册护士能够通过他人把工作完成，但是患者经常得到片断的、非个性化的护理。这些模式的相互交流比较复杂。因为责任和义务都是共享的，会引起责任混淆以及责任感的缺乏。这些因素都是注册护士对这些模式不满意的原因。这些模式要求注册护士有非常好的分工和监督能力。

责任制护理

责任制护理（**primary nursing**）是一种护理服务模式明确了注册护士的责任和义务并委派注册护士作为患者护理主要的提供者。责任制护理是个案护理的一种形式，由四个方面构成。包括分配和接受对单个患者的护理做出决定的单独责任；根据个案护理模式分配每天的护理任务；直接面对面的交流；一个人负责病房每周 7 天每天 24 小时患者保健管理的质量（Manthey，1980 年）。患者被分派给一名责任护士，由责任护士制定患者的护理计划，其他护士按着护理计划对患者进行护理。根据需要和能力将护士和患者相匹配。患者分派给他们的责任护士时不考虑病房的地理空间情况。责任制护理模式中，护士长的角色转变成一个授权使他的职员注册护士了解患者并直接护理他们的责任患者的领导。责任护士有给一组患者提供护理的权力、责任和义务。当责任护士不在时由助理护士照顾患者。每一个患者有几个助理护士给予护理。

优点和缺点

这种护理模式的优点是患者和家庭能够与护士建立一种相互信任的关系。

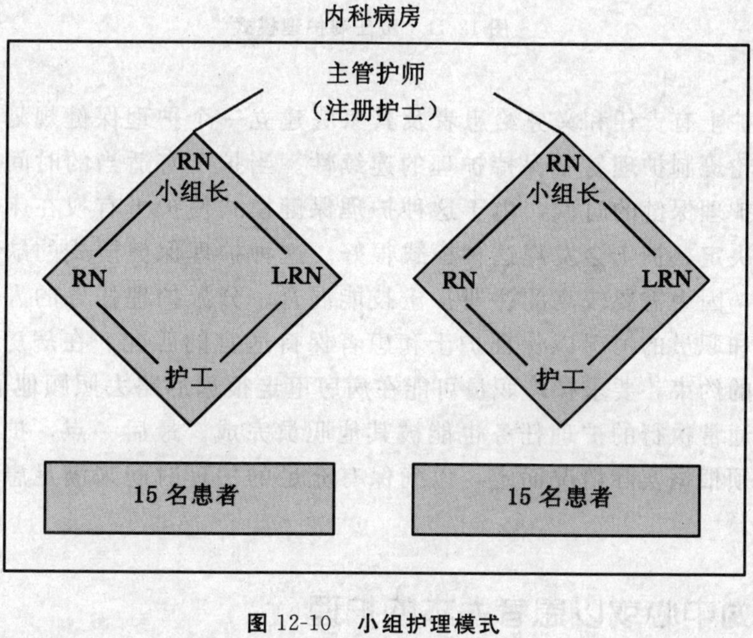

图 12-10 小组护理模式

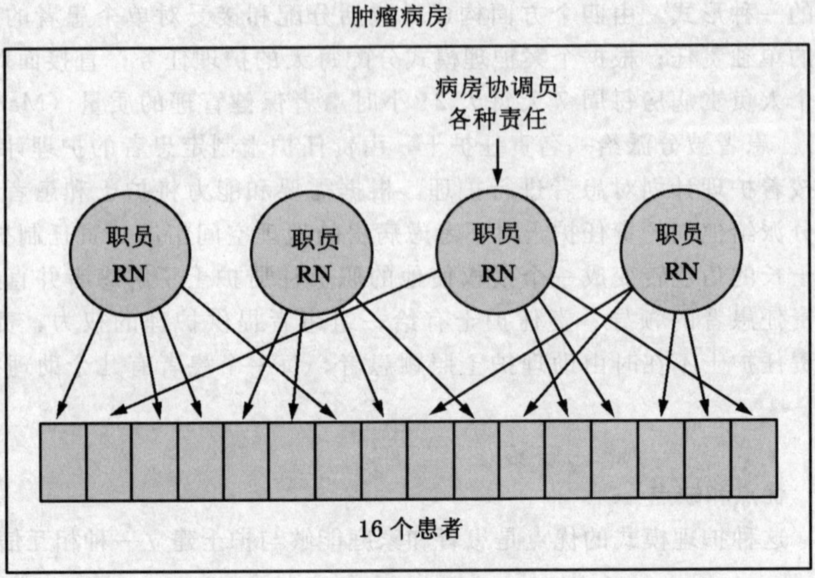

图 12-11　责任制护理模式

护士有责任和义务给患者及其家庭建立一个护理保健规划。整体护理方式比轮班制护理易于保持护理的连续性。当护士有适当的时间给患者提供必要的护理保健的时候，由于这种护理保健模式使护士有权在床旁做出护理保健的决定，护士会发现这种模式很好。这种护理保健模式的缺点包括护理费用高，因为需要较高的注册护士技能混合。分派护理任务的人需要了解所有患者和职员的情况以保证护士和患者保持适宜的匹配。在病房内，没有地理空间的约束，要求护理职员可能在病房里走很远的路去照顾他们的责任患者。护士通常执行的护理任务也能被其他职员完成。最后一点，护士与患者的比率必须根据实际情况而定，以确保有充足的护理时间来满足患者的护理保健需要。

以患者为中心或以患者为本的护理

以患者为中心（patient-centered）或以患者为重点的护理（patient-focused care）这种模式的创建目的是以患者而不是护理职员的需要为中心。这种护理保健模式给患者带来了他们所需要的护理保健服务。在这种模式发展的顶峰阶段，所有患者的服务都分散到患者所在区域，包括放射科和药房。排班也是基于患者的需要。这种模式努力使合适的人做合适的事。建立了护理小组以护理一组患者。护理小组可能包括其他学科如呼吸科或物理治疗的职员。在这个小组中，为了保证患者接受所需的护理保健服务各学科之间要密切协作。在分散的工作站护理职员与患者保持密切的关系。例如，在康复病房，物理治疗师可能是护理小组的成员在该病房工作，而不是在物理治疗科工作（图 12-12）。

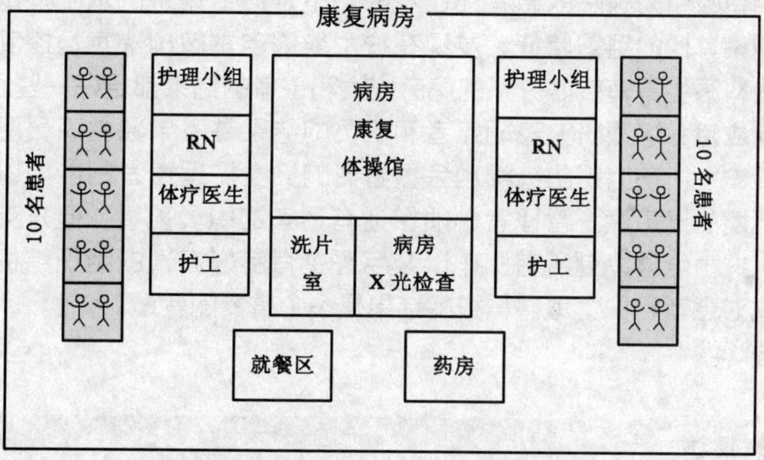

图 12-12　以患者为中心的护理保健模式

优点和缺点

以患者为中心的护理模式的优点是给患者创造了最大的便利，加快了患者的护理服务。但是这种模式在护理保健服务组织中对于分散的重要护理服务来说费用十分高昂。第二个缺点是有些职员认为这种模式是医院减少注册护士和消减医院运行成本的一种途径。实际上，在一些护理保健组织是这样的，但是许多其他组织成功地应用了这种模式，能够提供合适的护理职员来满足患者的需要。

文献应用

引文： Aiken，L. H.，Sloane，D. M.，& Sochalski，J.（1998）. Hospital organization and outcomes. *Quality in Healthcare*，7（4），222-226.

讨论： 这是一个有关患者结果、护士结果和组织变化的对照研究。三十九家有吸引力的医院每家分别对应五家与这些医院特征特别相似的医院。研究发现，这些具有吸引力的医院患者死亡率明显低于对照医院。如果把护士的排班作为一个变量，有吸引力的医院的患者死亡率就不再明显降低，表明有吸引力医院的患者死亡率降低不是护士排班的水平造成的。研究者又观察其他的组织特征，发现在护士能够自主做出决定、控制所有操作并与内科医生具有良好关系的病房护士和患者的结果都更好一些。

实际应用： 这项研究表明患者和职员的结果并不单独由职员配置水平来决定。护士所在组织的结构也会显著影响护士护理患者的能力以及他们对工作环境的满意度。管理者必须保证有适宜的职员配置，但是支持护士自主性、护士能够控制所有操作以及与医生有良好沟通的组织结构和护理服务模式对患者和护士取得积极的结果是一个重要的变量。

实地采访

在我们医院，我们采用了分级护理模式。目的是为了使每个人的能力与岗位要求相适应，使个人的技能得到最大化发挥。在模式中，有一个护士职称头衔，但是根据护士的教育背景，学历，学士学位或硕士学位对这个岗位具有很多描述与工作要求。并根据教育背景和工作表现定工资水平。工作要求是根据受教育水平和使用护理工作程序作为框架加以组织了的东西制定的。护理工作程序对每种受教育水平所进行的描述反映了从一个新人到专家不同水平的护理工作内容。在此模式中，所有的护士都可以参加例如安排出院计划这样的工作，但是这一工作要求对于一个将要硕士毕业的护士与大学毕业的护士是不一样的。每个护士还要有个人工作计划，以帮助护士符合建立的工作岗位要求，从而发展并达到个人的目标。工作计划是每年由职员护士和她们的护士长一起制的。

这一模式的结果提高了对岗位的满意度，并减少了护士调动工作率。我们发现更多的职员热心接受正规教育，并寻求院内的教育机会。我们发现学习的有些课程不得不个性化。职员并不适于原始的课程安排。我们也发现在护理管理等级上存在担心，职员对分级护理操作的反应如何。事实上，职员们对于这个模式以及每个人将具有的价值和不同的技能应用于不同工作岗位这一观点是接受的。这一模式的目标是将两点最大化：与职员沟通，将模式中任何等级区别最小化。

在回顾时，我们认为应该事先与护士长或其他负责人进行更多的沟通。领导能够完全了解这个模式，如何与模式中的关键因素交流，以及如何在单元水平实施这一模式是关键性的。虽然这是医疗机构的一个文化变革，对于职员造成的结果是积极的，值得努力推广。

凯思琳 布劳德贝克（Kathleen Brodbeck），注册护士，护理专业硕士学位

护理部副部长

分级操作

分级护理操作（differentiated nursing practice）是一种根据一些明确的标准、公共教育水平、临床经验和能力对注册护士进行角色、职能和工作划分的护理服务模式（Baker et al.，1997 年）。这种模式作为清楚说明注册护士不同操作的方法出现于 20 世纪 80 年代中期。护理教育分成护理学院学位（ADN）、护理科学学士学位（BSN）和护理科学硕士学位（MSN）三个层次。护理能力的测定一般基于三个方面：技术能力，交流能力和护理管理或护理领导能力。试点项目的施行从这种模式取得了一些积极的成果。为了证明这种模式作用的方式，回顾下面的实地采访。

优点和缺点

分级操作使护士根据其受教育情况以专业角色工作，可以获得更大的职业满足，并在连续的不同水平的护理保健工作加以区别而得到认可和奖励（“Differentiated nursing practice in all care settings” 1995）。这种模式的缺点

是那些经验丰富的护士和那些知识水平及工作能力超过他们最初受教育水平的护士们不能被认识到。这种模式不在教育范畴之内，而这些职员又可能被这种模式排之在外。另外，那些确定了注册护士最低教育要求的医院在招聘必须具有资质证书的新职员时会遇到困难。

患者护理保健的重新设计

在20世纪90年代，减少护理保健成本的压力非常大。在这10年，**患者护理保健重新设计（patient care redesign）**是对患者护理保健服务重新设计的开端。那些重新设计组织使命以保持或改善护理保健质量同时减少护理保健成本的组织比那些重新设计组织目标单纯减少护理成本的组织获得更好的成效。在仅仅只盯着减少护理成本的组织，雇佣和训练助理护士来协助注册护士的工作而不顾对注册护士护理的需求。不幸的是在许多情况下，注册护士提供的护理时间不能满足患者对注册护士护理时间的需求而使许多护士和患者感到灰心。护理领导必须负责护理保健服务模式的实施。护理保健服务模式对患者得到的护理保健服务，患者和职员的满意度以及组织的运行成本产生了巨大影响。

护理保健服务管理工具

20世纪80年代和90年代是改善护理保健服务和减少护理成本运动的开端，许多改革获得了积极的影响。在1983年，联邦政府建立了疾病诊断相关定额付费法（diagnostic-related groups；DRGs）作为医院的支付系统。在DRGs中，把特定患者类型的全国平均住院时间（length of stay；LOS）用于确定这些患者群的支付水平。LOS指的是从入院到出院的住院天数。在DRGs中，所有医院得到DRG患者群的医药费用都是一样的，而不管特定患者的LOS。这样就促使医院开始减少LOS并减少医院成本。医院能够把他们的特定患者群的LOS与通过医疗护理DRG系统公布的国家数据进行比较。由于医院寻找机会通过减少LOS以减少成本，所以临床路径和病例管理者方法成为重要的策略。

临床路径

临床路径是努力减少 LOS 的开端并广泛用于增强护理效果，在住院时间约束下控制成本（Lagoe，1998 年）。**临床路径（clinical pathways）**是护理管理的工具，它可以描述出特定患者类型预期的临床护理过程及其结果。临床路径在每个组织建立的形式是不同的。一般情况下它们用于描述患者的标准护理过程。临床路径经常每天记录，是为了每天能够清楚说明预期的结果。用来与患者进展相对照的就是预期的结果。在一些机构，临床路径有医生工作程序与临床路径相结合以便于护理。在一些组织，临床路径包括多学科治疗医嘱，包括护理，药物和其他与健康相关联的专业，如物理治疗和饮食服务。这些都是为了给患者提供进一步便捷的护理服务。图 12-13 摘录了一个能够证明达到预期效果的临床路径。

这些临床路径可以被医生、护士和病例管理者用来护理患者和将患者的进程与预期结果相对照。结果中的任何变化都能够被记录下来，然后采取措施使患者的护理回到原来的计划途径。一些组织实施了 60 多种临床路径。

优点和缺点

通过清楚说明特定患者群的标准护理过程，临床路径是管理护理工作有力的工具。它们对于新职员有指导意义，它们可以使护理过程节约很多时间。大多数情况下，临床路径的实施可以改善护理工作，缩短患者的住院时间。

临床路径也可以收集与其发生变异的资料。这样可以应用这些资料寻找机会来改善医院的体系和临床操作。

一个与建立临床路径相关的事宜是一些医生把临床路径看成是菜谱医疗，不愿意参与临床路径的创建。而医生的参与是至关重要的。

多学科临床路径的发展也需要大量的工作使各种各样的学科能够对预期的护理计划取得一致意见。患者群不是标准化的，由于临床路径经常被改变以反映患者的个体要求，所以临床路径很少取得良好效果。

临床路径：下肢血管重建术

21/22 页

姓名住址打印区

每天预期结果							
术后第二天	出现的时间/日期	术后第三天	出现的时间/日期	术后第四天	出现的时间/日期	术后第五天	出现的时间/日期
患者疼痛分级（0—10级），0—2级者口服镇痛药		多普勒超声提示有截肢征象		多普勒超声提示有截肢征象		多普勒超声提示有截肢征象	
多普勒超声提示有截肢征象		约位于刀口边缘，没有引流。		可以进行自我护理和辅助治疗		独立走动	
患者将讲述对护理计划，检查和治疗的感受。		介入治疗部位没有感染征象。		患者观看饮食治疗方面的录像		患者/相关重要人讲述对活动/饮食限制，用药和伤口管理的感受	
在大厅活动，每天4次		在大厅活动，每天4次				检查后，进餐。	

可耐受口服药片		患者/相关重要人讲述减轻焦虑症状的适当问题。					
大小便顺利		开始推荐为恢复状态 —是 —否					
		出院后家属援助，特殊问题 ______ ______					

图 12-13　临床路径举例（摘录）（Courtesy of Albany Medical Center，Albany，NY）

病例管理

病例管理（case management）是通过协调护理工作改善患者护理质量，减少医院运行成本的第二个策略。通常情况下，病例管理者负责协调护理工作并在患者入院前确定出院时的目标（Del Togno-Aamanasco，Hopkin，& Harter，1995 年）。在病例管理的典型模式中护士被委派护理一个特定的高危患者群或服务，如心脏外科的患者。病例管理者负责与所有学科一起工作以利于护理。例如，如果一个住院外科术后的患者根据临床路径没有达到下床活动的目标，病例管理者就要与医生和护士一起商议来确定是什么阻止了患者达到这个目标。

实地采访

我作为一个病例管理者，在我们医院专门做关于小儿科患者群的工作。我帮助患者住院时的护理保健工作并为他们的家庭保健需求作计划。我们的主要目的是确保在医院和家庭之间的安全过渡。举一个例子来说明这个目标是怎样实现的，在手术之前我们要会见心脏外科的患者及其家庭以确定并提前谈论有关保险、设备或其他可能在住院和出院后会遇到的事情。我们发现，患者、家庭和职员认识到我们的工作很有帮助。对注册护士来说，病例管理者承担了复杂的出院计划的工作，而这项工作要花费很多时间。患者和家庭看到有一些人能够帮助他们计划出院后的事情感到非常安心。

作为儿科的病例管理者，我每周要会见儿科的社会工作者和注册护士来了解每个患者和他们专门的出院和社会工作要求。我们发现病例管理者和社会工作者的工作是相互补充的，一起工作可以使我们获得更多的信息以帮助患者更有好地渡过住院阶段。所有这些功能都有助于减少患者的住院时间。

作为病例管理者我们还要为单位做其他一些管理工作。我们要回顾住院表，评价满足患者的保险公司能够接受的住院标准的证据。另外，我们每天还要回顾住院表以确保患者的病情严重度符合继续住院的要求。偶尔我们不得不通知患者及其家庭，患者的住院时间已经超过了他们的保险时间，他们要自己负担以后的住院费用。这是一个很为难的事情，有时候我们要得到患者及其保险公司的理解。在这些情况下，我们有时候建议患者去找他们的保险公司，有时候我们会为患者做辩护使他们获得更多的住院时间的保险。

作为病例管理者，我发现我的不同临床背景使我能够更好地参与患者的临床护理保健过程并能积极支援患者的需求。这是一个支援患者、家庭和职员的工作，也是一个非常具有挑战性和有益的工作。

林扎·曾利（Linza Zeoli），注册护士
儿科病例管理者

如果发现患者是老年患者恢复缓慢，他们会认为物理疗法可能会有效，可以协助患者走路。在其他的模式中，病例管理的功能是由床旁护理的护士提供的。如果这个患者群很少需要病例管理者那么这样可以工作地很好，但是如果这个患者群需要的病例管理者工作很多，那么就需要为这项工作分配

充足的注册护士时间。除了协助护理，病例管理者经常能够提供患者的资料以改善护理质量。在这个角色中，病例管理者收集有关患者与临床路径不同的所有资料。这些资料被负责的医生和参与临床路径的其他学科的职员利用，可以用来为改进临床路径或医院的体系探寻机会。

重要概念

- 为了计划职员的排班，你必须理解和应用全时工作当量（FTEs）和每个患者每天的护理时间（NHPPD）。
- 患者分级系统可以预计特定患者所需的护理时间，然后就可以预计出整个患者组所需的护理时间；这些资料可以用于职员配置、预算和制定基准。
- 确定一个病房所需配置的 FTEs 数量需要回顾患者的分级资料、NHPPD、常规需求、技能混合、职员支援、历史信息和病房的自然环境。
- 你的职员配置模式中职员和患者的数目决定了提供给患者总的护理保健时间。
- 在建立职员配置模式中，必须给病房的护理预算增加额外的 FTEs 以覆盖休假和职员培训时间。
- 排班是护士长的责任，她必须考虑患者的需求和病情轻重，患者的数量以及职员的经验。
- 无论选择什么样的排班模式，重要的是要评价它对患者的护理和财政的影响。
- 自我排班能够鼓舞职员的士气、促进专业成长，但是要想成功还需要明确的权限和方针。
- 评价你的关于患者、职员和组织的职员配置计划的效果是一件很重要的事情，应该每天、每月和每年都要进行。
- 病例管理者和临床路径是护理管理的工具，发展病例管理者和临床路径可以改善患者护理质量，减少患者住院时间。

关键术语

基准化（benchmarking）
护理保健服务模式（care delivery model）
病例管理（case management ）
临床路径（clinical pathway ）
疾病诊断相关定额付费法（diagnostic-related groups）
分级护理操作（differentiated nursing practice ）
直接护理（direct care）
短时护理病房（episodic care unit）
全时工作当量（full-time equivalent）
功能性护理（functional nursing）
间接护理（indirect care）
住院病房（inpatient unit ）
模块护理（modular nursing）
非生产时间（nonproductive hours）
每个患者每天所需的护理时间（nursing hours per patient day ）
病情严重度（patient acuity ）
患者护理再设计（patient care redesign）
以患者为中心的护理（patient-centered care）
患者分级体系（patient classification system ）
以患者为中心的护理（patient-focused care ）
责任制护理（primary nursing ）
生产时间（productive hours ）
自我排班（self-scheduling）
技能混合（skill mix）
职员配置模式（staffing pattern）
小组护理（team nursing）
整体护理（total patient care）

复习题

1. 患者分级系统测定患者所需的护理时间。患者的病情越重，患者所需要的护理越多。下面哪一个看法讨论的是分级系统的缺点？
   A. 患者的分级资料可以用来预计下一个班所需的职员配置以及用于调整提供的护理时间
   B. 患者的分级资料可以被分配任务的护士用来决定患者需要什么水平的护理
   C. 分级系统通常是以护理任务为中心而不是以对患者需求的整体看法
   D. 集中的患者分级资料在计算护理服务费用和进行护理预算时很有用
2. 为了确定一个肾移植病房所需的 FTEs 数量，你必须回顾所有事宜，除了以下哪一项？
   A. 你所在区域、州和联邦政府的常规要求
   B. 患者的护理需要及其对你的技能混合的影响
   C. 适当的组织结构或支援以保证护理服务人员及时为患者提供护理
   D. 首席财务执行官对你所在病房职员需求数目的看法
3. 在计算你的外科病房所需的 FTEs 数量时，你必须提供额外的 FTEs 的目的，下面哪一项不是？
   A. 诸如休假和病假等个人受益时间
   B. 职员培训时间，包括新职员的专业定向培训
   C. 间接护理职员每天要支援直接护理职员 24 小时
   D. 解决其他科室没有足够的职员而不能享受他们自己的受益休息时间的问题
4. 如果你的注册护士员工每年要享受 4 周的休假和 10 天的病假时间，在他们使用了全部受益时间的情况下，每个注册护士每年工作多少生产时间？
   A. 2080 小时
   B. 1840 小时
   C. 1920 小时

D. 1780 小时

5. 在创建你的职员配置计划时，为了确定每天每班需要多少职员下面哪一项不是重点考虑的因素？
   A. 你的职员对更多周末休息时间的需求
   B. 每天在不同时间的患者数量
   C. 高护理强度工作如化学疗法和取血的时间和数量
   D. 24 小时内你的职员的技能混合和患者的护理需求
6. 患者的结果是由许多变量所决定的，其中一个是应用的护理保健服务模式。从下面设想的情景选择一个患者需求与护理保健服务模式最不匹配的模式。
   A. 癌症患者应用责任制护理模式
   B. 康复患者应用以患者为中心的护理模式
   C. 内科重症护理患者应用小组护理模式
   D. 伴有多种疾病的能走动的外科患者应用分级操作模式
7. 病例管理者和临床路径这两种护理管理工具带来了许多进步。下面哪一项不能被认为是这些护理管理工具的成果？
   A. 促进了公众对护士在健康保健工作中的角色的认识
   B. 减少患者住院时间
   C. 减少了许多患者群的护理费用
   D. 确定改善护理质量或医院体系的机会

课后练习

1. 你怎样知道你的职员配置计划的效果是不是积极的？在你的医院你有什么测定手段来表明你的职员配置是适宜的或不适宜？
2. 你是精神科病房的新护士长。在为病房计划 FTEs 数量和职员配置时你会考虑那些情况？
3. 你是一名新护士，你逐渐关注你所在病房的职员配置水平。你越来越关心你每次上班的时间。你将怎样做？

浏览网站

- 为了获取更多的有关职员配置水平方面的信息，请浏览网站：*http://www.ana.org.* 进入菜单中的职员问题，复习有关美国护理学会关于职员配置方面的法律规定时间表。并回顾分析美国护理学会的最新职员配置调查结果。
- 为了获取更多的有关护理质量评价方面的信息，请浏览网站：*http://www.mrirsearch.org/markets/health/health _ serv/nursing.htm.* 复习质量评价结果。
- 为了获取更多的有关病例管理方面的信息，请浏览网站：*http://www.casemanagement.com/casemanager/reference/.* 查找对于正在护理的棘手患者的处理办法。

参考文献

Aiken, L. H., Sloane, D. M., & Sochalski, J. (1998). Hospital organization and outcomes. *Quality in Healthcare, 7*(4), 222–226.

Baker, C. M., Lamm, G. M., Winter, A. R., Robbleloth, V. B., Ransom, C. A., Conly, F., Carpenter, K. C., & McCoy, L. E. (1997). Differentiated nursing practice: Assessing the state-of-the-science. *Nursing Economic$, 15*(5), 253–261.

Buerhaus, P. I. (2000, May/June). Why are shortages of hospital RNs concentrated in specialty care units? *Nursing Economic$, 18*(3), 111–117.

Dearholt, S., & Feathers, C. A.. (1997). Self-scheduling can work. *Nursing Management, 28*(8), 47–48.

Del Togno-Armanasco, V., Hopkin, L. A., & Harter, S. (1995). How case management really works. *American Journal of Nursing, 5,* 24i, 24j, 24l.

Differentiated nursing practice in all care settings. (1995). *Journal of Nursing Administration, 25*(7/8), 5, 6, 11.

Hill-Popper, M. (2000, January). *Reversing the flight of talent.* Symposium at the Nursing Executive Center annual meeting, The Advisory Board Company, Washington DC.

Joint Commission on Accreditation of Healthcare Organizations. (2000). *2000 hospital accreditation standards.* Oakbrook Terrace, IL: Author.

Lagoe, R. J. (1998). Basic statistics for clinical pathway evaluation. *Nursing Economic$, 16*(3), 125–131.

Lichtig, L. K., Knaug, R. A., Rison-McCoy, R., & Wozniak, L. M. (2000). *Nurse staffing and patient outcomes in the inpatient hospital setting.* Washington, DC: American Nurses Association.

Malloch, K., & Conivaloff, A. (1999). Patient classification systems, part 1. *Journal of Nursing Administration, 29*(7/8), 49–56.

Manthey, M. (1980). *The practice of primary nursing.* Boston: Blackwell Scientific.

Shullanberger, G. (2000). Nurse staffing decisions: An integrative review of the literature. *Nursing Economic$, 18*(3), 124–136.

Swansburg, R. C. (1996). *Management and leadership for nurse managers* (2nd ed.). Sudbury, MA: Jones & Bartlett.

推荐读物

A brief history of pathways: From case management plans to care maps. (1998). *Hospital Case Management, 6*(4), 67, 84, 98.

Buckingham, M., & Coffman, C. (1999). *First break all the rules—what the world's greatest managers do differently.* New York: Simon & Schuster.

DeGroot, H. A.. (1994). Patient classification systems and staffing: Part 1, problems and promise. *Journal of Nursing Administration, 24*(9), 43–51.

Delivering care, part 1: Delivery systems. (1996). *Professional Nurse, 11,* 459–463.

Falco, J., Wenzel, K., Quimby, D., & Penny, P. (2000). Moving differentiated practice from concept to reality. *Aspen Advisor for Nurse Executives, 15*(5) 6–9.

Nardone, P. L., Markie, J. W., & Tolle, S. (1995). Evaluating a nursing care delivery model using a quality improvement design. *Journal of Nursing Care Quality, 10*(1), 70–84.

Nelson, J. W. (2000). Consider this . . . Models of nursing care: A century of vacillation. *Journal of Nursing Administration, 30*(4), 156, 184.

Schneider, P. (1998). How do you measure success? *Healthcare Informatics, 15*(3), 44–48.

Scott, K. (1996). Case management: A quality process. *Topics in Health Information Management, 16*(3), 58–64.

Seago, J. A. (1999). Evaluation of hospital work redesign: Patient focused care. *Journal of Nursing Administration, 29*(11), 31–38.

Zander, K. (1996). The early years: The evolution of nursing case management. In D. L. Flarey, et al. (Eds.), *Handbook of nursing case management: Health care delivery in a world of managed care* (pp. 23–45). Gaithersburg, MD: Aspen.

第13章

护理保健工作委派

莫林 T. 玛莎勒（Maureen T. Marthaler），
注册护士，硕士

当委派一项工作时，必须清楚这项任务的护理知识内容。

玛丽·安·鲍彻（Mary Ann Boucher），法国，佩恩·玻尔通（Payne Bolton）护理学院讲师。

学习目标

完成本章内容的学习后，应该能够：

1. 回顾护理委派发展史。
2. 详细说明委派，义务，责任，权利和委派的执行过程。
3. 确定保健服务成员所应承担的责任。
4. 列举 5 种委派权力。
5. 说明 3 种可能存在的委派障碍。
6. 列举 6 种影响实现跨文化委派的文化现象。

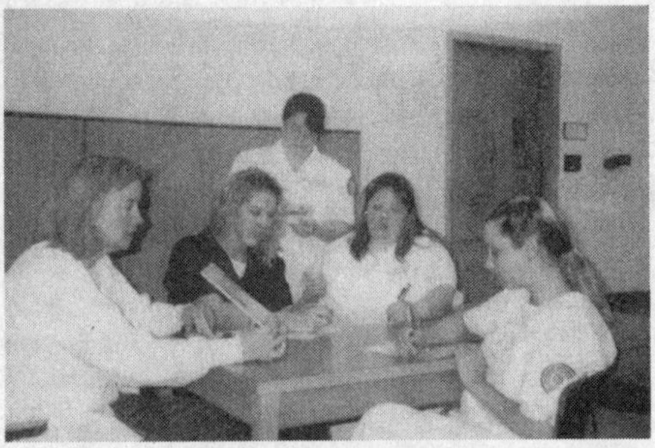

委派适当的人员是护理工作中的一项重要责任。如下所示的那种不正确委派是威胁生命的。

一位患者住院接受分流手术，要将头颅穹隆部位的积液引流出来。她的病史包括 6 个月前的一次分流术。还做过一次手术，并且是术后第二天。每次换班时需要对其神经系统进行判断，并且在患者病情发生变化时随时进行判断。夜班护士在接班开始时评价患者，注意到患者的神经状况没有什么变化。夜间护士每 2 小时周期性地检查患者，但是没有唤醒这名患者。患者身边有一位看护，他告诉护士患者“没有问题”。这名护工并没有说明当第一次帮助患者进入洗澡间时，没有什么困难。但在第二次扶她时，患者重重地歪向一边，根本无法站立，并且需要另外两名助手的帮忙。

患者的病情变化没有向护士报告。患者死于因分流阻塞造成的持续性痉挛发作。

这种情况本来应该如何避免？
谁负有责任？
护士负有什么样的责任？看护和两名助手负有什么样的责任？
这种情况下，怎样才能正确委派？

在参加全国联合委员会护理执照考试时，护士可能经常遇到这样的问题，即评价护士委派护理的能力。正在保护的患者是需要优先护理的患者。为了确保这种职责，护士自己和他人在护理法律约束下应该负有责任。具有不同水平的护理辅助人员也护理患者，包括助理护士，护理技师，患者护理技师，私人护理服务员，病房助理员，护理助理员和其他非注册人员。他们是在卫生保健服务机构的改革产生的。最近节约成本的各种努力已经使许多护士被派到新的岗位。这常常导致需要护工去考虑履行职责，而这根本就不是他们的教育和能力所能承担的。委派护理的机会在增加，护士们只要正确地委派工作，将能够确保对患者的安全和质量护理。在当前卫生保健公共事业中护理患者的护士们没有委派能力将不能够完成必要的义务，任务和职责。她们在许多护理角色所需的各种工作下会感到压力沉重和筋疲力尽。无能委派能够造成失落，自卑和缺乏自制等感觉。如果护士能培养出正确的委派能力，她们将更富有创造力，更喜欢她们的工作。

对委派的各种观点

正如护理史所显示那样，南丁格尔预见到护士如何发挥作用。引用南丁格尔的一句话："再次注意那些不需要你自己去做的事情…… 但是你能保证，你不去做别人也不能做吗"（Ulrich，1992，p. 38）。以此，护理工作中的委派责任被认为开始于南丁格尔的 19 世纪，并且继续发展成为后来的卫生保健服务模式。

现在，委派能力是新参加工作的护士和有经验护士们所必须的。将不同的护理内容向不同教育背景的人员进行委派需要护士们警惕以保证患者的安全。

根据费希尔（Fisher）（2000）所述，将某些工作委派可更有效地利用护理时间和设备资源，这有助于降低卫生保健成本。有效的护理委派可以保护患者，并得到理想的结果。

委派的定义

不同的组织和专家对委派下有不同的定义。美国护理学院协会认为委派并不是一种简单地从课堂就能学到的技能。这需要讨论到委派的各种关系，以及委派责任所需的临床帮助或指导。还需要讨论委派的任务在没有完成情况下如何处理（Salmond，1994）。全国护士局联合委员会对**委派（delegation）**的定义是一种具有能力的个别权力，即在特定情况下执行特殊护理任务的职权。护士负有委派的责任（NCSBN，1995）。

所有委派至少涉及两个人以及通过职权转移由他人来完成的各种职责。委派职权必须具有指导他人的能力。为了有效地达到目的，执行委派的个人必须装扮成领导的角色。成功的委派可使患者的个人健康需求得到保障，又能达到护士的职业目的。注册护士掌握交流技巧有利于委派。

注册护士不得不独立完成所有任务往往是比较苦恼的事。许多新毕业的护士常常为学习和完成大量的任务所困扰。在护理学院，学生们学习的是对1～2个患者的整体护理。可能偶尔需要别的学生们帮忙或被要求去帮助别人，极少有机会向别的护士或护工委派。所以，一些新参加工作的护士对于委派现在成为她们工作中的部分内容感到惊讶。卫生保健制度中是这样要求的，全国联合委员会执照考试也经常考核这部分内容。

委派对于新参加工作的护士来说并不可怕，也不是遥不可及的。委派的唯一目的就是为了在合理利用资源情况下，能够最有效地完成工作。工作必须委派给能够处理这项工作并懂得工作目的的人员。委派可以激发人们的兴趣，防止人员产生厌烦，造成无所作为或工作无效的后果。将那些职责或任务委派给最适合的人，可以使他们感到不管岗位如何，都是这个医疗小组中的一部分。员工们希望感到为了患者的康复做了些工作，不论是帮助患者洗澡，喂药，还是单纯的一笑。为了委派，护士要考虑职员在卫生保健小组中的个人和专业岗位，包括他们的能力，教育背景，经验以及患者的需求。在委派时传染病控制和患者安全是最优先考虑的问题。全国护士局联合委员会在他的网站上发布了一个委派决策工作指南（*www. ncibn. org/public/res/UAP/delegationgrid. pdf*）。

义务与职责

护士对她们的行为负有法律上的义务，对其患者的所有护理负有责任。这是对**义务**（**accountability**）的定义。一名注册护士需要对她的行为和有关的后果承担义务，包括她的动机以及护理的全过程。护士们还要对遵守国家护士工作法案，职业操作标准，卫生保健组织的各种规定以及行为道德—法律规则承担责任。注册护士需要为监测病人的病情变化，注意人类对疾病的各种反应和实施治疗，以及防止并发症承担责任。正如美国护理学院协会 1995 年颁布的，不直接涉及患者医疗内容的护理任务可以较为自由地重新委派，注册护士所承担的法律责任比被委派直接护理实践活动的责任要小。不可以将评估，分析，诊断，计划，指导和护理步骤的评价等工作委派给护工。委派活动一般只限于护理程序中需要实施的内容。

职责（**responsibility**）涉及可靠性，依赖性和完成工作的责任。职责还包括每个人执行一种可接受水平的工作的责任，即曾经得到过这种水平的教育。例如，需要助理护士提供患者床旁洗漱一类的服务。但她们不能给予止痛药，或执行介入性或无菌操作。在助理护士执行委派的任务后，需要向护士反馈任务的执行情况以及工作的结果。并要求这种反馈在一定的时间范围完成。

注意反馈的两个方面。监督正在进行的监护和评价非护理人员的工作也是注册护士的职责。护士转移了完成某项委派的任务的职责和权力，但是仍然负有对委派过程应有的责任。护理工作被委派的任何时候，注册护士必须遵循联邦政府的规定，国家护理实践法案，国家护理委员会章程与准则和医院的标准。

权力

委派工作的职责和对护工进行指导使护士具有了一定的权力。**权力**（**au-**

thority）发生于一个人已经具有委派的职权时，根据国家护士实践法案的规定，还需要有由一个官方机构授予的正式权力。根据埃利斯（Ellis）和哈特利（Hartley）（2000）所述，职权的概念常常与权力相联系，因为由一个机构授予的职权使一个管理人员或上司具有了指导他人，并被服从的法定权力。最好的工作氛围是员工们尊重这种职权。

委派

委派是将对一个患者护理的各个方面和职责向一个个体职员进行委派的过程。包括给予清楚的，简明指导和委派执行护理的职责和权力。注册护士具有委派的义务。有必要保证被委派的人员具有一定的教育背景，技能，知识和判断能力，能胜任委派。例如，在一个护理病房给患者进行静脉输液，最好将这份工作委派给注册护士，她们经过有关静脉输液知识教育，能够按照操作规程工作，而不是那些很少经验，甚至没有任何静脉输液经验的人员。当进行一项委派时，注册护士应该规定期望的委派结果，完成的时间，委派内容上的限制。

医疗小组成员的职责

新毕业的护士可能感到大量所需的患者护理重不可释，没有时间去完成。他们被准备不足和失败的感觉所搞得精疲力竭。不知道如何答复电话中的问题，找不到毛巾，没有时间吃午饭等苦恼使人疲惫不堪。所有这些感觉和行为都是尽力做所有的事而不寻求帮助的结果。新毕业的护士可能很快就意识到如果不去委派，就不可能及时有效地完成患者的护理。

美国护理学院协会（1990）提出了在委派护理时必须考虑的5个因素：

1. 伤害患者的潜在危险。
2. 护理工作的复杂性。
3. 解决问题和需要创新的能力。

4. 对结果的预见性。

5. 相互作用的程度。

注意这 5 个因素将有助于护理委派。

护士长的职责

护士长负责培养职员们进行委派的能力。这方面的指导是必要的，因为新毕业的护士出于好意，可能不想更多的麻烦护工。委派是需要实践的一种技能。

护士长将决定护理病房中职员的合理组成。护士长可以要求职员们具有各种技能，知识和一定的教育水平。一般由患者的病情和需求决定职员的组合形式。从职员组合中，新毕业的护士将开始认识到谁能最好地执行委派的任务。非护理性工作转派给办公人员，护工，家政人员，最好地利用个人技能。

新毕业生的职责

新毕业的护士需要将重点放在她们直接负责的那些工作。哪些工作可以委派，委派的范围是什么？护工做什么？职业操作护士都做些什么？在进行工作委派之前需要先了解这些问题。表 13-1 包括有对注册护士进行委派工作的各种建议。

注册护士

注册护士对护理工作各种准备负有职责和义务。根据巴特（Barter）和富里奇（Furidge）（1994）所述，注册护士需要始终对患者的评估，诊断，护理计划和评价负责。虽然护工可以观察患者的生命体征、出入量或其他指标，但只有护士才能分析这些数据、进一步综合评估、做出护理诊断和护理计划。护工可以执行一些诸如患者的卫生、营养、大小便或日常活动一类的简单护理，但是注册护士需要对患者的转归负责。让护工做那些超过她们工作范围以外的工作是违反国家护理实践法案的，是对患者安全的一种威胁。

根据美国护理协会出版的杂志《Registered Professional Nurses & Unlicensed Assistive Personnel》(1996)中所述，错误使用那些护工是许多卫生保健机构中的常见问题。常常要求护工履行那些超过她们能力之外的职责。人员缺乏和患者病情严重是造成这种错误行为的原因。护士们必须警惕，避免这样的事情发生。

护工

重症护理部门的护工人数增加对于患者有一定程度的危险。美国众议院1996年颁布的患者安全法案，有助于通过合理的技能组合实现安全的职员水平配置的运动。法案规定每位患者应由一位注册护士负责。法案还规定，护工需要训练执行那些诸如擦洗，喂饭，大小便和帮助患者行动等的工作。还希望护工能够记录和报告与这些工作相关的信息。注册护士向护工进行委派，并对这些委派负责。根据美国护理协会（1996）的规定，如果注册护士知道和有理由相信助理员经过正确的训练和指导，具有记录能力，她就有理由认为护工可以以一种安全和有效的方式进行工作。

在重症监护病房使用护工的原因是为了控制成本，免除注册护士更多的职责，基本上是一些非护理职责，使注册护士有时间完成对患者的评价和对治疗各种反应的评估。

表 13-1　对注册护士委派的建议
1. 包括委派时参与委派过程的所有职员。
2. 评价委派对象，和识别能够最好地完成被委派任务的人选。
3. 讨论执行的任务和确定完成的时间。对职员所希望的内容应该清楚和简洁。
4. 避免去除那些已经委派的职责。只能在职责超过了职员的水平之上，以及因患者病情变化使护理具有一定的风险时才可以去除。
5. 评价任务委派的效果并定期检查，要求对护理结果提供反馈报告。
6. 允许执行任务过程中形式上的细小差别。只要在实践范围内正确地履行职责，个别形式是可以接受的。

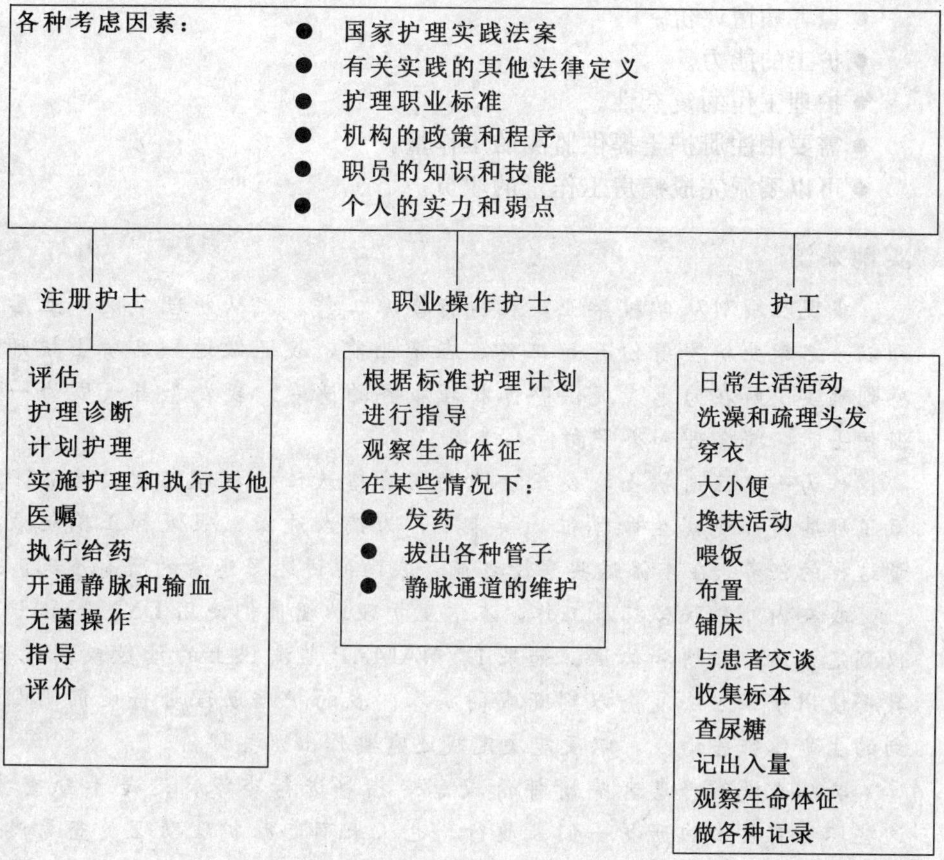

图 13-1　委派中的各种考虑因素

不能委派护工评价患者对治疗的反应，因为那是注册护士的任务。由护工执行各种非护理职责要比护士执行成本低。护工可以进行辅助性护理。她们不能提供整体护理。在任务委派给护工后，注册护士可以增加工作范围。注册护士在委派之前必须了解工作的性质，护工所需的技能和教育背景。

美国护理协会工作手册《Registered Professional Nurses & Unlicensed Assistive Personnel》(1996) 将注册职员和非注册职员的工作职责进行了分类。美国护理协会阐述因为注册护士对各种护理活动进行委派负有责任，需要在决定合理使用护工中考虑以下几点：

- 患者病情评价。
- 护工的能力。
- 护理工作的复杂性。
- 需要由注册护士提供监测的工作量。
- 可以委派完成病房工作量的职员。

实地采访

我现在刚刚从学校毕业，在执行委派工作。我从护理学院毕业后，立即以一名毕业护士身份开始工作。在毕业前，我还做过一名护士技师。我感到确实了解在为患者提供整体护理服务的感受。我发誓当我成为一名注册护士时，将合理和公平向他人委派。

作为一名注册护士，我正确地向经资格认证的护理助理员委派，我委派了那些诸如观察生命体征，换床单，为病人洗澡，喂饭和正确记录出入量这样的任务。在委派这些事情之前，我向他讲述了患者的所有情况。

我在内外科联合病房工作，在这里护理助理员们使用 DYNAMAP 监测仪测定血压，脉搏和体温。如果 DYNAMAP 监测仪上的读数或高或低时，我将使用手工方法复查以判断我的病人。我的护理助理员将她们刚刚观察到的生命体征告诉我，以便能决定我还需要作出哪些评价。

我从来没有将患者病情评价或患者指导进行委派，这是十分重要的。这些职责需要由注册护士们来履行。也从来不委派护理助理员查看患者的服药情况。从没有把插入和拔出 Foleys 导尿管这样的工作委派给她们。我相信我的助理员十分重视我交给的任务，因为我从来不将我不愿意干的，以及以前从来没有干过的事情交给他们做。本质上，我不想给人留下我比任何人“强”或者“好”的感觉。

我开始关注的是当我看到一群护士走过一个患者的病房，恰好患者需要便盆，结果她们去叫一个护理助理员送便盆。我从来不会让我的患者去等待这种必须和常常即刻执行的任务。如前所述，我工作涉及提供整体护理服务，我知道不正确做法的感觉是什么。到目前为止，我一直恪守正确和公平委派的诺言。我相信我的护理助理员会同意我的观点。

谢利·A. 汤普森（Shelly A. Thompson）

新毕业护士

职业操作护士

职业操作护士/职业护理提供者是经历过标准训练，其资格和执业评估得到了职业操作护士（LPNS/LVNS）的要求。虽然职业操作护士可以执行许多护工不允许做的职责和功能，但是职业操作护士可以做较高标准的护理，并为她们的行为负责。职业操作护士的常见职责包括护工的职责和根据标准护理计划进行指导，及在某些情况下分发药物等职责。注册护士仍然主要对患者的整体评估，护理诊断，质量护理计划，实施，和评价负责。表 13-2 由全国护士局联合委员会（National Council of State Boards of Nursing，Inc.，1995）列出了需要考虑的 5 种委派权力。

当考虑将正确的任务委派给正确的人时，需要检查国家护理实践法案，机构的政策和程序以及所有职员（例如职业操作护士，护工，注册护士等）参与的工作性质。

表 13-2　委派的 5 种权力
1. 正确的任务
2. 在正确的条件下
3. 使用正确的人员
4. 经过指导与交流
5. 经过正确的监督

还要考虑所有职员的训练和能力。任务是否是由正当的人委派给了适宜的人员。是否这个任务可以由一名护士委派。

当考虑正当条件时，确定员工们是否懂得如何安全和正确地操作，以及这些行为是否需要职员们有证书证明的资格。

当考虑适当的人员时，能够确定患者病情是否稳定，具有可预测的后果，委派给此人法律上是否允许，牢记人员编制和可利用资源的情况如何。

当考虑正确的说明与交流时，确保注册护士交代任务时具有明确的说明和实施步骤，并仔细说明预期的结果。

当考虑正确监督时，确保注册护士能够回答职员提出的所有问题，并具有随时解决问题的能力。护工应该向实行委派的注册护士报告任务的完成情况和患者的反应。这样才能保证正确的监督与评价。注册护士提供以后的监测，干预，反馈，评价，指导和领导刚刚开始工作的职员。

直接委派与间接委派

根据美国护理协会的规定，直接委派一般是由注册护士对在一种特殊护理情况下的活动和任务口头上给予指导。间接委派是通过使用一种批准的有关各种活动和任务的列表而执行的，即那些在卫生保健公共机构的一系列政策和程序中已经确立的活动和任务。

在决定委派时，应用很好的职业判断是十分关键的。直接委派使得注册护士有机会将需要完成的任务进行清楚地说明，在完成任务过程中哪些是预期发生的，注册护士的期望是什么。这时应该给予职员清楚说明任务的机会。

间接委派过程开始于各种水平。护士长准备了一个可以委派的各种任务表。表中包括了所有由护士长委派注册护士，注册护士委派护工，注册护士委派职业操作护士，护士长委派病房秘书，注册护士委派病房秘书的各种任务。这些任务是根据医院的政策所罗列的。被委派的各种类型的任务反映了护工们根据她们的教育背景和经验及时完成任务的能力。

委派过少

新岗位的职员例如护士长，注册护士或护理专业的毕业生，常常是不委派的。认为那些老的，有经验的职员可能讨厌有人向她们进行新的委派，新参加工作的护士可简单地避免委派。或者，新护士们可能通过证实她们能够独立完成所有交给的任务的能力，来寻求其她职员的认可。另外，一些新护士可能不愿意委派是因为她们不认识或不相信他的同事，也可能不了解她们的任务是什么，或不知道允许她们做什么。

实地采访

在评价了几个不同的护理病房执行委派情况之后，我得出一个结论；作为职业护士我们做的还不够。当然也有一些例外，有些人具有出色的委派能力，可以将几乎所有她的职责以一种命令的和外交手段委派给她人，不管这些接受者是否喜欢还是怨恨。

部分问题在于任务的描述，在于描述任务的详细部分是最后的“包括作为委派的各种任务”的白纸黑字，后面的说明太模糊，被委派的任务应该清楚地在描述上做出说明。

在护理病房，一般由主管护士分配和委派任务。她们常常为这种角色而受到批评，多数是在背后，偶尔会在公开情况下受到指责。“你是什么意思，我正在接受一个入院；我已经得到两个任务了！”当委派任何任务时，从接受入院到清理杂乱的病房，最好个人能够理解。我不明白，如果是护士的罪过，那么希望职业注册护士怎样做才能较好地进行委派呢？

委派失败可能是由于我们是女人占多数，作为母亲女性的原因。妈妈怎么了！妈妈可以做所有的事情。妈妈可以找到阻力最小的途径，“自己做更容易！”这和注册护士是一样的；注册护士能做，注册护士能做所有的事情。

我认为好的委派艺术需要在教育过程中学习，同时需要团队精神。当我们在委派无力时，团队会受到阻碍。当今卫生保健中的挑战是巨大的，将来会变得更加惊人。作为职业护士我们要努力获得在委派上有高级技能，搞好团队建设，善于交流，因为这些技能将成为在未来生存的工作。

苏珊娜·卡尔威特（Suzanne Kalweit），注册护士，硕士

主管护士

如果新参加工作的护士不能进行适当的委派，她们会变得非常苦恼。她们可能无法正确支配，或不能正确地服从其他职员；她们可能不能以确定的责任去委派适当的权力。完美主义和禁止出错会使得一个新参加工作的护士难以理解患者护理责任。比较有经验的护士应该通过早期干预，在委派过程中帮助，讲清楚责任，辅导新职员。

委派过多

过多委派任务也能使病人处于危险。因为没有得到足够的教育，而将任务不适当地委派职员去执行是危险的。注册护士具有向护工委派专业职责是明确的。不适当的委派是违反国家护士操作法案的。过度委派的原因有许多。职员在执行一项根本不熟悉的任务时，可能感到不安，并可能更多地依靠上司。她们有可能是没有组织的，倾向于避免责任，或避免将自己沉浸于琐事之中。委派过多使某些人工作过重，而另一些人没有充分的事情可做，使同事产生厌烦情绪。

文献应用

引言： Hansten, R. , & Washburn, M. (2001, March). Delegating to UAPs: Making it work. NurseWeek, 21-23.

讨论： 随着申请护理学院的人数下降，美国和其他国家已经寻求填补与护工之间的空缺。通过与护工合作和在一个团队基础的系统中有效的工作，注册护士能够改善患者护理的结果。强迫护工执行她们所力不能及的任务，是在为患者和护士制造危险。记住“委派的各种权力”是重要的。甚至100年前南丁格尔就阐述：“让那些负责的人们记住这个简单的道理，并不是我们自己如何做好正确事情，而是如何使事情永远能够有人做?”（Ulrich, 1992, p. 38)。

实际应用： 使护士执行正确的委派，确保患者的安全是重要的。

跨文化委派

护士和患者都具有不同的文化背景。跨文化委派是指将需要考虑文化差别的任务委派给职员执行的过程。普尔（Poole），戴维黑泽（Davidhizar）和吉戈（Giger）（1995）提示，在向一个文化非常不同的职员委派时，需要考虑6种文化现象，交流、空间、社会组织、时间、环境调节和生物学变异。

交流

第一种文化现象，交流很大程度上受不同文化背景的职工人数影响。交流因素包括方言、音量、使用接触、讲话的条理性和举止、例如手势、姿势和眼神，所有这些将影响信息的发送与接收（Poole，Davidhizar，& Giger，1995）。例如，如果一名护士向护工大声讲话，会被认为是在生气。然而，有可能护士来自于一个不同文化背景的人群，他们讲话的声音大，根本没有生气。另外，一名护士因为文化修养，可能说话声音小，没有显示指示性的语气，有可能被认为是缺少权威性。所有护理教学课程都讲授基本交流技巧。这些技巧是执行委派工作的基础。

空间距离

文化背景影响人与人之间所保持的空间距离。有些文化习惯要求人员之间保持一定的距离，而有些文化习惯希望保持较远的距离。当交流时，人员之间保持的距离违反文化习惯时，会使委派效果减低。有些委派人讲话时站的太近。相反，如果站的离委派者较远，有些人员可能感到这是不予考虑的意思，让人感到这不是我们的事或者事情不重要。

社会组织

在不同的文化下，一个人生活中的社会支持种类不同，从来自家庭的支持到与职员相关的同志式支持。

如果职员请求其他职员给予社会支持，被委派的任务有可能会与他们的社会组织冲突，这些职员完成这些任务是比较困难的。

案例分析 13-1

一名护理专业的新毕业生，桑迪（Sandy）被派与一名护工卢克（Luke）一起为5名患者服务，桑迪向卢克自我介绍，并询问他都做哪些类型的病人护理工作。卢克告诉桑迪，为病人洗澡和记录各种生命体征。桑迪让卢克汇报所有生命体征，并让他写在一张纸上交给她。她问卢克是否记录了这些体征，他说确实做了记录。

早晨，肯特（Kent）医生正在巡视病房，其中有两个患者是桑迪的病人。他向桑迪要最新的生命体征记录，她就向卢克要所有患者的生命体征记录。卢克告诉她还没有做记录，肯特医生这时让桑迪自己汇报。当桑迪观察完生命体征回来后，肯特医生已经走了并写下了数个她跟本不懂的医嘱。

在委派上述情况下，有几个因素需要给予不同的处理。你能说出哪几种吗？

你认为新毕业护士向护工委派任务是有准备的吗？为什么？

向护工委派的任务合适吗？

时间

另外一个影响委派的文化现象是时间观念。你常常会听到人们这么说，“他们按照自己的时间表是准时的”一些人行动缓慢，常常迟到，而有些人行动敏捷，常常按照会议规定时间准点到达。

普尔，戴维黑泽和吉戈（1995）描述了以过去，现在或将来为出发点的不同文化群体。以过去为出发点的文化考虑重点是他们的传统和对这种传统的拥护。例如，在制作食物过程中要花费时间考虑文化，这些食品的制作是传统性的，虽然食物可以从商店买到。以当前为出发点的文化考虑重点是日常活动。例如，我们以目前的文化为出发点考虑，认为目前的工资水平不合适，这不是出于对将来的考虑。以将来为出发点的文化担心将来有可能会发生什么，不停地为可能发生的问题做准备，有可能是资金的或者是与健康相关的。一名护士委派者应该总能认识到完成的职责和完成的期限，正确的职员能够适时理解他们的职责。否则，在规定时间内完成任务的人可能会被那些不能守时的人所阻挠。

环境控制

普尔，戴维黑泽和吉戈（1995）将环境控制定义为人们对他们的环境进行支配的感觉，也称为自我制控。有些文化过多地看重命运、运气或机会，认为例如一名癌症患者的治疗凭运气。他们可能认为卫生保健治疗对治愈有一定的作用，但并非是唯一的方法。职员如何理解他们对环境的控制有可能会影响到如何委派和执行职责。具有自我制控的职员往往采取主动的方式，在做出决策时不需要别人的帮助。他们相信行动，不依靠运气。相信外部制控的职员可能等待运气决定他们的行动。

生物学差异

第六个和最后一个文化现象是生物学变异。生物学变异是指不同种族之间生物心理学上的差异。这些生物心理学差异包括生理差异，精力和对疾病的猜疑。这些因素需要考虑。例如，护理一位体重 300 磅的昏迷患者，需要经常翻身，将这项任务委派给一名瘦小的护士，她体力上无法处理这个患者，这会是个问题。可能应该为这名患者安排两名护士。是不能安排怀孕的护士为这名患者护理的，因为对胎儿和护士有潜在的危险。而且，怀孕的护士也不能安排给接受镭放射治疗的患者，因为镭对胎儿和母亲具有损害。因为卫生保健提供者和患者安全，必须考虑生物学差异。

重要概念

- 委派是一种需要实践和学习的行为过程。
- 注册护士必须清楚了解所有职员的工作组成定义。
- 委派的 5 种权力有合适的任务，在合适的条件下，使用合适的人员，经过合适的指导与交流以及合适的监督。
- 护士对她们的行为负有法律上的义务，对患者的所有护理负有责任。

- 职责涉及可靠性，依赖性和完成工作的责任。职责还包括每个人在可接受水平完成的义务。
- 根据国家护士实践法案的规定，职权发生于一个人已经具有委派的权力时，还需要有一个官方机构授予的正式权力。
- 注册护士对所有护理职责和委派负有责任。
- 对于较好的委派存在几种潜在的障碍。
- 提倡跨文化委派，为患者提供最理想的护理。

关键术语

义务（accountability）
权力（authority）
委派（delegation）
职责（responsibility）

复习题

1. 以下哪些是有关注册护士和护工的叙述？
   A. 护工和注册护士具有等同的职责
   B. 护工要为所有患者的护理负有责任
   C. 在有护工帮助情况下，注册护士对患者的护理承担较少的义务
   D. 注册护士提供患者护理，必要时将任务向其他注册护士或护工委派
2. 如果一名护士按计划完成护理职责有一定的困难，需要考虑的一种跨文化现象是：
   A. 生物学差异
   B. 时间
   C. 空间距离

D. 社会组织

3. 对于一名职业操作护士来说，以下哪个是不适当的任务

A. 记录一个新病人的生命体征

B. 注册护士

C. 完成一项疼痛评价，护工认为其与先前的疼痛比较发生了变化

D. 由注册护士进行患者指导后，安排出院

4. 如果一名正要出院的患者需要进行强化指导，执行这项任务的最合适人选是

A. 病房秘书

B. 一名职业操作护士

C. 一名助理护士

D. 护工

5. 哪些患者最适于委派护工进行基础护理？

A. 急性腹膜炎的患者

B. 慢性充血性心力衰竭患者

C. 急性阑尾切除术后的患者

D. 急性颅脑损伤的患者

课后练习

1. 决定你的工作范围，给国家护士协会打电话，查询国家法律和各种规定。
2. 阅读 1999 年 4 月 14 日由霍普金斯大学彼得·普罗诺沃斯特（Peter Pronovost）和他的同事发表在美国医学会杂志的研究。他们发现降低 ICU 白班或夜班的护士-患者人数比例与 ICU 驻留时间和总住院时间延长相关。这些高风险患者是否可以被安全地委派？
3. 观察你们医疗机构的委派程序，是否考虑了跨文化委派？如果是，观察到了哪些现象？
4. 你在医疗机构进行临床实习，请非正式检查此机构内护工的情况。询问他们都委派了哪些任务。询问他们是否有一些感到不太合适的任务。

对你的所见进行讨论。

5. 你是否有过委派任务的机会？确定向谁委派和委派内容，讨论这些是如何影响患者和工作的。下次将改进哪些内容？

浏览网站

- 登录网站，然后开始临床工作。查找公共政策，并找到国家咨询组织成员。如果有，哪些政策考虑将护理委派给护工和职业操作护士。
- 加利福尼亚是第一个要求所有注册医院遵照固定护士一患者比例标准的州。登陆加利福尼亚护士协会网站*http：//www. calnurse. org/*，鉴别这些条款的特殊内容。
- 登录美国护士协会网站，*http：//www. nursingworld. org* 观察护理的安全性和质量。

参考文献

American Association of Critical Care Nurses (AACN). (1990). *Delegation of nursing and non-nursing activities in critical care: A framework for decision making.* Irvine, CA: Author.

American Nurses Association (ANA). (1996). *Registered professional nurses and unlicensed assistive personnel,* 2d ed. Washington, DC: American Nurses Publishing.

Barter, M., & Furmidge, M. L. (1994). Unlicensed assistive personnel: Issues relating to delegation and supervision. *Journal of Nursing Administration, 24*(4), 36–40.

Boucher, M. A. (1998). Delegation alert. *American Journal of Nursing, 98*(2), 26–32.

Ellis, J. R., & Hartley, C. L. (2000). *Managing and coordinating nursing care.* Philadelphia: Lippincott.

Fisher, M. (2000). Do you have delegation savvy? *Nursing2000, 30*(12), 58–59.

Hansten, R., & Washburn, M. (2001, March). Delegating to UAPs: Making it work. *NurseWeek,* 21–23.

National Council of State Boards of Nursing. (1995, December). Delegation: Concepts and decision-making process. *Issues,* 1–2.

Poole, V., Davidhizar, R., & Giger, J. (1995). Delegating to a transcultural team. *Nursing-Management, 26*(8), 33–34.

Pronovost, P. J., Jenckes, M., Dorman, T., Garrett, E., Breslow, M. J., Rosenfeld, B. J., Lipsett, P. A., & Bass, E. (1999). Care of the critically ill. *Journal of the American Medical Association, 281,* 1310–1317.

Salmond, S. (1994). *Perceived effectiveness of models of care using clinical nursing assistants.* Pitman, NJ: National Association of Orthopedic Nurses.

Ulrich, B. (1992). *Leadership and management according to Florence Nightingale.* Norwalk, CT: Appleton & Lange.

推荐读物

Barter, M., & McLaughlin, F. E. (1997). Registered nurse role changes and satisfaction with unlicensed assistive personnel. *Journal of Nursing Administration, 27*(1), 29–38.

Bellack, J. P., & O'Neil, E. H. (2000). Recreating nursing practice for a new century: Recommendations and Implications of the Pew Health Professions Commission's Final Report. *Nursing and Health Care Perspectives, 21*(1), 14–21.

Benner, P. (1984). *From novice to expert: Excellence and power in clinical nursing practice.* Menlo Park, CA: Addison-Wesley.

Bernreuter, M. E., & Cardona, M. S. (1997). Survey and critique of studies related to unlicensed assistive personnel from 1975 to 1997, part I. *Journal of Nursing Administration, 27*(6), 24–29.

Blouin, A. S., & Brent, N. J. (1995). Unlicensed assistive personnel: Legal considerations. *Journal of Nursing Administration, 25*(11), 7–8.

Burns, J. P. (1998). Performance improvements with patient service partners. *Journal of Nursing Administration, 28*(1), 31–37.

Canadian Nurses Association. (1995). *Policy statement: Necessary support for safe nursing care.* Ottawa:

Canavan, K. (1997, May). Combating dangerous delegation. *American Journal of Nursing, 97*(5), 57–58.

Gordon, S. (1997). What nurses stand for. *Atlantic Monthly, 279*(2), 80–88.

Johnson, S. (1996). Teaching nursing delegation: Analyzing nurse practice acts. *The Journal of Continuing Education in Nursing, 27,* 52–58.

Parkman, C. A. (1996, September). Delegation: Are you doing it right? *American Journal of Nursing 96*(9), 43–48.

Parsons, L. C. (1997). Delegation decision-making. *Journal of Nursing Administration, 27*(2), 47–52.

Princeton Research Survey Associates. (1996). *Nursing and the quality of patient care: 1996 survey.* Princeton, NJ: Author.

Shindul-Rothschild, J., Berry, D., & Long-Middleton, E. (1996, Nov.). Where have all the nurses gone? Final results of our Patient Care Survey. *American Journal of Nursing, 11,* 25–39.

Smith, J. (1998, July). RNs and UAPs: Not much difference? *RN, 62*(7), 37–38.

Zimmerman, P. G. (1996, February). Use of unlicensed assistive personnel: Anecdotes and antidotes. *Journal of Emergency Nursing, 22*(1), 42–48.

Zimmerman, P. G. (1996, June). Delegating to assistive personnel. *Journal of Emergency Nursing, 22*(3) 206–212.

Zimmerman, P. G. (1997, May). Delegating to unlicensed assistive personnel. *Nursing, 27*(5), 71.

第Ⅳ单元

管理护理

第14章

一线患者护理工作管理

凯瑟琳·费希尔·塞勒斯（Kathleen Fischer Sellers），
哲学博士，注册护士

单一决定专业工作成败的最关键的因素大概是在班组层面上的管理和领导工作。

——乔伊斯·克利福德（Joyce Clifford），1990

学习目标

完成本章的学习后，读者应该能够：

1. 定义一线护理工作管理的概念。
2. 探讨战略规划的要素——思想，任务，使命。
3. 懂得护理工作的共同管理。
4. 了解本纳（Benner）的几个概念：护理新手，护理高级入门者，有能力的护理人员，熟练的护理人员和护理专家。
5. 了解可靠的护理服务体系。
6. 明确班组表现的考核方法。

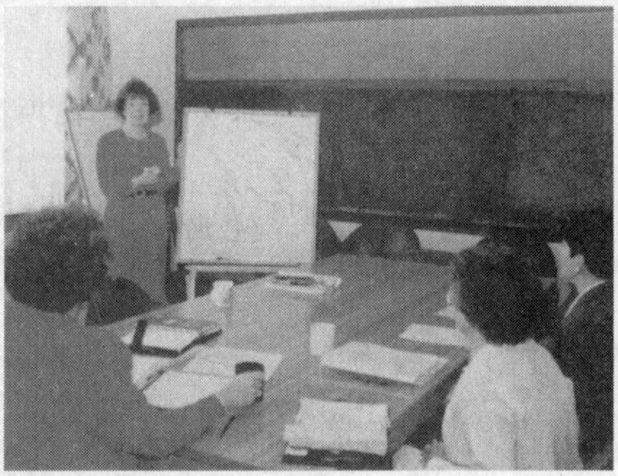

一位一线护士长被告知，有计划要将她所负责的外科急症护理组与目前负责病人24小时看护的外科流动护理组合并。作为一名拥有丰富经验的且有见地的一线护理领导，她被推荐去监督这个新组织的建立和发展工作。院方认为这个新组织的建立会提高医院的收入，员工的生产效率和对患者护理工作的连续性。因此，在保证所投入的资源为院方带来附加价值的前提下，新的护理小组的组织构造和人员配备所需的资源的分配要符合院方的目标。

要建立何种组织结构和工作流程？

要建立何种护理系统？

你如何才能确保有能力和专业知识的新护理人才在小组中不断增加？

你期待会是实现何种目标？在何种时间框架内？

一线护理管理是利用护理过程来计划，实施和评估患者群体的护理结果而不是单个患者。一线护理管理与指挥一个交响乐团很相似。一线护士长如同是一名指挥，领导或协调一群具有各种天分和特长的一个个不同的个人努力实现一个共同目标（MacGregor-Burns，1979）。交响乐团可以奏出美妙的音乐，护理小组也可以提供高质量、低成本的护理工作。

成功的一线护理管理工作需要健全的管理体系，护理程序，以及对护理工作结果的评估系统。这些必须与组织的目标和对未来的展望保持一致，同时也要建立于专业护理实践的哲学基础之上。建立于专业护理实践原则之上的一线护理管理需要有一个存在于护理管理人员和临床护士之间共同决策和管理的系统。这样的工作构架创造了好的环境，它为护理工作顺利展开提供了可靠的系统，例如责任制护理，以患者为中心的护理或病例管理。在这样一个环境中，护理工作的结果，临床质量，就诊率，服务等多数指标都可以得到经常性的评估。

小组的战略策划

战略策划（strategic planning）是一个过程，目的在于在动态的、充满竞争的环境中通过资源的分配实现小组的目标（Andrews，1990）。

内部环境和外部环境的评价

如图 14-1 所示，战略策划包括明确组织的哲学价值观；认清组织存在的使命；明确组织对未来的展望；然后进行环境评价或者 SWOT 分析，它主要考察组织机构的优势、劣势、机会和威胁。这些信息为组织在未来 3 到 5 年的发展提供可靠的数据。其次是策略的提出和强化。最后，目标和宗旨被具体化成为组织每年的工作计划。这样的程序同样适用于小组或部门的战略计划。

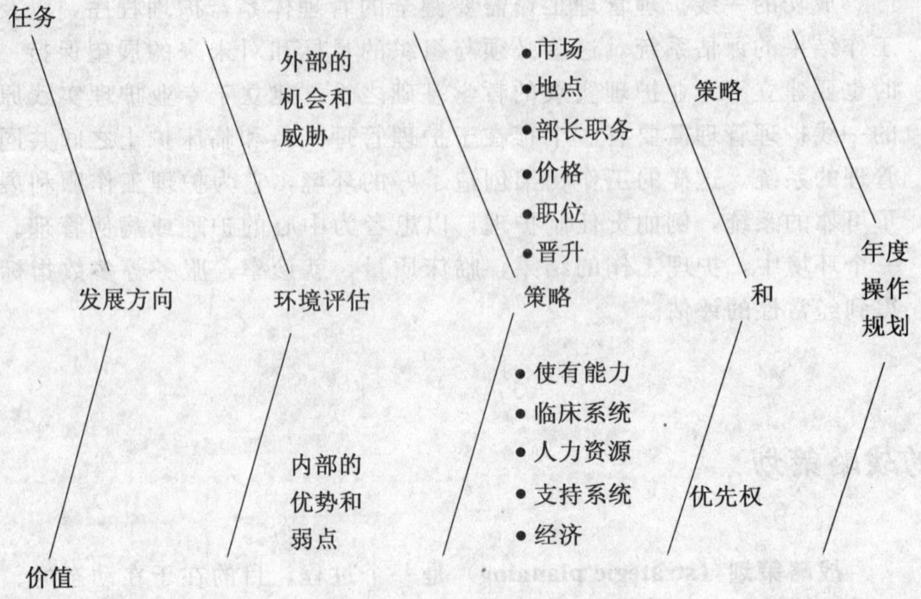

图 14-1 Bassett 卫生保健中心战略策划框架（Developed by Gennaro J. Vasile，PhD，FACHE，Bassett Healthcare）

一种哲学的确立

哲学（philosophy）是基于我们内心价值的信仰的一种表述，这种价值是给我们指出目标的内在力量（Yoder Wise，1999）。当一个团体的目标和展望的建立是基于内部成员的哲学和核心价值观时，这些目标和展望就是权威性的（Wesorick，Shiparski，Troseth，&Wyngarden，1997）。核心价值观可能与表 14-1 所显示的一样复杂。或许它们也可以来自于护理人员的奇思异想，如“以患者为中心”，“合作”，“健康环境”等等。这样，一个组织的核心信仰和价值观就被融入它的目标和未来发展的规划中。

实地采访

在我们学院的健康科学中心，学校的领导、董事会成员和消费者利益相关人制定战略性计划。一旦这个战略性计划被制定出来，它就会被刊印出来并且在中心范围内的管理大会上讨论。接着在分会中进行讨论，并通过病区员工大会被呈现给工作人员。这儿是护理部主任发言最具影响力的地方。我向我的工作人员们基本解释了社团战略计划的原理，并查看了她们的反应。接着，就他们向社团反馈信息进行了交流。

同时在我们的组织的时事通讯中会为所有为计划进行描述并阐述观点的职员出版一些文章。接下来每一个分区和部门进行分区和部门的计划，这些计划支持总体战略计划。例如：在几年前的一个战略计划中，明确地指出我们学院的医疗中心要变成一家以心脏病为主的中心，建立一个尖端科技的心导管实验室。于是心血管的医疗服务部门就在他们的规划中包含了建立一个尖端科技的心导管实验室的计划。

安妮·L. 伯纳特（Anne L. Bernat），注册护士，护理硕士学位，CNNA

护理部主任

表 14-1　核心价值观

- 质量存在于那些具有共同的目的、展望、价值观以及合作关系的地方。
- 每一个人都有卫生保健的权利，这促进了身体、智力和精神的完整性。
- 每一个人都负有向卫生保健机构传递信息和为其做出他或她的贡献的责任。
- 合作关系对计划、合作、一体化和向统一体提供卫生保健而言是最基本的。
- 以不同的方式不断学习和思考对改善健康而言是最基本的。
- 一种健康的文化始于每一个人，而且可通过自我工作、相互合作以及系统的支持得以提高。

摘自“Mission and Core Beliefs,” by B. Wesorick，CPMRC Connections… for Continuous Learning，December 2000，P. 3。

使命宣言

使命（mission）是为了完成一个重要问题所作的表述（Wesoricket al.，1997）。一个组织机构的使命反映了卫生保健机构或其部门的目的和方向。

科维（Covey）说，“组织的使命宣言——其切实反映组织及其内部成员共同的观点和目标——确立共识和全部承诺”。组织的使命宣言会产生极大的推动作用，所有组织成员都应该参与到组织建设中。

承担建立组织使命的小组应当回答以下的一系列问题：

- 我们代表什么？
- 我们要捍卫什么样的原则和价值观？
- 我们要帮助谁？

组织使命宣言有三个基本要点：

1. 组织使命描述不要太长。
2. 它要用具体的语言说明组织的宗旨。
3. 它应该是简洁而中肯的。(Jones，1996)

使命宣言是如此的广泛，病房往往会采用医疗机构的总体使命，例如案例中 Bassett 卫生保健中心外科病房所做的。图 14-2 所列举的使命宣言是组织机构和病房的使命。

BASSETT 卫生保健中心

使命

Bassett 卫生保健中心的使命是提供优质患者护理服务，
教育医生和其他医务人员，并从事卫生保健研究。

图 14-2 Bassett 卫生保健中心使命宣言（承蒙帕特里克·罗奇（Patrica Roesch），护理学士，注册护士，Bassett 卫生保健中心提供）

展望描述

科室的展望描述反映了组织机构对未来发展的观点。科室的展望描述例证了部门的目标和展望如何在符合组织机构的目标和展望的前提下得以实现。

以下是展望的四个要点：

1. 它要被书面化。
2. 虽然它已经被实现，但是也要以现在时的语态写下来，并采用具体化的语言。
3. 它包括各种活动并跨越很长的时间。
4. 它要平衡护理服务的提供者、患者、环境三方的需求。这种平衡使科室的展望成为现实。

表 14-2 所列出的外科病房发展方向的描述说明了科室的核心价值观：以患者为中心，合作，健康的环境和知识。书面化的描述告知科室成员的工作，为什么需要完成这些工作，如何完成。简而言之，它描述了科室如何完成它的目标。

表 14-2　外科病房展望的声明

我们做的工作：影响患者在他们追求健康的过程中渴望得到的结果。
为什么我们这样做：提供一个有治疗功用的环境，一个个体的身体、智力、情绪和精神的良好状态会在这个环境中得到滋养。
我们是谁：在合作的关系中进行实践，在认识和评价分歧时相互表达对对方的尊敬。
我们怎么做：通过不断地进行学习。我们的知识抚育我们成长；我们的指导老师教育我们如何实践。(Roesch，2000)

实地采访

我们每年都在计划，但是我要说我们每 2～3 年基于我们的核心价值观审视我们病区的哲学体系，而且重新评价我们的战略计划。我们有三个核心价值做指导，而今年伴随着各种外部压力，我们增加了第四个。当我们执行每年计划时，我们会将这些核心价值放在前面。我们用来制定和重新评价核心价值的过程是非常有力的，员工也有紧迫感。

SPAN——职工计划行动网络（Staff Planning Action Network）——是我们以病区为基础的共享管理组织。SPAN 根据我们的哲学体系制定任务草案和展望的声明并且 SPAN 能够符合这个声明，这种哲学体系是基于我们目前的核心价值——以患者为中心、合作以及有治疗功用的环境。接着他们将这些草案和声明记录在一个三页的图表上，每个班用 15 分钟在病区中传阅这些表格，然后征求员工对声明的反馈意见。接下来在根据得到的反馈信息进行修改并在员工大会上公布。从反馈意见中得到的信息的重点是与迅速改变环境相关的继续教育和培训内容的需求。于是我们增加了第四个价值——知识。

我们病区的哲学体系，来源于我们所信仰的核心价值观。我们将这些核心价值观扩展到展望声明中，它描述了如何在这个病区进行实践。

帕特·罗奇（Pat Roesch），护理学士学位，注册护士
一线患者护士长

目标和目的

病房进行战略策划的下一步是制定3～5年的更为广泛的战略计划，然后制定针对这些战略的年度目的和目标。**目的**（**goal**）是部门在一年内要达到的一个具体的结果或目标。**目标**（**objective**）是为实现目的的过程中一些可以衡量的步骤。

专业实践的结构

在一个职业护士工作能够得到评估的组织机构中，战略的创造性会得以发展并最大效率地得到执行，这需要通过一个有管理人员和医护工作者共享管理和共同决策的机制来实现。

共享管理

共享管理（**shared governance**）是一个组织架构，它建立于分散领导的哲学，这种哲学鼓励自主决策和职业护理实践（Porter-O'Grady，1992）。共享管理，如同它的名称，是指控制、权力或权威在既定的（共享）利益的各方之间分配（Stichler，1992）。

在多数护理单位中，护理既定的各方分为截然不同的两类：（1）直接参与护理工作的，如护士；（2）护理管理人员和行政管理人员，如护士长。在共享管理的状态下，护理组织管理方承担了组织的责任并进行资源的管理。管理放弃了对临床工作的控制。作为回报，操作护士则承担了她们护理工作中的义务和责任。

以科室为基础的共享管理结构是最成功的，前提条件是需要有一个组织机构水平的共享管理结构，并适用于以科室为基础的功能。组织的共享管理结构通常是议会制的模式，这主要由以前存在的护理或制度委员会发展而来。在一个议会制的结构中，对于具体的职业操作护士须承担的明确责任有五个主要方面内容：临床操作，质量，教育，研究和资源管理（Porter-O'Grady，

1992)。图 14-3 描述了共享管理模型。

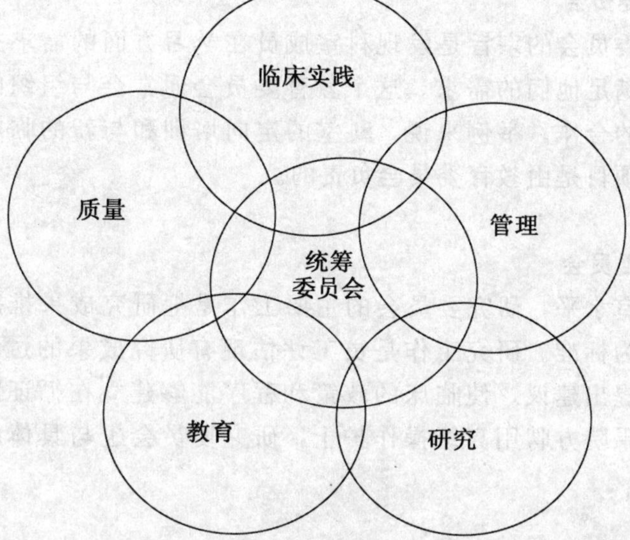

图 14-3　一种共享管理模式

临床实践委员会

临床实践委员会的任务是为工作小组制定操作规范。通常临床操作委员会是科室水平的委员会，它与组织机构的委员会联络并有义务确定临床操作相关的政策和程序。循证医学的操作规范的建立要通过研究实际工作，以确保操作标准建立在科学临床的操作基础之上，而不仅仅来自于传统。

质量委员会

质量委员会的目标有两个：(1) 评价员工的资格，(2) 监督科室的质量活动。在监督员工质量方面，这个委员会有责任考察那些有潜力的护理人员并对其资格进行评估。然后做出是否雇佣的建议。质量委员会同时也基于护理人员过去的工作质量对其资质进行评估并做出是否晋升的建议。

质量委员会负责的质量管理活动还包括检查反映临床全面工作情况的各项指标，如误诊、患者流失率、家属满意度以及对紧急呼叫的反应速度。科室还将经常参加组织机构针对于某种特殊患病人群的疾病管理研究，如糖尿病人。

教育委员会

教育委员会的宗旨是发现科室成员在学习方面的需求并开发实施一些培训项目以满足他们的需求。这个教育委员会通常会与组织的教育和培训部门保持密切的合作。举例来说，科室的定向培训和与新的临床技术及新设备相关的培训项目是由教育委员会负责的。

研究委员会

在科室水平，研究委员会的主要工作是把研究成果推广到临床实践当中去并确立为标准。研究工作是员工评估现有研究成果的过程，然后给临床操作委员会提出建议，使临床的政策和程序能够建立在循证医学的科学发现基础上。如果院方聘用高级操作护士，研究委员会也与具体的研究项目进行合作。

管理委员会

管理委员会的宗旨是保证科室既定的操作和管理标准得到遵守并且有足够的资源确保护理工作的完成。一线护士长是这个管理委员会的常任委员。其他成员包括有助理护士长和当值护士或者轮值护士。

合作委员会

共享管理结构还包括一个管理委员会。管理委员会的主要工作是协调和整合其他委员会的工作。这个委员会通常由一线护士长和其他委员会的负责人组成。管理委员会往往推动科室目标和展望的年审并制定每年的工作计划。(Sellers，1996)。

以科室为基础的共享管理结构或许是比较一致的。通常一些委员会与其他委员会是并在一起的，比如，教育委员会和研究委员会。一个委员会也可能包含下一级的委员会，这些委员会的责任是完成某些特定任务，比如员工的资质考察、晋升、录用和保留。科室的结构是变化的，但其主要目的是在满足临床科室工作需求时通过建立职业操作标准将权利授予员工。

文献应用

引文： Sellers，K. F.（1996）. The meaning of autonomous nursing practice to staff nurses in a shared governance organization：A hermeneutical analysis. Unpublished doctoral dissertation，Adelphi University，Garden City，New York.

讨论： 塞勒斯（Sellers）进行了一项研究，旨在观察一个急救护理医院中的自主护理实践，这是纽约偏僻地区的整体乡村医疗网中的一个组成部分。她希望了解执行共享管理结构对自主护理实践的影响。她回顾了最近的文献（Ludemann & Brown，1989；Welsch & LaVan，1981；Westrope，Vaughn，Bott，& Taunton，1995)，她发现这个模式鼓励的是招募新的护士与现职护士的保留。然而，她感兴趣的是这个模式对医院背景下的自主护理实践的作用。

塞勒斯发现自主护理实践每天都在发生，而且总是在某种程度上存在于这个机构中。然而，它并不总是被那些较大的组织机构的文化所认可并给予合法地位。因此，现在职业护士们还不是总有机会开展真正的实践活动，也就是没被承认。在过去，护理机构还更传统和集中的时候，自主护理实践是不正式的。常常各种行动都是冒着受到行政管理谴责的风险进行的。尽管存在着这种潜在的威胁，这种自主护理活动仍在进行着，因为这是对患者的正确行动。为患者倡导或者做对患者正确的工作几乎总是自主护理实践的催化剂。

今天，共享管理组织机构内的护士在每天的自主护理实践行动中展现自己，这些行动是普通护士基于在她们的工作经历中获得的知识所做出的自我决定。这些行动是通过和专业领域中以及专业领域外的同事合作并共同做出决定的过程中确定下来的。这些行动的方式包括对患者临床需要的反应，以及满足患者护理需要的合作系统的日常工作。这些行动方式已经被大的社区所承认。这些常规被合法地记录在合作谈判、书面的草案和标准中。同样，共享管理的文化已经制造了在这家医院的背景下，从事合法化和自主化护理实践的机会。这个研究的发现表明，当这个机构从一个专制化的护理机构转变为一个共享管理的机构，普通护士的自主护理实践可以被认可、承认了并被合法化。因此，现在在这个机构中护理的自主专业属性已经被赋予了价值。

实践应用： 护理病房的共享管理文化帮助确定了护理的自主专业属性。

批判性思维

作为一名在共享管理组织机构中从业的护士，你会记得在十年前机构权力分散的时候，为护理专业实践做出了承诺并且执行了共享管理。不管你走到哪里，人们都在谈论这个话题，而且张贴出画报和其他表示护士在医疗机构中重要性的标志。那是在六年以前，在管理型医疗和所有这些变化，以及最近出现的护士资源短缺开始出现之前。现在你不再听到人们那么多的谈论这个话题了。你想，是否还有专业实践？怎么判断？你的机构和其他那些没有实行共享管理的机构相比怎么样？有没有可能专业实践已经成为了一种文化，所以没有必要再谈论它了？

确保员工的能力和职业员工的发展

通过共享管理的职业操作标准需要有能力的员工。能力被定义为拥有必须的技巧、知识、资格或能力（Webster's Encyclopedic Unabridged Dictionary，1996），并且最好是同一部门的同事来断定。阿斯帕奇（Alspach）（1984）把能力定义为个人完成某项任务的能力（P. 656）。职业护士的能力可以通过临床或职业等级制度相关的资格认证被确认。**临床等级制度（clinical ladder）**承认员工有不同的教育和工作背景，因而具有不同的技能。所以，不同的技能和工作背景使员工得到不同的待遇和在不同岗位从事护理工作，在科室进行管理和进行专业操作时承担不同的责任。

案例分析 14-1

你是一名有能力的护士，是一名资格认证委员会的成员。一个学会的会员提交了他的一份认证申请，希望被晋升到临床等级的下一个职称水平。你看过她的申请，并签订了同意她被提升的推荐书。然而，在资格认证委员会的大会上，你发现一线患者护理护士长（她的老师），也是委员会的成员，不推荐她的晋升。

你在想是否你的同事注意到了她的表现中有一些需要注意的地方。

是否有一些她没有达到的指标和标准你没有注意到？

委员会下一步的行动是什么？

在这个会议上，你应该做出什么样的反应？

实地采访

有 5 个临床职称等级水平，和本纳（Benner）从新手到专家的模式差不多。注册护士 1 级或新手是刚毕业的学生和那些进行定向培训的人，专家是临床的专业人员。她们中的很多人同时也已经是护理医生，所以医疗机构能够通过他们提供的患者护理服务而得到资金偿付。这是一件好事，因为不这样的话恐怕就不再有这些护理专家了。她们是临床护士真正的良师益友，尤其是当你进行一个特别复杂或困难的患者护理的时候。

临床护士也应相互指导。在定职期间，老师会从注册护士 1 级到注册护士 2 级的培养过程中指导你。当你决定希望继续进入到注册护士 3 级，你可以选择另一个导师。注册护士 3 级将提供更多的对员工和整个病区的临床领导权。当其他的员工不断地找我寻求临床指导和询问患者护理的问题时，我决定已经准备好了被提升到那个水平。现在，作为一名 3 级注册护士，我是我们病区的资质认证委员会的主席，这是我们共享管理模式下的资质委员会的一个组成部分。

我们的临床等级制度运用一个文件夹作为评价护士是否准备好得到晋升的主要工具。当你还是一个待定职的 1 级注册护士，首先会向你介绍文件夹的概念以及如何将它组织在一起。一开始很难，因为人们不知道别人希望自己做什么。然而，当你第一次从 1 级注册护士晋升为 2 级注册护士以后，它就变得容易一些了。你只需要照着文件夹上已经有的东西做就行了。

一个文件夹应该包括以下内容：

执照　　参与制定团队护理计划的例子
你的简历　　示例
推荐信　　继续教育学分证明
评估　　表现
患者护理的临床记录
对相关技术能力的确认（给药，静脉治疗）　　出版物

文件夹讲述了你的实践工作。当一组人准备好要晋升，认证委员会的成员聚集在一起。我们检阅这个文件夹并做出允许晋升到下一级的推荐。护士长是这个委员会的成员之一。她总是检阅这个文件夹，然后告诉我们她的反馈意见，即便她不能参加认证大会。我最喜欢阅读示例，它描述了每个护士的实际工作情况，而且它们总是那么不同。

斯泰西·康利（Stacey Conley），注册护士，学士学位

普通护士

本纳的新手到专家模型

本纳（1984）的新手到专家模型提供了这样一个架构，即当应用到一个临床或职业等级制度时，这个模型通过对每个从业者的技能和经验的积累使职业人员得以发展。本纳的新手到专家模型认为根据五个经验级别，从业者应该具有任务，能力和成效水平。

本纳的新手到专家模型来源于德莱弗斯（Dreyfus）和德莱弗斯（Dreyfus）（1980）应用于护理方面的技巧获得性模型。本纳的新手到专家模型有五个级别：新手，高级入门者，胜任者，熟练操作者，专家。新手级的护士是以完成任务为中心的。一旦他们掌握了完成多数需要的任务技能，他们就升级到高级入门者的等级。表现出基本可以接受的独立完成工作的能力时，护士就可以被认定是高级入门者。

一个胜任的护士要担当同一角色两到三年时间。这些护士已经能够把自己的工作视为为患者服务的长期目标。掌握这种技能水平的护士具有主动、自觉的特点，这使她们能够更有效地工作。

操作熟练护士能够以全局而不是分段的角度理解工作。他们制定护理计划然后指导患者完成从 A 点至 B 点的计划。他们从过去的经历中提取经验并且知道在何种情形下病人一定会表现出某种与目标相一致的行为。他们知道如果患者没有表现出这些行为，护理计划就必须要改变。

专家级的护士能够靠直觉发现患者的病情发展趋势。在她们的实践中充分体现了专家意见，以至于他们常常说“这个患者病情较重，我不能确定现在情况怎么样，但是你最好来检查一下。”没有注意到专家级护士的来自直觉的建议曾导致患者出现心脏骤停。这些专家级的护士通常会需要高级教育从而成为了临床专家。

科罗拉多分级护理操作模型（图 14-4）建立于本纳的有关专业职称等级理论。阶段Ⅰ是入门/学习阶段。阶段Ⅱ的特点是个人展示了在有限的时间和资源条件下完成任务的能力。阶段Ⅲ的特点是个人技能熟练。阶段Ⅳ的特点是个人已经成为专家。这个模型中的各个阶段是通过个人在一定时间范围内的一致性表现和业绩进行确定的。

科罗拉多分级实践模型

科罗拉多护理分级实践模型对六种不同的预备经历有独立的临床分级，在概念模型中（图表1）描述了各种背景内容，护士根据他或她获得的护理资格选择临床教育等级水平。

每个教育等级框架都有四个截然不同的阶段。这些分级使得护士可以对他们的进步做出自我测定。一名护士属于哪个等级是根据他/她的自身能力和经验。

每个护理等级都有如下的四个组成部分：

- 能力声明 60%
- 组织目标 15%
- 技术 10%
- 专业活动 15%

概念模型

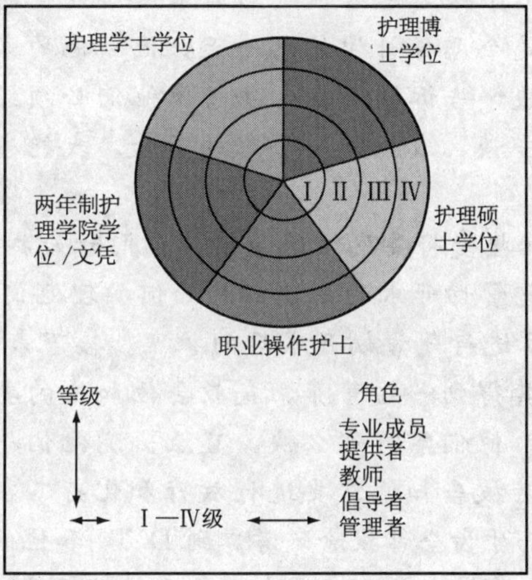

图表 1

分级示例

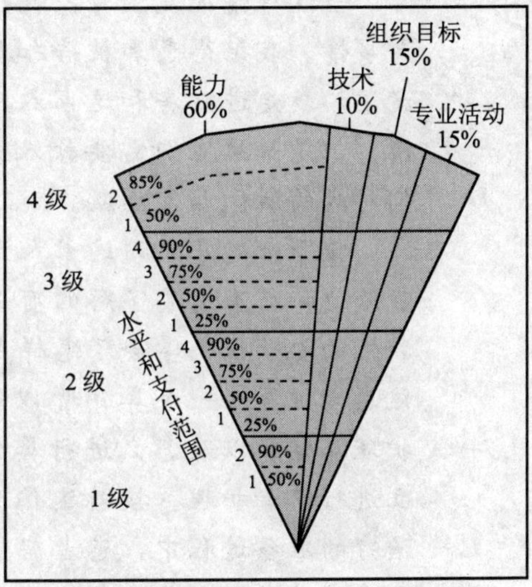

图表 2

图 14-4　科罗拉多护理分级实践模型（承蒙玛丽 E·米勒（Marie E. Miller），科罗拉多护理工作组提供）

专业实践过程

工作中职业员工的发展是她们工作业绩反馈的一部分，即员工可以期望从一线护士长或资质委员会得到对她们的反馈意见。在与员工日常接触时，一线护士长要为员工提供职业发展机会，并且搞清楚哪些工作和活动能够培养员工的领导才能和进一步发展。

实地采访

我有一个特别感人的故事要告诉你。D.T. 是一位 44 岁的男士，他因为舌根部一个巨大的团块从耳鼻喉科门诊收入院。从一入病房开始，这个患者就非常焦虑，担心以后几天他可能会面对的问题。已经告知了这位患者和他的妻子，可能最终需要做一个气管切开术。这对他们来说震动较大，他们两人都快崩溃了。

当这种情况发生时，我经历了这名患者住院后其家庭所发生的一些重大事情。我记得患者被告知那是个恶性肿块的那一天，他和他的家属都崩溃了。我走进病房和这家人交谈，告诉他们我无法想像他们必须经历的事情，但是如果他们需要找人谈一谈，我会是一个好的听众。我能感觉到他们对我的所做非常感激。

接下来的几天，这家人开始接受将要发生的事情，我们开始共同工作，教给他们所有需要了解的有关气管切开术的知识以及如何护理他们。D.T. 和他的妻子很快学会了怎样独立进行气管切开术后的护理。接下来的几天，该患者被置入一个鼻饲管以便其得到一些营养。我教会他和他的妻子如何护理鼻饲管以及怎么进行鼻饲。他们学得那么快，直至出院他们一直在独立进行患者护理。接着这位患者被告知他需要进行放疗和化疗。在做这个治疗的准备过程中，患者需要将牙齿全部拔除。考虑到 D.T. 和他的妻子在这么短的时间内要经历这么多的事情，他们两人都对这种情况反应良好。

在患者要出院的时候，我给他配备了“救生热线”（一种急救呼叫服务），护理服务以及气管切开和鼻饲的装备。这可不是一个容易的任务，因为他们没有多少钱，而且他们的保险公司非常难于对付。作为他们的责任护士，为了让他顺利出院我确实花费了一些打电话的时间。当所有的事情都搞定时，我觉得这件事确实非常具有挑战性但很值得。当患者和他妻子出院时确实是又高兴又伤心的一天。从患者走后到其再次住进内科病房做化疗，我们一直通过写信联系或见面。我非常高兴地说，到目前为止 D.T. 一直做得很好。

这是一个特别令我感动的经历。这家人对我而言很特殊，而且我很高兴有机会认识他们并且成为他们生活中的一个特殊的组成部分。就像一位不知名的作家所说的，最后我们可能不会记得我们花费在护理上的所有时间，我们只会记得某些时刻。

斯泰西·康利（Stacey Conley）注册护士，学士学位
职员护士

情景领导论

赫西（Hersey）和布兰查德（Blanchard）（1993）建立了领导理论框架，当在一种临床等级制度的个人与岗位结合考虑时，该理论对于一线护士长会很有价值，它可以使他们清楚怎样才能最有效地发掘有潜力的人才。**情景领导论（situational leadership）**认为没有最好的领导方式，但存在有效的领导方式，即与个人或群体接受任务的能力相适应的领导方式。接受能力是一个人有何种能力以及如何被激励去完成特定任务。有关情景领导理论的假设是基于这样一种观点，即尽可能地依照下属的能力和意愿，一个领导应当帮助他的下属增长执行新任务以及能够和愿意执行新任务的接受能力。通过调整领导方式，通过沿着领导曲线中的 4 种类型实现下属的成长。

按照赫西和布兰查德（1993）模型，像新毕业的护士这样的下属，她们完成任务的能力比较低，需要领导采用告知的方式来完成任务。如果要让她们有效地完成工作，她们需要被告知明确的方向。当这些下属的接受能力不断增长时，领导应该把领导方式转换到销售型的领导方式，同时辅以更加积极的鼓励和情感支持。一旦个人接受能力提高了一个层次，比如从熟练到专家，领导应该减少控制。领导首先要转变为参与性类型，特点是与员工保持密切关系和较低的任务指导。然后当员工成为专家时，她们的能力会因为获得更大的自由而得到高度的发挥，领导方式应该转换成委派类型，特点是以自信和信任的沟通为主。

个人学习和接受新任务的能力会由于各种原因而改变。当一线护士长察觉到这种变化，她们必须重新调整她们与下属的交流方式——按照领导曲线向前或向后——并且为保证个人进一步的持续发展、高的工作效率、成为成

功的护理小组成员，提供适当的支持与指导。员工的发展是依据他们接受新任务的天赋和责任心，这种发展促使她们不断地从新手成长为专家，并确保专业护理团队能够提供可靠的护理服务。

实地采访

我是一名住院急救护理病例管理员，是跨学科患者护理队伍中的一员。我的任务是多方面的，主要担负三个责任：合理利用管理，病情变化的随访，以及复杂出院情况的计划。合理利用管理监测院内资源的使用情况。医院运用的是全国统一的标准，通过这个标准制定了入院和继续留院的标准。很多保险公司应用相同的或类似的标准。每一位住院患者都要查看这个患者是否达到了住院的标准，同时要查看患者是否达到了继续留院的标准。同时我每天都和团队见面查看每一个患者，讨论患者目前的健康护理状况，一天的计划，并且努力试验性的计划其出院时间。三年后，很多医生已经意识到了这种会面的价值。通过每天15～20分钟的会面和讨论，我们缩短了住院时间，而且发起了一个论坛来讨论一些潜在的资源利用问题。很多保险公司每天打电话来询问他们客户的临床资料。我每天花费大部分的时间和他们交谈，试图证实为什么这个患者需要住院护理。一些保险公司会吹毛求疵，而且受到经济利益的驱使。

评价和每天的查房对病情变化的随访很重要。我试图弄清楚服务耽搁、不必要的使用住院患者的资源以及改善预后的方法。病情变化的有关资料可以帮助医院明确改善他们经营方式的途径。

在我工作的医院中，责任护士或职员护士负责制定患者的出院计划。她们会与患者一起制定计划，并安排需要的仪器、转运方式以及家庭护理服务。在患者住院期间，如果确定了患者有更加复杂的要求，我就会开始参与出院计划。有时，我的参与是为了得到第三方付款的仪器或服务问题。我已经花费了大量的时间打电话给保险公司，主张患者有复杂的需要，接着花时间说服患者的主治医生写一封证明信，证明患者需要他们认为的护理。一次我成功地为一个600磅的只能卧床的妇女得到了购买一个肥胖病人的起重器的许可。这个起重器使得她能够回家和家人团聚，而且避免了家庭护理的不便。

除了帮助制定复杂的出院计划，我还负责患者的出院后康复和提供熟练的护理人员。在团队其他成员的帮助下，我能够向患者和其家属展示这些选择。我们一起讨论这些选择，这些选项要怎么付费，并且为他们安排康复计划或熟练的护理人员。

我喜欢这种病例管理员的角色。我在这个岗位的三年里，这个角色已经有了很大的发展，我期待着它进一步的发展。

辛西娅·惠斯皮尔（Cynthia Whispell）护理学士学位，注册护士

护理病例管理员

以责任为本的护理工作

在当今价值驱动的医疗系统中，以责任为本的护理工作是基本的要求。那些负有责任的人，从概念上讲能够报告、解释或者调整她们的行为（Webster's Encyclopedic Unabridged Dictionary，1996）。责任性是评价和完成任务的基础。（Porter-O'Grady，1995）。下面的护理系统是根据对接受护理的患者的责任所建立的。因此，她们提供系统或者与专业护理实践相一致的护理服务。

责任制护理

责任制护理是一个护理系统，它建立于 20 世纪 60 年代，当时护士们正在实践中努力寻求更多的独立和自主。在**责任制护理**（**primary nursing**）模式中，一个护士在一个护理时段内为一名患者负责。当她不在工作现场时，她通过其他护士发挥作用，通过书面的护理计划实现沟通。责任护士负责患者的接诊，护理计划的制定，与其他护理人员的主要沟通，监督患者出院或转院。责任护理制的标志是一名护士全面负责某一患者的护理。这个模式中，一线护士长是要管理护士而不是护理工作，保证护理系统为护士们而运作，也保证护士们为她们的患者服务。

责任制护理的优点包括为患者提供连续护理，并确保患者和护士的满意度。责任制护理实际上是一种高投入的护理系统，因为它需要护理团队中注

册护士的比例更高。正因为这样，近年来一般的卫生保健服务体系很难连续支持这种模式。

案例分析 14-2

你是一名责任护士，是矫形外科队伍中的一员。你注意到现在做择期全臂手术的糖尿病患者的入院人数在增加。因为住院时间那么短而且你的队伍在患者护理工作中有这样一个焦点问题，即他们的潜在慢性疾病在病房中一直没有引起注意。然而，你注意到大型卫生保健服务机构正在开始评价患者群体，如糖尿病人，在持续护理期间是如何的不同。

对于改善患者护理你能做些什么？

以患者为中心的护理模式

以患者为中心的护理（patient-focused care）模式是一种分类护理操作方式，它强调质量、成本和价值（Reisdorfer，1996）。在这个模式中，一线护士长的职责被扩大。她有责任管理护士和其他部门的工作人员，如放射科的工作人员、物理治疗方面的工作人员等等。她所关注的方面更加复杂了。以患者为中心的护理模式使一线护士长的职责扩大到包括监督所有患者护理相关的协调工作和相应的支持系统。

病例管理模式

病例管理模式是另外一种20世纪80年代至90年代初期发展起来的基于责任的护理系统，它的产生主要是应对不断增长的护理成本问题。**病例管理（case management）**模式的主要目的是通过对护理工程所需的人力和物力资源的管理，做到以最有效成本的方式提供高质量的护理服务。其他目的还包括在一定的时间内提供护理服务，减少患者住院时间，确保有效利用服务设施和资源，改进护理的持续性，以及在特定病情下提高疗效（Satinsky，1995）。为达到其效果，护理的病例管理模式使用了关键路径法，护理路线图（Zander，1995）和跨学科的理论。嵌入到这些工具中的护理指标可以用于衡量护理工作的效果。

可以测量的质量效果

一线护理管理的重要组成部分是对护理小组的工作做出经常性的评估，这样做的目的是要确保护理工作的效果达到小组年度工作计划所要求的职业护理目标。在当今护理机构中，步骤改进指标的发展是由多种质量要素推动的，这些质量要素是卫生保健组织资格认证联合委员会和国家质量保障委员会所要求的，它是对管理型医疗组织进行资格评审的组织机构。

以科室为单位的工作改进

为满足目前竞争的、受价值驱动的卫生保健系统的要求，需要开展综合的以科室为单位的质量改进活动，一线护士长应该关注四个方面的成效：接诊、服务、成本、临床护理质量（G. Vasile，Cooperstown，NY，Basseett Healthcare，personal communication，August，2000）。见图 14-5 所描述的外科住院患者护理小组的工作改进计划。

2000 年工作改进计划

作为 Bassett 质量委员会的一部分，外科病房可以通过一个计划、程序设计、表现的测定、评估以及改进的循环努力改善其表现。会持续不断地对护理和服务的重要方面进行评估和纠正明确的问题。问题的确认和解决会通过一个系统的部门内和部门间的方法来进行，这个方法是围绕患者的流向和其他主要因素而组织的，同时与组织中被批准的前景和策略相关联。优先改进内容包括高风险、数量大和有问题倾向的程序。

外科病房将可以：

● 促进对所有工作改进活动的策划－实施－检查－改进的方法学
● 提供有关整体质量和经济改善的员工教育和训练
● 收集资料以支持对程序的客观评价并有助于问题的解决

在确定护理和服务的重要内容时，外科病房可以选择以下实际操作分类中的业绩测定方法：

A　临床质量
1　患者的安全
● 患者落床
● 指示标志：#表示每月发生的患者落床事件/#表示研究部门制定的具有统计学差异的天数的上限
● 用药和静脉输入的错误
● 指示标志：#表示每月发生的患者用药或静脉输入错误/#表示研究部门制定的具有统计学差异的天数的上限
● 制约措施的应用
● 指示标志：%表示对制约措施应用政策的依从性和全部制约措施应用率
2　褥疮的预防
● 指示标志：每个季度发生率的随访
3　监督、预防和控制感染
● 指示标志：与伤口和导管相关的感染控制的统计报表
● 指示标志：每个季度监测对抗酸杆菌（AFB）病房使用标准的依从性，员工确认 AFB 的证据
4　雇员的安全
● 损伤来源于
● 背部和与举重有关的损伤
● 病态的肥胖患者
● 矫形外科的患者
● 指示标志：#表示雇员承受的损伤以及任何随之而来的工作人员的补充（人力资源部每个季度汇报）
● 100% 体位变换技巧和背部损伤预防能力认定
● 呼吸健康的测定
● 指示标志：每个雇员的能力档案
5　对期望值的记录
指示标志：
● 100% 注册护士/职业操作护士的认定
● 每月的图表的审核（平均每天的普查或 20 张图表的 10%），达到已经建立的标准的依从性

B　入院：
● 保持急诊入院 30 分钟内床位分配标准
● 指示标志：每季度总结急诊室的随访记录

C　服务：
患者的满意度
指示标志：患者的满意度调查：90%或以上反应"会回来"，和"会推荐"

D　成本：
● 护理人员的生产力会维持在 110%的目标，目标是每个住院患者每天进行 8.5 个小时的护理工作时间，最大的变化范围是 10%为了上面每一种表现的测定，这个工作改进计划将会：
● 提出改进问题的最高优先权
● 需要根据定义的结构、程序和频率收集数据
● 记录一个表现业绩的基线
● 显示根据时间内部比较结果
● 显示根据时间的外部基准比较结果
● 记录认为需要改进的领域
● 显示为了进行改进已经做出的改革
● 显示对这些改变的评价；记录这些改进已经发生或，如果没有发生，已经进行的致工力于这个问题的不同的解决方法

住院患者外科病房会通过内外科质量改进委员会向 Bassett 改进委员会提交一年两次的状况报告。

由＿＿＿＿＿＿批准　日期＿＿＿＿＿＿＿＿
（主席或副主席）

图 14-5　住院患者的外科病房，2000 工作改进计划
（承蒙帕特里克·罗奇提供，Bassett 卫生保健中心，护理学士，注册护士）

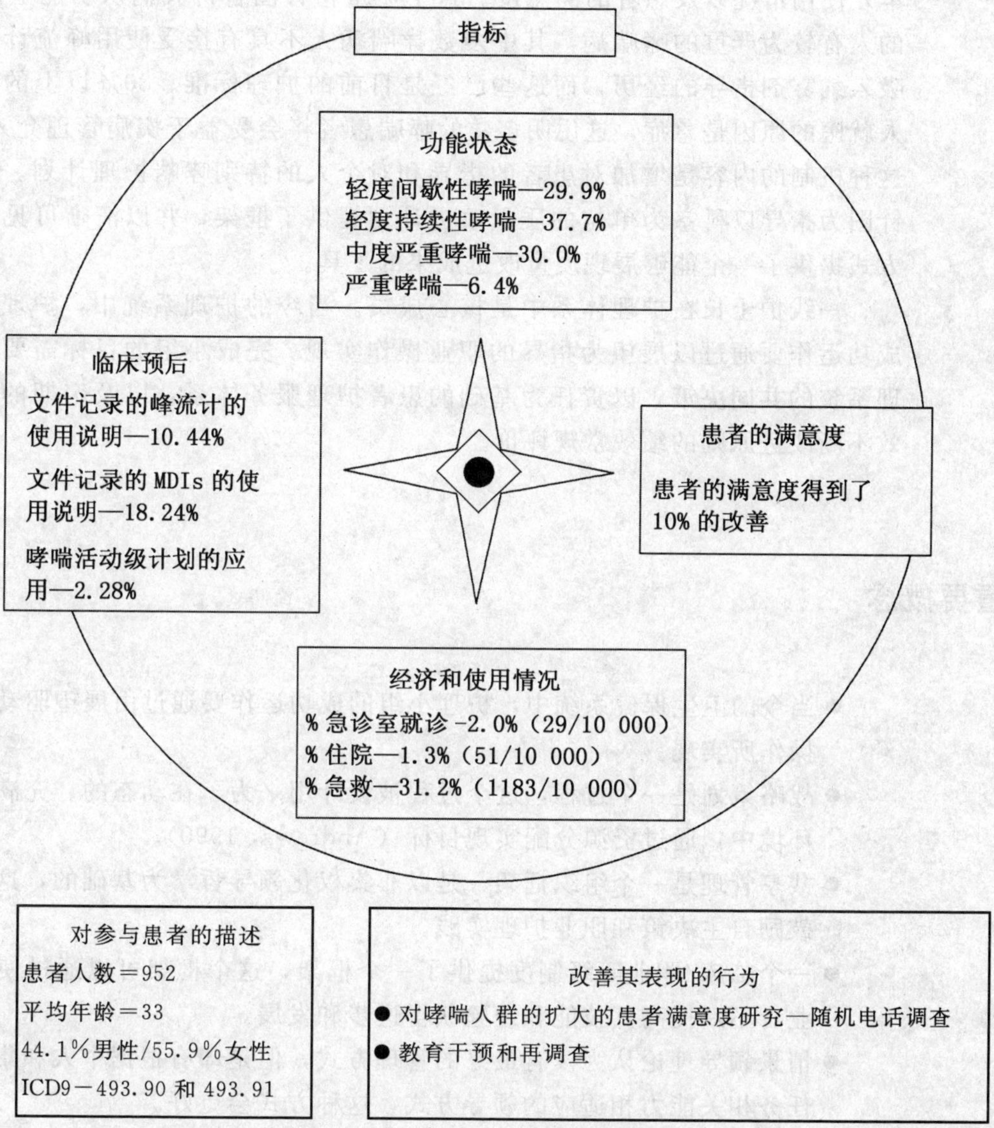

图 14-6　Bassett 医疗保健质量指针图

(Courtesy Kathleen F. Sellers, PhD, RN, Bassett Healthcare)

小组工作质量改进计划的效果可以通过质量指针图清楚地表示出来(Nelson，Mohr，Batalden，& Plume，1996)。图 14-6 所示的 Bassett 的质量指针图分别从四个角度衡量了工作的质量：功能状态、临床预后、经济和（成本）使用情况以及患者的满意度。这个质量指针图告诉我们从功能上讲30%的人有较为严重的哮喘病，其中多数哮喘病人不具有接受使用峰流计或定量吸入气雾剂指导的经历，而这些已经是目前的护理标准。30%以上的哮喘病人就医的原因是急症，这说明多数的哮喘患者将会受益于疾病管理介入机制，这种机制的内容是增加对患者的指导和对个人的特别哮喘护理计划。质量指针图为指导以科室为单位的质量改进计划提供了框架，并以清晰可见的总结方式提供了一个能够展现质量改进成果的工具。

一线护士长在护理体系中是核心成员。当今的护理系统中，护理小组的成功运作要通过以展望为指导的职业操作实现。完成小组的目标需要其中管理系统的共同决策，以责任为基础的患者护理服务体系，以及定期的基于绩效不断改进原则的绩效常规评价。

重要概念

- 当今的卫生保健系统中，护理小组的成功运作要通过由展望驱动的职业操作所实现。
- 战略策划是一个过程，这个过程被设计用来为了在动态的、充满竞争的环境中，通过资源分配实现目标（Andrews，1990）。
- 共享管理是一个组织框架，是以非集权化领导哲学为基础的，这种哲学鼓励自主决策和职业护理实践。
- 一个临床/职业等级制度提供了一个框架，这个框架可以通过使每位从业者不断提高其技能和经验获得进步和发展。
- 情景领导理论认为没有最好的管理方式，但是却有根据个人和集体完成任务相关能力相适应的领导方式，这种方式会更好。
- 以责任为本的护理系统包括责任制护理，以患者为中心的护理和病例管理方式。
- 从定义上讲，负责任的人是能够汇报、解释或者调整它人行为的人。
- 以科室为单位的质量改进计划应该关注四个方面的成效：接诊、服务、成本、临床护理质量。

关键词

病例管理（case management）
临床等级制度（clinical ladder）
目的（goal）
使命（mission）
目标（objective）
以患者为中心的护理（patient-focused care）
哲学（philosophy）
责任制护理（primary nursing）
共享管理（shared governance）
情景领导论（situational leadership）
战略策划（strategic planning）

复习题

1. 共享管理
   A. 是基于责任的护理
   B. 是组织发展的试金石
   C. 是以能力为基础的专业晋升系统
   D. 意味着在相关各方分配控制、权力、或权威。
2. 本纳（Benner）的五个临床晋升等级制度包括以下诸项除了
   A. 熟练的
   B. 有能力的
   C. 有创新能力的
   D. 专家级的
3. 病例管理，以患者为中心以及________是以责任为基础的护理保健服务系统
   A. 职能性护理
   B. 团队护理
   C. 责任护理
   D. 病例发现
4. 在发展小组为单位的质量指针图，所有以下区域通常都会被考虑除了

A. 患者的满意度
B. 成本
C. 管理满意度
D. 临床效果

课后练习

1. 你的一线患者护理护士长要求你参加一个着眼于糖尿病患者的工作改进小组。除了临床质量你还会评估哪些领域？确定衡量每一个领域的指标。你要寻求改进的是什么？
2. 你现在已经有三年的工作经验了。这个夏天你教育一个新毕业生，他在掌握更换无菌敷料技术时有困难，你必须做出反馈。你不能肯定怎么做才最有效果，并且在想你是否是造成其困难的原因之一。复习情景管理方式，这个新毕业生的接受能力是什么水平？你的领导风格是否与这个水平的工作经验和动机相适应？
3. 作为一个新毕业生你已经参加工作一年多了。你对自己的临床实践感到更加有信心，并且你希望扩展自己的管理经验。你的病区管理框架是共享管理模式。复习共享管理常任委员会。鉴于你的教育背景和临床经验，你希望参加哪一个委员会？

浏览网站

- 你的护士长和认证委员会的成员要求你修改目前的临床晋升等级制度，这样就能更清楚地根据护士的教育水平和临床经验区分和给予她们报酬。浏览*http：//www. uchsc. edu/ahec/cando/nursing/diffpractice97. htm* 。什么是科罗拉多大学临床等级制度中要求的但是你却没有达到？
- 浏览磁石医院的网站（*http：//www. ana. org/ancc/magnet. htm* ）并看一看那里是否有可以帮助你的机构培养专业护理实践的信息。力争达到磁石医院的设计水平，以增加组织机构招聘新成员和保留现有职员的能力。

● 浏览*http：//www. nursingsociety. org* 。这个网站提供了每周从 Sigma Theta Tau International（护理专业荣誉协会）更新的文献。你能得到有助于临床实践的什么新书和新的期刊？

参考文献

Alspach, J. (1984). Designing a competency-based orientation for critical care nurses. *Heart and Lung, 13,* 655–662.

Andrews, M. (1990). Strategic planning: Preparing for the 21st century. *Journal of Professional Nursing, 6*(2), 103–112.

Benner, P. (1984). *From novice to expert.* Menlo Park, CA: Addison-Wesley.

Clifford, J., & Horvath, K. J. (1990). *Advancing professional nursing practice: Innovations at Boston's Beth Israel Hospital.* New York: Springer.

Covey, S. R. (1990). *The seven habits of highly effective people.* New York: Fireside.

Dreyfus, S. E., & Dreyfus, H. L. (1980). *A five stage model of the mental activities involved in directed skill acquisition.* Unpublished report supported by the Air Force Office of Scientific Research, USAF (Contract F49620-79-C-0063), University of California at Berkeley.

Hersey, R. E., & Blanchard, T. (1993). *Management of organizational behavior.* Edgewood Cliffs, NJ: Prentice-Hall.

Jones, L. B. (1997). *The path: Creating your mission statement for work and for life.* New York: Hyperion.

Ludemann, R. S., & Brown, C. (1989). Staff perceptions of shared governance. *Nursing Administration Quarterly, 13*(4), 49–56.

MacGregor-Burns, J. (1979). *Leadership.* New York: Harper & Row.

Nelson, E., Mohr, J. J., Batalden, P. B., & Plume, S. K. (1996, April). Improving health care, part 1: The clinical value compass, *Journal of Quality Improvement, 22*(4), 243–258.

Porter-O'Grady, T. (1992). *Implementing shared governance: Creating a professional organization.* St. Louis, MO: Mosby-Year Book.

Porter-O'Grady, T. (1995). *The leadership revolution in health care.* Gaithersburg, MD: Aspen.

Reisdorfer, J. T. (1996). Building a patient-focused care unit. *Nursing Management, 27*(10), 38, 40, 42, 44.

Roesch, P. (2000, October). Surgical unit practice. *Nursing Matters, 7*(3), 1. Bassett Healthcare, Cooperstown, NY.

Satinsky, M. A. (1995). *An executive guide to case management strategies.* Chicago: American Hospital.

Sellers, K. F. (1996). *The meaning of autonomous nursing practice to staff nurses in a shared governance organization: A hermeneutical analysis.* Unpublished doctoral dissertation, Adelphi University, Garden City, New York.

Stichler, J. F. (1992). A conceptual basis for shared governance. In N. D. Como & B. Pocta (Eds.), *Implementing shared governance: Creating a professional organization* (pp. 1–24). St. Louis, MO: Mosby.

Webster's encyclopedic unabridged dictionary of the English language (2nd ed.). (1996). New York: Random House.

Welsch, H., & LaVan, H. (1981). Inter-relationships between organizational commitment and job characteristics, job satisfaction, professional behavior, and organizational climate. *Human Relations, 24*(12), 1079–1089.

Wesorick B., Shiparski, L., Troseth, M., & Wyngarden, K. (1997). *Partnership council field book: Strategies and tools for co-creating a healthy work place.* Grand Rapids, MI: Practice Field.

Westrope, R. A., Vaughn, L., Bott, M., & Taunton, R. L. (1995, December). Shared governance: From vision to reality. *Journal of Nursing Administration, 25*(12), 45–54.

Yoder-Wise, P. S. (1998). *Leading and managing in nursing* (2nd ed.). St. Louis, MO: Mosby.

Zander, K. (1995). *Managing outcomes through collaborative care: The application of care mapping and case management.* Chicago: American Hospital.

推荐读物

Aiken, L. H., Havens, D. S., & Sloane, D. M. (2000, March). The magnet nursing services recognition program. *American Journal of Nursing, 100*(3), 26–35.

Bell, C. (1996). *Managers as mentors.* San Francisco: Berrett-Koehler.

Bridges, W. (2000). *Managing transitions: Making the most of change.* New York: Perseus Books Group.

Hirsh, S. K., & Kummerow, J. M. (1990). *Introduction to type in organizations.* Palo Alto, CA: Consulting Psychologists Press.

Kaplan, R. S., & Norton, D. P. (2001). *The strategy focused organization.* Boston, MA: Harvard Business School.

Loverage, C., & Cummings, S. H. (1996). *Nursing management in the new paradigm.* Gaithersburg, MD: Aspen.

Manion, J. (1996). *Team based health care organizations.* Gaithersburg, MD: Aspen.

McClure, M. L., Poulin, M. A., Sovie, M. D., & Wandelt, M. A. (1983). *Magnet hospitals.* Kansas City, MO: American Nurses Publishing.

Myers, I. B. (1993). *Introduction to type.* Palo Alto, CA: Consulting Psychologists Press.

Sellers, K. F., Hargrove, B., & Jenkins, P. (2000). Asthma disease management programs improve clinical and economic outcomes. *MEDSURG Nursing, 9*(4), 201–203, 207.

Senge, P. (1990). *The fifth discipline.* New York: Doubleday.

Senge, P. (1994). *The fifth discipline fieldbook* (p. 49). New York: Doubleday.

Silvetti, C., Rudan, V., Frederickson, K., and Sulivan, B. (2000, April). Where will tomorrow's nurse managers come from? *Journal of Nursing Administration, 30*(4) 157–159.

Wesorick, B. (1998). *The way of respect in the workplace* (p. 15). Grand Rapids, MI: Practice Field.

Zemke, R., Raines, C., & Filipczak, B. (2000). *Generations at work: Managing the clash of veterans, boomers, xers and nexters in your workplace.* New York: AMACOM.

第15章

患者指导

保罗·海登莎尔（Paul Heidenthal），理科硕士

教学的秘诀就是尊重学生。

——拉尔夫·沃尔多·爱默生（Ralph Waldo Emerson）

学习目标

完成本章内容的学习后，应该能够：

1. 确定一种教育方法的5个步骤。
2. 解释教育分析阶段的3个组成成分。
3. 讨论至少2个有关学习方式的主要理论。
4. 解释主要的学习范畴。
5. 说明一种行为目的的4个成分。
6. 解释终点目标与启动目标之间的关系。
7. 讨论加尼有关在教育时期重要学习事件的重要性。
8. 讲出两种形式的评价方法，并解释其目的。
9. 构建教学期间的各种行为目标。
10. 创建一个教学课程计划。

你的一名患者，50岁的阿巴杜（Abado）先生被诊断患有糖尿病。他有些担忧并将他的不安告诉了你。他的母亲死于糖尿病，他想确切了解如何自我护理，防止糖尿病并发症的发生。你忙于护理你所有的病人，然而还是希望对他饮食，药物和锻炼上的需求进行指导。

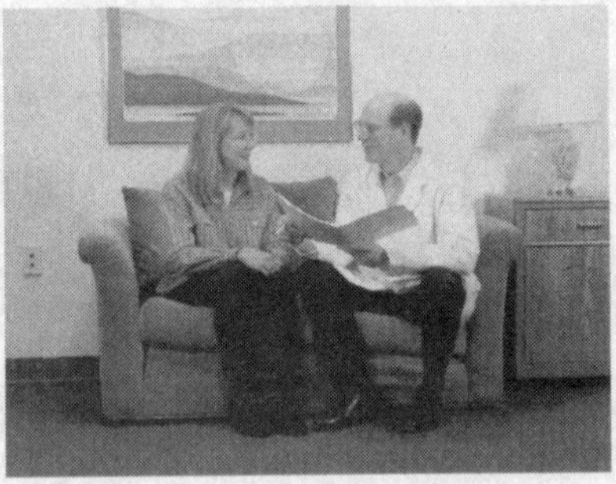

你如何帮助阿巴杜先生？

如何建立一个指导计划？

患者教育是护理工作应尽的一部分。教育是通过向患者提供有关疾病进程，治疗方法和改善健康行为，从而提高患者自我保健能力的一种工具。

患者教育也是护理工作中一种法定组成部分。在许多州规定患者教育是护士的职能，几个资质认定机构也受委托对患者教育进行管理，例如卫生保健组织资格认证联合委员会（2002）。美国医院协会制定的“患者权利法案”（1972）也要求患者具有对健康状况和治疗内容的知情权。

正式与非正式教育

患者教育包括有正式与非正式教育，非正式教育是通过与患者谈话过程，进行交换信息的基本方式。而正式教育是有计划、有组织、有方向性地对某些特殊题目和目的进行的教育。正式教育还包括评价患者成功获取和使用信息内容的能力。

个体与群体教育

护士可以一种个体或群体的形式开展教育。患者个体教育一般在诊室条件下进行，常常是当患者面对一种特殊健康问题需要迫切解决情况下。“患者教育”在某些情况下不一定准确，因为有时候护士对患者教育的同时对患者家属或卫生保健提供者进行教育，而非单独针对患者。即使其他人参与，教育的重点仍然是以患者个体需要进行。

当许多患者要进行个体教育时，护士们将更愿意进行群体教育。因为医院和一些卫生保健组织对卫生保健常采取主动积极的策略，他们越来越多地将工作伸展到社区，举办信息讨论会和健康班，讲授公共卫生保健状况或强调预防措施。

方法学

不管是进行个体还是群体教育，如果遵循一种有组织，标准化的策略，这种教育可以得到较好的效果。这种策略就是**方法学**（**methodology**）。表 15-1 中显示的方法学包括了建立和开展正式教育的 5 个步骤。

分析

建立任何一种教育的第一步是进行分析，确定所需教育的类型。护士们应该能够分析3个主要因素。

- 教育的背景
- 受教育者
- 教育内容

实地采访

我的右脚中趾周围剧烈疼痛，诊断是“Morton”神经瘤。护士给我讲述它是如何发生的，医生将怎样将其去除，最重要的是手术后将会怎样。我从没有想到给我讲述的术后结果会是怎么样；我甚至从没有想到去问！

对我来说，这就是质量护理。护士告诉我将会发生的事情。我的多数与卫生保健不相关的朋友和我自己根本没有考虑过这些问题。我真是感激他们提供这些信息。

患者特斯阿·戴巴尔（Tessie Dybel）

表 15-1 教学建立的方法学

分析	设计	建立	实施	评价
● 教育背景	● 目的	● 形式	● 环境	● 受教育者
● 受教育者	● 系列内容	● 策略	● 受教育者	● 教育
● 内容		● 媒体	● 表达	
		● 授课计划	● 内容	

教育背景分析

背景关系包括教学需要产生的情景关系和构成教学的指导关系。

情景关系是指产生学习需求的情况。例如，患者是否正面对一种特殊的诸如心脏手术这样的医疗治疗问题？患者是否对一些存在的或潜在的诸如糖尿病这样的医疗问题表示担心？患者是否具有诸如糖尿病患者要接受心脏手术这样的复合诊断问题？

指导关系是指开展教育的条件。在什么条件下进行教育？是否在卫生保健机构，家中，社区或其他地点？这些是否会影响到提供教育和接受教育的能力？其如何影响护士有效控制教学环境能力？其如何影响患者的意向和动机？

教育关系还包括教学时间：什么时间进行教育？护士有多长时间进行教育？教育是否进行的太早或者太晚以至于对患者无益？计划的教育时间是否足够？教育时间是否有弹性的，或是固定的？例如在一个社区中心进行 1 小时的糖尿病管理课程教育。

受教育者分析

护士应还要进行受教育者分析（表 15-1）。**受教育者分析（learner analysis）**是对患者特征、需求和能够影响教育过程的某些方法的鉴别过程。

患者姓名＿＿＿＿＿＿＿＿＿＿＿＿＿＿＿＿＿＿＿＿
是否有其他受教育者？□否　□是　如果是，写出姓名以及与患者的关系。 ＿＿＿＿＿＿＿＿　＿＿＿＿＿＿＿＿＿＿＿＿＿＿ ＿＿＿＿＿＿＿＿　＿＿＿＿＿＿＿＿＿＿＿＿＿＿
诊断＿＿＿＿＿＿＿＿＿＿＿＿＿＿＿＿＿＿＿＿
患者/受教育者性别　□男　□女
可能对教育产生影响的文化/宗教/生活方式等因素？　□否　□是 如果是，请说明＿＿＿＿＿＿＿＿＿＿＿＿＿＿＿＿
患者/受教育者的使用语言　□英语　□西班牙语　□其他 是否需要翻译/助手？　□否　□是
患者/受教育者是　□儿童　□青年人　□中年人　□老年人
患者/受教育者是否存在某些障碍？ 认知障碍　□否　□是　说明＿＿＿＿＿＿＿＿＿＿＿＿ 身体障碍　□否　□是　说明＿＿＿＿＿＿＿＿＿＿＿＿ □听力障碍　□视觉障碍　□触觉障碍　□疼痛　□不适 情感障碍　□否　□是　说明＿＿＿＿＿＿＿＿＿＿＿＿

读写能力：患者/受教育者能否阅读一定水平的学习资料？ □否 □是 如果否，是否需要其他的替代性资料？ □否 □是
是否存在其它影响患者/受教育者学习的因素？ □否 □是 如果是，请说明________
患者/受教育者是否具有与此教育题目有关的卫生保健经历？ □否 □是 是否有接受此教育题目的经历？ □否 □是 请说明________
请说明任何有关患者/受教育者学习方式/偏好 ________

图 15-1 受教育者分析（个体讨论）

特别是在护理中进行个体教育时，这是一个非常重要的考虑内容。了解患者的特征和需求有助于护士展开相应和有效的教育。

一种水平的教育时人们是相似的，但是另外一个水平的教育却是各有特点。即使教育是建立在一种标准方法学的基础上，人员也需要相互沟通，成功与否还受到有关人员特有个性的影响。了解患者的特征并不一定能够保证使教育取得成功，但是它与教育效果有关。护理工作中以患者为中心和内在的同情心可以帮助护士们熟悉患者和了解其个性。

护士面对的第一个问题是，患者是否是受教育者？如果不是，受教育对象是谁？

多数情况下，受教育者实际上就是患者。然而，某些情况下患者不能或者不愿意参加学习。在某些情况下，除了患者还有其他受教育者，例如家庭成员，法律监护人或其他可为患者医疗作决定的人。家庭成员或重要人物有可能不直接参与患者的卫生保健，但是在患者允许下，仍可以获取一些信息。受教育者可以是护理提供人员，这些人员不管是否有关，都将要参加患者的护理。

人口统计学

在识别出受教育者后，护士们可以分析受教育者。

批判性思维

你在一个肿瘤患者护理病房工作。许多患者在承受持续性疼痛。如何对这些受疼痛折磨的患者进行教育？如何减少这些患者的紧张情绪，增加他们坚持听你讲课的可能性？是否可以对这些患者进行教育？还可以有哪些人可以参与到对这些患者的教育中？

实地采访

我丈夫，特德（Ted）身患癌症，腿上有一个创口。当特德住院时护士对他的腿进行护理。当她们允许我丈夫出院时，伤口处理诊室的护士告诉我如何换敷料。她们告诉我如何清创、上药、换敷料。当时她让我换了一次敷料。我感到做这份工作时比较顺手，我很高兴有她们指导。护士说我做的不错。在家里随访护士问我，"做这些顺手吗?"我很高兴，因为我觉得和她们做的差不多。

弗洛伦斯·勒布瑞克（Florence Lebryk）　患者的妻子

这种分析有助于护士鉴别受教育者的特殊需要和开展适合于这些需要的指导。许多人口统计学特性可以影响到受教育者对卫生保健和学习环境的反应。这些因素包括：

- 文化背景
- 语言
- 年龄
- 教育程度
- 卫生保健经历
- 身体状况

护士的主要目标是确定那些患者对指导作出什么样反应的特征。有些是身体上的因素例如疼痛或者身体不适，可以影响患者的注意力。另外可以是社会心理因素的，例如文化信仰可以影响患者对医疗的看法，例如依赖民间药方。文化因素还影响到患者在护士进行指导期间如何做出反应。受文化影响从而对医务人员抱有怀疑和戒备心理可以使患者不能有效地与指导者进行交流。最近的一些理论（Strauss & Howe，1991）也提示出生在相同一代的人，例如婴儿潮一代或者是X一代，具有相似的价值观，这些观念可以伴随他们的一生。这些共同特征可能对他们接受指导的方式产生影响。

在指导之前护士可能并不能鉴别出这些所有特征。然而，护士对患者了解的越多，越能够将患者的特点和特殊需求有效的结合从而开展有效的指导。

学习方式

一种**学习方式**（**learning style**）是指学习者做出反应和进行学习的一种特有方式。传统的教育常常是希望学习者适应教育者的教学方式，而不是教育者适应学习者的学习方式。数十年来，这一观点已经发生了改变，教育研究人员和教育团体已经认同多数人赞成的一种原则：人们的学习方式是不同的。

人们学习的不同方式仍然有待于确定并存在着争议。现有的学习方式的理论一般归结为三个内容：感知，信息处理和个性（Conner & Hodgins，n. d.）

感知　感知理论强调影响学习过程的人的感觉。例如，一些人在看或可视情况下容易获取信息，而另一些人在听的时候获取信息的效果最好，然而有些人最易通过身体接触或亲身参与来获取信息。感知理论包括有表15-2所示的视听肌肉运动感觉（Visual-Auditory-Kinesthetic；VAK）模式（Rose，1985），和表15-3所示的加德纳（Gardner）的多元智能理论（Gardner's Multiple Intelligences）（Gardner，1993）。

信息处理　信息处理理论强调不同的思维类型。受指导者是否喜欢接受具体的事实，抽象的理论，深入观察，还是直接的经验。图15-2所示的例子是科尔布的体验性学习方式（Kolb Experiential Learning Style）（Kolb，1984）。

批判性思维

思考一下你如何学习，描述一下你自己是怎样一种学习方式？当你进行指导时，你进行的指导反应了你自己喜好的学习方式，还是反应了患者喜好的学习方式？检查一下你最近观察的一些教育讨论会。你将做出哪些调整，以表明那是一种不同的学习方式？

表 15-2　罗斯（Rose）的视听肌肉运动感觉（VAK）学习模式

类型	设计	说明
视觉学习型	当他们看时学习效果最好；喜好图片，书写的文本	使用图表，图片，表格等 包括略图，传单和其它用于阅读和做记录的材料 在资料中留出足够的空白，以便于学员做笔记，画图等 通过翻看图表，略图或其他视觉材料预习或复习学习内容 包括资料中的文本和图表格式信息
听力学习型	当听和说时学习效果最好	口头介绍学习内容 包括口头复习和预习学习内容 让学员通过口头提问，回答，参与讨论 包括口头活动，例如需要口头反应的脑筋急转弯，讨论，测验题
肌肉运动感觉学习型	当他们通过接触或运动形式时学习效果最好	应用各种活动，使学员活跃起来 介绍时使用（刺激感官）音乐和颜色任何可能的时候，使用身体动作展示教育内容并使学员用身体动作去练习提供较多的课间休息，使学员能够起来活动一下 为学员提供各种玩具，模型，仪器等物品供他们接触 对一些复杂的学习内容，使学员的想象通过身体力行来完成

编辑来自 Accelerated Learning，by C. Rose，1985，New York：Dell.

科尔布（Kolb）理论包括 4 个主要的思维类型：感觉与抽象（是对立的），操做与观看（也是对立的）。个体的学习方式会由两种方式结合而成，并以其中的一种方式为主。例如一个人的学习方式由感觉和观看两种方式结合而成，并以感觉方式为主时，科尔布认为是一种反射型个性。这种人喜欢客观信息而非抽象信息，喜欢社交而非独居，通过公认的标准而不是个人喜好判断，受教育时在交互式群体指导模式下得到最好的学习效果，这种模式的预期结果表述明确，信息特定而实际。

人物个性　人物个性理论强调个性的差异会怎样影响学习。例如内向或外向性格，偏好客观推理或本能的“感觉”等特性会影响个体的学习。表15-4显示了一个例子是基于迈尔斯－布里格斯个性二分法（Myers-Briggs Personality Dichotomies）的一种理论（表 15-4），它反过来又以卡尔·琼（Carl

Jung）的人物个性理论为基础（Briggs Myers，& Myers，1995）。

这一理论提示人物个性由 4 种补充特性所组成：外向－内向，感觉－直觉，思考－感情和判断－感知。可以说每一对特性所占比例都会不同，例如外向－内向型，分值为 1 完全是外向型，分值为 10 完全是内向型，5 表示居中。

表 15-3　加德纳（Gardner）的多元智能理论

类型	特点	教育所需考虑的内容
口头—语言型	不论是书面语还是口语对词汇的节奏和类型有反应	听、说、写一类的活动
逻辑—精确型	对类型和结构的推理、逻辑和识别有反应	抽象的符号、公式、数字和解决问题的方法
音乐型	对音质、旋律、节奏和音调有反应	声音，音乐节奏，音调类型和乐音有关的活动
空间型	对二维和三维视觉物体有反应	使用和制作图表与模型，将抽象信息可视化的活动
躯体—肌肉运动型	对躯体活动和运动（如锻炼，跳舞）有反应	躯体动作和姿势有关的活动
人际关系型	对社交与人际关系有反应	集体活动或人际交流合作有关的活动
个人内心型	对了解自我和他人产生内心情感有反应	自责、情感处理和反射有关的活动
自然主义者	对大自然的错综复杂和微妙的类型和关系有反应	参与自然世界（植物、动物、其它自然现象）的活动

编辑内容源于 Frames of Mind，by H. Gardner，1993，New York：Basic Books.

多数情况下，是以一种特性为主。经过实验可以根据 4 个方面的个性评分将个体确定为 16 种类型中的某一种。

通过一个由 4 个字母组成的指示性词划分人物性格，例如 INTJ（introvert-intuitive-thinking-judging）是指内向－直觉－思考－判断型性格，ESFP（extrovert-sensory-feeling-perceiving）是指外向－感觉－感情－知觉型性格。琼迈尔斯－布里格斯理论认为每种性格类型具有特点，它会影响个人对于包括学习在内等生活经历的取向。外向型性格的人倾向于与人交流，内向型倾向于独来独往。思考型性格的人倾向于客观、坚定的方式。感情型性格的人在感到幸福的条件下，可以循规蹈矩。

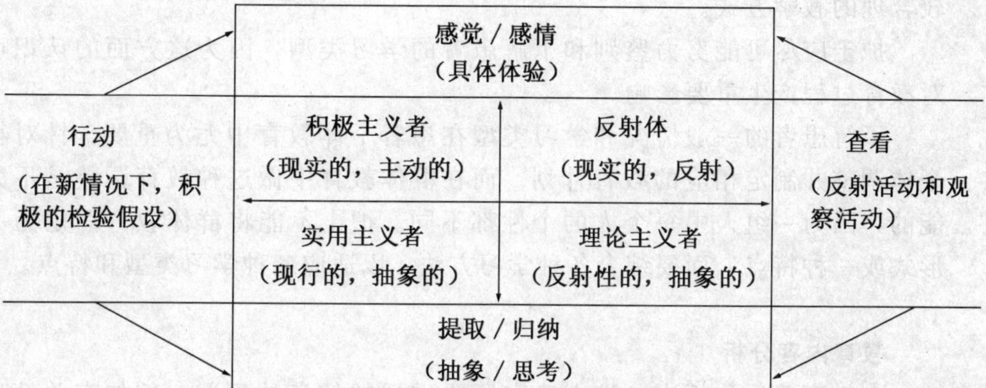

类型	组合
积极主义者	感觉/感情：以一种现实的而不是理论的形式感知信息；面向同辈人的，社交的。 行动：追求实践，自然应用的学习。
反射主义者	感觉/感情：以一种现实的而不是理论的形式感知信息；面向同辈人的，社交的。 观查：希望观察，反射和建立对信息的客观性解释；通过外部的、客观标准而不是个人的主观判断判定自己的行为。
理论主义者	观查：希望观察，反射和建立对信息的客观性解释；通过外部的、客观标准而不是个人的主管判断判定自己的行为；提取/归纳：喜欢理论和系统分析；希望有组织的学习经验；更多地趋向于物质，而不是人。
实用主义者	行动：行动：追求实践和自然的应用学习；提取/归纳：喜欢理论和系统分析；希望有组织的学习经验；更多地趋向于物质，而不是人。

图 15-2　科尔布的体验性学习类型，编自 Experiential Learning, by D. A. Kolb, 1984. Englewood Cliffs, NJ: Prentice－Hall/TPR.

这些人物性格上的差异可以影响人的行为和从事学习实践的方式。

了解患者的学习类型是十分重要的，因为它直接影响到护士在进一步考虑教育策略和使用媒介时的选择。例如患者是视觉型性格，使用图表是一种较合理的教学方式。

护士应尽可能努力鉴别和了解患者的学习类型，因为这方面的认识可以对教育过程产生重要影响。

了解患者的一般情况和学习类型在患者个体教育中尤为重要。针对特殊个体调整并制定相应的教育计划。而在群体教育中做这种教育调整是不太可能的，因为一组人中每个人的个性都不同。护士不能将群体教育固定为一种形式或一种特点，而要综合各种学习方法，以适应各种学习类型和特点。

教育内容分析

在教育关系分析中，护士确定所要讲授的信息的概况，例如有关糖尿病的各种资料。对学员的分析有助于护士了解患者特点和学习风格以及他们对教育策略的影响。

教育内容分析中，护士开始分析和确定教育中应讲授的更为特殊的信息。

表 15-4 迈尔斯-布里格斯人物个性二分法

外向	喜欢与人交往，谈话，通过向他人或自我解释进行学习。	对	内向型	反射型，关注内心思考；想多于说；对于他们学习的信息需要建立框架结构；视野开阔。
感觉	依靠各种感觉和细节，喜欢事实，线性的，有组织的陈述。	对	直觉型	寻求信息的类型和各种关系；依靠直觉；通过发现学习，喜欢大的图片或结构图。
思考	决策时喜欢分析和逻辑性；强调客观事实与公平性：喜欢明确的目标和事实，希望清晰，精确和具体阐述学习的结果。	对	感情型	决策时倾向于考虑人类的价值和需求；有同情心和融洽关系的能力；喜欢各种集体活动。
判断	决定性的，以目标为导向的；评价行动与计划	对	理解型	求知，能适应，自发的；重过程而轻于目标；不断收集信息；可以同时追求许多目标；经常接受一些小的学习内容和规定期限时可以学的更好。

编自 Gifts Differing，by I. Briggs Myers and B. Myers，1995，Palo Alto.

例如，一个需要学习糖尿病自我管理的人需要了解以下内容：

- 了解糖尿病和它的各种影响
- 如何测定和分析血糖数值
- 如何通过饮食和运动控制糖尿病
- 了解治疗糖尿病的各种药物，它们的作用和副作用，特别是患者将要使用的那些药物。
- 如何使用胰岛素注射或其他类型的药物。
- 如何确定与卫生保健人员进行联系的时间

护士们还必须确定教育中哪些信息是重要的。当可能有大量的相关信息时，不一定所有信息都有用，有些可能是无关紧要的或是不必要的。

选择教育内容的典型原则是要区别必须了解的和最好了解的内容。必须了解的信息可以进一步分为一般的和重要的内容。应该将患者必须常用的信息做为教育重点，例如如何测定血糖和分析血糖数值，同时包括患者关心的内容及如何应对紧急情况，例如如何进行胰岛素注射。所有没有包括在这些内容中的都看作是非必须的并可以看作是最好能够理解的内容，例如美国对糖尿病管理历史。

实地采访

最近我的胸部发生了严重的疼痛，我试着用几片 Tums 缓解疼痛。疼痛稍微减轻了，但是药片并没有完全缓解疼痛。我给我的家庭医生打电话咨询，他建议我去急诊室。他们让我住了医院，计划让我第二天做一个加强试验。整天整夜做心电图和采集血样，情况不太好。第二天早晨做的一个血管造影显示一个血管阻塞了 90%，另一条血管阻塞 60%。对 90%阻塞的血管进行了血管成型术，放了一个支架，对第二个血管没有治疗。医院对我的护理非常好，护士，医生们非常关心我。他们教给我心脏病发作时需要了解的内容并需要遵照规定的饮食和训练康复计划。我感激这些出色的护理和得到的指导。

患者史蒂夫·马尼奇（Steve Manich）

如果有时间，应该将那些最好能够了解的信息与患者共享。当患者已经掌握了这些基本信息，指导时就无需优先考虑这些内容。

在卫生保健中，卫生保健标准对这些信息已经做了规定。因此护士将会发现许多内容已经确定完了。可是仍然包括另外一些潜在的信息，护士们必须分析这样的信息并确定是否适用于教学。

学习的范畴

指导的目标不仅仅是施给知识，而是行为上的变化。在卫生保健中，需要特别注意。

学习理论表明学习可有多种分类法，即**学习范畴**（**learning domains**），每种分类法是以主要的学习类型为依据的。

每种分类法由从简单到复杂的多种行为层次组成，这些行为可被观察和测定。这意味着护士们不是向患者传授信息，希望他们学习和掌握，而是能够通过测定患者在一定水平的表现来评价他们的行为变化。护士们也能检查信息所代表的行为类型：获取知识，培养技能或改变观念。

教育家们已经划分了三种学习的范畴。

1. **认知范畴**（**Cognitive domain**）（Bloom & Krathwohl，1950）
2. **精神运动范畴**（**psychomotor domain**）（Simpson，1971）
3. **情感范畴**（**affective domain**）（Krathwohlj Bloom，& Masia，1999）

认知范畴是以知识或学员了解的内容为中心的（Table 15-5）。

精神运动范畴是以技能或学员的行动内容为中心的（Table 15-6）。

情感范畴是以看法或学员的感觉/信仰内容为中心的（Table 15-7）。

表现的行为类型规定了对教学发展的各个阶段，护士将各阶段的行为解释为各种客观事物，建立与客观内容相对应的教学主题，将这些主题有组织的排列。这就为设计有效的教学时间提供一种有组织的，有结构的框架。

表 15-5　学习分类法：认知范畴

水平	说明	举动
了解	回顾信息	定义，描述，识别，认识，标注，列表，命名，回顾，辨认，选择，陈述
理解	通过学员自己的语言重新叙述信息内容的能力来证明对信息含义的理解。	理解，转换，辩护，区别，估计，解释，归纳，举例，口译，解释，改写，总结，翻译
应用	在一种新情况下，使用信息	应用，改变，计算，建造，证明，发现，操作，修改，预测，准备，制造，使联系，解决
分析	将信息分解成各个组成成分，了解总体结构	分析，分解，比较，对比，图解，解析，区分，区别，识别，举例说明，略述，使联系，选择，分割
综合	将信息综合成一种附有新的含义，或结构的内容	分类，使联合，编辑，组成，创建，发明，设计，产生，修改，组织，计划，重新整理，重建，修订，总结
评价	判断各种观念的价值	评价，比较，下结论，对比，批评，批判，辩护，评估，解释，口译，证明，支持

编自 Taxonomy of Educational Objectives，Handbook ? J，by B. S. Bloom and D，Krathwohl，1956，Boston；Addison Wesley.

设计

设计阶段的目的是使护士们组织和构建在分析阶段可以识别的内容。护士通过建立目标和排列内容顺序来完成这些任务。

建立行为目标

在内容分析中的各种动作目前被解释成为各种动作目标。一种**行为目标**（**behavioral objective**）规定了一种特殊的、可评价的行为，来自于教育过程。各种行为目标规定了护士将讲授什么，从而提供教学纲要。他们还提供对患者进行评估的基本原理，因为将患者是否达到了这些目标作为评定患者教育成功与否的标准。

一种行为目标的基本成分是表现，特别是可以观察和评价的表现。例如，以下列举了一种行为目标："列举人类从头到脚的主要骨骼。"

可是，这句话没有对某些成分进行定义。要谁列举？完成这个动作内容的人（们）是听众。

这一目标还没有讲述人们怎样较好地完成这个目标。20%的正确性是否可以接受，或者是50%，或者是80%？程度可以鉴别行动完成的如何。

当我们在目标中加进了听众和程度的概念，就要按以下的方式理解："患者将100%的正确的列出人类从头到脚的主要骨骼。

表 15-6 学习分类法：精神运动范畴

水平	说明	行动
感知	观察与一次表现有关的行为。	选定，描述，发现，区分，识别，使隔离，使联系，选择
规定	证明行动已准备就绪；了解任务中的各个步骤，执行任务而采取的身体姿势。	开始，显示，解释，鼓动，继续，反应，展示，陈述
定向反应	模仿训练和经过试验、犯错和练习使其精练。	复制，追踪，遵循，反应，再生，应答
机制	顺利地完成任务	装配，校准，构建，分解，集中，加强，操纵，测定，修改，混合，组织
复杂明显的反应	巧妙自动地完成任务（熟练程度、精确性和协调性增加）	与机制类似，指示行动速度精确性增加的各种副词/形容词
适应	调整行动使其适应新情况	适应，改变，改造，重排，重组，修改，变更
创新	培养独创技能	安排，建造，联合，构成，构建，创建，设计，启动，制造，发明

编自"Educational Objectives in the Psychomotor Domain," by E. Simpson, in Behavioral Objectives in Curriculum Development, edited by M. Kapfer, 1971, Boston: Educational Technology.

表 15-7　学习分类法：情感范畴

水平	说明	行动
接受/关注	显示出关心，愿意听讲。	提问，选定，描述，遵循，给予，鉴别，定位，命名，选择，使用
反应	显示出积极参与，自发的，动机	回答，帮助，援助，服从，使一致，讨论，标注，执行，练习，展示，阅读，叙述，报告，选择，讲述，书写
评价	显示出赞同，喜爱，和对价值所承担的义务。	完成，证明，区别，解释，遵从，形成，启动，邀请，参加，证明是正当的，目的，阅读，报告，选择，分享，学习
组织	通过对比组织各种价值和区分价值的优先次序，化解价值冲突，建立个人价值系统。	坚持，改变，安排，使联合，完善，辩解，解释，阐明，归纳，确定，使整合，修改，定购，组织，目的，关联，合成
描述（使各种价值内在化）	展示一种推动个人行动的价值系统。	行动，区别，展示，影响，修改，执行，练习，建议，限定，问题，修改，服务，解决，核实

编自 Taxonomy of Educational Objectives，Handbook 2，by D. Krathwohl，B. S. Bloom，and B. B. Masia，1999，Boston：Addison Wesley.

此三种元素－听众，行动，程度－总是以一定的目标呈现。

由 4 个可选择性成分组成的目标称为条件。条件表明了在完成行动中有关的各种限制和要求。例如：提供一张带有骨骼系统的彩色照片和一小片可以书写的纸张，患者将 100％正确地列出人类从头到脚的主要骨骼。在这个例子中，条件就是短语表达的一个彩色照片和一小块可书写的纸张。

便于记忆可简称为 ABCD 法：A ＝ 听众（Audience)，B ＝行为（Behavior)，C ＝条件（Condition)，和 D ＝程度（Degree)（表 15-8）.

由护士决定目标的细节。需要重点考虑的是一种行动能够被正确地观察和评估。

最终目标和允许目标

进行教学时，护士开始时要有一个基本目标－例如，患者能够学会糖尿病的自我护理。在护士建立各种目标时，可能会设计制定一个目标等级系统，像是一个略图或一个等级组织结构图。组成课程目标的各基本目标较明显。

终点目标（**terminal objective**）确定主要行为，能促成达到全部教学课堂的目标。反过来相关的各种次级行动可促成最终行为的完成。**允许目标**（**enabling objective**）确定一种次级行动，能促成或使各种最终目标达成。

表15-9举例说明了这一终点目标和允许目标的概念。

显现出来的目标表明课堂上讲授的各种主题。

表15-8 一种行为目标的组成成分

听众	动作	条件	程度
谁将行动	将做什么	在行动中做了哪些规定或限制	用于确定成功表现的测定水平是多少
患者	将识别心脏的主动脉瓣	使用由老师提供的心脏解剖图谱	100％正确

表15-9 课堂目的举例，最终目标和允许目标

课堂目标：患者将学会糖尿病自我控制

最终目标1：	最终目标2：	最终目标3：
进行正确的血糖测定	建立糖尿病的行为管理计划	进行自我胰岛素注射
使其达标：	使其达标：	使其达标：
●认识血糖检测设备 ●显示检测血糖的步骤 ●说明可以接受的血糖水平范围	●识别低血糖和高血糖症状 ●列举能够升高血糖水平的各种食物 ●讨论美国饮食协会的饮食计划 ●形成一个常规锻炼计划	●识别用于自我胰岛素注射的必要器械 ●讨论用药和使用方法 ●显示进行胰岛素注射的正确方法

如果主题与目标不相匹配或目标与主题不相对应，那么教学会存在潜在的问题。

目标还规定了学员的评价项目。每个评价项目应该与一个目标相对应。如果护士正在创建的行动目标与评价无关系或者没有必要，护士应该检查这些目标并把其删除。

将内容排序

在护士分析内容和建立目标时，教学过程中的主题和顺序就显得比较清楚了。护士应该选择一种特殊的以主题为顺序的结构。在许多情况下只有一个选择，例如按一定顺序进行教学时采取行动。

案例分析 15-1

68 岁的男性患者阿尔比（Albee）先生 2 天前因为糖尿病住院，是你的一名患者。他已经不能再用口服药控制血糖了。他的医生给他开了胰岛素注射处方。你今天早晨第一次给他注射，并且计划从今天开始指导他如何给自己注射。你如何接近阿尔比先生？在他的指导过程中还需要哪些人参与？你如何为阿尔比先生设计一个指导计划？

在另外一些情况下，并非所有顺序都很清楚，护士可以从中做出各种选择。

表 15-10 记述了一些常见的顺序结构。

发展

在设计阶段，护士基本上确定了要达到哪些目标，这些目标都有哪些信息支持。在发展期间，护士阐明通过确定使用哪些策略和资源来进行教学。

格式

现代教育家们已经提出了各种教育形式。表 15-11 显示了最普通之一的加尼（Gagne）9 事件结构（Gagne；1985）。它提供了一种进行教学任务的有效计划结构。

任何教学课堂都应该结合某些有效的成分。

重复

一个有关成人培训的老格言：告诉他们你将要讲什么；告诉他们你想什么，告诉他们你已经讲述了什么。

表 15-10 各种常见顺序结构

类型	特性
按时间发生顺序排列	依据先后顺序出现的事件，即按时间顺序安排信息，特别是在用于讲授病情演变史情况下
按程序（逐步地）	按照实施时的顺序介绍各个步骤
按类别	将信息组织成与主题有关的类别。当信息不符合说明的其它结构时，允许护士进行决断，但需有逻辑和组织。
按题目	患者很快陷于难题和问题中时，教学可以解释问题的来龙去脉和解决办法。
点到面；面到点	介绍各个部分，然后解释它们与整体的关系；或介绍全部，然后讨论每个部分。
一般到特殊；特殊到一般	与上述相似，首先介绍梗概，然后介绍细节或首先介绍细节，然后介绍如何构成整体。
问题到解决	介绍一个问题/境遇，然后讲解相关的解决办法。
已知到未知；未知到已知	从已知到未知是首先介绍患者现有的信息/经验并将其作为了解新的未知信息的桥梁。从未知到已知是首先介绍陌生的信息，然后展示它与患者已知信息的联系。
理论到实践；实践到理论	先介绍理论，然后展示如何应用。或先展示实践应用，然后介绍理论。
简单到复杂；复杂到简单	首先展示容易介绍的或患者容易理解的信息，然后解释较为难懂的信息或先介绍最复杂的内容，然后进入容易理解的信息。

编自 Designing Powerful Training，by M. Milano and D. Ullius，1998，San Francisco：Jossey-Bass.

换句话说，预习信息、介绍信息、然后复习信息。预习信息可以使患者了解将会讲什么并做好精神准备，犹如是为旅行提供一个路线图。还可以提供一种框架结构，使得在介绍知识时，患者能够知道与他们的关系。最后，复习可以为患者提供组织信息和强化学习的机会。因此重复是一种最有效的教学手段之一，应该尽可能将其应用到教学中。

互动

在患者与教员互动及患者参与时学习效果最好。与患者不断交谈和提问可以激励互动和患者参与。在教育过程中的一致性活动也具有同样的作用。

介绍，演示，练习

通过介绍，表演和练习，护士将重复和互动结合到医学指导工作中。护士为患者讲解，自己示范或和患者一起展示，然后患者独自或在护士监督下练习。

表 15-11　加尼氏的有关教育的九种事件

事件	说明
1. 增加注意力	使学员参与，激发兴趣和动机。
2. 通知学员目的	讲清目标使学员展望教育内容并提供预习教育内容的机会。
3. 激励学习所必要的回忆	尝试将内容与以前的学习和经历相联系。这样为学员提供了一种熟悉的具有前后关系的内容，以此开始学习。
4. 展示刺激性素材	介绍内容
5. 提供学习指导	为学员执行/展示学习过程，或与学员齐心协力。
6. 执行	让学员练习，或展示学习内容。
7. 提供反馈	通过反馈和提建议帮助学员提炼学习内容。
8. 评价执行过程	根据学习目标评估学员的表现。
9. 增强记忆力和转换能力	复习学习内容，激励学员在新情况下使用这些学习内容。

编自 The Conditions of Learning and the Theory of Instruction，by R. Gagne，1985，New York：Holt，Rinehart & Winston。

这种形式使患者重复和强化学习，同时增强患者与护士互动和并鼓励患者积极参与。

变化

在教学中有些变化可以使患者保持兴趣。在教学中使用不同的方法和媒体可以增加变化。但不要有过多的变化，因为太多将破坏其连续性并挫伤患者。

策略

虽然加尼氏的各种事件为整个教学过程提供了一种体系，但他们没有说明如何在主题水平进行教学。在这种水平教育可以采取各种形式，一般称为策略。教学策略的例子包括演讲，小组讨论，角色扮演等。护士选择的策略数量和种类要依据几个因素，教育的内容类型，患者的学习方式，护士对不同策略的驾驭程度，可利用资料，教育环境等。护士可以在教学中使用单一的教育策略，也可在转换题目时改变策略。策略也会受到教学事件的影响，也即在介绍和演示过程中可以有所不同。

护士们在选择教学策略上具有广泛的自主权，但是护士应该选择那些能最有效地结合患者学习需要的策略。

媒体

同样需要重点考虑的是教学过程中应用的各种方法。这些方法包括各种媒体，例如书写的、视听的、录像、电脑制作的、其他媒体的或这些方式的综合。在选择教学策略中，依据各种不同因素，例如教学类型、教学策略、患者学习类型、教师的喜好或现有条件的限制，在整个过程中使用单一方法或数种方法。

护士必须考虑两类教育的方式——在教学过程中使用的媒体和提供给患者参考用的媒体。因为后者有可能用于教室之外及不受护士的监督情况下，所以特别重要的是其适用于患者使用。

媒体评估和与选择

护士应尽可能使用各种可利用的宣传材料。这可以免去护士制作材料的负担，而具有更多的时间用于教学活动的建立与管理。但护士必须检查各种可利用材料以确定其是否适用于教学。

护士应该检查几个因素：材料中介绍的内容是否适于患者需要？正确与否？资料是否具有适当特性？例如，可否听懂？录像资料是否具有可视特性，图像是否可以看懂，文本是否可读懂或在适宜的水平？资料来源是否可靠？例如，网上的信息是否一个著名的和可证实其可靠来源的信息？

准备教材

护士在进行医学指导时，应该更适宜应用现有资料。在许多情况下，护士的单位会有现成的资料并鼓励她们使用。在另外一些情况下，护士可以更自由地选择教学资料。

在某些情况下，护士可能没发现什么材料或现有材料根本不适于讲授。可能需要护士制作教学材料，既可补充现有材料，也可填补空白。记住制作教材既是创造性的努力又是一种令人烦恼的尝试。

课程计划

就此范围来说，护士已经分析了教学内容，设计了行动目标，组织了内容顺序，确立了总的教学格式，选择了适当的教育策略和材料。所有这些决策都将反映在课程计划中。**课程计划（lesson plan）**是一种文档，提供用于教学的计划（见表 15-12 查看课程计划的例子），为护士或其他教员进行教育提供了必要的信息。

执行

在执行阶段，护士进行实际教育。课程计划定义了目标、主题、策略和用于教育的各种资料，护士使用这个计划开始教育活动。

可是，设计最好的计划常常在现实面前也需要变化。当护士开始实际教育活动时，各种因素将会影响教育的成败。有些因素很好控制，而有些则难以控制。一些影响力较大的因素包括环境、患者条件、护士教学技能和护士的交流技能。

环境

开展教育的环境可以极大地影响到教学效果。在开始教学之前，护士应该评价物理环境因素，例如灯光、温度和声音质量。还要考虑患者的个人需求、分散注意力的内在和外在因素以及可以支持教学进行的环境，例如，设备的电源线是否足够长。有些问题护士不一定能够解决；因此护士需要迅速适应这种教育环境。在另外一些情况下，可能需要护士重新部署到其他的环境。

学员

护士必须还要评价教学中学员或患者的条件是否会影响学习，应做好应对的准备。患者的身体因素也可以影响其学习条件，例如疾病、疼痛和心理上的原因，如生气、压抑或焦虑。任何这些因素都可以严重影响患者参与学习的能力。护士必须决定如何处理这些因素或是否需要拖延教学直至时机成熟。

表 15-12 举例课程计划
课程计划题目：糖尿病的自我管理

患者	胡安·阿巴杜（Juan Abado）
教员	约翰·赖利（John Reilley），注册护士
地点	患者的病房
患者/学员的一般情况	患者是一名 50 岁的讲英语的西班牙老年男性，大学毕业，新近被诊断为糖尿病并且不熟悉自我注射。没有其他学员参与。学习没有身体上的限制。对于自我注射稍微有点忧虑，但是热情较高。开始交谈提示可优先选择通过视觉的手段学习。
总体目标	患者能够了解和演示糖尿病的自我管理。
目标	在完成了教育课程时，患者将能够做到如下内容： ● 进行正确的血糖测定 　● 识别检测血糖的设备 　● 显示检测血糖的步骤 　● 陈述可以接受的血糖水平范围 ● 建立一个糖尿病的行为管理计划 　● 识别低血糖和高血糖症状 　● 列举能够升高血糖水平的各种食物 　● 讨论美国糖尿病协会的饮食计划 　● 建立一个常规锻炼计划 ● 进行胰岛素自我注射 　● 识别用于胰岛素自我注射的必要器械 　● 讨论胰岛素和自己注射方法 　● 说明进行胰岛素自己注射的正确步骤
主题大纲（摘录）	
时间 1 分钟	预习 在此节，我们将学习有关糖尿病和糖尿病自我控制的 3 个主要元素 ● 监测血糖 ● 建立合理的饮食和运动计划 ● 胰岛素自我注射
时间 3 分钟	目标　识别检测血糖的设备 主题 1. 读取血糖读数的重要性 2. 何时/怎样测定血糖水平 3. 确定检测血糖的设备 　a. Accu－Check 牌或类似的血糖仪 　b. 试纸 策略：讲座与演示/再次演示 方法：分发监测血糖印刷材料　（续）

表 15-12（续）

时间 10 分钟	目标　演示检测血糖的步骤。 主题 1. 如何将试纸放入仪器 2. 如何消毒手指 3. 如何用针刺破手指 4. 如何将血液粘在试纸上 5. 如何解释结果 策略：展示录像并且与患者讨论；患者按照护士的演示进行操作 方法：仪器——Accu－Check 血糖仪和试纸；录像片段——快速血糖测定；分发印刷材料——监测血糖 （以这种形式继续进行各种目标的教学。每个片段列出了各种目标，涵盖了有关的主题，应用了各种教学策略并展示的媒介。估计出每个片段所用的时间量也是有帮助的。）
时间 3 分钟	复习 在这一节，护士复习在教学过程中的主要目标和主题。询问患者是否有哪些题目不清楚或有什么问题也是有用的。保留/转化的策略 （在这一节，护士提示各种方法，帮助患者以后在实际中应用教学内容。） 让患者在住院期间每天 4 次测定自己的血糖。
评价	（这一节可以采用行为清单的形式，护士检查患者的操作是正确的或是特殊评价项目，例如通过询问或其它形式的评价方法。以下的例子包括了各种举例。） 识别用于检测血糖的设备　□是　□否 演示检测血糖的步骤　□是　□否 使用 Accu－Check 血糖仪测定血糖 __________ 在用针刺破手指前，应该 A. 将血滴在试纸上 B. 读取血糖结果 C. 消毒手指 D. 闭上眼睛

文献应用

引文： Bruccoliere，T，(2000)．How to make patient teaching stick. RN. 63 {2), 34-38.

讨论： 布鲁克利尔（Bruccoliere）的文章讨论了许多对患者学习产生影响生理条件，可作为学员评估时的参考。她的文章还提供了在教学过程中如何应用这些条件的解释说明。在你的教学计划中可以结合应用或进一步丰富这些建议。文章中包括了一个插入的题目“如何学习”，说明了成人教育的4个步骤。

实际应用： 对成人教育4个步骤的了解有助于护士安排患者短期和长期的医学教育。

批评性思维

你在护理一位身患肺癌的患者，她具有戒烟困难的问题。虽然她的香烟盒上写着吸烟可以引起肺癌，她也戒不掉烟。你如何对待这名患者？是否有可能教育她停止吸烟？是否有影响她停止吸烟的其他因素？是否有增加她戒烟可能性的其他因素？

介绍与内容

有效的护士一教师在教学中必须有特点。每个人在各个方面的才能是不一样的，护士一教师必须不断地认识到这些特点并努力在教学中予以展示。这些特性包括：

- 内容的认识：护士不一定是某个主题的专家，但是必须能够向患者说明这些知识内容。
- 教学经验：护士必须工作的像是一个有经验的职业教师。
- 交流：护士应该能够在专业水平上清楚地进行交流。
- 智能：护士必须富有聪明才智，能够驾驭复杂的内容。
- 适应性：护士必须能够适应讲授内容和格式上的各种变化，能够适应教学过程中的各种突然变化。
- 耐心：护士必须有耐心，关心学员。

- 自信：护士必须能够在困难和挫折面前不断进步，在与患者交流时能以一种职业教师的姿态泰然自若。
- 自我调整：护士必须能够采取主动性，识别各种需求和解决问题。护士必须能够在没有指导的情况下，独立工作。
- 互动：护士必须善于与患者互动，而且还能够必要时与难缠的患者交流。
- 组织：护士必须能够有效地组织各种任务，信息和工作。

交流技能

交流被认为是另一种教学技能，在成功的教育中它比其他技能更为重要。语言和非语言交流技能对有效教学都是重要的。

护士应尽可能地保持一种职业性的演讲语气：

- 声调应该平静，但要可靠和有权威性
- 音量应足以使患者能够听到
- 语速应该合适，使患者能够听到和处理这些信息
- 避免使用那些诸如“哦”，“你知道吗”等之类的补白语
- 讲话清楚，语法正确
- 话语活跃

护士还应该注意护理名词的应用，因为患者是不太可能同样熟悉卫生保健术语和名词的。如果可能不要使用技术性词汇或花费时间向患者解释这些名词。如果使用这样的词汇就要持续应用，以免使患者困惑不解。也不必以敬语和患者谈话。

倾听技巧对教学质量的好坏是关键性的。护士必须持续看着患者，听他讲话，寻找患者对教学反应的有关线索。护士必须参与患者的学习，找机会阐明，支持，鼓励并与患者共同做出反应，这样可以进一步吸引患者并增加他的兴趣。

肢体语言可以反映出护士的关注和倾注程度。护士在教学工程中，应该保持一种专业人员的面貌。使用眼睛交流、手的应用、动作、护士与患者之间的距离等，所有这些都传达了护士对教学活动态度的有关信息。

评价

评价（evaluation）是确定教学有效性的过程。有两种主要的评价关系：

- 学员评价：患者是否学习到了应该学到的内容？
- 教学评价：是否是以一种有效的方式进行教学？

学员评价

由教育目标决定如何评价。教学过程中在教学目标的确立和学员的评价之间应该具有一种直接的联系。

以下显示了目标和有关的评价项目内容：

目标：认识糖尿病治疗的3种药物。

评价项目：列出糖尿病治疗的3种药物。

评价可以采用许多形式。让学员回忆教学内容，回答问题，执行操作步骤，解决相关的问题，分析情况或组织一个行动计划都是学员评价的形式。护工应该根据反映有关教学目标的有效性，患者完成评价的真实性，以及护士观察和测定其效果的实际性来选择评价的方式。如果可能在计划学员评价时护士还要考虑患者的学习类型，例如，如果患者是一个听觉型学员，可以采取口头形式的而不是书写形式提问。

护士还必须记住评价的目的是确认患者是否有效地接受和吸收了学到的内容，而不是为了制造奇怪的问题难倒患者。

许多患者碰到任何稍微有点暗示“测试”类的工作，就感到焦虑。护士可以通过向患者展示教学内容的前后关系进行的评价来减少患者的焦虑。如果患者对某些题目有疑问，护士可以重复这些内容，若方式不切实际，可以额外提供一些供患者参考的资料。

教学评价

教学评价是评价教学活动本身是否有效地进行和展示。护士检查教学活动常常是有益的，不仅鉴别出哪些地方需要改进，还会识别和强化那些产生效果的各种因素。

通过来自护士－教师，患者或/和第三方观察人员的反馈信息进行教学评价。测定可以是正式的或非正式的；可以是口头式的，也可以是书面形式的。

表 15-13 显示了在教学评价中一些可以检查的因素。

卫生保健组织可能会规定评价哪些因素，护士在决定评价内容和方式中会有相当大的允许的差别。

表 15-13　教学评价

教学评价的可能范围	
患者学习	依照学员的评价结果和随后的观察结果，评价患者学习的内容是否合适？学员评价项目是否适宜和可靠？
患者的满意度/舒适度	患者对介绍的内容是否满意？对教学的有效性是否满意？患者认为提问内容是否适宜？
环境	环境是否有利于学习？是否有来自于教室内或教室外使人分心的事情？光线是否足够？室温怎么样？
设计	目标是否合适？题目是否合适？顺序是否合适？
认识	资料和/或教师是否反映出对内容的足够认识？
组织	信息是否得到很好的组织？
正确性	介绍的信息是否正确？
相关性	介绍的信息是否与患者的情况不相关？是否丢掉了一些相关信息？
演讲	教学策略是否有效？资料是否有效？
速度	讲课速度是否太快或太慢？患者是否可以跟上讲课速度？患者是否有足够的时间进行练习？
多样性	是否只有一种形式的活动？在教学方法和介绍上是否没有足够的变化？是否存在太多的变化造成难解不懂？
参与	是否有足够的患者参与？是否没有或缺少各种活动和/或练习时间？
交流	护士是否清楚和有效地与患者进行交流？
重点	资料和/或教师是否持续停留在某些题目上？
帮助	教师是否提供了足够的帮助？为帮助用户完成活动各种资料是否提供了一些线索和说明？

但护士应该牢记在教学过程评价和改进中使患者受益和高质量的学习的经验。

患者教育是护理工作的重要组成部分，也是护士和患者增长经验的一部分。通过应用有组织的设计，建立和多样教学等方法，护士能够提供一种专业的令人满意的学习条件。

重要概念

- 标准教学方法包括 5 个主要阶段：分析，设计，确立，实施和评价。
- 分析包括内容前后关系分析，学员分析和内容分析。
- 学员具有独特的学习类型；有些学员对某些教学反应比其他人好。
- 所有学习可以分为 3 个领域：认知的，精神运动的和情感的。
- 各种学习领域包括了一系列的行为等级系统。
- 设计阶段包括目标的确立和演讲内容排序。
- 行为目标检测行为的完成情况。
- 行为目标包括一名听众，行为，（可选择的）条件和程度。
- 各种行为目标来自于教学纲要。
- 将教学内容按照它与目标关系和常见的顺序结构进行排序。
- 确立阶段包括格式的确立，选择策略和媒体，完成授课计划。
- 授课计划记录目标、内容、顺序、策略、媒体和对教学方法的评价。
- 实施阶段包括教学的实施。有效的实施需要注意环境、学员、演示和学习内容。
- 评价阶段包括测定患者的学习效果的学员评价，和测定教学如何进行的教学评价。

关键术语

情感范畴（affective domain）
行为目标（behavioral objective）
认知范畴（cognitive domain）
允许目标（enabling objective）
评价（evaluation）
学员分析（learner analysis）

学习范畴（learning domains）
学习类型（learning style）
课程计划（lesson plan）
方法学（methodology）
精神运动范畴（psychomotor domain）
最终目标（terminal objective）

复习题

1. 当教学应用活动和触觉体验时一个人的学习效果最好，表明是哪种学习类型？
   A. 视觉型
   B. 听觉型
   C. 肌肉运动知觉型
   D. 行动主义型
2. 与学员的各种感情和信仰变化有关的学习范畴是什么？
   A. 认知的
   B. 精神运动的
   C. 情感的
   D. 思考的
3. 以下哪种分析类型与产生教育需求的内容和进行教学的条件有关。
   A. 教育背景分析
   B. 学员分析（learner analysis）
   C. 内容分析
   D. 教育分析
4. 哪个不是行为目标的组成部分？
   A. 听众
   B. 屏障
   C. 条件

D. 程度

5. 根据加尼理论，在教学中展示有多少种教育事件？

A. 4 种

B. 5 种

C. 7 种

D. 9 种

课后练习

1. 为你的某一个患者确定教育计划并为该患者设计一个课程计划。你的目标为 1 个，2 个或是 3 个学习范畴？
2. 在病房中确定一个需要医学教育的患者，该患者是否存在一些影响教学的特性？如何调整教学以适应这些特性？
3. 表 15-13 列出了教学评价的有些范围，使用什么方法评价这些项目？你是否认为还有一些其他项目需要评价？对于每个项目，如果需要，应该怎样改善其执行情况？

浏览网站

- 浏览下列网站，测验确定你的学习类型：

http://www.metamath.com/multiple/multiple_choice_questions.cgi

http://www.mxctc.commnet.edu/clc/survey.htm

你认为这些测验预测你的学习类型正确吗？让几个朋友测试，看一看他们的反应。如果他们的类型不同，与他们讨论愿意怎样学习。

- 进入 Keirsey 网站：*http://www.keirsey.com*

完成并给梅尔斯一布里格斯类型指标简易版打分。然后进入链接，描述你的偏好和增长的潜在部分，结果正确吗？让你的小组成员或你的一线护理管理人员完成同样的问题。

和每个人交流你的类型并进行说明。

你同意这样的说明吗？

列举你的喜好，你知道你做的为什么好吗？你是否知道你的喜好类型是否有助于了解当与他人合作时会有一些不安。

在你们之间交流困难的范围可能是哪些？

（梅尔斯－布里格斯类型指标的道德规范说明与他人共享某个人的类型是个人的选择。）梅尔斯－布里格斯类型指标首先帮助我们了解我们自己，然后才是相互之间。你认为梅尔斯－布里格斯类型指标还有什么其他作用？

- 以下的站点提供了更多的有关教学设计和成人学习方面的信息。

tip. psychology. org/theories. html

http：//www. nwlink. com/～donclark/hrd/sat. html

seamonkey. ed. asu. edu/～ mcisaac/disted/final98/finallj. html

对你确立患者教育哪些是最有帮助的？哪些你将会介绍给正在计划患者教育的人？

- 下列的站点为消费者提供了在线卫生信息：

http：//www. mayoclinic. com

http：//www. webmd. com

http：//www. allhealth. com

http：//dir. yahoo. com/Health/

这些站点怎样才能有用？他们提供的信息是否正确？将它们结合到患者的教育中有用吗？进入以下网站，注意列出的用于评价消费者健康网站的标准。使用这些标准，你将如何评价这些网站？你是否会加入一些其他标准？*http：//www. viterbo. edu/personalpages/faculty/Jkanderson/PTEAssignment. html*

- 并非所有患者都是成年人。进入*http：//www. healthteacher. com.* 查看提供的课程计划。这些患者教育可以用于儿童吗？
- 以下站点代表了美国的一些主要健康组织，包含了哪种可用于患者教育的信息？与以前列举的消费者网站比较，如何对这些网站进行评价？

美国饮食协会：*http：//www. eatright. org*

美国糖尿病协会：*http：//www. diabetes. org*

美国心脏协会：*http：//www. americanheart. org*

美国肿瘤学会：*http：//www. cancer. org*

国立卫生研究院：*http：//www. nih. gov*

- 你能找到特别关于护士进行患者医学教育的网站吗？你能找到一些外国或国际的卫生保健组织的网站吗？他们提供哪些种类的信息？

参考文献

American Hospital Association. (1972). *A patient's bill of rights.* Chicago: Author.

Bloom, B. S., & Krathwohl, D. (1956). *Taxonomy of educational objectives: Handbook I: Cognitive domain.* Boston: Addison-Wesley.

Briggs Myers, I., & Myers, P. B. (1995). *Gifts differing.* Palo Alto, CA: Davies-Black.

Bruccoliere, T. (2000). How to make patient teaching stick. *RN, 63*(2), 34–38.

Conner, M., & Hodgins, W. (n.d.). *Learning styles.* Last updated February 20, 2002, from http://www.learnativity.com/learningstyles.html.

Gagne, R. M. (1985). *The conditions of learning and the theory of instruction* (4th ed.). New York: Holt, Rinehart, & Winston.

Gardner, H. (1993). *Frames of mind: The theory of multiple intelligences* (10th anniversary edition). New York: Basic Books.

Joint Commission on Accreditation of Healthcare Organizations. (2002). *Comprehensive accreditation Manual for Hospitals: The official handbook.* Chicago: Author.

Kolb, D. A. (1984). *Experiential learning: Experience as the source of learning and development.* Englewood Cliffs, NJ: Prentice-Hall/TPR.

Krathwohl, D. R., Bloom, B. S., & Masia, B. B. (1999). *Taxonomy of educational objectives: Handbook 2: Affective domain.* Boston: Addison-Wesley.

Milano, M., & Ullius, D. (1998). *Designing powerful training.* San Francisco: Jossey-Bass.

Rose, C. (1985). *Accelerated learning.* New York: Dell.

Simpson, E. (1971). Educational objectives in the psychomotor domain. In M. Kapfer (Ed.), *Behavioral objectives in curriculum development.* Englewood Cliffs, NJ: Educational Technology.

Strauss, W., & Howe, N. (1991). *Generations: The history of America's future, 1584 to 2069.* New York: Morrow.

推荐读物

American Society for Training and Development. (1995). *Info-line: Basic training for trainers, vols. 1–3.* Alexandria, VA: Author.

Kemp, J. E. (1977). *Instructional design: A plan for unit and course development* (2nd ed.). Belmont, CA: Fearon-Pitman.

Kemp, J. E., Morrison, G. K., & Ross, S. M. (1994). *Designing effective instruction.* New York: Merrill.

Knowles, M. (1984). *The adult learner: A neglected species* (3rd ed.). Houston, TX: Gulf.

Mager, R. (1975). *Preparing instructional objectives* (2nd ed.). Belmont, CA: Fearon-Pitman.

Rothwell, W. J., & Kazanas, H. C. (1992). *Mastering the instructional design process: A systematic approach.* San Francisco: Jossey-Bass.

Smith, P. L., & Ragan, T. J. (1993). *Instructional design.* New York: Macmillan.

第16章

改革与冲突的解决方法

玛格丽特·M·安德森（Margaret M. Anderson）
教育学博士，注册护士，主任
英国国家学位委员会

不改革就会灭亡
——斯宾塞·约翰逊（Spencer Johnson），1988年

学习目标

完成本章内容的学习后，应该能够：

1. 从个人、职业和组织机构等方面定义改革。
2. 确认改革理论家。
3. 讨论学习型组织机构的概念。
4. 明确存在于一个有组织的体系内推动和阻止改革的各种因素。
5. 讨论改革策略。
6. 讨论在改革过程中改革动因的作用和特征。
7. 应用改革方法去计划、实施和评价一项改革项目。
8. 明确冲突问题。
9. 确定解决冲突办法的步骤。

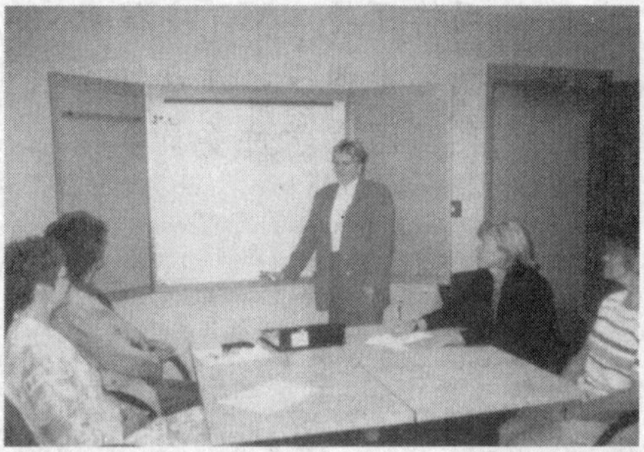

玛丽做护士长工作已经五年了。那时她有五名监督员。另外，她不得不给她的病房引入了三个不同的护理保健服务模式并经历了两次引起团队文化和目标发生变革的小组合并。玛丽刚刚获得了护理学士学位（BSN），想知道她是否能够参与另一次改革。她抬起头，照照镜子，对自己说，"我当然能够做到。改革是不能避免和永远存在的。另一场改革出现的机会是令人兴奋并愈来愈深入的。"想到这里，玛丽脸上露出了笑容，走出办公室去与她的职员打招呼。

你认为玛丽感觉怎么样？

玛丽应该怎样给她的职员介绍将要进行的另一场改革？

在卫生保健领域，改革是否是不可避免、愈来愈深入和令人兴奋的？

本章安排介绍有关改革和冲突解决方法的一些概念。改革不可避免并经常出现于医疗服务领域以及生活中。科技、生物医学领域的各种发现和疾病治疗方法与药物的新进展导致了疾病治疗方法和过程的变革。这些进展也在医疗领域引起了快速广泛的改革。随着这些改革的出现，冲突也是不可避免的。解决冲突对患者和医疗组织机构来说是非常必要的。冲突就它本身来说不是坏事情，没有解决好的冲突会阻碍具有良好意愿的改革推动者的各种努力，造成改革在工作团队内的停滞和紧张气氛。本章将帮助缓解围绕在改革和冲突过程中的紧张气氛，同时使你明白接受改革和冲突的重要性。只有不是改革中的一员或没有投入改革的人才感到改革是可怕的。护士有责任提供信息，即使没有要求也是如此，要逐渐参与改革的计划和实施。对改革的评估同等重要。真实评估和进行必要的修改对改革项目的成功来说与改革的计划和有序实施同等重要。如果学不到其他什么东西，那么就学习接受改革，把它作为改善患者护理质量和提高护理专业水平的机会吧。把冲突的解决方法看作学习新东西或劝导其他人的机会。

改革

改革的定义有许多，改革的类型也不少。简单地说，**改革（change）**可以定义为“把某事变得与以前不一样”（Sullivan & Decker，1997）。改革的结果可能是相同的，但是为了达到目标而采取的行动可能是不一样的。例如，由于道路阻塞，某人为了去工作可能不得不做出变化。去工作这个目标是相同的，但是方法却是不同的，可能要乘公共汽车而不是自驾汽车，或走不同的线路。在专业的护理病房，新患者入院方式使不同的患者评价方法或改变参与办理入院程序人员的数量成为必要。不再由一个注册护士完成入院的全部程序，而是细分入院程序，由不同技能水平的职员完成入院程序的不同部分。目标还是办理患者的入院，怎样办理可能是不同的。为了好的或合理的目的要进行许多改革。大多数组织的改革是计划好的，是有目的的（Sebastian，1999）。应该询问职员不理解改革的理由。

讨论的目的，**个人改革（personal change）**是为了自己的目的而自愿进行的改革。这可能包括为了健康而改变自己的饮食习惯，为了自己的进步而选修每个课程，或使自己离开某个有害的或不健康的环境或处境。**职业改革（professional change）**可能是岗位或工作的变化，例如再教育和资格认证，以使某人在现有工作岗位上受益或为将来做准备。职业改革通常是有计划的，在个人和职业生涯中会发生许多改革。

虽然无论个人改革还是职业改革可能都是有压力的，如果它是自愿的且能带来内在的或外在的回报，一般认为这种改革是重要的，有价值的。

机构改革是一种经常能造成很大压力或引起很多关注的改革类型。有时要做大量的准备工作和前期讨论。有时会引起职员的惊讶，造成很多惊恐和压力。**机构改革（organizational change）**通常是有计划的，一般是为了提高工作效率或改善财政状况或一些其他的目的。有计划的改革是为了符合组织机构的目标（Sebastian，1999）。

不幸的是，机构改革计划好以后，职员通常是最后才知道预期发生改革的人，但经常又是受到改革影响最大的人。护士被期望实施新的护理服务体系，但他可能也是直到开始实施才最后知道这种改革的人。例如，一个实施了责任制护理制度多年的组织机构，在护理原理和思维方面实施改革小组护理服务模式是一个重要的改革。如果没有进行相适应的关注和对改革过程加以计划，职员们就会阻止这种改革，使改革的实施变得更困难。

批判性思维

回想一下在你的人生中何时曾做出过个人的改革。你经历了什么样的情感变化？有人支持你做这种改革吗？你是否为自己设定了一个理想的人生目标？

文献应用

引文：Ingersoll, G. L., Kirsch, J. C., Merk, S. E., & Lightfoot, J. (2000, January). Relationship of organizational culture and readiness for change to employee commitment to the organization. *Journal of Nursing Administration*, 30(1), 11－20.

讨论：这是一篇关于职员对组织的承诺与为改革做好准备的研究文章。它讨论了组织文化和做好改革准备与职员对组织的承诺之间的关系。作者发现，职员对改革做出的准备通常会滞后于改革对他们的要求。

实际应用：雇员和雇主都应该认识到改革是不可避免的。在当今医疗服务模式快速变革的年代，雇员做好准备并承担责任是非常重要的，但是不能把他们看作是否进行改革的决定因素。雇员有责任去参与改革就像必须协助雇主保持财政的良好状况。

传统的改革理论

这里讨论的改革理论有卢因（Lewin）的力场模式（1951），利皮特（Lippitt）的改革阶段理论（1958），哈夫洛克（Havelock）的六步改革模式（1973）和罗杰斯（Rogers）的创新扩散理论（1983）。这些经典的改革理论，都是以卢因的原型为基础。

卢因模式包括三个简单的步骤。这些步骤包括解冻，向新的水平移动，然后重新冻结。解冻的意思是解除对现在的或旧的工作方式的束缚。人们开始懂得采用不同方式做事的必要性，由于某种特别原因需要进行改革。下一步，引进并解释这种干预或改革。对它的优点和缺点都要进行讨论，然后进行改革——向一个新的水平移动——即实施。第三步，重新冻结。这就意味着新的模式已经与传统的模式或影响人们的习惯相结合。这些步骤听起来简单，改革的过程却是非常复杂的（Lancaster，1999）。

利皮特的改革阶段理论是建立在卢因的力场模式理论基础之上。利皮特将改革过程分为七个阶段。这些阶段包括：（1）问题的判断，（2）评价改革的动机和能力，（3）评价改革推动者的动机和资源，（4）选择渐进性改革的目标，（5）为改革推动者选择合适的角色，（6）改革开始后的保持以及（7）终止协助关系。利皮特强调了关键人物和改革推动者参与设计和计划准备改革项目的重要性。利皮特还强调沟通在改革的所有阶段都十分重要（Sullivan & Decker，2001）。

哈夫洛克设计了六步改革模式。这种模式基于卢因的力场模式，但哈夫洛克在每一个阶段又包含了更多的步骤。改革的计划阶段包括（1）建立关系，（2）判断问题和（3）获取资源。计划阶段之后是移动阶段，包括（4）选择方法和（5）得到认可。最后阶段即重新冻结阶段，包括（6）稳定和自我更新。哈夫洛克强调了计划阶段的重要性。他认为如果能够仔细计划并全面了解改革对职员的影响，那么就可以克服妨碍改革的阻力。哈夫洛克还认为改革的推动者，即负责改革计划和实施的人鼓励一部分人的参与。受到改革影响的人参与改革的越多，他们越可能促使改革成功并为改革提供必要的支持（Sullivan & Decker，2001）。

1983 年，罗杰斯发表了他的创新扩散理论。虽然也是基于卢因的模式，但是这个理论视野更广阔，方法更多。他创建了五步创新/决策程序。罗杰斯认为改革可能在初期会遭到抵制，在后来被接受。他认为改革是一个可逆的过程，最初被抵制并不意味着改革永远不能被接受。反过来也是如此，初期被接受的改革可能会在后期受到抵制。罗杰斯的方法强调了改革的反复无常。在他的理论中，为时间和格式赋予了新的意义和重要性——实施改革需要的时间越长，改革本身就具有更多的生命力，最初的改革及其改革的理由可能就更容易被遗忘。改革的步骤必须经过仔细设计和计划以确保证改革保持完美。表 16-1 是这些改革模式的比较图表。

表 16-1 改革理论及其观点对照表

理论家和年代	卢因（1951）	利皮特（1958）	哈夫洛克（1973）	罗杰斯（1983）
模式名称	力一场模式	改革阶段	六步改革模式	创新扩散理论
模式中的步骤（模式中的步骤留出间隔以表明与卢因模式的关系。）	1. 解冻	1. 断定问题 2. 评价改革的动机和能力 3. 评价改革推动者的动机和资源	1. 建立关系 2. 判断问题 3. 获取资源	1. 知晓
	2. 移动	4. 选择渐进性改革的目标 5. 选择合适的变革的角色	4. 选择方法 5. 得到认可	2. 感兴趣 3. 评价 4. 试验
	3. 重新冻结	6. 维持改革 7. 终止协助关系	6. 稳定和自我更新	5. 接受

节选自 *Introductory Management and Leadership for Nurses*（2nd ed.，p. 327）by R. C. Swansburg and R. J. Swansburg（1998），Boston：Jones & Bartlett Pu blishers.

表 16-1 所示的理论本质上是线性的，意味着它们或多或少是按顺序从一个阶段进入下一个阶段。这种线性的特点以及它们都基于卢因的理论使它们在复杂性和应用中十分相似。这些理论在低水平、不太复杂的改革中能起到良好的作用。在高度复杂和非线性情况下它们的作用不佳。医疗组织机构是

十分复杂的，需要更复杂的改革理论。

新兴的改革理论

有两个常用的新兴的改革理论，在宽度和深度上与前面讨论的理论相比非常复杂。这些理论是混沌理论和学习型组织理论。蒂塔特（Thietart）和福格斯（Forgues）（1995）提出了"组织是潜在混乱的"。混沌理论假设混乱实际上是有序的。也就是说，虽然乍看起来混乱的趋势是随机的，进一步观察则可以揭示混乱的一些秩序。

在过去的10～15年里，卫生保健组织不时经历了混乱局面。混沌理论认为这是正常现象。大多数组织在快速改革和创新时期之后进入稳定阶段，然后再次爆发混乱。尽管每一次混乱的发生都与以前发生的混乱相似，但是每一次都是不一样的。组织机构的政治、科学和行为等方面的组成部分都与以前有所不同，因此混乱看起来是不同的。波动和混乱之后出现了有序。这样，混乱潜在的趋势意味着组织必须能够快速有力地组织并实施改革。很少会发生有序的线性改革。这些组织机构的领导被寄予厚望，期望他们能够快速灵活的迎接来自潜在混乱势力的挑战。虽然造成混乱的势力是不同的，而且混乱的表现也不同，但是从理论上来讲，组织机构应该能够对混乱做出非常快速激烈的反应，因为混乱具有反复的本质（Menix，1999）。

彼得·森格（Peter Senge）（1990）首先描述了学习型组织理论。学习型组织有响应力和灵活性。森格认为，由于组织是一个开放的系统，可以在他们相互影响和多学科一起工作时，使用学习型组织理论方法对不能预期的改革做出最佳的反应。无论部分看起来有多小，没有部分，整体就不能很好地运作。例如，一个装备齐全的炉子如果没有电能或煤气就不能用。不论炉子多么新颖、创新或能效多么高，没有能源它就不能用。举一个医疗机构的例子，如果没有护士、护工或中心物品供应人员的协助，财务部门就不能向保险公司提交准确的偿付清单。如果不能向患者正确收取护理服务项目所需要的费用，那么开票人就不能开出一张准确的偿付清单。没有准确的清单，组织机构就不能获得与它实际提供的服务或物品相符的偿付金额。学习型组织机构明白这些相互关系，能够迅速做出反应改善这种相互关系。可能会通过对话或小组解决问题，但是所有成员必须明白合作时会发生什么样的危险。

森格提出了五条原则，他认为这些原则对组织达到“学习型组织状态”，以便有效地处理混乱问题是必要的。这些原则是系统思考、个人掌握 、心智模型 、建立共识以及团队学习。森格把这些原则定义为“组成一个组织的重要的相互关联因素，这个组织只有在所有因素都存在、相互联系、相互作用时才能发挥有效的作用”（Menix，1999）。在学习型组织中，每个人都要将自己的东西与其他人的内容融合起来确定正确步骤，以寻找造成混乱的原因，然后积极地做出反应。组织和个人的目标是相互关联的，因此为了双方都能取得积极成果他们能够快速对混乱做出反应。发展森格五项原则的关键是双向沟通或开放式讨论和对话（Menix，1999）。然而，多数专家认为医疗组织机构能够演变成学习型组织状态的不多见。这是努力目标，医疗还没有发展到可以对混乱做出快速反应以及迅速改变局面的程度。

改革的过程

有计划的组织改革与有计划的个人改革没有太大的区别，主要不同是涉及的人多，规模大以及需要考虑的意见更多。进行改革有三个基本原因：(1) 解决问题，(2) 提高效率以及 (3) 减少一些小组不必要的工作量（Marquis & Huston，2000）。为了计划改革，必须懂得对哪些内容进行必要的改革，为了改革而改革是不必要的而且压力也很大（Bennis，Benne，& Chin，1969）。

改革过程中的步骤

改革过程可以与护理程序相联系。使用护理程序作为一个模型，改革的第一步是评估。

评估　在评估阶段通过收集和分析资料确定改革问题所在或提高机遇。资料的收集和分析应该从几个方面下手：结构、技术和人员。结构的问题是一个物理空间或物理空间构造的问题。例如，医院的内外科病房要搬到以前产科腾出的病房。问题是有足够大的空间，但是却没有有益于内外科患者护理的配置。结构方面的评估包括检查电梯的位置，供应室，患者情况图表，电话，呼叫灯以及其他物理或结构方面的内容。结构组成成分通常对工作方式或工作程序提出要求。结构配置不佳需要工作小组在完成工作任务时多进行一些额外的步骤。技术问题包括缺乏设备所需的墙壁窗口，计算机放置的位置不合适以及缺乏计算机系统相互连接的接口。有时技术不能满足工作小组的要求，因此会降低小组的工作效率。小组需要花费更多的时间找出问题后才能开始提供护理服务。人员问题包括职员缺乏完成护理工作所需的适当培训，不想完成目标，对组织没有责任感或对改革的必要性不了解。

评估资料要从内部和外部同时收集。卢因认为有些因素既可以支持改革又可能会妨碍改革。他把这些因素称为驱动力和遏制力。

如果遏制力超过了驱动力，那么就要放弃改革，因为那样改革就不会成功。驱动力和遏制力包括政治、技术、费用和结构以及人员等方面的问题。政治问题包括支持或反对建议改革的权力组织。可包括医生、管理者、市民和社区团体或州与联邦的官员。技术问题包括是否更新旧设备、计算机系统或解决物资供应的方法。费用和结构问题包括费用、愿望、为改革项目而重新改造或建设新建筑的可行性。人员问题包括职员的责任、职员教育和培训水平以及他们对改革项目的兴趣。人员问题最常见的是害怕失业或害怕不再受到重视。这再一次说明如果改革的遏制力超过了驱动力，那么改革就不会成功，就应该放弃或需要重新思考。

在分析资料时，可以确定潜在的解决方法，改革的阻力会逐渐显现，决策会变得容易，人们关于某些方面的一致性意见会一目了然。统计分析是一个重要的分析方法。无论何时都要进行统计分析，它可能会提供支持改革的具有说服力的信息，特别是遇到费用或改革目标等问题时更有意义。资料分析的目的是为了支持改革，提供资料以支持备选的解决方法。最可能受到改革影响的人需要参与改革的评估、信息资料的收集与分析。他们在改革中有既定的利益，他们不但必须支持改革而且愿意实施改革（Bennis，Benne，& Chin，1969）。

计划　下一步就是计划。这一步决定了谁将受到改革的影响，改革什么时候开始进行。检验所有可能的解决方法，再次检验改革的驱动力和遏制力并决定实施改革的策略。将改革实施的目标和结果或目的用恰当的术语清楚地描述和表述出来。也就是说，最成功的改革计划是使最受影响的那些人能参与进来、感到满意和愿意负责的计划。

虽然在改革开始实施的时候可能需要进一步的修改，计划中将如何实施改革同样是很重要的。例如，有多少工作小组或病房可立即进行一次性改革？改革的实施间隔是一个月还是一周？是否有必要让支持者管理改革，使改革首先发挥作用？仅仅是怎样实施改革吗？最后，全部计划中还包括对计划的评估。对计划进行评估是非常重要的，必须用恰当的术语明确预期的改革效果，必须明确评估这些后果并制定一个评估时间表。没有进行评估的改革是不能成功的。

改革策略的实施　本尼斯（Bennis），本纳（Benne）和钦（Chin）在1969年确定了在团体内或组织机构中推进改革的三个策略。在不同的情形下采取不同的策略。改革推动者的权力或权威对选择改革策略具有一定的影响。多数改革推动者使用多种改革策略以促进改革的成功。权力压制策略非常简单——“做，否则出局。”这是一种基于权力、期望和控制的策略。这是改革推动者政治影响的明显标志。这种策略对于鼓励雇员的参与，以及关注他们对被提议的改革的赞同或反对是没有什么作用的。沙利文（Sullivan）和德克尔（Decker）（2001）举了一个权力压制策略的简单例子，即联邦政府将预期的支付方案强行施加于影响医疗保险医院的客户，不容置疑这就是权力压制策略作用的一种方式。这组策略通常备用于对于权力机构来说不太重要的改革阻力出现时。

第二组改革策略是进行标准化的再教育。这种策略根据是假设将团体标准应用于社会化的个体。其中心内容是个人的需求要满足工作场合的社会关系。个人很少能够容忍社会孤独或被组织机构所摒弃。对改革的依从和支持是由于在工作场合丧失了社会关系的种种感觉。虽然可以预测某些改革阻力，但是策略假设人们有兴趣保留相互关系并与大多数人保持一致。

第三组策略是理性经验。这组策略假定人类是理性的人，能用知识接纳改革。其假定一旦明确了团体的自身利益，团体会看到改革的价值并接受改革。知识和培训是用于鼓励对改革依从的因素。这种策略在预期阻力较小的情况下是非常有效的。表16-2总结了各种改革策略。

改革的评估　在评估阶段，根据在计划阶段确定的结果来评估改革的效果。虽然评估阶段被一些专家认为是最重要的步骤，却是最容易被忽略的步骤。通常没有足够的时间使改革有效或趋于稳定。这是一个严重的错误。在确定修改和断言改革失败之前应该确定评估的间隔期间和允许期间的延长。一个特定时期的混乱和骚乱会伴随着所有改革，不论是大的还是小的。如果目标达到了，那么改革就成功了。如果没有，那么就有必要进行一些修改或变化以达到预期的目的。

改革的稳定　一旦确定了有效性，那么改革的稳定过程就完成了。这个项目就不再是尝试或试验，而是组织文化和功能上的一部分。虽然没有形成稳定局面的神奇的时间表，但是它应该鼓励尽可能快地完成改革项目。通常计划在改革实施 6 个月或 1 年后进行重新评估以保证出现改革的稳定局面。

表 16-2　改革策略

策略	说明
权力—压制方式	使用权威和丧失工作作为威胁来获得对改革的顺从。
标准化—再教育方式	把社会导向和在工作场合拥有良好人际关系的需要作为手段引导对改革的支持。重点在于职员对人际关系的需要。
理性—经验方式	把知识作为力量的基础。职员们一旦理解了组织机构改革的必要性或者理解了改革对他们个人和对组织整体的意义，他们就会支持改革。

实地采访

我从改革中得到的收获之一是感到惧怕改革比改革本身更糟糕。现在我的工作重点是使我的职员们了解一成不变与新异哪个会更好。这样就减少了对改革的恐惧感。

乔伊·丘吉尔（Joy Churchill）

注册护士，小组长

批判性思维

思考在个人或工作单位所经历过的一次改革。是否有对改革进行评估的计划？当改革不能按设计的那样实施时是否考虑过对改革做一些修改？本来可以做哪些工作？

对改革的反应

人们一定会对改革做出反应，最常见的反应就是反对。人类喜欢有序和熟悉；喜欢常规和满足现状。人们反对改革是最常见的。相互关系或社会习俗受到改革的影响越多，改革的阻力越大。马奎斯（Marquis）和休斯顿（Huston）在 2000 年指出护士非常容易接受对静脉泵的改革，而不易接受有关静脉输液实施者的改革。提示在改革中组织机构的社会习惯比技术更重要。社会习俗表明了劳动者群体如注册护士、职业操作护士、护工等的角色和责任。注册护士通常很少重视技术而更注重保持传统角色和承担传统责任。

有几个因素可以影响改革的阻力。首先是信任，雇员和雇主必须相信每个人都在做着正确的事情，每个人都有能力做出成功的改革。除了能力，对改革的预期也是重要的。雇员希望预先告知工作环境怎样和有无安全保护。一旦开始改革，就会讨论预期，然后才是能力（Duck，1993）。另一个因素是个人应对改革的能力。西尔伯（Silber）在 1993 年指出了四个影响个人应对改革能力的因素：

1. 灵活应对改革，这是适应改革的能力。

2. 评估当前的情况，如果当前的情况不能被接受，那么就更加欢迎改革。

3. 参与改革的过程，改革将对某人当前的工作造成影响。

4. 个人利益或者个人在改革中的得失，就是说个人感觉到他们必然失去的东西越多，他们提供的阻力越大。

一个人如果没有经历过多少变革或者经历了消极的改革过程，那么他认为改革就是令人恐惧的。重要的是帮助个体牢记改革是不可避免的，有利于培养容纳和接受改革的态度。

布什（Bushy）在 1992 年明确了对计划改革做出的 6 种行为反应。这些反应在每个医疗机构和所有护理病房一般都很明显。这些行为反应介绍如下：

1. 改革者：容纳改革的人。接受改革带来的挑战，常常是领导改革的人。

2. 早期接受者：对改革采取开放和接受的态度，但是并不钟情于改革。

3. 早期多数人：喜欢且宁愿选择稳定的现状，但是他们又不想落伍。他们在一般人接受改革之前就接受了改革。

4. 后期多数人：通常被认为是追随者。他们常常在表达了反对意见后接受改革，但常常持怀疑态度。

5. 滞后者：最后接受改革的一群人。他们墨守成规和稳定的状态，他们对改革有些不信任。

6. 否定者：公开反对和否定改革。可能隐藏在他们的对立者中。他们可能会阻碍改革甚至破坏改革。

对改革还有一些其他反应，包括悲伤、否定、愤怒、压抑和讨价还价(Marquis & Huston，2000)。无论改革有多么重要、多么必要，人们对改革的反应是非常重要的，不能不考虑。非常常见的情况是，改革的推动者抱有强烈的改革热情而忘记了处理与改革相关人员的一些事情。人们有权去感受，有权去表达他们的感受。重要的是改革的推动者要帮助他们接受改革，然后沿着改革实施的目标继续前进。必须逐渐地，坚定地引导人们接受改革。

改革的推动者

在讨论改革的全过程中，**改革推动者（change agent）**这个术语被用来代替了管理者，领导或行政长官等名词。改革的推动者是负责实施改革项目的人。这个人可能来自组织机构内部，也可能来自组织机构外部，她可能是一位领导或管理者。之所以可能是一位领导或管理者，是因为她是一位革新者，因此很愿意改革。这个人才是对改革项目的成功最终负全责的人，不论改革项目的大小。改革推动者的角色是管理改革程序的动态变化。这个角色需要了解组织，了解改革的过程，了解改革过程中的参与者并理解进行改革的团体成员的感受。改革推动者最重要的角色可能是在管理改革的过程中保持信息交流，保持对改革项目的动力和热情。表 16-3 总结了改革推动者的一些角色和特征。

实地采访

改革就是成长和发展，但是改革推动者或护士长必须诚实和真诚。一旦他或她撒谎，那么信任就破灭了，改革就必然会失败。没有答案或不能给出答案都没问题，但是不能说谎。

卡伦·马丁（Caron Martin）

注册护士，职员护士

表 16-3 改革推动者的角色和特征

● 改革过程的领导者	● 对改革、进程和感受进行交流
● 管理改革程序和团队的动态变化	● 对组织有见识
● 理解团队成员经历改革的感受	● 值得信任
● 保持改革的动力和热情	● 值得尊敬
● 坚持改革的观点	● 富于直觉

改革的接受者必须信任改革推动者提供信息和管理改革的个人能力，还要信任他作为一个诚实的重要人物所具有正直和荣誉。组织机构的行政人员必须相信改革推动者能够完成既定的改革目标并给以适当的支持。改革推动者也必须认识到那些参与改革项目建设的人有一些明确的内在观念，为了改革的成功必须把它们考虑进来。内在观念是那些受到影响的团体的理念和观点，对保持他们内心的宁静和道德价值观念是绝对必要的。如果把这些观念包括进去，人们就有了主人翁感和价值感——这种感觉或观念也部分包含在改革的计划里。

最后一点，改革推动者在改革评估阶段必须利用某些直觉，以使他能够从容地从改革中退出，而且那些受影响的人能够接受作为主人的地位。这是一个时间选择和洞察职员何时能准备好接受，把改革作为自己的事情而协助这场改革的问题。本尼斯在 1989 年警告说，即使改革推动者离开了这个组织也不要从改革项目中走开，放弃所有权，因为这是改革推动者期望了许多年的改革项目。在评估阶段，改革推动者必须支持对改革项目的修正和修改来帮助项目所有权的转换。

改革推动者的策略

以下是改革推动者在管理改革过程中能够利用的一些策略：

1. 开始要简明扼要地说明改革的前景。反复使用相同的字眼，不断地提醒人们改革的目标和前景。
2. 制定临时的时间表并拟定出改革项目的实施步骤。对改革项目怎样实施有较好的想法。
3. 从改革起始阶段至整个评估过程的每一步，都要向关键人物宣传或灌输一些观念或想法，使一些预期的想法能够得到考虑。

4. 细心选择改革项目小组。确保给那些受影响的人和其他必要的专家以重任。选择各种各样的人，例如，一个革新者，一些后期接受改革的多数人、滞后者和否定者的人可能是不错的人选。这些人可以告诉我们其他人在想什么。
5. 制定连续的会议日程并予以保持。为目标活动制定日程表并给予经常性检查。
6. 对于那些没有加入改革团队，但是受到了改革影响的人，在改革进程中给予经常不断的信息更新。如果改革推动者没有做到，改革团队中的其他一些人将去做，改革推动者需要管理这方面的信息。
7. 以口头和书面两种形式向组织机构的行政人员和那些受改革影响的人给予定期的信息更新和进程报告。
8. 检查谣言和直面遇到的冲突。不要寻找冲突，但是不能回避或忽视冲突。
9. 保持积极的态度，不要灰心。
10. 对于支持和反对改革的政治力量要保持警惕。在改革进程中对于重要事宜要取得一致意见，特别是有关政策、财政或哲学方面的事宜。对来自行政人员和普通职员的有关改革的重要事宜或潜在障碍要迅速取得一致性意见。
11. 认识内部正式和非正式的领导。与他们建立联系，经常向他们咨询。
12. 充满自信并相信自己和自己的团队会克服许多障碍（Lancaster, 1999）。

由于反复进行了重申，改革是生活中不可避免的一部分，在随后的几年还会不断地影响医疗体系。选择改革而摒弃停滞的态度很重要。这将帮助领导提高工作条件或改善患者护理质量，确定改革的机遇并接受那些改革。没有一成不变的事情。

冲突

改革过程中一项重要的工作是解决**冲突（conflict）**。解决冲突的技能是所有注册护士都应该掌握的领导和管理能力。冲突本身并不是坏事情。冲突是益于健康的。冲突就像改革，允许有创造性、创新性、新想法和新的做事方式。冲突允许不同观念和价值观的健康讨论，其拓宽了高质量护理保健的视野。

几乎任何事情在任何情况下都可能出现冲突。冲突可能是有关服装穿着对耳环大小规定这样琐碎的事情，也有可能是关于谁是患者护理政策最后的决策者这样严肃的问题。没有冲突，团队或工作小组就越来越停滞和循规蹈矩。固守着“我们一直这样做”的观念，不允许渗透任何新的东西。如果改革推动者和护士长介绍新思想或新的操作体系，他们很快就会成为冲击的目标。

冲突的定义多种多样。冲突可以定义为两个或更多的团体对某事持有不同的观点（Tappen，2001）；或定义为在信仰、价值观、目标、优先权等方面持不同意见（Keenan & Hurst，1999）；或者定义为在一个人或在两个或更多的团体内对共同目标、价值观、观念等方面实际存在的或感受到的差异（Sullivan & Decker，2001）。可以从这些定义中加以推测，**冲突（conflict）**被定义为对相关的每一个人都重要的某件事所持有的不同观点。并不是所有的不同意见都会变成冲突，但是都有变成冲突的可能，所有冲突都涉及不同程度的争执。敏锐的管理者可以断定哪些争执将要变成冲突，哪些争执不会变成冲突。这些对冲突解决方法的讨论内容不包括专业沟通技能。这些内容将在本书的其他章节讨论。

冲突的根源

不论何时出现不同意见，都是冲突的潜在根源。在工作场合出现冲突的常见原因包括对资源配置或资源可利用率的争论，性格差异，价值观的差异，来自组织内或组织外的威胁，文化差异与竞争。近年来，组织机构的、职业的和病房的目标是冲突的主要根源。护士彼此通常把财政目标和患者护理目标看作是直接的冲突根源，在许多组织机构内这是最常提到的感情冲突的根源（Sullivan & Decker，2001）。

个人冲突根源包括价值观、对安全或健康的威胁、财政问题和文化问题的不同看法。由于家庭关系的复杂性，家庭关系也经常成为冲突的根源。

冲突的类型

冲突有三种主要类型：个人内心冲突、人与人之间的冲突和组织冲突。个人内心冲突发生于个人内部。例如，如果玛里琳（Marilyn）没有得到她请求休假的批准，她可能会产生是否请病假或无薪休假还是去上班这样的内心冲突。或玛里琳可能还会产生有关优先权的冲突：她应该参加女儿的垒球比赛还是给学校写封信？

人与人之间的冲突可能是两个人之间或团体之间或工作小组之间的冲突。可能是哲理或价值观的不同、亦或政策或程序的不同，也可能是性格的冲突；例如，两个人仅仅由于走错路而发生摩擦。这种类型的冲突在工作场合不常见。人们刚刚来到新的团体会随之带来一些原有的成员不能完全接受的思想。那些从一个病房转换到另一个病房的职员常常引发不少有关操作步骤和规程上的冲突。例如，从 ICU 转换到 CCU 的护士可能习惯了一套分配工作的方式，他会努力鼓励他的新同事接受那一套方法而没有告诉他们为什么这个方法更为合理。

组织冲突有时是一种引进新思想和鼓励创造性的好方法。竞争资源，组织机构上的文化差异和其他冲突的根源帮助组织确定需要改进的区域。冲突有助于组织机构在科室或工作小组内根据团体的需要或责任确定合理的差异。如果组织冲突明确了，团体的价值和差异也就明确了，并得到了解决。

冲突的过程

1975 年，菲利（Filley）提出了一个广为接受的关于冲突解决步骤的建议。在这个过程中，冲突有五个阶段：(1) 前提条件，(2) 察觉和/或感觉到冲突，(3) 明显的行为，(4) 解决或压制冲突及 (5) 解决的结果。在菲利模式中，冲突和冲突解决方法遵循了一种特殊过程，这个过程开始于特定的前提条件。随着情况的发展，冲突被改革所涉及的团体察觉或感觉到，这会激发了一个反应或明显的行为。

这个冲突被解决或压制了，新的感觉和态度的就会形成，可能会导致新的冲突。冲突的解决在改革中至关重要。菲利提出的前提条件可能是也可能不是冲突的原因，但是他们必然会把不同意见升级到冲突水平。这些条件的根源包括前面谈到的：对目标、价值观或资源利用的不同意见。其他情况也可能会成为前提条件，诸如一个团体对另一个团体的依赖性。例如，护理部依赖药剂科及时给护理病房提供药品。护士请求药品时药房和护理部的目标与优先考虑可能不同，因此产生了不同意见。如果意见不同的情形持续存在，就会发展成为冲突。根据沙利文和德克尔（1997）的观点，目标不相容是产生冲突的最重要前提条件。

冲突的含义

当个人形成了诸如管理、职业标准、价值观、目标等有关冲突的观念或概念时，就形成了冲突的概念。每一个团体可能知道或不知道其他团体对冲突含义的概念，但是团体必须明确在他们的思想中有关冲突的概念。为了确定他们有关冲突观念的正确性，两个团体需要坐下来明确冲突的存在及其本质和冲突存在的原因。根据基南（Keenan）和赫斯特（Hurst）（1999）的看法，人们可能在冲突的 4 个方面有不同意见，包括事实，目标，目标完成任务的方法和用于选择目标或方法的价值观或标准。这意味着要对争执的实际情况进行讨论，每一方想要达到的目标可能不同，取得达成一致意见目标的含义可能不能被一方或另一方接受，价值观也会引起争执。一旦了解了冲突的本质或争执的要点，那么就可以开始解决冲突了。

解决冲突的方式有许多种。可以通过讨论来解决冲突，或者有权力的人采取措施终止冲突或者压制冲突，或者单方或双方达成决议而不用采取什么措施就解决了冲突。冲突不能解决就会遭遇更多的挫折，冲突会进一步升级。交流会失败，冲突可以蔓延到每一环节。一旦冲突突显就需要拿出一些有效的解决方法。人们不会轻易就能战胜这些冲突并保持不断前进，它是一种必须解决的摩擦和痛苦。

冲突的解决方法

有 7 种解决冲突的基本方法。这些方法指出了冲突过程的结果。一些方法比其他方法更合意或能得到更成功的结果，选择冲突的解决方法要根据冲突的本质和预期得到的结果来决定。表 16-4 概述了这些方法，明确指出了这些方法的优缺点。5 个最常了解的方法是规避、顺应、竞争、折中和妥协。其他的方法还包括谈判与对抗。

批判性思维

回想一下你生活中遇到的一次冲突。用不同的角度去观察，是什么前提条件引起了这场冲突？冲突的焦点是什么？个人目标或价值是否受到威胁？现在你怎样看待同样的冲突？

表 16-4　冲突解决方法概述

冲突解决方法	优点	缺点
规避一忽略冲突	不小题大做；与其他优先考虑的事情相比冲突可能不重要	冲突可能变得比预期的更大；冲突的原因对一个人或组织来说可能比其他的事情更重要
顺应一平息或妥协	一方比另一方更关注这件事；对一方没有太大威胁，该方愿意妥协	一方有更大的权力，能够迫使另一方妥协；风险的严重性对双方来说不一样；如果团体总是被劝说妥协会导致他们感觉“习惯了”
竞争一强制；两方或三方被迫竞争	制造胜利者；时间紧风险高时适用	产生失败者；给失败一方留下愤怒和怨恨
折中一每一方放弃一些东西并得到一些东西	没有人胜利或失败，但是双方都得到了一些东西；对于个人之间争执的解决是有利的	如果放弃的东西变得比以前的目标更重要可能会导致新的冲突
谈判一高水平的讨论，寻找共同点但是不必一致同意	风险非常高，效果更持久；常常涉及一些有权势的组织	意见一致是长久的，即使每一方有所得或有所失
协作一为了取得最佳成果双方一起工作	解决冲突的好办法，可以讨论对每一方都重要的目的	花费很多时间；需要为了成功而承诺
对抗一在冲突一开始就立即采取有效措施制止冲突	不让冲突生根；非常有力	可能留下不能容忍冲突的印象；可能会无故将某些事情搞大

规避是非常常见的方式。卷入冲突的团体有意或者无意地不去理睬它。

顺应常被称之为平息或妥协。在这种方式下，争执的一方通过忽略或回避他们对某事的关注而决定或被鼓励去顺应另一方。当风险不高和迫于继续前进的需要时常常采取这种方式。然而，经常使用这种方式会导致挫折或习惯了的感觉——一个人“习惯于”得到另一个人的妥协。

竞争是能够产生胜者和败者的一种冲突解决方式。意思是不惜一切代价付出全部努力去获得胜利。当时间太紧不允许采取其他方式或需要快速做出一个虽然不被大多数人同意但很重要的决定时会用到这种方式。由于胜利一方迫使失败一方接受他有关冲突的立场，所以常常被称为强迫。

实地采访

领导可能犯的最大错误是认为所有事情都没问题。忽略冲突的领导不是一个领导者而是一个逃避者，像鸵鸟一样藏起来而不去迎击。

萨利·德斯奈尔（Sally Dessner）

注册护士，护理行政人员

一些权威人士认为谈判和折中是一样的；其他人却认为它们不同。折中是在没有一方能够获胜和失败的情况下成功解决冲突的一种方法。折中在我们的社会中比较盛行，当威胁很大但不够严重时为了达到目标而使用折中来解决冲突。折中通常被看作是缓和——每一方放弃一些东西并得到一些东西。对于小冲突或冲突不能被双方满意解决时，折中是一个好办法，双方都有得有失。

谈判需要谨慎的沟通技能和高度熟练的技术。可能不会达成最佳的冲突解决结果，但是每一方都有得有失。术语谈判经常被用在团体谈判或政治中，然而，在各种不同程度冲突的解决中谈判都是非常有效的。当风险相当高或冲突不会重现时常常应用谈判来解决。由于许多原因如共同约定，政策或管理方法的显著变化，职业或生活的变迁，冲突的重现一般是不可能的。谈判的意思是每一方都将得到某些东西，因此可以达成一致意见，但是意见一致——即在观念上意见一致——不是必要的目标。

根据卢韦奇（Lewicki），夏马（Hiam）和奥兰（Olander）1996年发表的观点，谈判有五个基本的方法；协作（双赢），竞争（以一切代价获得胜利），逃避（双输），顺应（以失败获取胜利）和折中（各让一步）。保持相互关系的重要性相对于获得预期结果的重要性会影响这 5 种谈判方法（图 16-1）。

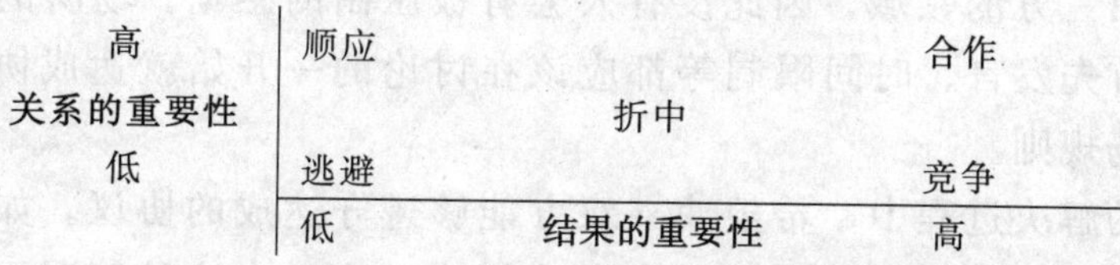

图 16-1　谈判策略

当双方愿意一起工作以获得预期的成果时应用协作来解决冲突。这是一个创造性地努力以寻找解决冲突的最佳方案，因此可以达到所有预期的重要目标。

这个方法需要双方寻找一个永久性解决冲突的方案，使所有参与者感觉他们的目标都会实现。

另一个解决冲突的方案是对抗。这种方法一旦发现冲突的迹象立即阻止。双方面对面明确相关事宜会得到一些结果。

这里介绍的几个方法的成功依赖于几个因素。对各方来说冲突中问题的重要性对所选的解决方法和解决冲突的程度有着很大的影响。由于新的问题总会出现，冲突的解决不会真正持久。领导/管理者的诀窍是确定哪些冲突需要进行介入，哪些方法是解决冲突的最佳方案。如果一种方法不起作用，那么试试另一种。只有在特殊情况下，根据卷入的事情和对于当事人的重要性才会压制或逃避冲突。请记住如果风险高并且该事对某些人至关重要，小问题就会变成大问题。

实施冲突解决方案的策略

开放、诚实、交流清楚是成功解决冲突的关键。护士长/领导以及所有与冲突相关的当事人必须允诺诚实开放地进行相互沟通。鼓励礼貌性的沟通，包括积极听取另一方的意见。

讨论冲突解决方案应该在秘密、轻松和舒适的场所。如果可能的话，要避免来自电话、呼机、耳麦和职员的外部干扰或将其降低到最小程度。场所应该选择在第三方的领域，因此没有人会有被压制的感觉。场所的规则如不能打断，谁首先发言、时间限制等都应该在讨论的一开始就达成协议，期望能够遵守会场规则。

在冲突的解决过程中，希望冲突双方能够遵守达成的协议。如果一方不同意遵守决议或讨论结果，那就没有办法解决冲突。在这种情况下，如果职员破坏了团队的职能或者干扰了目标的实现就要考虑给予处罚。少数情况下有人不顺从或不遵守达成的有关解决冲突的协议，领导/管理者应该请专家在组织机构内进行法律方面的宣传。在多数冲突中，当事人都非常愿意遵守讨论达成的协议以取得积极的成果。图 16-2 列出了评价冲突的工具。这个工具能够用来确定组织内职员之间或小组之间的冲突以及该冲突是有益的还是无益的。

领导与管理角色

马奎斯和休斯顿在 2000 年明确了冲突管理中的一些领导和管理角色。领导角色包括了一旦冲突明显时，冲突解决方法的角色模式。这个策略能够使你了解并着手解决个人头脑中或职员之间的冲突，确定冲突解决的目标以致双方获得双赢。领导也要着手减少冲突当事人对于冲突认识上的差异并尝试鼓励每一方理解另一方的观点。护士长/领导协助冲突当事人确定解决冲突的方案，不用判决或控告而接受当事人之间的不同意见。领导鼓励真诚开放的相互交流。

管理者的角色包括创造有益于解决冲突的环境。管理者使用他的权威包括使用直接的竞争或不受欢迎的决定解决冲突。必要时管理者以正式的方式实施冲突解决方案，为了病房需要使用的资源而竞争和谈判，为了完成另一个病房的重要目标会顺应病房的目标。管理者使众人一致同意或顺从冲突解决的结果或目标。虽然领导和管理者的角色通常是同一个人，冲突解决方案中领导的角色对于冲突的解决和方案的遵从是非常重要的。必要时管理者可以使用正式的权力，但是为了真正未能解决或重要的问题应该尽量保留这样的权力。

职员之间或团队之间？

1. 谁？
   - 谁是冲突涉及的主要个人或团队？特征（价值观；感觉；需求；感受；目标；对抗；优势，过去建设性地管理冲突的经历；自我意识）？
   - 如果有，谁是在冲突中间获利的个人或团队？
   - 如果有，谁协助当事人建设性地解决冲突？
   - 卷入冲突的个人或团队有什么样的历史？
   - 卷入冲突的当事人在过去和现在有什么样的相互关系？
   - 冲突当事人的权力是如何分配的？
   - 权力使用的主要根据是什么？
   - 冲突当事人是否有联合的可能性？
   - 目前领导影响冲突当事人的本质是什么？
2. 什么？
   - 冲突的问题是什么？
   - 冲突的问题是否基于事实？是否基于价值观？是否基于对资源的兴趣？
   - 问题是否现实？
   - 冲突中主要的问题是什么？
   - 冲突中每个当事人的目标是什么？
   - 目前的冲突是否有益？是否无益？
   - 如果有，到此为止使用了什么样的策略来处理冲突？
   - 处理冲突时还有哪些可选方案？
   - 你将怎样做来使冲突进行下去？
   - 是否缺乏刺激性的工作？
3. 怎样？
   - 冲突的起源是什么？原因是什么？突如其来的事件是什么？
   - 冲突演变过程中的主要事件是什么？
   - 该事件是怎样出现的？怎样转变的？怎样变大的？
   - 出现了什么样的分化与合并？当事人怎样试图破坏另一方的？有什么样定型的思想和行为？
4. 何时/何地？
   - 冲突是何时开始的？
   - 冲突发生在何地？
   - 冲突出现的场所有什么样的特征？
   - 有什么地理上的界限？政治上的机构是怎样的？决策模式是怎样的？信息沟通网络是怎样的？子系统的界限是怎样的？
   - 影响有益或无益冲突发展的环境因素是怎样的？
   - 人们利用什么样的资源可以协作处理建设性的冲突？

图 16-2　冲突评价指南

有益或无益?	是	不是
冲突是否支持组织的目标?	[ ]	[ ]
冲突是否有益于组织的全部目标?	[ ]	[ ]
冲突是否促进提高了工作成绩?	[ ]	[ ]
冲突是否提高了工作组成员的工作效率?	[ ]	[ ]
冲突是否激发了创造性和创新能力?	[ ]	[ ]
冲突是否带来了建设性的改革?	[ ]	[ ]
冲突是否有益于组织的生存?	[ ]	[ ]
冲突是否改进了主动性?	[ ]	[ ]
工作满意度是否仍然保持的很高?	[ ]	[ ]
冲突是否提高了工作组的思想水平?	[ ]	[ ]

对大多数问题的回答是肯定的，那么就表明这个冲突是有益的。如果对大多数问题的回答是否定的，那么这个冲突很可能是破坏性的冲突。

图 16-2 续

冲突的管理与改革

冲突的管理与解决是改革过程中重要的一部分。改革常常会给个人和团队带来威胁，因此冲突是改革过程中不可避免的。记住有些冲突会自行解决是很重要的，因此改革推动者不应该太快对冲突加以干涉。图 16-3 为评价冲突的水平提供了指导。如果冲突的激烈程度非常高，护士长必须应用冲突解决策略对其加以干涉。

冲突水平是否很低?	是	不是
工作团队是否一直对现状满意?	[ ]	[ ]
工作团队成员是否没有或很少表达其反对意见?	[ ]	[ ]
是否很少关注以把事情做得更好?	[ ]	[ ]
是否没有或很少关注改善不充分的条件?	[ ]	[ ]
决定通常是否是由低层次的工作团队制定的?	[ ]	[ ]

图 16-3 冲突水平评价指南

是否没有或很少表达创新的方案或主意？	[ ]	[ ]
多数工作团队成员是否是“应声虫”？	[ ]	[ ]
工作团队成员是否不愿意表达无知或半信半疑？	[ ]	[ ]
护士长是否不管这干涉是否正确而想方设法维持和平和团队协作？	[ ]	[ ]
工作团队成员是否对改革抱有强烈的反对观念？	[ ]	[ ]
护士长是否根据“声望”分配报酬而不管工作能力和成绩的高低？	[ ]	[ ]
护士长是否非常关注不能伤害了护理职员的感情？	[ ]	[ ]
护士长是否非常关注得到一致的意见并在必须做出决定时达到一定的折中结果？	[ ]	[ ]

如果对大多数问题的回答是肯定的，那么表明工作团队中的冲突是很低水平的冲突。

冲突水平是否很高？	是	不是
冲突是否向上向前螺旋式逐步激化？	[ ]	[ ]
冲突当事人是否不顾后果推动冲突进一步激化？	[ ]	[ ]
是否有远离调和、缩小差异和加强友好的转变？	[ ]	[ ]
卷入冲突的事宜是否正在精心安排并逐渐扩延？	[ ]	[ ]
是否产生了虚假的事件？	[ ]	[ ]
事宜是否模糊或不清楚？	[ ]	[ ]
工作团队成员对工作的不满是否越来越强烈？	[ ]	[ ]
工作团队的生产率是否受到不良影响？	[ ]	[ ]
活动所付出的努力是否不利于组织目标的完成（例如，破坏对立的一方）？	[ ]	[ ]
护理职员的思想是否受到负面影响？	[ ]	[ ]
是否有额外的团队被卷入了冲突？	[ ]	[ ]
是否主要依赖于强权控制（威胁、强迫、欺骗）？	[ ]	[ ]
卷入冲突的个人或团队是否表达了对冲突的不满并且感觉他们正在失去什么？	[ ]	[ ]
是否有越来越多的职员出现旷工？	[ ]	[ ]
是否在全体职员中有很高的人员更新率？	[ ]	[ ]
信息沟通是否是非职能性的，不公开的，误解的和/或受限制的？	[ ]	[ ]
焦点是否放在了其他团队非冲突相关的敏感区域？	[ ]	[ ]

对大多数问题的回答是肯定的，那么就表明该工作团队中的冲突是很高水平的冲突。

图 16-3 续

案例分析 16-1

当护士琳达（Linda）休完产假回到病房的时候，简（Jane）的职员进行最近的护理服务改革已经3周了。琳达倾向于反对这个改革，但是她有高超的临床技能并且经常作为教师教育新职员。简（Jane）知道，如果她能够控制琳达反对改革的倾向，那么完成这项改革就没有什么大不了的了。琳达向简说的第一句话是“这是谁的好主意？我不想与凯西（Kathy）一起工作。她是个白痴。”简笑着说，“琳达，欢迎你回来。我们都很想你。孩子好吗？带照片了吗？”

你认为简应该怎样帮助琳达适应这场改革？简是否应该探究琳达对凯西的感觉？对琳达来说最大的压力是什么，是改革还是与凯西一起工作？简是否应该提前做些什么使琳达对这场改革以及与凯西一起工作做点准备？

重要概念

- 改革是不可避免，激动人心和令人焦虑的。
- 改革的定义是为使某事变得与以前有所不同。
- 主要的改革理论家包括卢因、利皮特、哈夫洛克和罗杰斯。
- 森格的五项原则模式描述了学习型组织，该模式描述了组织进行持续不断地改革的过程。
- 改革过程类似于护理程序。
- 改革的策略包括权力－压制式模式、标准化－再教育模式和理性－经验模式。
- 改革推动者是改革程序重要的组成部分，改革推动者对改革的项目负有责任和义务。
- 冲突是任何改革过程中普通的一部分。
- 冲突来自任何根源，包括价值观的差异、担心和目标不同。
- 冲突解决的方法包括规避、顺应、折中、竞争、谈判、对抗和协作。
- 冲突的解决有几种策略。透彻、开放的信息沟通是关键。

- 如果处理的好，冲突可以推动改革的前进。如果处理的不好或失去控制，改革就会停顿下来。

关键术语

改革（change）	机构改革（organizational change）
改革推动者（change agent）	个人改革（personal change）
冲突（conflict）	职业改革（professional change）

复习题

1. 解决冲突的办法下列哪种是最令人满意的
   A. 逃避
   B. 竞争
   C. 谈判
   D. 协作
2. 在今天的卫生保健组织内最常见的冲突原因是什么
   A. 目标
   B. 价值观
   C. 资源配置的争夺
   D. 竞争
3. 改革推动者与负责解决冲突的人有什么共同特征
   A. 守口如瓶和任性
   B. 可信赖和良好的沟通
   C. 雄心勃勃和逃避
   D. 强大和独裁

课后练习

1. 选择一个在临床工作中你个人获得成功的或你经历过的改革方案，然后与你的同学讨论你的感受，以及改革推动者怎样为改革方案抱有热情和动力。如果这是一个个人的改革，你是怎样保持改革热情的？
2. 回顾你在临床工作中卷入的一次冲突。讨论本章谈到的每一个解决冲突的方法。确定哪些方法会有效，该冲突得到解决了吗？是怎样解决的？
3. 与护士长讨论她是怎样确定冲突是否出现以及她采取什么措施把冲突公开。与你的同学分享这些信息。
4. 与护士长讨论对于个人水平的持续改革他有怎样的感受。他怎样给职员带来一个迫在眉睫的改革？他是否使用了本章讨论的改革的方法？改革成功了吗？

浏览网站

● 查找杂志并说明其目的是什么。这个杂志对于新上任的护士长、新参加工作的护士及医疗机构中的其他人是否有用？冲突解决杂志的网站：*http://www.ingenta.com/isis/browsing/allissues%3fjournal=infobike://sage/j22*

参考文献

Bennis, W. (1989). *On becoming a leader.* Reading, MA: Addison-Wesley.

Bennis, W., Benne, K., & Chin, R. (Eds.). (1969). *The planning of change* (2nd ed.). New York: Holt, Rinehart, Winston.

Bushy, A. (1993). Managing change: Strategies for continuing education. *The Journal of Continuing Education in Nursing, 23,* 197–200.

Duck, J. D. (1993, November/December). Managing change: The art of balancing. *Harvard Business Review,* 109–118.

Filley, A. C. (1975). *Interpersonal conflict resolution.* Glenview, IL: Scott, Foresman.

Havelock, R. G. (1973). *The change agent's guide to innovation in education.* Englewood Cliffs, NJ: Educational Technology.

Ingersoll, G. L., Kirsch, J. C., Merk, S. E., & Lightfoot, J. (2000, January). Relationship of organizational culture and readiness for change to employee commitment to the organization. *Journal of Nursing Administration, 30*(1), 11–20.

Keenan, M. J., & Hurst, J. B. (1999). Conflict: The cutting edge of change. In P. S. Yoder-Wise, *Leading and managing in nursing* (2nd ed.) (pp. 318–334). St. Louis, MO: Mosby.

Lancaster, J. (1999). *Nursing issues in leading and managing change.* St. Louis, MO: Mosby.

Lewicki, R. J., Hiam, A., & Olander, K. W. (1996). *Think before you speak.* New York: John Wiley & Sons.

Lewin, K. (1951). *Field theory in social science.* New York: Harper & Row.

Lippit, R., Watson, J., & Westley, B. (1958). *The dynamics of planned change.* New York: Harcourt, Brace.

MacFarland, G., et al. (1984). *Nursing leadership and management.* Clifton Park, NY: Delmar Learning.

Marriner-Tomey, A. (2000). *Guide to nursing management and leadership* (6th ed.). St. Louis, MO: Mosby Company.

Marquis, B. L., & Huston, C. J. (2000). *Leadership roles and management functions in nursing: Theory applied.* (3rd ed.). Philadelphia: Lippincott.

Menix, K. D. (1999). Leading change: Nurse manager as innovator. In P. S. Yoder-Wise, *Leading and managing in nursing* (2nd ed.) (pp. 73–89). St. Louis, MO: Mosby.

Rogers, E. M. (1983). *Diffusion of innovations* (3rd ed.). New York: Free Press.

Sebastian, J. G. (1999). Organizational change and the change process. In J. Lancaster, *Nursing issues in leading and managing change.* St. Louis, MO: Mosby.

Senge, P. M. (1990). *The fifth discipline: The art and practice of the learning organization.* New York: Doubleday.

Shortell, S. et al. (1994). *Health Care Management-Organization Design and Behavior* (3rd ed.). Clifton Park, NY: Delmar Learning.

Silber, M. B. (1993, September). The "C"s in excellence: Choice and change. *Nursing Management, 24*(9), 60–62.

Simms, L. et al. (2000). *The Professional Practice of Nursing Administration* (3rd ed.). Clifton Park, NY: Delmar Learning.

Sullivan, E. J., & Decker, P. J. (2001). *Effective leadership & management in nursing* (5th ed.). Menlo Park, CA: Addison-Wesley.

Swansburg, R. C., & Swansburg, R. J. (1998). *Introductory management and leadership for nurses* (2nd ed.). Boston: Jones and Bartlett.

Tappen, R. M. (2001). *Nursing leadership and management: Concepts and practice* (4th ed.). Philadelphia: F. A. Davis.

Thietart, R. A., & Forgues, B. (1995). Chaos theory and organizations. *Organization Science, 6*(1), 19–31.

推荐读物

Bennis, W., & Nanus, B. (1985). *Leaders: The strategies for taking charge*. New York: Harper & Row.

Curtin, L. L. (1995, March). Blessed are the flexible . . . . *Nursing Management, 26*(3), 7–8.

Entine, J., & Nichols, M. (1997, January/February). Good leadership: What's its gender? *Female Executive*, 50–52.

Heim, P. (1995). Getting beyond "she said, he said." *Nursing Administration Quarterly, 19*(2), 6–18.

Johnson, S. (1998). *Who moved my cheese?* New York: G.P. Putnam.

Jost, S. G. (2000). An assessment and intervention strategy for managing staff needs during change. *Journal of Nursing Administration, 30*(1), 34–40.

Kotter, J. P. (1996). *Leading change.* Boston: Harvard Business School Press.

McFarland, G., Leonard, H., & Morris, M. (1984). *Nursing leadership and management.* New York, NY: Wiley.

Marriner-Tomey, A. (2000). *Guide to nursing management and leadership* (6th ed.). St. Louis, MO: Mosby.

McDaniel, R. R. (1997). Strategic leadership: A view from quantum and chaos theories. *Health Care Management Review, 22*(1), 21–37.

Rosswurm, M. A., & Larrabee, J. H. (1999). A model for change to evidence-based practice. *Image: Journal of Nursing Scholarship, 31*(4), 317–322.

Schweikhart, S. B., & Smith-Daniels, V. (1996). Reengineering the work of caregivers: Role redefinition, team structures, and organization redesign. *Hospital & Health Services Administration, 41*(1), 19–36.

Simms, L. M., Price, S. A., & Ervin, N. E. (2000). *The professional practice of nursing administration* (3rd ed.). Clifton Park, NY: Delmar Learning.

Zukowski, B. (1995). Managing change—before it manages you. *Medical Surgical Nursing, 4*(4), 325–326.

第17章

权　力

特里·W·米勒（Terry W. Miller）
理学博士，注册护士

几年来，在护理状况的发展、任务以及对医疗政策发展影响上出现了巨大的进步。然而，更多的护士需要学习如何识别政策问题；如何与决策者共事；理解在工作场合、社区、州以及联邦层次是谁掌握着权力；理解是谁控制着医疗服务的资源。

——斯蒂芬妮·L·弗格森（Stephanie L. Ferguson），2001

学习目标

完成本章内容的学习后，应该能够：

1. 定义权力概念。
2. 明确权力的不同来源。
3. 从个人层次、职业层次以及组织层次认识权力的概念。
4. 描述一名护士对于权力影响患者的护理是如何认识的。
5. 描述人际关系与关系权力是怎样的联系。
6. 解释为什么护士在信息权力范畴内面临着矛盾。

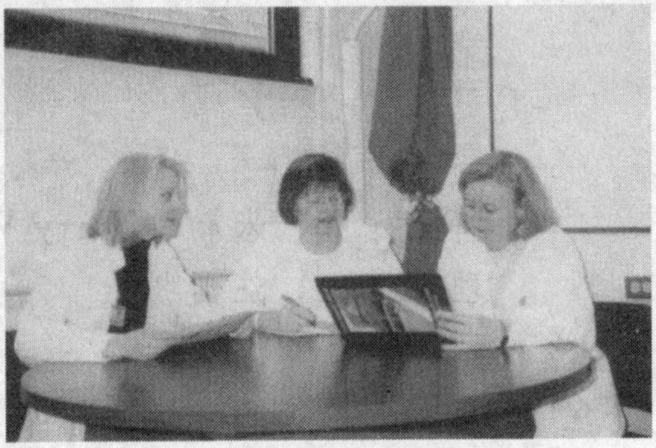

护士帕特（Pat）刚刚被固定岗位，她在护理一位已经由外科医生会诊过的患者。病房的工作人员和一个长期护士说进行外科会诊的基利安（Killian）医生，应该被称作“抹杀快乐的医生”，因为她羞辱新来的护士来使她们安分。根据本病区其他护士以前的报告，帕特知道基利安医生在和新护士工作时有经常发号施令以及提出不合理要求的名声。

如果你是帕特你会怎么做？

你会如何接近基利安医生？

高效率的护士是强有力的。她们在实践工作中，不管在什么样的工作环境下始终显示出客观性、创造性和丰富的知识。她们通过从各个角度理解权力的概念，拥有并运用它；接着她们会根据这一理解去激发其他的人；完成组织的目标；并提供安全、合格的护理。然而，护理这一职业一直受到不接受事实的批评，而且对护士拥有的权力没有足够的了解。

在整个职业史中，护士一直为权力这个概念而斗争。很多其他的职业也在不断对护理这个职业在各个层次运用权力、包括床旁提出挑战。对护士权力的多数挑战与护理是女性占绝对优势的职业这一点有直接的联系。在很多风俗中，大多数的人赞成这样一个概念，即妇女不需要也不应该拥有权力（Mason，Talbott & Leavitt，1993）。然而，护理拥有悠久的历史，很多护理领导人克服了她们面临的各种偏见的挑战。本章会讨论权力以及护理权力如何影响患者的护理。

权力的定义

用很多方式对权力进行定义，有些并不是那么积极。一般来说，**权力(power)** 被描述为能够产生、得到并应用各种资源达到某人目的的能力。如果这个目标是自我决定的，这就暗示着比由其他人或与他人一起做出的决定拥有更大的权力。权力可以在不同的层次被定义，个人的、职业的和组织的。权力，不管在什么层次，是来源于能够影响他人或他人思想或行为的能力。

在个人层次权力与一个人如何认识权力、其他人如何认识这个人以及个人对事件发展产生影响的程度紧密相连。那些感觉到在个人水平被赋予了权力的护士可能会表现出高水平的自我意识。她们更容易理解护理是一个职业，因为它代表了她们所属的一个群体。她们同样理解卫生保健系统的结构和运转模式，因为它代表了她们工作的环境。

那些被认为是卫生保健专家的人拥有相当的权威和影响力，这使得她们比那些不被认可为专家的人更具效力。至少有两种方式发挥专家的影响。一种方式是将其引进或提拔为一个团队的专家，这样就确立了其专业地位；第二种方式是基于自己在各种实践背景下显示出来的知识、技能、能力而真正地成为一名专家。引人注意的是，护士常常不乐意在患者、医生、管理者、其他护士、其他卫生保健工作人员以及公众面前被定义为专家。如果护理职业要达到它所追求的地位和被赋予的权力水平，就必须强调目前尚缺乏这种意识。迪斯彻（Disch）（2000）说：“在今天的卫生保健环境下，那些被认为有价值的、可以保留的以及可获得的资源是那些可见的资源。”

护士的个人权力在她们每天做出的决定中是显而易见的，这些决定涉及她们如何组织她们的生活和工作才能实现她们的愿望，并得到自己和患者需要的东西。护士认为通过个人的努力她们能影响的事情越多，她们对权力的感受就越强烈。很多人接受这样一个观点：如果一个人认为他十分重要，而且会对周围的事情产生影响，他们就会积极地参与到那些事件中，以得到他们想要得到的。这种参与会让他们觉得更有权力，即便他们的努力不是总能获得成功。同样，如果一个人相信自己没有能力影响周围的事情，甚至于不想试图施加任何影响，他们就越发感觉无能为力（Rowland & Rowland，1997）。

批判性思维

一些护士的工作和贡献是如此的重要，以至于她们改变了世界。为了更具效力，这些护士将她们自己定义为比其他人希望她们能够成为的更有权力的人。我们忽略了护理历史的重要性，就已经将护士们为改善他人生活所做的贡献打了折扣。我们对历史意识的缺乏使其他人对护理事业打了折扣。最终，通过抑制我们为卫生保健事业的明天做出更大贡献的潜能，我们限制了自己作为护士的未来。

你能说出两个现代史中最具代表性的护士的名字，并指出为什么她们的贡献如此重要吗？参见本章中的浏览网络部分。

你能指出一些因为自己是护士才遭遇到的困难吗？

实地采访

我试着在我管理的疼痛门诊可以独裁的方式运用权力。相反，我试图让人们在不知道自己由别人帮助的情况下进行活动。我认为病床旁使用的权力是个人的事情。自信、真实和诚恳是我认为最有价值的品质，也是我在实际工作中见到的有能力的护士所具有的品质。我觉得护理领域的中级管理人员可以通过培养职员，在个人水平上建立自信，并以扶持他人显示出权威的方式获得权力。根据我在部队的经验，发现在较高水平上的管理，最好的管理者总是将权力下放并告诫那些被委派的代表：他们代表的是他们的领导，并且要对自己所做的决策负责任。我相信一个人把权力抓得越紧，他或她就会变得越没有权力。同时我也相信，当护士在寻找护理领域以外的权力来指导她们行为时，她们就在冒着丧失权力的危险。新毕业生应该通过不同的人来寻求经验与信息，同时从每一次经历中收集她们所能得到的教益，这有点儿像瑞典式自助餐。最终，新护士必须决定什么是他或她想要的，因为对于权力不是只有一个答案和方法。不是每个人都能真的给出答案，相反，是大家具有一个答案。

南希·萨弗拉纳克（Nancy Safranek），护理硕士学位，注册护士

注册护士指导员，门诊外科，麻醉后监护病房，SP，病人管理分类科

权力和义务

护士不能将权力仅仅看作是消极的概念，这是护士的职责，因此，她们能避免权力斗争和远离那些追逐权力的人。有效力的护士将她们对权力的理解力和运用权力的能力视为她们对患者、同事、护理职业以及自身责任的重要组成部分。

传统上，义务被认为是卫生保健职业的特点之一。护理是一种职业，护士主要的责任是解释说明并提供护理服务。然而，一些护士看起来很难理解伴随着权力的这一潜在的义务。护士角色中与生俱来的是制定决策和实施行动的直接责任，这也是职业的要求。

权力来源

大多数的研究人员认为在各种情景下权力的来源是不同的。他们也赞成权力**来源**（**sources of power**）是允许个人按自己的意愿影响他人行为的有意识的和无意识的因素的结合（Fisher & Koch，1996）。有关护理管理、教育领导、组织管理的文章和教材的一些参考文献大多包含有赫西（Hersey），布兰查德（Blanchard）和纳特美亚（Natemeyer）的作品（1979），一个由弗伦奇（French）和拉文（Raven）1959 年原创的权力类型学的补充（Hersey，Blanchard 和 Natemeyer 所引用，1979）。类型学帮助护士理解人们对权力的认识是多么的不同，以及在工作机制下和努力达到他们的目标上人们的关系是多么的不同。权力被描述为在专业知识、合法性、认同性（感召力）、奖赏、强制或关连上具有一定的基础。最近，另一种权力的来源——信息——也被加入了类型学的范畴（Wells，1998）。一般来说，护士施加的影响是来源于一个或几个权力来源的结合。

护士拥有的来源于知识和技能的权力是指**专家权力**（**expert power**）。然而，要记住专业技术和能力有一些需要特别考虑的问题。知识的几何学爆炸已经使得专业知识更具价值，而且信息获取技术的进步已经使更多的人能够获取任何特殊专业技术。比他人掌握更多的相关专业知识并拥有合法的岗位，使个体具备在任何情况下的决策优势。但是，专家们在一个团队中越不被人承认，她们的专家权力就越小。一个团队中各专家相互认同可以平衡权力分配并增加生产力，而缺乏相互认同则具有相反的效果。如果人们运用的专业技术是一致的，将专业知识和高级职位相结合则是最具权威性的。

合法权力（legitimate power）是源于一个护士在团队中所拥有的职位，且指的是护士拥有的威信程度。护士对她们的合法权越适应，她们就越容易完成自己的任务。人们希望护士在合法的职位上运用她们拥有的权力，而且可能会因为没有尽职而受到惩罚。有时，那些委以领导责任的护士只有很少的合法性和权力。人们通常跟随那些她们认同的合法领导。尽管合法性是影响和控制他人的一个重要组成部分，但并不总是有效，而且不足以成为一个人唯一的权力来源。

来源于他人对个人、团体或组织的尊重和喜爱而获取的权力被称为**认同权（referent power）**，也称为魅力权。那些被别人信任和尊敬的护士最有可能对别人施加影响。人们愿意赞同并追随那些被认同的领导。这样的领导具有感召力，追随者们往往将她们的命令合理化或解释那些不一致的行为以维持对她们的高度信任。认为只有那些不如领导者聪明或有魅力的人才会追随领导者的概念是错误的。倡导信任和信心的领导也会使别人觉得自己有价值。

具有奖赏或惩罚他人的权力，让别人产生恐惧心理，影响并改变其行为的能力通常被称为**奖赏权（reward power）**与**强制权（coercive power）**。有意义的奖励不只是金钱，还有其他形式：例如在奖惩大会上在其他护士面前正式的赞誉。获得奖励的方式是非常重要的。奖励很少能够有效的激发团队的所有成员，因此奖赏权对长期的改革而言是一个不确定的手段。奖励不可能总能改变它的标准。收回奖励或通过使他人感到恐惧来达到某种目的常常会产生怨恨。

那些有权对其他人行使处罚或采取训诫行为的人具有强制权。这种类型的权力被认为是当权者最不愿意使用的策略。典型的是，人们不愿意被强迫做那些不是她们自己选择的事情，而且常常将惩罚视为羞辱。

护士和那些具有权力的人联系的程度被称为**关连权（connection power）**。

领导能够理解人们愿意与当权者及其同事结交，从而明显地施加他们的影响力。作为一名新参加工作的护士，当你走到护理部主任办公室或患者护理副主任办公室，不要忘记坐在办公室外面的行政人员和她们老板的关系，因此她们具有关连权。如果你试图接近她们但轻视她们的权力，侮辱或施恩于她们，你就在拿你自己与主任或副主任的关连权冒险。同样的，如果一个护士绕过某个职位的直接负责人，这种尝试性规避会对该护士产生负面影响。护士在求助于较高层次的职权之前应该首先在合适的层次上解决问题。护士应该能够理解她所在的机构的结构和政策。

用她们向组织提供的信息而影响他人的护士正在应用**信息权力（information power）**。与一个护士的领导风格无关，信息扮演着日益重要的角色。合法权、奖赏权和强制权更像是组织赋予个人的权力，他们只有在一段较短的时间里发挥作用，除非它们和其他形式的权力相伴，如信息权力。信息权力特别重要，因为医疗队伍和组织需要准确、及时的信息。因为别人看到护士拥有信息权力，她们必须共享那些准确而且实用的知识。信息共享能够改进患者的护理，增加共同权力，增强组织机构的效率并且强化一个人的专业上的联系。参见表 17-1 了解不同形式的权力的概述。

有效力的护士运用迄今发现的各种权力来源：专业知识、合法性、认同性（感召力）、奖赏、强制、关联以及信息。她们在合法性的基础上将认同权力（感召力）和专家权力结合，同时小心地加上一定比例的奖赏权和一点点或最好不要强制权（Fisher & Koch，1996）。这些领导人以新的、具有创造性的方式收集和运用信息。她们明白权力是完成目标的手段，而不是最终的目标。

个人取向与互联网

简而言之，不论是为了施加作用、力量还是影响，人们对于权力的欲望一般采取两种形式。一种形式是为了达到个人目的和个人赞美；另外一种形式是为了他人的目的，即共同的利益。在 19 世纪将权力欲望看作是腐败和邪恶，是君主造成的。“所有的权力都是腐败的，绝对的权力绝对的腐败”

(Bothamley，1993)。具有这种取向的人们趋向于认为挥舞权力和操纵权力的人们最终不应该具有权力，因为他们有可能会乱用这个权力；具有权力欲望的人们不应该得到信任，因为他们获得权力的动机是错误的——他们不惜任何代价为了个人目的来获得权力。

许多人认为互联网可以使所有人类平等地使用权力。信息的自由流通将使护士和其他人，也就是任何上网的人们可以有效地使用。

表 17-1 理解和运用不同权力的原则

概念	如何产生作用
专家性 (Fisher & Koch，1996)	来源于护士所拥有的知识和技能的权力就是专家权力。护士执行任务的熟练度越高，她们的专家权力就越大。
合法性 (Fisher & Koch，1996)	护士的合法性基于几个因素。包括职业证明、学位证明、毕业证明、工作经验以及在机构中的职称和职位。
认同性 (Fisher & Koch，1996)	认同权力是基于人们对个人、团体以及组织的赞美、信任和尊重。具有认同权力的人具有激发信心的能力。在任何一种情况下，这样的领导都被认为是有强大想像力的人，不管这种想像力是否符合现实。
奖赏和强制性	具有奖赏或惩罚他人的能力，以及让别人产生恐惧心理以影响他们并改变其行为的能力通常被称为奖赏权或强制权。
关联性	个人的和专业上的联系都是护士关系的组成部分。那些与他人联系紧密的人，包括个人的和专业上的，增强了资源、学习和信息共享的能力，而且扩大了她们影响范围。团队工作、合作、联网和聘请顾问使一些护士能够增强联系，进而变得更有权力。
信息性 (Bower，2000)	信息权力基于任何人能够提供给一个团队的信息。当权者试图控制这些信息，具有感召力的领导人提供那些对很多人具有诱惑力的信息，掌握信息的领导人提供使用和分析信息的稳定性。如果一个人知道如何得到并处理这些信息，最大的权力可能就存在于信息中。

赋予权力和剥夺权力

赋予权力在护理专业文献中是一个常用名词，它与管理权、领导权和政策相关。作者在描述赋予权力时常常将之视为一些积极的或者高度渴望的、倡导的或值得获取的东西。凯利（Kelly）（Kelly & Joel，1996）将**赋予权力（empowerment）**定义为“一个过程，通过这个过程我们使其他人在权力平均分配的环境下做决定和采取行动时更为容易”。

护士通过很多途径赋予自己和他人权力。在最基础的层次，因为她们认为其他人具有某种权力而赋予这些人权力。如果个人、团体或组织被认为有权，这种认知就能够赋予那些个人、团体或组织权力。一些提供卫生保健的团体被视为比其他团体更有权，这是因为它们和一些协会如美国医学会（AMA）组成的联合被认为有权。同样的，如果护士将护士或护理视为无能时，她们就剥夺自己的权力。

媒体的角色

在媒体工作的人认识到权力和认知之间的关系。那些在广告、市场和公共关系部门工作的人理解如何利用媒体产生或改变感受。他们很早就认识到可以通过广告和市场行为，控制损失，适时地解压以及组织良好的传媒来产生或改变公众的感受。

媒体展现给公众的护理形象会赋予护理事业权力或使之丧失权力。护士一直没能够像其他更具权力的职业那样有效地利用媒体。目前为止，媒体一直没有认识到护理是卫生保健队伍中最大的团体之一。希望媒体向公众展示下一个十年快速增长的护理人员的短缺，从而改善公众对护理行业是一种职业以及为人类服务的认同。媒体需要向公众展示护士在卫生保健领域是决策者、保健工作的协调者、最基本的卫生保健提供者以及医嘱的执行者。媒体常常将护士展示为一种一成不变的、不重要的形象，而且常常护士自己也没有向人们展示出护理行业是一个值得尊重的职业。赋予护理职业权力的策略之一应该是利用媒体创造出一种更强大的、更有权力的护理形象。这需要更多的护士积极地参与一些正式的职业团体——美国护理协会（ANA），国家护理联盟（NLN）或任何一个专业护理机构。

批判性思维

你是否有兴趣成为最佳护士？你是否愿意和成功人士见面或结交？你是否因能够控制个人状况而感到最舒适？当你对别人的行为只有一点或没有影响力时是否会感到不适？对这些问题的回答是“是”，说明你有获得个人成就和他人交往以及获得权力的动机。成就（通过努力达到目的）、联系（和他人的结交和人际关系）以及权力在行为方面是相互关联的。所有这三者既可以成为个人个性的积极方面，也可导致高度毁灭性的行为。联系和权力的需要是以人际间的关系占主导；而成就的需要是个人内心的需求占主导，也就是说，它是由一个人对自己的能力和竞争力的承认所激励的。具有高度成就感的人倾向于依赖自己的力量完成事情。他们激活内在的动力，接下来花费大量的精力，集中精力提高个人技能和学习新的东西。依赖于她们过去的经验和现在的兴趣，护士们投身于那些能反映她们对于成就感、联系和权力需要的行为。你能说出两个对获得成就感、联系以及获得权力有高度需要的职业吗？（Grasha 的修改稿，1978；1995。）

实地采访

考克斯（Cox）夫人今年 38 岁，已经住过四次医院。她去年春天做的手术，经历了卫生保健系统中的各种护理，遇到了各种不同的护士。考克斯夫人在英国获得了学位并在一家文科大学做入学顾问，她是一个表达清楚并乐于思考的人。她说：“我认为护士们不知道自己拥有权力……护士能够承担比她们自己想像的更多的责任，她们有能力改变她们的工作系统。然而，我所看到的护士是最过度操劳的、低报酬的，而且也是低成就感的职业。如果她们不去花费那么多的时间责骂机器，就能做更多的事情。她们告诉错了对象——相互间的——她们多么沮丧。她们应该告诉那些真正拥有权力的人，或者更好的是，她们之中应该有更多的人成为当权者。相反，她们互相抱怨，并且总保持一种生气的状态，看起来护士总是被动地对待权力。我关心的是，这样的被动的方式会影响患者的护理。当我说患者重视护士时你要相信我，但是那些付钱给护士的人必须重视护士。患者对护理的需要远远超过对其他事情的需要。护士对我的护理越好，越有助于我的康复。除了知道我什么时候需要服药或进行哪一个程序，是微笑、抚摸和适当的鼓励帮我渡过难关。这就是护士的权力所在，因为除了护士没有人能够提供这个。它来源于内心。”

奥德丽·考克斯（Audrey Cox）　患者

赋予个人权力的计划

了解权力能够帮助新护士变得更加有效率，做出更好的决策以及更好地帮助他人。从不同的方面理解权力不仅仅对从事护理行业很重要，而且对她们个人也非常重要，它使得护士能够更好地控制她们的工作和个人生活。用三种方法想像未来：（1）什么是可能的，（2）什么是很可能的，以及（3）什么是更好的。希望拥有一个更好的未来的护士应该思考作为一个人和一名护士会在自己身上发生什么，作为一个人和一名护士她会面对什么样的可能性，以及该如何为这些做准备。

权力和信息的限制

即使护士完全相信从实践中得到的信息的完整性和准确性，她们的资料也可能不够用。“对信息的需要无尽头，就好像对某些事情我们所要了解的没有尽头”（Wells，1998）。为了做一个好的决定，护士必须能够收集足够的信息，切实地解释它的价值，并且以一种安全、适当的方式分享和利用这些信息。高效率的护士明白时间有限，并且设定优先权以保证哪些最重要的事情得到最多的关注。即使冒着固有的风险这些护士也愿意做出决策，因为她们明白总是有更多的信息要收集和分析。她们认识到选择不做决定本身就是一种决定，而且信息永远都不完整。表 17-2 展示的是利用信息赋予个人权力的框架。

表 17-2 利用信息赋予个人权力的框架	
背景	一个被赋予权力的护士有能力发现什么是重要的信息以及有能力运用这些信息为自己和她的患者谋福利。
步骤	● 发现并维持良好的信息来源。 ● 不参与直接的患者护理。 ● 提出问题。 ● 聆听并分析答案。 ● 制定已经获得的信息处理计划。 ● 对计划进行评估。
为护理提供所需的信息	● 运用相关的、客观的手段评价患者的情况。 ● 向参与患者护理的其他护士、医生和其他卫生保健的工作人员咨询。 ● 向那些重要的人物、朋友和患者的其他家庭成员咨询。
为在工作环境中变得更有效率所需要的信息	● 不参与患者的直接护理。 ● 主动向委员会寻求那些超出你作为普通护士责任的具有挑战性的学习和工作。 ● 当你成为委员会的一员时你要考虑以下的问题： 1. 什么是委员会要做的？ 2. 委员会利用什么样的特殊信息来做出决定？ 3. 委员会的工作是如何作用于我的实践、我的同事、我的患者、我的病区和我所在的整个医疗机构的？ ● 评价你所拥有的有关你的患者、同事、病区和你所在的整个医疗机构以及护理职业的信息实力。 ● 乐于与那些重视并利用这些信息取得良好结果的人分享信息。
评估	周期性地、再次检查你的计划。你是否得到了预期的结果？如果没有，为什么？是工作人员的问题还是患者的问题？是否采取了为取得预期结果所必要的行动？ 从这次评估中你学到了哪些能够应用于未来的东西？

案例分析 17-1

玛丽（Maria）和黑利（Haley）在一家大的都市医院的同一个护理病房工作。两个人都主要上夜班，而且刚从护理学院毕业不到一年。玛丽已经被任命负责较难护理的患者并主管责任，而且最近被选中参加为期两周的领导培训项目。黑利适应的不那么好，而且已经不再像原来一样和玛丽那么亲密了。黑利向那些她和玛丽曾经声称永远不会效仿的护士们寻求安慰。黑利和两个抱怨说最好的护士在机构中总是被低估的护士一起休息吃晚饭，在她们的病区中玛丽、黑利和任何一个新分到这个病区的护士都不支持这两个护士。玛丽挑出她认为有知识的和满意于她们的职业角色的人，积极参加那些非强制性的会议和临床轮班，利用她们作为提问的机会，因此她通过和其他工作人员接触和收集信息开始提升她个人的能力（权力）水平。一天晚上，在一个艰难的轮班后，黑利控告玛丽抛弃了她并投行政部门所好，宣称玛丽被护士长重用。黑利告诉玛丽其他的护士正在起草一份投诉信，因为病区的主管人选择了玛丽而不是那些以前就在这个病区工作的护士参加领导训练项目。

在这种情况下玛丽应该对黑利做出怎样的反应？

文献应用

引文： Laschinger，H. K. S.，& Wong，C.（1999）. Staff nurse empowerment and collective accountability：Effect on perceived productivity and self－rated work effectiveness. *Nursing Economics*，17（6），308-316.

讨论： 这个调查的结果支持在工作环境中的授权、制定集体决策的权力、生产力、义务、正式的和非正式的权力以及政治的和社会的联盟。共享管理受到批评，因为患者护理的权力没有被下放到护士手中。这个研究指出：培养高质量的专业实践的一个基本策略是创造出一个环境使得普通护士能自由地接近授权机构，增加接近信息和资源的机会，并给予适当的支持。护士汇报说她们对彼此的义务和对机构的贡献是适度的，她们总的工作效率是高的，但是她们的生产力低于期望值。建议包括护士长角色的根本改变：去除传统的控制，增加对护士工作的支持。

实际应用： 作为基本护理提供者的护士要承担更大的权力，需要组织机构的运作、管理结构、预算过程、个人服务的计划程序以及专业跨学科的关系做出深远的改变。该研究的发现为普通护士期望在提供患者护理时变得更有效率提供了更加深刻的洞察力。

实地采访

权力是护理患者的最终的责任。我们的评估和随之采取的行动能够决定患者继续生存还是死亡。我对今后的能力感到很有信心，但是作为一个新护士很难感觉到自己的权力，因为有那么多东西要学。我相信护士敢于面对职位比自己高的人时就能渐渐感觉到权力。我想护理正变得更好，因为护士获得的权力变得更自主。人们对护士的判断给予了更多的信任，因为妇女在社会中的角色已经发生了改变。相同机会的项目已经产生了保护妇女和其他相对于高位的人而言比较脆弱的人群的机构。我学会了不用害怕在患者面前行使权力。如果你需要在夜里叫主治医师，那就叫吧。我现在开始意识到权力不是侮辱那些在你手下工作的人。同样的，为了理解权力，重要的是理解人们的角色和他们从何而来。

朱莉·伯格曼（Julie Bergman）护理专业新毕业生

马基雅弗利（*Machiavelli*）的权力概念

认为一个人必须很容易的被人接受、理解或支持他试图要做的事情的想法是十分幼稚的。马基雅弗利曾经说过：

在领导引进一个新的秩序时，没有什么比承担责任更困难、也没有什么比进行管理更危险的了。因为这种创新是针对对手而言的，这些对手是那些在旧的环境下做得很好的人，以及那些态度冷淡的防卫者，他们可能在新的环境下也会做得很好（Hanson，2000）。

重要概念

- 高效率的护士就是有权力的护士。她们在实践工作中，不管在什么样的工作环境下始终显示出客观性、创造力和丰富的知识。

- 高效率的护士通过从各个角度理解权力的概念而拥有并运用权力；接着根据这一理解去激发其他的人；完成组织的目标；提供安全、合格的护理。
- 权力被描述为能够产生、得到并应用各种资源达到某人目的的能力。
- 权力可以被定义在个人的、职业的和组织的层次。
- 护士具有的个人的和信息权力在她们所作的决定中是显而易见的。
- 赫西（Hersey），布兰查德（Blanchard）和纳特美亚（Natemeyer）(1979) 通过描述权力来源于专业知识、合法性、认同权力（感召力）、奖赏、强制、或关联帮助护士理解人们对权力的认识。

关键术语

成就（achievement）
联系（affiliation）
关联权力（connection power）
赋予权力（empowerment）
专家权力（expert power）
信息权力（information power）
合法权（legitimate）
权力（power）
认同权力（referent power）
奖赏权（reward power）
强制权（coercive power）
权力来源（sources of power）

复习题

1. 最高效的护士运用权力
   A. 以一种初级的方式
   B. 来影响其他人或影响其他人的想法或行为
   C. 主要是在组织的层次
   D. 只是为了得到成为一个更好的护士的资源
2. 在文献中权力一直被描述为

A. 一致地认为是个负面的概念

B. 最常见的是个人野心的表现

C. 通过一个人在社会、工作环境中或家庭中的地位得以维持

D. 以不同的方式，有些并不是那么积极

3. 当一个人使另一个人产生足够的恐惧以改变其活动或行为，那么这个人权力的来源就叫做

A. 强制权

B. 奖赏权

C. 专家权力

D. 联系权力

4. 在过去的十年，由于科技的革新哪种权力来源变得日益重要

A. 专家权力

B. 信息权力

C. 联系权力

D. 合法权

5. 护士通过________丧失自己的权力

A. 方便其他人参与决策的制定

B. 在权力均衡的环境下做出行动

C. 相信她们是被赋予了权力的

D. 将媒体在公众对护理的认知作用打了折扣

6. 一个护士的个人权力可以通过________被提升

A. 在工作场合外的特定事业上与同事合作

B. 发展那些不能直接应用于患者护理的技能

C. 主动服务和不是由护士领导的机构中的委员会

D. 以上全对

课后练习

1. 确定一名护理领导人，对她进行观察并注意在达到目的时她运用了哪

种类型的权力？

2. 观看一部描写护士的电视剧，注意护士如何利用或不利用她们所能获得的权力，你观察到了什么？

3. 观察我们的国家领导人，你看到了哪些运用权力的例子？权力是以有帮助的还是没有帮助的方式被运用？解释一下。

浏览网站

- 你能浏览哪个网站得到护理领导人和护理历史的信息？

  http://members. tripod. com/～DianneBrownson/history. html

- 你能浏览哪个网站得到权力、领导权以及妇女的信息？

  http://members. aol. com/douglaseby/Page6. html

  http://albie. wcupa. edu/ttrreadwell/paper20

- 哪个网站有有趣的，但不学术的护理权力的大纲？

  http://www. NursingPower. net/nursingpower/webring. html

- 哪个网站支持患者的政治权力？

  http://www. healthcarereform. net

- 哪个网站讨论了不同的护理资源和问题，包括集体的权力？

  http://www. nursingworld. org

- 浏览 George Mason 大学，护理和卫生科学学院，卫生政策、研究和伦理中心的网站。注意护士关心的护理政策的研讨会和实习机会。

  http://hpi. gmu. edu

- 在 google 搜索引擎上用“护理领导人”作为关键词进行搜索。

  http://www. google. com

- 在下面的网站中寻找两个特定的护士：

  http://dbois@distinguishedwomen. com

参考文献

Bothamley, J. (1993). *Dictionary of theories.* London: Gale Research International.

Bower, F. L. (2000). *Nurses taking the lead: Personal qualities of effective leadership.* Philadelphia: Saunders.

Disch, J. (2000, July-August). Nurse executive: Make the glue red. *Journal of Professional Nursing, 16*(4), 189.

Ferguson, S. L. (2001). An activist looks at nursing's role in health policy development. *Journal of Obstetric, Gynecologic, and Neonatal Nursing, 30*(5), 546–551.

Fisher, J. L., & Koch, J. V. (1996). *Presidential leadership: Making a difference.* Phoenix, AZ: American Council on Education and The Oryx Press.

Grasha, A. F. (1978). *Practical applications of psychology.* Cambridge, MA: Winthrop.

Grasha, A. F. (1995) *Practical applications of psychology* (4th ed.). Menlo Park, CA: Addison-Wesley.

Hanson, W. (2000). We shall be transformed. *e-gov: The Next Challenge*, available at www.govtech.net.

Hersey, P., Blanchard, K., & Natemeyer, W. (1979). Situational leadership, perception and impact of power. *Group and Organizational Studies, 4,* 418–428.

Kelly, L. Y., & Joel, L. A. (1996). *The nursing experience: Trends, challenges, and transitions* (3rd ed.). New York: McGraw-Hill.

Laschinger, H. K. S., & Wong, C. (1999). Staff nurse empowerment and collective accountability: Effect on perceived productivity and self-rated work effectiveness. *Nursing Economic$, 17*(6), 308–316.

Mason, D. J., Talbott, S. W., & Leavitt, J. K. (1993). *Policy and politics for nurses: Action and change in the workplace, government, organizations and community.* Philadelphia: Saunders.

Rowland, H. S., & Rowland, B. L. (1997). *Nursing administration handbook.* Rockville, MD: Aspen.

Wells, S. (1998). *Choosing the future: The power of strategic thinking.* Boston: Butterworth-Heinemann.

推荐读物

American Nurses Association. (1985). *Nursing's social policy statement.* Washington, DC: American Nurses Publishing.

Benner, P. E. (2000). *From novice to expert: Excellence and power in clinical nursing practice* (Commemorative edition). Upper Saddle River, NJ: Prentice Hall.

Government Technology (any recent issue). (Available free online at www.govtech.net or by writing to Government Technology at 100 Blue Ravine Road, Folsom, CA 95630.)

Addresses the information age and the power of information.

Hanna, L. A. (1999). Lead the way. *Nursing Management, 30*(11), 36–39.

Leddy, S., & Pepper, J. M. (1998). *Conceptual bases of professional nursing* (4th ed.). Philadelphia: Lippincott.

Short, P. M. (1998). Empowering leadership. *Contemporary Education, 69*(2), 70–72.

Spitzer, K. L., Eisenbery, M. B., & Lowe, C. A. (1998). *Information literacy essential skills for the information age.* Syracuse, NY: ERIC Clearinghouse on Information & Technology.

Strasen, L. (1987). *Key business skills for nurse managers.* Philadelphia: Lippincott.

第18章

时间管理

帕齐·L·马洛尼（Patsy L. Maloney）
注册护士，C级，护理硕士学位
教育学博士，英国国家学位委员会

自主决定权是指对于客户将接受服务的程度和种类的决定控制权。涉及到在可利用时间内完成更多工作时，需要有意识地决定将要做哪些事情，不应该做哪些事情。对时间应用的控制是职业护士工作的一个重要方面。

——罗克珊·斯皮策-莱曼（Roxane Spitzer-Lehmann，1996）

学习目标

完成本章内容的学习后，应该能够：

1. 讨论一般时间管理技术。
2. 说明计划有效利用时间的各种策略。
3. 在进行有效护理工作中应用时间管理策略。
4. 应用时间管理策略增加个人的创造力。

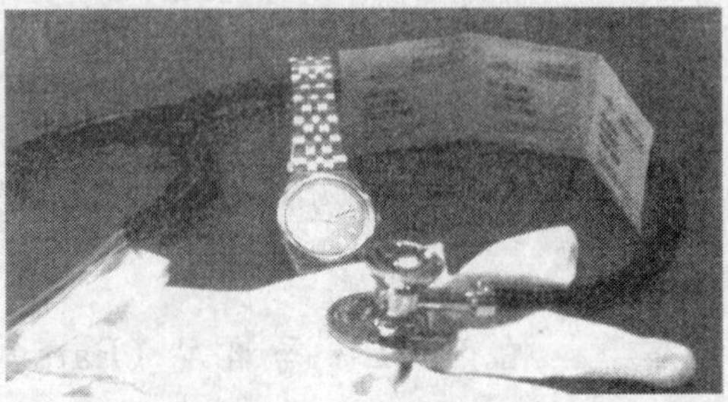

沙伦是一名新毕业的注册护士，刚刚完成内外科培训。这天晚上是她第一次独立值班。但实际上，并不真正是一个人，和沙伦一起值班的还有注册护士卡罗，以及一名认证助理护士，她们一起负责这个病房内的12名患者。目前有10名患者，但是还有一名正在办理住院手续，另外一名在做完外科手术回来的途中。送饭车到了，沙伦要去发药。正当饭车到时，一名家属跑到沙伦面前，讲到她的母亲烦躁不安，不能控制，拔掉了静脉输液。

如果你是沙伦会做出怎样反应？

首先做什么？

许多人成为护士并非是一种理想，她们帮助患者是出于自己的需要。因此许多新毕业的护士不能够满足所有患者或者多数患者的需要。在有限的时间内，需求是无限的。除了进行直接患者护理的各种责任外，还要轮流值班、做表、执行与核对医嘱、摆药和病情汇报。

新毕业的护士在下班后常常感到不适应，起床时会想起还没有完成的任务。一名年轻护士在为一件已发生的事情而眼中含着泪，她快下班时一个患者需要止痛药，在回答了患者的呼叫铃声后，她想去麻醉药柜取药却又被另一件急事打断了。她下班后感到疲惫不堪，很快就入睡了，醒来时才想到她还没有给那名患者拿药。她感到非常内疚，她本来是要去拿药的，并不是视而不见。

时间管理可以使新毕业的护士采取优先护理策略，决定结果，首先采取最重要的措施。时间管理技巧不仅对于工作中的护士十分重要，而且包括她们的个人生活。使护士创造时间娱乐、交友、参加运动和职业培训。

借助一般时间管理技术获取更大成果

时间管理（time management）被定义是“一系列与常识技巧有关，有助于以可能最有效和最多样的方法利用时间”（Mind Tools，nd.-b）。换句话说，时间管理可以使我们利用有限的时间做更多的事情。时间管理需要自我检查哪些工作是真正重要的，分析时间在当前是怎样利用的，评价那些使人分心的事情，其花费了可以做更重要工作的时间。

简单的**柏拉图法则（Pareto principle）**阐述 20%的努力产生 80%的结果，或者相反，80%的没有重点的努力产生 20%的结果（图 18-1）。柏拉图法则提示我们将我们努力的重点放在最重要的活动上，以取得最大的成果。

由维弗里德·柏拉图在 18 世纪后期阐明的这个法则受到整体质量管理运动所用，作为使生活与工作得到平衡的策略（Fryxell，1997；Graham，1998；Koch，1999）。有效的时间管理需要做出转变，即从需要 80%的时间得到 20%的没有重点的努力向有计划的、有重点的努力方向转变，后者仅使用 20%的时间努力可获得 80%的期望结果。

如果时间管理比较容易，为什么还有如此多的人还要持续疯狂地、快速工作呢？

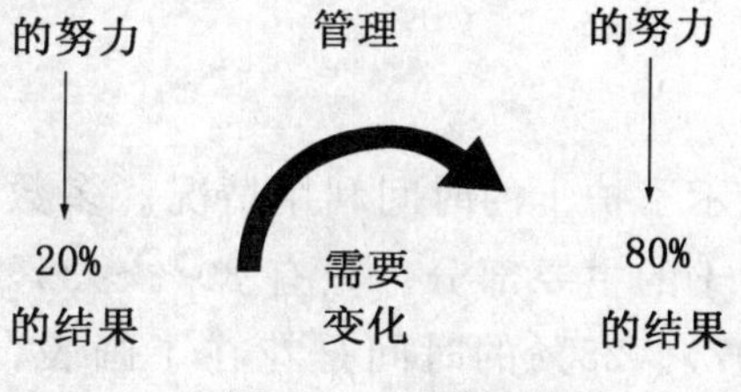

图 18-1　柏拉图法则

对此有几种可能解释。他们不懂什么是时间管理，认为没有时间去计划，他们不想停下工作去计划，或者他们喜欢紧张（Mind Tools，n.d.-b）。

向以结果为本进行转变

时间管理策略的第一步是向以结果或后果为本，而不是以任务为本进行转变。必须确定长期目标，最好将其分成可达到的种种结果，后者是通向长期目标的步骤。长期目标不能在一夜之间达到。长期目标和结果应该被记录下来，而且应该保留灵活性。有时候某种结果可能不再可行，应该随着条件变化的需要变得更实际一些（Reed & Pettigrew，1999）。

时间分析

时间利用的分析是计划有效利用时间的第一步。护士们在不知道当时如何使用时间的情况下，是不可能懂的如何更好地计划时间的。当回顾性分析时间时，考虑护士的时间价值和时间的利用是重要的。

护理时间价值

护士们常常低估她们的时间。拿薪水和津贴举例，津贴常常被忽略，但是它可以将雇主的花费增加到薪水的15%～30%。如果一名护士一小时挣18美元，津贴将使护士的小时成本增加2.7美元～5.4美元。这个例子中的护理时间价值，除了单位支付工资和税额之外，是每小时20.7美元～23.4美元。机构还要为招募护士，岗前培训等进行投入。护理时间是一种昂贵的“商品”。当考虑将一份工作交给一位薪酬较低的职员时，或当花费时间去完成一件难以取得结果的工作时，牢记上述内容是重要的。

时间利用

大量的研究显示了护士的时间利用情况。多数研究是对急救护理的分析，因为她们是组成护士的主要部分。只有30%～35%的护理时间用于直接患者护理（Scharf，1997）。25%的时间是花在了画表、写病情报告上，剩下的时间花在患者入院、出院手续、专业交流、个人事情和提供一些可以由非认证职员做的事情，例如病人转运、打扫房间等（Upenieks，1998）。厄当（Urden）和鲁德（Roode）（1997）总结的各种研究样本显示注册护士在直接患者护理工作中花费 28％～33％的时间，这些护理是指在有患者或者家属存在时进行的活动。42％～45％的时间花费在间接护理活动，包括所有为患者做的，但是患者又不在场的各种活动。15％的时间花在与病房有关的活动，包括所有病房的一般性维护活动。13％～20％进行各种个人活动，包括所有与病房维护和患者护理无关的活动。

对于护士的时间分配，值班时的时间利用应该对结果产生主要作用（Tappen，2001），如果非护理性工作不是由护士，而是由非护理人员完成，这样大约每个班次、每个护士有 48 分钟将可以重新安排用于基础护理（Prescott，Phillips，Ryan，& Thompson，1991）。

如何利用你的时间？对时间的回忆和自我报告是不可靠的，护士们常常没有意识到与同事交流、喝咖啡、吃点心所花费的时间和其他与工作无关的时间。不建议由自己报告来估计所有活动数量和每种活动所花费的时间（Burke，Mckee，Wilson，Donahue，Batenhorst，& Pathak，2000）。

活动日志（activity log）是一种事件管理工具，有助于护士确定如何利用时间。应该使用几天图 18-2 所显示的活动日志，在记录日志时不应该改变活动方式。护士应该记录从值班开始到下班的每个活动，并且定时注意进行各种感觉性活动如警惕、精力充沛、疲劳、烦躁等时的感受。复习日志可以说明时间的利用与时间的浪费。日志分析可以将能由其他人完成的工作与基本工作区分开，也可以使用这个日志监测自己的活动情况。

活动名称	开始与结束时间	期望的结果（防止并发症，改善健康等）	感受（警惕，精力充沛，疲劳，烦躁等）	是否由其他人做更好？谁？（职业操作护士，助理护士，保姆，其他人）
与工作有关（用药，生命体征观察，床铺整理，患者转运等）				
个人（运动，就餐，休息，特殊活动，旅游等）				

图 18-2　护理活动日志

在完成至少 3 个班的护理活动日志后，护士需要考虑已经完成的所有工作，每份工作需要多少时间，完成这些工作后取得了哪些成果，这些工作是否本来可以由其他人完成。在考虑这些问题时，想一想如何应用柏拉图法则？是否做出了 80％的努力取得了 20％的成果？如果各种工作没有得到预期的结果，护士需要将重点放在优先要做的事情上。

计划有效利用时间的各种策略

计划时间有效利用，护士必须了解总体情况，然后决定可获得性结果。

了解总体情况

在建立优先策略时，必须检查总体情况。护士的工作并不是与世隔绝的，护士们应该知道同事们期望什么，在值班中发生了什么情况，病房以外发生了什么事情。如果护士知道她的同事需要什么，她就可以在同事忙时给予帮助，反过来，在她自己忙时也可以接受到同事的帮助。如果前一个班因为紧迫问题压力较大，接班可能不会那么顺利（Hansten & Washburn，1998）。如果病房以外的某个科室工作繁忙，一个人可以去帮助医院内的那个科室。当护士们考虑总体情况时，在自己科室或医院内的其他科室请求帮助时不会感到失望。她们还可以在她们的时间管理计划中加入给予和接受帮助的计划内容。

根据最佳的理想结果做决定

当护士开始值班时，需要决定可以取得的最佳理想结果。**最佳结果（optimal outcomes）**是在条件允许情况下，最可能达到的目标。

一旦护士确定了最佳结果，她们必须考虑在条件不是最佳和资源有限的条件下，可以和应该能够取得的结果。这些条件包括仓促交接一个繁忙的班、职员迟到、缺勤或不能很好合作，以及患者病情危重。让护士接受做并非最理想的工作是较难的，但是有时可以预期，其**合理结果**（**reasonable outcomes**）的取得是最出色的（Hansten &Washburn，1998）。在并非最佳条件和有限资源情况下，合理结果是可以达到和应该能够达到的目标。

首先做需要先做的事情

为了确定什么是合理完成的工作，一名护士不得不利用有限资源并必须取得结果。

如果有人请病假，又没有可替换人员时，这时让一名护士计划强化教育或与明天将要出院的患者讨论家庭环境问题是不切实际的。可是，不容置疑，防止威胁生命的紧急情况的出现需干预，或者当威胁生命事件出现时挽救生命就成为了需要优先考虑的问题，不论职工多么短缺也必须要做。重要的是护士应该保护患者并确保患者和职员的安全，完成那些对于护理和医疗计划基本的那些部分。

第一优先权：一种威胁生命或潜在威胁生命的事件的出现

威胁生命的情况包括患者处于对本人或他人的危险状态下，或患者的生命体征、意识状态提示随时出现呼吸循环衰竭（Hansten & Washburn，1998）。处于威胁生命状态的患者具有最高的优先权，需要监测直至其好转或病情稳定。威胁生命的情况可以发生在值班的任何时候，可以是预测的，也可以是意料之外的。

第二优先权：对安全的那些基本活动

对安全的基本活动包括确保挽救生命的医疗和设备，以及防止患者感染和死亡的各种职责。包括在两个人搬动沉重的患者和为患者翻身时寻求帮助或提供帮助（Hansten &Washburn，1998）。

第三优先权：对护理计划的基本活动

对护理计划的基本活动是指那些减轻症状或促进痊愈的各种活动。如果忽略这些活动将会有碍于患者的恢复。这些活动包括营养和使用药物，移动和患者的安置等。

科维（Covey），梅里尔（Merrill）和梅里尔（Merrill）（1994）建立了另外一个确定优先权的系统。活动被分为紧迫的或非紧迫的，重要的或非重要的。如果一项活动即不重要，也不紧迫，那么它就具有最低的优先权。

有些常常被认为是重要的事情并不一定重要。有时患者的实验室数据，生命体征，出入量要监测的比其他数据更为频繁，而这些数据对患者的结果可能没有什么重要性。当护士开始值班时，应该质疑那些对结果没有什么意义的活动（Hansten & Washburn，1998）。如果一名医生下达了这样的医嘱，护士也应该努力使医嘱得到修改。如果一份护理医嘱没有什么意义，护士也应该做出修改。护士要将优先权赋予那些她们认为对患者转归有重要影响的各种活动。

将时间管理策略应用于护理服务

一旦确立了优先权，护士需要了解哪些是首先完成的最重要的工作。时间管理策略可以应用于护理工作的各个方面，使护士的时间效率最大，使浪费的时间和努力最小。

估计工作时间的消耗量

护士需要估计每种活动所花费的时间并据此做出计划。前述的活动日志可以有助于估计许多活动所花费的时间。可能 B 先生比其他患者在用药方面需要花费更多的时间，聪明的护士将最终节省 B 先生的用药时间。估计活动占据的时间，护士可以设计执行各种活动的最佳时间表。护士有可能发现晚上 6 点发药时水壶空了，水杯干了。做出护理帮助计划，将水壶灌满，在服药前提供新水将是发现这一问题的一个明智举措。

文献应用

引言：本纳 · P（Benner, P.）(1984)．*From novice to expert: Excellence and power in clinical nursing practice* (pp. 151－161)．Menlo Park, CA: Addison-Wesley.

讨论：帕特里夏 · 本纳（Patricia Benner）的工作是一种古典式的。它阐述了新参加工作的护士们所面临的各种问题，这些护士们为时间管理上的问题作斗争，并且还解释了专业护士是如何应用紧急计划处理时间管理问题的。

本纳对于护士如何处理人员短缺的研究发现，疲于应对各种问题的护士在工作结束时感到她们并没有及时满足患者的需要。她们缺乏两个重要的工作源泉，即令人满意的人际间合作和一种有求必应的成就感和能力感。成功的护士持续处理一些超负荷工作，建立一种应急计划系统，其允许她们能够及时满足患者的需求。这种应急计划包括快速判断患者需求，采取措施和改变各种优先权。她们不断地评估常规标准和步骤。标准的优先权包括专心处理那些紧急生命体征异常，呼吸或循环衰竭体征与症状，静脉输液完毕和静脉内给药。当病房的一名患者实际上出现紧急情况时，可以转变这些优先权。专业护士学习预测和防止值班时周期性工作负荷过重。

实际应用：研究强调护理专业新毕业生学习优先护理，找出人们的关系和找到工作中的能力和成就感。本纳引用了一个例子，一名护士因为缺少能够真正护理患者的时间而离开了护理岗位。护士们常常在掌握了能够进行优先护理和应变能力的时间管理技能之前就不再练习了。

创造一种支持时间管理和患者护理的氛围

在烦乱的护理工作中护士们常常忘记那些明显的内容。纱布在哪，还有消耗品，药品等放在什么地方？是否是最佳摆放位置？物品储存是否是一种优先策略，使其可以利用？护士们是否在进入患者房间送止痛药或进行治疗之前，真的停下工作思考过？

一项治疗需要来回走多少次？本来可以一次完成，但是如果护士匆忙进入房间而把东西放在了护士站，她就不得不再回去一趟。一个月不使用麻醉药的情况有多少次？这些都是需要花费时间的简单事情。护士应该考虑病房环境的各个方面，与同事合作一起发挥作用。是否需要医用推车使之更便捷有效？

交班报告是进行高效率护理的工具

在下一班进行计划之前，最好的交班报告可以使她们顺利和有效地开始工作。最差的报告会使下一班人员准备不足，或依据一些陈旧的数据去做工作计划。有几种交班形式，面对面的交班会、磁带录音和患者床旁交班（表 18-1）。

交班是通过面对面，录音磁带，还是患者床旁才能使交流的信息有利于有效、便捷的实施护理。

表 18-1 交班报告的各种形式：优缺点

交班方式	优点	缺点
面对面交班	● 护士们比较清楚并且可以问问题 ● 护士给予的报告有直接的听众，而不会呆板 ● 与用录音带录音形式相比，护士们更容易提供相关的信息	● 花费时间 ● 容易转移主题，闲谈和讨论一些与患者无关的话题 ● 交接班人员参与了报告 ● 没有患者参与
采用录音磁带方式交班	● 因为没有人打断，报告会比较简洁 ● 在下一班人员到岗之前做好交班录音报告 ● 在下一班人员到岗之前能够做护理工作	● 录音过程中的各种因素，例如录音带和机器的质量，护士发音的清晰程度和措辞与用语，接班人员的收听效果都会影响到信息的交流 ● 对答复问题比较困难。在报告完问题时，护士必须找到交班人员 ● 信息是在交班之前录入磁带的，可能不会确切 ● 有时候因为人员是阅读资料向磁带录音而不是解释患者的病情，提供的信息不够全面
患者床旁交班	● 交班与接班人员能够有机会在接受交班报告时观察患者的情况，以及了解需要优先做的工作 ● 职员们可以提出各种判断和治疗意见 ● 信息比较正确、及时 ● 患者也参与到了护理计划和评价工作 ● 下班人员的责任得到了加强 ● 患者可以感受到护理的连续性 ● 接班人员开始巡回护理 ● 下班人员可以直接向接班人员显示评估结果和治疗数据	● 花费时间 ● 在讨论患者病情时缺少保密性

如果下班人员没有报告所有重要信息，接班人员必须询问。参考表 18-2 显示的一个交接班报告方式。

格式化与书写值班工作计划

接班人员接到相关信息后，护士可以考虑总体情况；决定最佳和合理的结果；根据威胁生命的各种事件，安全需要和与安全和护理计划有关的基本活动确立优先策略。护士这时可以用格式化形式做一个**交班工作计划（shift action plan）**，一份书写的为交班和向职员分派任务的优先计划（图 18-3）。任务分派应该包括特殊报告指南和完成任务的截止时间。有些护士宁可直接使用交班工作计划书，而不是使用单一的方式或工具。值班工作计划书还应该确定完成某项干预所用的时间。

患者护理巡视

当护士进行患者护理巡视时，她们可以迅速对每个患者做出判断。在巡视中收集来的信息可以改变护士的计划，有可能她们会得到需要强化患者监护的一些信息。

表 18-2　交接班报告方式

患者信息	房间号 姓名 性别 负责医生
诊断	原发和继发 护理与治疗
患者状况	目前的生命体征 氧饱和度 疼痛程度评分 皮肤状况 活动状况 潜在并发症的症状/体征

表 18-2 交接班报告方式（续）

新开的医嘱	治疗/教育计划中的变化或新医嘱
预期的工作结果	为一个或两个护理诊断所做的优先策略结果，患者学习结果。
出院计划	预定出院日期 推荐需要的内容 进一步家庭自我护理和准备工作
护理帮助	在日常生活活动（ADL）/工具式日常生活活动（IADL）中来自家属或朋友的帮助的有效性
优先干预措施	这个班中必须完成的干预

经允许摘自*Nursing Documentation：Charting，Recording，and Reporting*（p. 217），by E. T. Eggland and D. S. Heinemann，1994，Philadelphia：Lippincott.

房间名称	患者信息	特殊需要	委派 8：30PM 向注册护士玛丽报告异常情况
1. JD 女士	68 岁老年女性， 术后一天， 肩部手术 烦躁， 有跌倒危险	6PM 坐起 4PM 和 8PM 观察生命体征 波西 4PM 和 8PM 检查伤口敷料 6PM 检查各项执行情况	注册护士，玛丽
2. DB 先生	55 岁老年男性糖尿病患者，术后两天，右膝下截肢术，使用胰岛素，调节剂量	4PM 和 9PM 测定血糖 6PM 坐起，4PM 和 8PM 观察生命体征，需要使用镇痛剂	辛迪，患者护理技工
3. HM 女士	85 岁老年女性 静脉输入 5% 的右旋糖苷，滴速 125cc/hour 警惕	6PM 坐起 4PM 和 8PM 观察生命体	辛迪，患者护理技工

图 18-3 值班工作计划（举例）

实地采访

杜博斯（DuBose）女士这个夏天接受了选择性外科手术治疗。当问道护士和时间管理时，她说到，“护士在护理我时，总是要到护士站去取什么东西。给我拿止痛药竟然去了三次。如果她们能够在我要药时问一问我的想法，仔细检查一下医嘱，拿来一个酒精棉签就行了，这本可以省去两次额外的往返和 30 分钟的时间。”

艾娜·杜博斯（Ina DuBose）　患者

重要的是要记住计划只是个计划，必须根据患者护理需要灵活的变化。治疗时间和服药时间可以变化。护士常常认为服药时间是固定不变的，而医生一般下这样的医嘱，例如一天一次，一天两次，一天三次或四次。这些医嘱给予了护士在安排服药时间上的灵活性。虽然病房有各种规定，当接受医嘱时病房的政策是受护士来支配的。

评价结果

在值班结束时，护士重新检查值班工作计划。是否取得了结果？如果没有，为什么？是否是因为人员配置的三个问题，或者患者病情重？为了以后工作吸取哪些教训？

如果在值班结束时，护士没有得到某个结果，她需要总结值班工作，是什么事情浪费了时间而影响了结果的得失。

案例分析 18-1

你在一个外科病房值白班，在一个护理技工帮助下护理6个患者。合理的结果是什么？是否有特别或潜在威胁生命的情况？是否有基本安全措施？是否具有基本护理/医疗计划？

1. JD女士68岁，是一名术后一天的患者，因为外伤接受了肩关节置换术。她感到头昏，有高血压病史，吃很多药并多次摔倒。她感到焦虑，害怕遇见“幽灵。”

2. DB先生，55岁，患有胰岛素依赖型糖尿病，幼年发病时12岁。右膝关节下截肢手术后2天。他感到右腿剧烈疼痛，DB先生既往饮食控制依从性差，胰岛素治疗不满意。

3. HM女士是一名85岁的患者，因为脱水从一家护理院转来。不明原因呕吐和腹痛。静脉持续输液，做出了诊断计划。HM女士受到重点监护和治疗指导。

4. JK先生是一名35岁的患者，具有酗酒史，因腹痛而住院治疗。他呕吐咖啡样物质。

5. AB先生是一名72岁的患者，脑血管病恢复期，正在被转入康复病房。他需要让人收拾他的物品并做一份护理计划。

6. VG是一名82岁的女士，胫腓骨骨折变形手术后5天。具有充血性心力衰竭，高血压和大量用药史。她将要出院，由她的女儿护理。

马奎斯（Marquis）和休斯顿（Huston）（2000）将拖延、委派无能、不承认对危急，紧要事情的失控和犹豫不决等认为是浪费时间。沙利文（Sullivan）和德克尔（Decker）（2001）将打断电话和社交认为是浪费时间。里德（Reed）和佩蒂格鲁（Pettigrew）（1999）补充，将抱怨、至善至美和无组织状态归于浪费时间。

增加个人生产力的各种策略

时间管理不仅用于护士的工作，还可用于护士的个人生活。护士因为轮转值班，周末也工作，工作压力大，常常感到没有个人生活时间。适当的时间管理将允许护士们控制她们的工作和个人生活。使用表 18-2 显示的护士活动日志的各种内容，检查个人时间是如何支配的，将有助于安排一个人一天中的最精力充沛的时间。集中精力去做，将创造性的活动安排在精力充沛的时间，枯燥、重复性工作安排在精力低潮时间，计划适当休息、运动和增加营养可以使时间质量提高。

创造更多的个人时间

有 3 种创造时间的方法。一种方法就是将工作安排给别人或雇别的人做事，另一个方法是消除那些没有价值的琐碎家务和任务，最后一个是每天早起。

当一个人委派任务时，她就不能控制任务的完成时间和怎么完成。最初，可能会感到让别人去做比自己做要花费更多的时间，但是这些时间的投入应该节省投入者的时间和以后的精力。如果一件工作枯燥无味，还不如去做一件令人感兴趣的事，花钱雇人做这件没有收获、令人烦恼的工作。

每天早起 1 个小时一年就能积攒 365 小时，这样一年大约有数周的可以用于丰富生活的额外时间。每天早起 1 小时数天之后，可能会感到疲劳，为此可早睡一点（Mind Tools，n. d. -a）。对于很多人来讲这可能是一个好的策略，特别是那些晚上工作效率不高，以及经常做一些低回报的事情，例如看电视的人。如果一个人不能早睡，结果早起造成疲劳，这个策略就没有意义了。

利用停工时间

一天中有一些很少利用的时间，一般称为停工时间。当等待约会，排队或等人时，这些时间常常可以利用。等待时间有时可以通过事前约定好而不用早到5分钟来加以避免。在不可避免等待时，可以阅读和写点东西等而得到很好地利用。

旅行和往返旅途一般是比较浪费时间的。听录音磁带是一种较好的阅读方式。许多图书馆有这样录成磁带的书籍。如果没有个人秘密，可以在上下班时打电话。但是开车打电话是比较危险的，除非汽车中有免提电话。

有时，只是休息一下，看一看风景或公司也是重要的。时间管理原理在于创造更多的闲暇时间，不要都被琐碎的事情所占据。

控制不必要的分心事

个人生活不要被各种分心的事情所打乱，它有碍于完成个人目标。这些分心的事情包括各种访问者，意外的各种电话，不需要优先完成的任务和各种帮助请求。见表18-3。

表18-3 避免个人时间被分心的策略

分心的事情	策略
偶尔访问者	使你的环境减少吸引力。保持站位。拿走给来访者准备的椅子。手中拿着一支笔。
意外来访电话	使用自动答复或声音邮件功能。考虑使用一些幽默的信息。安排时间回复电话。
不必要的/不必优先考虑的工作。	不要去做没有价值或不感兴趣的工作。不做那些不必优先考虑的工作。
各种帮助请求	如果有一件不必要的工作要做，可以有偿雇别人做。鼓励他人独立完成。 给予鼓励，但是让他们自己去完成任务。帮助决定应该在思考下做出，不要陷入各种分心事中。

寻找个人时间不断学习

寻找时间不断学习是新毕业的甚至经验丰富的护士们一直想做的。

有几种完成梦想，既工作又有个人生活的方法。弗莱厄蒂（Flaherty）（1998）在表 18-4 中提供用于平衡学校，家庭和工作的几个技巧。

实地采访

彻利（Cherie），一名新毕业生，认为一周工作 40 个小时似乎太多了。“我认为在学校很忙，但是现在整日工作，自己的时间似乎更少，我在努力使用优先策略做好家务和工作。我想找些时间进入研究生院学习，但我不知道怎么做。”

彻利·麦卡恩（Cherie McCann）
注册护士，新毕业的护士

表 18-4　当返回学校学习时保持生活平衡

1. 让你的老板知道你想回学校学习。多数老板是支持再教育的，会对你的计划灵活对待。但是她们总是希望一个有能力，有献身精神的员工。

2. 培养计算机操作能力。使用计算机可以任何时候给教授和同学发电子邮件。你可以进行在线调查。您可以比较容易地将指导性批评写入论文并能总结以前的工作。技术是在职学生的朋友。

3. 寻找一些灵活的教育课程。许多项目可以在一天中，周末和晚上提供几个班级的课程，也可一周的多班级密集课程。有些课程提供远程学习机会。

4. 不要被学校的要求所吓倒。有些课程是困难的，需要花费时间。牢记你以前曾经遇到过这些困难要求和挑战，使用以前帮助你渡过难关的同样技术。

5. 恳求家庭和朋友的支持。她们可以提供感情上的支持和帮助看护孩子。

6. 利用所有在学校和工作中的可利用条件。建立几个导师和角色模型，与所有教员建立关系，寻找和利用学院的各种支持服务，例如书写帮助中心和家教。仔细阅读课程提纲和课程说明。

表 18-4 当返回学校学习时保持生活平衡（续）
7. 关注结果。看到未来，永不放弃。一次学习一个课程。慰劳自己。当完成一个课程时，庆祝一下。
8. 要小心对待做出的牺牲。你可能因为学习而没有了一些业余爱好。节省一些时间做对自己和家庭有意义的事情。
9. 管理时间。花费 10 分钟时间做计划可以节省以后的时间和精力。保持对幽默的敏感。
10. 关心自己和自己的职责。留出 1 天的时间料理个人杂事。
11. 如果需要休息就休息。花些时间回忆一下正在做的工作。如果感到压力太大，只学习一个课程或休息一个学期。
12. 不断学习。将听讲内容录入磁带，上下班路上听是一种学习的好办法。
编自 "The Juggling Act：10 Tips for Balancing Work，School，and Family，" by M. Flaherty，Nurseweek，retrieved July 15，2000，from http：//www.nurseweek.com/features/98-5/juggle.html.

重返学校学习当然是一种挑战，但是利用时间管理技巧，返校学习可以取得个人学历和获得掌握新知识的成就感。

重要概念

- 时间管理策略包括以结果为本，分析时间成本和时间利用，将重点放在优先策略和审视总体状况上。
- 值班计划开始于建立合理结果。
- 优先策略要考虑威胁和潜在威胁生命的事件，对安全和护理工作及医疗计划重要的内容。
- 做有效利用时间计划，包括估计时间和考虑依据优先策略制定的值班工作计划顺利完成的条件。
- 值班工作计划是以一定时间范围内的结果为本分配各种任务。

- 有三种做交班报告的方式：面对面的交班会，录音磁带报告和床旁交班。
- 实施值班工作计划需要巡视患者，安排监测和治疗时间。
- 在值班结束时，通过确定是否得到了最佳或合理结果，对值班工作计划做出评价。
- 浪费时间有可能会干扰取得的结果，包括拖延、委派无能、不能拒绝、由紧急和匆忙的事情决定的管理、犹豫、各种原因造成的中断、社交、抱怨、追求至善至美，没有经过组织。
- 将时间管理应用到个人生活和工作中。
- 通过分析时间利用和精力类型可以获得高效率时间。
- 委派他人去做和早起 1 小时可以创造个人时间。
- 旅途和等待时间是可以有效利用的。
- 通过使工作环境缺少吸引力，使用语音邮件或自动答复电话，说“不”和鼓励其他人独立完成任务控制分心的事情。
- 平衡工作，家庭和学校是可能的。

关键术语

工作日志（activity log）
柏拉图法则（Pareto principle）
交班工作计划（shift action plan）
最佳结果（optimal outcomes）
合理结果（reasonable outcomes）
时间管理（time management）

复习题

1. 以下是时间管理技巧除了
   A. 允许分心的事情
   B. 以结果为本
   C. 时间分析

D. 以优先策略为重点

2. 在值8小时班时，以下哪些是有效时间利用的计划策略

A. 使用浪费时间和分心的事情

B. 估计活动时间和制定值班工作计划

C. 确定优先策略，写出报告和评价结果

D. 床旁交班，患者护理巡视和报告

3. 今天你写出的患者病情报告较晚，护理助手还没有到，一名患者需要转入重症监护病房，你正在为准备住此空床的患者办理入院手续。你的哪些工作结果准备交班

A. 没有，依现在的情况还不能交班

B. 最佳结果，从来没有做不到最好的理由

C. 最小的结果，我们不能完成

D. 现实结果，我们是能够安全和有效的

4. 以下哪个是最有效的交班方法

A. 录音磁带报告

B. 床旁交班

C. 面对面交班

D. 上述任何一种

5. 个人生产力可以通过以下哪个方法来提高

A. 分析时间，早起1小时，委派多余的任务

B. 早起1小时，回复电话，邀请朋友谈话

C. 分析时间的利用，早起，耐心等待

D. 避免同时工作和上学

课后练习

1. 在以下的3天中，完成一份有关个人和工作的活动日志。你多数时间用在哪些活动上？什么时候精力最旺盛？我们的精力水平是否与进食有关？

2. 你最浪费时间的是什么？
3. 你个人的理想结果是什么？
4. 使结果分心的事情是什么？做出一个计划使分心的事情最小。
5. 使用表 18-2 或图 18-3 使报告更为生动。

浏览网站

如果想找到一个时间管理系统，以下网站可以提供一些电子杂志（例如，卡西欧电子结构，夏普电子组织，掌上导航电子组织）：

http://www.casio.com

http://www.sharp-usa.com

http://www.palm.com

如果愿使用非技术性时间管理系统，以下网站可以提供一些时间管理的非电子组织器和系统（例如，Day-Timer，科维，富兰克林）：

http://www.daytimer.com　*http://www.covey.com*　*http://www.franklin.com*

希望有一个可以从任何地方可以进入的免费在线日历吗？

http://calendar.yahoo.com

从 Mind Tools 网站查找所有有关时间管理的线索和免费工具。能否应用这些想法？

http://www.mindtools.com/page5.html

如果发现时间管理是一种不可能的挑战，你将会在职业组织者网站找到一些专业上的帮助。*http://wwworganizerswebring.com/*

搜索这个网站查找工作中进行时间管理的技巧。*http://oxygen.com/money/index.html*

在时间管理和生产能力上你有哪些问题？可以在以下网站找到答案。

http://www.infoworth.com/time.htm

在密歇根大学网站查找有关时间管理技巧作为强调管理策略的部分内容。

http://www.umich.edu/- fasap/stresstips/contents.html

查看内布拉斯加大学网站中的有关线索。能否应用这些内容？

http://www.ianr.unl.edu/pubs/homemgt/nf172.htm

参考文献

Benner, P. (1984). *From novice to expert: Excellence and power in clinical nursing practice.* Menlo Park, CA: Addison-Wesley.

Burke, T. A., McKee, J. R., Wilson, H. C., Donahue, R. M., Batenhorst, A. S., & Pathak, D. S. (2000). A comparison of time-and-motion and self-reporting methods of work measurement. *Journal of Nursing Administration 30*(3), 118–125.

Covey, S. R., Merrill, A. R., & Merrill, R. R. (1994). *First things first: To love, to learn, to leave a legacy.* New York: Simon & Schuster.

Eggland, E. T. & Heinemann, D. S. (1994). *Nursing documentation: Charting, recording, and reporting.* Philadelphia: Lippincott.

Flaherty, M. (1998). The juggling act: 10 tips for balancing work, school, and family. *Nurseweek*. Retrieved July 15, 2000, from http://www.nurseweek.com/features/98-5/juggle.html

Fryxell, D. A. (1997). The 80% solution. *Writer's Digest, 77*(5), 57.

Graham, A. (1998). The vital few, the trivial many. *Internal Auditor, 55*(6), 6.

Grohar-Murray, M. E. & DiCroce, H. R. (1997). Managing Resources. In M. E. Grohar-Murray (ed.), *Leadership and management in nursing* (2nd ed., pp. 291–315). Norwalk, CT: Appleton & Lange.

Hansten, R. I. & Washburn, M. J. (1998). *Clinical delegation skills: A handbook for professional practice.* Gaithersburg, MD: Aspen.

Koch, R. (1999). *The 80/20 principle: The secret to success by achieving more with less.* New York: Doubleday.

Marquis, B. L., & Huston, C. J. (2000). *Leadership roles and management functions in nursing: Theory and application* (3rd ed.). Philadelphia: Lippincott.

Mind Tools (n.d.-a). Creating extra hours—get up early! Retrieved September 5, 2000, from http://www.mindtools.com/tmgetup.html

Mind Tools (n.d.-b). How to achieve more with your time. Retrieved September 5, 2000, from http://www.mindtools.com/tmintro.html

Prescott, P. A., Phillips, C. Y., Ryan, J. W., & Thompson, K. O. (1991). Changing how nurses spend their time. *Image: Journal of Nursing Scholarship, 23*(1), 23–28.

Reed, C. R. & Pettigrew, A. C. (1999). Self management: Stress and time. In P. S. Yoder-Wise (Ed.), *Leading and managing in nursing* (2nd ed., pp. 185–204). St. Louis, MO: Mosby.

Scharf, L. (1997). Revising nursing documentation to meet patient outcomes. *Nursing Management, 28*(4), 38–39.

Sullivan, E. J., & Decker, P. J. (2001). *Effective leadership and management in nursing* (5th ed.) Menlo Park, CA: Addison-Wesley.

Tappen, R. M. (2001). *Nursing leadership and management: Concepts and practice.* (4th ed.) Philadelphia: F. A. Davis.

Upenieks, V. B. (1998). Work sampling: Assessing nursing efficiency. *Nursing Management, 49*(4), 27–29.

Urden, L., & Roode, J. (1997). Work sampling: A decision-making tool for determining resources and work redesign. *Journal of Nursing Administration, 27*(9), 34–41.

推荐读物

Axelrod, A., Holtje, J., & Holtje, J. (1997). *201 ways to manage your time better*. New York: McGraw-Hill.

Bly, R. W. (1999). *101 ways to make every second count: Time management tips and techniques for more success with less stress*. New York: Career Press.

Booher, D. (1999). Get a life by clearing the clutter. *Family Practice Management, 6*(5), 60.

Brider, P. (1992). The move to patient-focused care. *American Journal of Nursing, 92*(9), 27–33.

Brink, P. J. (2000). I'm too busy. *Western Journal of Nursing Research, 22*(4), 383.

Cericola, S. A. (2000). Time/stress management techniques. *Plastic Surgical Nursing, 20*(1), 48–49.

Dawes, B. S. (1999). Perspectives on priorities, time management, and patient care. *AORN Journal, 70*(3), 374–377.

Folan, D. (1999). *Time management, world of Irish nursing by Irish Nurses Organization*. Retrieved September 10, 2000, from http://www.ino.ie/news_detail.php3?nNewsld=1260&nCatld=215

Hemphill, B. (2000). 10 tips to beat post-travel clutter. *Nursing Management, 31*(6). 57.

Perlow, L.A. (1998). Finding time, stopping the frenzy. *Business and Health, 16*(8), 31–35.

Plasker, E. (2000). Brilliant time management strategies. *Chiropractic Journal, 14*(9), 45.

Pratt, J. (2000). Time management: The hurrier I go, the behinder I get. *Home Health Care Management and Practice, 12*(4), 61.

Shumaker, R. P (1998). A time for reflection. *AORN Journal, 68*(6), 940–942.

Smith, H. W. (1995). *The 10 natural laws of successful time and life management: Proven strategies for increased productivity and inner peace*. New York: Warner Books.

Vaccaro, P. J. (1999). Kick the procrastination habit. *Family Practice Management, 6*(7), 60.

Vaccaro, P. J. (1999). Tips for life balance and time management. *Family Practice Management, 6*(3), 66.

Watkins, D. (1999). Are you a time-management junkie? *Information Outlook, 3*(1), 34–35.

第 V 单元

评价

第19章

应用组织质量改善模式管理成果

玛丽·麦克劳克林（Mary McLaughlin）
注册护士，工商管理硕士
卡伦·休斯敦（Karen Houston）
注册护士，二年制护理硕士学位

如果你总是做你经常做的事情，那么你得到的也是你经常得到的东西。

——杰伊·卡茨（Jay Katz），1992 年

学习目标

完成本章内容的学习后，应该能够：

1. 明确说明质量和绩效改善（performance improvement；PI）的主要原则，包括客户的认证；需要各个水平的参与；以及集中精力改善过程而不要批评个人的表现。
2. 描述绩效改善如何影响患者和组织机构。
3. 明确如何将资料（时间序列资料，柏拉图图表）用于绩效改善。
4. 描述风险管理和绩效改善的不同点。
5. 描述组织机构中是如何应用绩效改善原则的。

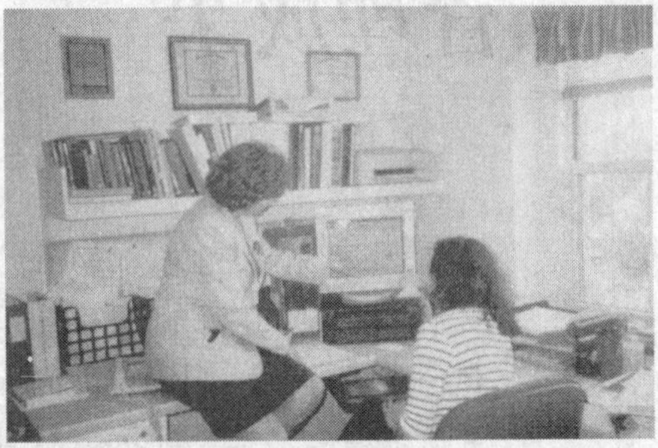

大学卫生体系联盟（University Health System Consortium；UHC），是一个由110个学院的卫生科学中心组成的组织，研究全髋关节成形术的基准。奥尔巴尼（Albany）医疗中心参与了这项研究，他们指出与其他组织对照，其平均住院时间（length of stay；LOS）较长（奥尔巴尼医疗中心的LOS是7.07天；UHC的平均住院时间是5.78天）。奥尔巴尼医疗中心还提出UHC使用充气压缩装置（一种用来减少术后深静脉血栓形成的装置）患者的百分比是85%，而奥尔巴尼医疗中心患者应用该装置的比例仅仅为53%。奥尔巴尼医疗中心使用留置导尿管［留置导尿管与术后尿路感染（UTIs）的增加密切相关］的患者为53%。虽然该中心使用导尿管的比例比UHC的平均使用率低，但是该中心认为还能进一步降低导尿管的应用比例。奥尔巴尼医疗中心给每个患者使用了三次物理治疗（physical therapy；PT），而UHC患者平均使用五次物理治疗。但是奥尔巴尼医疗中心的费用还是比UHC的平均费用多。

奥尔巴尼医疗中心决定委派一个多学科小组负责确定需要改进的地方。小组根据该领域最新的研究成果建立临床路径。通过使用资料和研究成果寻找改进护理程序的方法，小组把他们找到的最佳操作程序进行合并：这意味着把增加使用充气压缩装置，更多的物理治疗，更早地拔除导尿管以及更早

办理出院设计进了临床路径。为了正确准备患者的早期出院，小组给临床路径增加了术前家庭随访。访问护士协会将进行家庭访问，在患者住院前向患者家属介绍出院计划。该程序加速了介绍转诊到急诊康复机构或出院后家庭护理的兴起。如果患者的房子为了适于有限的活动或使用阶梯而需要重新修整，那么这些建议就要争取早一点向他们介绍，使患者的家庭提前准备好。

奥尔巴尼医疗中心的费用高好像与假肢销售商的数量有关。使用的销售商越少，每一家销售商销售的假肢数量就越多，就使销售商之间的销售价格竞争越激烈。组织与小组中的外科医生一起努力降低销售商的数量到销售商与外科医生的比率为 0.25。

持续质量改善已经表明是一个有助于提高组织工作效率的有力工具。普利塞克（Plsek）在 1993 年指出，没有强大、有效的领导和支持质量管理的基础实施，质量改善可能就不能实现，由于忽略和缺乏组织内与其他行为的结合，它们可能很快就会消失。质量专家如戴明（Deming）（1986 年）和克罗斯比（Crosby）（1989 年）的质量改善哲学也强调了管理责任的重要性。

质量改善被描述为既是一门科学也是一门艺术。质量改善科学是新思维的发展，是对那些思维进行检验和改革的实施。像兰利（Langley），诺兰（Nolan），诺曼（Norman），普罗沃斯特（Provost）和诺兰（Nolan）（1996 年）描述的，W. 爱德华兹·戴明（W. Edwards Deming）对质量改善科学做出了重要贡献。戴明的评价系统，了解变化和应用知识和心理学部分是质量改善的基本原则。质量改善也被描述为有点创新、新思维的艺术，是关于系统检验新思维对改善顾客保健质量的方法。医疗服务消费者是患者，家庭，职员等等。如果改革经过了计划，评定，确定对顾客保健没有负面影响，那么达到什么样的目标是没有限制的。

在改善卫生保健中接受科学和艺术的概念能够产生改革的激情和探求结果的热情。本章将讨论和提供在医疗机构中应用和实施质量改善原则的一些范例。

批判性思维

回到本章开头的情节。如果你是奥尔巴尼医疗中心整型外科病房的护士，你将怎样改善护理保健质量？你将怎样鼓励减少使用留置导尿管？你将怎样鼓励使用充气压力装置？

你将怎样把你的思想灌输给其他护士而又不使他们感觉到护理质量正在受到批评？例如，许多护士感觉使用导尿管对患者的皮肤有益，并且减少了护工帮患者去卫生间的需要。你还知道研究发现留置导尿管减少活动会增加并发症的危险。你怎样处理这些相互矛盾的问题？

你将使用哪些措施来确保在你改善某些护理保健方面的时候，不会减少其他关键结果的测定？例如，你减少导尿管使用的时候，尿路感染会发生什么变化，是否会降低发生率？

质量保证的历史

请学习一下贝里克（Berwick）和普利塞克（Plsek）关于红珠子的例子（1992年）：

在一个袋子里有许多珠子，90个蓝色的和10个红色的。有四个工人，他的任务就是从袋子中拿出蓝色的珠子。他们看不到所拿到的珠子的颜色。监督员查看他们从袋子里拿出了多少红色的珠子。第一天，工人A拿出了1个红珠子，工人B拿出了4个红珠子，工人C拿出了3个红珠子，工人D拿出了2个红珠子。监督员说工人A做的最好，工人B做的最差。他告诉他们必须改进工作效率。将珠子重新放进袋子，工人们第二天重新开始工作。这一天，工人A拿出了4个红珠子，工人B没有拿到红珠子，工人C拿出了2个红珠子，工人D拿出了4个红珠子。监督员对工人B取得的进步给予赞扬，并因为工人A和D做得不好而给予了批评。实际上这些工人都没有能力改变他们从袋子里拿出红珠子的数目。

这个例子演示了随机的变化。通过系统内的观察来奖励或处罚随机的变化会损害该系统而不是质量改善。玩弄者不但不去改善护理程序，而是鼓励职员寻找，某人给予责备而不是改变护理程序以改善效果。因此问题是我们期望多大的变化？这些可以在时间序列表上计算出来，我们将在后面的章节中详细讨论。

质量保证（quality assurance；QA）在 20 世纪 50 年代出现于医疗系统，大约与医院资质认证机构的成立是在同一时间（AMC Q 系列，1998）。质量保证开始作为在医疗组织机构，主要是医院内确保最低标准护理的一种检查手段。质量保证的应用随着时间的流逝而发展，与联邦和州政府规章制度控制的作用一样。质量保证部门成为根据标准评定绩效表现和报告医疗事件与差错的组织机构，例如发生率和死亡率。该方法是有作用的，会在指出问题以后盯住错误不放。质量保证的方法包括各种患者诊断和处理过程的账目审核的主要部分。该方法被认为是惩罚性的，强调"办事正确"，对于支持改革或问题出现之前查清原因并不关心。而是要完成对实施最低护理标准的监测任务。

全面质量管理

全面质量管理（total quality management；TQM）又称为**质量改善（quality improvement；QI）**和**绩效改善（performance improvement；PI）**，在 20 世纪 50 年代由 W. 爱德华兹·戴明（W. Edwards Deming）和约瑟夫·朱兰（Joseph Juran）在手工工业中开始使用。TMQ，QI 和 PI 是经常交替使用的术语。在本章，质量改善（QI）是根据用户需要改进成效的系统程序。这种主动的方法强调为用户"做正确的事情"，最终结果是为了使用户满意。在 20 世纪 80 年代当来自医疗组织机构和其他第三方支付者的护理成本和质量的压力随着争夺患者而增加的时候，医疗行业引进了这个方法（AMC Q 系列，1998）。为 QI 开展的运动被认为更像是一个整体管理程序而不是一个单个的项目。把质量概念结合进每天的组织机构运作中是取得成功效果的关键。表 19-1 显示了质量保证和质量改善在侧重点上的不同。

质量改善的一般原则

质量改善是为了理解，满足甚至超过用户需求和期望，在策划和实施不断改进方法中，创建以组织机构规模进行参与和合作的结构系统。质量改善包括以下几个方面：

1. 把患者和所有其他内部和外部的用户利益放在第一位。
2. 质量是通过组织内所有人的参与而得到提高的。
3. 质量改善的时机是通过把工作程序作为重点而创造的。
4. 改革和改善一个体系或程序要根据资料来决定。
5. 服务质量的改善是一个持续过程。

早期有关质量保证的文献重点是修正错误，要求“做事正确”和零缺陷。随着时间的流逝，发现理论和实践之间存在着一定的差距。

表 19-1　质量保证和质量改善侧重点的不同

表 19-1　质量保证和质量改善侧重点的不同
质量保证的侧重点（做事正确）
1. 评价或测定成效
2. 确定成效是否与标准一致
3. 不能达到标准时改进成效
质量改善的侧重点（做正确的事）
1. 满足顾客需求
2. 在工作程序中建立质量绩效
3. 评价工作程序以发现改善绩效的时机
4. 使用科学的方法评估和解决问题
5. 把持续改善成效作为管理策略，不仅仅在不能达到标准时应用

要明确质量改善并不是完美无瑕。首先，质量改善是为了做得更好，一开始就把事情做好，并且比对手做得好。这样就增加了组织在动荡和竞争时代生存的机会。第二，质量改善要求专业人员把他们自己看作顾客。“顾客”这个概念需要在卫生保健职员中有一个很大的转变。术语顾客经常用于商业，把患者称作“顾客”起初被认为有损于对患者提供的专业护理服务。不论是从顾客的观点还是从专业人员的观点，设计卫生保健程序是一种挑战，需要在思考和重新设计过程中进行改革。卫生保健涉及步步相连的工作程序。改善这些工作程序中的步骤是改善护理质量和提高顾客满意度的重要部分。顾客满意度决定于卫生职业者对待他们的患者/顾客的方式和他们的护理质量。使患者在每一次接受护理时都享受到令患者感到惊讶的护理质量是使患者达到满意和忠诚的关键。第三，质量改善指导卫生职业者给他们的顾客提供更多的服务，而不仅仅是基本的服务，因此顾客会对这些服务表示欢迎和期待。主动抓住机会优化运作，不断促进质量改善，并且不能等待问题被指出来或由于对手的竞争压力而改善。

当多学科团队互相协作和有大量资料支持改革决定的时候，质量改善就能随时间的流逝而不断进步。

采用质量改善概念和原则的基本利益包括通过把问题作为质量改善的机会，去更早地发现工作表现方面的问题；为了提高职员满意度让职员参与工作程序的设计和实施；让职员来确定和实施改革。使顾客感觉到你为了满足顾客的需要来设计卫生保健服务程序，而不是为了满足卫生保健服务提供者的需要。减少由于浪费和重复工作以及丢失生意、不能达标而带来的不必要的开支也是质量改善包含的概念。这些质量改善的概念应该不断强调直到它们成为工作习惯，并变成组织机构的日常工作中的一部分。

卫生保健中的顾客

顾客是收到你生产的产品的任何一个人。分为内部和外部顾客，内部顾客是任何在组织内工作并收到其他雇员产品的人。内部顾客包括卫生保健职员如内科医生、护士、药剂师、物理治疗师、呼吸治疗师、专业治疗师、牧师等。外部顾客是任何组织外并且接收组织产品的人。患者是组织外顾客，但是他们不仅仅是外部顾客。其他外部分顾客包括私人医生、保险支付者、调节机构如卫生部、卫生保健组织资格认证联合委员会（JCAHO）及你服务的社区。

组织中每个人的参与

质量改善的成功依赖于组织内各个阶层成员的参与。主动参与必须建立在首先给职员提供适当参与机会的基础上。鼓励雇员参与的组织提升了雇员的主人翁文化。在这种文化中，雇员做下列事情：

- 对组织的成功或失败负责
- 积极参与创建新的经营方式和赢得新顾客的信赖
- 相信他们的付出是有价值的

新职员能够参与日常的工作操作和个人、病房或组织水平工作程序的设计和改善。例如，作为个人、一名护士能够改变她的工作日使她有更多的时间与患者家庭交流。在病房，护士能够与病房的其他护士一起工作来改革患者的报告方式以提高时间效率。在组织水平，护士可以对向药房提醒缺少药物的程序提出建议。护士能够加入小组参与寻找问题解决的方案。

实地采访

在我工作的区域，由于我对我的专业很内行，感觉有能力。我根据临床相关资料来做出决定。我相信获得需完成改革的关键人物的支持是非常重要的。如果与患者的保健或文件的改善相关，我会会见合适的小组成员。

休·西阿美乐（Sue Ciarmello）

注册护士，质量专家

鼓励所有职员参与质量改善程序。包括医生、注册护士、理疗师、专业治疗师、语言治疗师、药剂师、病案管理工作者、社会工作者、医疗技师以及任何照顾患者或为患者的护理做工作的卫生保健成员。确定质量改善的努力目标，以及进行工作的过程，决定谁参与团队工作。例如，如果你正在试着减少患者在放射科休息椅上等待的时间，你可能需要搬运患者的职员、病房职员、病房注册护士和放射科职员共同的努力。如果你试图保证充血性心力衰竭患者出院时了解每天称体重的重要性，你需要心脏病房的注册护士、临床营养师、访视护理员、责任保健医生、心脏病专家、药剂师和患者及其家庭的共同参与。决定谁参与的关键还包括定点服务职员，即在一线做直接的护理工作，而这些护理工作正是你正在试图改革的一部分。他们是最了解工作程序的人，因此他们能够找到有可能得到改善的地方。应该有明确的方法供职员提出在日常工作中所发现的质量改善机会。例如，X线技师能够指出安排和转运患者程序中造成长时间等待X线检查的步骤。如果放射科有建议质量改善的机制，技师会为改革提出建议和检验办法。

卫生保健工作程序改善的侧重点

质量改善的机会侧重于卫生保健团队的服务程序。程序是反复聚集在一起将投入变成产出的一系列步骤的原因和条件（Langley等，1996）。所有工作程序都有投入、步骤和产出。工作程序的例子有患者接受胸部X线检查，对该检查的所有步骤都能进行测定，然后对这些步骤进行总结分析，应用循证原则对患者保健做出适当的改善。步骤可能取消或改变，也可进行标准化，这样可以使所有职员能够使用改进以后的工作程序。

系统的改善

系统是具有相同的目标而又相互依赖的一组物体、人群或过程（Langley 等，1996）。在系统内，程序以及程序间的相互关系决定了结果。你可以通过检查这些程序及其相互关系来改进成效。在系统内，程序的每一个步骤都影响着下一步。例如，如果 X 线工作职员把做完检查的患者放在大厅，然后呼叫负责转运的职员将患者送回他的病房而不考虑转运程序，他们可能会减少患者在放射科的总时间，但是会增加患者在大厅等待转运的时间。除非你总结分析了系统程序的所有步骤，否则你不可能改善护理质量。

批判性思维

本章一开始谈到的整型外科情节中，在检查护理病房患者住院时间的原始资料时，发现一个病房比另一个病房的患者住院时间短很多。起初讨论出现这种差异和想法的原因仅仅是了解住院时间长的事实并纠正问题。组织成员决定不是从这些有限的观察中着手解决这个问题，而是要从整体研究这些程序，在确切弄清住院时间长之后，采取措施之前确定是否有需要改进的步骤。明确了几个质量改善的良机，如前面指出的——例如，术前家庭评估，增加物理治疗及缩短导尿管的使用。所有这些方面都对程序的改善有用，结果是两个病房最终都减少了他们的住院时间。如果使用了资料的组织成员仅仅说一个病房做得不好，那么将会失去这些机会。他们需要从整体上来回顾这些程序以改善两个病房的住院时间。

你怎样改善你所熟悉的病房的护理质量？哪些患者护理程序能够得到改善？你会请谁与你一起工作改善护理质量？

持续的过程

服务质量的改善是一个持续的过程。20 世纪 20 年代贝尔实验室的主任，沃尔特·休哈特（Walter Shewhart）被认为是建立持续改善循环观念的人。这种观念指出产品或服务是基于了解顾客而设计和产生出来的。那些产品或服务卖给顾客，由顾客来评判。顾客进行评判的时候，就进行了改善产品或服务的改革（Ai-Assaf & Schmele，1997）。QI 是一个持续的过程，因为它与改变顾客的需要和评判相联系。

基于资料的改善

改革或改善系统或程序要根据资料来决定。当有人说“患者从放射科回到病房等待的时间太长了”的时候就是需要查看资料的时候了。回顾等待时间的资料以弄清是否等待的时间越来越长，资料澄清了这些事宜。正确使用资料是重要的，它应该是用于学习而不是用来评判。为了寻找改善机会关键是查看工作程序而不是人。在放射科这个例子中，如果我们立即下结论认为某人没有好好工作，我们可能会批评把患者从放射科送回病房的转运职员，这样就不会产生改善的主意。不分析工作程序（患者做完了X线检查被放在大厅，办公的职员呼叫转运，转运职员呼叫转运助手等）和程序之间的关系（呼叫时的等待时间，转运电话程序，呼叫系统等），我们就不能发现真正需要改善的地方。可能与把患者送回病房的转运员没有任何关系，也可能真正的根源是呼叫等待的时间太长。总结分析等待时间资料是检查工作程序而不是实施该程序的人。

患者护理的含意

患者护理质量改善的含意能够用护理的全部价值来衡量。价值具有衡量质量效果和成本的双重功能。效果可以是患者的临床或功能效果。例如，患者活着，他能回去继续工作吗？效果也可以用患者的满意度来衡量。例如，患者会把这家卫生保健机构介绍给其他人吗？成本是患者护理需要的直接和间接花费。直接成本是患者护理的花费：例如，药物费用、手术室的设备以及给患者提供直接护理人员的工资。间接成本是非直接护理活动的费用，包括电力和给患者提供非直接护理职员，如秘书或人力资源职员的工资。

$$价值=\frac{效果的质量}{成本}$$

在大多数进行质量改善的努力中，随着保健服务程序标准化和循证原则实施护理质量得到改善，护理成本逐步减少。本章开始时提供的一个情景证明了这些。随着团队找到标准化护理程序的途径和在患者入院前对其进行评价以为患者出院做计划并为患者家庭做准备，患者的住院时间缩短了。住院时间缩短一般会转变成成本的降低。

质量改善的方法学

有几种略述质量改善方法学的模式。我们来回顾两个模式：策划－执行－检查－行动（plan do check act；PDCA）循环模式和 FOCUS 方法学。质量改善来自于知识的应用（Langley 等等，1996 年）。因此，任何改善质量的方法必须以加强学习和应用知识为基础。

策划（plan）－执行（do）－检查（check）－行动（act）（PDCA）循环

PDCA 循环始于下面三个问题：

1. 我们要完成什么任务？
2. 我们怎样才能知道改革会带来质量改善？
3. 我们进行什么样的改革能够带来改善？

批判性思维

美国的系统是复杂和不断变化的。第三方支付者是为患者支付医疗费的组织。他们包括政府支付者如医疗补助和医疗保险以及私人支付者如卫生保险公司。例如，对某些支付者来说，减少住院时间就意味着减少支付。其他支付者将使用诊断相关组（DRG）规定的支付费率支付患者的住院费用，而不管患者的住院时间长短。DRG 支付项目是根据一组患者的情况来确定，这些患者在临床诊断，进行的外科手术、年龄以及是否存在合并症或并发症方面等临床上是相关的。因此在这种支付方式下，如果患者在短时间内出院，一般医院就可以赚钱。如果患者住院时间太长，医院就要赔钱。

你认为这些医疗费用偿付形式如何？你将怎样降低患者的护理费用？

在回答完这些问题之后，还需要对这些答案进行检验以评估任何提出的改革设想。检验是为了评估建议改革所造成的影响和了解不同的改革方案

（图 19-1）。目的是增强预测实施一个或更多个改革所造成影响的能力（Langley 等，1996）。检验计划应该包括哪些人做哪些工作，做这些工作的时间和地点。应用 PDCA 循环可以促进正在进行的质量改善。

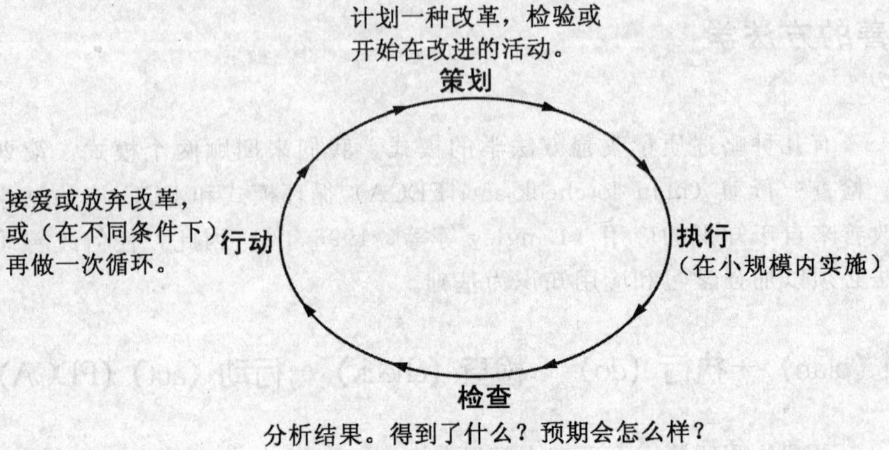

图 19-1　PDCA 循环（承蒙 Albany Medical Center，Albany，MY 允许采用）

FOCUS 方法学

FOCUS 方法学描述的是如何进行质量改善的一种循序渐进过程（图 19-2）。

F：以一个改进理念为重点（focus）。这一步提出问题，“问题是什么？”在这个阶段，确定质量改善的机会并获得存在质量改善机会设想的支持资料。

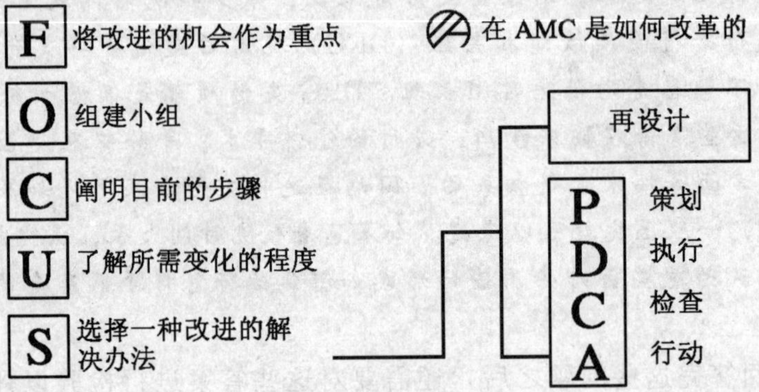

图 19-2　FOCUS 方法

实地采访

在我的工作中，我分析了一个患者的资料，把它与循证指南进行了对照以搞清楚患者的卫生保健是否以合适的方式进行。我还将回顾患者的护理是否有治疗的必要。如果不必要，我将协助医院的病例管理员或医生把患者转移到适当的护理病房。例如，第四类抗生素有时可以在家里或其他地方应用。如果家里没有应用药物的条件，可能的话患者可以去治疗亚急性疾病的医疗机构，患者也可以住在医院而医院获得不同比率的偿付。在这种回顾分析方式中记录文件是至关重要的，文件要反映患者准确的临床情况。

玛格丽特·蒙蒂斯库（Marguerite Montysko）

注册护士，病例管理员，奥尔巴尼医疗中心

O：组织（organize）一个了解工作程序的团队。这意味着确定一组直接参与检查工作的职员——服务点的职员。确定指挥这个团队的领导。

C：明确（clarify）在现阶段发生了什么事情。流程图（参见图 19-3）对此非常有用。在宏观和微观水平，用两种方式分析详细的流程图可以发现可能存在的问题。

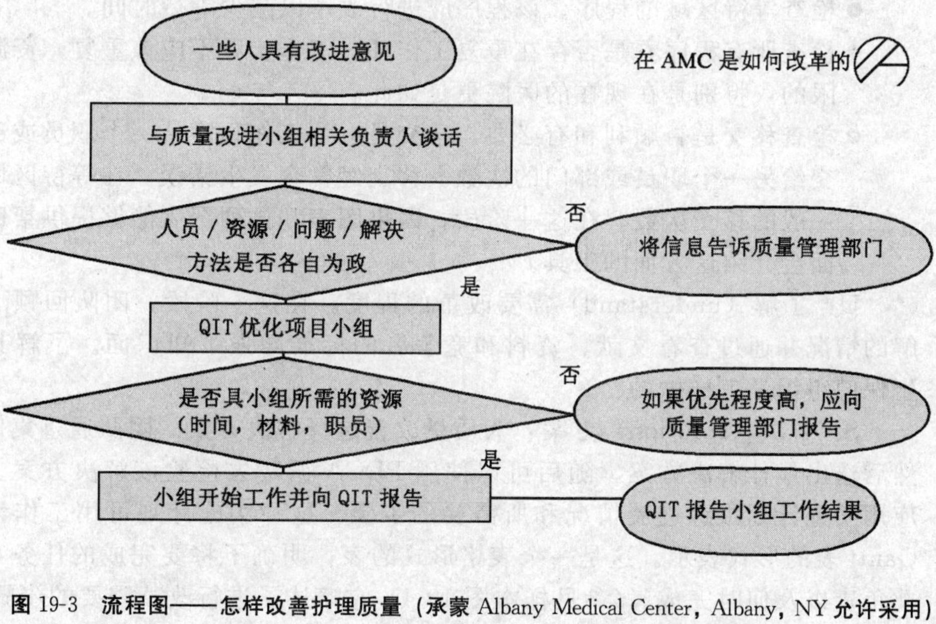

图 19-3　流程图——怎样改善护理质量（承蒙 Albany Medical Center，Albany，NY 允许采用）

在宏观水平，浏览流程图以发现任何程序被破坏的征象。危险信号包括以下几个方面：

- 进行质量检查或发现错误的许多步骤。如果在流程图中发现了许多方框描述了相似的步骤，这说明需要重复性工作或没有足够明确角色的责任。
- 在工作程序中存在不好理解或不能定义的区域。如果该程序不能被很好地定义，那么你就能确定该工作程序没有有效地完成，不能取得最大的成果。
- 在两个程序之间存在大量等待时间。应该尽量减少等待时间以提高工作程序的效率。
- 多种工作途径表明有许多职员参与该活动或给顾客提供服务。太多的职员参与是一种浪费而且会使患者感到迷惑。

如果工作程序看起来合理，只是一两个方面需要改进，那么就需要对你的流程图进行微观分析。

- 检查表现质量检验行为的指示符号（菱形）。这些行为可以取消吗？一些错误是否没有被检查出来？该检查是否多余？该检查将保证尽量少地重复工作，最大限度地明确工作角色。
- 检查程序中的每一个步骤，以确定该步骤是否多余，是否有价值。如果该步骤是重复的或对患者来说没有价值，就要取消该步骤。
- 检查等待区域的程序。该程序应进行改革以减少等待时间。
- 检查所有程序看是否存在重复工作环。工作步骤不应该重复，资源是有限的，特别是在现在的医院更是如此。
- 检查移交是否顺利和有必要。移交是一个工作程序从一个职员或部门转交给另一个职员或部门的次数。移交经常会发生错误。在等待区域也有一般的移交次数。在这一阶段，因果图表和排列图表能够提供帮助。后面会介绍这方面的工具。

U：了解（understand）需要改革的程度。在这一阶段，团队回顾了它了解的情况并通过查看文献、资料和竞争者的标准增强了知识面。了解其他卫生保健组织是怎样做的？

S：解决（solution）方案：为质量改善选择解决方案。团队通过集体讨论然后选出最佳解决方案。随后可以使用 PDCA 循环去检验该解决方案。应该应用实施计划跟踪进展情况和所需要的步骤。这种实施计划可用工作计划或 Gantt 表的形式表示。这是一个表格形式的表，明确了将要完成的任务，谁对此负责以及何时完成。（参见样本图 19-4）它略述了进行改革需要的步骤。

床边访问质量改善团队

阶段 2 工作计划：转变为每日管理和评估

行为	责任方	8/98	9/98	10/98	11/98	12/98
1.0 改变团队						
1.1 确定阶段 2 要完成的任务	团队	■				
1.2 回顾及改变团队成分/成员	团队	■				
1.3 制定工作计划	作计划的团队	■				
1.4 与团队一起回顾工作计划	Myers/Nolan		■			
2.0 回顾/修改典型的设计						
2.1 为另外的改革确定修改方法/机会	团队			■		
2.2 修改典型流程图	团队			■		
3.0 修改结构和支援系统：需要的人/形式						
3.1 修订程序管理结构 ● 修订工作描述——优先分配管理和住院协调员	优先分配管理隶属组织				■	
3.2 获得与护理病房有关的必要的信息	团队				■	
4.0 草拟/标准化任务						
4.1 草拟/标准化任务					■	
5.0 转变为每日实施，创建数据收集程序，评估，监测						
5.1 评估模拟床边访问 ● 回顾 ED 和 PACU 资料 ● 确定机构和理想程序的完成和机会	团队					■
5.2 制定把程序和结构转变为每日实施的计划	作计划的团队					■
5.3 创建资料收集程序	作计划的团队					■
5.4 评估程序和结构（重要事件会议）	团队					■
5.5 为了进行监测确定组建物理治疗服务体系质量改进小组	团队					■

图 19-4　Gantt 表/工作计划（由 Albany Medical Center，Albany，NY 提供）

质量改善的其他策略

在组织水平确定的质量改善策略包括标准检查，符合规则要求，根据警戒事件回顾确定系统进行改革的机会，应用平衡记分卡以及情节板。

基准化

基准化（benchmarking）是测定关键性工作程序，并与最佳业绩进行比较的持续性协作原则。是为了学习怎样采用这些最佳操作以在质量改善中获得突破进展并创建更卫生的社区（Gift & Mosel，1994）。基准化侧重于关键的服务或程序，例如，为行全髋关节置换术而在手术室停留的时间或术后的住院时间。基准研究可以明确操作之间的差距，并提供改善操作程序的方式，重新设计保健服务的思想以及满足顾客要求的更好的方法（Youngberg，1998）。

实地采访

我感觉基准是有用的，因为它使我们能够将自己与其他的组织机构进行比较。它还使我们能够与其他相似的组织建立网络以共享观点和策略。使我们能够检验自己的组织，了解我们是否取得了进步。

卡伦·佩特尼斯（Karen Petronis）

注册护士，硕士，整型外科临床护理专家

规则要求

美国医疗机构评审联合委员会（JCAHO）制定了指导卫生保健组织实施重要活动的标准。为评审调查做的准备和调查结果可以提供信息和资料，而这些信息和资料能够用来作为制定质量改善策略的理论依据。

警戒事件的回顾

不利的**警戒事件（sentinel event）**是给患者造成死亡或严重生理或病理损伤的意外事件（美国医疗机构评审联合委员会，1998）。之所以称之为警戒事件是因为他们需要立即调查研究。在分析这些警戒事件时会出现需要质量改善的时机，应该充分利用。回顾警戒事件与组织业绩改善体系的关系可以确定预防警戒事件发生的策略。警戒事件的例子有外科手术时做错了患者病变的部位。回顾外科手术程序和建立标记正确位置的常规就是为了在程序中预防伤害性事件发生所进行的改革。

平衡记分卡

为了确保护理价值，质量改善的评定要保持平衡。一般要测定四个主要方面的结果；图 19-5 以临床价值指南针的形式图示了这四个方面（Caldwell，1998）。

这种方法可以使回顾分析资料的人检查护理工作的方方面面。例如，患者的效果反映在患者功能状态和临床表现中，患者的满意度和费用则使其保持平衡以保证护理工作的价值。可以将排列创建一个平衡记分卡，按照组织优先原则将积分目录进行分类。例如，三个优先考虑的事情可能是顾客服务，成本-效益比以及积极的临床结果。这些优先考虑的事情可以帮助整理出应该测定哪些方面，以均衡评价策略是否有效。根据指标的共同特点把他们选择出来，因此如果改革出现在成本-效益比的目录下，它还将影响另一个目录中的资料。例如，如果我们减少了整型外科的成本-效益比，那么影响顾客的效果是积极的还是消极的？如果我们减少了这些患者的住院时间，那么并发症与发病率是增加了还是减少了？一旦选出了指标，资料要在固定间隔的时间内进行追踪（如每个月或每个季度）。

图 19-6 显示了如何在整型外科病房应用平衡记分卡。从这个对照表，你可以看到全髋关节治疗住院时间增加了然后减少了。患者满意度记分保持在90%左右，因此即使住院时间减少了，患者的满意度也没有降低，并发症的发生率降低了；物理治疗的平均次数变化不定，随后出现了增加。这种报告方式提供了一种平衡的观点。

情节告示板：怎样分享你的经历

程序改善团队使用情节告示板与其他人分享他们的工作。情节告示板在质量改善方法学中通常选取重要的步骤并真实地勾勒出每一步骤的进展。情节告示板可以在组织的高负荷区域展示，以提醒其他职员正在努力进行的质量改善工作。情节告示板能够用在一个程序完成时或用在进行信息交流时。

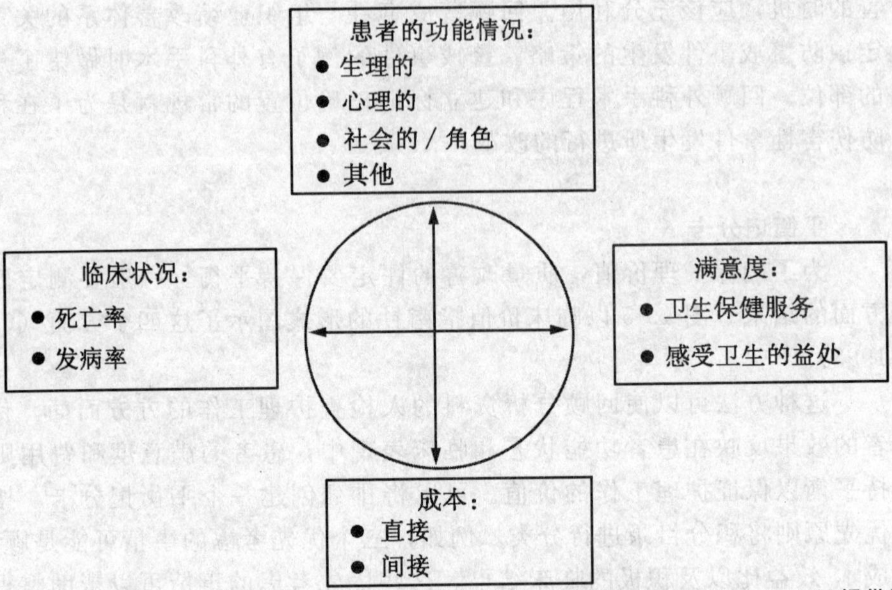

图 19-5　临床价值指南针（由 Albany Medical Center，Albany，NY 提供）

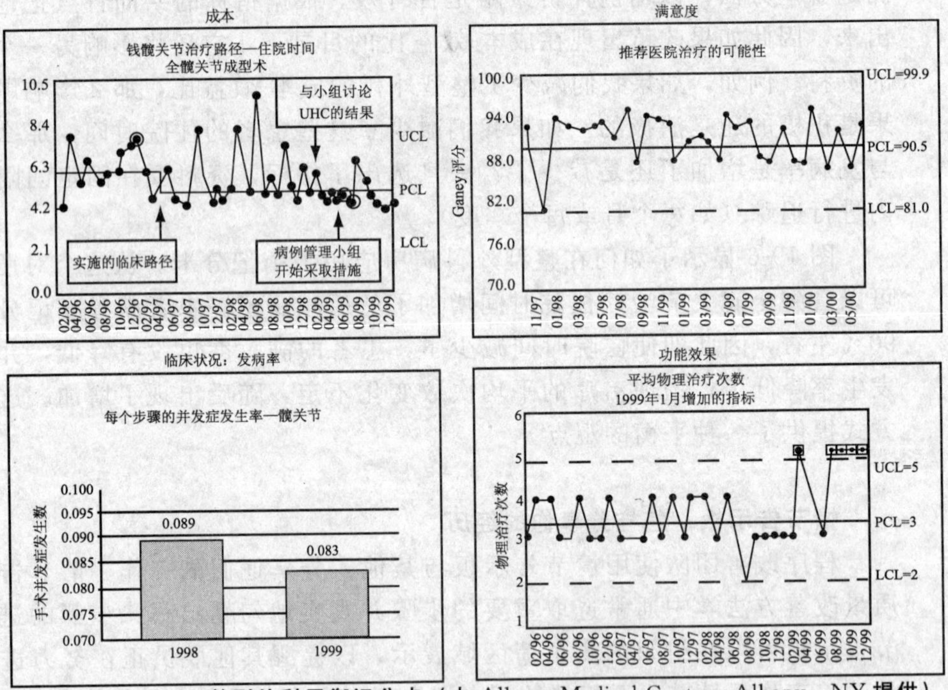

图 19-6　整型外科平衡记分卡（由 Albany Medical Center，Albany，NY 提供）

文献应用

引文： Lesar, T., Briceland, L., & Stein, D. (1997). Factors related to errors in medication prescribing. *Journal of the American Medical Association*, 277 (4), 312-317.

讨论： 药物不良反应的发生率在住院患者中达到了 6.5%，约占所有不良反应事件的1/5。在处方和药物使用中出现错误是很常见的，已经证明这是药物不良反应发生的主要原因。了解与用药错误相关的许多因素有助于更有效的错误预防策略的实施。几种容易确定的因素与大部分药品处方错误的发生密切相关。

实际应用： 护士和医生能够帮助确定改善工作程序以减少用药差错的方法。为了集中精力，他们应该回顾与用药差错密切相关因素的可用信息。

患者满意度资料

可以从几个途径获得有关患者满意度的资料。大多数卫生保健机构通过让患者填写介绍他们对住院经历感觉的调查表而获得来自患者的反馈。如果把这些资料与其他组织机构的资料进行对照是非常有用的。这要求组织机构应用相同的资料收集工具。患者的所有反应资料都输入数据库，因此可以对患者的结果进行对比。另一个得到患者满意度信息的方法是通过专门的小组或出院后随访。这意味着在患者出院以后去会见一个或更多的患者而获取他们对住院期间感受的反馈信息。

使用资料

可以使用几个不同的表来检验质量改善工作中的资料。包括时间序列表，排列图表，柱状图，流程图表，鱼骨表，圆形分格统计图表以及对账单。

时间序列资料

时间序列资料（图 19-7）能够使质量改善小组看到随着时间流逝护理质量发生的变化。时间序列表可以使用户确定某个程序是否得到控制，意味着该程序发生了正常的变化而不是意料之外的剧烈变化。虽然条形图有用，但是当时间序列图能够更清晰显示改善过程时，在程序改善工作中还是要用时间序列图。

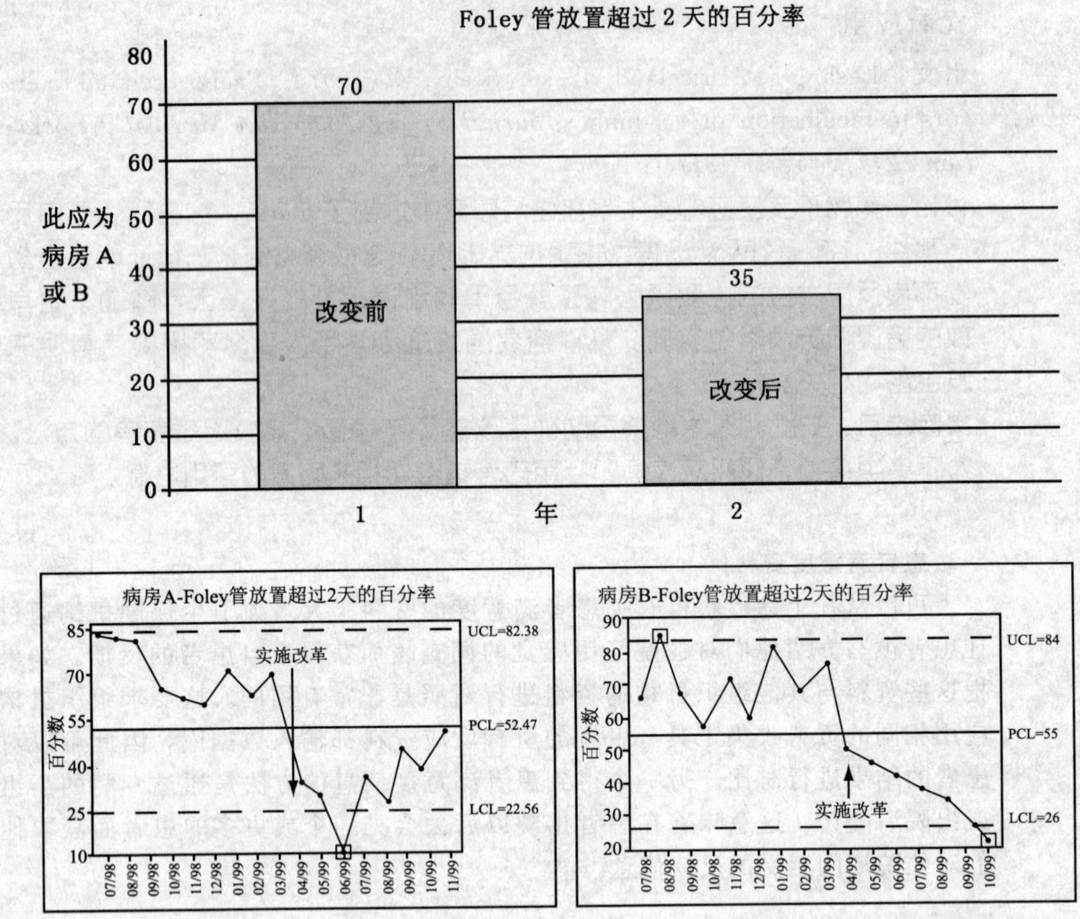

图 19-7 时间序列与条形表（由 Albany Medical Center，Albany，NY 提供）

在图 19-7 上部的条形图中可以看到从第一年到第二年，Foley 管置入时间超过 2 天的百分比明显减少。然而，如果你查看两个不同病房同样资料的时间序列表，两个病房的工作程序是非常不同的。病房 A 在进行改革的初期明显减少了导管置入次数。但是，该病房不能保持这个成果，Foley 管的使用又开始慢慢地回升。病房 B 取得了进步并随着时间流逝继续减少导管的使用率。这两个病房在程序改善开始阶段确定进行的下一个步骤时采用了根本不同的策略。

随着时间流逝追踪这些资料可以使你看到某个程序是怎样发挥作用的，时间序列表就有这样的用途。图表或表——而不是数字的表格——都是用于展示资料，因为图表能更快地解释资料。就像你在图 19-6 中看到的全髋关节成形术治疗住院时间，时间序列资料图表包含在特定间隔时间，例如每两个月的资料。程序中心线（PCL）代表了平均数，上限（ULC）和下限（LCL）代表了能够接受的预期结果的界限（Wheeler，1993）。如果程序在某些方面发生了变化，你会希望看到在那个时间变化了的资料。时间序列表用于查看趋势、转变和不常见的资料。

表：排列表、柱状图、流程图、鱼骨表、圆形分格统计图表以及对账单

除了时间序列资料表，信息可以用几种不同的方式展示以提高决策能力。包括排列表、圆形分格统计图表、流程图、鱼骨表和柱状图。图 19-8 是鱼骨图的例子，（鱼骨图也指根源表、因果表和 Ishikawa 表）指出许多因素与问题有关。回顾因果关系表可以促使职员寻找问题的所有原因，而不只是一个原因。图 19-9 展示了流程图、对账单、排列表和对照表。全面讨论这些工具不是本章的内容。

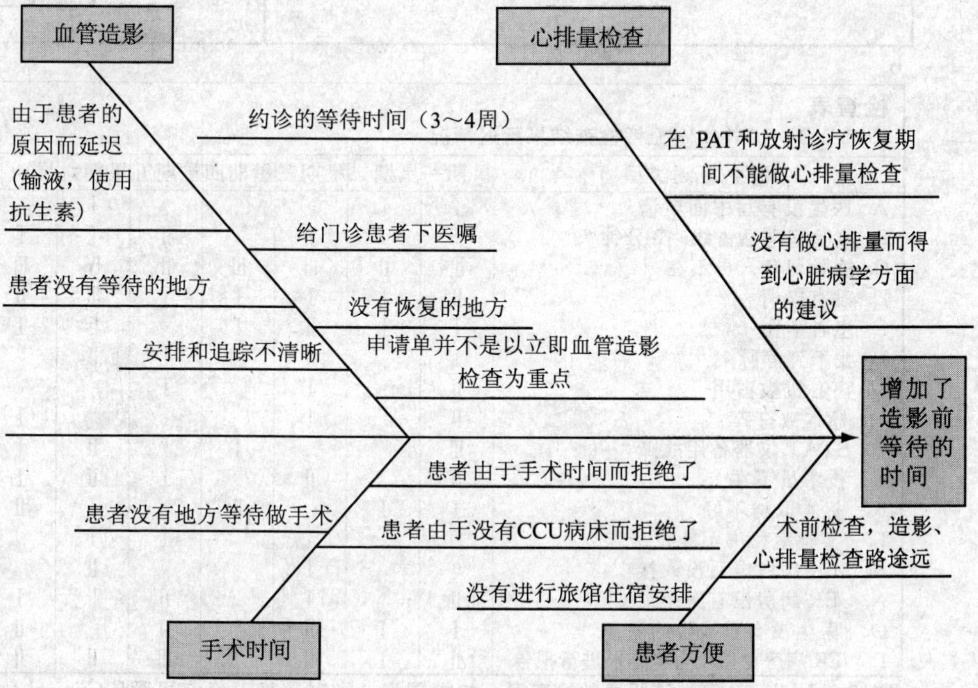

图 19-8　**根本原因/鱼骨表**

a.

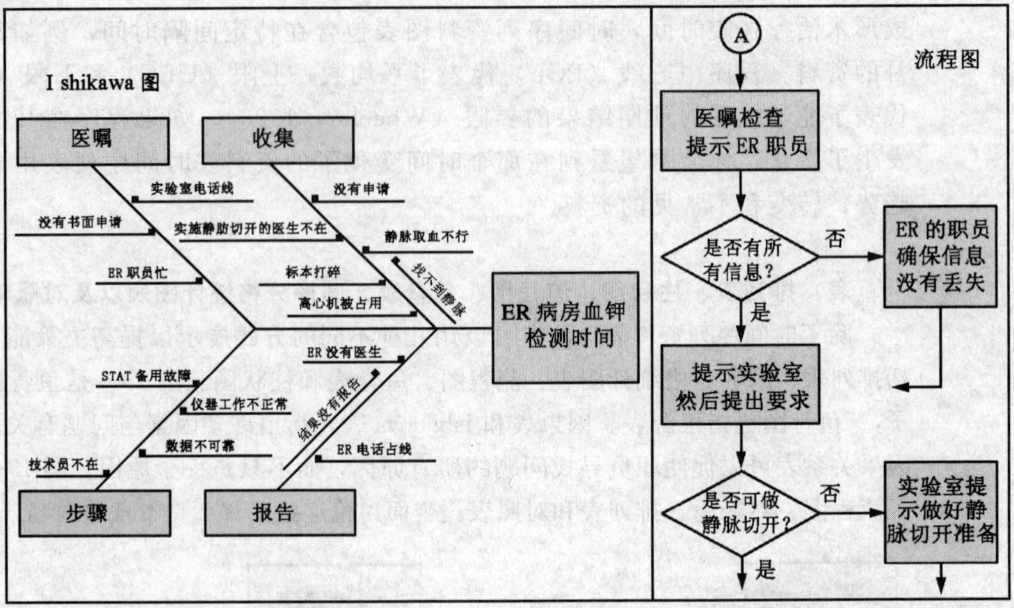

b.

检查表

1991/1/1～1991/1/7 血钾检查结果延迟情况

标号/延迟类型	星期一	星期二	星期三	星期四	星期五	星期六	星期日	合计
A. 医生没有写书面申请	Ⅰ	Ⅰ				Ⅰ		3
B. 实验室电话占线＞2 分钟	Ⅰ		Ⅰ		Ⅱ		Ⅰ	5
C. 静脉切开人员不在	Ⅲ	Ⅱ	Ⅲ	Ⅲ	Ⅱ	Ⅳ	Ⅲ	20
D. 没有申请	Ⅱ	Ⅰ	Ⅰ	Ⅰ	Ⅰ	Ⅲ	Ⅱ	11
E. 患者不在	Ⅰ	Ⅰ	Ⅱ	Ⅰ		Ⅱ	Ⅰ	8
F. 找不到静脉	Ⅰ		Ⅱ		Ⅰ	Ⅱ		6
G. 离心机被占用	Ⅱ		Ⅰ		Ⅰ			4
H. 标本被打碎	Ⅱ		Ⅰ				Ⅰ	4
I. STAT 仪器备用故障	Ⅲ			Ⅰ		Ⅱ	Ⅰ	7
J. 技术员不在	Ⅱ		Ⅱ		Ⅰ	Ⅱ	Ⅰ	8
K. 标本取材不好	Ⅰ	Ⅰ		Ⅱ		Ⅰ	Ⅱ	7
L. 实验室秘书不能发报告	Ⅲ		Ⅰ		Ⅰ	Ⅰ		6
M. ER 病房电话没人接			Ⅰ			Ⅱ		3
N. ER 病房没有医生	Ⅱ		Ⅰ		Ⅱ		Ⅰ	5
O. 医生没有看报告结果	Ⅰ	Ⅰ	Ⅱ		Ⅱ		Ⅱ	8
P. ER 病房秘书没有将结果进行报告	Ⅱ	Ⅰ	Ⅱ	Ⅰ	Ⅲ	Ⅱ	Ⅱ	13

图 19-9. Ishikawa **表，流程表，检查表，柏拉图表，和对照表（经许可翻印***Clinical Laboratory Management Review*，November/December 1991，5（6）：448～462. © Clinical Laboratory Management Association，Inc. All right reserved)

c.

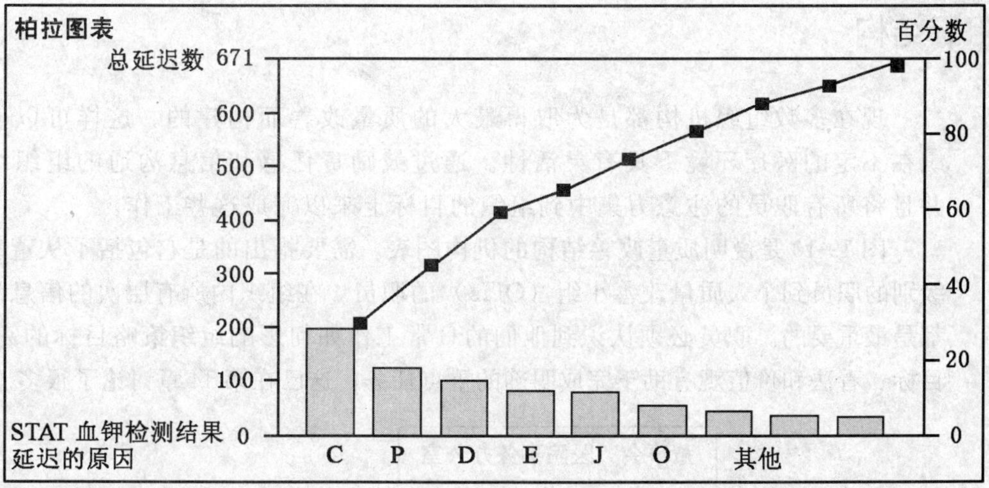

d.

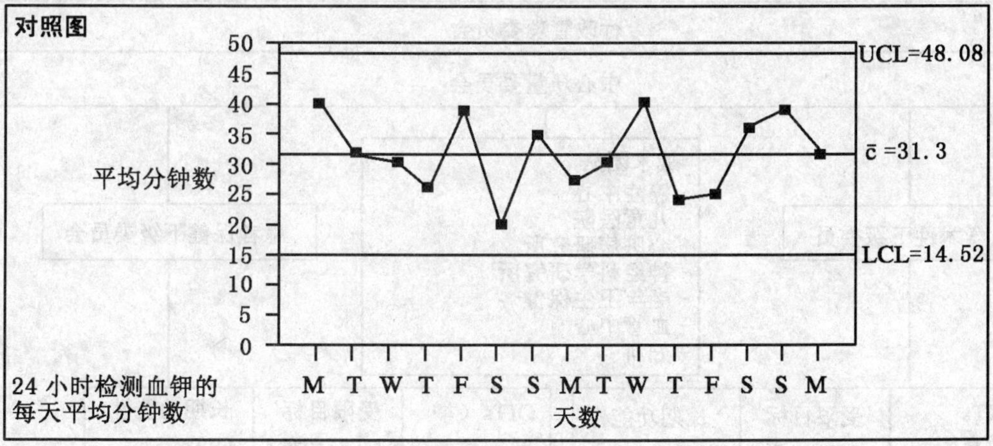

图 19-9 续

在组织工作中应用的原则

这些质量管理原则和工具怎样在医疗机构的日常工作中应用？这需要通过建立组织结构，使用质量程序和监测结果来实现。

组织结构

现在多数组织机构都是为取得最大的质量改善而构建的。这样可以使组织在不定的医疗环境下具有灵活性。通过鼓励责任感和信息沟通的组织结构并且将所有职员的注意力集中到组织的目标上来以完成这些工作。

图 19-10 是说明质量改善结构的机构图表。需要指出的是它包括了从董事会级别的职员到个人质量改善小组（QITs）的职员。在组织内所有层次的信息沟通都是最重要的。职员必须认识到他们的日常工作如何影响组织策略目标的完成。目标、看法和价值观有助于完成明确的重点任务，这已在第 14 章讨论了很多。

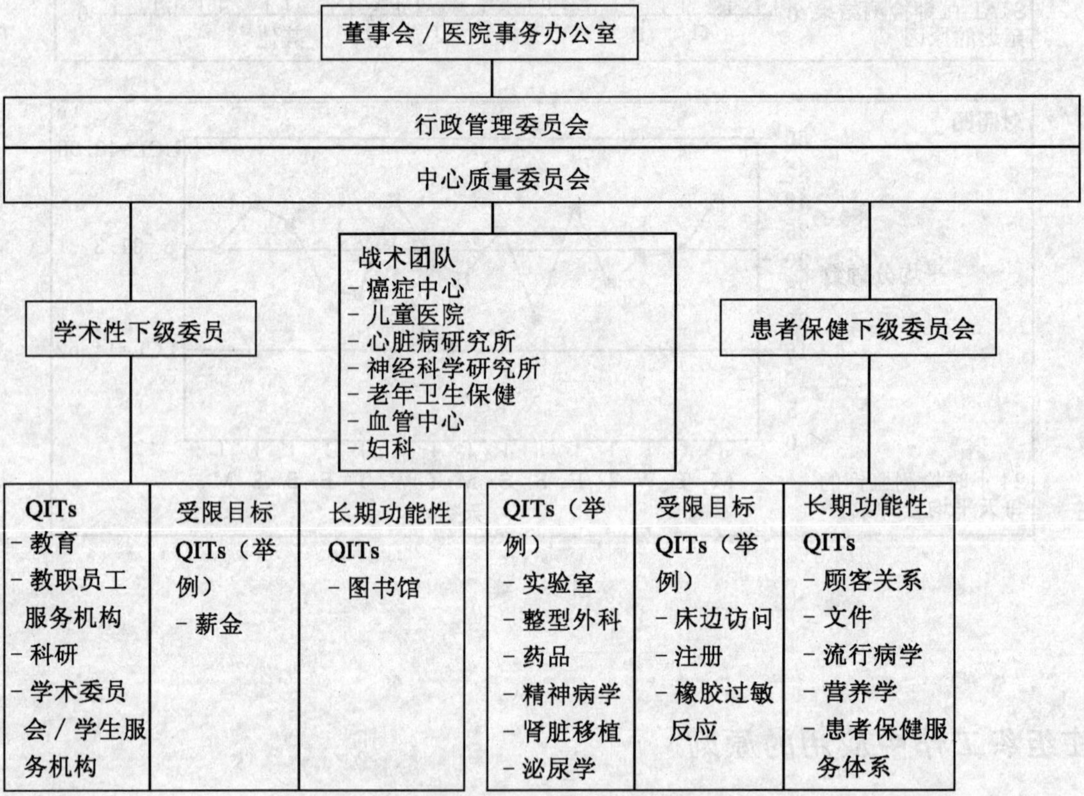

图 19-10 质量改善结构（由 Albany Medical Center，Albany，NY 提供）

案例分析 19-1

你一直在护理一组心肌梗死后的患者。你与病房的其他护理和医疗职员建立了很好的工作关系。你认为你所在病房的护理服务能够得到进一步改善，以提高患者的满意度、改善临床成效并减少患者住院时间。你将怎样开展这项工作？你将首先得到谁的支持？需要谁的参与？需要测定哪些质量指标？

批判性思维

有时候一些医疗服务提供者，特别是医生把临床治疗和其他标准指南看作甜点药品。所有医疗服务提供者都倾向于认为他们给患者提供了最佳的医疗保健服务。标准化和循证临床指南是为了解决患者的问题把最新的证据与最佳的治疗方案结合起来，使保健提供者集中精力满足特定患者的需求，而不是花费精力去确定什么是研究人员所说的最佳循证策略。在创建临床治疗或其他标准指南时，宜结合循证临床实践指南。若没有循证临床实践，应该在大家共识的情况下创建临床方案。意见不一致时，患者卫生保健服务提供者应该做出临床指南中所没有的独立决定。正在创建急性心肌梗死患者卫生临床治疗的组织机构注意到，一些证据表明这些患者应该在入院时接受阿司匹林（ASA）的治疗。这方面的研究非常清楚，而且大多数护理人员认为都是这样做的。当做出审核表以明确该病房实际操作情况是否如此时，发现在入院后 8 小时内仅有 48% 的患者接受了 ASA 的治疗。质量改善小组把这一点加入了临床治疗常规中。这样实施以后，入院后 8 小时内患者接受 ASA 治疗的比率上升到了 85%。

在你的病房发现哪些临床操作是建立在循证临床治疗基础之上的？你怎样参与使更多的患者享受到循证临床治疗的医疗服务？

结果监测

结果是测定患者对医疗机构和治疗过程反应的指标。患者结果测定了实际的临床过程。结果可以是短期的，如特定患者群的平均住院时间；也可以是长期的，如观察患者随着时间进展的病情（如移植术后患者 1 年，2 年和 3

年的生存率)。研究患者的结果可以确定重点问题的可能变化。可能会导致对结构和程序的调查以确定问题的根本原因。例如,如果把术后感染率作为一个结果测定指标,就会注意到每月患者感染人数在增加。这就会引导小组回顾分析患者的医疗过程,他们常常会发现由于没有在临床治疗常规中写进这个规则,所以在手术前没有给患者应用预防性的抗生素。质量改善小组把这个规则加进了初始的指令组,指出所有患者接受术前抗生素治疗,随后术后感染的患者数量减少了。

重要概念

- 质量改善是一个持续的过程,侧重于坚持按规章制定操作和改善患者的护理保健程序与结果。
- 患者的护理需求应该能够带来质量改善的机会。
- 根据资料做出决定。
- 质量改善的动机要与组织的使命,目标和价值联系起来。
- 组织的目的和目标应该与组织的上上下下进行沟通。
- 侧重于患者临床和功能表现的质量改善目标、花费和患者满意度结果要保持平衡。

关键术语

基准化(benchmarking)
质量保证(quality assurance)
疾病诊断相关定额付费法(diagnosis-related group)
质量改善(quality improvement)
绩效改善(performance improvement)
警戒事件(sentinel event)
程序(process)
系统(system)

复习题

1. 下面哪一项是描述基准化程序的
   A. 为了寻找质量改善机会而回顾分析你所在病房的资料
   B. 收集个别患者的资料
   C. 查看文献中的资料
   D. 把你的资料与其他组织的资料进行对照以确定质量改善的机会
2. 确定卫生保健改善机会是哪些人的责任
   A. 管理人员
   B. 医生
   C. 患者
   D. 每个人
3. 警戒事件发生以后应该首先采取什么措施
   E. 不用管
   F. 全体职员纠正错误行为
   G. 向卫生部汇报/分析其发生的根本原因
   H. 立即调查
4. 在什么文件中定义了组织的目标
   A. 使命
   B. 鱼骨表
   C. 平衡记分卡
   D. 程序流程表
5. 什么工具可以用来追踪程序随着时间而发生的变化
   A. 流程表
   B. 柱状图
   C. 时间序列图表
   D. 圆形分格统计图表

课后练习

1. 风险管理，感染控制人员和基准研究表明你所在病房 Foley 氏管的使用率高于平均水平。集体讨论发生这种情况的原因。创建一个鱼骨表（根本原因）会有帮助。
2. 你明确了过度使用 Foley 管的原因以后，应用 PDCA 循环来确定改善策略。
3. 想一想你上一次临床轮转。确定你认为应该得到改善的程序并描述你将怎样开始改善这个程序。FOCUS 方法学会有帮助。

浏览网站

- 使用这些网站查找有关基准数据的内容：大学卫生体系联盟（UHC）：*http://www.uhc.org*
  医疗改善研究所（IHI）：*http://www.ihi.org*
- 这些网站是介绍给正在查找循证指南，或研究某一特殊疾病诊断的小组：国家指南资料库：*http://www.guideline.gov/index.asp*
  克固兰图书馆：*http://www.cochrane.org/Cochrane/revabstr/mainindex.htm*
  PubMed 临床查询：*http://www.ncbi.nlm.gov/entrez/query.fcgi*
  循证实践网络资源：*http://www-hsl.mcmaster.ca/ebm/*

参考文献

Al-Assaf, A. F., & Schmele, J. (1997). *Total quality in healthcare.* Boca Raton, FL: St. Lucie Press.

AMC Q series curriculum. (1998). Albany, NY: Albany Medical Center, Quality Management Department.

Berwick, D., & Plsek, P. (1992). *Managing medical quality videotape series.* Woodbridge, NJ: Quality Visions.

Caldwell, C. (1998). *Handbook for managing change in health care.* Milwaukee, WI: ASQ Quality Press.

Crosby, P. B. (1989). *Let's talk quality.* New York: McGraw-Hill.

Deming, W. E. (1986). *Out of the crisis.* Cambridge, MA: Center for Advanced Engineering Study.

Gift, R. G., & Mosel, D. (1994). *Benchmarking in health care: A collaborative approach.* Chicago: American Hospital Publishing.

Joint Commission on Accreditation of Healthcare Organizations. (1998). *Comprehensive accreditation manual for hospitals* (p. AC-5). Oakbrook, IL: Joint Commission on Accreditation of Healthcare Organizations.

Katz, J., & Green, E. (1992). *Managing quality.* St. Louis, MO: Mosby.

Langley, G. J., Nolan, K. M., Norman, C. L., Provost, L. P., & Nolan, T. W. (1996). *The improvement guide.* San Francisco: Jossey-Bass.

Lesar, T., Briceland, I., & Stein, D. (1997). Factors related to errors in medication prescribing. *Journal of the American Medical Association, 277*(4), 312–317.

Plsek, P. E. (1993). Tutorial: Quality improvement project models. *Quality Management in Health Care, 1*(2), 69–81.

Wheeler, D. J. (1993). *Understanding variation: The key to managing chaos.* Knoxville, TN: SPC Press.

Youngberg, B. (1998). *The risk manager's desk reference.* Gaithersburg, MD: Aspen.

推荐读物

Balestracci, Jr., D., & Barlow, J. L. (1994). *Quality improvement: Practical applications for medical group practice.* Englewood, CO: Center for Research in Ambulatory Health Care Administration.

Duffy, J. R. (2000, July-September). Cardiovascular outcomes initiative: Case studies in performance improvement. *Outcomes Management in Nursing Practice, 4*(3), 110–116.

Henry, S. B. (1995, May-June). Informatics: Essential infrastructure for quality assessment and improvement in nursing. *Journal of the American Medical Information Association, 2*(3), 169–182.

Kelly-Heidenthal, P., & Heidenthal, P. R. (1995, March-April). Benchmarking. *Nursing Quality Connections, 4*(5), 4.

King, K. M., & Teo, K. K. (2000, August). Integrating clinical quality improvement strategies with nursing research. *Western Journal of Nursing Research, 22*(5), 596–608.

Kitson, A. (2000, December). Towards evidence-based quality improvement: Perspectives from nursing practice. *International Journal of Quality in Health Care, 12*(6), 459–464.

Koivula, M., Paunonen, M., & Laippala, P. (1998, November). Prerequisites for quality improvement in nursing. *Journal of Nursing Management, 6*(6), 333–342.

Maleyeff, J., Kaminsky, F. C., Jubinville, A., & Fenn, C. (2001, July-August). A guide to using performance measurement systems for continuous improvement. *Journal of Healthcare Quality, 23*(4), 33–37.

Meisenheimer, C. G. (1997). *Improving quality: A guide to effective programs* (2nd ed.). Gaithersburg, MD: Aspen.

Rantz, M. J., Petroski, G. F., Madsen, R. W., Scott, J., Mehr, D. R., Popejoy, L., Hicks, L. L., Porter, R., Zwygart-Stauffacher, M., & Grando, V. (1997, November). Setting thresholds for MDS (Minimum Data Set) quality indicators for nursing home quality improvement reports. *Joint Committee Journal on Quality Improvement, 23*(11), 602–611.

第20章

改善患者护理预后的策略

安妮·马芮·杰德劳斯（Marry Anne Jadlos）
硕士，急救护士医生-主任职员
外伤、造瘘术及节欲护理员
格伦达·凯尔曼（Glenda Kelman）
理学博士，急救护士医生-主任职员

最佳结果的评估可能来源于精通学术的分析家和临床医师的合作，双方都能理解并尊重对方所做出的贡献。

——罗伯特·L·凯恩（Robert L. Kane），明尼苏达大学，公共卫生系教授

学习目标

完成本章内容的学习后，应该能够：

1. 讨论循证实践中预后调查研究的应用。
2. 介绍选择性循证实践的模型。
3. 在特定的患者护理的情况下利用改进模型开展循证实践活动。
4. 识别在临床实践中能够产生预后/基准的来源。

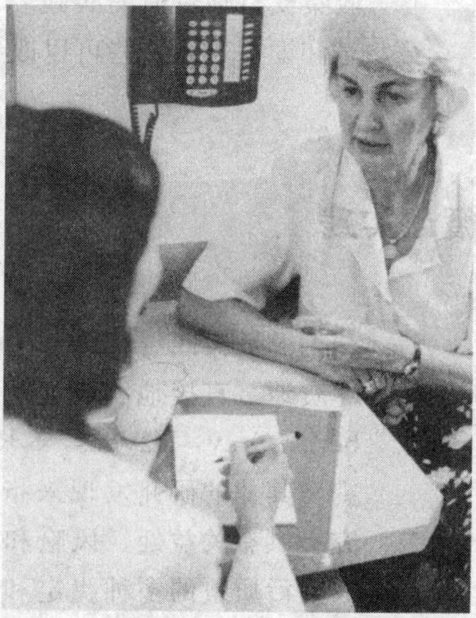

汇报过程中，值班护士告诉你一位 60 岁的老年妇女，凯利（Kelly）女士，因最近在家中摔倒后左臀部及髋部疼痛于今日收入院。你立即开始考虑她有臀部的骨折。当班护士打断你的思考并说："等等，还有呢。这位老太太最近被诊断出患有乳腺癌并且有胸膜渗出，需要今天上午置入胸腔引流管。今晨她呼吸困难的症状已经改善，经鼻导管吸入氧流量 2 升/分钟时的血氧饱和度为 99%。"

凯利小姐右手淋巴水肿并且右乳肿块已经非常大，病变处开放，具恶臭并且间断出血。她显得很焦虑，提示她很不适并拒绝活动。她每 4 小时口服 Tylenol 和可待因止痛，但是她很不情愿服用这些药物，因为她认为这些药物会改变她关于自身护理方面的思考和决定。骨扫描和腹部及盆腔的 CT 扫描结果提示她有左髋臼部位的进一步转移，这可能是她左臀部疼痛的原因——肿瘤已经取代了骨组织。尽管 CT 扫描没有显示出骨折的迹象，凯利小姐具有发生病理性骨折的高度危险性。

凯利小姐是单身，没有孩子，她和弟弟以及 5 只猫一起生活。她不吸烟也不饮酒，是州劳工部的退休职员，因患有高血压而被一位心脏病专家随访了很多年。她要求医生重新开出处方，然后又取消预约，因为她害怕医生会发现什么或说出什么。

关于如何接近这位患者你有什么想法？

你需要什么样的补充信息来制定改善凯利小姐预后的护理方案?

在管理凯利小姐的护理计划时应首先强调什么问题?

这一章详细介绍用于改善患者护理预后的各种策略。从护理理论得到的信息以及可以改善预后的循证实践模型将被应用于一个选择性患者的病例研究。一些术语或与循证实践、循证护理学相关的语言对你而言可能比较陌生，不要让这些吓倒你。通过询问这一简单的问题："为什么?"你就已经开始了收集支持你目前的实践、改变你提供护理和与患者及其家属互动的方式的信息和证据，而这些可以改善患者护理的预后。焦点是患者。

循证实践

循证实践（evidence-based practice；EBP）的定义是在护理不同的患者时尽责地、直接地、明智地应用目前最佳的证据来做出决策（Sackett，Rosenberg，Gray，Haynes，&Richardson，1996）。循证实践应用有关预后结果的研究和其他的研究发现来指导给予优质的、经济的、恰当的护理策略。预后研究提供有关益处、风险和治疗结果的证据，这样不同的个体就能够做出改善其生活质量的多种决定和选择。研究试图了解特定的医疗保健的实践和干预方法的最终结果，这可能包括改善患者的功能状况和进行日常活动的能力。预后研究还能够识别那些可以用于改善护理质量和价值的潜在的有效的策略。

皮尤卫生专业委员会的最终报告（Bellack & O'Neil，2000）确定了未来21世纪医疗专业人士为环境和组织准备所需具备的21种能力（在第一章中已讨论过）。其中四种能力特别着眼于与预后相关的责任，将本章中讨论，它们包括（1）提供循证的、临床上能够胜任的护理；（2）描述批判性思维，反省和解决问题的技巧；（3）在各个层面上承担优质护理和医疗的责任；（4）有助于医疗保健体系的持续性发展。

历史上，医疗保健的提供者首先依赖于双医学参数或手段，如实验室和诊断学检查，来决定一种干预措施是否有效或成功。然而，这些手段常常不能全面反映和患者关系密切的多层面的预后，如生活质量、家庭、工作和全部的功能状况。传统上，预后估量包括物理测量，如测量血压以评价抗高血压药物的效果，有时也包括患者满意度以评价患者对所提供的护理或服务的满意程度。医疗保险健康预后调查是用于评价保健计划改善医疗保险患者的功能状态的程度，但不包括患者实际的感觉（Clancy & Eisenberg，1998）。

美国护理协会的任务

美国护理协会（ANA）早在 1976 年就是预后评估的积极倡导者。预后被强调为评价优质护理的手段。1980 年美国护理协会的社会政策声明中规定四种明确的护理特点之一就是将行为效果的评估与现象相联系。1986 年，美国护理协会通过了一个决议：发展一种包括预后的分级系统。1995 年，美国护理协会逐步出台了一个急救护理背景下的护理汇报卡，它罗列了以患者为中心的预后结果、护理结构和护理过程的指标。这些以患者为中心的预后指标列于表 20-1。护理医生需要识别并评估使用这些指标的重要性以获得日常工作实践中安全、优质、经济的护理。

表 20-1　ANA 护理汇报卡，患者为中心的预后指标

指标	定义
死亡率	入院接受护理的患者死亡数的一种测定方法（可以在不同时间段被测量）
住院时间	住院患者因特定疾病住院时间的组成
不良反应发生率（总）	测定入院接受护理的患者在住院期间发生与其入院的主要原因无直接关系的不良反应的比率
医疗错误率	在某一特定机构中错误医疗措施的比率
患者受伤率	在住院期间患者发生坠落或身体伤害的比率（与外科手术或诊断过程无关）
总合并症发生率	发生于患者入院接受护理时与患者入院时初步诊断相关的额外的疾病或情况的比率
褥疮溃疡发生率	患者入院接受护理时发生皮肤破溃的比率
院内感染发生率（总）	患者发生起源于医院内的感染（所有部位）的比率
院内泌尿系感染率	导尿患者发生起源于医院内的泌尿系感染的比率
院内肺炎感染率	患者住院期间发生肺部渗出和凝固炎性病变的比率

表 20-1 ANA 护理汇报卡，患者为中心的预后指标（续）	
院内外科手术伤口感染率	患者发生外科手术伤口感染的比率
患者或家属对护理的满意度	患者或家属对从护理人员中接受的护理的看法
患者/家属愿意向其他人推荐这家医院或再次来院的程度	患者或家属会向其他人推荐这家医院提供的服务或同意将来返诊的比率
患者对出院治疗计划的依从性	患者能够完全而且正确地执行为出院后的阶段制定的治疗计划的比率
二次入院率	患者在出院后特定的时间内因与上次住院同一诊断相关的疾病而未计划的紧急返诊的比率
出院后急诊室的就诊数	患者在出院后特定的时间内因与上次住院同一诊断相关的可预防的主诉到急诊室就诊的数目
出院后计划外的内科就诊数	患者在出院后特定的时间内因与上次住院同一诊断相关的可预防的内科主诉计划外到内科就诊的数目
患者的知识	患者具有必需的出院后自我护理的知识和技巧的程度，或者如果患者没有能力做到，能够为患者提供恰当数量护理的社会支持网络的程度

摘自：*Nursing Care Report Card for Acute Care Settings*. Copyright 1995 by American Nurses Publishing，American Nurses Fundation/American Nurses Association，Washington. DC. Reprinted with permission.

批判性思维

你正在参加一个有关循证护理实践的会议。会后你开始思考自己的临床实践。

你是否需要了解影响你对患者进行有效护理的预后因素？为什么最近在你护理的患者中耐甲氧苯青霉素的金黄色葡萄球菌感染的患者数量增加？为什么在你管辖的病房中越来越多的患者在出院后很短的时间就再次入院？

循证实践的进展

循证实践在卫生保健中的策略从“最好了解”发展为“必须了解”。患者、卫生保健的提供者和付款者认识到收集资料和分析预后以获得安全、优质、经济的护理的重要性。护理医生和卫生保健队伍中的成员在循证实践中应用的预后策略包括创造临床行为草案、指导纲要、方法、运算法则等，这些都会成为卫生保健干预的工具。依照卫生保健组织资格认证联合委员会(JCAHO)，**实践指南（practice guideline）**被定义为一种在特定环境下护理特定患者的描述性工具或行为规范。这些方针是通过正式的过程产生的，它结合了最佳的高效的科学证据和专家意见。同义词或近义词包括实践参数、优先考虑的实践模式、运算法则、草案和临床标准（1999）。

循证实践用于指导实际干预措施，而且在组织整体和跨学科间的各个队伍共同参与和支持这一过程时最易获得成功。将患者得到的护理和预后联系起来，循证实践或预后研究已经成为识别和发展更佳的监测和改善优质护理的策略。

然而，循证实践并不是护理患者的简单途径。护理医生和医疗卫生队伍的成员评估每一个患者，并决定方针是否合适。护理学家如：南丁格尔，佩普洛（Peplau），本纳（Benner）和其他一些人已经确定护理的独特性是建立在相关的和统一的有治疗作用的自然状态的基础上，这一自然状态包括人与环境（Bryant，1998）。护理是唯一的关注个人作为一个整体与其所处环境关联的学科。护士不能模仿医师，而因关注护理的艺术性和科学性，它能够安抚、照顾、教育、治愈患者，护士还要建立护理理论以指导实践。循证实践和循证护理学有所不同。英格索尔（Ingersoll）将**循证护理学（evidence-based nursing practice；EBNP）**定义为在决定如何为不同的个体或不同团体中的个人提供护理，考虑到个人的需要和喜好时尽职地、直接地、明智地运用理论的以研究为基础的信息（2000）。循证实践有医疗上的重点，而循证护理学考虑的是基于护理理论和研究的不同个体的需要和喜好。

护理医生的角色是逐步展开一种全面的、跨学科的循证护理计划，关系到患者和卫生保健队伍的成员。这一护理计划使护理的艺术性和科学性成为一个整体，而不仅仅是无病或患病的医疗模式。护理医生要具有革新力和创造力，并能够应用超越旧式逻辑（将行动列于知识之上）的技术（Bryant，1998）。

本纳，胡珀·基尔凯迪斯（Hooper-Kyriakidis），胡珀（Hooper），斯坦纳德（Stannard）和尤洋（Eoyang）（1998）确定了他们认为能够熟练处理各种紧急情况的实际知识的几个方面。他们陈述某些知识是基于训练、技巧和阅历的，其他一些护理责任是基于必要性或道义的责任而被护理医生接受或强加给护理医生的。这些责任可能包括在床旁准备器械、确定干预或处理措施的先后顺序、组织队伍并协调他们的行动，使之以一种能够增强他们能力的方式进行、识别治疗效果并在适当情况下寻求帮助。这些技巧在日常护理工作中是看不见的。在紧急情况下才会易于被看到。只有在不断地练习、练习、再练习中才能熟练掌握并从这些技巧中受益。

人们期望护士能够应付真正病重患者的护理工作。作为护士，应该鼓励他们经过思考认清个人的能力和局限性，必须是知与行的混合。很重要的一点是刚开始工作的护士必须意识到获取知识和技巧是一个循序渐进的过程。作为一名刚开始工作的护士要发展熟练的书本知识的各方面，她会意识到自己提供安全的患者护理、减少患者不适、减轻压力和焦虑以及保持队伍优良表现的能力。基于循证实践的方针能帮助指导护理，但不能替代亲传的学习。作为一名刚开始工作的护士获得临床经验和新的理论知识，她们要能有助于循证实践方针的发展和修改。记住，循证实践的方针只简述了基于证据或研究的实践参数，但它们没有指明如何提供个体化的患者护理。

批判性思维

帕特里夏（Patrick）和卡罗尔（Carol）在喝咖啡，她们是在社区医院重症监护病房（ICU）工作的注册护士，正在讨论执行充血性心力衰竭的临床方法。帕特里夏说："我没有足够的时间完成我的表格。我已经每天不算加班而多留一个小时来完成我的表格。"卡罗尔回应说："也许我们能和护士长谈一谈，她可能会帮助我们。"

我们期望帕特里夏（Patrick）和卡罗尔（Carol）怎样执行这一新的临床方法？应用这一新的临床方法如何能够改善患者的护理？

实地采访

喔，我刚刚值了一个特别忙的夜班。金先生要做结肠镜，他的结肠造瘘口晚上漏了两次。由于做了结肠镜的术前准备，他腹泻了那么多次。因为我没有时间从储藏室里取另一套用具，我们已经没有储备了，他现在没有可用的了。我太忙了，要照顾 12 名患者，但只有一位助手帮忙。我从一名患者跑到另一名患者，有那么多静脉用药，差不多每个患者都不能自理，而且 Ruff 先生神志不清，一直试图离开病床，昨晚他差一点掉下床。最糟的是，21 号病房的女士总是叫，她患有充血性心力衰竭，呼吸短促，我不得不叫医生来。她的静脉穿了，需要重新扎液，于是我们置了一个 Foley 管并给了速尿和吗啡。她现在好多了，但是我给她的家属打了电话，因为她非常焦虑。我太累了，我想像着是否在这里能有所不同。

克里斯蒂娜·弗登（Christina Yerdon），注册护士

批判性思维

一位老年患者因充血性心力衰竭和大腿静脉淤滞性溃疡收入院。医生下的医嘱是每天更换两次生理盐水纱布敷料。晚班的注册护士正在向夜班护士报告。她说敷料总是湿的，而且将床单都浸湿了。这位注册护士想敷料覆盖法是否是这位患者的最佳选择。

你现在应用什么样的信息来源来解决你当班过程中遇到的问题？你和什么样的卫生保健专家谈论过你的患者存在的问题？你有没有前辈或角色榜样来帮助你？

多学科的循证实践模型

一些模型被应用于循证实践。它们包括科罗拉多大学医院模型和改进模型。

科罗拉多大学医院模型

科罗拉多大学医院模型（图 20-1）是多学科间循证实践模型的示例(Goode 等，2000；Goode & Piedalue，1999)。这一模式演示了一种关于你如何利用不同的信息来源以改变或支持你的实践行为的框架结构的思考。卫生保健的队伍或队伍成员利用来源于杂志、会议和临床专家的有根据的和通用的研究结果作为临床决策的基础。这一模型描述了九种联系到研究核心的证据来源。这一模型为护士组织信息和资料的方法。这些信息和资料不仅仅是护理患者所必需的，同时也是为了评估所提供的护理。换句话说，这位患者接受的护理是否仅仅是这家机构所能提供的最佳的护理，还是在这个世界上所能得到的最佳的护理？

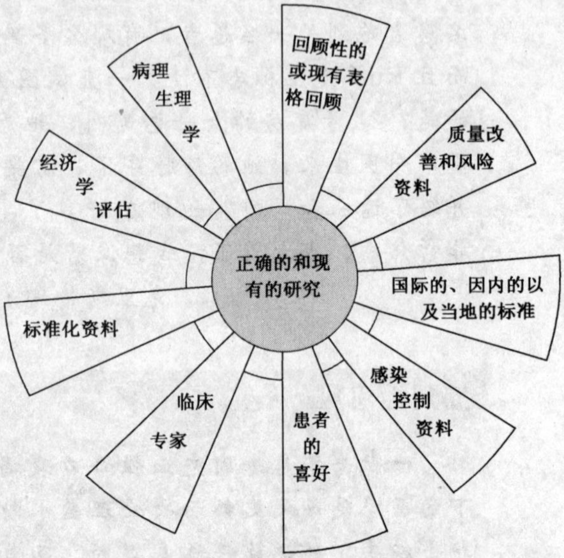

图 20-1　科罗拉多大学循证医学的多学科实践模型

科罗拉多大学医院模型的要素可以被应用于本章开篇时假想的凯利小姐的病例（表 20-2)。例如为了估计凯利小姐与其诊断为乳腺癌后的病程，重要的一点是回顾应用学院和国家的基准将凯利小姐的住院时间和其他乳腺癌患者的住院时间做比较得到的资料。**基准化（benchmarking)** 被定义为一种将自己的产品、服务和操作与那些被权威行业认可的最强硬的竞争对手或消费者进行评价的持续过程。应该分析与护理时间和产品使用相关的伤口护理方法的成本-效益比。一位护士完成一次包扎的过程需要多少时间？这些包扎时应用的敷料、绷带和其他供应物品需要花费多少钱？

应该通过回顾凯利小姐的活检结果、骨扫描结果和 CT 结果分析其病理生理学以除外转移性疾病。这些结果应该和临床医师提及的关于与乳腺癌预后、治疗和生存率相关的并发症一起讨论。可以应用压迫性疼痛风险预测的 Braden 评分来进行一个同步的或正在进行的病例回顾，并每天记录下来评估的分数。

表 20-2　科罗拉多大学医院模型要素的实际应用

模型要素	实际应用
资料的标准化	将凯利小姐的住院时间与这家医院和国内其他医院的乳腺癌患者的住院时间相比较
经济学分析	分析伤口护理程序的经济性，包括护理时间和实际应用的产品（如：水凝胶对生理盐水敷料）
病理生理学	回顾病理结果/转移性疾病和合并症的实验室检查发现
回顾性或同步的表格	应用 Braden 压迫性溃疡风险评估等级评估发生在与压迫性溃疡发生相关的不同情况的变化
质量改善和风险的资料	回顾并分析涉及患者病程和风险评估的记录（如感染、出血、压迫性溃疡的发生）；预后的评估（如疼痛分级和麻醉药使用的剂量）
国际的、国家的和本地的标准	评估与医疗服务研究和质量局准则涉及的癌性疼痛和压迫性溃疡的护理的效力
控制感染的资料	回顾伤口培养的结果并制定适宜的预防和处理计划
患者的喜好	讨论、记录并实现患者的期望
临床专家的意见	向急救护士咨询伤口、皮肤和疼痛的处理方法

（经 University of Colorado Hospital Research Council，Denver，CO 许可后采用）

为了改善质量的目的收集起来的资料应该包括感染、出血、压迫性溃疡和疼痛的发生率和处理。卫生保健研究和质量局（以前叫卫生保健政策和研究局）的疼痛和压迫性溃疡护理的准则是国家标准的实例，这一国家标准能够被应用于标准化和处理癌性疼痛（AHCPR，1994a），防止压迫性溃疡的产生（1992b）和处理压迫性溃疡（1994b）。感染控制的资料能够包括伤口培养的结果和应用适宜的预防伤口感染的制度。护士可以和凯利小姐讨论，记录并实现凯利小姐的期望。利用临床专家的意见可以包括向急救护理护士咨询，以使记录伤口、皮肤和疼痛处理的最初情况并记录发展的过程。

改进模型

另一个应用循证实践的模型是改进模型（Langley，Nolan，Norman & Provost，1996）。这种模型的一些要素（图 20-2）已经在 19 章讨论过了，它是以这些问题开始：

1. 我们想努力完成什么？

2. 我们如何得知一种变化改进了原有的方法？

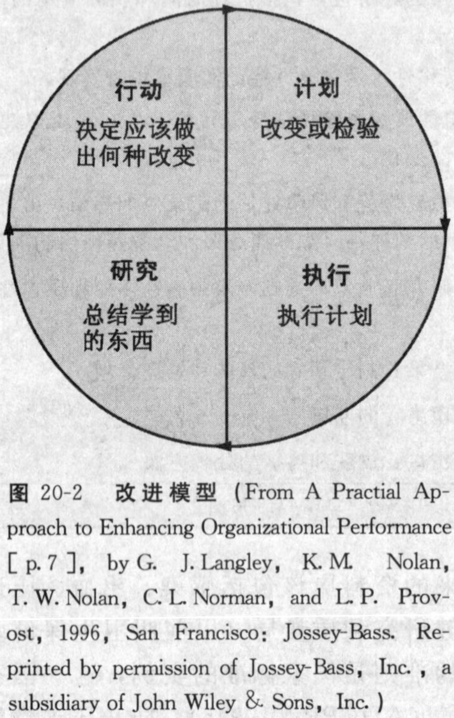

图 20-2 改进模型（From A Practial Approach to Enhancing Organizational Performance [p.7]，by G. J. Langley，K. M. Nolan，T. W. Nolan，C. L. Norman，and L. P. Provost，1996，San Francisco：Jossey-Bass. Reprinted by permission of Jossey-Bass，Inc.，a subsidiary of John Wiley & Sons，Inc.）

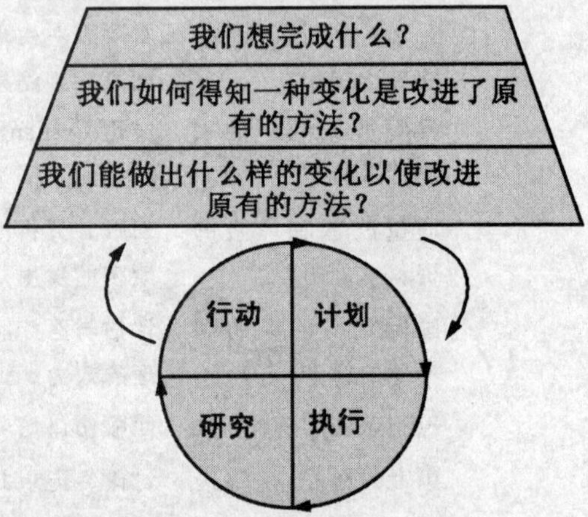

图 20-3 PDSA 循环（From A Practical Approach to Enhancing Organizational Performance [p.3]，by G. J. Langley，K. M. Nolan，T. W. Nolan，C. L. Norman，and L. P. Provost，1966，San Francisco：Jossey-Bass. Reprinted by permission of Jossey-Bass，Inc.，a subsidiary of John Wiley & Sons，Inc.）

3. 我们能做出什么样的变化（这种变化的结果是否改进了原有的方法）？

这三个问题提供了改进模型的基础而且会有助于集中应用策划、实施、学习、改进（PDSA）的循环（见图 20-3）以完成改进模型（注意 PDSA 循环在 19 章叫做策划－执行－检查－行动（PDCA）循环；不同的来源可能表示循环中的每一个缩写）。我们会将改进模型应用于本章开篇时的有关疼痛、压迫性溃疡和伤口处理的篇首情节。

疼痛治疗

未减轻的疼痛仍然是一个主要的健康问题。50%～80%的癌症患者没有得到足够的减轻疼痛的治疗（American Pain Society，1995；SUPPORT Study Principle Investigators，1995）。1997 年 8 月，由基金会和卫生保健组织资格认证联合会（JCAHO）启动的合作项目是为了将疼痛的评估和处理整合到 JCAHO 授权给卫生保健工作者的临床标准中。疼痛处理的标准在 1999 年 5 月获得了 JCAHO 委员会的正式批准，并且发表在 2001 年卫生保健组织调查执行手册上（Berry & Dahl，2000）。新的疼痛标准列于 20-3。

表 20-3　1999—2000 JCAHO 的疼痛评估标准

标准

PE. 1.4 在所有患者中评估疼痛等级

（2001.1.1 有效）

PE. 1.4 的目的

在最初的评估中，医疗机构识别伴有疼痛的患者，确实伴有疼痛时，患者可以在医疗机构或推荐的机构中治疗。治疗的范围基于其护理环境及所能提供的服务。当患者情况允许时进行一个更全面的评估。这种评估和疼痛的强度和性质（如疼痛的特点、频率、部位和持续时间）与患者的年龄相适应，都应以一种便于根据医疗机构所制定的标准常规再评估和反复评估的方式记录下来。

执行 PE. 1.4 的范例

1. 所有住院患者都被问及下列有关是否存在疼痛症状的筛选问题或一般问题：你现在有疼痛症状吗？最近有过疼痛症状吗？如果患者对每个问题都回答“是”，就需要收集额外的资料：

- 疼痛的强度（利用与患者数目相适应的疼痛强度分级；收集当前的、最坏的、最好的或最少的疼痛强度；如果可能的话，医疗机构和跨学科间应用的疼痛分级应一致）；
- 部位（询问患者以确定疼痛点并做了标记）；
- 性质，放射方式，如果有的话，以及特点（只要可能就用患者自己的语言来描述和记录）；
- 发生、持续时间、变化和方式；
- 缓解和加重的因素；
- 目前疼痛的处理方案和效果；

续表

- 疼痛处理的病史（包括用药史、表述疼痛和应用止痛剂的一般障碍、过去的干预措施和反应、表达疼痛的方式）；
- 疼痛的影响（影响到日常生活、功能、睡眠、食欲、和他人的关系、情感、注意力等等）；
- 患者疼痛的结果（包括疼痛强度，与功能、活动生活质量相关的结果）；
- 疼痛部位的体格检查。

2. 患者常常有不止一处的疼痛部位。在评估表格中提供了一种带有空格的用于记录资料的评估系统或工具。

3. 一家医院可能需要应用不止一种衡量疼痛强度的方法，这依赖于他们的患者数量。例如，一家同时为成人和小孩提供服务的医院选择可以应用于每一个患病人群的分级。对认知能力受损的患者也需要评估表示疼痛或不适的行为因素。

4. 教育工作人员有关疼痛评估和治疗的知识，包括表述疼痛和应用止痛剂的障碍。当一名患者很有可能有疼痛症状（例如术后、创伤、烧伤、心脏急症）但本人和/或其家庭成员表明不愿意讨论疼痛、否认疼痛存在或不遵从医嘱时，工作人员应鼓励他们表述出疼痛。

5. 疼痛程度分级在可以进行评估的各个方面被扩展和加以说明。应用临床标准的组织机构在评价疼痛时要将这些标准整合到临床工作中。

- 一个医疗机构选择评估疼痛程度的方法要保证不同部门间的一致性；例如：0－10 级，Wong Backer FACES 疼痛分级（微笑－皱眉）以及语言表达分级。成年患者被鼓励应用 0－10 分级。如果他们不能理解或不希望应用之，就应用微笑－皱眉或语言分级。
- 阿尔茨海默病患者的病房护理产生了一种专对住院医师的疼痛分级，这种分级是基于他们长时间作为住院医师获得知识和他们所了解的老年患者常见的疼痛综合征。
- 一家儿科医院包括（在他们为患者准备的介绍信息中）有关疼痛和疼痛分级的信息，包括家长在解释他们的孩子可能指示疼痛或不适的行为变化时扮演的角色。

实施 PE. 1.4 的证据的实例

（2001.1.1 有效）

- 对实行评估分析时的观察
- 和患者及其家属的会面
- 回顾评估的表格和草案
- 回顾临床记录
- 和临床工作人员会面
- 政策和过程、执行标准或其他与评估相关的过程
- 临床工作人员提供的宣教的记录和内容大纲
- 对患者/顾客及其家属的宣教材料

（经许可摘自 1999～2000 *Comprehensive Accreditation Manual for Hospitals*：The Official Handbook（CAMH）[p. PE-8]，by Joint Commission on Accreditation of Healthcare Organizations，1999，Oakbrook Terrace，IL.）

改进模型在疼痛治疗中的应用

让我们再次看一下本章开篇情节中描述凯利小姐的情景并应用改进模型。

1. 我们想完成什么？最终的目的是减少或缓解凯利小姐的疼痛，这种疼痛可能与生理的、社会心理的、精神问题的变化相关。癌性疼痛可能与乳腺癌对组织和神经的压迫、胸水的压力有关。不适的感觉可能与胸腔引流管、对诊断和预后的恐惧、与社会的隔绝和对缺乏参与精神活动的机会的觉察有关。

护士可以以询问凯利小姐哪里疼和描述疼痛的性质和特点作为开始。凯利小姐可能表达与她的各种来源的疼痛相关的感觉。护士会要求她将疼痛定位于 0～10 级中的某一级，0 级意味着没有疼痛，而 10 级意味着可能出现的最强的疼痛。护士会记录下来疼痛的分级和药物，其他缓解疼痛的策略及减轻疼痛的程度，并且会识别缓解或加重疼痛的因素。在卫生保健队伍的其他成员组成的联合小组中，护士会识别、完成并记录可能减少、最小化或缓解凯利小姐疼痛的最佳策略。

2. 我们如何得知一种变化是否改进了原有的方法？凯利会表明她的疼痛被减轻或缓解了。行动可能显示出疼痛减轻了：包括语言或非语言的疼痛缓解或感觉舒服了，她能够进行自我位置的调整，以及明确表示如“我感觉更放松了”，同时伴有情绪的改善。

3. 我们该怎样改变才能改进原有的方法？为了对诸如凯利小姐的患者的疼痛进行处理，护理人员发明了一种方案，包括一个利用试验性疼痛处理流程表的计划（图 20-4）。注意这一流程图记录了患者自述的疼痛状态以及在不同的时间点对疼痛进行的干预措施。

疼痛处理流程表－说明

1 下表中突出疼痛点。
2 要求患者应用疼痛密度分级将疼痛定级。
3 对可以用语言表达的患者在下表中输入“·”并连接·—·。
对不能用语言表达的患者，记录在提供的空隔里。
4 记录宣教／痛觉丧失／干预措施。

	日期	
	时间	
	起始日	
评估	最痛 10	
	9	
	8	
	7	
	6	
	5	
	4	
	3	
	2	
	1	
	无痛 0	
	非语言的行为	
	意识状态	
	呼吸频率	
	不良反应	
	活动度	
干预措施	替代治疗	
	用药方案	
	PCA/硬膜外／鞘内的／静脉滴注（循环）用药	浓度　/CC
	速度（cc/hr）	
	剂量（mg）	
	总输入量 cc	
	患者或家属宣教	

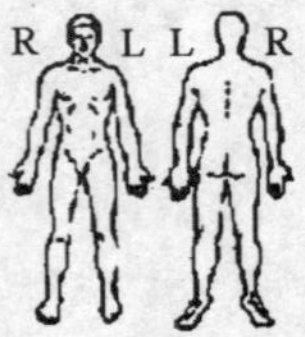

非语言行为：
G＝皱眉　R＝不安静
M＝呻吟　—＝都不适宜
1
2

0-10 级疼痛强度标尺　0 1 2 3 4 5 6 7 8 9 10
无痛　能想象的最大疼痛

意识状态水平（LOC）
0＝正常睡觉
1＝清醒
2＝偶尔嗜睡，容易叫醒
3＝经常嗜睡，容易叫醒
4＝昏睡，不易叫醒

不良反应
N＝恶心
V＝呕吐
CNF＝意识混乱
C＝便秘
R＝尿潴留
MSD＝运动感觉缺陷
HA＝头痛
I＝瘙痒
O＝其他
—＝未涉及

活动
B＝卧床
C＝座椅
A＝行走
AA＝期望的活动
PT＝理疗

替代疗法
RP＝转换体位
H＝热疗
C＝冰袋
M＝按摩
TENS＝电击止痛
D＝转移注意力
—＝未涉及

用药方案
（药名／剂量／途径）
1
2
3
4

患者／家属宣教
P＝每个方案
R＝强调
NN＝口头宣教
RSE＝强调不良反应

图 20-4 疼痛处理流程表

PDSA **循环的实施**

PDSA 循环可以针对于个人或系统。它可以解决一个特定患者的问题，也可对具有相同问题的一组患者给予处理策略。基于对上述三个问题的回答，我们将以如下的方式应用 PDSA 循环：

策划（planning）阶段　一旦改善模型的三个问题已经帮助医疗工作人员明确了需要改进什么，多学科的工作人员（注册护士、医生、药剂师等）会逐步展开一种用于改进的计划。计划包括应用疼痛处理流程表，实施统一的评估和监测患者舒适度的标准。

执行（doing）阶段　护理人员决定在凯利小姐住院期间跟踪其疼痛处理流程以收集资料。所有被分配护理凯利小姐的护士都要求完成记录。这些资料应该包括患者的疼痛分级、她的非语言的行为、意识状态水平、呼吸频率、不良反应、活动、非药物治疗、药物干预以及对患者的宣教。

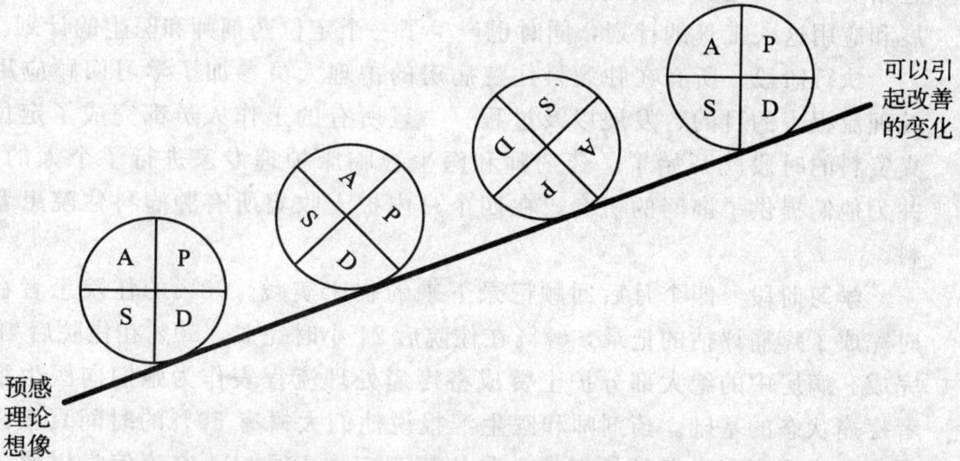

图 20-5　多重 PDSA 循环的应用（From *A Practical Approach to Enhancing Organizational Performance* [p. 5], by G. J. Langley, K. M. Nolan, T. W. Nolan, C. L. Norman, and L. P. Provost, 1996, San Francisco: Jossey-Bass. Reprinted by permission of Jossey-Bass, Inc., a subsidiary of John Wiley & Sons, Inc.)

学习（studying）阶段　资料以两周为一时段被收集起来。病房的护士聚在一起并回顾记录，确定下来一些需改进的地方和问题。在两周的时间内，完成了 66%的疼痛评估和疼痛参数的记录。护士汇报说她们在向医生汇报凯利小姐的疼痛状态时会涉及疼痛处理流程表的内容。常见的未记录的疼痛参数包括对不良反应的评估和记录、活动以及如非药物干预的治疗的改变。

行动（acting）阶段 在护士长、临床护理专家、医生、药剂师、临床护士和其他卫生保健的人员聚集在一起讨论其结果后，全体人员同意对所有住在肿瘤病房的患者跟踪记录四个月的疼痛处理流程表。行动过程的下一步反应了应用进一步的多重 PDSA 循环不仅仅能改善凯利小姐的个人护理，也能改进整个护理系统。

反复应用 PDSA 循环

应用多重 PDSA 循环改善护理，不仅仅是为了凯利小姐，也是为了所有的患者。

策划阶段 肿瘤住院病房的工作人员同意应用疼痛处理流程表，在未来四个月内收集凯利小姐和所有新收入肿瘤科病房的患者的资料。初步研究的起始资料和结尾资料被确定下来。初步研究也包括为工作人员确定目标、发展和应用这一工具的计划，同时也产生了一个定位药剂师和医生的计划。

执行阶段 所有在肿瘤科住院病房的护理人员参加了学习回顾应用疼痛处理流程表的目的、发展以及过程。一旦所有的工作人员都完成了定位，收集资料的时段就开始了。药剂师和医生被临床护理专家进行了个人的定位，并为他们提供了询问的机会。在四个月内护士收集所有肿瘤科住院患者的资料。

学习阶段 四个月后回顾记录下来的临床实践。78％的住院患者在住院时完成了疼痛评估的记录，67％在住院后 24 小时完成，50％在住院后 48 小时完成。病房中的绝大部分护士赞成将疼痛处理流程表作为她们向医生汇报患者疼痛状态的基础。药剂师和医生汇报说他们大概有 50％的时间真正浏览了疼痛处理流程表，但是他们常常是依赖于工作人员口头交流信息以改善患者的疼痛状态。

行动阶段 一种用于疼痛评估、处理和记录的草案被逐步开展起来，并且和疼痛处理流程表相结合（图 20-6）。最终，这一过程被发表在肿瘤学的文献中（Jadlos，Kelman，Marra，& Lanoue，1996）。

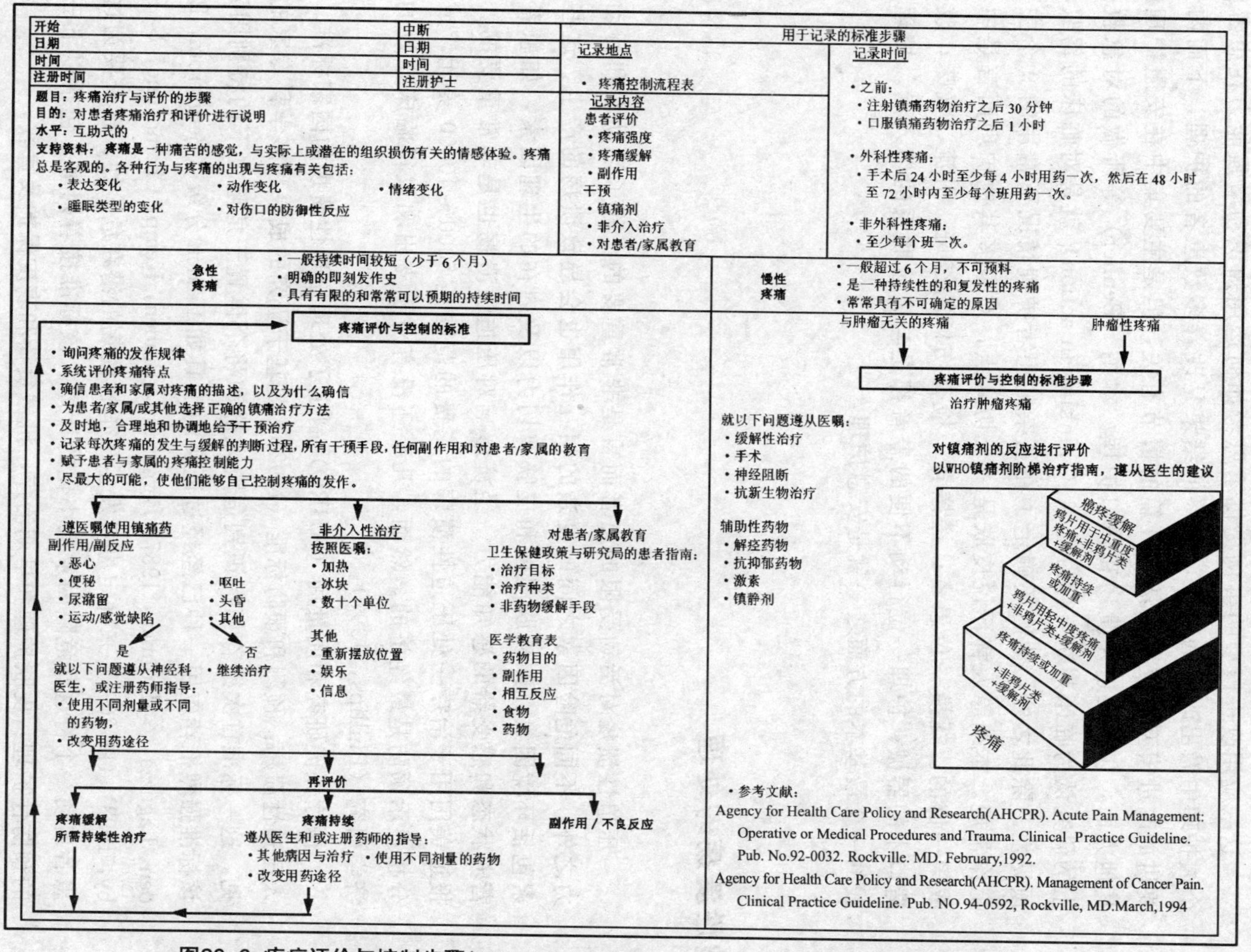

图20-6 疼痛评价与控制步骤(1996 Oncology Nursing Press,Inc版权所有,以允许后翻印)

这一应用改进模型的事例提供了思考如何运用知识和增强能力在患者的个人护理中做出改变的框架，最终的结果是改善多数患者的护理。下面两个要讲的改进模型的应用仍然与开篇的情节有关，但是主要集中在安慰护理的其他方面，包括压迫性溃疡和伤口护理。本纳（Benner）等所做的对急救护士的研究认为临床判断与行为思维（thinking-in action）就是对临床的驾驭和预见性。除此之外，他们还确定了在复杂的患者护理情况下常用的 9 个主要工作常规。本纳等人解释说皮肤是一个切入点，对很多其他护理而言是中心或第一位的。抚摸一位患者；搓搓背；检查伤口的红斑、引流、气味；改变造口术的器械；护理一位行动不便的患者都是与患者联系的切入点。护理实践的一个最基本的方面之一就是安慰护理。

压迫性溃疡的处理

压迫性溃疡对活动受限的患者而言是非常重要的。除了活动性和行动能力之外，不同危险因素之间的复杂的相互作用也会导致溃疡的产生。这些因素包括环境因素，如皮肤湿度和皮肤剪切力以及内在的生理因素，如患者的营养状态和感受器的感知能力。经济影响对压迫性溃疡也是非常重要的。据报道美国用于治疗一处压迫性溃疡的花费的范围是 5000～40000 美元，成本分析显示预防是最经济的。然而，几乎还没有对于支出和取得临床疗效的经济学研究（Phillips，1997）。

医疗保健研究和质量局（AHRQ）制定了处理压迫性溃疡的国家标准。成人压迫性溃疡：预测和预防标准（1992b）是基于研究的成果和多学科专家的意见。这一标准首次推荐如何识别危险人群和将个体置于危险之下的特别因素。该标准强烈推荐应用一种已经经过证实的工具如 Braden 分级（Bergstrom，Braden，Laguzza，& Holman，1987；Bergstrom，Braden，Kemp，Champagne，& Ruby，1998）（图 20-7）来确定患者发生压迫性溃疡的潜在危险性。接着要为这些患者启动一个将这些危险因素最小化的计划。该标准接着列举了包括以下三类的预防性护理：皮肤护理和早期治疗，机械负荷和表皮保护及宣教。

在总目的是治愈疾病、恢复健康或帮助有慢性病的个体具有优质的生活质量时，必须要预防压迫性溃疡。然而，当个体处于疾病的终末阶段时或遭受着无法忍受的疼痛时，治疗的首要目的可能是使患者舒适并减少疼痛。在这个例子中，频繁的摆放体位、营养支持和其他一些策略可能与使患者感到舒适的目的并不一致。

改进模型在压迫性溃疡处理中的应用

在本章开篇的情景中，我们确定了一位需要疼痛处理的患者，现在将要将精力集中在同一患者压迫性溃疡的预防和处理上。从收入院以来，由于多种因素，包括置入的胸腔引流管、呼吸急促、右臂的淋巴水肿和乳腺癌导致的左下肢疼痛使凯利小姐的活动仅限于卧床。

压迫性疼痛风险预测的 Braden 分级显示她处于高危状态，两周来最初的评分和每日的评分都是 12。从入院后就开始执行实际皮肤破损的护理计划中的预防干预措施（见图 20-8）。一个动态的充气垫被放在了凯利小姐的床上。凯利小姐的食欲很差，她的血清白蛋白低至 1.8g/dl。但她变换体位时，凯利小姐一直抱怨有一种又拉又拽，尖锐的疼痛从大腿放射至小腿。她将疼痛定为 8 级（0—10 级分级），开始每 3～4 小时必须口服 Tylenol 和可待因。放射科肿瘤专家开始了一个左腿的放疗疗程以控制腿部的疼痛。她的活动明显受限，必须利用便盆来大小便。作为她明显受限的活动和反复应用便盆的结果，凯利小姐的骶尾部出现一个褥疮，两侧臀部间的表皮破裂伴有开放和疼痛。她总是长时间地平躺在床上，当问及她为什么总是平卧时她回答说当她活动时左腿会疼，而且她害怕如果她动得不对她的左腿会骨折。

我们来应用改进模型从以下三个问题开始：

1. *我们想努力完成什么？*　总目的是治疗和治愈骶尾部的褥疮和两臀间开放性的皮肤损伤并防止进一步的皮肤破损。压迫性溃疡首要的风险因素是不活动和限制性的活动水平，所以在治疗这位患者的压迫性溃疡时附加的一个目标就应该包括改善她的活动度和活动水平。

2. *我们如何得知一种变化是改进了原有的方法？*　凯利小姐骶尾部的褥疮和两臀间的开放性皮肤裂伤会显示出治愈的体征。凯利小姐会用语言表达两臀部间开放性皮肤裂伤引起的不适减少了，会证实床上的活动度增加了，以及如在别人帮助下下床和坐在椅子上等行为增加了。

3. *我们能做出什么样的变化（这种变化的结果是改进了原有的方法）？*

我们会开始实施治疗实际皮肤破损的方案（图 20-9），就治疗开放性皮肤裂伤的附加建议咨询急救护理医生，还会咨询卫生保健队伍中的其他成员如医生、理疗师、营养师等。我们会召开一个多学科的患者护理会议就减轻压力、皮肤护理、增加活动度和增强营养等策略进行调整。最后，我们会将凯利小姐和针对她的目的所做的决定以及护理建议综合起来。

压迫性伤痛风险预测的 Braden 分级－每日完成

总分 12 分或更少＝发生压迫性溃疡的高危因素

得分

感受器感知能力 对与压迫相关的不适做出有意义的反应的能力	**1. 完全受限** 对疼痛刺激无反应（不能呻吟、退缩或抓），由于意识水平的降低或镇静。或体表大部分感觉疼痛的能力受限。	**2. 非常受限** 只对疼痛刺激有反应，除了呻吟或不安静外不能交流不适的感觉。或身体 1/2 以上感觉受损使感觉疼痛或不适的能力受限。	**3. 轻度受限** 对语言有反应，但不是总能够交流不适的感觉或需要协助翻身。或 1～2 个肢体的感觉受损使感觉疼痛或不适的能力受限。	**4. 无损伤** 对语言有反应。无感觉障碍，不会限制感觉或说出疼痛或不适的能力。	
运动 身体运动的程度	**1. 完全卧床** 持续地呆在床上。	**2. 固定在座椅上** 行走能力严重受限或不存在。不能支撑自身的重量和/或必须在协助下坐到座椅或轮椅上。	**3. 偶尔走动** 一天中偶尔走动，但有或无人协助下只能走很短的距离。绝大部分时间卧床或在座椅上。	**4. 经常走动** 醒来时一天至少两次室外行走和至少两小时一次室内行走。	
活动度 改变和控制肢体姿势的能力	**1. 完全不能移动** 在没有帮助的情况下完全不能做出最轻微的身体或肢体姿势的改变。	**2. 非常受限** 偶尔但不能独立地做出经常的或明显的改变。	**3. 轻度受限** 经常独立地做出，尽管是轻微改变。	**4. 无受限** 在无人协助下做出大的和经常的身体或肢体的姿势的改变。	

图 20-7 压迫性疼痛风险预测的 Braden 分级（Copyright Barbara Braden and Nancy Bergstrom，1987. Reprinted with permission.）

营养 日常食物摄入模式	**1. 非常不好** 从不吃一顿完整的饭。很少吃掉大于 1/3 的提供的各种饭菜。每天吃两顿或更少的蛋白质（肉类或奶制品）。饮水少。不吃补充的流食。或无蛋白饮食和/或维持清流或静脉营养大于 5 天。	**2. 可能不足** 很少吃一顿完整的饭和常常只吃掉大约 1/2 的提供的各种饭菜。蛋白摄入仅包括每日 3 次的肉类和奶制品。偶尔进食加餐。或摄入量低于理想的流食量或胃管饮食。	**3. 充足** 进食多数饮食的一半以上。每天摄入 4 次蛋白（肉类、奶制品）。偶尔拒绝进食但会进食提供的加餐。或胃管饮食或静脉高营养满足大部分的营养需要。	**4. 很好** 每餐进食大部分。从不拒绝进食。常常进食 4 次或更多的肉类或奶制品。偶尔在两餐间进食。不需要加餐。	
摩擦和剪切	**1. 有问题** 翻身移动需要中度至最大的帮助。不可能不摩擦而完全抬离床单。常常滑下床或座椅，需要在最大的帮助下经常摆放体位。痉挛、挛缩或兴奋导致几乎是持续性的摩擦。	**2. 有潜在问题** 行动虚弱或需要最小的帮助。移动中皮肤可能会和床单、座椅、限制物或其他设备有某种程度的摩擦。大部分时间在座椅或床上维持相对理想的体位，但偶尔会滑落。	**3. 没有明显的问题** 独立地在床上和座椅上移动，并且在移动时有足够的肌力完全抬起。所有的时候都能维持良好的体位。		
湿度 皮肤暴露处的湿度	**1. 经常是湿的** 由于出汗、排尿等皮肤总是湿的。患者每次移动或翻身时都能感到潮气。	**2. 非常湿** 皮肤常常但不总是湿的。至少每班要更换一次床单。	**3. 偶尔是湿的** 皮肤偶尔是湿的，差不多每日要额外的更换一次床单。	**4. 很少是湿的** 皮肤常常是干的，只需要按常规更换床单。	
总分 12 或更少＝高危				总分	
组织损伤渗出　血色素低于 12.6g/dl				问题（/）	
临床易患性　心血管疾病、呼吸系统疾病和/或糖尿病				问题（/）	
腹泻				问题（/）	

总分＝17 或更低，不伴有皮肤破损开始潜在皮肤破损的方案

对于 1，2A，2B，3 和/或 4 期皮肤实施破损开始实施实际的皮肤破损方案

图 20-7 续

Northeast Health

皮肤破损的实际护理计划

说明：

1. 开始皮肤破损的实际治疗计划。
2. 记录预防性干预的皮肤护理方案如下：
   a. 在给定的空格中输入开始或更改的日期以及你的起始日。
   b. 在同一栏中，在给定的空格中打对勾（√）以指出被选的干预措施。

		开始或更改的日期					
		起始日					注释
护理干预措施	失禁	皮肤清洁剂/把干剂					
		护肤霜					
	压迫/摩擦/剪切	气垫					
		足跟部抬高、离床					
		HOB 低于 30 度					
		转运时的辅助设备					
		如果固定在椅子上：最多 2 小时后					
		帮助回到床上（bid/tid）					
		每 2 小时翻身的计划					
		鼓励患者经常改变体位或转移重量					
		每日两次的运动练习					
		气垫椅					
		足垫（检查）□右 □左 □双侧					
	营养	协助喂饭					
		监测营养摄入					
		咨询营养师					
	其他	理疗					

FORM ＃60601 (6/98)

图 20-8 皮肤破损的实际护理计划（Courtesy of Northeast Health Samaritan Hospital，Acute Care Division，Troy，NY.）

实地采访

凯利小姐的护理是非常让人满意的。我想她感受到了关怀并且不断地进步（尽管她的病情十分严重）。就像表现出来的，她有很多忧虑和关心的事情，但开始她并没有告诉我们。我们几乎每天都能见到她，她开始逐渐相信我们。我们开始了解她，让她参与我们的计划并向她传递关怀。凯利小姐说她害怕她的状况和对她的治疗。她的身体护理非常复杂，如果她的护理不协调或者没有严密监视，不会有像现在这样的进步，而且可能产生新的不必要的问题。我想急救护理医生的护理连续性（从护理、理疗用药到出院计划）帮助全体人员提供了对凯利小姐的优质护理。当护士 20 年后我成为了一名护理医生，对我而言作为一个人和一名护士都是非常好的。我经常想医疗和护理之间有一道沟，那就是二者具有相同的目的，但是达到这一目的的方法却大相径庭。我想在医院工作的急救护理医生填补了这道沟。我与医生和护士的关系已经改变了，这不仅仅是团队精神。患者是如此虚弱，而且对其家庭而言是非常艰难的一段时间。他们比任何时候都更渴望一种高水平的护理。很多家庭都在家中护理患者，而且对他们和我们如何护理他们特别关注。为了协调这一护理，护理医生在伤口、皮肤和器械上花费了大量时间。护士为了帮助患者每天工作得十分辛苦。她们非常累而且常常在想她们的工作是否会带来一些变化？她们的努力渴望尊重和理解。有没有比和她们肩并肩地工作并提醒她们更好的办法呢？希望她们会被激励继续前进，而且能发现新的改进她们实践的方法。

玛丽·安妮·杰德劳斯（Mary Anna Jadlos），急救护士医生
护理医生-伤口，皮肤切口服务

执行 PDSA 循环

基于我们对改进模型的三个问题的回答，我们开始 PDSA 循环如下：

策划阶段　一个关于患者护理的多学科参与的会议被举行，包括患者和其兄弟、护理人员、急救护理医生、内科医生、理疗专家、营养学家以及临床资源管理者。所有与会人员都同意除了缓解疼痛和焦虑的方法外，对凯利小姐的皮肤护理方案以及行动和活动度的改变是必须的。护理医生写下了处理凯利小姐骶尾部溃疡和两臀间开放性皮肤损伤的命令。并请理疗师会诊以进行加强练习和下地时左腿非承重运动的指导。处理实际皮肤损伤的方案被继续应用于指导干预措施，皮肤完整性流程表被用于记录骶尾部和臀部溃疡的皮肤护理计划（见图 20-10）。遵循图 20-11 伤口和皮肤护理指南。湿敷料开始一天两次用于臀部开放的皮肤损伤和骶尾部溃疡。

OSHA 分类 1

题目：实际皮肤破损的治疗步骤

目的：根据湿润伤口的愈合原则改善皮肤破损愈合

水平：互助式

例外：这个方案可用于由医生确诊的血管功能不全，或与蜂窝织炎有关的皮肤破损患者的治疗。

支持资料：伤口愈合过程是一个复杂的过程，包括去除病因（例如压力，磨损，化学刺激）和促进组织愈合的条件。

**存在以下情况时，要考虑感染问题：

- 脓汁形成
- 发红进一步加重
- 分泌物颜色发生变化
- 伤口周围水平
- 白细胞数增加
- 颜色发生特殊变化
- 体温增高

如果伤口存在结痂，是不能正确愈合的。伤口结痂较厚，具有纤维物质，并带有坏死组织。

第 1 步	第 2A 步	第 2B 步
皮肤没有破溃，局部红，肿，热，痛。	皮肤没有破溃。	皮肤破溃，接近中等出血渗出，组织表面粗糙，皮肤破裂，皱褶凹陷。

皮肤破损的标准措施

1. 每日完成预测压力评分的 Braden 评分表
2. 尿 / 便失禁相关的护理措施：
   - 清洗被排泄物污染的部位，并完全干燥
   - 必要时向医生咨询，使用避孕套或留置尿管
   - 使用防护油保护皮肤
   - 如果 Braden 评分 =14 或减少并有腹泻可以使用便失禁收集器
3. 与压迫相关的措施
   - 如果 Braden 评分 =14 或减少，可使用气垫
   - 抬高足跟离开床面
   - 制定翻身计划
   - 在不需要高角度情况下，保持床头高度低于 30 度
   - 在转运或搬动患者时使用辅助装置
   - 在患者状况许可情况下，鼓励尽可能多的活动

   如果需要坐轮椅
   - 如果患者不能变换体位，应放置椅垫
   - 在轮椅最长 2 小时后（每天 2 次，或 3 次），帮助患者反回到床上
   - 帮助患者活动锻炼每天至少 2 次

精神症状异常

- 无：
  - 鼓励患者经常变换体位，并就基本原理进行指导
- 有：
  - 在进行理疗评价和 / 或应用辅助性装置时，请医生会诊

营养状况异常（Braden 营养状态评分 =1）

- 无：
  - 每个班监测营养摄入
  - 必要时为膳食提供帮助
- 有：
  - 有关营养需求，请医生会诊
  - 每个班监测营养摄入
  - 必要时为膳食提供帮助

组织灌注异常（血红蛋白低于 12.6gm/dl）

- 无：
  - 有关血液常规检查，请医生会诊
- 有：
  - 请造瘘术护士会诊
  - 有关血液常规检查，请医生会诊

处方：用于皮肤损害的所有标准措施 + 感染 **

- 否：用生理盐水冲洗；使皮肤干燥；敷用水胶体；敷用聚氨酯泡沫；暴露于空气中
- 是：由医生确认；敷用生理盐水

更换敷料标准：
- 便于引流
- 敷裹不能过于完整（例如：松散，有皱褶，边缘要卷曲）

敷用聚氨酯泡沫：
- 如果皮肤完好，5 ～ 7 天更换一次

敷用水胶体：
- 如果皮肤完好，2 ～ 3 天更换一次

- 敷料取出时带有臭味和黄色引流物质

原稿：1989 年 8 月 8 日

审阅：

修改：1992 年 11 月 11 日
1993 年 5 月 10 日
1995 年 8 月 9 日
1998 年 1 月 14 日

（续）

图 20-9 皮肤损伤治疗常规（Courtesy of Northeast Health Samaritan Hospital, Acute Care Division, Tony, NY.）

病情记录标准程序

1. 资料收集纪录 / 评价流程表：
   皮肤状况 /Braden 危险评分
2. 皮肤护理治疗计划：护理干预
3. 计划执行报告（例如：改善或恶化）

患者 / 家属医学教育

- 医疗政策及医疗服务研究署患者指南
- 伤口与皮肤护理指导

焦痂：
有关清创术请医生 / 造瘘术护士会诊：
- 清创胶
- 外科会诊

第 3 步	第 4 步
与皮下组织有关的全层皮肤缺失，坏死 / 肉芽组织形成。深坑，窦道	深部组织受损，累计肌肉、骨骼或关节。坏死，肉芽组织形成。
处方：用于皮肤损害的所有标准措施	处方：用于皮肤损害的所有标准措施

第 3 步：

+ 破溃
  - 否 → 感染 **
    - 否：用生理盐水冲洗；使皮肤干燥；水凝胶；敷用水胶体
    - 是：请医生 / 造瘘术护士确认；敷用生理盐水
  - 是 → 感染 **
    - 否：用生理盐水冲洗；使皮肤干燥；水凝胶；敷用水胶体
    - 是：请医生 / 造瘘术护士确认；敷用生理盐水

第 4 步：

+ 感染 **
  - 否：用生理盐水冲洗；使皮肤干燥或敷用水凝胶或水胶体
  - 是：请医生 / 造瘘术护士确认；敷用生理盐水

持续引流物较多的湿润伤口：
- 请造瘘术护士会诊
- 敷用藻酸钙，敷用泡沫或亲水性药粉 / 药膏

更换敷料标准：
- 当更换的敷料潮湿时

批准：

Denise Ringer

丹尼斯·林格（Denise Ringer），理学硕士，注册护士，
国家学位委员会授予
奥尔巴尼纪念医院，护理服务院，副院长

苏珊·格林（Susan Greene），理学硕士注册护士
撒马利亚医院护理服务院，副院长

乔安妮·科斯坦蒂诺（JoAnn Costantino）
埃迪医院首席执行官

图 20-9 续

制定了一个关于摆放体位和活动的特殊进度表，包括如下内容：

- 减少在床上支撑凯利小姐的枕头
- 鼓励患者经常自己翻身并移动重心
- 他人辅助凯利小姐每天每餐都下床就餐
- 只要有可能就利用他人帮助凯利小姐应用便桶，取代便盆

执行阶段 护士执行大家都同意的护理计划。她们记录凯利小姐皮肤破损的状态并和护理医生一起评价患者伤口以及活动状态的进展。每天理疗师与患者一起制定行动范围，教授技术以及非承重的运动方法。同时请营养师会诊以评价凯利小姐的营养状态并推荐饮食方案，这一方案被遵嘱执行。由临床资源管理者根据对学科队伍的输入信息启动出院计划。

学习阶段 在被提议的护理计划执行 5 天后，凯利小姐臀部的开放性皮肤损伤已经完全治愈。然而骶尾部的溃疡看起来还是有同样的大小、深度、伤口外观、炎症以及渗液。患者接受了三个化疗周期并完成了左下肢的放疗，左下肢的疼痛明显缓解，患者将最疼的分级定为 3。凯利小姐尽一切努力下床坐到椅子上。事实上，一开始她试图自己下床并坐到椅子上。她认为医生希望她这么做。在尝试失败后，护理人员和医生对凯利小姐补充说她在每次移动时都要寻求帮助，她这样做了。然而，在床上时她不太改变姿势。她说她希望大多数时间在床上坐着并且靠着后背，这样她就能从门口往外看了。

行动阶段 护理人员决定继续对凯利小姐臀部实施相同的皮肤护理方案：急救护理医生继续与工作人员一起监测骶尾部溃疡的情况。一个修改了的局部伤口的护理方案被执行了。工作人员同意继续 PDSA 循环直到有证据表明骶尾部的溃疡状况有所改善。凯利小姐的活动度和行动应该继续被监测并在允许的情况下有所增加。

实地采访

我想每个人都渴望得到那种你所希望给予你亲生父母的关怀。这就是我在护理我的患者时所抱的态度。这些人病得那么重，而且她们的家属需要大量的支持。我确实有些沮丧，因为有时我没有足够的时间给予她们所需要的一切。凯利小姐是大多数患者的典型代表，她的护理非常棘手和耗时。护理医生在我们的队伍中是非常有价值的成员。就凯利小姐，我们能够让她们帮助我们决定如何处理她胸壁上的开放性肿瘤，她不仅仅评估她渗液的伤口，还评估她的全身状况。为更换敷料制定的特殊处理计划描画出轮廓。这使得我们无论哪个护士护理这一患者都能按计划执行同一护理。同时，护理医生自己也常常更换敷料。当她们做这个的时候，就会给凯利小姐洗个澡，这对我们很有帮助。护理医生让我们感觉我们是这个队伍中的一员，你可以指望她们在那里帮助我们。她们易于交谈而且希望了解和利用我们的想法，如果我们有任何关于凯利小姐的问题或关心什么问题，我们就和她们说。例如，在更换敷料时遇到了肿瘤出血的问题，这使得我们和患者都很紧张。护理医生听我们说并和我们一起分担这一问题。她们试着在去掉旧的敷料之前先把它用水浸湿并在肿瘤上敷上更多的湿敷料，而且应用腹部衬垫代替纱布，这样敷料就不会粘到伤口上。一旦她们发现此法有效，她们就会为护理人员详细地写下说明。工作人员真的尊重护理医生，她们帮助我们解决了很多不同的问题。在凯利小姐的例子中，我们发现我们不仅仅跟她们讲述有关更换敷料的问题，还有她的疼痛控制和较差的活动度。皮肤护理和压迫性溃疡是我们一个大的问题。护理医生定一个特殊的气垫，能监测凯利小姐的皮肤状况。有护理医生参与很有帮助，因为我们知道如果需要帮助时总能打电话给什么人。同时，如果我的工作改变了，我知道凯利小姐每天仍然会被了解她的什么人所照料。

苏珊·杜邦（Susan Dupont），职业操作护士

职员护士

皮肤完整性流程表

说明：

1. 伤口数量，并按下图标记伤口部位
2. 伤口评价记录 / 当敷料变化时（至少每周在家或长期护理记录），使用以下

评价关键词：

*i= 皮肤完整　P= 皮肤粉红色　R= 红色　S= 脱落　Y= 黄色　W= 白色　E= 焦痂

**S= 表浅　　　（或以 cm 为单位记录）

***S= 血清样液体　B= 出血　Y= 黄色　G= 绿色　0= 没有

****0= 没有　F= 特殊气味（可能与感染有关）　C= 特性

皮肤护理治疗计划

说明：

1. 为治疗如下的实际皮肤破损，记录皮肤护理方案：
   a. 填入开始 / 变化日期和在所提供的部位中标出开始区域
   b. 在所提供的部位中标出计划的敷药频率

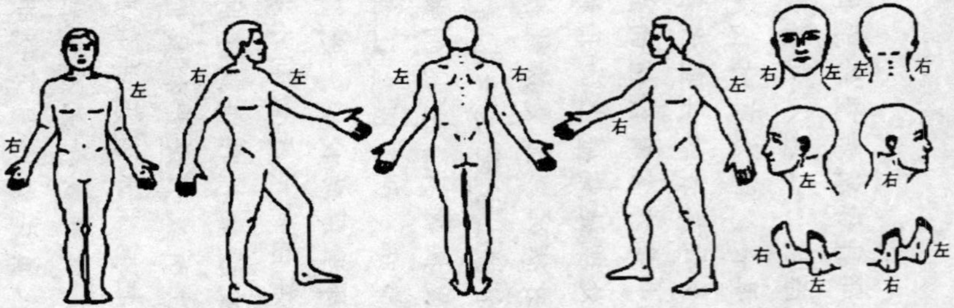

地点# ____________
部位

伤口类型

	开始/变化日期			
	初期			
敷用材料	藻酸钙			
	泡沫			
	水状胶体			
	聚亚安酯泡沫			
	生理盐水湿化—干燥剂			
油剂/粉剂	清创胶			
	水凝胶			
	亲水油剂			
	亲水粉剂			
其他	开放创口			

日期															
开始															
步骤 1，2A，2B，3，4，或外科伤口															
伤口外观 *															
伤口边缘外观 *															
大小（cm）															
深度 **															
引流 ***															
气味 ***															
周边皮肤炎症反应　（是 / 否）															
周边皮肤浸渍　（是 / 否）															
逐渐破坏　（是 / 否）															

图 20-10 皮肤完整性流程表（Courtesy of Northeast Health Samaritan Hospital,Acate Care Division,Troy,NY.）

地点# ____________
部位

伤口类型 ____________

	开始/变化日期			
	初期			
敷用材料	藻酸钙			
	泡沫			
	水状胶体			
	聚亚安酯泡沫			
	生理盐水湿化一干燥剂			
油剂/粉剂	清创胶			
	水凝胶			
	亲水油剂			
	亲水粉剂			
其他	开放创口			

cm 1 2 3 4 5 6 7 8 9 10 11 12

日期														
开始														
步骤 1, 2A, 2B, 3, 4 或外科伤口														
伤口外观 *														
伤口边缘外观 *														
大小 (cm)														
深度 **														
引流 ***														
气味 ****														
周边皮肤炎症反应　（是／否）														
周边皮肤浸渍　（是／否）														
逐渐破坏　（是／否）														

评价关键词：

*i=皮肤完整　P=皮肤粉红色　R=红色　S=脱落　Y=黄色　W=白色　E=焦痂

**S=表浅（或以 cm 为单位记录）

***S=血清样液体　B=出血　Y=黄色　G=绿色　0=没有

****0=没有　F=特殊气味（可能与感染有关）　C=特性

地点# ____________
部位

伤口类型 ____________

	开始/变化日期			
	初期			
敷用材料	藻酸钙			
	泡沫			
	水状胶体			
	聚亚安酯泡沫			
	生理盐水湿化一干燥剂			
油剂/粉剂	清创胶			
	水凝胶			
	亲水油剂			
	亲水粉剂			
其他	开放创口			

日期														
开始														
步骤 1, 2A, 2B, 3, 4, 或外科伤口														
伤口外观 *														
伤口边缘外观 *														
大小 (cm)														
深度 **														
引流 ***														
气味 ****														
周边皮肤炎症反应　（是／否）														
周边皮肤浸渍　（是／否）														
逐渐破坏　（是／否）														

图 20-10 续

创口与及皮肤护理说明

部位	产品	指征/目标	步骤
		敷料	
	石膏藻 **Sorbsan/Calcicare/Tegagent** 一天更换两次或被渗液完全浸湿	3/4 期溃疡（即外科切口，静脉或糖尿病溃疡）/大量、持续的渗液/感染或非感染伤口/腹部、足部、骨性突出 **目的　吸收渗液和促进肉芽组织形成**	1. 将敷料放进伤口填充所有的“死腔”。 2. 用 4×4 的敷料覆盖。 3. 用纸质或透明胶带固定。
	泡沫 **Poly-Mem** 根据说明更换	2/3/4 期溃疡（即皮肤撕开、淤滞性溃疡）/中到大量、持续渗液/伤口床清洁 **目的 吸收渗液和防止皮肤泡软**	1. 将敷料置于伤口床。 2. 用纸质或透明胶带固定边缘。
	水凝胶 **Restore/Duoderm/Tegasorb** 2～3 天更换一次	2/3/4 期溃疡（即清洁、蜕皮或坏死的压迫性溃疡）/无至中度渗出 **目的 清除坏死组织和维持伤口床的湿润**	1. 去除纸质支撑，应用敷料。 2. 用纸质或透明胶带固定边缘。
	聚亚安酯泡沫 **Flexzan** 5～7 天更换一次	2B 期溃疡（即皮肤撕裂/擦伤）/无渗出/伤口床清洁 目的 促进愈合和防止进一步的损伤	1. 用“备皮器”或酒精准备擦伤口周围的皮肤，使其干燥。 2. 去除纸质支撑，应用敷料。 3. 用“备皮器”或胶带擦边缘。
	生理盐水 **WET-TO-DRY** 经常更换	2/3/4 期溃疡（即清洁、蜕皮、坏死伤口床）/中度至无渗液 **目的　清除坏死组织**	1. 用生理盐水湿润纱布并绞干。 2. 打开纱布并将之置于伤口床，所有表面都要接触到。 3. 用另一块纱布和腹部衬垫覆盖。 4. 用纸质/透明胶带固定。
		药膏/粉剂	
	清创膏 **Santyl/Elase/Silvadene** 每日更换一次	3/4 期溃疡（即伤口伴有蜕皮、坏死组织或焦痂）/中度至无渗液 **目的　液化无活性的组织**	1. 在伤口周围皮肤涂上薄层护肤膏。 2. 在伤口床上应用清创膏。 3. 用 4×4 纱布敷料覆盖。 4. 用纸质/透明胶带固定。

图 20-11　**伤口和皮肤护理说明（Courtesy of Northeast Health Samaritan Hospital, Acute Care Division, Tony, NY.）**

	水凝胶 **Restore/Solosite/Tegagel** 每日更换一次	3 期溃疡（即磨损/压力性溃疡）/无渗液/伤口床清洁 **目的　维持伤口床湿润**	1. 测量____汤勺凝胶。 2. 置于伤口床，填充全部"死腔"。 3. 用 4×4 纱布敷料覆盖。 4. 用纸质/透明胶带固定。
	HYDROPHILIC 油膏 **Dermagran-B** 每日更换一次	3/4 期溃疡（即糖尿病溃疡）/无渗液/清洁伤口床 **目的　提供局部营养（锌）和维持伤口床湿润**	1. 测量____汤勺凝胶。 2. 置于伤口床，填充全部"死腔"。 3. 用 4×4 纱布敷料覆盖。 4. 用纸质/透明胶带固定。
	HYDROPHILIC 粉剂 **Multidex/Chronicure** 每日更换一次	3/4 期溃疡（即足部、压迫性或血管溃疡）/无至中度渗液/清洁，蜕皮伤口 **目的　吸收渗液，清洁并维持伤口床的湿润**	1. 在伤口床上撒薄层粉剂。 2. 用 4×4 纱布敷料覆盖。 3. 用纸质/透明胶带固定。
装置			
	气垫	压迫性溃疡 **目的　缓解/减少骨性突出引起的压力**	所有时间都要在床上维持
	座椅气垫		所有时间都要在座椅上维持
	足部软靴		所有时间都要在足部/下肢维持
其他皮肤护理的说明			
如果有疑问致电：			电话：

图 20-11 续

伤口处理

肿瘤患者可能经历与其疾病或治疗相关的皮肤完整性的破坏。在凯利小姐的例子中皮肤完整性的改变可能是乳腺癌累及胸壁所至。乳腺肿瘤常常具有丰富的血管，如果表面破损就很容易出血。化疗相关性血细胞计数的减少，尤其是白细胞和血小板，可能导致如出血或感染等并发症。肿瘤还经常会坏死并有不同程度的恶臭渗液。因此，局部伤口的护理需要维持湿润环境、辅助清创、促进上皮再生以及增加舒适度等辅助方法。必须进行能够控制渗出和气味、最大限度地减少敷料更换频率以及无创地去除敷料的护理。

伤口护理中改进模型的应用

如前所述，凯利小姐有转移性的乳腺癌、右乳肿瘤和右上肢淋巴水肿。右乳的组织基本上被肿瘤所取代，而且表面的皮肤已经被侵蚀，产生了渗液、出血、恶臭并坏死的伤口。临床肿瘤专家建议全身性化疗以减少乳腺肿瘤的大小并治疗转移性疾病。这种化疗潜在的不良反应包括全血细胞计数的减少，伴有感染和出血的危险以及脱发、恶心、呕吐、神经病、心脏毒性和肌肉与关节痛。这些不良反应凯利小姐及其兄弟已知晓。已经置入一个 Infusaport 导管作为静脉通道，并且已经开始了化疗。化疗相关的全血细胞减少的确发生了，并且导致了乳腺伤口的间断出血，这使得凯利小姐的护理变得复杂。

我们从这三个问题开始：

1. *我们想努力完成什么？* 我们的目的是防止伤口感染和出血，并控制气味和渗出。我们会努力促进上皮再生，如果可能的话增加舒适度以及保留凯利小姐对自己躯体形象的感觉。

2. *我们如何得知一种变化改进了原有的方法？* 伤口的大小会减小，伤口出血会降至最小或消失，不会有伤口感染的体征。

3. *我们能做出什么样的变化以改进原有的方法？* 我们会就伤口护理的推荐意见咨询急救护理医生，召开一个多学科的护理会议以协调伤口护理的策略。凯利小姐右乳伤口的护理可以由熟悉这位患者的护理人员协助。急救护理医生可以开始在保证持续性、最理想的伤口护理以及防止并发症的基础上进行敷料更换。

PDSA 循环的执行

基于我们对上述三个问题的回答，我们开始 PDSA 循环如下：

策划阶段

护理人员和急救护理医生检查右乳的伤口。基于这个检查，急救护理医生推荐应用水凝胶纱布，每日更换两次的方案。急救护理医生向工作人员和患者解释应用水凝胶纱布可以维持一个湿润的环境，易于限制伤口并减轻疼痛。去除下层的敷料会比较容易，因为伤口表面湿润不会黏附。水凝胶同样会通过软化坏死组织提供一些自发的清创（Bates-Jensen，1998）。如果有大量的疏松坏死组织，就应该考虑通过清创术去除坏死组织。任何清创术都应由急救护理医生或医生来施行。此外，医生下了医嘱将抗生素喷雾液用于纱布上以减轻恶臭。应用丝网将敷料固定在患者躯干上以减少黏附在患者皮肤上的胶带。

执行阶段

护士执行全体通过的护理计划。急救护理医生每周帮助更换敷料两到三次并与其他人员沟通。严密监测凯利小姐的血小板水平，血小板水平不在低的时候实施清创术。如果更换敷料时发生出血，告知护理人员不要直接在伤口处加压，而是用一块干纱布置于出血点旁边直至出血停止。

学习阶段

执行被提议的护理计划八周以后，患者进行了三个周期的化疗。在此时间，患者接受了抗生素和集落细胞刺激因子（CSFs）的治疗以维持白细胞计数和减少感染的风险。局部的抗生素喷雾剂对清除伤口异味是有效的。乳腺的伤口的大小明显减小，原伤口的 90% 被上皮组织覆盖。余下的创面清洁，仅伴有极少的血浆渗出，患者感到舒适多了。

行动阶段

由于乳腺伤口逐渐治愈，被停止应用水凝胶了。急救护理医生与护理人员一起继续监测乳腺的伤口。一个应用不同种类的敷料的修改方案被执行了。工作人员同意继续应用 PDSA 循环，直到伤口痊愈。

重要概念

- 循证实践（EBP）指的是一种方法，它利用现有的研究发现指导提供优质、经济护理的适宜策略的发展。
- 预后研究提供有关利益、风险和治疗结果的证据，这样每个个体都可以做出能够改善其生活质量的考虑周全的决定和选择。
- 美国护理协会一直是预后研究的积极拥护者，并且已经制定了一个急救护理背景下的护理汇报表，此表列出了以患者为中心的预后、护理结构以及护理过程的指标。

- 基于循证实践的指导纲要能够帮助护士指导护理，但不能替代手把手提供患者护理的学习。
- 科罗拉多大学医院模型是多学科循证实践的例子，它利用不同的信息来源来改变或支持你的实践。
- 改进模型能够被应用于一个系统或一个个体。
- 患者护理的改进必须基于已经建立的或被应用的知识。
- 循证实践的基础是知晓为什么你在做你正在做的事。

关键术语

基准化（benchmarking）

循证实践（evidence-based practice）

循证护理实践（evidence-based nursing practice）

实践指南（practice guideline）

复习题

1. 为了有效地参与循证护理实践的应用，护士必须
   A. 参与实践准则的建立、应用以及评估
   B. 阅读并分析调查研究的结果
   C. 将她们自己置于每天的患者护理及护理实践中
   D. 以上都对
2. 为什么对护士而言识别及评价以患者为中心的预后指标，如那些包括在美国护理协会护理汇报表中的指标十分重要
   A. 为了在每天的实践中获得安全、优质、经济的患者护理

B. 为了认识到个人护理实践的风格直接影响患者的康复率
C. 为了防止产生不必要的并发症和损伤
D. 以上都对

3. 下面哪些是国家循证实践准则的例子
A. 有关如何向护理组供给成员的医院政策
B. 医疗服务研究和质量局压迫性溃疡处理准则
C. 有关如何置入导管的医院程序
D. JCAHO 鉴定合格的标准

课后练习

1. 回顾列于本章中的美国护理协会护理汇报卡中以患者为中心的预后预测因子。选择其中之一并回顾一个与之相关的调查研究，或讨论应用循证实践以改善预后的临床实践文章。
2. 科罗拉多大学医院模型是一个循证实践的多学科实践模型的例子。这一模型展示了思考有关你如何应用不同的信息来源以更改或支持你实践的框架。从你的临床实践中选择一个场景并应用这一模型。例如，如果你护理一位老年患者，因在家中摔倒而导致臀部骨折，你会回顾怎样的标准化资料将此患者的住院时间和其他臀部骨折患者的住院时间相比较？你会应用怎样的护理标准？这些标准是学院特异性的还是和组织外的特异准则相一致？
3. 另一个能获得改善的是改进模型。依据你所读到的，思考这三个问题：
A. 我们想努力完成什么？
B. 我们如何得知一种变化是改进了原有的方法？
C. 我们能做出什么样的变化以改进原有的方法？
将 PDSA 循环应用于一种青少年因恶化性哮喘经常反复住院的情景。

浏览网站

- 卫生保健机构的网站。
  卫生服务研究和质量局（AHRQ），以前名称为卫生保健政策和研究机构（AHCPR）。有临床信息的索引页，该页列举了如中风患者的吞咽异常、稳定性心绞痛的疗效评估、机构认可的各种规范（如癌性疼痛、心脏康复、压迫性溃疡等）等专题。*http://www.ahrq.gov*
- 如果有兴趣阅读有关循证实践的文章，查阅以下网站：*http://www.evidence.org/lpBinCE/pext.dll?f=template&fn=main-h.htm&2.0*
- 联合委员会的疼痛标准张贴于：*http://www.jcaho.org/standards_frm.html*（2002-3-2）。有关疼痛标准的问题可以在 JCAHO（630）792-5000 的标准解释单元得到指导。
- 浏览*http://www.nursingworld.org/nidsec/index.htm* 网页，你能发现有关护理信息和资料选择评估中心。注意列有美国护理协会识别分类系统。

参考文献

Agency for Health Care Policy and Research. (1992a). *Acute pain management: Operative or medical procedures and trauma* (Clinical Practice Guideline, Pub. No. 92-0032). Rockville, MD: Author.

Agency for Health Care Policy and Research. (1992b). *Pressure ulcers in adults: Prediction and prevention* (Clinical Practice Guideline, Pub. No. 92-0047). Rockville, MD: Author.

Agency for Health Care Policy and Research. (1994a). *Management of cancer pain* (Clinical Practice Guideline Pub. No. 94-0592). Rockville, MD: Author.

Agency for Health Care Policy and Research. (1994b). *Treatment of pressure ulcers* (Clinical Practice Guideline, Pub. No. 95-0652). Rockville, MD: Author.

American Nurses Association. (1980). *Social policy statement*. Washington, DC: American Nursing Publishing.

American Nurses Association. (1995). *Nursing report card for acute care settings*. Washington, DC: American Nurses Publishing.

American Pain Society, Quality of Care Committee. (1995). Quality improvement guidelines for the treatment of acute pain and cancer pain. *Journal of the American Medical Association 23,* 1874–1880.

Bates-Jensen, B. M. (1998). Management of necrotic tissue. In C. Sussman & B. M. Bates-Jensen (Eds.), *Wound care: A collaborative practice manual for physical therapists and nurses* (pp. 139–158). Gaithersburg, MD: Aspen.

Bellack, J. P., & O'Neil, E. H. (2000). Recreating nursing practice for a new century: Recommendations and implications of the Pew Health Professions Commission's final report. *Nursing Health Care Perspective, 21*(1), 14–21.

Benner, P. E., Hooper-Kyriakidis, P., Hooper, P. L., Stannard, D., & Eoyang, T., (1998). *Clinical wisdom and interventions in critical care: A thinking-in-action approach.* Philadelphia: Saunders.

Bergstrom, N., Braden, B. J., Kemp, M., Champagne, M., & Ruby, E. (1998). Predicting pressure ulcer risk: A multisite study of the predictive validity of the Braden Scale. *Nursing Research 47,* 261–269.

Bergstrom, N., Braden, B. J., Laguzza, A., & Holman, V. (1987). The Braden Scale for Predicting Pressure Sore Risk. *Nursing Research 36*(4), 205–210.

Berry, P. H., & Dahl, J. L. (2000). The new JCAHO pain standards: Implications for pain management nurses. *Pain Management Nursing, 1,* 3–12.

Bryant, L. (1998). The ontology of the discipline of nursing. *Nursing Science Quarterly, 11,* 145–146.

Camp, R. (1994). Benchmarking applied to healthcare. *The Joint Commission on Quality Improvement 20,* 229–238.

Clancy, C., & Eisenberg, J. (1998). Outcomes research: Measure the end results of health care. *Science, 282,* 245–246.

Goode, C. J., & Piedalue, F. (1999). Evidence-based clinical practice. *Journal of Nursing Administration, 29,* 15–21.

Goode, C. J., Tanaka, D. J., Krugman, M., O'Connor, P. A., Bailey, C., Deutchman, M., & Stolpman, N. M. (2000). Outcomes from use of an evidence-based practice guideline. *Nursing Economic$, 18,* 202–207.

Ingersoll, G. L. (2000). Evidence-based nursing: What it is and what it isn't. *Nursing Outlook, 48,* 151–152.

Jadlos, M. A., Kelman, G. B., Marra, K., & Lanoue, A. (1996). A pain management documentation tool. *Oncology Nursing Forum, 23,* 1451 1454.

Joint Commission on Accreditation of Healthcare Organizations. (1999). *Performance measurement.* Retrieved March 4, 2002, from http://www.jcaho.org/oryx_frm.html

Joint Commission on Accreditation of Healthcare Organizations. (1999). *Comprehensive Accreditation Manual for Hospitals: The Official Handbook (CAMH),* PE-8.

Kane, R. L. (1997). *Understanding health care outcomes research.* (1st ed.). Gaithersburg, MD: Aspen.

Langley, G. J., Nolan, K. M., Nolan, T. W., Norman, C. L., & Provost, L. P. (1996). *The improvement guide: A practical approach to enhancing organizational performance.* San Francisco: Jossey-Bass.

Phillips, T. J. (1997). Cost effectiveness in wound care. In D. Krasner & D. Kane, (Eds.), *Chronic wound care: A clinical source book for healthcare professionals* (pp. 369–372). Wayne, PA: Health Management Publications.

Sackett, D. L., Rosenberg, W. M., Gray, J. A., Haynes, R. B., & Richardson, W. S. (1996). Evidence based medicine: What it is and what it isn't. *British Medical Journal, 312*(7023), 71–72.

SUPPORT Study Principle Investigators. (1995). A controlled trial to improve care for seriously ill hospitalized patients: A study to understand prognoses and preferences for outcomes and risks of treatments (SUPPORT). *Journal of the American Medical Association, 274,* 1591–1598.

推荐读物

Agency for Health Care Policy and Research. (1999, July 13). *Clinical information: Clinical practice guidelines online.* Retrieved January 30, 2002, from http://www.ahcpr.gov/clinic.

Hess, C. T. (1998). *Nurse's clinical guide: Wound care.* Springhouse, PA: Springhouse.

Krasner, D., & Kane, D. (Eds.). (1997). *Chronic wound care: A clinical source book for healthcare professionals.* Wayne, PA: Health Management Publications.

Morison, M., Moffatt, C., Bridel-Nixon, J., & Bale, S. (1997). *Nursing management of chronic wounds.* London: Mosby.

Sussman, C., & Bates-Jensen, B. M. (Eds.). (1998). *Wound care: A collaborative practice manual for physical therapists and nurses.* Gaithersburg, MD: Aspen.

第21章

决策

沙伦·小斯托茨尔（Sharon Little-Stoetzel）
注册护士，硕士学位

可靠的判断力和洞察力是预言家的法宝
——欧里庇得斯（Euripides）

学习目标

完成本章内容的学习后，应该能够：

1. 在临床工作中应用有效的决策，结合应用批判性思维与问题解决。
2. 使用各种技术促进群体决策。
3. 作为适宜的手段，在决策过程中应用技术。
4. 在患者决策过程中检查护士的作用。
5. 检查改进决策和树立自信心的各种策略。

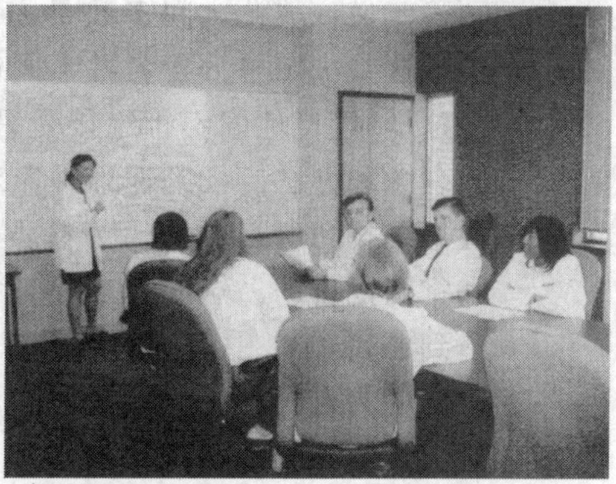

你是急诊科的一名正式护士，刚刚参加完病房会议回来。在会议上，护士长报告了去年患者的满意度调查结果。患者满意度在逐渐下降，过去的3个月只有20%的患者是满意的。护士长选择了一个专门工作小组调查解决这个问题的办法，并指定你为组长。调查结果证实了造成这些不满意的部分原因：就诊等待时间过长，对于要做的各项化验和检查步骤没有说明和非人性化服务。

特别工作组第一步应该做什么？

决策过程可以帮助小组解决问题吗？

卫生保健环境的快速变化已经使护士的决策作用变得越来越重要。因为卫生保健市场具有较高的竞争性，护士决策对于医疗机构的生存是关键性的。除此之外，预算短缺需要护士长们和职员在较少的资金条件下做更多的事情。随着患者病情加重，护理更为复杂。在患者从急症监护部门较早地出院时，必须及时做出关于治疗的有效决定。

在决策和解决问题过程中，批判性思维是基本的。皮尤卫生专业委员会断言，护士必须“证明具有批判性思维，反省和解决问题的各种技能”，努力成为21世纪得力的从业人员（Bellack & O’Neil，2000）。这一章将探讨决策过程和其与批判性思维及问题解决过程的关系。展示临床决策模式和管理决定的应用。这一章将检查集体决策的一些优点和限制以及决策中的技术应用。

最后讨论在患者决策过程中护士的作用以及促进决策过程的各种策略。

批判性思维

作为一个批判性思想家的意义是什么？保罗（Paul）（1992）认为批判性思维是“对考虑有效性思维的思考”。保罗迅速指出了许多有关批判性思维的精确定义，彼此之间多数是一致的。一个好的批判性思想家可以从各个方面检查这些决定并分析各种不同观点。一个好的批判性思想家并不说，“我们总是这样做”，他们不拒绝接受另外的方法。批判性思想家在决策时，产生崭新的理念和办法。批判性思想家对于做出的最佳决定会问“为什么”。培养批判性思维技巧所必要的 4 个基本技能是批判性阅读，批判性聆听，批判性写作和批判性言词。这些技巧是建立和使用思考进行决策的部分过程。通过能够达到在表 21-1 中显示的通用智力标准的程度来评价这 4 个方面的能力。

因为在护理工作中开始应用批判性思维，当阅读教科书，听讲座，书写论文，回答测试题或口头讲述观点时使用这些通用智力标准。自问这些观点是否清晰或不清楚，特殊的还是模糊不清，正确或不正确等等。随着时间的延长，你的批判性思维技巧将会增强。

反射性思维

皮苏特（Pesut）和赫尔曼（Herman）（1999）将**反射性思维（reflective thinking）**解释为当我们执行一项任务或对一种特殊情况做出决策时，对自己的反思。我们具有两种自我，实际的自我和反射的自我。反射自我是以产生的实际情况检查实际自我。

表 21-1　通用智力标准图谱

清楚	不清楚
精确	不精确
有特点	模糊
正确	不正确
相关性	无关
一致	不一致
合乎逻辑	无逻辑性
深度	肤浅
完整	不完整
重要	不重要
足够	不足够
公平	不公平

编译自　The Foundation for Critical Thinking，Dillon，CA，*http://criticalthinking.org/university/unistan.html.*

实地采访

我们发现在我们部门不得不增加新毕业护士的培训内容，因为我们必须帮助她们培养实施优先策略的能力以及提供决策技能。

玛丽·A·欧谢伊（Mary A. O'shea）

注册护士，护理专业硕士，主管护师

反射性自我是作为旁观者，为各种活动提供建议。要成为一个好的批判性思想家，必须进行反射性思考。在决策之后对一种情况或问题做出的反射使人可以对决定进行评价。护理教师借助于临床杂志可以帮助学生成为很好的反射性思考者。利用杂志可以帮助学生们对临床活动做出反射，从而改进她们的临床决策能力。

问题的解决

问题的解决（problem solving）是一种积极过程，是以问题开始和以解决办法结束的过程。莱斯托蒂（LeStorti）等（1990）对问题的定义是实际状况与理想状况之间的差异。问题的解决过程包括以下 5 个步骤：识别问题；收集和分析资料；产生可供选择的手段并选择一种措施；这种措施的实施；措施的评价。

注意与评估，诊断，转归的鉴定，计划，实施和评价护理程序的相似性。护理程序是应用于患者或问题，而问题的解决程序可以应用于任何类型的问题。

决策

在日常工作中，护士为患者的护理做出决策。随着在临床工作中护士的经验逐渐地丰富，决策已成为有些自觉的行为，但许多决策仍然存在着复杂性。休伯（Huber）（2000）将**决策**（decision making）定义为从各种办法中做出选择和实施的一种展示行为，可以是针对急需或非急于解决问题的结果。决策与问题的解决都应用到批判性思维。表 21-2 对决策和批判性思维进行了评论。

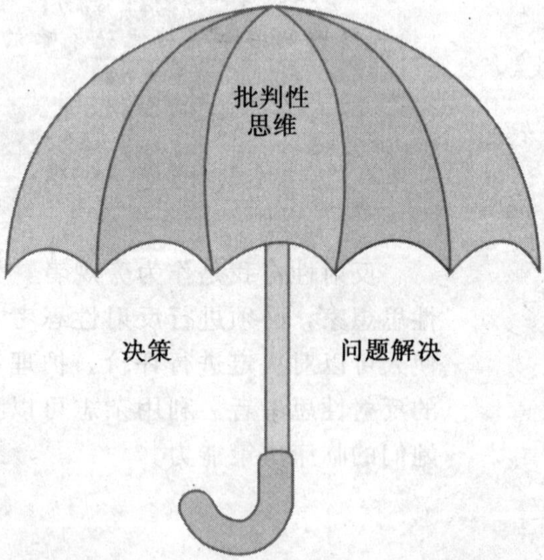

图 21-1　在问题解决和决策中应用批判性思维

表 21-2 决策与批判性思维的评价

决策	决策是指在众多方法中选择与实施的过程。可以与问题有关或无关。
批判性思维	批判性思维是分析一个人的思维方式。应该包括了问题的解决和决策的所有步骤。

实地采访

患者看起来不太好。我决定早采取行动，及时为患者开辟了两条静脉通路。患者 2 小时后被挽救了，当时正需要这些静脉通路，我觉得我的决定不错。

赛博·邦茨 (Cberyl Buntz)

注册护士，新毕业生

图 21-1 强调了在问题解决和决策过程中应用批判性思维这样一个实际情况。

尽管在不同的情况下决定是不一样的，决策过程可以应用于各种情况。决策过程与问题的解决过程是类似的。在决策过程中也有 5 个步骤。步骤 1，识别一种决定的需要。步骤 2，确定目标和结果。步骤 3，确定各种可选择性的办法或措施，以及每种措施的益处和后果。步骤 4，对实施哪一种措施做出决定。步骤 5，对措施进行评价。

在以下的临床应用中，将决策过程进行实际应用。

临床应用

你是一名值夜班的护士，负责护理辛塔斯先生。早晨辛塔斯先生将接受永久性起搏器置入术，来替换目前仍然工作的临时起搏器。医院的政策规定除非病情严重，探视者不能在患者病房中过夜。辛塔斯先生和夫人一致要求辛塔斯夫人坐在一个椅子上整夜陪护辛塔斯先生，因为两个人都对下一步的手术焦虑不安。

应用决策和问题的解决技巧帮助你决定怎么做。

- 步骤 1：识别对一个决定的需要。是否应该让辛塔斯夫人留下过夜？考虑所有资料（医院的政策，患者的各种希望，焦虑水平等）。

- 步骤 2：确定结果。目标是什么？需要考虑的问题包括以下内容：能否将其作为医院政策的一个例外？是否可以减轻辛塔斯先生的焦虑不安？辛塔斯先生的焦虑水平将会对手术的后果产生不好的影响吗？辛塔斯先生和夫人是否能满意。
- 步骤 3：确定所有可选择性措施，益处和各种后果。如果强行执行医院的政策，益处是所有患者将会是一视同仁，书面规定也支持这样的决定。结果辛塔斯先生焦虑水平将会加重，有可能会对手术产生不好的影响，辛塔斯先生和夫人可能会不赞成这个医疗中心。另一个办法就是允许辛塔斯夫人留下来过夜，益处是辛塔斯先生的焦虑水平将会减轻，两个人将会是满意的消费者。有这个先例的后果可能会使医院的政策难以实施。
- 步骤 4：做出决定。确定两种可选择性措施，益处和各种后果。然后实施决定。
- 步骤 5：决定的评价。达到的目标是什么？

新毕业护士从他们职业旅程一开始就面对着对患者护理的决策负责。对于新参加岗位的护士，问题比答案要多。休斯顿（Huston）和马奎斯（Marquis）(1995）建议当护士面临一项困难的临床决定时，应尽早向其他人咨询。这些人包括病房的其他注册护士或病房管理人员。根据情况，要承认人们所具有的一定价值的认识和直觉。个人经验越丰富越应相信个人的决策。

管理应用

护士长有时面对一些复杂的决定。这些决定常常与预算有关，在目前的卫生保健形势下要求节省开支但要保证质量。约束一名雇员也会产生一些复杂的问题，管理者作决定必须要考虑到雇员的未来。一种决策表格可能有助于区分在不同情况下的各种因素。图 21-2 说明了一个决策表格的应用，要求管理人员减少 2 个全职人数（full-time equivalents；FTFs)，来减少她们的职工总数。这个标准在此例子中是比较有用的，可以看到各种因素，例如节省成本，对剩余职工工作满意度的影响，对患者满意度的影响等。在建立标准时管理人员需要确定优先策略。

当护士在两个选择之间做出决定时，决策标准也是有用的。图 21-3 是一个护士在医院 A 和医院 B 之间做出选择时使用决策表格的例子。

项目评价和技术分析可用于确定决策时间。

降低办法	成本节省量	岗位满意度的影响	对患者满意度的影响
停止两名最年长全日雇员工作	$93,500	明显降低	明显降低
停止两名最近雇的全日制工工作	$63,200	明显降低	中度降低
减少人员	$78,000	轻度降低	轻度降低

图 21-2　决策表格举例

因素	重要性评分（满分 10）	可能性评分（满分 10）	危险性（分数相乘）
如果在 A 医院工作			
学习经验	10	10	100
好的教师帮助	8	8	64
奖学金	6	6	36
成长潜能	8	8	64
位置好	10	10	100
总分			364
如果在 B 医院工作			
学习经验	8	8	64
好的教师帮助	7	7	49
奖学金	8	8	64
成长潜能	9	9	81
位置好	6	6	36
总分			294

图 21-3　决策表格权衡选择举例

流程图提供了完成一项计划所做的任务顺序的可视性图片。琼斯（Jones）和贝克（Beck）（1996）列举了一个描述病例管理计划的项目评价与技术分析例子（见图 21-4）。图示了用于完成计划所用的时间量和完成计划的各个事件顺序。项目评价与技术分析的优点是参与者能够看到计划的完成过程，包括自始至终所花费的决策时间。

14-A.

负责护理工作的副校长计划改变所有病房，包括进行病历管理。她认为这项工作可以在一年半完成，为了达到这个目标，将会出现以下的种种活动和事件。

活动标识符号	活动说明	前身
A.	组织一个多学科顾问团	没有
B.	赞成各种定义	A
C.	通报小组委员会成员	B
D.	书写各种岗位说明	C
E.	宣传征集病历管理者候选人	D
F.	分析候选者的资格	E
G.	选择病历管理者候选人	F
H.	分析患者图表	没有
I.	书写患者护理计划图	H
J.	病历管理者面试	没有
K.	培训病历管理者	J
L.	培训病房和医院的职员	K
M.	应用病历管理程序	L

各种事件

1.	计划的开始
2.	多学科委员会会议
3.	小组委员会的组成
4.	小组委员会有关岗位的说明会
5.	小组委员会有关患者护理的示意图会议
6.	病历管理者候选人面试
7.	候选人受聘
8.	小组委员会的患者护理示意图会议定稿
9.	培训开始
10.	实施开始
11.	评价计划

预算　　　　**时间计算**

活动	持续时间
A	0.5 个月
B	1 个月
C	0.5 个月
D	1 个月
E	1 个月
F	2 个月
G	1 个月
H	1 个月
I	2 个月
J	1 个月
K&L	1 个月
M	3 个月

图 21-4　实施与病历管理的关键步骤有关的项目评价与技术分析图表

14-B.

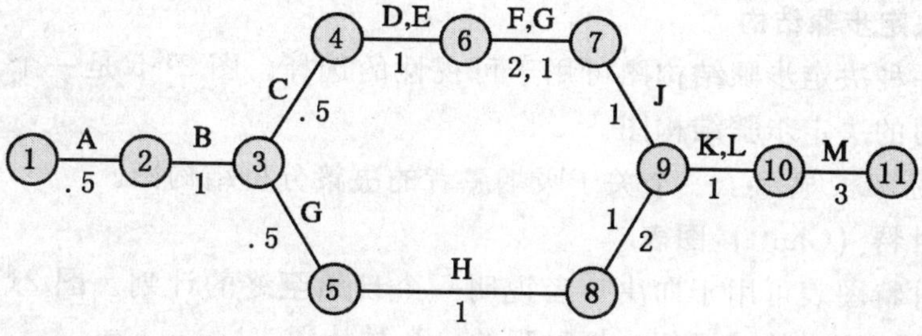

图21-4续

批判性思维

你现在是一名新上任2个月的护士长。正在做一份假日值班计划，病房秘书和最年长职员找到你申请圣诞节和新年两个节日都休息，因为他们要外出。你提醒她们医院的政策不允许职员连续休息两个假日。秘书告诉你以前的护士长总是同意她们的请求，她已经买了飞机票。在这种情况下，应用决策步骤。

实地采访

我常常发现做出有关纪律方面的决定是最困难的。但是当我应用决策模式时，它可以帮助我做出最好的决定。决策过程中的目标常常是可以更多地帮助护士防止出现更严重的纪律问题，使她们从中学习很多东西。

凯瑟琳·泰勒（Kathleen Taylor）

注册护士，硕士学位，急救护理注册护士，护士长

批判性思维

你在为一家家庭护理机构工作，那里有17名注册护士。因为机构的人员增加，对人员配置和工作安排有一些担心。护士长说，在雇佣更多的职员之前随时待命和加班的需求将会不断增加。护士长交给所有人员任务，让他们找到能够为患者提供服务人员的最好配置方法。

应用最好的集体决策策略是什么？集体首先应该做什么？

决定步骤结构

一种决定步骤结构图可用于可视性的选择。图 21-5 是一个选择是否回学校学习的决定步骤结构图。

图 21-6 显示了一个关于吸烟患者的决策分析结构图。

甘特（Gantt）图表

甘特图表可用于向决策者说明一个自始至终的计划。图 21-7 说明了用于显示护理病房的试运行计划过程的一个甘特图表。

集体决策

某些情况需要集体做决定。弗鲁曼（Vroom）和耶顿（Yetton）（1973）明确提出管理者在独自做出决定之前应该自问。有时由集体做出决定要比个人做决定更合适。一个好的管理者因情况各异采用由集体或个人做出的决策方式。表 21-3 显示的 8 个问题可以帮助管理者决定应用哪种方式。

目前的领导和管理风格包括在决策过程中最容易受到决定影响的人们。影响患者护理的决定应该由实施这些决定的人们完成。

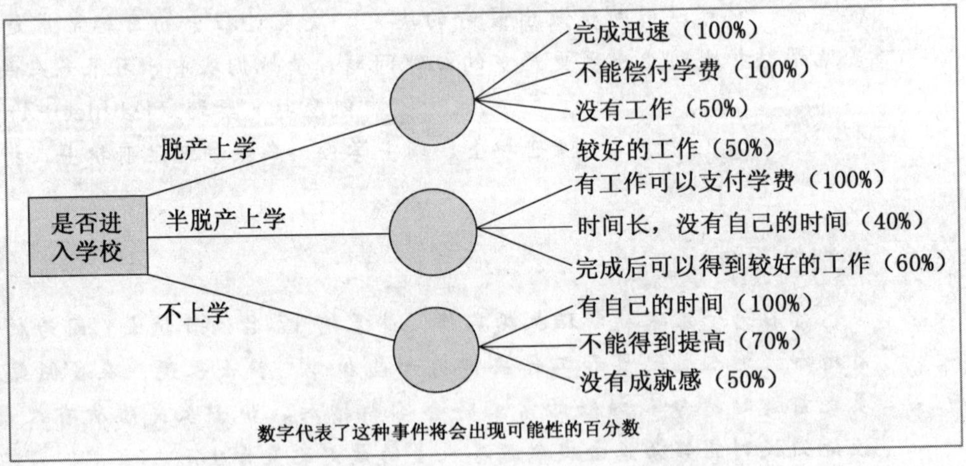

图 21-5　显示选择是否回学校读书的决定步骤结构图

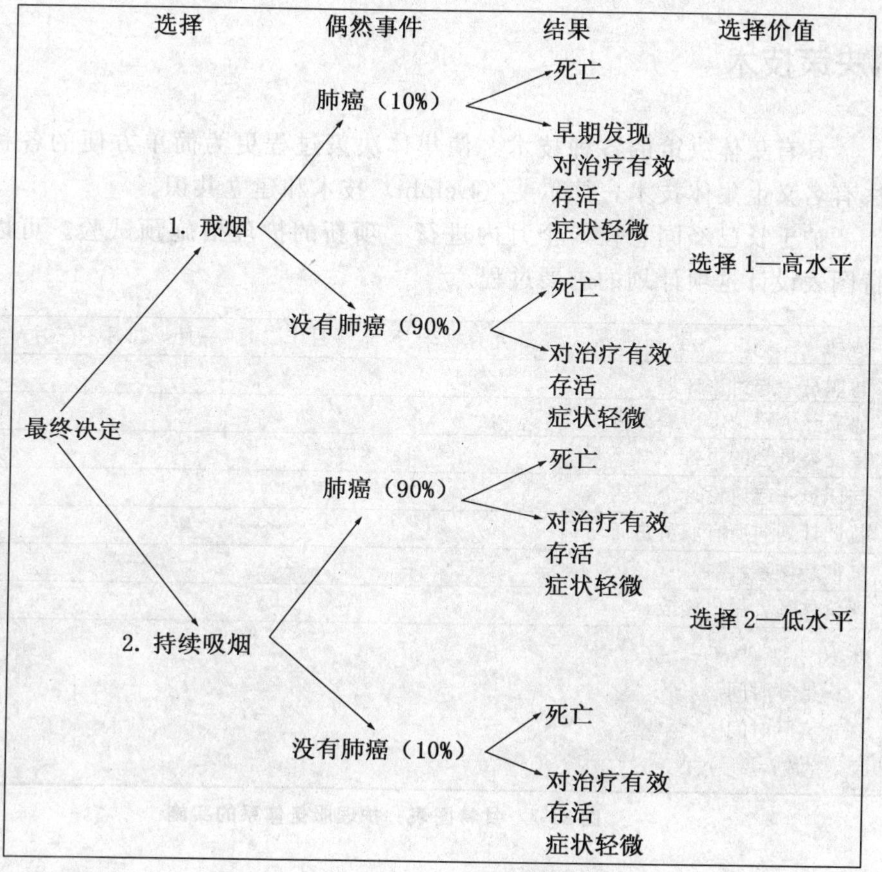

图 21-6　吸烟患者决策步骤结构图

集体的有效作用主要有赖于所有成员。在选择参与者时，小组的规模和小组成员的个性是重要的考虑内容。通过集体可以产生更多的想法，因此可以有更多的选择，这可以增加产生高质量结果的可能。由集体做决定的另外一个优点是集体参与决策过程，就更容易接受这个决定。除此之外，小组还可以作为交流的媒体。

集体决策的主要缺点就是花费时间。没有有力的领导，集体决策可能会浪费时间并且毫无结果。由集体决策可能浪费并且还可以导致冲突。小组中可以有一个人占主导，否则将会成为对论点进行争斗的战场，表 21-4 显示了集体决策的各种优缺点。

集体决策技术

具有集体决策的各种技术。使集体决策过程更为简单方便的各种不同方法有名义上集体技术，德尔斐（Delphi）技术和建立共识。

护士长已经同意在 6 个月内进行一项新的护理措施预试验。可以使用甘特图表设计这项计划的进展过程。

活动	九月	十月	十一月	十二月	一月	二月	三月	四月	五月
与职员一起讨论计划	……X								
成立一个特别工作委员会	……	X							
接受委员会的报告			X……						
与职员一起讨论这个报告			……X						
就此计划向所有职员进行培训				……	_X				
贯彻新体系						……	——	——	——
评价体系，做出修改							……	——	X

标识

……推荐时间

——实际时间

X　完成

图 21-7　甘特图表：护理服务体系的实施

表 21-3　个体与集体决策问题

1. 管理者是否具有所需的所有信息？
2. 下属们是否为做出最好的决定提供了一些补充信息？
3. 管理者是否具有为了做出最佳决定获取足够信息的所有可利用资源？
4. 在开始实施之前团队接受这些决定是否十分关键？
5. 团队是否接受由我做出的这个决定？
6. 选定的行动步骤是否对机构很重要？
7. 在分析这个决定时，团队是否考虑了机构的首要利益？
8. 这种决定是否将造成团队中的异常纠纷？

编自*Leadership and Decision-Making*（pp. 21-30），by V. Vroom and P. Yetton，1973，Pittsburgh，PA：University of Pittsburgh Press.

表 21-4　集体决策的优缺点

优点	缺点
● 分享信息容易，并且花费低	● 个人见解受到影响
● 面对面交流的机会	● 个性化特征被淡化
● 与社会组织建立联系的机会	● 正式与非正式角色，不同等级的身份立场
● 提高凝聚力和忠诚意识	
● 可接触到较大的资源	● 培养了依赖性
● 建设性问题解决讨论会	● 消耗时间
● 援助小组	● 分享个人信息所分配的时间不均
● 易于培养团队精神	● 存在非功能性角色
● 提高问题和解决的责任感	● 个性冲突

名义上的集体技术

名义上的集体技术是由德尔贝克·范德华（Delbecq Van de Ven）和伽司塔松（Gustafson）于 1971 创立的。名义上这个词是指这种技术的非语言性一面（Cawthorpe & Harris，1999）。第一步没有讨论，小组成员对小组领导提出的问题写出自己的各种观点和意见。第二步包括公布小组成员的观点和这些观点的各种优缺点，在一个翻动式告示板或图表中显示这些观点。第三步可以提供进行阐述和评价这些观点的讨论机会。第四步包括对观点的个人投票，赞成票最高的观点就是可以实施的办法。

德尔斐集体技术

德尔斐技术（Delphi technique）与名义技术不同，小组成员并不是面对面讨论。而是将调查表发给小组成员，征求他们的意见，并将意见进行总结，然后将总结结果分发给小组成员。进行多次这样的过程直至小组成员达成共识。这种技术的优点是参与的人员多，因此会产生更多的观点。

共识的实现

美国传统词典（The American Heritage Dictionary）（2000）将共识定义为“由整个小组取得的意见和立场，总体协定或协议”。一般的错误观点认为，共识是指每个人 100%同意这个决定。与这一错误理解相反，**共识（consensus）**是指不管所有小组成员是否完全同意，他们可以忍受和支持这个决定。这个策略对于小组是有益的，因为可以集体参与，并能够认识到每个成员需要对决定做出贡献（Sullivan & Decker，2001）。达成共识策略的缺点是决策需要的时间长。这个策略应该用于重要的决定，在此需要实施人员的有力支持。在以下情况下做出的决定，达成共识的决定会比较有效：所有小组成员将会受到此决定的影响；办法的实施需要小组成员之间的合作；决定是关键的，需要小组成员的承诺。虽然共识是最花费时间的策略，也有可能最令人满意。

文献应用

引言：Brooks，E. M.，& Thomas，S，(1997). The perception and judgment of senior baccalaureate student nurses in clinical decision making. *Advances in Nursing Science*，19 (3)，50-69.

讨论：此研究的一个目的是确定影响高年硕士学位毕业护士决策过程的各种因素。作者应用以金氏互感体系框架理论为基础的布鲁克斯个人内心意识理论。这一框架包括了作为护士患者关系部分的理解与判断。决定受到护理判断的影响，并依次受到价值和理解的影响。给 18 个高年级学士学位护理专业学生提供模拟临床实际情况的一种有组织的面试和书写的实例简述。在这个简述中叙述了一名因为摩托车意外而受伤的男子，在意外中他最好的朋友死了。这名受伤男子的家属不想将他朋友死亡的信息告诉他。在这个简要说明中，影响学生如何做出决策的第一个突出的内心特征是经验。经验被定义为工作经验，临床经验，个人经验或者缺乏经验。第二个突出的内心特征是学生的个人价值观和理念。例如，学生将会自问，“在这种情况下，我怎么办呢?”如果某人确信要讲真话，这时对于这名患者保守死亡的秘密将是十分困难的。

实践的含义：护士需要认识到人们是依据自身的内心感受做出决策。以前的经验和个人价值观影响个人的决策过程。作者做出结论，学生们需要做好了解自己的准备以及他们的经验和价值观将如何影响他们所做出的决定。

集体思考

集体思考与达成共识是两回事。在共识中，集体成员努力支持最后的决策，个人观点和意见是有价值的。在集体思考中，目标是使每个人 100%同意。集体思考不鼓励提问和不同的思维，其有碍于创造性，一般产生一种不太十分满意的决定。小组的凝聚力加强时，则增强集体思考的可能性。小组领导者的重要责任是能够识别集体思考的一些征象。正如贾尼斯（Janis）（引述于 Jarvis，1997）所描述的。一个征象就是小组成员产生一种刀枪不入的假象，确信他们没有错误。当小组十分强大，成员们认为他们是战无不胜的时候，比较容易产生这种结果。集体思考的第二个征象是产生一成不变的局外人。当小组成员依赖于陈腔滥调内容时发生，例如，对于各自的立场所有的民主党人都开明，所有的共和党人都墨守成规，对此提出异议的人们也是老一套。第三个征象是不管证据显示的结果怎样，小组成员之间相互鼓励他们对数据的理解和看法。旧的假设没有受到挑战，成员们忽视了那些他们所不懂的内容，更忽略了他们想要了解的东西。

避免集体思维的策略是指派小组成员发挥作用，让他们评价小组的决策发生过程。小组长应该鼓励所有成员独立思考，并讲述各自的看法。

小组长应该使小组有时间收集资料，并对已经收集的资料做出反应。管理者或小组长的基本责任就是防止集体思维的产生。

对于有效决策的种种限制

有效决策的障碍是什么？过去的经验，价值观，个人偏见，先入为主的概念均影响人们对问题和境域的看待方式。在决策过程中融入批判性思维有助于防止使这一过程走向歧途。哈蒙德（Hammond），基尼（Keeney）和雷法（Raiffa）（1998）指出了进行有效决策的一些缺陷，以下是这些可以避免的缺陷：

- 根据第一手资料做出决策。
- 满足于现状或不想搞乱局面。
- 做出决策来证实以前的决定是正当的，即使这些决定不再令人满意。
- 寻找证据证实这些决定而忽视那些相反的证据。
- 展示问题带有一种偏见或者最主要的质疑。

- 将一些不确定的可能性付诸于各种手段。

决策过程中应用技术

护士们使用技术作为决策的支持手段。临床决策与判断的最好发起者仍然是职业从业者。然而计算机技术对于管理人员维护信息系统具有许多用途(Tomey，2000)。患者分类系统，目录管理，职员配置，政策和程序的修改是计算机帮助管理人员追踪管理所需信息的部分例子。计算机软件可以用于临床从业者进行决策，应该在应用之前仔细鉴定这些软件。

文献应用

引言： Bucknall，T.，& Thomas，S.（1997). Nurses' reflections on problems associated with decision-making in critical care settings. *Journal of Advanced Nursing,* 25，229-237.

讨论： 一份问卷发给 230 名重症监护实习护士，收集她们在做临床决定中遇到问题的有关资料。缺少时间做出决定被认为是最常见的问题，另一个常见的问题是与治疗和技术变化相关的决策。护士们报告因为缺乏对现代知识的了解，她们对自己所做出的决定有些担心。其他决策问题包括护士和医生对晚期治疗的价值观不同，护士在决策上的自主决定权限，护士与住院医生之间的工作关系也是被提到的一个常见问题。

实践的含义： 认识到决策中的常见问题是防止问题再发的重要的第一步。寻找解决的各种办法，包括同事之间的合作，研究与待定问题有关的护理文献资料。

护士在患者决策中的作用

当今世界患者在治疗决策中起着越来越积极的作用。卫生保健消费者比以前更为有见识，有代价意识，也更为挑剔。护士必须懂得患者做出有关自己治疗决定的权利，并且必须帮助他们做决定。当患者是积极参与者时，对规定治疗的依从性更为可能。患者采取的方式能够最终促进并得到一种更为积极的结果。

改进决策的各种策略

轻松做出决定可以丰富人的经验。护士在职业生涯早期，在决策上常常犹豫不决，令人忧虑。阿尔法罗-勒菲弗（Alfaro-LeFevre）（1995）确定了几个策略，可以帮助增进批判性思维，反过来又可以帮助改进决策过程。你是否具有用于决策的所有信息？有时直到获得了足够信息在做决定可能是最好的方法。询问“为什么”，“还有什么”和“如果…会怎么样”等这样的问题可以帮助你做出最好的决定。当得到了更多的信息时，可以对决定做出修改，决定极少是一成不变的。另一个有助于改进决策的策略是预测各种问题和后果。例如，当邀请一位医师报告患者的病情变化时，护士希望了解有关患者生命体征和目前治疗的信息。

实施策略增进自我批判性思维的护士，也是一个好的决策者。做出好决定的基础来自于经验以及这些经验的学识。表 21-5 为学生们显示了一些在决策时考虑的额外线索。通过将具有后果较差的决策转变成增长学识的经验，护士们可以增强未来决策的本领。

表 21-5 做与不做决策的情况

做	不做
只做那些由你自己做出的决定。	做突然决定。
利用所有相关信息，对决定有关的问题做笔记，使观点清晰。	浪费时间，做不必要的决策。
写下问题的正反两个方面有助于阐明个人想法。	考虑对错之间的一种选择性决策，而不是多种方式的选择。
在工作中随时决策，而不是让其积累起来。	拖延对决策的考虑。
考虑那些由你的决定所影响的内容。	对一个决定后悔，其在当时是正确的。
自信。	总是按照事物的本来规律做出决定。

编译自 The Small Business Knowledge Base，1999. Retrieved February 19，2002，from *http://www. bizmove. com.*

案例分析 21-1

护士长为小组确定了一个问题：患者满意率低。患者对待诊时间长、缺少信息和职员的非人性化态度不满。小组如何解决这个问题？

重要概念

- 不断变化的卫生保健系统要求护士应该是有效的决策者。护士做出适当决策的能力将影响到雇主的生存能力。
- 批判性思维涉及到在面对各种问题时，从各个角度检查问题。应用通用智力标准将改进护士的批判性思维。
- 进行反射性思维可以帮助个体变成较好的批判性思想家。
- 问题的解决涉及 5 个步骤：(1) 确定问题，(2) 收集和分析数据，(3) 产生办法和选择行动，(4) 实施选择的行动，(5) 评价选择的行动。
- 在决策过程中，有 5 个水平：水平 1－确定一种决定的需要；水平 2－决定目标和后果；水平 3－确定办法和行动及其益处和后果；水平 4－

决定行动和实施；水平 5－评价行动。

- 当护士长需要区别在决策过程中围绕一种情况下的诸多因素时，使用决策表格可能有所帮助。
- 项目评估与评价技术模式可用于确定决策时间。
- 有时候由护士长做出个人决定，某些情况需要集体作决定。
- 共识是用于进行集体决策情况下的一种策略。
- 要想成为一名有效的决策者，必须确定和避免某些在决策过程中的陷阱。
- 在不允许个人显示创造力，表达问题的方法或从事各种思考情况下，产生集体思考。护士长必须能够确定集体思考的征象。
- 护士必须了解使患者具有为自己的治疗做决定的重要性。护士需要为患者提供信息，帮助他们探索所有可能的选择。
- 有许多可以改进决策过程的策略。获取所有信息，询问自己“为什么”和“如果…会怎么样”的问题，养成良好的问询习惯是有助于增强决策能力的一些策略。

关键术语

共识（consensus）
决策（decision making）
德尔斐技术（Delphi technique）
问题的解决（problem solving）
反射性思维（reflective thinking）

复习题

1. 对决策描述最好的是
   A. 用于解决一个问题的方法
   B. 用于在两者做出选择的方法

C. 用于对某种情况做出反映的方法
D. 用于产生想法
2. 以下哪个是对共识最好的描述
A. 小组中的每个人100%同意
B. 小组所有成员对选择的行动进行表决
C. 所有小组成员妥协
D. 一旦决策，每个小组成员全力支持这个决定
3. 以下哪个是集体思考的一种征象
A. 小组成员之间不断的争论
B. 小组成员不能做出决定
C. 小组成员成为一成不变的局外人
D. 小组成员具有一种共同的约定
4. 有时候决策困难是因为存在着围绕某些情况的多种因素。区分这些因素，护士长可以利用
A. 决策表格
B. 名义集体技术
C. 德尔斐集体技术
D. 共识策略

课后练习

1. 你是一家外科病房的护士长，有12张床。你的上司通知你为神经外科患者提供另外的12张床，并指定你为护士长。画一个项目评估与评价技术图表，说明为了完成项目所需的任务顺序。
2. 你的内外科病房新入院者的教育表格没有正确填写，或者没有按照时间顺序填写。在这种情况下，决定你自己的最好行动措施。然后进入小组争取为了采取最好的行动而达成共识。比较个人决策与集体决策之间的差别。关于达成共识你学到了哪些内容？
3. 确定一个你正在考虑的问题。使用下面的决策表格，对问题的解决办

法进行评估分析，考虑因素有成本、质量、重要性、位置和其他你认为比较重要的因素，按照1～3个等级进行考虑。

这个练习是否可以通过自己决定帮助思考？

	代价	质量	重要性	地点	其他
方法 A					
方法 B					
方法 C					

4. 确定目前卫生保健中的一个问题。应用在小组内问题解决步骤找出一种办法。应用名义集体技术和德尔斐技术。

浏览网站

- 利用这个网站中的特定情景，测验你在重症监护方面的批判性思维：*http://nursing.umaryland.edu/students/~jkohl/scenario/situatio.htm*
- 注意在批判性思维基金会中的一些一般性智力标准。*http://criticalthinking.org/university/unistan.html*
- 访问这些批判性思维网站：*http://www.criticalthinking.org* *http://www.insightassessment.com*
- 注意以下用于临床决策的网站，其中还包括了为临床决策提供的软件：*http://www.apache-msi.com/*
- 对网站中应用人工智能解决临床问题进行评价：*http://www.medg.lcs.mit.edu/*

参考文献

Alfaro-LeFevre, R. (1995). *Critical thinking in nursing*. Philadelphia: Saunders.

American Heritage Dictionary of the English Language (4th ed.). (2000). Boston, MA: Houghton Mifflin.

Bellack, J. P., & O'Neil, E. H. (2000). Recreating nursing practice for a new century: Recommendations and implications of the Pew Health Professions Commission's final report. *Nursing and Health Care Perspectives, 21*(1), 14–21.

Brooks, E. M., & Thomas, S. (1997). The perception and judgment of senior baccalaureate student nurses in clinical decision making. *Advances in Nursing Science, 19*(3), 50–69.

Bucknall, T., & Thomas, S. (1997). Nurses' reflections on problems associated with decision-making in critical care settings. *Journal of Advanced Nursing, 25*, 229–237.

Cawthorpe, D., & Harris, D. (1999). Nominal group technique: Assessing staff concerns. *Journal of Nursing Administration, 29*(7/8), 11, 18, 37, 42.

Hammond, J. S., Keeney, R. L., & Raiffa, H. (1998). The hidden traps in decision making. *Harvard Business Review, 76*(5), 47–58.

Huber, D. (2000). *Leadership and nursing care management*. Philadelphia: Saunders.

Huston, C. J., & Marquis, B. L. (1995, May). Seven steps to successful decision-making. *American Journal of Nursing*, 65–68.

Jarvis, C. (1997) *Groupthink*. Retrieved June 2, 1999, from Brunel University web site: http://sol.brunel.ac.uk/~jarvis/bola/communications/groupthink.html

Jones, R. A. P., & Beck, S. E. (1996). *Decision making in nursing*. Clifton Park, NY: Delmar Learning.

LeStorti, A., Cullen, P., Hanzlik, E., Michiels, J. M., Piano, L., Ryan, P. L., & Johnson, W. (1999). Creative thinking in nursing education: Preparing for tomorrow's challenges. *Nursing Outlook, 47*(2), 62–66.

Paul, R. (1992). *Critical thinking: What every person needs to survive in a rapidly changing world*. Santa Rosa, CA: Foundation for Critical Thinking.

Pesut, D. J. & Herman, J. (1999). *Clinical reasoning: The art & science of critical & creative thinking*. Clifton Park, NY: Delmar Learning.

The Small Business Knowledge Base (1999). Retrieved January 19, 2002, from http://www.bizmove.com

Sullivan, E., & Decker, P. (2001). *Effective leadership and management in nursing*. Menlo Park, CA: Addison Wesley Longman.

Tomey, A. (2000). *Guide to nursing management and leadership*. St. Louis, MO: Mosby.

Vroom, V. H., & Yetton, P. W. (1973). *Leadership and decision-making*. Pittsburgh, PA: University of Pittsburgh Press.

推荐读物

Biafore, S. (1999). Predictive solutions bring more power to decision makers. *Health Management Technology, 20*(10), 12–14.

Crandall, S. (1993). How expert clinical educators teach what they know. *Journal of Continuing Education in the Health Professions, 13*, 33–46.

Duchscher, J. (1999). Catching the wave: Understanding the concept of critical thinking. *Journal of Advanced Nursing, 29*(3), 577–583.

Kontryn, V. (1999). Strategic problem solving in the new millennium. *AORN Journal, 70*(6), 1035–1044.

Marquis, B. L., & Huston, C. J. (1998). *Management decision making for nurses: 124 case studies* (3rd ed.). Philadelphia: Lippincott.

Martinez de Castillo, S. L. (1999). *Strategies, techniques, and approaches to thinking: Case studies in clinical nursing*. Philadelphia, PA: Saunders.

Parsons, L. (1999). Building RN confidence for delegation decision-making skills in practice. *Journal for Nurses in Staff Development, 15*(6), 263–269.

Radwin, L. (1995). Conceptualizations of decision making in nursing: Analytic models and "knowing the patient." *Nursing Diagnosis, 6*(1), 16–22.

Recker, D., Bess, C., & Wellens, H. (1996). A decision-making process in shared governance. *Nursing Management, 27*(5), 48A, 48B, 48D.

Schon, D. A. (1987). *Educating the reflective practitioner.* San Francisco: Jossey-Bass.

Schon, D. A. (1989). A symposium on Schon's concept of reflective practice: Critiques, commentaries, illustrations. *Journal of Curriculum and Supervision, 5*(1), 6–9.

Scordo, K. (1997). Reaching consensus through electronic brainstorming. *Computers in Nursing, 15*(2), 33–37.

Simms, L. M., Price, S. A., & Ervin, N. E. (2000). *Professional practice of nursing administration* (3rd ed.). Clifton Park, NY: Delmar Learning.

Swansburg, R. C., & Swansburg, R. J. (2002). *Introductory management and leadership for nurse managers* (3rd ed.). Boston: Jones and Bartlett.

Tabak, N., Bar-tal, Y., & Cohen-Mansfield, J. (1996). Clinical decision making of experienced and novice nurses. *Western Journal of Nursing Research, 18*(5), 534–547.

第Ⅵ单元

其他职业要求

第22章

患者护理法律问题

朱迪斯·W·马丁（Judith W. Martin）
注册护士，法学博士
凯思琳·凯恩修女（Sister Kathleen Cain）
天主教芳济各会，法学博士

给其他人造成了任何伤害，都要去弥补自己的过错

——拉·思维尔·科德阿特（La. Civil Code art. 2315）

学习目标

完成本章内容的学习后，应该能够：

1. 讨论公法对护理行为的影响。
2. 指出多种联邦行政管理结构和它们的管理范围。
3. 指出最常被引证的玩忽职守的护理行为。
4. 描述各种形式的强化命令及其实施的方式。
5. 描述风险管理及其在卫生保健机构中的应用。
6. 讨论护士作为一名雇员所具有的权力。

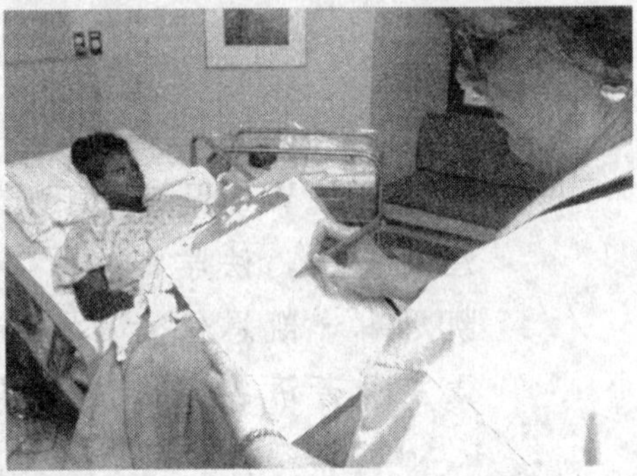

你正在一家老年医学病房护理一位 82 岁的老年女性，巴金斯（Perkins）太太。她患有髋关节骨折及多处皮肤挫伤和皮肤撕裂伤。与她一起生活的家人告诉你她头脑不清楚，经常摔跤。在你给她洗澡的时候，她开始哭泣着告诉你是她的外孙把她推到了台阶下面，而且如果她不给她的外孙钱，他会经常打她。她说无论怎么说她的女儿都不相信她，而且她害怕如果抱怨将没有人再来护理她。

你还需要其他信息来确定巴金斯太太的话的正确性吗？

重视患者的秘密是否会影响你所采取的行动？

影响个人之间相互关系的法律称为民法。专门处理公民与州政府之间关系的法律称为公法。本章将回顾讨论法律是怎样颁布和实施的，以及各种法律对护理保健行为的作用。

法律的起源

制定、实施和解释法律的权力一般是由宪法授予的。**宪法（constitution）**是一系列基本法律，它专门赋予了政府各个机构的权力以及机构相互之间的关系。

一般来说，是由联邦或州政府的立法机构制定和颁布法律。政府行政管理机关分支下面的机构起草实施法律条文。最后，司法机关在审理案件时对法律条文进行解释。表 22-1 举例说明了它们相互之间的关系。

司法决定也可以建立一个先例被其他法庭使用，随着时间的流逝，先例就具有了法律效力，这种类型的法律称为习惯法。

公法

公法（public law）包括宪法、刑法和行政法，并定义了公民与政府的关系。

宪法

公法的几个不同类别影响着护理行为。例如，护士要接受宪法赋予患者进行宗教活动的权力，护士每次都要按要求叫来患者的牧师，而后进行专门的宗教习惯活动以准备饭菜或为已故患者遗骸的埋葬做准备。

宪法赋予有争议的权力可能会影响护士的行为，包括公认的妇女有流产的权力以及个人有死亡的权力（见 *Roe v. Wade*［1973］和 *Cruzan v. Director*［1990］）。护士个人可能不会相信这些权力，她们可能会拒绝在她们不得不协助患者运用这些权力的地方工作。然而，护士可能不会干涉其他人应用流产和放弃生存的权力。

刑法

刑法的重点在于惩治故意伤害他人的行为。这些滥用行为的牺牲品常常是儿童或老人。这两类人一般不能保护自己免于身体或精神的虐待。护士在护理患者时可能会注意到身体脆弱的患者有不清楚的擦伤，骨折或其他损伤。许多州有强制性法令要求护士向有关的儿童或老年保护机构上报不能解释的或可疑的损伤。一般护士所在的机构对处理这类事情会有明确的规定。

表 22-1 政府的三个分支机构			
	立法机关	行政机关	司法机关
联邦级的例子	美国残疾人法案（ADA）(1990 年)	公平就业委员会 (EEOC) 颁布了法规要求雇主必须帮助伤残雇员就业。	在 1999 年，美国最高法院对这部法律的保护对象做出解释，必须是患有限制了主要生活活动能力的疾病，而且不能用药物或仪器（眼镜、降压药）所纠正。Sutton v. 联合航空（1999 年）；Murphy v. 联合速递公司（1999 年）
州级的例子	护士从业法案	州护理委员会制定专门的法规规定注册护士在该州的责任。	法院和评判委员会确定护士的行为是否符合该法律规定的护士在该州的行为。

如果没有按法律规定上报问题会造成该护士为她的不作为而受到罚款。

刑法影响护士从业的另一个方面是州和联邦的要求，对于以后将安排在诸如学校和疗养院等地方护理儿童或老年人的护士，要检查是否有犯罪的背景。再次说明，这是为了保护最脆弱的公民免于受到虐待或凌辱。不进行强制性的检查会造成卫生保健机构不得不由于有犯罪记录的职员对患者做出的任何伤害行为而为自己做辩护。最近的一篇文章谈到了一个案例，医院被发现由于疏忽而没有进行复杂背景的检查或调查，以至于一名雇员对一位患者进行性侵犯而被受到起诉（Fiesta，1999c）。而在另一个案例，医院确实调查了起诉原因，受理上诉的法院没有找到医院需要对这次患者被雇员性侵犯负责的证据（Fiesta，1999c）。这个案件的合理结果是因为医院根据法律规定对雇员的犯罪背景进行了调查，对这个意外的事件不负有责任。

影响护士从业的刑法的第三个方面是禁止物质的滥用。联邦和州的法律都要求卫生保健机构对使用和分发受到管制的药品负有严格的责任。要求护士对麻醉品的记录要准确并随时记录。

护士在休假时的行为也会影响他们的从业形象。在自己的时间内滥用酒精和毒品如果被发现，会造成护士被辞退并且他们的护理职业申请会受到限制或执照被吊销（Mantel，1999）。一般护理委员会对有滥用毒品问题的护士有进行教育的项目，在护士重新从业之前要完成这个项目。另外，卫生保健机构还会随机检查他们的雇员以明确那些可能正在使用非法物质的雇员。

行政法

联邦和州政府都有行政法对护士的从业做出规定。与社会保险，更具体地说，与医疗保险有关的法律，在包含规定联邦政府行为的行政法的联邦法典中进行了阐述。

批判性思维

你在 ICU 上夜班。你注意到，当一个特定的护士被安排上夜班时，她所有的患者都在午夜应用了麻醉止痛药。在你或其他护士护理时你观察和记录到一部分患者反应减少而且没有疼痛主诉。然而，你的一位患者向他的医生诉说护士给的止痛药“不起作用”。

在这种情况下你作为一名护士应该怎么做？你是否期望能够从你所在机构的政策和程序手册中得到某些指导？

这些法律规定对有资格从联邦政府资金中得到资金的医院，疗养院和其他卫生保健服务提供单位有专门的要求。如州法律在行政法条文中对卫生保健服务提供者在该州的执照申请有特别的规定。

联邦的行政法

行政法（administration law）是为了保护公民合法使用自己的权力。它增加了一些超出联邦和州委员会准予的权力之外的权利和保护条文。这类法律的例子，在联邦水平有 1964 年颁布的公民权法案，它禁止在工作场合各种形式的歧视行为。这个法律要求护士长对职员的宗教活动安排给予时间。

另一部常常影响卫生保健机构工作的法律是 1967 年颁布的就业年龄歧视法案（Age Discrimination in Employment Act；ADEA），禁止雇主因为年龄而在雇佣的所有方面，包括补偿、条款、工作条件和特别待遇等方面歧视那些 40 岁和更年长的雇员从而保护他们。这部法律禁止雇主把年龄作为一个因素以任何方式来限制或把职员分类，剥夺或倾向于剥夺他们的工作机会或在其他方面给他们的形象造成不良影响（Nguyen，2000b）。

美国残疾人法案（Americans with Disabilities Act；ADA）也是一部联邦

法律，它保护那些残疾人免于在工作时受到歧视。在工作职位上保护那些在技能、经验、教育水平和其他与工作相关的要求方面符合条件的残疾人。应用这部法律的对象是必须有生理或精神疾病而严重限制了他们的主要生活活动。如果申请者或工人是一名符合条件的残疾人，其能够胜任一份工作而受到质疑时，无论是否方便，他都有受到保护的权利。这些权利包括完成工作任务而拥有的适当的食宿条件的权利；被雇主平等对待的权利；能够被提升的权利（Nguyen，2000a）。

护士常常必须与具有不同才能、判断能力和价值的老年人或残疾人一起工作，他们必须承认和分析这些不同的观点，而不能由于这些不同而对这些人产生偏见（Cofer，1998）。

职业安全和卫生局是一个为了给雇员创造安全的工作环境的行政机关。它的工作包括制定和颁布有关有毒物品储存的规定；保护雇员免于被感染；以及最近颁布的保护雇员在工作场合遭受暴力侵害的规定。在近期的文章中，希恩（Sheehan）指出，身体的打击可能来自同事、患者或家庭成员，护士对这样的行为即将临近的警告一定要提防。她建议护士通过询问一些问题来评估潜在的来自患者的暴力行为，这些问题包括以下几个方面：

- 他是否表现出生气、愤怒或不合逻辑的思想过程？
- 患者是否头脑混乱和情绪激动？
- 患者是否缺乏情感或表情呆滞？（Sheehan，2000）

对患者之外的其他人进行这些类似的观察在评估潜在的暴力行为时同样有效。表 22-2 详细列出了一些委托执行这些法律的联邦机关。

州行政法

州行政法的例子有护理人员从业法案。根据护理人员从业法案规定，州护理委员会有权基于法律规定的某些权限对护理实践进行规定，要求在从事护理职业之前满足必要的要求，以及惩治那些背离护理从业法律规定的职业人员。其他职业，如药剂师和牙科医生也有相似的州法律对其临床实践给予有关规定。

近期正在讨论而且可能在不久的将来会影响护理行业的事件是有关各州颁发许可证的争论（Ventura，1999）。这件事涉及护士跨州界从事护理服务。争论认为要求护士在每个工作的州府都要取得护理执照是不切实际的，是低效率和高代价的。近来有人讨论关于允许护士在一个州获得了执照后，可以在另一个州没有获得额外执照的情况下可以从业，类似于驾驶证的使用。在这个建议的机制中还包括已建立的含有每个护士的执业和培训经历的数据库。由这个多州认证系统引发的问题有每个州管理护理人员从业的规定在其他的地域界限上可能会失去作用，与建立这个庞大数据库有关的个人隐私问题，维护这个系统的费用以及将对护士的注册费用造成什么样的影响等问题（Ventura，1999 年）。

民法

民法（civil law）是用来管理在日常生活中人与人之间关系的法律。它包括合同法和民事侵权行为法案。大多数涉及护士的案件都被归类于公民民事侵权行为法案（Fiesta，1999a）。

合同法

合同法（contract law）用来管理个人和/或合法实体，如公司之间的某些交易行为。它也管理商行之间的交易。两个或更多方之间的协议必须包含以下几个方面才能被称为合法的合同：

表 22-2　联邦机关及其在卫生保健方面的权限

联邦机关	权限
公平就业委员会（EEOC）	对歧视性上诉案件进行评价
职业安全卫生局（OSHA）	创建安全的工作环境
卫生部（HHS）	管理医院和疗养院
国家劳动关系委员会（NLRB）	保护护士和/或医生的职业权力

批判性思维

你被安排在内一外科病房值夜班。你的上司打电话说一名派到重症监护病房值班的注册护士打电话说她病了，你必须去重症监护病房值班而不是去你通常安排的病房值班。你以前从来没有在重症监护病房工作过，而且也没有接受过该专业的培训。在职员不足的时候你被要求去那里值班。

你应该怎么做？

- 两个或更多的有能力承担法律责任的个人或当事人达成的一致意见，表明每一方必须做什么或不能做什么。
- 相互理解合同中的有关术语与合同对于每一个当事人的要求。
- 依照合约根据实际实施的情况给予报酬或惩罚。

合同条款可能是口头的也可能是书面的；然而，书面的合同不能被合法的口头约定所改变。习语所言："合同的所有条款都白纸黑字有所记录，"这就是说，如果没有被写下来，那么这个条款就不是合约或合同的一部分。合同可能是明确说明的也有可能是隐含的。在明确的合同中，合同的条款被专门提出，通常是书面的。在隐含的合同中，虽然合同的条款没有明确的定义，如一个人对干洗店或杂货店服务的期望，但是当事人之间的合同关系是公认的。

护士对于雇佣合同来说通常被视作是一位当事人。被雇佣的护士同意下列合同条款：

- 遵守雇佣机构的政策和规则
- 履行合同责任
- 尊重工作场所其他卫生保健服务者的权力和职责

反过来，雇主同意给雇员提供以下条件：

- 根据雇员的服务工作给予一定数量的报酬
- 在提供护理服务时给予适当的帮助
- 履行职责所必需的补给和设备
- 安全的工作环境
- 来自必须与之相互联系的其他护理保健服务提供者的正常待遇和行为根据雇佣实体的行为不同，合同可能是明确表达的或暗示的。有时雇主认为"合理的"条款可能护士却不认为是"合理的"。例如，作为一名整型外科病房护士在工作了 20 年以后，她可能认为把她调到产科病房工作是不合理的。向上司表达各种顾虑，继续承担具有多年整型外科病房工作经验的工作可能是比较明智的。

民事侵权行为法律

布莱克法律辞典（Black's Law Dictionary）（1996）把民事侵权行为（tort）定义为对私人或公民所犯的错误或伤害，包括违背合同的不讲信用的行为，法院将会采取行动对损失给予补偿。民事侵权行为包括下列任何一项：

- 否定某个人的合法权利
- 不履行公共责任
- 不完成自己的工作任务而给别人带来了伤害

民事侵权行为可能是无意的，发生于玩忽职守或疏忽的情况下，也可能是故意的伤害侵犯如袭击和殴打。

在民事侵权案件中，护士可能会因为做错了什么事情或没有把该做的事情做好而成为被告。在任何情况下，该案件都常常被归类于民事侵权案件（Fiesta，1999a）。护士可能要面对的其他民事诉讼包括袭击和殴打，非法关押，侵犯隐私，诽谤和欺诈等行为。

渎职与玩忽职守

如果护士的护理保健行为不符合法律的规定，通常是指州护士执业法案的有关规定，那么，如果患者因为护士的失误而受到了伤害，他就可以起诉该护士对他造成的伤害。**渎职（malpractice）**指的是在履行他的或她的职业职责时发生的错误行为或不能达到职业护理标准要求的行为，对信任该职业护理工作的其他个人造成了伤害（Zerwekh 和 Claborn，1994）。**玩忽职守（negligence）**就是没有给通常在相同情况下应该得到护理的患者提供护理保健服务。

工作时渎职或玩忽职守对患者恢复健康很不利。证明负责或失职需要以下四个方面的内容：

1. 法律、合同规定的责任或义务，或专业上要求被告遵循的标准操作规则。
2. 由于疏忽或者由于委托他人而造成的失职。
3. 对原告的伤害，可能是身体的、精神的或财产的。

4. 造成原告伤害的失职证据。

路易斯安那州高等法院最近描述了原告（患者）在渎职或玩忽职守案件中投诉护士应该提供证据的特殊义务如下：

原告必须确保提供的护士玩忽职守方面的证据满足三个必要条件：(1) 该护士必须由声誉良好的护理或卫生保健专业成员在同一社区或当地，在相同的情况下进行了通常雇佣职业应该接受的技能培训；(2) 该护士或者缺乏该水平应该具有的知识或技能，或者不能提供适当的护理服务，在工作中应用这些技能没有进行最佳判断；以及 (3) 由于缺乏应有的知识或技能，或者没有进行这种水平的护理培训，使原告遭受了本应能够避免的伤害。(*Odom v. State Dept. Health & Hospitals*, [*1999*])

一旦原告上诉，被告护士必须通过表明是否负有责任或证明原告受到的伤害与自己的失职无关来反驳上诉。

证明失职并不困难。原告仅仅需要表明护士在那天值班并且负责护理原告。常常通过查看排班表和派班表即可查清。

为了证明失职，法庭通过询问一名称职的护士在相似的情况下会怎样做来选择一个合理的人员标准。通过回顾雇佣机构政策和程序以及州护理执业法案，并听取作为专家证人的护士对于在社区护理行为标准的证言来完成这些工作。

被告护士可以应用相同的方法来反驳原告的诉讼。护士要提供符合机构政策和操作程序的证据，并说明提供的护理符合护理标准。为了澄清护士的案件，护士的律师也要使用专家的证言来表明该护士提供的护理服务没有失职之处，是一名称职护士在那种情况下应该做的工作，并不是造成原告受到伤害的原因。

在民事侵权案件中，原告患者只表明护士失职但没有充足的理由，在法庭是不足以获胜的。他还必须表明是护士的失职给他造成了伤害。即使已经证明护士犯了医疗错误，如果这个错误不是原告受到伤害的原因，那么患者也不能胜诉。在最近的一个玩忽职守案件中，一名患有镰刀形红细胞贫血的患者由于一次吸气突发心肺骤停而死亡，一名探视者目击了这一事件，立即求救并得到了帮助。虽然进行了心肺复苏，但是患者再也没有苏醒，最终放弃了生命支持。在法庭上，原告能够证明负责护理该患者的护士没有按照卫生机构操作标准经常进行巡视，因为患者发生心脏猝死时正在输血。在回顾了上诉的案件之后，受理上诉的法庭宣布：

记录中没有证据证明患者在猝死之前即使护士就坐在床边她能够做什么。原告不能提供任何证据证明更多的即刻辅助措施能够预防患者吸气造成的悲惨结果。根据记录中的证据，在该案例中我们得出结论，即使更多的常规监测也没有用。(*Webb v. Tulane Medical Center Hospital*，[1997])

这样，即使原告成功地证明护士的失职，但是不能证明护士的失职是患者死亡的原因，那么护士就不能被判有玩忽职守罪。

表 22-3 举例回顾了在路易斯安那州从 1995 年到 2000 年上诉案件的判决结果。

当护士成为在医疗玩忽职守案件中的一部分时，该护士的责任将决定于该州的法律，如护理人员执业法案，护理操作标准以及医疗机构的策略和操作流程。这样，如果路易斯安那州的法律要求护士在进行任何操作之前必须有医生的医嘱，那么必须提供医生的医嘱作为证据。如果医嘱是口头的，而且后来表明护士误解了医生的医嘱并执行错了医嘱，那么问题就出现了。另一个问题是字迹模糊会导致错误的理解，结果给患者造成了伤害。许多工作了很长时间的护士都遇见过糊涂的医生写下的医嘱与接受的治疗是相反的。在这些情况下，护士必须训练其职业判断能力并按照医疗机构政策和操作程序规定进行操作。通常这就要求护士向她所工作的区域的护理工作主管和医疗主任报告。

机构政策和操作流程说明的是护士在她受雇期间所期望的工作表现，背离了这些要求的护士要为他们的粗心大意或玩忽职守负责任。个别情况下，一些没有遵守机构政策的行为会使雇主拒绝为护士在法律案件中进行辩护。

执业护士在社区必须遵守护士执业操作标准。这些标准包括在治疗时进行“五对”的检查或在常规巡视时重新确定患者卧床的位置。对护士来说发现雇主的期望与护士护理标准之间的冲突不是什么稀奇的事情，这些冲突造成了这样一些问题，如没有充足的时间或排班来遵守在护校时学到的护理标准，患者在进行护理时由于花费了太多的时间而评价不好。在这种情况下，护士必须自己评估她应该遵守哪种标准以保住她的工作并保护她免责，甚至需要调换岗位。

表 22-3 路易斯安那州护士的行为被引证的医疗玩忽职守案件

护理忽视/委托	案件数量	结果
没有监测/评估/与适当的职员进行沟通	6	4 例宣判对原告有利 2 例宣判对被告有利
没有履行医生的医嘱	3	2 例宣判对原告有利 1 例宣判对被告有利
不适当的护理干预（如预防跌倒，褥疮，挛缩和用海绵进行清洗）	7	4 例宣判对原告有利 3 例宣判对被告有利

实地采访

对一个刚毕业的护士来说最常遇到的问题包括不能正确进行护理工作记录。没有恰当地监测患者的病情并进行记录，以及在需要医生的时候没有处理好一系列医嘱，甚至没有处理。为了说明这些事宜，我们的部门为所有新护士在他们进行综合培训的第一周提供风险管理指导。在护士长的要求下我们还走访一些个别病房的职员。我们还建立了一个项目并把它带给高年级护校学生。我告诉新毕业的学生他们应该记录，记录，再记录。如果没有记录，（就法庭所关注的重点而言）那就是不为。

哈里特·珀西（Harriet Percy）

注册护士，风险管理员

袭击和殴打

袭击（assault）是在没有得到他人允许的情况下以进攻性的行为对别人进行的威胁。**殴打**（battery）是在没有得到他人允许的情况下打击别人。在医疗行业，这种性质的投诉一般与对医护人员的治疗措施是否满意有关。多数的州有法律规定要求患者对他们的治疗做出知情同意的决定。

菲尔斯特（Fiesta）（1999b）解释说，知情同意法律规定保护患者自己决定治疗措施的权力，患者有权得到足够的信息以对是否同意做手术做出明智的决定。术者有责任向患者说明手术的有关事项，益处，可供选择的其他治疗方法以及手术风险和并发症。签署知情同意书是用来记录这些将被做的工作，这样也提供了一个假设，即患者已经对手术的风险进行了仔细的考虑。

通常由护士让患者签署治疗的知情同意书。你在让患者签字的时候，你要保证两件事：即患者在知情同意书上签了字以及患者知道他在签知情同意书（Olsen-Chavarriaga，2000）。因为知情同意书具有法律效力，在大多数州，要求签署知情同意书的患者必须至少 18 岁；智力完全；了解手术过程，术者以患者能够明白的方式解释清楚了手术的风险和益处；懂得关于目前的治疗方案还有其他的方法可以选择；并且自愿同意。护士还必须熟悉在患者不能为自己签署知情同意书时，有哪些人符合法律规定可以为他签署知情同意书。通常这些人包括拥有医疗授权书指定的人；配偶；成年子女；如果没有目录中列出的人员，其他亲属也可以。

护士还可能由于没能遵照医疗护理事前指示，如医疗授权书，永久授权书或遗嘱而面对殴打的控告。联邦法律要求医院询问患者，在同意的情况下，她是否有遗嘱；如果没有，医院必须询问患者是否愿意制定一份。**遗嘱（living will）**是一份由患者自愿签署的事前指示性书面文件，特别声明在生命终末期以及不能签署知情同意书或书面表达这些信息时她愿意接受的医疗方式。可以是普通的声明如“不需要生命支持措施”，或特别的要求“不要鼻饲或呼吸机”。通常，患者的家庭很难允许医疗人员按照这些事前指示进行治疗，因此就发生了冲突。

这些事情应该与医院道德委员会，牧师保健部门，风险管理部门或医院任何负责处理这些事件的部门进行联系。如果患者向她的家人表明了有关自己临终时的护理愿望，这些困境有时候是能够避免的，而且应该尽可能地鼓励患者这样做。

护士应该熟悉自己执业所在州有关遗嘱实施的规定。图 22-1 是一个遗嘱范例。

拒绝复苏的医嘱

主治医生可能会给一名患者写下拒绝复苏（Do Not Resuscitate；DNR）的医嘱，指示职员们在患者发生突然心脏骤停时不要进行常规的心肺复苏（cardiopulmonary resuscitation；CPR）。医生也可能在没有患者遗嘱的情况下在医嘱本上写下这样的医嘱，护士应该熟悉医疗机构的政策和州有关医生何时以及怎样在医嘱本上写下这样的医嘱。

遗嘱样本*

声明

声明日期______年______月______日

本人，__________，智力健全，准备并自愿将我的愿望公之于众，我临终时在以下情况下不要人为将我的寿命延长，特此声明，以此为据：

在任何时候如果我患有晚期和不能治愈的损伤，疾病，或不适，或处于没有多少机会恢复的持续复杂的昏迷状态，在两名亲自给我进行检查的医生确定以后，其中一名是我的主治医生，而且医生确定无论是否采用生命支持治疗手段我的死亡都不能避免，以及应用生命支持治疗手段仅仅延长我的人工死亡过程，我指出拒绝或撤销这样的手术治疗。请允许我仅仅在药物治疗或任何能给我带来舒适的医疗操作情况下自然死亡。

在我没有能力做出有关使用这些生命支持治疗手段的时候，我希望我的家庭尊重这份声明，让医生把它作为我拒绝内外科治疗的最终合法权力声明，并接受我的拒绝。

我完全了解这份声明的重要性，我是在情感和智力完全正常的情况下做出的这份声明。

签名：__________

居住地　县　市　州

我了解声明人，我相信她的智力健全。

证人__________

证人__________

* 查看州法律规定

图 22-1　遗嘱样本

拒绝复苏的医嘱一般被认为是在即使患者没有做出遗嘱情况下，由医生在与患者家属商量之后，所做出的医疗决定。如果护士感觉这个拒绝复苏医嘱与患者或患者家属的愿望相反，那么护士应该参考医疗机构的政策和操作规程。这些工作包括决定一系列医嘱直到护士对这些满意为止。护士可以向护理部主任、医疗主任、医院的首席执行官、州协调员或卫生保健组织资格认证联合委员会（JCAHO）详细报告事情的经过。一般医院有道德委员会来调查这些事情并对医嘱是否合适做出决定。

非法监禁

当个体被错误地引导而相信患者不能离开一个场所时，就发生了**非法监禁（false imprisonment）**问题。因为护士曲解了法律文件赋予他人的权力，例如委托书，因为被授权人嘱咐不让患者离开，所以护士不允许患者离开抢救场所，这样就发生了非法监禁问题。**委托书（power of attorney）**是由个人（委托人）准予另一个人（授权代理人）有权以委托人的名义实施某些行为的合法文件。它可以是特定事情，如“卖房子，”或笼统的，如“为我做出决定，包括卫生保健的决定。”在大多数州委托书由个人自愿授权而不取消个人做出自己选择的权力。这样，如果委托人（患者）不同意他的授权代理人的决定，那么就要按照委托人的意见去办。如果授权代理人在执行委托书赋予的权力时不同意你的患者关于自己疾病的治疗计划，那么为了保证患者的愿望和最大利益而得到进一步的协助，要与你的护理主管取得联系。

为另一个人做出医疗决定的权力是由普通委托书文件或仅局限于医疗决定的专门文件如医疗委托书所准予的。图 22-2 是医疗委托书的一个样本。州与州之间对医疗委托书的要求就像法律文件一样是各不相同的。

声称的非法监禁可能是根据不适当地使用了物理或化学的约束。联邦法律规定卫生保健机构尽量少地使用限制方法以保证患者的安全感。物理或化学的限制一般仅仅用于在所有其他治疗办法无效的时候使用，以保护患者使他免于受到伤害。如果护士对一个自理能力正常的患者使用了限制而他拒绝按照医生的医嘱治疗，护士就可能会被控告非法监禁或殴打。如果限制应用于急救情况下，护士要在安全实施了限制的医嘱后立即与医生取得联系。护士还要参照医院的政策，这些政策说明了对患者进行限制的类型和进行判断的次数以及有必要多长时间对限制重新下医嘱。这些政策确保患者的安全并且必须与州法律相一致。

侵犯隐私权

护士要尊重所有患者的隐私权。作为一位卫生保健工作执业者，护士可能会私下了解一些患者的个人信息，她必须尽一切努力保守这些秘密。有必要严格规定禁止护士与同事之间的谈话涉及患者的隐私以免被其他人听到，以保证患者的隐私不会偶然泄露。有时候对患者隐私权的保护会与州强制对特殊的感染性疾病如梅毒或人类免疫缺陷病毒（HIV）感染上报的法律条文发生冲突。保护个人隐私权的要求与州规定上报可疑患者吸毒以及前面提到的情况等发生冲突。州或联邦政府要求上报的其他信息包括患者血液中酒精的浓度，强奸事件，枪击致伤事件以及某些药物的副反应。没有严格遵守上报法律制度会导致犯罪，民事的或刑事的犯罪行为，被解雇，或者包括所有上述惩罚；护士必须参考医院的政策并与风险管理部门进行协商以确定他们的责任和行动方针。为护士制定职业道德规范的美国护理协会（ANA）指出，护士必须在患者和公众无能为力或不道德或非法行为危及其卫生保健和生命安全时对他们进行保护。许多州在他们的护士执业法案中采用这样的概念，因此制定了上报的法律规定（Sloan，1999）。

医疗委托书样本*

由：____________（委托人）

委托：____________（代理人）

____________县____________（州）

根据此委任状，告知大家在____________（日期），在我面前，____________作为公证人亲自到场并发表声明：____________（委托人），已年满18岁，智力健全，是________县的居民。委托人声明他/她给予以上确定的代理人全部权力以及不论他/她因任何原因在他/她不能为自己做出决定时，为委托人做出卫生保健决定的权利。委托人还准予代理人为委托人证明有资格享受所有政府给予的权力，而不仅仅限于医疗救助、医疗保险和社会补充保险。

在上面提到的县和州，这些声明已经完成并通过，在____________和____________在场和见证下，他们都年满18岁，并与委托人____________，公证人和我一起签名字。

____________（委托人）

证人____________

证人____________

____

公证人

我接受这份文件所赋予我的权力

____________（代理人）

*查看州法律规定

图22-2　医疗委托书样本

案例研究 22-1

你正在值夜班。你护理的一名患者的医生下医嘱给该患者服用一定剂量的药物，你知道该剂量对这个患者来说太大了。你又找不到医生核对这份医嘱。为了保证患者的生命安全你将怎样做?

如果护士在医院内发现了缺乏职业道德的行为，那么他应该按照医院政策和操作手册或州法律规定的那样直接立即上报。

诽谤

诽谤（defamation）定义为故意错误地传播/发布信息（*Black's Law Dictionary*，1996）。另外与之相近的用于民事侵权行为的术语是造谣，属于口头交流。诽谤是书面交流用语。从它的定义中你就可以明白在诽谤的控告中必须有两个必要的证据。

1. 传播的信息必须是不真实的。
2. 错误的信息必须被公开或向他人进行了传播。

需要指出的是公开或交流可能意味着简单地告诉另一个人或给朋友写信的内容包含这些错误的信息。如果护士向他人传递了错误的信息或者证明记录图表中的信息是错误的，那么他就要面对这样的指控。然而，一些法庭规定医疗记录中的图表信息，无论它是否正确，都不能成为诽谤控告案件中要求的公开内容。

护士执业过程中的法律保护

在前面的章节已经谈过，护士执业要按照州护士执业法案和代理的政策及操作规程的指导来执业。保护护士的其他办法有见义勇为法、熟练的交流能力和风险管理项目。

见义勇为法案

见义勇为法（Good Samaritan law）是用来保护医疗执业人员免于负法律责任的法律。一般实施见义勇为法的必要条件有以下几个方面：

- 医疗行为是在紧急情况下进行的。
- 医疗专业人员在进行医疗时没有索取报酬。
- 给予的医疗没有因为粗心大意或故意给受害方造成损伤或伤害。

有必要指出这些法律的目的是为了保护那些在意外事故现场停下来提供抢救的志愿者。它们不能保护在事故发生现场的急救医疗人员（EMT）或其他医疗执业者，因为这是他们的责任而且他们获得了报酬。在履行他们的职责时，这些有偿的急救职员要根据他们的职业标准进行评价。

熟练沟通

护士必须能够准确和完整地进行口头和书面的交流。在前面的表 22-3 中详述的案件中，引证的有关缺乏沟通能力的护士的案件超过了三分之一。护士或者没有监测患者的病情并通知医生患者病情的变化，或者没有记录对患者病情所进行的评价内容。护士必须准确完整地填写表格。通常法庭审判的案件涉及患者几年的护理情况；在那时，护士可能记不清提问的事情，必须依靠事件发生时的书面记录。法庭上用到的记录常常需要进行放大到布告大小以让所有人都能看到。如果没有这些记录，所有的错误都非常明显，所有的疏忽变得非常突出，特别是如果这些资料依照医院的规定应该进行记录的时候。古谚语“如果没有记录就是没有做”会被评审团无数次地重复。在制表时为了保护这些记录，护士应该使用 FLAT 制表：F—真实（factual），L—清晰（legible），A—准确（accurate），T—及时（timely）

F：记录内容应该是你真实看到的，而不是你想像发生的。

L：记录应该是清晰的，没有涂改。如果在指导下需要进行修改时，应该用一条直线划过错误的地方，重新记录。

A：记录应该是准确完整的。排泄物是什么颜色以及排泄了多少？向医生报告了多少次病情的变化以及在什么时间？是否报告了护理主管？

T：记录要及时，尽可能在事情发生以后立即记录。应该避免“补记”或将它避免到最小化。

遵从医生的医嘱

在大多数州，护士在护理患者时都被要求遵从医生的医嘱，除非这样做会给患者带来伤害。按照这个要求，护士必须保证医嘱的清晰和准确。必要时，护士还要与医生进行联系核实。如果护士对遵从医嘱仍然犹豫，应该告诉护理主管并按照医院有关通告的规定操作。不主张口头医嘱以免发生曲解和误解。

实地采访

在医疗环境中风险管理的任务是识别、评估和处理组织机构内常有的风险。风险管理的目的是为了改善医疗组织机构提供的护理质量，同时保护其财产的完整性。风险管理虽然在一定的组织机构水平上是等同的，但它不是简单的一个部门的责任，而是组织机构内的每一个雇员的责任。

新毕业的护士需要明白在今天竞争激烈的医疗环境下，每个执业者寻找方法以减少医疗服务内在的风险很重要。在医院得到补偿越来越少的时期，我们的患者和顾客对护理的要求越来越高。

医疗事业处在十字路口，类似于面对 20 世纪 70 年代私人企业。我们的顾客要求我们提供安全的医疗条件并使我们持续不断地努力改善医疗质量。

事故报告通常用于记录与常规或医院的操作规程不同的内容。不是为了对某个个人或部门给予批评，而是为了严格记录有关事件发生的事实，以能够改善护理保健操作程序。这样，在发现任何与医院政策或操作规程有分歧时护士应该完成事故报告。

风险管理部门收到了事故报告后，他们就深入我们的数据中。每个月向护士长提供一份报告用来让她的职员重视和受教育。

事故报告后，风险管理部门通常会做出反应，而我们也需要主动地/预防性地在医疗中采取措施。其包括以下几个方面：

1. 教育学生完成高年资护士的护理学习。
2. 参与有关患者安全，护理环境，药剂学，护理以及其他减少风险的主动项目的医院委员会。
3. 加强滑倒和摔倒工作组的力量以减少患者摔倒的风险。
4. 对刚毕业的护士和医生进行风险管理原则方面的教育。

哈里特·珀西（Harriet Percy）

注册护士，风险管理者

风险管理项目

卫生保健组织设计风险管理项目是为了明确和纠正机构内与患者护理保健差错或雇员伤害有关的问题。风险管理的重点是质量改善和保护机构免于财政债务。医疗机构通常有记录导致机构财政债务的报告和分析表格。风险管理将有助于确定和纠正以下导致医疗事故的问题，如设备故障，职员配置问题或需要对雇员进行岗位培训。一旦明确了机构问题，风险管理部门就要建立一个教育项目来说明这些问题以引起大家的注意。

风险管理部门还要调查和记录与患者或雇员有关的可能会导致法律诉讼的一些信息。如果后来职员被召去作证，这有助于职员记住这些重要内容。护士应该向风险管理部门报告所有值得报告的事件，并按照医院政策和操作规程完成所有风险管理和/或事件报告的表格。还要指出的是，职员对于医疗机构负有主要责任的骚扰或歧视的投诉，应该迅速向管理人员和风险管理部门、人力资源部或专门制定机构政策的所有部门报告。见表 22-4，减少护理风险责任的行为一览表。

医疗事故/职业责任保险

护士可能需要为自己可能出现的医疗事故购买保险。护士常常认为他们的行为可以被顾主的责任保险所支付，但是并非如此。

表 22-4 减少护士风险责任的方法
● 与你的顾客进行沟通，使他们得到充分的认识并聆听他们的意见。
● 承认不幸的事故并对这些事故表示关心而不要进行责备、责备他人或为自己进行辩护。
● 在你对事件的事实记忆清晰的时候立即记录你看到的事情。
● 采取适当的行为以满足患者的护理要求。
● 按照医院的政策和操作规程进行护理保健和报告医疗事故。
● 承认并记录任何疏忽或违背医院政策，操作规程或标准行为的原因。
● 确保一定的临床工作能力，并承认有不足。如果你不知道怎样做，就请求帮助。
● 向护理管理人员迅速报告任何与护理质量有关的问题，包括与提供护理有关的资源不足问题。
● 应用正确的护理标准。
● 记录患者病情变化需要通知医生的时间以及医生做出反应的时间。
● 根据职业护士和非职业护士做记录的能力来委派他们进行护理工作。
● 对待所有患者以及他们的家属时要态度和蔼和表示尊敬。

批判性思维

你是有 52 张床位的家庭护理病房里唯一一位注册护士，被安排值上午 9 点的治疗班。根据医院政策和常规的护理操作，为了避免被认为出现发药差错，治疗必须在医嘱下达以后 45 分钟内执行。另外，护理操作还要求你进行“五对”的检查：对药品，对剂量，对患者姓名，对时间和对治疗方式。

这样安排有什么问题？你将怎样做？

例如在进行护理时，护士没有按照医院的政策和操作规程进行护理，医院可能会拒绝为护士进行辩护，声明是由于护士没有遵守医院的政策，或由于护士没有在他雇佣职责范围之内工作，也就是他不是作为一名雇员在进行工作。同样，护士常常在医疗事故被起诉的案件中作为个人辩护人也比过去多了。将护士作为独立于雇主的个人辩护人是有利的。职业责任保险规定为护士在医疗事故诉讼中提供保险和支付辩护律师的费用。

护士与律师的关系

尽管护士尽力工作，但还是可能作为被告出现在诉讼案件中并需要雇用律师进行辩护。拉杜克（LaDuke）（2000）为护士与律师进行咨询和合作提出了以下几点建议：

1. 雇用一名专业律师。虽然通才胜任处理多种问题，但是职业医疗事故、专业多学科问题以及雇佣关系纠纷最好还是由该领域的专业律师来处理。

2. 要专心。仔细阅读律师书写的记录并亲自到法庭考察该律师的表现。

3. 一旦你得知了与自己有关的任何真实或潜在的责任事故要尽快通知你的保险业务员。每隔几个月就向你的代理人汇报案件的进展情况，即使案件没有什么变化也要汇报。

4. 对诉讼费用要保持清醒的头脑。你的代理律师在开始的时候会向你解释费用，会输入计算机进行计算以及你怎样支付费用。律师可能还需要你支付律师费。

5. 确保知情。代理律师应该迅速答复你的问题和解释你所担心的内容。你有权了解与案件有关的所有信息，有权复制所有法律答复、案件摘要以及其他有关的法律文件。

6. 通过书写进行修改。你的代理律师需要解释所有事实和可能采取的手段。检查所有有关的记录并毫不犹豫地进行修改，修改方法与你校正医疗记录一样，在错误或令人误解的地方用一条直线划掉，写上正确的信息，然后在之后签上你姓名的起始字母。

7. 确定你自己的行动方向。在案件诉讼期间坚持与你的代理律师保持合作关系。

重要概念

- 护理执业由民法、公法和行政法来加以管理。
- 护士有责任为那些信任护理保健行为的患者提供安全的护理条件。
- 护士应该熟悉他们所在机构的政策和护理操作以及汇报医患分歧、违法行为或意外事件的规程。
- 护士必须具有良好的口头和书面沟通能力。
- 一般的民事侵权行为包括玩忽职守和医疗事故，袭击和殴打，非法监禁，侵犯隐私和诽谤。
- 护士应该熟悉他所在州护理执业法案的有关规定。
- 在许多州都有见义勇为法。风险管理项目改善了护理质量并保护了医疗机构财产的完整性。

关键术语

行政法（administrative law）
袭击（assault）
殴打（battery）
民法（civil law）
习惯法（common law）
非法监禁（false imprisonment）
见义勇为法（Good Samaritan laws）
遗嘱（living will）
医疗事故（malpractice）
玩忽职守（negligence）

宪法（constitution）
委托书（power of attorney）
合同法（contract law）
公法（public law）
诽谤（defamation）
民事侵权行为（tort）

复习题

1. 下列哪个部门是负责评估歧视诉讼的
   A. 职业安全与卫生局
   B. 平等就业委员会
   C. 卫生部
   D. 国家劳动关系委员会
2. 下列哪种类型的法律赋予州委员会实施管理护理执业的有关规定
   A. 州法律
   B. 联邦法律
   C. 习惯法
   D. 刑法
3. 下列哪一个是故意错误地进行传播，不论是书写的还是口头的
   A. 袭击
   B. 诽谤
   C. 医疗事故
   D. 非法监禁
4. 侵犯隐私属于下列哪项违法行为
   A. 民事侵权行为
   B. 违反行政法
   C. 违反见义勇为法
   D. 违反刑法
5. 随着时间流逝，先例发展成了法律的主要部分并具有了法律效力，这种法律称之为
   A. 合同法

B. 习惯法
C. 公法
D. 民法

课后练习

1. 在你值班的时候与所在医院的风险管理人员谈话。询问风险管理人员她怎样处理一件事故报告。这对于改善医院未来的护理质量有用吗？怎样起作用？
2. 回顾分析所在医院有关遗嘱方面的政策。注意患者签字的格式。怎样与本章中介绍的格式进行对照？
3. 讨论护士的失职行为是否会对护士执业产生影响。州护理委员会有权撤销她的执业执照吗？

浏览网站

- 到这个网站寻找你所在州有关医疗事故方面的法律规定：*http://www.mcandl.com/states.htm/*
- 哪里可以找到规范医院行为的州和联邦法律？*http://www.findlaw.com*
- 你有一个患者被转移到护理之家进行康复。你可以告诉患者家属哪里能够寻找根据联邦护理之家的有关规定来评估当地的护理之家？*http://www.medicare.gov/nhcompare/home.asp*
- 你在哪里可以找到美国护理协会道德规范的副本？*http://www.ana.org/ethics/ecode.htm*

参考文献

Black's law dictionary (6th ed.). (1996). St. Paul, MN: West.

Cofer, M. J. (1998). How to avoid age bias. *Nursing Management, 29*(11), 34–36.

Court case: Defending against sexual assault charges. (1999). *Nursing99, 29*(6), 71.

Cruzan v. Director, Missouri Department of Health, 110 S. Ct. 2841 (1990).

Fiesta, J. (1999a). Do no harm: When caregivers violate our golden rule, part 1. *Nursing Management, 30*(8), 10–11.

Fiesta, J. (1999b). Informed consent: What health care professionals need to know, part 2. *Nursing Management, 30*(7), 6–7.

Fiesta, J. (1999c). Know your boundaries in sexual assault litigation. *Nursing Management, 30*(10), 10.

LaDuke, S. (2000). What should you expect from your attorney? *Nursing Management, 31*(1), 10.

Mantel, D. L. (1999). Legally speaking: Off-duty doesn't mean off the hook. *RN, 62*(10), 71–74.

Murphy v. United Parcel Service, 527 U.S. 516 (1999).

Nguyen, B. Q. (2000a). ADA coverage: Defining who is a "qualified individual with a disability." *American Journal of Nursing, 100*(1), 87.

Nguyen, B. Q. (2000b). If you're replaced by a younger nurse. *American Journal of Nursing, 100*(3), 82.

Odom v. State Department of Health & Hospitals, 322 So. 2d 91 (La. 1999).

Olsen-Chavarriaga, D. (2000). Informed consent: Do you know your role? *Nursing2000, 30*(5), 60–61.

Roe v. Wade, 410 U.S. 133 (1973).

Sheehan, J. P. (2000). Protect your staff from workplace violence. *Nursing Management, 31*(3), 24–25.

Sloan, A. J. (1999). Legally speaking: Whistleblowing: There are risks! *RN, 62*(7), 65–68.

Sutton v. United Airlines, 527 U.S. 471 (1999).

Ventura, M. J. (1999). The great multistate licensure debate. *RN, 62*(5), 58–62.

Webb v. Tulane Medical Center Hospital, 700 So. 2d 1142 (La. 1997).

Zerwekh, J., & Claborn, J. C. (2000). *Nursing today: Transition and trends* (2nd ed.). Philadelphia: Saunders.

推荐读物

Brown, S. M. (1999). Good Samaritan laws: Protection and limits. *RN, 62*(11), 65–68.

DeLaune, S., & Ladner, P. K. (2002). *Fundamentals of nursing* (2nd ed.). Clifton Park, NY: Delmar Learning.

Fiesta, J. (1999d). Greater need for background checks. *Nursing Management, 30*(11), 26.

Fiesta, J. (1999e). Informed consent: What health care professionals need to know, part 1. *Nursing Management, 30*(6), 8–9.

Fiesta, J. (1999f). When sexual harassment hits home. *Nursing Management, 30*(5), 16–18.

McKee, R. (1999). Clarifying advance directives. *Nursing99, 29*(5), 52–53.

Morris, M. R. (1998). Elder abuse: What the law requires. *RN, 61*(8), 52–53.

Perry, J. (2000). Legislating sharps safety. *Nursing2000, 30*(5), 50–51.

Simpson, R. (1999). Tech talk on multistate licensure. *Nursing Management, 30*(1), 12–13.

Staten, P. A. (1999). How to cover all the bases on informed consent. *Nursing Management, 30*(9), 14.

Sullivan, G. H. (1999). Legally speaking: Minimizing your risk in patient falls. *RN, 62*(4), 69–70.

Sullivan, G. H. (2000). Legally speaking: Keep your charting on course. *RN, 63*(4), 75–79.

Wilkinson, A. P. (1998). Nursing malpractice. *Nursing98, 28*(6), 34–39.

Ventura, M. J. (1999). Legally speaking: When information must be revealed. *RN, 62*(2), 61–62, 64.

第23章

患者护理伦理问题

卡米尔·B·利特尔（Camille B. Little）
硕士，注册护士

这些美德是通过我们首次运用它们而得到的……无论我们学到什么，我们都是通过实际操作学到的……通过做出公平的举动，我们开始变得公平……通过做出自我控制的举动，我们变得能够自我控制；通过做出勇敢的举动，我们开始变得勇敢。

伯克哈特（Burkhardt）和纳撒尼尔（Nathaniel）引述亚里士多德（Aristotle）所著的《论理学》，2002

学习目标

完成本章内容的学习后，应该能够：

1. 定义伦理。
2. 建立一种职业护理的个人哲学。
3. 理解并分析伦理的原则以及理论，并将其作为职业护理实践的基础。
4. 讨论是否参与医院内的伦理委员会。
5. 在涉及伦理问题的两难情况下应用伦理学的模型作决定。
6. 调查实践中遇到的伦理问题，包括经济的限制、科技的应用以及患者的权力。
7. 将个人对社会责任和对社会的服务相关的伦理规范与职业实践结合成一体。
8. 在实践背景下促进道德修养。

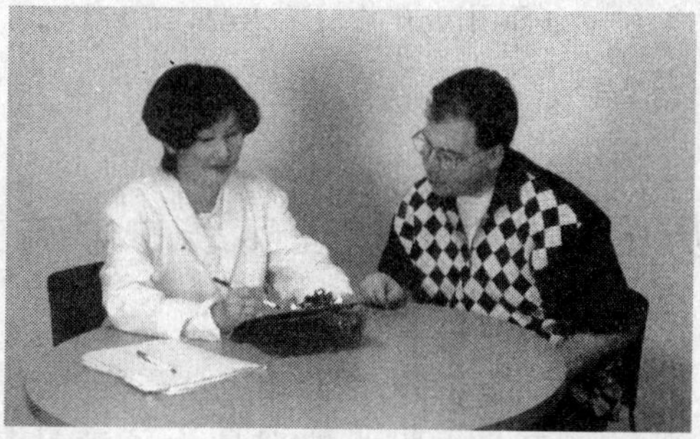

在一家大型教学医院中，一位你正在护理的患者说他不想再活下去了。他患癌症已经好多年了，厌倦了患病的状态。当你询问他是否已经将这些感觉和家人分担了，他说他不希望家人认为他已经绝望了。你将患者的陈述汇报给下一班的护士，并解释你如何鼓励他和家人以及医生交谈。当晚这位患者突然心脏骤停。最后患者应用了呼吸机，接受了五个单位的全血，并且维持昏睡状态。

在这种情况下，关于维持这位患者的生命你有什么想法？

既然患者已经昏迷，谁来为患者的去留作决定呢？

在护理历史中，道德伦理规范贯穿始终。护士在所有类型的实践背景下都会遇到伦理的两难境地。本章提供了护理职业道德规范的总看法，以及在今天这种卫生保健的状况下护士面对的越来越多的伦理挑战。

伦理学和道德的定义

伦理学（ethics）是哲学的一个分支，它关注的是在一种知识体系的基础上将对和错区分开来，而不仅仅是基于个人看法。**道德（morality）**是与风俗或传统习惯相一致的行为，并且常常反映个人或宗教信仰（DeLaune & Ladner，2002）。伦理支配职业团体，并且在特定情况下提供用于决定正确行为过程的框架。对护士而言，在实践中所采取的行动首先受职业伦理原则的支配。这些原则影响护士实践、行为和在提供护理服务时所必须考虑的相互关系。卫生保健伦理，也叫做**生物伦理学（bioethics）**，特指卫生保健范畴内的伦理，也是一个在**伦理困境（ethical dilemmas）**下指导行为的框架。一种伦理上进退两难的境地出现于在两种或更多的伦理原则有冲突时，这时没有"正确"的决定。

相反的是，法律是国家或联邦政府的章程并支配整个社会。法律统治行为。在卫生保健的一些情况下，法律和伦理之间的界限不是很清楚。可能有些情况下伦理和法律是相适应的，而另一些情况下伦理和法律可能会有冲突（Sullivan & Decker，2001）。

历史和哲学对护理实践的影响

护理实践由社会需要产生，并且一直受到宗教和妇女的强烈影响。社会产生出职业护理是为了满足特定的、认知的目的（Burkhardt & Nathaniel，2002）。护理满足了对患病群关怀的需要。同样的，一种强烈的仁爱本能给予人类互相帮助的动机。对社会健康的关注在古代就十分明显，并且随着文明程度的增加而继续着（Donahue，1985）。当社会需要时就产生了一种补充的人际关系以及关怀他人的个人动机。

宗教的影响

从事护理的工作人员（常常是女性）过去总是被教堂的戒条所训导，包括无条件服从、博爱和为了他人的利益而牺牲个人利益。作为个人，护士不能独立做出决定，而是必须遵从牧师或医生的指令。

妇女的影响

多纳休（Donahue）表明护理具有像母亲一样照顾无助婴儿的起源，而且一定是从最早期开始就和这样的护理一同存在（Donahue，1985）。当家庭成员无助或患病时，母亲们会照顾他们。在基督教时期，妇女因为在她们照顾贫穷和疾苦的人时所显现出来的同情心而被基督所选择。因此，基督教大大增加了妇女们为社会服务的机会（Donahue，1985）。

批判性思维

下面行为中的哪一个或哪些是符合道德准则但不合法的？合法但不符合道德准则的？不合法且不符合道德准则的？合法且符合道德准则的？

- 在施行人工流产术的门诊工作
- 尊重一个临终患者的要求施行“不勇敢的”行为
- 在患者家属的要求下终止一位昏迷患者的生命支持
- 将患者的药物转为己用

哲学

哲学（philosophy）是对事实以及知识、现实、人类行为规则的理性研究。个人的哲学植根于一个人的信仰和价值观。反过来，这些信仰和价值观又产生于一个人的生活经历、文化影响以及教育。

护理哲学

一名职业护士的个人哲学影响她的护理哲学。在护理教育的整个过程中，学生们开始形成她们的护理哲学。这种哲学受一个学生的个人哲学和经历的显著影响。一个人的个人哲学应该与她所工作的护理部门的哲学相适应。这可以使得护士成为一名有效率的领导者和职业者。参见图 23-1 了解一个护理部门的哲学声明。一个个人护理哲学的例子是：

我相信职业的护理可以促进那些接受服务的人的身体、情绪、精神健康达到最佳状态。我相信职业护士必须具有最高的职业水准，并且在实践的所有方面都应该尊重职业的道德准则。

伦理理论

对伦理学的研究导致了不同的理论，这些理论可能应用于护理实践和形成伦理学决策的框架。这些理论在现代卫生保健伦理中的大部分的相同之处是功利主义，目的论的一种形式以及道义论。表 23-1 描述了这些理论。

美德

伯克哈特（Burkhardt）和纳撒尼尔（Nathaniel）（2002）列出了四种比其他更重要的而且能够说明善良人所具有的美德：同情心、洞察力、可信赖和诚实。同情心是一个护士所具备的能被社会所识别的特征，它是指乐于减轻别人痛苦的愿望。洞察力是具有敏锐的判断力。可信赖和诚实是在所有人身上所期待的特征，但是对职业护士而言尤其必要。这些特征形成一个伦理原则的基础，而且一直在整个职业史中被认可（Burkhardt & Nathaniel，2002）。

表 23-1 伦理理论

目的论（teleology）	道义论（deontology）
也叫做因果关系主义者理论。功利主义是目的论的一种形式。	也称为形式主义。
此理论表明一种情形下的价值观是由它的结果所决定的。因此，一种行为的结果——而不是行为本身——是测量这种行为好坏的标准（即如果这种行为的结果是有益的，这种行为就是好的）。	此理论表明在决定一种情形是否符合伦理时，一个人必须考虑到行为人的动机，而不是这种行为的结果。这个理论是伊·康德（Immanuel Kant）设想出来的，他建立了哲学范畴的规则。这个规则表明一个人只有当这种行为建立在一个普遍的规则上时才能做出行动，也就是说，在相似的情形下每个人都会按相同的方式行动。

“纪念卫生系统”的职业实践模型

为美德而设计

任务——

职业护士和护理队伍的存在是为了使我们的患者和社会的健康达到最佳水平

我相信在很多情况下我们都必须一起工作以培养出一种职业的环境。更特别的是我们信仰的方式。实践、结构、相互关系以及操作的相互作用会决定预后的质量，为了我们也为了那些我们所服务的人。

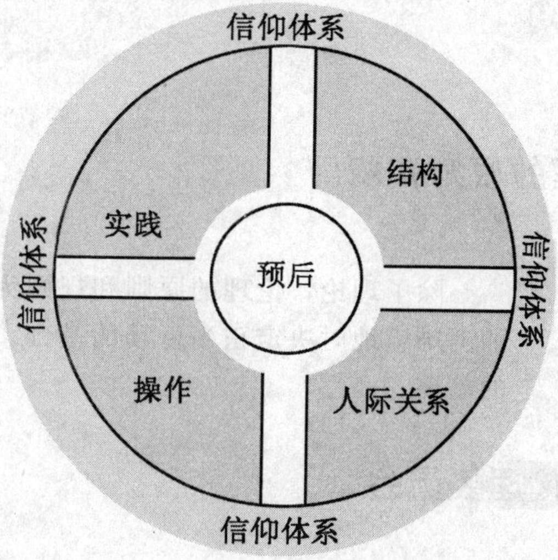

图 23-1　护理哲学（经允许编自纪念卫生系统职业实践哲学，Springfield，IL）

批判性思维

刚毕业的学生应该形成一个基于个人信仰和价值观的护理哲学。对以下问题的反应能够有助于一种哲学的形成：

有关护理实践你想些什么？职业护士应该如何引导她们自己？基于你的护理哲学你如何影响你的患者护理？

批判性思维

琼斯（Jones）先生每天吸三包烟，而且在一个慢性阻塞性肺疾病的免费门诊就诊时也总如此。所有让他戒烟的尝试都失败了。琼斯先生告诉你吸烟是他生命中的一个乐趣而且他不希望戒烟。

你会尊重琼斯先生的愿望吗？他是否仍然有权利得到免费的处理和医疗？限制对琼斯先生的治疗是否正当？

伦理的原则和规则

除了理论，伦理的原则和规则为护士提供了在实践背景下面对有关伦理的两难境地时决定正当行动的基础。参见表 23-2 了解主要的伦理原则和规则的摘要。

伦理委员会

当今医疗护理中的复杂性显示了大量的对护士而言在患者护理、管理和行政情形下两难的伦理问题。为了有助于在这些情况下做出决定，很多医疗保健机构正在寻找一个组织性的伦理委员会以提供帮助。这些委员会的成员是跨学科的并且包括来自于临床的护理、行政、医疗、神职人员、临床社会服务、营养服务、药房以及法律专家代表。其余的参与者可能是由于某种需要而邀请的人（图 23-2）。

表 23-2　伦理的原则和规则

伦理原则/规则	定义	举例
行善	为别人做好事以及在利害间维持平衡的责任	● 向所有的患者，包括临终病人，提供关心和关注。 ● 熟悉国家有关器官捐献的法律 ● 尊重每一位患者并有礼貌。
无恶意	不做有害的事情的原则	● 总在你的实践范围内工作。 ● 从不向别人提供超出你能力范围的信息或履行你不胜任的职责。 ● 注意所有安全规则以及注意事项。 ● 使职责范围地点远离危险。 ● 按照说明书履行手续，从不走捷径。 ● 对任何你不能肯定的事情向适宜的人询问。 ● 使你的技术跟得上时代。
公平	当某个体被赋予他或她的权力、功劳、应得的或合法所得时所应用的公平原则	● 平等地对待所有患者，无论其经济和社会地位。 ● 学习处理和汇报你所怀疑的有弊病的国家法律和工作政策以及手续。
自治权	尊重做出自我决定的个人权利；尊重个人的自由	● 确定患者已经同意所有的治疗和手续。 ● 熟悉处理高级指令的国家法律或工作政策。 ● 从不泄漏任何患者的信息，除非有签署的发布权。 ● 不要和任何涉及患者护理的非专业人士讨论患者。 ● 保护患者的生理隐私。
忠实	信守诺言的原则；信守允诺或诺言的责任	● 确信必要的合同已经被完成。 ● 非常小心你对患者说的话。他们可能只听到了“好消息”。
尊重他人	人们做出自己决定的权利	● 向所有的人提供用于作决定的信息。 ● 避免为别人做出家长式的决定。
诚实	讲真话的义务	● 立即承认错误。做出任何必要的可以改正错误的行为。 ● 拒绝参与任何作假的形式。 ● 每天都提供“诚实的全天工作”。

任何一个卫生保健队伍中的成员都有机会向伦理委员会指出一种与两难的伦理问题相关的情形。就像在开篇假想中描述的，可以向委员会提出以寻求指导。伦理委员会的角色就是提供指导以帮助在遇到两难的伦理问题时做出决定。伦理委员会利用在建立之初确立的指导纲要以及标准来帮助解决问题。在开篇假想的例子中，伦理委员会可以邀请患者的家庭成员和其他护士以及医生帮助伦理委员会来评价。

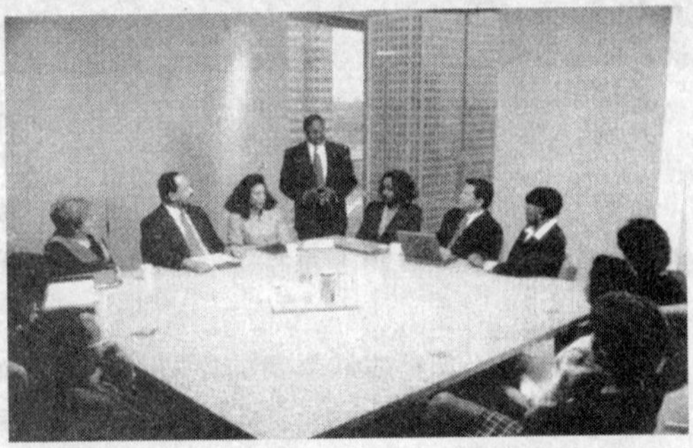

图 23-2 伦理委员会在工作（承蒙 Photodisc 许可）

批判性思维

你正在护理特劳特（Trout）先生，他被认为装病以逃避责任。他常常出入医院而且总是有各种疼痛，需要止痛药。医嘱是当他要求止痛药时给予一种安慰剂。当你拿着安慰剂进入病房时，特劳特先生问这是什么药。

什么原则能够指导你对于特劳特先生的行为？什么理论能够指导你对于这位患者的行为？

文献应用

引文： Raines, M. L. (2000). Ethical decision making in nurses: Relationships among moral reasoning, coping style, and ethics stress. *JONA's Healthcare Law, Ethics, and Regulation*, 2 (1), 29-40.

讨论： 卫生保健中逐渐增加的复杂性已经导致很多对护士而言两难的伦理问题。一项对肿瘤科护士的调查结果显示去年 1 年护士平均经历了 32 种不同的两难的伦理问题。这些两难境地导致了护士经受了更多的压力。经历最多的伦理问题的类型是关于疼痛处理、经济限制、决定患者的最大利益以及生活质量的决定。调查同时着眼于护士用来对付压力的应付策略。结果表明护士利用各种积极的应付策略和各种渠道的支持来帮助自己克服压力。护士们最重要的支持是由其他护士形成的，但是支持她们的渠道也包括社会工作者和伴侣。

实际应用： 护士需要发展某些策略和具有一个可依赖的支持系统帮助她们有效的应付实践中遇到的压力。

批判性思维

行政部门宣布护士长必须削减两名全职人员。护士长的选择是什么？病区中剩下的工作人员会怎么看待不得不在人员减少的情况下工作。如果工作人员太少，对患者的护理会不会打折扣？护士长在对职员和病区的价值观之间能做出怎样的妥协？

批判性思维

一名护士给患者用错了药。这个患者不得不转到重症监护病房，而且需要较长的住院时间。护士向护士长直率地承认了错误。护士长建议两个人去和患者谈一谈并解释发生了什么。接着行政部门听说了这个意外，并建议护士长不要马上告诉患者这个错误。这一情况同时告知了医院的伦理委员会。这名护士如何才能做出正确的决定？护士长站在哪一方？当患者、护士、组织及个人都牵扯进来的时候，我们不禁要问应该忠诚于哪一方？

价值观

价值观（values）是有关想像中的真理、标准、原则、目标以及行为的个人信仰，它赋予生活的意义和方向。如果你被告知你必须为了一个特殊的旅程准备行囊，但是你只能从你所拥有的东西中选择三样带在身上，你会选择什么呢？你所选择的就是你认为有价值的。假想在批判性思维例子中的工作人员拒绝在她们将要面对的人员减少的环境下工作会怎样？什么是员工的价值观？什么是行政部门的价值观？

价值观的澄清

价值观的澄清是分析一个人自身的价值以更好地理解什么才是真正重要的过程。在拉斯（Raths），哈明（Harmin）和西蒙（Simon）的经典作品《价值观和教义》中，他们阐明了一个价值观澄清的理论，并提出一个价值评估的三步法，如下所述：

1. 选择：信仰可以在多重选择中被自由选择（也就是说没有强迫）。选择阶段包括分析不同的选择后果。

2. 珍视：被选中的信仰被珍爱（也就是珍视）。

3. 行动：被选中的信仰通过一致的行为被表现出来。

护士必须理解价值观是个人的，而不是普遍的；因此，护士不应试图将她们自己的价值观强加给患者。

伦理决策的指南

伯克哈特和纳撒尼尔（2002）制定了一个伦理决策的指南，新工作的护士在面对伦理决策时可能会发现这个指南很有用。要点记录如下：

伦理决策指南

- 收集资料并鉴别有冲突的道德主张
- 鉴别主要的参与者
- 确定道德观点和主要参与者的道德发生阶段
- 确定理想的结果
- 鉴别不同的观点
- 按照自己的选择行事
- 评价行事的结果

实践中面对的伦理问题

当今职业护士在从业中会面对大量涉及伦理的问题。经济限制、科技以及患者的权利都已经影响到了护士面对两难的伦理问题数量。

经济限制和与科技相关的问题

经济限制和当今所能得到的应用于卫生保健的复杂科技是相关的。发展和应用的科技越多，就会带来花费越高的卫生保健。施罗德（Schroeder）（1995）识别出大量的在我们的医疗系统中导致接受治疗的消费过高因素。重症监护病房充满了代替患者呼吸、自动监测生命体征以及用于传达心脏在某些方面失灵的信息而设计的贵重仪器。不同的设备都是代表一个目的一让我们知道我们需要做什么以维持生命。

当科技的应用已经带给我们很多益处时，有关其应用的两个显著问题也产生了。什么时候我们限制科技的应用？一旦开始应用了，我们什么时候停止应用？在我们的社会中什么人授权给它？

患者的权利

美国医院协会发布了一个患者权力清单（表 23-3)，并期望当患者及其家属参与治疗决策时，其结果是更为有效的护理。参见本章末的“浏览网站”部分以在线阅读这篇文献。

伦理学上的领导和管理

护士有机会以很多的方式提供身先士卒的榜样，并确保在所有的实践背景下伦理原则都贯穿始终。护士的领导负责创造一种具有伦理原则的氛围，以及接受支持职业行为标准的责任。伦理领导的特点被卡西迪（Cassidy)(1998）定义为诚实和勇气。如果护士的领导要在医疗机构中生成一种伦理模式，她们要有一些基本的品质。护士的领导必须是持续稳固的，而且负责产生变化。遵循伦理原则的护士领导能够影响医疗机构做出的决策。

实地采访

我遇到的最困难的一个病例是一名男性患者，40 多岁，昏迷，呼吸机依赖并且被宣布脑死亡。患者来自于一个不同的文化背景，而且当其家属六个月以后从国外赶到后，他们拒绝给患者撤机。在医院住了两个月后，行政部门开始向患者家属施压，让他们给患者转院。

艾米丽·戴维森（Emily Davison)

注册护士，病例管理员

表 23-3 患者权利清单

介绍

高效的卫生保健需要患者，医生以及卫生保健的专业人员之间的合作。开放式的和诚实的交流，尊重个人其和专业人士的价值观以及对不同意见的敏感性是最佳的患者护理的组成部分。作为提供健康服务的平台，医院必须提供一个理解并尊重患者、他们的家属、医生和其他提供护理的人员的权利和义务的基础。医院必须确保一种卫生保健的道德，这种道德尊重患者在治疗的选择和护理的其他方面作出决策的地位。医院必须对文化、种族、语言、信仰、年龄、性别和其他的不同以及残疾人的需要敏感。

美国医院协会展示了一个患者权力清单，期望它有助于更有效的患者护理并被代表这个机构的医院、其医疗职员、雇工和患者支持。美国医院协会鼓励卫生保健机构通过翻译和/或简化这个权力清单的语言来适应其患者人群，这一点对患者及其家属理解他们的权利和义务是十分必要的。

权利清单 *

1. 患者有权获得周到的护理和尊重。
2. 患者有权并被鼓励从医生和其他直接的护理提供者那里得到相关的、最近的以及能够理解的有关诊断、治疗和预后的信息。除了在患者缺乏做出决策的能力和需要紧急处理的紧急情况下，患者被赋予讨论和询问与特定的疾病过程和/或治疗、涉及的危险、可能的恢复时间长短以及合理的医疗替代方法及其伴随的风险和益处的信息的机会。患者有权知道与他们的护理相关的医生、护士和其他人的身份，以及这些人谁是学生、住院医师或其他受训者。患者还有权力知道当前的和长期治疗选择的经济花费，至少在他们应知的范围内。
3. 患者有权做出有关治疗之前以及治疗过程中的护理计划的决定，并拒绝一个推荐的治疗或在法律或医院政策许可范围内的护理计划，并且有权被告知这种行为的医疗后果。万一患者拒绝了这种计划，患者就被赋予了医院提供的其他适宜的护理和服务或转院的权利。医院应该告知患者任何可能影响患者在机构中进行选择的政策。
4. 患者有权得到涉及治疗或指派一个代理决策人预先指示（如生活意愿 、卫生保健代理人或长期卫生保健委托书），并期望医院会在法律和医院政策允许的范围内尊重这一指示的目的。卫生保健机构必须提醒患者在国家法律和医院政策范围内得知不同医疗选择的权利，询问患者是否有预先的指示，并将这一信息囊括在患者的医疗记录里。患者有权得知有关医院政策的及时信息，可能限制充分执行法律允许的预先指示的能力。
5. 患者有权保留隐私。病理讨论、会诊、检查以及治疗都应该在保护每一位患者隐私的前提下进行。
6. 患者有权期望所有属于他或她护理的交流内容和记录都被医院视为保密内容，尤其是那些法律允许或要求汇报的病例，如可疑的药物滥用和危及公共健康的病例。患者有权期望医院强调这种资料的保密性，特别是当医院将这些信息发布给其他的任何一位有权浏览这些记录资料的患者时。
7. 患者有权浏览属于他或她的医疗资料，并在必要时要求医院解释或翻译这些信息，除非受到法律的限制。

表 23-3 患者权力清单 （续）

8. 在医院的能力和政策范围内患者有权期望医院会对患者提出的适宜的和医疗上需要的护理及服务做出合理的反应。医院必须提供在紧急情况下的评估、服务和/或建议。当病情允许或法律上具备可能性时，或当患者强烈要求时，患者可以被转送至另一家医疗机构，该医疗机构必须首先接受患者的转院。患者也必须同时得到涉及转院的完整的信息以及其需要、风险、益处和替代方法的解释。
9. 患者有权询问并被告知可能影响患者治疗和护理的医院的商业伙伴、教育机构、其他卫生保健提供者或付款人。
10. 患者有权同意或拒绝参与影响护理和治疗或需要患者直接参与的预先设计的调查研究或人类试验，并且有权在同意参与前得到完整的解释。拒绝参与研究或试验的患者有权得到医院提供的其他的最有效的护理。
11. 患者有权期望在适当的时候得到合理的持续护理，而且有权在医院提供的护理已经不合时宜时被医生和其他提供护理的人告知可得到的和实际可供选择的患者护理。
12. 患者有权被告知与患者护理、治疗和义务相关的医院政策和惯例。患者有权被告知可得到的解决冲突、抱怨和争端的医院资源，如伦理委员会、患者代表或其他机构。患者有权被告知医院的服务收费和可能的付款方式。

卫生保健的合作本质需要患者或其他家庭成员/代理人参与他们的护理。护理的有效性和患者对治疗过程的满意程度部分地依赖于患者是否履行特定的责任。患者有责任提供有关既往史、住院记录、用药和其他有关健康状态的事件。为了高效地参与决策，必须鼓励患者承担当他们不能完全理解医疗信息以及指示时寻求进一步的有关健康状况的信息或解释的责任。患者还有义务保证卫生保健机构有他们签署的预先指示人员的副本，如果他们有的话。患者有义务告知医生和其他护理提供者他们是否可以预料接下来的治疗计划中的问题。患者同时应该知道医院有向其他患者和社会提供相当有效的和公平护理的义务。医院的规则和规章制定就是为了帮助医院履行这一义务。患者和他们的家属有责任依据医院、其他患者、医疗工作人员和医院职工的需要做出适宜的调整。必要时，患者有义务提供必要的医疗保险信息以及和医院一起制定付款计划。

一个人的健康不仅依赖于卫生保健的服务，患者有义务认清生活方式对个人健康的影响。

结论

医院有很多功能要履行，包括提高患者的健康状态、健康的促进以及防止和治疗伤害和疾病；即时和持续的患者护理和恢复；医疗专业人员、患者和社区人员的教育。所有这些活动都必须在尊重患者的价值观和尊严的条件下进行。

* 如果患者本人缺乏决策的能力、法律上无行为能力或是未成年人，这些权利可以由患者指定的代理人或代理决策人在患者的授权下行使。

患者的权力清单在 1973 年首先被美国医院协会接受。这一版本在 1992 年 10 月 21 日由美国医院协会部核准。1992 年由美国医院协会（840 North Lake Short Drive，芝加哥）赋予版权 IL600611。在美国印刷。保留所有权利。经美国医院协会同意再版。

医护关系

在医疗机构工作的护士常常在和患者及其家属相处时遇到两难的伦理问题。为了解决这些两难问题，护士必须经常与医生密切合作。护士经常会发现医生具有不同的价值观、沟通方式、对信任和诚实、角色责任以及机构政策和经济学的信念。这些信念影响着他们的伦理信仰，这些信仰又反过来影响他们对治疗的决策，这些决策可能导致医护间的冲突。必须确定在政策或机构的水平上解决这些伦理冲突的策略。一些政策上的决策包括运用多学科的伦理指导纲要和伦理行政管理纲要。一些机构上的策略包括支持合作型的伦理队伍、涉及伦理的机构文化、政策和伦理关系的表述以及伦理的教育方式和沟通方式的发展（Corley，1998）。

伦理规范

一种职业的标志就是对其成员道德行为的限定。一些护理机构已经制定了道德行为章程。国际护士协会的护士章程见表 23-4。

美国护士协会也已经制定了护士章程。参见本章末的“浏览网站”一节在线查看这个文件。

未来

未来的伦理问题会挑战护士的实践工作，包括资源的分配、先进的科技、逐渐衰老的人群以及与个人行为相关的健康问题的增加。这些问题都增加了专业护士在各种背景下以身作则、强调符合伦理的行为重要性。

表 23-4　国际护士协会的护士章程

护士的基本责任是四重的：促进健康、防止生病、恢复健康以及减轻痛苦。

对护理的需要是普遍性的。护理的内在是尊重人类的生命、尊严和权力。它不受国籍、种族、信条、肤色、性别、年龄、政治倾向或社会地位的限制。

护士将健康服务传递给个人、家庭和社会，并且将她们的服务与其他相关队伍进行协调。

护士与人群

护士首要的责任对象是那些需要卫生保健的人群。

在提供护理时，护士要促进一种尊重个人的价值观、风俗和精神信仰的环境。

护士要对个人的信息保密，并且在应用这些信息时进行合理的判断。

护士和从业

护士肩负有护理从业和通过不断的学习保持能胜任工作能力的职责。护士保持处于特殊的情况下尽可能的最高的护理水准。

护士在职业范围内工作时应该保持可以反映出职业信用的个人行为水准。

护士和社会

护士和其他的公民共同承担启动和支持满足公众健康和社会需要的责任。

护士和同事

在护理和其他领域护士维持与同事的合作关系。当个人的护理受到一位同事或任何其他人的威胁时护士采取适当的行动以保护个人。

护士和其职业

护士在决定和执行正当的护理工作和健康宣教时扮演主要的角色。

护士要积极学习专业知识。

在专业机构工作时护士要参与建立和维持公平的社会和经济的工作环境。

摘自 ICN Code for Nurses：Ethical Concepts Applied to Nursing.，International Council of Nurses，1973，Geneva；Imprimeries Populaires. Reprinted with permission of International Council of Nurses.

实地采访

在产科病房工作的护士会遇到一个与儿童监护权有关的两难问题。有时，一个新生儿会由于家庭的分裂而被监护。护士得知这一情况，但是为了防止母亲带着孩子逃跑，偶尔直到出院时母亲才被告知这一情况。这给护士产生了很大的压力，护士在母亲的权利和对孩子的最佳处理办法之间犹豫而备受折磨。护士长分担着护士的压力，而其内心也存在着在伦理上什么才是正确的斗争。

凯西·布林克尔（Katbi Brinker）

注册护士，护理学士学位，护士长

案例分析 23-1

一位患者在一个非常紧急的情况下被送到医院。他的家属拿出一个证明文件表明患者在某种情况下不希望进行复苏。医生没有急于下医嘱。

护理这位患者的护士应该怎样处理这种情况？患者心跳是否停止了？这种情况下护士应该站在哪一方？

重要概念

- 伦理是哲学的一个分支，它关注的是对与错的区分。
- 社会产生护理职业是为了满足特殊的健康需要。
- 宗教信仰的影响帮助护理关爱方面的形成。
- 个人哲学产生于个人的信仰和价值观。这种个人哲学会影响一个人的护理哲学。
- 目的论和道义论是两种伦理理论。
- 伦理的原则和规则包括行善、无恶行、忠诚、公正、自治权、尊重他人和诚实。
- 伦理委员会为出现在卫生保健环境中的两难伦理问题提供决策上的指导。
- 价值观的澄清在决策过程中是一个非常重要的步骤。
- 伯克哈特和纳撒尼尔的决策指南是一个非常有帮助的工具。
- 当今的护士面对大量的伦理问题。
- 护士必须要考虑患者的权利。
- 护士和社会之间有个约定：支持社会给予护理职业的信任。
- 那些遵循伦理原则的护士领导人能够影响医疗机构的伦理观念。

关键术语

自主权（autonomy）
利益（beneficence）
生物伦理学（bioethics）
道德（morality）
无恶行（nonmaleficence）
哲学（philosophy）

道义论（deontology）
伦理困境（ethical dilemma）
伦理学（ethics）
忠诚（fidelity）
公正（justice）
尊重他人（respect for others）
目的论（teleology）
价值观（values）
诚实（veracity）

复习题

1. 护士长对______负有道德上的责任
   A. 患者
   B. 医疗机构
   C. 所从事的职业
   D. 患者、医疗机构、所从事的职业以及社会
2. 伦理委员会的首要任务是
   A. 当两难的伦理问题出现时决定应该做什么
   B. 防止医生做出错误的决定
   C. 为卫生保健队伍和患者家属提供指导
   D. 防止出现两难的伦理问题
3. 两难的伦理问题可能由______提交给伦理委员会
   A. 只有医生
   B. 护士、医生、律师、所有卫生保健队伍的成员以及患者家属
   C. 只有律师
   D. 只有医院行政管理部门
4. 琼斯（Jones）夫人乘电梯到五楼，她的丈夫在那里住院。乘电梯时琼斯夫人听到两名护士在谈论琼斯先生。她们在讨论可能的预后以及是否应该将之告诉琼斯先生。护士们正在违反下面的哪一条伦理原则
   A. 自治权
   B. 保密权
   C. 行善

D. 无恶行

课后练习

1. 复习本章批判性思维中有关特劳特（Trout）先生的内容，他被认为是一个装病以逃避工作的人，他询问自己得到的是什么止痛药。护士知道那只是一个安慰剂。护士应该告诉患者这个是什么药吗？
将你的班级分为两组。一组假设告诉患者真相，并说明支持这一立场的伦理原则。另一组持有相反的观点，并说明支持这一观点的伦理原则。
2. 一位老年妇女，88 岁，由于急性呼吸窘迫收入急诊室。她没有活下去的愿望，但是她的女儿有她的卫生保健的代理权，并且是一位卫生保健的专业人士。患者有终末期肾病，终末期阿尔茨海默病以及充血性心力衰竭，她的情况很悲惨。医生希望给她做气管插管并应用呼吸机。儿子们同意，而女儿表明他们的母亲不希望只是为了延长她的生命而依赖一个机器。
将班级分组并讨论能够应用于这种情况的伦理理论。运用伯克哈特和纳撒尼尔的决策指南来帮助你。
3. 作为一个关怀医院的护士，你经常接触疼痛控制。很多用于止痛的处方药同时也抑制呼吸。
将班级分组并决定一个应用这些药物的方案，记住关怀医院的目的是促进舒适度。运用伦理理论和原理来支持你的决定。

浏览网络

- 看看这个网站有关护理能力和伦理的问题都说了些什么。
http://www.ana.org/ojin/ethicol/ethics_2.htm
- 你会为需要向员工解释价值观的护士长推荐什么样的网站？这个网站还

可以被用于其他哪些方面？

http://www.escape.ca/～rbacal/values.htm

- 这个网站是如何讨论伦理的？它和其他涉及伦理问题的讨论一致吗？

http://www.la.utexas.edu/course-materials/philosophy/bonevac/304/principles.htm

- 查询下面的网站浏览美国医院协会的“患者权力清单”：

http://www.aha.org/resource/pbillofrights.asp

- 在*http://www.ana.org/ethics/1985ptov.htm* 上浏览美国护士协会用于解释声明的护理章程。
- 运用国际护士协会网站寻找 ICN 的护士章程：

http://www.icn.ch/icncode.pdf

参考文献

American Hospital Association. (1992). *A patient's bill of rights.* Chicago: Author.

Burkhardt, M. A., & Nathaniel, A. K. (2002). *Ethics & issues in contemporary nursing* (2nd ed.). Clifton Park, NY: Delmar Learning.

Cassidy, V. R. (1998). Ethical leadership in managed care. *Nursing Leadership Forum, 3*(2), 52–57.

Corley, M. (1998). Ethical dimensions of nurse physician relations in critical care. *Nursing Clinics of North America, 33*, 325–337.

DeLaune, S. C., & Ladner, P. K. (2002). *Fundamentals of nursing.* Clifton Park, NY: Delmar Learning.

Donahue, M. P. (1996). *Nursing, the finest art* (2nd ed.). St. Louis, MO: Mosby.

International Council of Nurses. (1973). *Code for nurses.* Geneva: Author.

Raines, M. L. (2000). Ethical decision making in nurses: Relationships among moral reasoning, coping style, and ethics stress. *JONA's Healthcare Law, Ethics, and Regulation, 2*(1), 29–40.

Raths, L., Harmin, M., & Simon, S. (1978). *Values and teaching* (2nd ed.). Columbus, OH: Merrill.

Schroeder, S. A. (1995). Cost containment in U.S. health care. *Academic Medicine, 70*(10), 861–866.

Sullivan, E., & Decker, P. (2001). *Effective leadership and management in nursing* (5th ed.). Upper Saddle River, NJ: Prentice-Hall.

推荐读物

Aiken, T. D., & Catalano, J. T. (1994). *Legal, ethical, and political issues in nursing.* Philadelphia: F. A. Davis.

American Nurses Association. (1985). *Code for nurses with interpretive statements.* Washington, DC: American Nurses Publishing.

American Nurses Association. (1985). *Code of ethics.* Washington, DC: American Nurses Publishing.

Bellack, J. P., & O'Neil, E. H. (2000) Recreating nursing practice for a new century: Recommendations and implications of the Pew Health Professions Commission's final report. *Nursing and Health Care Perspectives, 21*(1), 14–21

Bender, D. (1998). *Biomedical ethics: Opposing viewpoints.* San Diego, CA: Greenhaven.

Bosek, M. (1999). Ethics in practice. *JONA'S Healthcare Law, Ethics, and Regulation, 1*(3), 16–19.

Chambliss, D. (1996). *Beyond caring: Hospitals, nurses, and the social organization of ethics.* Chicago: University of Chicago Press.

Davis, A. J., Aroskar, M. A., Liaschenko, J., & Drought, T. S. (1997). *Ethical dilemmas and nursing practice* (4th ed.). Stamford, CT: Appleton & Lange.

Edge, R. S., & Groves, J. R. (1999). *Ethics of health care: A guide for clinical practice* (2nd ed.). Clifton Park, NY: Delmar Learning.

Ellis, J. R., & Hartley, C. L. (1998). *Nursing in today's world: Challenges, issues, and trends* (6th ed.). Philadelphia: Lippincott.

Hall, J. (1996). *Nursing ethics and law.* Philadelphia: Saunders.

Kindig, D. (1999). Purchasing population health. *Nursing Outlook, 17*(1), 16–22.

Lashley, F. (1997). *The genetics revolution: Implications for nursing.* Washington, DC: American Academy of Nursing.

McDaniel, C. (1998). Enhancing nurses' ethical practice: Development of a clinical ethics program. *Nursing Clinics of North America, 33*, 299–312.

McGee, G. (1999). *Pragmatic bioethics.* Nashville, TN: Vanderbilt University Press.

Schneider, C. E. (1998). *The practice of autonomy: Patients, doctors and medical decisions.* New York: Oxford.

Taylor, C. (1997). Ethical perspectives. In M. Burke & M. Walsh (Eds.), *Gerontologic nursing: Holistic care of the elderly* (pp. 584–600). St. Louis, MO: Mosby.

Woodward, V. (1998). Caring, patient autonomy and the stigma of paternalism. *Journal of Advanced Nursing, 28*, 1046–1052.

第24章

文化的多样性与精神性

卡林·波利夫卡-哈里斯（Karin Polifko-Harris），
理学博士，注册护士，英国国家学位委员会

你若希望改善这个世界，你必须首先完善自己。

——圣雄甘地（Gandhi）

学习目标

完成本章内容的学习后，应该能够：

1. 对文化进行定义。
2. 讨论美国的人口构成。
3. 认识重要的文化护理理论家。
4. 讨论如何提供最好的适于文化需求的护理。
5. 综合理解和尊敬不同宗教信仰和各种教义。

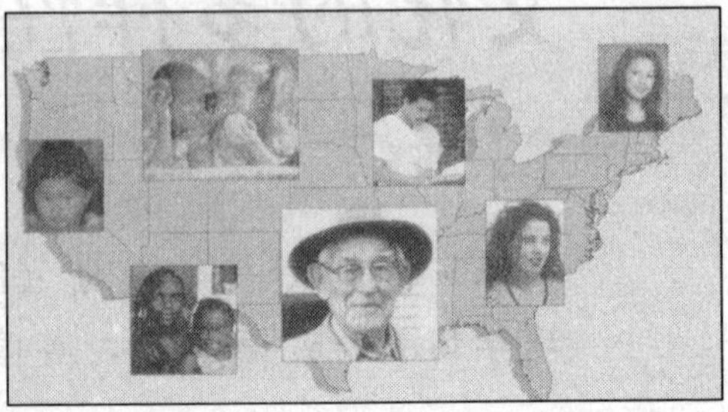

吴先生因为出汗，恶心和呕吐被送到急诊科，他抓着自己的右肩。他和他的妻子用汉语讲话，他只懂得一点英语，他的妻子一点都不懂。幸运的是，护理医生查理·林正在值班，可以与吴先生的一家用汉语交谈。生活在唐人街的吴先生常常找一名中国医生，他会为他开一些中药治疗他的心脏病。进入急诊室后，吴先生拒绝应用西药，希望找一位针灸医师治疗他的疼痛。

你认为如何才能最好地为吴先生提供护理？

作为医疗小组的一员为帮助吴先生了解发生的事情，你能做些什么？

为什么吴先生进入医院后拒绝使用药物？

美国是一个包括有各种文化，种族，宗教和信仰的国度。美国变得越来越多元化和世界化，许多少数民族文化和种族融入主流文化和种族中。新的信仰与传统宗教信仰一起，占有一席之地。文化和对宗教事物热衷上的差异由于忽略和不能容忍造成了人们的误解，疑惑和冲突。从事医疗工作的人员对他人的信仰，价值观和习惯上的差别要有所了解与认识并且能够正确评价。文化，宗教和信仰相互间是紧密缠绕和相互依赖的，特别是在向患者和家属或者社区提供医疗服务过程中。这一章节讨论在不同文化条件下工作和提供医疗时需要牢记的要点。讨论一些护理理论家，并且概述多元化趋势。精神性论述部分包括讨论精神创伤并进行精神评价，为患者进行整体护理所提供的帮助。最后说明世界上一些主要的宗教信仰。

定义文化，种族划分，价值观和文化适应

在确定一种特殊的文化之前，人们必须考虑人的整个环境和这个人与社区之间的关系。**文化（culture）**并不是对个体定义的；而是通过对某一特殊群体的行为，规范，信仰和社会习俗进行定义的。我们在文化影响下成长，然而各种文化类型又随着我们年龄的增长，或者随着我们步入另外一种社会而发生变化。随着人们接触到他们文化中的各种习惯，会融入某些因素，形成各自的观点和态度（Erlen，1998）。文化类型有可能比较清楚，例如穿戴的某种服装；也有可能比较复杂，例如在某些节日不同宗教是不一样的。

莱宁格（Leininger）（1997）阐述某些文化行为是以一种预期的固定形式的反应引导决策过程，提示可以通过直接和间接观察别人了解各种习惯。她认为一个人的文化背景会影响到在任何特定情况下产生的各种反应。一名患者的文化背景可以影响到患者对保健，健康与疾病的理解（Spector，2000；Purnell & Paulanka，1998）。表 24-1 显示了文化选择性特点。

种族划分（ethnicity）是一种文化群体对自己（群体身份）的感受。这种自我感受影响到小组的成员是如何受到他人的影响 。种族划分涉及一种归属感和代代相传的一种公共社会传统。一个种族的成员们在一般习惯和特征上具有一致性的认识。**民族优越感（ethnocentrism）**是指认为自己的文化或种族优于其他种族，而并不考虑其他种族的优点。

种族是指在生物学上具有相似性的一群人。

一个种族成员具有相似的自然特征，例如，血统，面部特征，皮肤，头发和眼睛的颜色。在种族与不同文化群体之间往往存在着交叠，因为文化与生物性状是相互依托的（Giger & Davidhizar，1999）。不同种族与人种中人们的相似性强化了对共性和内聚力的认识。

表 24-1 选择的文化特征

- 文化可以学习，也可以传授。文化知识可以代代相传，一个人出生时是没有什么文化观念的，而是通过与社会的接触学到的。
- 文化是共享的。分享某些共同习惯使一个群体具有自己的部分文化特性。
- 文化在本质上是社会性的。文化产生于群体中并在群体中传播。
- 文化是动态的，适应性的并且是变化的。适应性使具有一定文化的群体能够调整以适应环境的变化。文化的变迁较慢，是根据群体的需要发生改变。正是其动态性和可适应性本质使一种文化得以生存。

批判性思维

你是病房护理组的领导，这时吴先生从急诊科来到你们病房。他被诊断为心肌梗死，需要接受心电监测和静脉输液治疗。在你进入病室开始进行检查时，护工沮丧地走了出来，并告诉你，“我不知道怎么与吴先生交流，他不让任何人接近。”

对护工你将做出什么样的反应？对吴先生的护理，优先考虑的内容是什么？你如何进行检查？在护理吴先生的工作中，你认为困难是什么？

价值观（values）是某个社会赖以存在的各种标准。一般来说，价值就是我们的家庭、社区和社会所宣扬的对与错、道德与邪恶、符合伦理与丧失伦理（Yukl，1994）。文化价值对一个特殊群体具有一定的含义，是由文化所依托的各种适当行为组成。有时，一种价值观只被一种特殊文化的成员所理解和接受，此文化圈之外的人员会对这种价值观背后的基本原理产生疑问。例如，在美国，家庭主妇为了某种原因从事一种工作一般是可以接受的；而另外一种文化则强烈反对家庭主妇在外工作。

美国曾经为其自称为一个“大熔炉”而自豪，是一个能够容纳所有文化，并且使其具有美国的文化价值观和特征的社会。可是，近些年来，转而强调保存各种文化特性，并允许各种差异的存在（Spector，2000）。少数民族文化的成员一般会被确认为少数民族文化的成员，可是，他们也可以采纳主流民族文化的一些积极的或者消极的特征。

文化适应（acculturation）是个体通过改变自身的文化行为以调整并适应其原有文化或亚文化的过程。在美国的唐人街可以看到这种文化适应：移民到美国的父母保持着他们本国的语言和习惯，为了看病会找一名中国医生。而这些移民的儿童可能将英语作为他们的第一语言，中国方言作为第二语言，他们会找一名经过西方教育的医生看病。

定义美国的人口多样性

美国总是欢迎甚至鼓励不同文化，人种和种族的人们。根据 1998 年的人口普查结果，14％的美国人，即 3180 万人，将他们本国的语言而不是英语作为第一语言。蒂德曼（Thiederman）（1996）认为生活在美国的所有人中 97％的人会讲某种程度的英语。将其他语言作为第一语言所占比例最高的州是：新墨西哥州 36％；加利福尼亚州 31％；亚利桑那州，夏威夷州，新泽西州，纽约和得克萨斯州共 20％（Stapleton，1998）。

美国的种族文化结构正在迅速变化着。曾经是多数人口的可能不再是主流民族、主流文化与种族群体。美国人口普查局提示移民人口在增加，可能已成为某些城市和州的多数民族。

为了人口普查，联邦将种族人群定义为白种人，黑人，亚裔/太平洋岛国人，西班牙语种人（Hispanic），美国印第安/爱斯基摩人。亚裔/太平洋岛国人是来自于 28 个亚洲国家，或者 25 个太平洋岛国。在美国，中国人、菲律宾人和日本人是最大的亚裔/太平洋岛国人群体。西班牙语种人是指任何将西班牙语作为母语，或者与西班牙或拉丁美洲有关的人。组成美国印第安/爱斯基摩人群的成员来自美国的 500 多个部落和村落；几乎一半的人生活在联邦保留地之外。

根据美国 1990 年人口普查的结果，在 2080 年美国的文化组成将至少有 50％是少数民族：西班牙语种人，23.4％；非裔美国人，14.7％；亚裔和其他，12％（见表 24-1 所示的详细分类图）。在美国的许多地方少数民族正在变成多数民族，例如迈阿密州，圣安大略州，华盛顿地区和洛杉矶等的周边地区。

医疗服务人员的种族与文化差异性

不巧的是，医疗服务人员的种族与他们每天服务的对象并不是一对一的。研究显示医疗事业并没有反映出国家的种族与文化的差异性变化趋势，特别是在医生，护士和管理阶层（Association of American Medical Colleges，1998）。1996 年所做的一项国家样本调查反映了目前注册护士的人员组成。在 1996 年，90％的注册护士是白种非西班牙人；4％的黑人非西班牙人；3％的亚裔/太平洋岛国人；2％的西班牙语种人和 1％的美国印第安/爱斯基摩人（图 24-2 所示）。

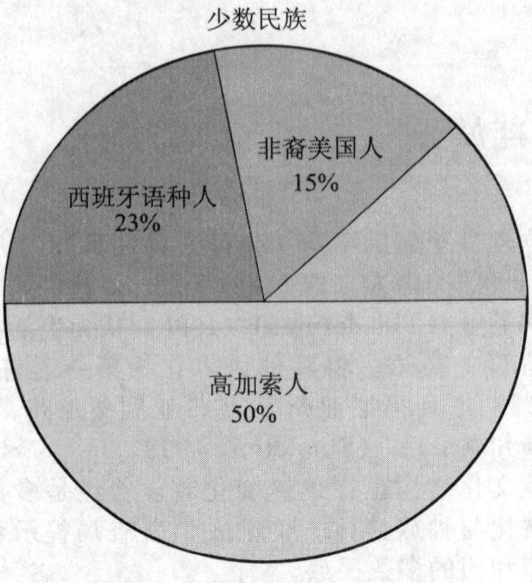

图 24-1　美国 2080 年文化组成分类

(资料来自 1990 年的美国人口普查局)

摩尔（Moore）(1997）认为于 1995 年进入医学院的学生 12%的是来自黑人，印第安人，墨西哥裔美国人或波多黎各人。美国医学院协会于 1998 年确定少数民族人只有 10%的人成为医学生（American Academy of Pediatrics，2000)。

多样性

适应多样性的训练、对多样性的理解和对差异性的评价的概念最初出现于 20 世纪 80 年代的管理、领导和社会心理学方面的有关文献。为适应日益增长的全球劳动力市场的需求，人力资源的管理在某一重点专业中对文化多样性的知晓度严重地受到因特网的影响。许多组织机构开始成为不同文化背景和前景的人们的直接合作者。随着他们的工作，对于文化多样性了解的需求变得即显而易见又比较紧迫。多样性是指与我们和我们所属的多数人所不同的人的特性。

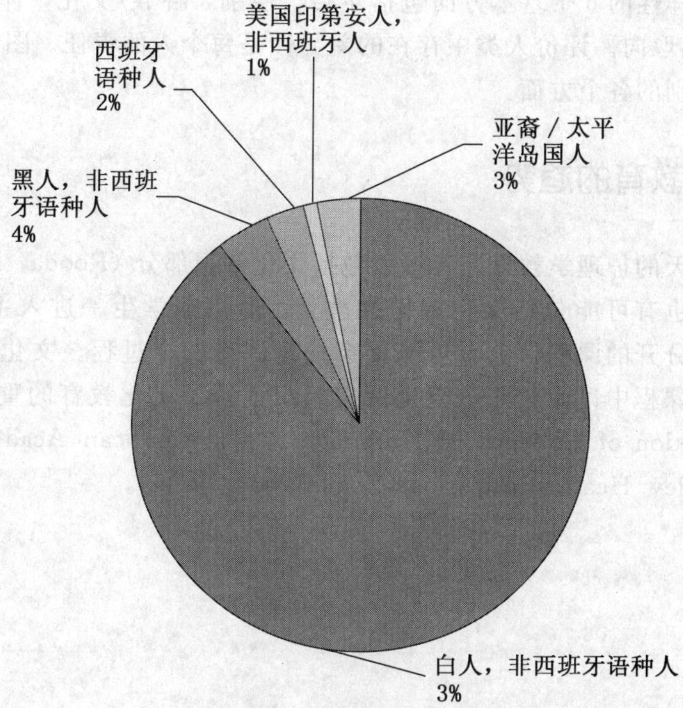

图 24-2　美国 1996 年注册护士的种族与文化组成

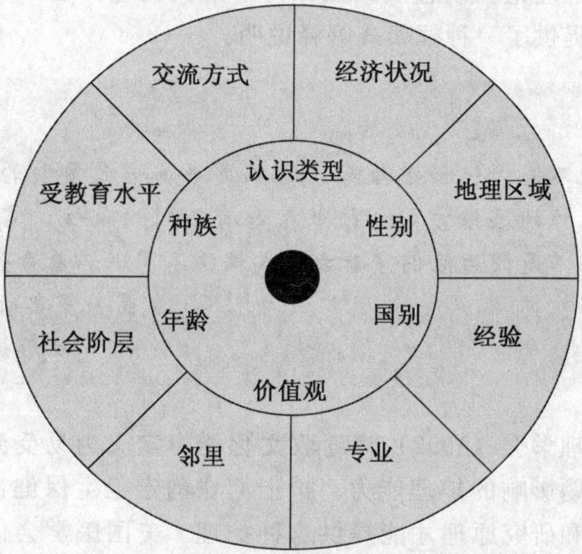

图 24-3　造成人类差异性的方式

多样性的6个基本方面包括年龄，性别，种族/文化，体质，种族气质和性/情感取向。评价人类中存在的差异性是每个人的责任。图24-3显示了人们有所区别的各个方面。

卫生保健教育的趋势

今天的护理学教育课程一般包括文化常识部分（Rooda，1993）。一般性教育课程也有可能包括文化多样性教育。有可能学生一进入主科学习就开始，可以是分开的课程，也有可能贯穿护理课程的全过程。文化常识也有可能在领导学课程中讨论。几个卫生保健组织强调了文化教育的重要性（American Association of Colleges of Nursing，1998；American Academy of Nursing，1992；Pew Health Professions Commission，1995）。

文化理论

文化护理理论和概念模式在保持了解文化差异性中，为个体患者和他们家属的需要提供了一种框架式解释说明。

实地采访

在处理不同文化和宗教背景的职员事物中最重要的是评价个体。不要让他们遵从你的思维方式。每个人都有不同的属性，需要识别出人群中的差异性，而不是因为他们穿着古板或信仰不同则怀着奇异的眼光审视他们。

凯茜·罗宾斯（Cathy Robins）

注册护士，临床协调员

美国护理学会（1992）将驾驭文化能力定义为易受到种族，性别和性取向等有关问题影响的护理能力。护士们在确定卫生保健需求，应用文化护理理论、模式和研究原理才能提供这种护理。美国医学会倡导进行跨文化的有效卫生保健，重视服务人员与患者之间的关系。除此之外，卫生保健组织资格认证联合委员会（2000）开始评价任何患者的护理情况，不管这些患者的背景或信仰如何。该标准包括在患者权力与组织机构道德规范下的各种期望值，强调患者具有在考虑和尊重他们的价值观和信仰情况下享受护理的权力。

跨文化护理

护理学已经建立了一些帮助解释在护士与不同文化背景的患者和家属之间的关系进行护理服务的模式。跨文化护理综合了护理学，社会学，人类学和精神病治疗学中的各种概念。最著名的理论与模式可能来自于马德琳·莱宁格（Madeleine Leininger），她被认为是跨文化护理理论的创始人，她从 20 世纪 60 年代开始跨文化护理研究。根据莱宁格理论（1978），**跨文化护理（transcultural nursing）**是在不同文化和亚文化条件下的关于护理行为、健康一疾病价值观念、信仰和行为模式的比较研究与分析，旨在建立一种科学的人文体系，从而提供既有文化特异性的又适于普遍文化条件的护理服务。莱宁格（1997）阐述在跨文化护理工作中存在着几种内在的规则。护理是第一个概念：所有文化都有护理和护理行为的表述。可是在一种文化中定义的内容可能在另外一种文化看来完全不同。第二个概念是每种文化都认为是足够的和必须护理的内容。最重要的是，直接对患者进行跨文化护理需要立即了解每种文化的生活方式；价值观念；信仰和规范；各种象征和礼节；语言与非语言交流方式；护理行为；共有的内涵和为健康、良好与疾病状况举行的种种仪式（Leininger，1997）。

吉戈和戴维黑泽模式

吉戈（Giger）与戴维黑泽（Davidhizar）跨文化评价模式（1999）提供了一种进行文化评价和评价文化差异各个含义的方法。吉戈与戴维黑泽在他们的评价模式中确定了 5 个中心观念：跨文化护理和实行文化上要求不同的护理规定；驾驭文化的护理；个体的文化独特性；文化感受环境；文化上的疾病与健康状态的特殊表现（Giger & Davidhizar，1999）。作者还详细说明了跨文化护理是以患者为中心，以研究为重点。

吉戈与戴维黑泽（1999）说明了在每种文化群体都比较显著的 6 个概念，

当护士进行文化评价时需要牢记在心。这6个概念是交流，空间，社会组织，时间，环境控制和生物学变异。交流包括口头与非口头语言的评价；空间包括判断人们交流时之间的距离以及接触。例如，如果我们的文化提倡密切接触，则需要意识到许多其他文化要求较大的空间距离，身体不接触会感到舒服些，特别是有生人在场时。社会组织的评价需要重新考虑进行文化识别；例如种族，种族划分和家庭组成类型。

每种文化对于时间的概念和在社会与个人中的应用具有特殊的理解。一种文化认识是准时准点的概念有可能被另外一个文化理解成十分早，甚至有些认为是十分晚。文化的差异性还表现在未来，当前或过去的时间定位。环境控制概念是对个体自认为对周围环境的影响，以及保持某种文化医疗实践能力进行评价。吉戈与戴维黑泽模式的一个重要特性是包括对文化中各种生物变异的评价：许多种族和文化群体易患某些疾病，具有确定的体征和遗传特异性。

驾驭文化能力

坎皮哈-巴库特（Campinha-Bacote）（1994）将驾驭文化能力定义为一种过程，即护士与患者，家属或公众不断合作以提供在一种不同文化差异环境中的最理想的护理。坎皮哈-巴库特确定了提供驾驭文化的护理所需的4个要素。第一个要素－文化常识－通过对自己的偏见进行自我分析，从而建立一种对于其他文化的感受性。其目的是使护士超越任何种族中心主义观念，能够充分重视其他文化。

坎皮哈－巴库特模式的第二个要素是获取文化知识。此概念要求护士们增加他们对各种文化的了解，特别是价值观、习惯和生活方式。文化技能是第三个要素，其涉及到患者的文化评价，包括对健康和疾病的理解，并确定可能的教育机会。该模式的最后一个要素是文化碰撞，护士有时体验一种文化，提炼和修改对于一种特殊文化群体的现有认识（Campinha-Bacote, Yahlc，& Langenkamp，1996）。

斯佩克特（Spector）模式

斯佩克特（2000）将几种模式扩展，描述了欧洲，亚洲，非洲或西班牙人们的生活方式反映他们传统文化的程度。根据斯佩克特的观点，假设某些种族群体保持着他们传统价值观念，信仰和规范标准；这就称其为具有始终如一的传统。而当有外来文化传入时，传统就会变得不一致。

斯佩克特（2000）在她的模式中确定了 3 个类别，即文化传统模式：文化，宗教和种族划分。斯佩克特模式中的其他 6 个分类是从吉戈与戴维黑泽模式改编而来。空间，时间，交流，生物变异，社会组织和环境调节。

在对一名患者进行文化判断中，护士应该对表 24-2 中所示各种类别进行评价，应该从来自于吉戈与戴维黑泽模式的 6 个类别开始进行评价。斯佩克特模式中剩余的 3 个类别，都包括对家属成员初级的和扩展的评价。文化类别要求对文化，独特的社会习俗，传统和工作实践中所说的语言进行评价。宗教类别要求对患者和群体中的其他人员所具有的历史宗教信仰以及正式宗教活动参与进行评价。最后一类种族划分，包括一个群体对符号含义、价值观念、传统迁移状况，种族，亲代关系，饮食习惯和群体特殊性内部与外部理解进行的评价。

提供文化感受性的护理服务

患者护理需要护士们考虑患者的文化背景（Erlen，1998）。一种文化评价可以对医疗实践，家庭关系，饮食问题和患者对于医疗服务人员的期望等进行深入了解。

除此之外，文化评价通过已确定和讨论的可行性干预手段，可以更深入地了解患者的健康问题。每个患者应该被认为是属于某一文化中的个体，而不仅代表了一种文化。患者对于健康的观念是讨论的基本内容，因为对于护理服务人员实际讲述的或没有说明的内容，患者的理解可能是不一样的。有效地与患者和家属进行交流可以减少文化上的误解。见表 24-3 参考易受文化影响的护理项目列表。

管理文化多样性的团队

对于许多组织机构的成员来说，种族、文化、性别、年龄、性倾向或能力上的差异并不总被认为是积极的。有些人可能认为这种差异是一种缺陷，而显示出一种明显的或有时不明显的不适感甚至表现为偏见。有些人可能会否认与人们的各种差异，不管他们的能力、价值观念、文化背景或种种影响，都是一视同仁。

表 24-2 斯佩克特文化评价类别

空间距离	时间
文化	宗教
社会组织	种族划分
交流	环境控制
	生物学变异

表 24-3 易受文化影响的护理项目列表

1. 评价和同时考虑家属的健康史：
   - 英语的流利程度
   - 家属的支持程度，或者家庭意见分歧
   - 社区资源
   - 受教育水平
   - 进入这个国家后社会身份的变化
   - 与其他不同文化背景的人们之间的亲密关系
   - 压力程度
2. 确定服务对象的能力以及这种能力增长的潜能。
3. 承认那些非正式护理人员（家属成员和其他重要的人员），将其作为治疗整体的一部分。
4. 说明各种护理工作内容，而不只是容忍服务对象行为上的文化差异。

案例分析 24-1

斯亚德（Siad）女士是一名新入院的患者，她 4 年前由伊拉克移民而来，住在这个社区与她的丈夫一起支撑家庭。斯亚德女士属伊斯兰教，因为糖尿病得不到控制而住院，可能需要右脚大踇趾截肢手术。很明显，当护士进行检查时主要是由她的丈夫负责回答问题。你作为一名男护士感到十分不适应。斯亚德女士避免与你直接眼神接触，当你要求检查她的脚，过去触摸她的被单时，她的丈夫从椅子站起来，示意你住手。

你的第一反应是什么？如何处理这种局面？对斯亚德女士和她的家属做出怎样的护理计划？

实地采访

在我的一生中，对我具有积极作用的一件事情是服兵役。在军队中我和许多不同文化，不同种族的人们一起工作，尊重将所有事情连在一起。尊重你的工作对象和一起工作的同伴，如同你希望自己或你的家人护理你那样去护理你的患者。如果抱着尊敬他人的态度去工作，你就可以克服人与人之间的所有偏见和分歧。

贾尼丝·库奇（Janice Couch）

注册护士，临床管理员

没有管理多元文化职员团队的最好办法。重要的是要记住，每种文化都相对于冲突的化解、压力、快乐、担心、工作习惯和人际交流等建立了自身固定的反应方式。下面是为了有效地与多元文化职员团队一起工作的几点建议：

- 在解决问题时务必包括那些具有不同文化背景，经验和能力的人们。因为有不同的同事参与，你就会具有观察问题和解决这个问题的许多办法。
- 在一种同样的局面，并非每个人都会发生冲突。有些人可以避免冲突，而有的人则想去直面这种问题。要了解你的团队成员如何工作，以及他们对于最终的结果想的是什么。模式尊重行为。
- 努力了解给团队带来的有哪些文化上的差异。关注文化上的各种差异，建造一种每个人都能进行评价的平台。

- 不要认为来自某种种族群体，年龄，文化的所有成员们在工作与做出反应时会采取相同的方式。不要标榜喜欢某一种文化，而不喜欢另外一种文化。

文献应用

引文：Gooden, M. B., Porter, C. P., Gonzalez, R. I., & Mims, B. L. (2001). Rethinking the relationship between nursing and diversity. *American Journal of Nursing, 101 (1), 63－65.*

讨论：作者认为——应保护人类的尊严，回避不确定问题和一些令人狼狈的局面，尊重个人——护士们早就将这些符合伦理道德的护理工作作为从事这项职业的必要条件，并在与不同民族和不同文化的患者进行人际交流时，要具有“多样性”和“多元文化”这样的概念。但遗憾的是，还要将各种残疾、性倾向、性别、社会等级、身体外表（例如肥胖）和意识形态（例如不同的政治和宗教观点）等加入到护理工作对于多样性的概念中。

护士们可以首先自己讨论这些多样性，将这些种族和文化上的少数民族划分为某个群体的亚群，他们具有暴露于影响健康的某些因素（例如各种环境毒物，贫穷，缺医少药以及住房紧张等）的高度危险。

美国护理协会（ANA）发布了一系列立场声明，例如《卫生保健中的种族歧视》(*Discrimination and Racism in Health Care*)，《军队中男性、女性同性恋歧视》(*Discrimination against Gays and Lesbians in the Military*)，《残疾人的十年》(*Decade of Disabled Persons*)，《护理工作的文化多样性》(*Cultural Diversity in Nursing Care*)，已经成立了一些委员会和特别工作小组以解决在医疗工作中的多样性问题；努力制定法律，以改善不同种族文化少数民族成员的健康状况，例如：《医疗改革议程》(*Agenda for Health Care Reform*) 和《护士教育法案》(*Nurse Education Act*)，而且美国护理协会作为参与消除医疗种族歧视的指导委员会的唯一护理组织，证明了其要将文化多样性概念付诸于各种行动的承诺，这项工作同时受到美国卫生部和美国公共卫生协会的联合倡议。

实际应用：如果护理职业涉及到健康不平等，需要改善美国市民的福利问题时，护士们有必要重新思考护理工作与这些差异的关系。

- 评价每个人的差异，并识别他们的共同点。寻找与自己的文化背景不同的人们交流的经验。

- 密切注意可以提供不同文化线索的口头和非口头性交流内容。直面、认识和克服各种偏见，以便进行有效的交流。
- 追求实际，不能假设。
- 根据在某些群体中的成员资格改变对于他人的假设。例如，不要认为一个特殊文化群体的所有男性以某种方式对待女性正是因为他们属于某一种族群体的一员。
- 帮助那些非多数民族的人们取得成功。在开始时，将他们容纳在组织机构文化的非正式网络中。

精神

宗教与精神在许多人的生活中具有很大的作用——可以影响到人们的穿着，婚姻，寻求医疗帮助的时机以及何时能够安静的逝去。他们常常在患病时求助于宗教与精神寻求安慰，从精神寄托中寻求力量。

文献应用

引文： Peterson, R., Whitman, H., & Smith, J. (1997). A survey of multicultural awareness among hospital and clinic staff. *Journal of Nursing Care Quality*, 11 (6), 52—59.

讨论： 为了最好地满足卫生保健服务人员的需要，1994 年在威斯康星大学附属医院与门诊部以及 UW 儿童医院成立了一个多学科、多元文化背景的患者护理组。文章阐述了这个护理组的工作程序，调查了全职与兼职人员对机构的多元文化问题的知晓情况。分发的 4000 份调查表，返回了 21%，即 800 份表。使用这种方式的主要目的是确定职员中对于文化的知晓程度，从而最终改善患者的转归。结果发现需要在宗教，文化，语言和改进聆听技巧等方面增加对职员的教育。

实际应用： 护士们使自己对文化有所知晓，才能为改善患者转归做出贡献。

定义精神与宗教

精神与宗教是两个截然不同的名词，然而两者密切相关。斯托尔（Stoll）（1989）将精神定义为“我们的本质：内在的我。是独特的我，活着的我。人的精神驱使人们选择各种有意义的联系与追求。通过自己的精神给予和接受爱；对神，其他人，日落，交响乐和春天做出反应并感谢他们。”斯托尔在他的论述中阐述了有关精神的两个重要方面：与高级存在的关系，与自己和其他人的关系，确定自己在自然的位置。**精神（spiritual）**是指对较高级权力的一种信仰，对生命和其含义的一种理解，以生活有目的的人为中心。精神并不意味着遵从某个机构的宗教信仰，但是意味着对自己、自己的环境以及组成周围环境的内容进行评价。一个人可以是精神的，而不必是某个公认的宗教团体成员。

宗教（religion）是一种有组织的有公共信仰崇拜与惯例的体系，一般具有一个神或者超越自然力量的东西为中心。宗教一般具有一些象征和仪式上的安排，这对于那些遵从和参与信仰和宗教价值观念活动的人们是有意义的，并为他们所理解。在人们的生活中常常有些仪式标志着一些重大事件：出生，成人，结婚和死亡。然而，作为某个宗教团体的成员并不使他产生精神（Long，1997）。

精神创伤

文化评价中使护士产生不适感的一个方面就是对精神/宗教的评价。多数情况下，宗教与宗教教育不是可以自由讨论的话题，因为其常常被认为是个人隐私，不能随便共享。这是使卫生保健服务人员在评价患者的宗教信仰时感到不适的一个原因。北美护理诊断协会（North American Nursing Diagnosis Association；NANDA）确定了3个关于患者精神护理的护理诊断名称：精神创伤（人类精神上的忧伤），精神创伤风险与精神良好状态（North American Nursing Diagnosis Association，2001）。

精神创伤（spiritual distress）包括有对生命的目标和意义产生疑问，拒绝参加人们一般性的宗教活动，寻求不是精神上或宗教信仰上的而是与众不同的帮助（Tucker，Canobbio，Paquette，& Wells，1996）。

当一个人的理想与愿望和他所崇拜的宗教信仰有冲突时可以产生精神创伤。其他的例子还包括当出现一个意外的坏结果时，患者对神愤怒，认为自己正在受到惩罚，或者认为病情好转是不值得的。

为了提供精神上的护理，护士没有必要进行重点的宗教知识学习，正像进行文化评价那样，只要知晓精神上的评价是完成患者护理和取得理想效果的关键就可以了。如果护士开始发现患者遭遇精神创伤，这时护士可以决定是否将其直接告诉患者或者患者家属，或者是否将某些具有帮助的人，例如患者在宗教上的代表带到患者面前。

精神评价

护士们需要确保她们所询问的问题可以使患者的转归更好。1998 年杜克大学进行的一项老年人研究中，发现参加各种宗教活动的人中有 40%不容易患高血压病（Gale Group，2000）。精神与宗教对人的身体健康和康乐上的影响引起了越来越多的关注（Levin，Larson，& Puchalski，1997）。对一个患者进行的完整的初级评价应该包括患者的精神和宗教信仰方面的资料。所包括的内容应不仅是人们所去的教堂和他们的下一级亲戚关系是谁。在文献中可以找到一些进行精神评价的方法（Reed，1991；Dossey，Keegan，& Guzzetta，2000；Leininger，1997；O'Brien，1999）。这些方法可以帮助护士询问那些很难做出定义的抽象问题。这样的问题例如“你生命中重要的是什么?”，“赋予你生命意义的是什么?”和“你祈祷吗?”就是在询问时的几个例子，这样就可以打开了解精神信息的一个话题。询问一些可以自由回答的问题，让患者回答要比只是需要做出是或不是这样的反应更为有效。

许多护士不问患者有关精神或宗教方面的问题，因为在提问、患者对卫生保健知道如何做出反应、甚至确定应问哪些问题时会感到不方便。不管询问这些问题是否重要，不是询问患者的信仰和习惯，而是将重点放在为患者对卫生保健需求的看法。护士不应该像文化评价那样进行假设，认为仅仅因为人们属于某个宗教信仰的成员，他们就会遵从那个信仰的传统与仪式。精神护理需要个体化，要给予患者参与的机会。如果患者需要，召唤一位宗教代表到场是护士的职责。

实地采访

如果他们不想看起来正在将自己的信仰强加给他们的患者时，护士们进行患者精神方面的评价有时是很困难的。如果连自己的精神方面的内容都不知道，与患者谈论这方面的话题就会感到不适。对于自己精神方面的适应程度将会影响到他们对患者的评价。

贾尼丝·怀亚特（Janice Wyatt）
注册护士，临床管理者

卫生保健相关的宗教信仰

以下简述世界上几种主要的宗教。为了提供整体护理，一名护士长应该注意患者和家属精神上的各种需求和习惯。

佛教

佛教遵从佛教教义。佛教仪式包括在人死后，立即在床旁举行临终诵经仪式。佛教不提倡使用药物和酒精，有些流派主张吃素。疾病被认为是不良因果报应的结果。清洁是十分重要的。佛教徒在神圣的日子一般不愿意接受外科手术这样的治疗。

基督教

基督教派成员信奉救世主耶稣，对基督教有许多宗派，例如新教、天主教和主教。这些宗派的思想和宗教仪式甚至是对立的。一个罗马天主教徒的信仰和价值观与新教成员是十分不同的，然而两者都承认是基督教徒。

卫生保健常规十分广泛，如同宗教活动，甚至社会前景和各种传统一样。许多基督教徒使用圣经作为他们每天生活的指南。一名患者可能求助圣经，将其作为激励的源泉，特别是处于困难时期时。因为基督教的种类较多，护士们在进行精神评价时，应确保能够了解患者的信仰种类。例如耶和华的智慧是不能容忍输血治疗的，而其他基督教派对于接受这项治疗没有什么疑虑。基督复临安息日会具有固定饮食，包括咖啡和酒。

印度教

印度教被认为是世界上最古老的教派。根据印度教徒们崇拜的神不同，在一周的某些特殊日子为斋戒日。多数印度教徒接受现代医学，然而许多人认为个人的疾病是由于前世犯下罪孽的结果。许多印度教徒吃素。临终洗礼是有详细认真规定的，家属成员会对于由谁来接触死者的身体是非常在意的。印度教徒最喜欢火葬。

犹太教

犹太教如旧约书所写的，是以上帝的训诫和圣经为基础的一种宗教。存在着几种不同的犹太教意识形态。犹太教信仰的中心就是只有一个上帝。由犹太人母亲生的每个人都被认为是犹太人，例如有些人后来正式转为犹太教。宗教节日有许多，安息日开始于周五晚上日落时分，并一直持续到周六的日落时。

根据秉承的意识形态，有些犹太人具有饮食上的规定，被称作犹太教规定的饮食律法。这些戒规禁止食某些肉食和在正餐中吃牛奶和肉类产品。人死后，举行净身仪式后尽快埋葬。犹太教教义是禁止尸体解剖的。

伊斯兰教

伊斯兰教包括许多伊斯兰教教义派别。信徒们在祈祷后进行清洁仪式，要一天进行五次。伊斯兰教徒不吃猪肉食品，也不饮含有酒精类的饮料。重要的仪式是伊斯兰教年 9 月的斋戒期，又称为斋月；在这期间，白天不能吃东西。家庭中很可能有一位将要死亡的亲人。临死的人必须承认他的罪过，并请求宽恕。由家人清洗身体，并只允许家人和朋友接触死者身体。他们一般反对进行尸体解剖。伊斯兰教的患者可以抱有宿命论的观点，会干扰和妨碍对治疗计划的依从性。

不可知论与无神论

在护士护理患者和进行精神评价时可能会出现另外两个词汇。如果患者讲他是**不可知论者**（agnostic），他们并不相信上帝是否存在，也不相信天堂或他们可能认为没有一个人可以足够地证明上帝的存在。如果患者讲他们是**无**

神论者（atheists），他们不相信存在有上帝或至高无上的神。

重要概念

- 由于美国人口结构上的变化，一些多数民族或种族可能不久会变成少数民族。
- 卫生保健服务人员需要更为真实地反映出患者的差异性。需要努力在医疗与护理职业中招募不同种族的学生。
- 文化会对患者的护理服务产生巨大的影响，这包括对健康和疾病的不同解释以及什么时候和怎样就医。
- 多样性的特点包括年龄，种族，民族/文化，性/情感倾向和体质。
- 跨文化护理对了解患者护理时各种影响间的关系提供一种基本结构。
- 了解患者对于卫生保健和疾病的观念可以影响到护理的效果，并做出能克服文化障碍的护理。
- 精神与宗教是两个不同的本质，然而对于一个患者的整体护理是重要的。
- 患者常常认为精神与宗教信仰是个人隐私，其可能会干扰对精神评价时信息的收集。
- 护士们需要了解他们自己的精神和信仰，在与患者讨论精神或宗教信仰时才能感到适应。

关键术语

文化适应（acculturation）
不可知论（agnostic）
无神论者（atheist）
文化（culture）
种族划分（ethnicity）
民族优越感（ethnocentrism）
宗教（religion）
精神（spiritual）

精神创伤（spiritual distress）　　价值观（values）
跨文化护理（transcultural nursing）

复习题

1. 在与一个多元文化背景的团队一起工作时，哪些是重要的问题
   A. 每个人都应该将同样的目标与目的作为重点
   B. 每个人应该以同样的职业背景为出发点，例如所有护士们
   C. 每个人应该对卫生保健具有同样的价值观
   D. 每个人应该具有同样的理解，因为他们都生活在美国
2. 在向患者询问有关精神方面的问题时，第一步先问什么问题
   A. “你是获得了新生吗?”
   B. “你不是天主教徒，对吗?”
   C. “你参加宗教活动吗?”
   D. “你是什么时候被洗礼的?”

课后练习

1. 你是一名在艾滋病诊所工作的护士，接待来自许多文化和种族的不同患者。

哪种类型的信息用于有效地患者护理是必要的？你认为为你的患者群体服务时的难题是什么？

2. 你所工作的医院位于多数为白种人和非西班牙语人居住区。后来，因为当地农场缺少农工，涌入了许多来自墨西哥的移居农民。

你认为移居农民的健康需求是什么？你认为为这些农民服务的潜在障碍是什么？怎样才能推动对这些农民和他们的家属的护理准备工作。

3. 你作为护士在一所病房工作，一名比较特殊的护士抱有自己的天主教信仰固执地与患者和他们的家属交流，而不管他们的背景、宗教信仰和文化是什么。因为这名护士与一个犹太教家庭谈话不当，造成这个家庭的烦恼，夜间值班管理人员让你去与犹太教家庭进行谈话。

你首先做什么工作？怎样做出与这个护士不同的对宗教信仰的评价？这种情况潜在的积极后果是什么？

浏览网站

这个网站分析了美国的人口构成：

http://www.census.gov/population/estimates/nation/intfile3-1.txt

语言与文化对卫生保健服务的影响是这个网站的中心内容：

http://www.diversityrx.org

是查找有关跨文化护理的文献目录吗？试一下这两个网站：

http://www.sunyit.edu/library/culturemed/bib/transcultural

http://www.jun.edu/～libemb/trannurs/trannurs.htm

以下站点具有与各种文化和种族相关的链接：

http://www.culturaldiversity.org

参考文献

American Academy of Nursing (1992). AAN expert panel report. *Nursing Outlook, 40*(6), 277–283.

American Academy of Pediatrics (2000). Enhancing the racial and ethnic diversity of the pediatric workforce. *Pediatrics, 105*(1), 129–131.

American Association of Colleges of Nursing. (1998). *Essentials of baccalaureate education for professional nursing practice.* Washington, DC: Author.

Association of American Medical Colleges. (1998). *Minority medical students in medical education: Facts and figures IX.* Washington, DC: Author.

Campinha-Bacote, J. (1994). Cultural competence in psychiatric nursing: A conceptual model. *Nursing Clinics of North America, 29,* 1–8.

Campinha-Bacote, J., Yahle, T., & Langenkamp, M. (1996). The challenge of cultural diversity for nurse educators. *The Journal of Continuing Education in Nursing, 27*(2), 59–64.

Dossey, B. M., & Guzzetta, C. E. (1995). Holistic nursing practice. In B. M. Dossey, L. Keegan, C. E. Guzzetta, & L. G. Kolkmeier (Eds.), *Holistic nursing: A handbook for practice* (pp. 41–52). Gaithersburg, MD: Aspen.

Dossey, B. M., Keegan, L., & Guzzetta, C. E. (2000). *Holistic nursing: A handbook for practice* (3rd ed.). Gaithersburg, MD: Aspen.

Erlen, J. A. (1998). Culture, ethics and respect: The bottom line is understanding. *Orthopaedic Nursing, 17*(6), 79–82.

Federal Register. (1996, November 13). Notice. 61 *Federal Register* 58211–58216.

Gale Group. (2000). Cleveland Medical School programs incorporate spirituality as a prescription for healing. *Jet, 97*(17), 16.

Giger, J. N., & Davidhizar, R. E. (1999). *Transcultural nursing.* Baltimore: Mosby.

Gooden, M. B., Porter, C. P., Gonzales, R. J., & Mims, B. L. (2001). Rethinking the relationship between nursing and diversity. *American Journal of Nursing, 101*(1), 63–65.

Joint Commission on Accreditation of Healthcare Organizations. (2000). *Comprehensive manual for hospitals: The official handbook.* Oakbrook Terrace, IL: Author.

Leininger, M. (1978). *Transcultural nursing: Concepts, theories and practices.* New York: Wiley.

Leininger, M. (1997). Transcultural nursing research to transform nursing education and practice: 40 years. *Image: Journal of Nursing Scholarship, 29,* 341–347.

Levin, J. S., Larson, D. B., & Puchalski, C. M. (1997). Religion and spirituality in medicine: Research and education. *Journal of the American Medical Association, 278*(9), 792–793.

Long, A. (1997). Nursing: A spiritual perspective. *Nursing Ethics, 4,* 496–510.

Moore, J. D. (1997, December 15). The unchanging of healthcare. *Modern Healthcare,* 30–34.

North American Nursing Diagnosis Association. (2001). *NANDA's nursing diagnosis: Definitions and classifications 2001–2002.* Philadelphia: Author.

O'Brien, M. E. (1999). *Spirituality in nursing.* Sudbury, MA: Jones and Bartlett.

Park, H., & Harrison, J. K. (1993). Enhancing managerial cross-cultural awareness and sensitivity: Transactional analysis revisited. *Journal of Management Development, 12*(3), 20–29.

Peterson, R., Whitman, H., & Smith, J. (1997). A survey of multicultural awareness among hospital and clinic staff. *Journal of Nursing Care Quality, 11*(6), 52–59.

Pew Health Professions Commission. (1995). *Critical challenges: Revitalizing the health professions for the twenty-first century.* San Francisco: UCSF Center for the Health Professions.

Purnell, L. D. & Paulanka, B. J. (1998). *Transcultural health care.* Philadelphia: F. A. Davis.

Reed, P. G. (1991). Preferences for spirituality related nursing interventions among terminally ill and nonterminally ill hospitalized adults and well adults. *Applied Nursing Research, 4*(3), 122–128.

Rooda, L. (1993). Knowledge and attitudes toward culturally different patients: Implications for nursing education. *Journal of Nursing Education, 32*(5), 209–213.

推荐读物

Spector, R. (2000). *Cultural diversity in health and illness.* Norwalk, CT: Appleton & Lange.

Stapleton, S. (1998). Emphasis on cultural competence. *American Medical News, 41*(9), 3.

Stoll, R. (1989). The essence of spirituality. In V. Carson (Ed.), *Spiritual dimensions of nursing practice* (pp. 4–23). Philadelphia: Saunders.

Thiederman, S. (1996). Improving communications in a diverse healthcare environment. *Healthcare Financial Management, 50*(11), 72–75.

Tucker, S., Canobbio, M., Paquette, E., & Wells, M. (1996). *Patient care standards: Collaborative planning guides.* St. Louis, MO: Mosby.

Yukl, G. (1994). *Leadership in organizations* (3rd ed.). Englewood Cliffs, NJ: Prentice Hall.

American Association of Colleges of Nursing. (1997). *Statement on diversity and equality of opportunity.* Washington, DC: Author.

Andrews, M. M., & Boyle, J. S. (1995). *Transcultural concepts in nursing care.* Philadelphia: Lippincott.

Block, B. (1983). Assessment guide for ethnic/cultural variations. In M. S. Orque & B. Block (Eds.), *Ethnic nursing care: A multicultural approach* (pp. 49–75). St. Louis, MO: Mosby.

Borkan, J. M., & Neher, J. O. (1991). A development model of ethnosensitivity in family practice training. *Family Medicine, 23*(3), 212–217.

Carpenito, L. J. (1999). *Handbook of nursing diagnosis* (8th ed.). Philadelphia: Lippincott.

Donley, R. (1995). Advanced practice nursing after health care reform. *Nursing Economic$, 13*(2), 84–88.

Elmuti, D. (1993). Managing diversity in the workplace: An immense challenge for both managers and workers. *Industrial Management, 35*(4), 19–22.

Epting, L. A., Glover, S. H., & Boyd, S. D. (1994). Managing diversity. *Health Care Supervisor, 12*(4), 73–83.

Estes, G., & Zitzow, D. (1980). *Heritage consistency as a consideration in counseling Native Americans.* Paper read at the National Indian Education Association Convention, Dallas, TX.

Fine, M. G. (1996). Cultural diversity in the workplace: The state of the field. *Journal of Business Communication, 33*(4), 485–502.

Hofstede, G. (1997). *Cultures and organizations.* New York: McGraw-Hill.

Johnston, W. B., & Packer, A. H. (1987). *Workforce 2000.* Indianapolis, IN: Hudson Institute.

LaFrambose, T., Colcman, L. K., & Gerton, J. (1993). Psychological impact of bioculturalism: Evidence and theory. *Psychological Bulletin, 114*(3), 395.

Lauver, D. R. (2000). Commonalities in women's spirituality and women's health. *Advances in Nursing Science, 22*(3), 76–88.

Morrison, T., Conaway, W. A., & Borden, G. A. (1994). *Kiss, bow or shake hands: How to do business in sixty countries.* Holbrook, MA: Adams Media.

Polifko-Harris, K. (1995). *The influence of national culture on work-related values and job satisfaction between American and Filipino registered nurses.* Unpublished doctoral dissertation, Old Dominion University, Norfolk, VA.

Polifko-Harris, K. (2000). Managing a culturally diverse workforce. In L. M. Simms, S. A. Price, & N. E. Ervin (Eds.), *Professional practice of nursing administration* (pp. 567–581). Clifton Park, NY: Delmar Learning.

Praill, D. (1995). Approaches to spiritual care. *Nursing Times, 91*(34), 34–37.

第25章

集体谈判

贾尼丝·泰扎波（Janice Tazbir）
注册护士，硕士，急救专业注册护士

你将遇到很多对手。但是，没有强大的对手你就不能取得巨大成功。

——1992年乌尔里克引述的弗洛伦斯·南丁格尔（1864）的格言

学习目标

完成本章内容的学习后，应该能够：

1. 回顾集体谈判与有关法律的历史渊源。
2. 讨论集体谈判的模式与相关术语。
3. 明确美国护理协会在集体谈判中的角色和功能。
4. 讨论专家在工会成立过程中的地位。
5. 列出赞成与反对集体谈判的理由。

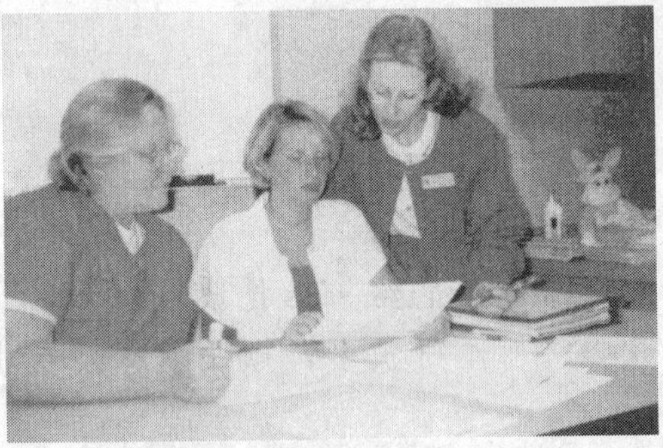

你是整型外科病房的一名新参加工作的护士。吃午饭的时候，你决定坐在会议室吃饭，因为大多数职员都在那里交谈。你参与到两个护士的交谈中。简（Jane）是一位有10年护龄的注册护士，她说，“我厌烦了这种工资低风险又大的工作。”佩吉（Paggy）是一位有5年护龄的注册护士，说，“你向管理人员诉说你的不满了吗？”简回答，“当然了，我向他们指出这里工作环境风险大而且又不给加薪，但是没有人理你。”佩吉说，“我敢打赌如果我们护士团结在一起形成一个团队，那么我们的问题会有所解决。”

对于这种情况你是怎么考虑的？

护士们有同样的想法吗？

从过去的观点看，护士常常被认为是工作辛苦、任劳任怨的女性，让她们做什么她们就做什么。护理观念已经发生了巨大变化，现代的护士不能再接受这一任劳任怨的形象，仅仅做安排她们做的那些事情。患者、他们的疾病以及患者的家属都比以前更复杂。护士被教育要拥护患者以及他们自己。临床情况发生了变化，护士必须发表自己的意见，为患者的最大利益着想。为了在现在的社会背景下取得成效，护士必须熟悉有效处理问题的一些工具。

集体行动（collective action），或者简单地作为一个团体具有共同的呼声，是处理问题的一个方法。**集体谈判（collective bargaining）**是雇员们以一个集体形式与管理层就工资，工作条件以及其他福利等问题进行谈判的方式。本章将讨论集体行动模式的不同类型，还包括与成立协会有关的知识，同时还要讨论专家在成立协会过程中的地位。

美国集体谈判的历史及有关法律

集体谈判及成立工会是 18 世纪 70 年代在美国出现的。传统上，成立和加入工会的人都是具有较高技能的手工业者。人们发现通过大家一起工作可以为他们的行业建立工资标准和行业标准。1898 年通过的厄尔德曼法案（Erdman Act）是第一部处理集体谈判事宜的联邦法律。从那时起，通过了大量的法律法规以确保雇员的权益（表 25-1）。现代工人的许多权力都来自人们为了自己认为正确的事情而坚忍不拔的斗争的结果。

集体行动的模式

集体行动的一个主要目的就是提高护理职业的地位（Underwood，1997）。许多护士隶属于各种集体，包括专业护理组织、教会组织、专门的业余爱好俱乐部、团体组织等。大多数人加入这些组织的原因是为了提高他们自己的水平和改善他们所在的团体的利益，或者促进和支持团体的专门利益。本章讨论的护理集体行动的两种类型是：工作场所倡议和集体谈判。共同管理是集体行动的另一种类型，将在另一章讨论。

工作场所倡议

工作场所倡议（workplace advocacy）是指护士们为了解决日常工作存在的问题所进行的各种活动。这种类型的集体行动在护理工作中可能是最常见的。在工作场所倡议之下进一步的行动就是成立委员会来提出他们的问题，设计新的方法以取得最佳的护理效果，创造新的方式实施改革。

表 25-1 部分与工作场所有关的法律概要

年代和法律名称	概要
1898：厄尔德曼法案（Erdman Act）	宣布雇主对工会活动的歧视为非法行为
1935：国家劳动关系法案（Wagner Act）	赋予私人雇员有权成立工会来要求提高工资和改善工作环境
1938：公平劳动标准法案（Fair Labor-Standards Act）	确定最低工资和最长工作时间，延长工作时间要给予报酬
1947：塔夫特一哈特雷法案（Taft-Hartley Act）	赋予管理人员一些权力；工会与管理层的权力进行了一定的平衡
1962：肯尼迪行政法令 10988 号（Kennedy Executive Order 10988）	修改了国家劳动关系法案以允许公立组织雇员加入工会
1964：公民权力法案（Civil Rights Act）	制定平等雇佣标准，如同工同酬
1965：行政法令 11246（Executive Order 11246）	制定赞同行为指南
1967：年龄歧视法案（Age discriminationAct）	保护被迫退休的雇员
1973：康复法案（Rehabilitation Act）	保护残疾人权力
1973：越南老兵法案（Vietnam VeteransAct）	赋予重新雇用的权力
1974：对瓦格纳法案的塔夫特-哈特雷修正案（Taft-Hartley Amendments to the Wagner Act）	允许非盈利组织加入工会

采取支持态度的管理层会把工作场所倡议看作是加强职员和促进协作的方式。然而，如果管理层独断专行，那么就可能不鼓励工作场所倡议。因为它可能会被看作是对经营管理及其政策的一种威胁。

集体谈判

在集体谈判时，团体是为了该团体的要求与管理人员进行商谈。如果团体不能通过非正式的集体谈判满足他们的要求，团体可以决定选出集体谈判的代表成立工会。

影响护士成立工会的因素

一般情况下，如果护士们对他们的工作环境满意，他们就不会成立工会（Hart，1998）。当护士们感觉自己无能为力的时候他们就会开始尝试成立工会。成立工会的其他动机包括消除歧视和偏袒的愿望（Marquis & Huston，1998）。当护士们感觉需要与他们的管理层表达她们的担心和不满而不怕丢失工作时也会产生成立工会的动机。许多护士认为他们需要集体的呼声，这样管理层才会倾听他们的意见而会有所改变。

一般集体谈判涉及的问题有工资太低，不安全的排班，健康与安全问题，强制工作超时，推理质量差，工作安全性以及诸如为了一些特殊领域而不是他们被雇佣工作的领域进行交叉训练的调整（American Nurses Association [ANA]，n. d.）。许多护士长认为为了避免集体谈判应该快速有效地处理有关问题，因为集体谈判会增加医院的成本并使其管理人员的权力受限。

工会

工会（union），是通过集体谈判方式按照国家劳动关系委员会规定的法定程序，把大家的要求正式地通知管理层的一个正式的合法组织。

表 25-2 列出了一些有关集体行动的术语。这对于理解集体谈判的程序是有用的。

揭发

作为患者的倡导者，护士们保护患者免于已知的各种伤害。护士一般了解违反法律或维护公共健康或安全的医疗欺诈行为。然而，许多了解医疗欺诈行为的护士由于害怕遭到报复而袖手旁观。欺诈行为增加了联邦政府的支出，最终增加了纳税人的支出。

揭发（whistle-blowing）是个体将违反法律法规或对公共卫生及安全有危害的行为进行公布。在 1995 年和 1996 年期间，联邦政府从揭发者揭露的欺诈行为中减少损失超过了 1.35 亿美元（Polston，1999）。医疗欺诈行为的范围包括从编纂虚假的索赔理由到执行不必要的操作程序。作为患者的拥护者，护士有伦理和道德责任保护患者。1986 年反欺骗政府法被修正以鼓励揭发者自告奋勇揭露欺诈行为（Polston，1999），任何人都可以代表政府或个人在要求罚款的案件中提出诉讼进行揭发。如果政府认为某个人有揭发欺诈行为的案件，政府将支付该案件的所有费用并且该个人有权得到政府挽回损失的 15%～25%作为回报（Polston，1999）。

表 25-2 集体谈判术语

术语	定义
工会代理制企业	与“自由雇佣企业”同义。不要求雇员必须加入工会，但是雇员可以自愿加入工会。
仲裁	辩论的最后一个步骤。提示中立的第三方的参与并做出最终裁决。仲裁可以是自愿的，也可以是政府强制性的。
集体谈判	以集体的形式与管理层就工资、工作条件及其他福利等问题进行谈判的一种形式。
集体谈判代理	与雇员们一起行动通过成立工会使集体谈判正式化的代表。
约定	由工会成员投票同意的一份工作指南和规则，用以指导雇员的执业行为、工资以及其他福利。
纠纷	管理人员与工会之间的争执。纠纷可能会经历（1）调节和说服，（2）仲裁，（3）罢工三个阶段。纠纷可以在任何阶段得到解决。
随意雇员	指没有签订合同的雇员。雇员同意在给出的条件下工作，并且如果她违背了管理人员的规定可以将其辞退。
事实调查	事实调查用于涉及政府的所有企业的劳动管理纠纷。这个过程就是回顾劳动力和管理人员主张的过程。在私营企业，事实调查通常由负责调查的部门来执行。
申诉	申诉发生于工会成员认为管理者没有履行合同或劳动协议的约定条件，并把这种想法与管理者进行交流。
申诉程序	工会成员认为管理者没有履行合同约定条件所采取的正式行动。步骤通常包括（1）将抱怨与管理者进行沟通，（2）由工会代表和管理者成员进行调解，也可能（3）进行裁决。纠纷可以在任何一个阶段得到解决。
停工	在劳动纠纷中，管理者为了迫使雇员接受管理者的条件而关闭工厂。
调解和说服	是申诉程序的一个步骤，由中立的第三方会见管理者和工会来协助他们达成共识。在这个阶段，第三方没有做出决定的实际权力。
国家劳动关系局	国家劳动关系局的成立是为了实施瓦格纳法案。它的两个主要职能是（1）决定和实施雇员自由民主选择是否加入工会及（2）预防和补救雇主或工会的不公平劳动行为。
专业人员	是经过正规教育掌握专业知识的人，并能进行自我管理。

表 25-2　（续）	
自我表达	“表达任何观点、论点、主张或传言，无论是书面、印刷的还是图解或画面形式的，只要这些表达不含有威胁、报复、强迫或允诺的意味”（National Labor Relations Act，1994）。
罢工	工会成员为了迫使管理者接受工会的条件而拒绝劳动的行为。
监督员	某人有权力（1）纠正错误行为及（2）委派某个雇员为代表。
工会	正式合法的团体，通过集体合同代理把雇员的想法提交给管理者，在国家劳动关系委员会的管辖范围内发挥作用。
工会会费	为了支持工会及其运作要求所有工会成员交纳的费用。
限定工人加入工会的工厂	要求所有雇员必须加入工会并交纳会费的雇佣场所。限定工人加入工会的工厂与术语只雇用某一工会会员的工厂同义。
揭发	揭发是指个人揭露违反法律法规或条例、标准并给公共卫生与健康带来实质和特殊威胁的行为。

批判性思维

你正在护理约翰逊（Johnson）先生，他 65 岁，因患充血性心力衰竭而入院。他是某地方钢厂退休的钢铁工人。他说，“我在那个钢厂工作了 30 年，我非常感谢工会。由于工会的工作，我的医疗费用可用至我的后半生。工会的服务非常好。护士具有能够帮助他们解决需求的工会或团体吗？”

你将怎样回答约翰逊先生？说出两个你所属的团体。这些团体作为一个整体能够做些什么？这些团体在解决福利相关问题方面比你作为一个个体会更有效、有力吗？加入团体的不利方面是什么？

批判性思维

你是在一家机构工作的护士，那里没有灵活的排班模式。你想与负责制定和安排排班的护士建立自我排班形式。做一份计划把这个想法告诉护士长。你将怎样获得其他护士的支持？假设如果你自己是护士长，你将对这个要求做出什么反应？

如果政府认为该事件与医疗欺诈没有关系，将不会泄露提供该案件情况的人员姓名，因此可以保护这个人免于遭到来自雇主的任何报复。这样，雇主将不会知道是谁想“揭发”。如果护士了解他们工作单位的欺诈行为，他们宜采取的正确程序如下：

- 秘密跟法官填写要求取得罚金的起诉。
- 不要让机构或医院知道你提出了诉讼。
- 为司法部门提供一份陈述的副件，书面公开所有你知道的欺诈行为。
- 如果政府决定处理该案件，那么政府将负责提起上诉并支付诉讼费用。

工会成立的程序

决定成立一个集体谈判组织并达成约定的过程需要三个月到三年的时间。合法成立工会要遵循几个正式的步骤。**集体谈判代理人（collective bargaining agent）**是与雇员们一起工作通过成立工会使集体谈判正式化的代表。表 25-3 列出了美国护理协会提出的通过州护理协会组织成立集体谈判团体的步骤。

管理人员的任务

在美国多数医疗机构中的注册护士有参与集体谈判的合法权利。

表 25-3 组织成立集体谈判团体的步骤
把支持集体谈判的护士们团结到一起。
安排时间与州护理协会的代表见面讨论成立的有关事宜。
评价在你的组织机构开展集体谈判活动的可能性。
做必要的调查研究，例如雇员的需求和/或不满是什么，以制定行动计划。
成立组织委员会和附属委员会以促进团体的成立。
成立开始要先从国家劳动关系局获得工会授权卡片以进行合法投票选举出集体谈判的代表。
为符合条件加入集体谈判工会的护士安排非正式会议。
保持对护士们的信息的公开。
寻求从雇主处自愿得到承认。
把工会朝着一个正式的组织建设。
努力获得国家劳动关系局赋予的作为团体唯一商谈代理的证明。
进行有关约定的商议。
（摘自“How the Bargaining Process Works，” by L. Flanagan，1991，*American Nurse*，23（9），11—12.）

案例分析 25-1

你是一名在心脏导管室工作的护士。你注意到一位医生常规给那些四十多岁，既往没有心脏病危险因素，而有医疗补助的患者进行心导管检查。导管检查的结果常常是阴性的。你喜欢自己的工作，但是对这种行为感到不理解。你害怕患者会发生并发症。你询问医生为什么为他们好像不需要做这种心导管检查。医生的回答是，“我这样做你不要担心；这些检查使我们这些全职雇员能够增加收入。”你与护士长和首席护理执行官讨论了这件事，他们都说，“做你自己的工作，让医生去决定怎样做对患者最有利。”

你决定下一步行动就是揭发。你首先要怎样做？你会通告管理者你的揭发行为吗？当护士发现了不符合职业标准的行为时你所在的机构有什么样的策略来指导护士？

多年来，对于在医疗行业中集体谈判团体的组成成分一直存在着争议。在 1989 年，国家劳动关系委员会确定了在医院中八个集体谈判团体，包括一个注册护士团体是恰当的。医院中其他集体谈判团体包括执业操作护士团体，秘书团体以及管家团体。在工会中工作的管理人员可能会为各种各样的职员签订八种不同的合同。工会的成立可能会使医院的成本增加以及其管理者的权力受限。表 25-4 列出了管理人员对集体谈判可能会做出的一些反应（ANA，n. d.）。

雇员的角色

想选择集体谈判代理的护士们必须确定他们认真遵守与成立工会有关的法律。谨慎选择集体谈判代理是很重要的，例如选择美国护理协会。了解有关此代理以前成功的案例，弄清护士怎样才能得到支持以及工会会费支出情况。与工会中的其他护士进行交流，了解他们的合同是怎样构成的，以及集体谈判是否有助于处理这些事宜而使他们首先考虑成立工会。表 25-5 列出了在成立工会过程中对护士的一些建议（ANA，n. d.）。

表 25-4 管理人员在工会成立开始时的任务
了解法律；一定要对护士的权力和管理者的权力弄得清清楚楚。
在法律规定范围内行动，不论组织委派你作为管理人员做什么事情。
了解护士希望集体行动的原因。
直接与护士进行讨论并有效地处理所面对的问题。
散发有关成立工会反对意见如交纳会费的传单。
告诉大家工会不能帮助护理方面事宜的例子。

表 25-5 护士在工会成立开始时的角色
懂得你自己的合法权利以及管理者的权利。
任何时候都要在法律范围内行动。
如果管理者违反了法律规定，如解雇了一名雇员，要把这件事向国家劳动关系局汇报。
让所有护士知道在医院附近召开的常规会议。
确定会议时间时要便于换班并在会议期间协助照顾小孩。

罢工

许多护士从内心反对成立工会，因为他们认为如果加入了工会他们就有可能被迫去参加罢工。实际上，集体谈判代理没有权力做出罢工的决定。只有多数工会成员同意这样做时才能做出罢工的决定。多数集体谈判代理在协议中加入了不参加罢工的条款，指出罢工不是工会成员的最佳选择。由工会成员对不参加罢工的条款做出决定。在 1974 年对瓦格纳法案的塔夫特-哈特雷修正法中做出规定，通过要求工会提供合同终止通知和举行罢工的通知，以及做出强制性调解和使医院或代理结构有权选择工作停止之前成立调查部门，以确保为患者提供持续适当的护理。

实地采访

1962 年我完成了一个护理学位课程。工作五年之后在家养育了我的孩子 15 年。我想重新回到我的护理岗位并参加了进修课程培训。课程非常难，发生了很大变化。虽然这样，我还是去参加了培训。我认为现在护士短缺，医院会明智地试着通过提供合理有效的进修课程使那些离开护理工作的护士更容易地回到护理岗位。我在那个医院呆了下来，在工作了刚刚不到 19 年之后退休了。在我退休的时候我被将要拿到的养老金惊呆了。每个月 425 美元——这就是在我工作了几乎 19 年之后的养老金。如果我丈夫没有养老金，我退休将怎么办呀，我的丈夫高中教育，拿到的养老金将近是我的 10 倍。我的丈夫参加工作时一直是工会成员。我知道加入工会的教师在退休时常常能够拿到工资 75%的养老金。一些单身或者离婚护士希望退休，但是又不敢轻易这样做。你一直听说教师的工资低，同时我也同意提高教师的收入，但至少他们退休后能够维持自己的生活。有谁为护士着想过？在我看来越来越多的医生工作交给了护士，我读到一个调查说医生和护士收入的差距比起二次大战后期大的很多。新护士在寻找他们第一份工作的时候应该开始考虑退休金。我知道作为 40 年的护士生涯过得太快了。

格里·凯恩 (Gerri Kane)

注册护士，退休职业护士

批判性思维

你是一家有工会活动的医院的护士。护士们担心职员配置不安全以及不固定地派他们去护理某个病房的患者，而他们以前没有进行过该病房特殊患者的相应护理培训，感到工作不便。工会的集体谈判代理会见了管理者谈了这些问题，但是什么都没有得到解决。有传言说要投票决定是否在下周进行罢工。

是什么事情使人们考虑进行罢工的？美国护理协会对罢工的态度是怎样的？为了避免罢工应该采取什么样的步骤？

集体谈判代理

不同的组织可以作为护士的集体谈判代理。这些组织有卡车司机工会，一般服务职员工会和美国护理协会。护士的最大的集体谈判代理是美国护士劳工联盟与产业联合工会（THE AFL CIO）。美国护理联合会（UAN）和它的成员护理协会包括州护理协会是做集体谈判代理工作的美国护理协会（ANA）的分支机构。UAN 代表了大约 400 000 名护士。护士的第二大集体谈判代理是医院和卫生保健职员国家工会。它代表了全国375 000护士和卫生保健工作者。第三大集体谈判代理是服务人员国际工会。它代表了全国110 000护士和卫生保健工作者。其他集体谈判代理是美国汽车工人联合会和美国钢铁工人联合会的一部分（Seltzer，2001）。

美国护理协会

美国护理协会（American Nurses Association；ANA）是代表全国所有注册护士的全职专门服务组织。ANA 通过它的 54 个下属州和当地护理协会代表了全国 2 600 000 注册护士。ANA 的使命是改善卫生保健水平，让所有人都能够享受卫生保健服务，培育高标准的护理水平，鼓励和推动护士的职业发展，以及提高他们的经济和一般福利（ANA，n. d.）。国家劳动关系委员会承认 ANA 作为集体谈判代理的身份。ANA 作为一个专门组织和集体谈判代理的双重角色引起了争论。一些护士认为工会不是专门组织，如果 ANA 不是护士的集体谈判代理它就不会真正支持护理职业。由于不允许护士长加入护士工会，许多护士长认为他们被这个期望代表所有护士利益的组织拒之门外。其他护士长则没有这种隔绝的感觉（“The Role of Collective Bargaining and Unions,” 1998）。

文献应用

引言： Junor, J. (1998). What roles do unions have in preparing nursing leaders to effective change for the future? *Concern*, 27U), 18－19.

讨论： 护士工会所做的工作超越了他们的成员的服务要求。工会能够授予成员某种权力。工会授予护士权力使他们成为护理领导的例子包括提前教育他们怎样能够变得更加自信和介绍与护理事宜相关的政治议程。通过变得更加自信和积极参与政治活动，护士能够认识到他们自己的力量和护士们作为集体的力量。工会还培养护士理解合同内容的能力和了解文件记录的重要性。

实际应用： 护士们能够从积极参与工会活动中得到职业和个人的成长。工会会员资格给护士提供了学习如增强自信，理解政治过程和提拔晋升的机会。具有这些品质的护士将有领导能力和为改进护理职业做出改革的能力。

ANA 在集体谈判以及其他类似的情况下代表护士们的利益。通过培育高标准的护理操作水平，推动护士的职业发展，并向议会和管理部门商谈影响护士和平民大众的卫生保健事宜。ANA 进行了许多涉及卫生改革的政策。它还公开表明自己对有关从揭发到患者权力等问题的立场。ANA 最近发起了一场运动，推动护士可以发表自己关于职员配置危机的意见，以教育公众并得到公众的支持，进一步发展和实施创新计划来解决这个危机（“United American Nurses,” 2001).

职业特征与工会

认为一种职业特殊才能的要求应该包括（1）长期的专业教育，（2）服务为本，以及（3）自主能力（Jacox，1980）。杰科克斯（Jacox）于 1980 年把自主定义为一种职业特征，即该职业的成员能够自我管理并能够在工作场所支配他们自己的活动。护士们同意成为一名护士进行专业的教育并确定以服务为本的要求，但是许多护士不同意自主的概念。这种意见分歧是讨论关于护理是否是一种职业而使护士成为护士工会的一部分问题的主要焦点。

许多护士认为由于护理被认为是一种职业，护士必须具有自主能力，就像大多数职业一样，由他们自己解决相关问题。许多人争论说没有工会这件事就做不成。对护理是否是一种职业而使护士成为护士工会的一部分的争论从护士工会成立开始就困扰着护理行业。

监督员的定义

护士工会的许多讨论都涉及监督员的定义这个问题。1994 年公布的国家劳动关系法案，美国法典第 29 条把监督员定义为是“拥有权威的任何个人，为了雇主的利益，雇佣、调换、延缓、解雇、提升、开除、委任、奖赏或处罚其他雇员或指挥他们，或者调解他们的不满，对有效的工作方式提出建议，如果与前面所述有关系，实施这些权利则不仅仅是日常事务或办公室工作的特点，还要求能够进行独立判断。”

实地采访

我认为护理是一种可以成立工会的职业，因为你有非常多的机会支持你自己的患者以及你自己的护理行为。我在有工会和没有工会的环境下都工作过，我认为在有工会的环境下你敢说出自己的想法而不用害怕失去工作。他们不能随意由于任何原因就解雇你。有不满上诉程序支持你。在没有工会的环境下，如果他们不喜欢你或者你的言论，他们就可以处罚你。但是我也发现了工会的弊处。举个例子就是在合同制定出来以后，许多资格老的工会护理职员不同意这个没有表达我们的所有关切事宜的约定而加以阻止，同时资格较低的工会护理职员却愿意通过提出的第一份合同。为了你自己的利益而进行阻止是出现仲裁的原因。资格低的护士没有认识到工会在护理集体合同中的权力。我认为大多数护士并没有认识到作为护士如果我们团结在一起我们所能够完成的任务。

苏珊·西林斯基（Susan Zielinski）

注册护士，职员护士

使用这个定义，可以想像每个护士都可能是一位监督员——如果不是另一位注册护士，那就是职业操作护士，助理护士以及没有执照的职员的监督员。应该进行讨论的主要问题是，如果所有护士都被定义为监督员，他们怎么能够合法地加入工会呢？护士工会不允许护士长或监督员加入工会。只有被定义为雇员的护士才能加入工会。术语雇员和监督员解释上的这种模棱两可的局面引起了法律上的纠纷（Phan，1999）。根据法律上的分类，护士可能不总是拥有加入工会的特权。监督员的确切定义使许多其他职员不能加入工会，因为根据对于他们的角色定义，他们被认为是监督员。

医生工会

由于卫生维护组织（HMOs）和其他卫生保健组织改变了卫生保健的形式，他们正在改变医生的角色。在某些机构医生被认为是雇员而不是监督员，而且现在也像护士一样有权加入工会。最近医生自主权的丧失及收入的降低促使许多医生加入工会（Phan，1999）。与发生在护理行业的情况相同，医生的不满导致了工会的成立。在全国大约有 6%的医生加入了工会（Charatan，1999），服务业雇员国际联盟保证拿出一百万美元用于补贴靠薪水为收入的那些医生，这样的医生大约占到加入工会的所有医生的 50%（Charatan，1999）。美国医学会支持医生参加集体行动，但是不希望他们正式加入工会（Charatan，1999）。

大学教授工会

从幼儿园起始的 12 级教师工会已经在美国成立。现在在高等教育机构工作的教授选择加入工会的人数逐渐增加。同样，工资和工作环境是促使大学教授加入工会的原因。由于大学全体职员平均年龄的增长，以及越来越少的人对教学感兴趣，工会可能能够保护教授使其免于成为大学的负担并从财政上支持那些在大学从事教学的人士。

实地采访

我并不认为医生加入工会不如任何其他医疗服务人员加入工会重要。医生愿意去帮助人们。反过来，医生也应该能够为他们尽力所为而得到报酬。医生应该能够像社会上其他职业一样为了更好的工作条件和自主性进行谈判。越来越多的证据表明政府确定的护理成本与患者实际医疗费用有很大差异。医生们不能参与这些决策，这是本质上的错误。由于越来越多的医疗机构变成了公司，医生变成了工人，他们需要与雇主进行谈判的手段。

乔纳森·费希尔（Jonathan Fisher）

医学博士，外科住院医师

工会环境下的管理

管理人员必须与工会在规定和合同协议范围内进行管理。在某些方面，只要工会管理得当，护理管理就很少遇到难题，因为在大多数工会合同中条款都写得清清楚楚。纠正性的行为，有关允许请假的规定等等都达成了一致意见，进行了投票决定并记录在条款中。

抱怨

当工会成员认为管理人员没有履行合同或劳动协议而与管理人员进行交流时，这种过程称为**抱怨 (grievance)**。所有工会的合同都为工会成员专门规定了抱怨的程序。抱怨程序通常起始于一名雇员认为某些管理人员做错了。接下来，该工会成员与工会代表谈论此事，工会代表将判断这种行为或情况是否真的值得抱怨。工会代表依靠其对合同的了解，对国家劳动关系局的了解以及自己的判断来协助这位雇员。再接下来，工会成员和工会代表会见管理人员表达他们的抱怨。在这个阶段，冲突可能会得到解决。如果冲突没有得到解决，下一步就要做控诉管理人员的决定并会见更高级别的管理人员。在进行抱怨的程序中，工会之间可能会有所不同。

赞成和反对集体谈判的理由

支持或不支持集体谈判的决定在工会中是个人的事情。表 25-6 总结了一些赞成和反对集体谈判的理由。

表 25-6 赞成和反对集体谈判的理由

赞成	反对
合同规定着标准	个人做主的余地减少了
工会成员能够参与决策制定的程序	其他工会成员可能会以多数票击败你的决定
所有工会成员和管理人员必须无一例外地遵从合同条款	所有工会成员和管理人员必须无一例外地遵从合同条款
如果某个工会成员感觉什么事情做得不公平，可以启动程序向管理人员的权威性提出挑战	辩论不能仅仅通过个人与管理人员来处理；很少有个人判断的余地
工会的责任要求工会为你服务	即使个人没有支持工会的成立也必须交纳会费
工会为雇员表达集体的意见	雇员可能对集体意见不同意
雇员不用害怕被解雇而敢于表达自己的意见	工会可能不会被一些非专业者所接受

实地采访

我作为一名管理人员在许多方面都受到工会的影响。对这个问题有许多赞成和反对的意见。作为管理人员由于可能与合同相抵触而不能行使我的判决权时使我感到为难。举个例子，我有一名雇员他的祖父去世了，我知道那实际上是他的监护人，但是我不能给他假期，因为他并不是他的法定监护人。合同的条款上并没有让我真正赞扬每天努力工作的雇员，努力工作人员的报酬和待遇与普普通通工作的雇员一模一样。我的权力是受到约束的。

如果你违反了合同，对我来说作为管理人员这件事就变成了一件消耗时间的事情。举个例子，如果我决定给那位失去祖父的雇员假期，我就会得到那些在他们的祖父去世时没有得到假期的其他人的抱怨。我不得不记录我的所作所为，为什么这样做和最终摆脱抱怨以及不得不找到弥补其他人没有得到假期的方法。我来自一个赞成工会的家庭，我明白工会怎样保护雇员。通常情况下，对雇员来说有人支持你，并对所有人都公平对待是有好处的。对我来说很难想像在其他机构却有管理人员虐待他们的雇员。

安·玛丽·O·康纳（Ann Marie O'Connor）

注册护士，患者护理管理员

在美国执业的护士们具有很多法律保护岗位上的个人。如果护士宁愿选择专门的集体行动模式，他们可以在很多工作场所找到行动模式。护士有权力选择他们执业的场所和他们执业的模式。

重要概念

- 集体谈判在美国从1790年就存在了。
- 1935年公布的瓦格纳法案赋予个人雇员成立工会的合法权利。从那时起，大量的法律法规被通过来保护雇员免于工作场所的不公平待遇。
- 为工作场所倡议是一种非常不正式的集体行动模式，包括了每天护理工作中的创造性努力和问题的解决。
- 通过工会进行集体谈判是一种集体行动模式，它是正式的并以法律为基础的。它应用书面合同来指导护理工作和工作场所中的相关事宜。
- 护士常常知道欺诈行为但害怕而不敢去报告。要求取得罚金的起诉案件使人们能够间接揭露医疗欺诈行为。
- 由于工资和职员配置不安全等问题而在工作中不高兴的护士常常试图成立工会来解决工作问题。非管理人员的护士有权成立工会。成立工会有特定的步骤。雇员和管理人员必须了解在成立工会过程中应该采取的步骤。
- 美国护士协会是代表全国所有注册护士的全职服务性专业组织。美国护士协会具有作为一个职业组织和护士集体谈判代理的双重任务。美国护士协会在政治上积极活动，就影响护理工作和一般性公共事业的问题对议员们进行游说。
- 没有成立工会传统的其他职业也都选择成立了工会。医生和大学教授也正在积极加入工会，他们加入工会的原因与一些护士加入工会的原因相同的。

关键术语

美国护士协会（American Nurses Association）

抱怨（grievance）

揭发（whistle-blowing）

工会（union）

集体行动（collective action） 集体谈判（collective bargaining）
集体谈判代理（collective bargaining agent） 工作场所倡议（workplace advocacy）

复习题

1. 如果护士试图成立工会，管理人员应该怎么做
   A. 什么都不做，大多数情况下工会都将失败
   B. 不雇佣任何支持工会的注册护士
   C. 找到护士试图集体行动的原因
   D. 解雇鼓动成立工会的护士
2. 工作场所倡议的最佳定义是
   A. 从一种管理角度定义的解决工作场所问题的办法
   B. 负责任地支持护士和管理人员
   C. 通过投票决定的正式机构
   D. 工作活跃的护士们意在解决工作场所发生的各种问题所从事的活动
3. 护士成立工会的常见原因包括以下所有原因，除了
   A. 患者护理事宜
   B. 工资
   C. 排班事宜
   D. 对工作场所满意
4. 哪一个法律赋予成立工会的合法权利
   A. 国家劳动关系法案（1935）
   B. 公平劳动标准法案（1938）
   C. 塔夫特-哈特雷法案（1947）
   D. 11246 号行政指令（1965）

课后练习

1. 你是一名刚毕业的护士，已经开始在一个内科病房工作。护士长向你介绍说这个病房可以进行工作场所的倡议。什么是工作场所倡议？它将对你作为病房的注册护士的职能有怎样的影响？
2. 你受雇于一家限定雇员加入工会的医院工作。成立工会与其他集体行动模式，如工作场所倡议有什么区别？请举出成立工会与工作场所倡议不同的三个例子。
3. 你是一名大学毕业的护士，你通过了 NCLEX 考试。作为注册护士，你认为美国护士协会代表了你的利益。美国护士协会的使命是什么？当谈论美国护士协会在护理中具有双重任务是指什么意思？美国护士协会在政治活动中积极吗？

浏览网站

- 你将向询问有关集体谈判问题的人推荐什么网站？
  http://www.nursingworld.org
  http://www.califnurses.org
- 上美国护理协会的网站，然后找到你所在州的护理协会站点。看看你了解了你所在州护理协会的哪些信息？
  http://www.nursingworld.org
- 了解集体谈判问题你将进入哪家网站？*http://www.nlrb.gov*
- 上加利福尼亚州护理协会网站，点击一些新闻文章，然后看看有关护理执业的文章。看看你了解了哪些有关护理信息和近期的新闻？
  http://www.califnurses.org

参考文献

American Nurses Association. (n.d.). Mission statement. Retrieved March 2, 2000, from http://www.nursingworld.org

Charatan, F. (1999). American trade union aims to recruit more doctors. *Western Journal of Medicine, 170*(5), 305-306.

Flanagan, L. (1991). How the bargaining process works. *American Nurse, 23*(9), 11-12.

Hart, C. (1998). The state of the unions. *Nursing Times, 94*(15), 36-37.

Jacox, A. (1980). Collective action: The basis for professionalism. *Supervisor Nurse, 11*(9), 22-24.

Junor, J. (1998). What roles do unions have in preparing nursing leaders to effective change for the future? *Concern, 27*(1), 18-19.

Marquis, B., & Huston, C. (1998). *Management decision making for nurses: 124 case studies* (3rd ed.). Philadelphia: Lippincott.

National Labor Relations Act. (1994). Regrieved March 2, 2000, from http://www.nlrb.gov/publicat.html

Phan, C. (1999). Physician unionization: The impact on the medical profession. *Journal of Legal Medicine 20*(1), 114-140.

Polston, M.D. (1999). Whistleblowing: Does the law protect you? *American Journal of Nursing, 99*(1, pt. 1), 26-31.

The role of collective bargaining and unions in advancing the profession of nursing. (1998). *Nursing Trends & Issues, 3*(2), 1-8.

Seltzer, T. M. (2001). Collective bargaining: A wake-up call - part 2. *Nursing Management, 32*(4), 35-37, 48.

Ulrich, B. (1992). *Leadership and management according to Florence Nightingale*. Norwalk, CT: Appleton & Lange.

Underwood, P. (1997). Nurses need collective action to "build" profession. *Michigan Nurse, 70*(10), 3.

United American Nurses (UAN) mobilizes nurses on staffing crisis. (2001). *American Journal of Nursing, 101*(1), 65.

推荐读物

Aging faculty adds to RN shortage. (1999). *Nursing Spectrum* (Greater Chicago/NE Illinois & NW Indiana ed.), *12*(5), 6.

Hellinghausen, A. (1999, August 9). Changes afoot. *NurseWeek*, 27-28.

Jamison, D.T., Frenk, J., Knaul, F. (1998). International collective action in health: Objectives, functions and rationale. *Lancet, 351*(9101), 514-517.

Meir, E. (1999). Politically speaking. *ONS News, 14*(10), 13.

Melville, E. (1995). The history of industrial action in nursing. *Professional Nurse, 11*(2), 84-86.

National Labor Relations Board. (1995). *The First Sixty Years: The Story of the National Labor Relations Board 1935-1995.* Retrieved March 2, 2000, from http://www.nlrb.gov/publicat.html

Nurse staffing law may herald benchmarks. (1999). *Healthcare Benchmarks, 6*(120) 137-138.

Porter-O'Grady, T. (2001). Collective bargaining: The union as partner. *Nursing Management, 32*(6, pt. 1), 30-32.

Reffner, G. (1996). Collectively: Be prepared—each one doing our part. *Hawaii Nurse, 3*(9), 8.

Tone, B. 1999, (August 9). Pulled apart: Does unionizing serve the interests of the profession? *NurseWeek*, 1-5.

Trossman, S. (1998). Doctors increasingly are looking for the union label. *American Nurse, 30*(4), 19.

Walmsley, J. (1996). Collective action brought change. *Kaitiaki: Nursing New Zealand, 9*(1), 28.

Yoder-Wise, P. (Ed.). (1999). *Leading and managing in nursing* (2nd ed.). St. Louis, MO: Mosby.

第Ⅶ单元

护理职业入门的准备

第26章

职业计划

卡林·波利夫卡-哈里斯（Karin Polifko-Harris）
理学博士，注册护士，英国国家学位委员会

未来属于那些坚信自己的美丽梦想的人们。

——艾利娜·罗斯福（Eleanor Roosevelt）

学习目标

完成本章内容的学习后，应该能够：

1. 详述成功地寻找护理工作的过程。
2. 写一份简历并设计封面页。
3. 确定成功的面试所用的合体服装。
4. 讨论面试时可能提出的问题并确定能够让别人接受的回答。

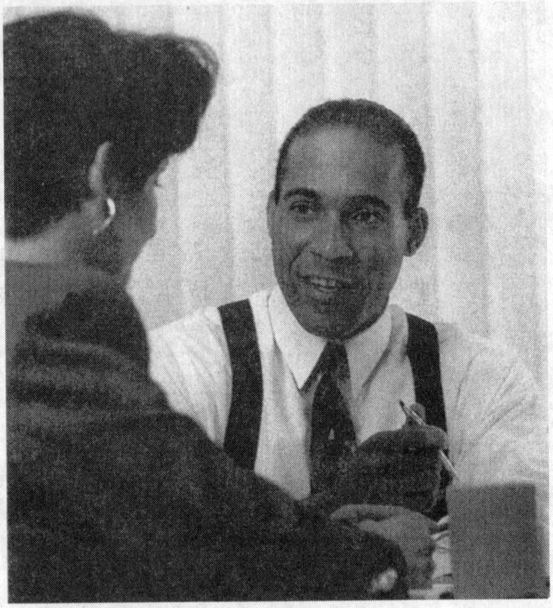

朱丽叶（Juliette）一个月后就要从 Great 大学毕业了，她获得了护理学士学位。她是她们班中为数不多的几个仍然没有开始找工作的人之一。她开始考虑是否应该现在就开始找工作，或者等到她通过了全国联合委员会执照考试（注册护士）。除了她以外周围的每个人都激动地谈论着工作市场正大大开放着，但是她就是对开始寻找工作没有动力。

朱丽叶应该现在开始找工作吗？还是应该等到她考完了全国联合委员会执照考试（注册护士）？

等到她成为注册护士后再开始找工作有哪些正面影响呢？等待的负面影响是什么？

对刚刚毕业的护士而言，哪里才是她们的机会呢？

开始一个新的职业生涯是很令人兴奋的事，即便你已经做好了充分准备，但是它也可能导致一些焦虑。刚毕业的学生不再置于她们的指导老师的监视目光下，而且现在必须独立做出护理上的决定。有经验的注册护士获得了一个新的护理学士学位可能会发现雇主们有了新的打算。本章职业规划的重点就是给刚毕业的护理专业的学生提供寻找并获得一个新职位的工具。本章包括的内容有书写简历技巧，面试问题和答案举例，还有为如何以及在哪里能找到新工作提供一些线索。

开始寻找一份工作

在学校的时候，刚毕业的学生可能已经在她们的临床实习阶段有过很好的经历，而且在她们毕业后可能对留在实习的医疗机构很感兴趣。这种感觉可能是共同的。工作人员和护士长可能恰恰希望在她们那里实习过的毕业生们留下来。但是，如果在你完成临床实习的地方没有给你提供工作机会呢？那么现在作为一个注册护士你能到哪里开始寻找工作呢？

离开大学的第一份工作是非常重要的，因为在美国得到工作的可能性依赖于地域范围。不管一个人在哪里寻找工作，都必须把最大的努力放在寻找并确保找到的是最佳机会。找到一份工作并不是一夜之间的事情，而是依赖于开始寻找工作时的卫生保健体系的经济状况，它可能需要短到几天或长到几个月。美国已经经历了需要职业注册护士的阶段。一些年内，新毕业生可能会在寻找全职工作方面遇到困难。这种情形发生于 20 世纪 90 年代中期。另一些时候，新毕业生可能在毕业前就被雇用为全职工作人员了。依赖于卫生保健体系的环境，新毕业生可能只会被雇用为普通内外科的护理人员。在护理短缺的时期，新毕业生可能有更多的机会，而且能够在一些特殊的领域开始她们的职业生涯，如急救护理或家庭保健护理。医院总是护士们最大的雇主，但是工作机会也会出现于卫生保健的其他部门，如家庭保健、保险公司、经营卫生保健的公司以及制药公司。

你寻找工作过程中最重要的第一步是做好准备。了解你感兴趣的是临床的哪一个领域以及你所具备的技能适于哪个领域的需要。毕业前，向你实习阶段所在的护理机构中与你共同工作的成员请教她们期望你所应具有的技能和能力，以及她们期望你能超越的地方。一位可信任的导师、家庭成员，甚至于同学都可能向你提供一些关于能力和实力的观点。有时，让别人看你哪些事情做得好要比自已清楚地意识到这些能力更容易。你喜欢一个快节奏的，具有多重任务的环境吗？你喜欢不确切的事情，还是更喜欢一种规律的环境？你喜欢有精神病的客户吗？年轻或年老的顾客？在特殊工作领域如肿瘤科或心脏监护病房工作？在你临床实习期间你喜欢什么，不喜欢什么？是在医院工作能够激起你的兴趣，还是社区保健工作带给你更大的挑战？新毕业的学生具有综合能力的背景，也就是说，具有向不同的患者和其家庭提供护理的能力。

一旦确定了一个理想的临床领域，就应该考虑一个长远的目标以完全着眼于一生的学习和工作机会。职业成功的基础是了解自己——你是谁，你职业上的挑战是什么，以及工作的最初动力是什么？什么是你的工作态度以及主动性？你喜欢承担责任还是逃避责任？你的能力是什么（Hauter，1997）？在完成这个阶段的自我评价后，新毕业生将每一份工作看作是一个职业的片段。这些计划需要你继续学业吗？如果是，在哪一领域？什么是长期计划（五年内）？哪一种经历对实现这些目标最有帮助？例如，如果成为一名注册麻醉护士（CRNA）是你的长期目标，那么你就要完成一些步骤以增加达到这一目标的可能性（表 26-1）。

通过在脑海中形成一个长期计划，你能发现哪些方面需要继续停留在目标上，以及什么工作可以为你的成功提供最佳机会。就这一点，在感兴趣的领域与有经验的其他人进行交谈常常会有帮助，例如那些活跃地工作在这一领域上的人。将长期目标记在脑海里，就可以开始寻找工作了。

报纸

大多数人第一个想到的开始寻找工作的地方是当地的报纸。一般来说，星期日版有最详尽的工作版面；当地的机构会在那里做广告，而且可能还会有城外的机构，这依赖于工作市场。并不是所有工作空缺都列在报纸上，也许只有不容易满足的职位和较新的职位才会在列。一些雇主会为新毕业生打广告，广告里面注明是实习医生或护士。注意广告上列的联系名字、地址和电话号码。开始设立一个工作档案是很有帮助的。将报纸的名字和打广告的日期列在你的工作档案里。如果你要离开本地，你可能希望在你要去的地方提前订阅你需要的报纸的星期日版，这样你就对可能获得的工作机会有更好的了解。

批判性思维

安德里亚·莱特富特（Andrea Lightfoot）是一个新毕业生，她真的喜欢在心脏监护病房（CCU）临床实习。事实上，CCU 的工作人员是那样的喜欢她，以至于她们说服她们的护士长在安德里亚毕业后给她提供一份全职的夜班工作。安德里亚经常听其他的注册护士说一个新毕业生应该在转向一个护理的专科领域前至少在普通内外科工作一年。

你目前听说过什么有关毕业后立即投入专科工作（如急症领域）的建议吗？毕业后立即投入专科工作有什么积极的意义和消极的意义？你认为在普通内外科工作有什么积极的和消极的意义？

表 26-1　职业目标

目标：	注册麻醉护士（CRNA）
步骤 1：	以护理学士学位毕业
步骤 2：	在遥控监护病房获得职位（第 1～2 年）
步骤 3：	在急症监护病房获得职位（第 2～3 年）
步骤 4：	申请 CRNA 的课程（第 3～4 年）

通告牌、招聘信息电话热线

另一个寻找工作空缺的地方是卫生保健机构本身。大多数机构会在人力资源部旁边设有一个招聘信息通告牌，上面列有注册护士的职位，需要的经验以及联系人。通过直接去医院或其他机构，你会看到能得到的职位和需要的资质。同时，通过去医疗机构查看可能的岗位，你能够得到必要的文字申请表，以完成一份申请书。

很多卫生保健雇主有一条招聘信息热线或网站，会以周为单位标明工作空缺。电话号码可能是免费的，尤其是那些有多种空缺或吸引外地人的机构。你能够通过直接给人力资源部打电话，在黄页上寻找机构，在互联网上查看该机构的招聘网页找到这些电话。

招聘会

很多雇主会参加招聘会，招聘会的信息会通过邮件或报纸上的广告宣布出来。一所大学或学院可能会为学生举办招聘会，邀请很多雇主参加并为其设定特定的地点提供招聘材料。有时当地的、地区的或国内的教育大会也会邀请医疗机构的代表来招聘，如州或国内的国家学生护士协会大会。很多雇主会派一个人力资源部的代表，最常见的是护士招聘人员，也可能是一位护士长。招聘大会是见到不同的雇主和比较各种选择和机会的良机。这些事情一定要认真对待，因为第一印象对确保招聘会后获得面试机会是至关重要的。招聘会和其他的招聘事件为联网提供了可能。**联网（networking）**是通过通讯和信息共享启动并维持职业关系的持续的过程（Hadley & Sheldon，1995）。学院之间的联网是很重要的。并不是说你需要知道所有的事情，而所认识的某个人可能是你获得下一个工作机会的关键。

电子媒介与互联网

也许在寻找工作中一个最大的创新是互联网和万维网。一个人在互联网上从哪里开始寻找工作呢？有一些在线的招聘消息来源。这些来源包括搜索引擎；工作公告牌；以及医疗机构和公司的网站，如那些专科医院、卫生保健机构或卫生保健公司。电子媒介站点包括卫生保健的定期刊物。在互联网上进行成功的职位搜索需要一些认真的准备。

搜索引擎

搜索引擎可能是开始寻找工作的最佳开端。确定你要寻找的最感兴趣的工作的关键词，例如急救护理注册护士和拉斯维加斯。下面是搜索引擎的一些例子：

- 狗堆（Dogpile）（允许你在同一时间搜索多个搜索引擎；这个网站被称为超级搜索引擎）：*http://www.dogpile.com*
- 机智搜索（Savvy Search）（另一个超级搜索引擎）：*http://savvysearch.com*

- 兴奋（Excite）：*http://www. excite. com*
- 网络爬行者（WebCrawler）：*http://www. webcrawler. com*
- 信息查询（Infoseek）：*http://www. infoseek. com*

实地采访

我从第一份护理工作中学到了很多东西。当还是一个新护士时，你要把一些东西记在脑海里：经常问问题，坚持按时上班，对批评意见保持开放的心态，向经验丰富的护士们倾听并学习，从错误中学习，学会如何在工作时请假，学会如何放松！

克里斯蒂娜·冈萨雷斯-威尔逊（Christina Gonzales-Wilson）

注册护士，新毕业生

工作公告牌

工作公告牌是寻找职位的另一个地方，因为一些公告牌是特别为护理职位设定的。这些网站由招聘者、招聘机构，以及工业上特定的销售公司维护。卫生保健机构可能也会在网上提供工作机会的名单；然而，很多网站需要会员资格和密码才能使用。一些特定于卫生保健方面的工作公告牌包括以下这些网站：

- *http://www. healthcareerweb. com*
- *http://www. medjobs. com*
- *http://www. monster. com* ：多种职位。这个网站也包括面试时提问的示例。你需要将你的搜索限定在卫生保健和护理机会上。
- *http://aone. org* ：这个网站需要具有会员资格才能应用。

医疗机构和公司的网站

医疗机构和公司的网站限定于一家医院、卫生保健系统或其他招聘注册护士的地方。事实上，很多与护理没有直接关联的公司可能有空缺的注册护士的职位。很多医院现在设有激活的网站提供招聘信息的清单，因此，如果你清楚地知道毕业后你想在哪家医院工作，这是开始寻找工作的一个很好的方式。下面是一些例子：

- *http://www. hr. duke. edu* ：这个网站提供 Duke 大学的工作机会。

● *http://www.amgen.com*：Amgen 是生物科技公司。

媒体网站

媒体网站是在线的杂志和报纸。除了论文、广告以及论坛，很多在线的杂志和媒体网站提供工作职位招聘信息。这些媒体网站中最新的包括：

● *http://www.rn.com*

● *http://www.careercity.com*

书写简历

简历常常使未来的雇主了解你，以及对一份特定的工作你是否胜任的最初机会。一份**简历（resume）**是有关背景、所受训练、经验以及你适合这一职位的资历的简单描述。它应该被看作是向未来的雇主推销自己的一种营销工具。一般来说，一份简历不应该超过一到两页，因此它需要包括清楚地识别你的特殊技能、能力和经验的言简意赅的信息。一份简历应该诚实、整洁、易于阅读。在高度看重简历的公司中，简历经常被用作一种筛选工具，这样招聘人员就能明智地花时间去评价那些看起来有潜力成为团队中受欢迎的一员的人选。

还没有一种完美的简历风格。大家广泛接受的是一份有效的简历（1）引起雇主的兴趣；（2）明确关键点：如教育背景、工作经验以及特殊的资质；（3）应该符合雇主的需要；（4）创造关于个人及个人能力的有力的第一印象；（5）传达你是适合这一职位的信息；（6）视觉上吸引人。一份好的简历需要花时间来准备；你应该确保纸上的内容都是可信的，而且能显示出你是一个有能力的人，能够为一个机构立即和不断地做出贡献。

一份简历包括三个基本内容：个人信息、教育背景以及工作经历。尽管没有通用的模式或风格，两种简历的基本形式——按年代顺序排列和按经历排列的简历——被广泛应用，他们都包含有列于表 26-2 的常用内容。

表 26-2　简历的基本内容	
身份信息/标题	包括你的姓名、住址、电话号码、电子邮件地址。如果你毕业后离开学校，确保简历中包括你的永久住址。
职业目标	限定你的职业目标，以帮助招聘者快速确定你申请的目的。
工作资料/专业经验	包括雇主的名字、办公地点、工作日期、工作名称。如果你书写的是一份按时间顺序排列的简历，注明你在每一个机构或公司受雇时特殊的工作职责、工作技能以及取得的任何成绩。如果你写的是一份实用的简历，就仅仅包括雇主的名字、工作地址、受雇时间以及工作名称即可。包括相关的临床经验、专业等级、教学经历、自学经历、或研究计划。 记住未来的雇主感兴趣的是你和公众以及其他雇员合作工作的能力，你进行积极沟通的技巧以及保持强烈的工作道德观的能力。
服役经历	包括头衔、服役、分配的任务、日期、重要经历。
正规的教育以及专门的训练	注明你在哪里上的学，学校的地址，获得的学位（如护理学士学位），完成学业的时间，以及任何特殊的成绩，如平均成绩（特别是如果平均分是 3.0 或更好）、担任的领导职务、在学生会或专业机构的会员资格以及任何特殊的训练。
专业机构和会员资格	任何会员资格或担任的公职。
获奖情况或荣誉（选择性的）	如果你是新毕业生，没有有意义的工作经历，还应该包括那些在高中和大学时的荣誉和获奖情况。
介绍人	“必要时可提供的介绍人”可以列在简历的最后一行。你可以在申请中提供一个介绍人的名单，或在工作面试时携带一份单独的介绍人名单。包括至少 3 个专业方面的介绍人并附上姓名、职务、住址、电话号码——但是只有在征得他们的允许后才可以将他们列为介绍人。不要用家人、朋友或邻居作为介绍人。当你面试时通知你的介绍人，以便让他们知道他们可能被雇主联系。

按时间顺序的简历

按时间顺序的简历是更为常见的简历形式。工作经历按时间逆序排列，也就是说，最近的工作列在首位，这之前的工作列在下一个等。

按时间顺序的简历有利于那些具有稳定工作经历的人，或没有有意义的工作经历的新毕业生。它要比其他形式的简历容易写。然而，按时间顺序排列的简历有一些潜在的问题。它使得工作间的间隙变得显著；而且特殊的资质、技能和才干更难于快速罗列出来。对于那些可能从事第二或第三个职业的人来讲，一份按时间顺序排列的简历可能更不容易描述适合不同职业的特点。对那些离职数年后又返回岗位的人来说，它不容易说明一个人的经历如何适合将要寻找的工作。图 26-1 描述的是一个新毕业生按时间顺序排列的简历。

实用的简历

一份实用的简历对那些具有复杂工作经历的人或那些希望戏剧性地改变他们职业目标的人来说是非常好的工具。要强调求职者的技能和能力，而不是累积的工作责任。实用的简历的不足包括雇主不能通晓其全部经历（而按时间顺序排列的简历就更容易让人熟悉求职者的工作经历），以及实用的简历更难写这一实事。图 26-2 是一份有经验的注册护士书写的实用性的简历的例子。

运用有具体含义的行为动词和短语书写简历

书写简历最难的任务是运用有具体含义的行为动词和短语描述你已经取得的成绩。斟酌你的用词。记住，当招聘者阅读你的简历时，你只有平均 30 秒的时间吸引他们的注意力。每一个用词都非常关键，每一个描述性的短语都非常有意义。运用有意义的短语，如渴望获得、组织能力、目标定位、注意细节。当一个词不能完整地表达你的意思的时候就运用短语。书写简历时，记住并不是吹嘘你做什么很棒。如果你不写出你的强项，没有人会帮你写，而且你也不可能获得面试的机会。表 26-3 是准备书写简历的行为动词的摘要。

表 26-3　书写简历的最能产生效果的动词的列表

达到了	发表了	确定了	操作过	改造了
获得了	论证了	增加了	组织过	修补过
管理过	设计了	启动了	检查过	修改了
分析了	产生了	改革了	履行了	简化了
证明了	指导过	制定了	规划了	解决了
建立了	得到了	发起了	设计了	改进了
传达了	消灭了	列出了	提供了	监督过
完成了	建立了	保持了	购买了	教育过
构思了	评估了	管理过	重新设计了	终止了
教导过	扩大了	主管过	减少了	训练过
合作过	发现了	刺激了	再次设计了	转移了
创造了	产生了	谈判过	增援过	利用过

凯塔林·O·马利（Caitlin O'Malley）

2424 Sailing 大街
Cherry Hill，NJ 08080
（609）444-2212（家）
cat24@excite.net

目　　的：作为儿科注册护士的入门级岗位

教育背景：护理科学学位，2002 年 5 月 宾夕法尼亚大学，费城，PA
特长：* 平均成绩保持在 3.66，系排名
* 高年级学生会主席，低年级会员
* 220 小时费城儿童医院肿瘤病房的带教学经验

工作经历：患者护理助理，助产
圣玛丽医疗中心，费城，PA（2000 年 8 月～现在）
职责：* 帮助准备手术室
* 提供基础患者护理的监测，包括生命体征、取血、血糖筛查
* 准备和收拾患者的房间

救生员和露营顾问
Perry 营地，Point Pleasant，NJ（1996 年～1999 年，夏季）
职责：* 与其他三个救生员一起管理海岸，保护 150 名露营者
* 执行露营顾问的基本职责，包括直接管理 9～14 岁的露营者

资　　质：得到基本生命支持提供者认证，1996 年～现在

专业机构：护理学生协会，宾夕法尼亚大学
国家护理学生协会
美国红十字会，志愿献血者
费城免费门诊，注册志愿者

图 26-1　简历一按时间顺序排列

陶春，护理学士学位，注册护士
48 Windmere Drive
维吉尼亚海岸，维吉尼亚州 23456
(757) 436－2880
chungtao@aol. com

在救护护理中心某部门的护理管理职位

特长

- 协调多项任务与计划的高度组织能力
- 管理年均 120 万美元的预算
- 监督 24 名专业和辅助的雇员

相关经历

管理

- 规划、设计并建立一个 12 张床、院内的、短期留观病房
- 规划并管理 120 万美元的资金预算
- 面试并雇用新的员工，包括专业和辅助人员的员工
- 执行短期留观手术室的个人日程安排
- 协助卫生保健组织资质认证联合会对外科手术室的参观活动

临床

- 具有护理住院和门诊患者的临床能力
- 外科手术中心的章程制定协调人
- 为工作人员制定临床能力标准

社会服务

- 作为双月社区献血促进活动的医院代表
- 父母教育协会主席

已获学位

2002 年 5 月　护理学士学位 北卡罗莱纳大学夏洛特分校
1990 年 5 月　护理助理　　加利福尼亚洛杉矶社区学院

工作经历

2001～现在　护士长，短期留观病房　北卡罗莱纳州摩西区院
1999～2001　护士长，手术室　　北卡罗莱纳州．医学院附属医院
1996～1999　护士长助理，手术室　夏洛特纪念医院
1993～1996　护士，恢复室　　加利福尼亚州旧金山综合医院
1990～1993　护士，普通外科护理病房　洛杉矶内域医学中心

专业资质

2000～现在　心脏生命支持高级讲师
1999～现在　高级心脏生命支持提供者
1994～1999　内科-外科认证护士，多面手，美国护士协会资质认证中心

专业会员

- 美国护士协会，北卡罗莱纳州护士协会
- 美国护理行政主管组织，北卡罗莱纳州护理行政主管组织

图 26-2　简历－实用型

试着尽可能地减少简历中一些多余的词语，并且注意应用缩略语。运用拼写检查，然后让别人帮助你通读一遍简历，寻找中间的错误。文字处理软件并不是完美的，而且可能不会找出你所有的拼写错误。一旦写好了简历，运用语法检查工具也是很有帮助的，在 Corel WordPerfect 以及 Microsoft Word 中都有这个软件，它可以检查你的文章中的拼写、标点符号和语法。

在打印申请护理职位的简历时，最好是应用白色、象牙色、浅灰色的高质量的纸张。所有提供办公用品的商店都有专门为打印简历设计的纸张。再次强调，你可能只有一次机会给别人留下好印象。应用打印清晰并黑白分明的打印机，运用清晰的、专业的字体，如 Time New Roman 或 Arial 字体。如果你的简历不止一页，将你的名字和数字“2”置于第二页的左上角。

书写封面页

一份简历一般要有一个介绍页，就叫封面页。它是一页纸，用来吸引未来的雇主产生足够的兴趣阅读你的简历。它并不是简单地将全部简历的内容重说一遍，而是展示简历中能发现基本信息的亮点和摘要。图 26-3 就是一个封面页的例子。

书写电子简历

随着互联网的产生和万维网的发展，很多网站不仅提供工作空缺方面的信息，还提供可供选择的电子邮箱地址，你可以直接将简历或封面页寄到该地址。通过电子邮件发送一份简历需要特别的注意，尤其是注意寄到的结果是否是清晰、整洁的。你需要能够通过电子邮件发送简历，并且接收者能够读到该简历，不管接收者用的是什么软件。

有几种方法可以创造一份电子简历，包括用标准文字处理软件如 Microsoft Word 或 WordPerfect。用文字处理软件打好简历，并将之存为三种文本：ASCII 普通文本文件（. txt），纯文本文件（. rtf），超文本文件（. html）。ASCII 普通文本文件是在互联网上发现的最常用的数据形式。这种文本允许阅读文件的简化性，但是不允许任何形式的修饰，如粗体字、加框、下划线或斜体字。接收者收到的是简单、清晰的文本，没有任何着重符号、标签以及视觉上吸引人的修饰。如果你希望强调哪一个地方，那就用一个特殊符号，如（*）。

重要的是运用关键词发送电子邮件。关键词是通过招聘者的计算机程序选出的。当招聘者希望找到那些具有某种特定技能的人时，他们会运用如儿科职业护士或肿瘤科注册护士等关键词进行搜索。招聘者对关键词的依赖再次支持了我们的建议：简历不应该应用完整的句子或段落书写，而是应用恰如其分的一些概念和短语来书写。确保应用正确的语法、拼写和标点符号。不要全部应用大写字母来打印信息，因为这样做会让别人觉得作者在大喊大叫。

表 26-4 显示了完成一份电子简历所要遵循的步骤。

跟踪寻找工作的线索

当你开始了解有可能得到什么样的职位之后，将找到的工作进行组织是很有帮助的。图 26-4 是一个跟踪寻找工作线索方法的例子。

有利于面试成功的得体着装

人们认为注册护士是一位专业人士，因此面试时就期望你的穿着很职业。随便的衣服，如卡其布和马球衫，会给别人留下你并不严肃地看待这次面试的印象。着装原则是穿着那些职业服装（图 26-5）。面试服装也许不是那些平时穿的衣服，而是为了特殊的作用或事件的着装。对女士而言，一身套裙，一套剪裁合体的便服，或一身干净的衣服比较适合。对男士而言，一件干净的剪裁合体的衬衫配领带、长裤，也许一个运动衣外罩比较适合普通护士职位的面试。最好穿着得保守些，而不要追逐潮流。化妆、香水和首饰都要减少到最少。确保关闭所有的移动电话和传呼机，这样你所有的注意力就放在了面试上。

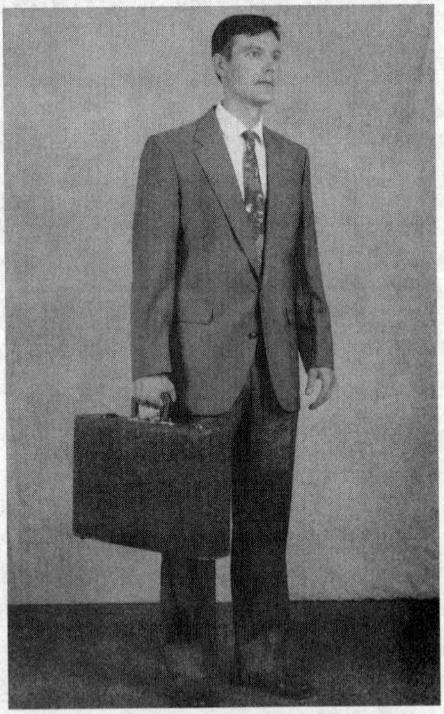

图 26-5 面试服装应该干净、职业。

凯塔林·O·马利（Caitlin O'Malley）
Sailing 大街 2424 号
Cherry Hill，新泽西州 08080
(609) 444－2212

2002 年 4 月 10 日

瓦尼撒·拉奇（Vanetha Raj）夫人，护理学士学位，注册护士
护士招聘者
Shore 纪念医院
Seashore Drive 100 号
Point Pleasant，新泽西州 07726

亲爱的拉奇夫人：

这封信是回复您刊登在 2002 年 4 月 10 日的广告栏中招聘儿科病房的注册护士的广告。我在德州的儿童医院完成了儿科临床轮转，而且从那时起我就产生了一个强烈的愿望，希望从事儿科的护理工作。

我目前正在宾夕法尼亚大学进修我的护理学士学位，预计在 2002 年 5 月毕业。我的护理专业平均成绩目前是 3.66，我积极参与专业活动，如护士学生协会，Omicron Delta，以及护理专业的大学生高级顾问。我非常积极地并愿意与孩子及其家长们工作，期待着在新的岗位上学习到尽可能多的护理专业知识。

感谢您花时间看我的简历。我期待着在不久的将来与您面对面讨论我成为 Shore 纪念医院的注册护士的可能性。我会在下周内打电话核实我的申请是否通过。你可以打家里的电话和我联系 (609) 444－2212。

您最真诚的
凯塔林·O·马利

图 26-3　封面页

表 26-4 生成一份电子简历

步骤 1：	在文字处理程序中，设置文本显示页面的页边距为 6.5 英寸。这在大多数的电子邮件程序中都容易看清。
步骤 2：	用 12 号字体书写简历，如 Courier 12 或 Times New Roman 12。
步骤 3：	将简历存为纯文本文件，并分行。不要用 Tab 键。改用空格键。用左对齐的格式。
步骤 4：	用如微软的写字板等文字编辑器打开这个新的文件。
步骤 5：	重新看一遍简历。一旦这份简历通过电子邮件发送给招聘者，这就是招聘者会看到的样子。特别注意那些你的文字处理软件中不能被识别或不被支持的格式。你可能不得不增加 ASCII 支持的字符如星号来让你的简历更容易被阅读。一定要校对！
步骤 6：	复制并将简历粘贴到电子邮件的编辑栏中。也许可以将简历发送到自己或你的那些应用不同电子邮件系统的朋友的邮箱中，看一看收件人看到的简历是怎样的。
步骤 7：	当发送电子简历时，同时要附有一个封面页。不要将简历当作正文而将封面页作为附件，也不要分别作为附件发送，建议最好的方法是将封面页作为正文，而将简历作为附件发送。

摘自 Electronic resumes and online networking (p. 72), R. Smith, 1999, Franklin Lakes, NJ：Career Press.

公司	电话号码	联系人	简历寄出/时间	面试时间	感谢信	后续工作

图 26-4 跟踪寻找工作的线索

面试计划

成功地准备面试在你进入大楼前就已经开始了，实际上在家里就已经开始了。迈出你成功的第一步是做自我评估。自我评估有时很难做到，因为我们当中的很多人都不愿意谈论自己，而且认为谈论自己就是自吹自擂。然而，在面试的情况下，别人希望你强调自己的强项和能力，并且讨论你如何良好地适应这个组织机构。了解你希望投身于哪一个临床领域。

面试计划的第二步是对这个机构进行调查。社会对这个机构怎么看？患者和家属怎么看待它？卫生保健服务人员怎么看？这个机构的任务和价值观是什么？他们同意你的价值观吗？

面试问题

当准备面试的时候，与另一个人，如朋友、专业同事或家人，事先排练一下面试的问题和相应的回答是很有帮助的，他们会对你说实话，并且让你知道在你回答时给别人留下了怎样的印象。表 26-5 包括了 10 个常见的面试问题及其相应的回答。他们会给你提供一个成功地回答这些问题的切入点。你需要诚实地回答所有的问题，而且你需要积极地，但不夸大地回答你的经历和技能。

实地采访

作为临床协调人，我需要看到那些有经验的护士培养那些新参加工作的毕业生，并使其达到最大的潜能。在选择导师时，我会找那些耐心的、喜欢教学的、并且对自己的专业能力有信心的人。同时，我会找具有相同个性的人配成对子，因为并不是所有的人都能和各种个性的人和睦相处。我需要尽早地知道，如果导师与新毕业生之间的配对不合适。

克里斯廷·维拉（Christine Vera）

注册护士，临床协调人

表 26-5 面试问题

问题	可能的回答
对我讲一讲你自己。	不要长篇大论，而是要举出两到三个具体的特点（如："我是个积极的人，而且期待新的学习经验。"）。
为什么你希望在这里工作？	描述这里的一些工作环境、工作人员或患者的原因（如："我喜欢在西五区轮转——工作人员像一个团队一样工作，而且我期待在我的第一个工作岗位上得到那样的支持。"）。
五年内你希望做什么？	确定一个伴有逐渐培养的责任心和获得一定成绩的长期目标并指出如何达到这个目标。
你具有什么样的资格？	论述证明你具有拥有新职位的资格与经历。
你有什么强项？	这是个让人感兴趣的问题。看看工作描述，你有哪些需要具备的资格？你能否在压力下工作？你是否具有良好的组织能力？你是否渴望学习新的技术？你是否喜欢新的挑战？
你的推荐人会说什么？	你可能想向你的推荐人询问这个问题。他们会说你容易分心或集中精力？是一个具有团队精神的人或独立工作者？是解决问题的人还是忽略问题的人？
你希望继续深造吗？	大多数刚刚毕业的学生可能会说不，但是雇主可能会喜欢那些乐于终生学习的人，尤其是在护理专业。
你取得的最大成功是什么？	事先想好一个以前发生过的成功的例子，这个例子可能适合于这个机构，也可以不是在护理领域。
你经历的最大失败是什么？	同样，事先想好，但是这次要确保你能说出从负面的经历中学到了什么。毕竟，失败是为了学习，所以表明下一次遇到相同情况你会采取不同的方法，以及为什么那么做。
为什么你要离开现在的工作岗位？	作为一名注册护士，你可以说你正在寻找新的责任、经历、挑战。举一个你正在寻找新经历的例子。

实地采访

一名新毕业生常会带使人非常担心，所以作为有经验的护士，我们所能做的最具支持性的工作之一就是把新毕业生置于我们的保护下。一个新毕业生在学校时处于具有高度组织性的环境中，有时，作为经验丰富的护士，我们往往忘记了在做出决定时我们所具有的独立性。

洛里·马丁利（Lori Mattingly）

注册护士

你可能也会有机会向面试者提出问题，因此准备好几个能够清楚地表达出你对这个机构的兴趣和你希望成为这个团队中有价值的一员的愿望问题。最好将你的问题写下来，这样如果你有一些紧张的话，你也不会忘记询问特定的问题。参见表 26-6，这是一些你可能希望了解的问题的例子。

如果面试中显示出对个人的得失比对雇主的贡献还要感兴趣，这样一定会丢掉聘任的机会。但是，在做出决定是否接受这份工作之前你需要知道这些问题涉及的信息。无论如何，你必须首先集中精力说服雇主你是这份工作的最适合的人选。

表 26-6　面试中可以提出的问题的例子

- 在这个病区工作并且做好我的工作需要我做什么准备？
- 你们会给我排什么样的班？会让我参加轮班吗？
- 谁是我的导师？
- 我要接受怎样的定职定岗？会是多长时间？
- 按计划我会在哪些节假日加班？
- 这个职位同时提供哪些好处？（健康保险，牙齿护理，退休，节假日，病假，继续教育的机会，学习费用的偿付）
- 我能否保留一份这个工作的介绍和表现评价表？什么时候会对我进行评估？

批判性思维

罗伯特·蒙蒂安尼（Robert Mondiani）正在面试申请一个夜班护士岗位，护士长注意到他在 7 年中换了 3 份工作，于是问他为什么调离岗位。罗伯特不同意护士长的轮班制，因为人们都认为他是独身、又没有孩子，所以可以值轮班。与罗伯特值班的多数人都已结婚并有了孩子，所以人们常常安排他很多轮班。罗伯特也希望有一些自己的时间，包括他还要照顾生病的父亲。

当护士长询问他为什么换工作时，罗伯特如何答复？这对护士长重要吗？是否罗伯特应该讲他生病的父亲的一些事情？他怎么说呢？

写一封感谢信

面试之后，你应该给面试者写一封感谢信，感谢他为你成为未来的雇员所花费的时间以及精力。很多人并不花时间去写私人短信，而这样会将你自己和其他那些专业并真诚地希望参加这个机构的其他有可能成为雇员的人区别开。在这封信中写上你的联系方式，即是为了将来的面试，也是为了将来的聘任。图 26-6 展示的是面试之后的一封感谢信。

凯塔林·O·马利（Caitlin O'Malley）
Sailing 大街 2424 号
Cherry Hill，新泽西州 08080
(609) 444－2212

2002 年 4 月 26 日

瓦尼撒·拉奇（Vanetha Raj）夫人，护理学士学位，注册护士
护士招聘人
Shore 纪念医院
100 Seashore Drive
Point Pleasant，新泽西州 07726

亲爱的拉奇夫人：

感谢您在我面试 Shore 纪念医院注册护士的职位时为我所花费的时间。我喜欢昨天与儿科护士长和其他员工的会面，员工们的专业精神给我留下了深刻的印象。

我已经将我的简历直接寄到您的办公室，而且我会填好您交给我的三张介绍人的推荐表。我期待着很快从您那里听到第二次面试的消息，并且会在您要求的两周之内与您再联系。

诚挚的
凯塔林·O·马利

图 26-6 面试后的感谢信

文献应用

引文：Happell, B. (2000). Student interested in perioperative nursing as a career. *AORN Journal* , 71, 600－605.

讨论：围手术期的护理是学生们在学校时很少或没有临床经验的领域，因为课程被其他学科占据了；结果是学生们没有机会接触围手术期的护理。假设很多学生根据她们在学校时的经验选择第一份工作，很多护理专业的学生都不会选择围手术期护理作为她们的第一或第二个职业，因为根本没有接触过。哈佩尔（Happell）的文章讨论了学生们在上学前和上学后的职业选择。随着可用的围手术期护士的减少，作者建议在校期间增加围手术期的临床实践，这可以增加选择在这一领域工作的新毕业生的人数。

实际应用：对临床实习地点的选择常常会影响新毕业生选择的工作。全体教员应该仔细地选择临床实习的地点。

案例分析 26-1

玛丽亚·迪亚斯（Maria Diaz）是护理专业的一名高年级学生，她在一家小的社区医院肿瘤科做患者护理助理。这里的工作人员都非常喜欢玛丽亚，而且为玛丽亚提供了一个毕业后的全职注册护士的职位。当玛丽亚被夸奖并因为得到了工作机会而放下心的时候，她觉得自己至少应该再去其他的当地医院面试一下以做比较。她想她可能认识那些被城里其他医院聘任的人。

玛丽亚怎样开始搜索她的工作职位？确保得到其他医院面试机会的关键因素是什么？一旦玛丽亚有了面试机会，她应该准备回答什么样的面试问题？她应该准备什么样的提问？

辞去目前的职务

如果你目前正在工作，一旦你确定在一家新的机构找到了一份工作你就要提交你的辞呈。不管你对目前的工作有什么样的感觉，辞职书不要留给读者一个不好的印象。毕竟，你可能今后需要现在的雇主给你写一封推荐信，而且在你递交辞呈时应该永远记住这个实事。图 26-7 是一个辞职书的范例。

迈克尔·多德森（Michael Dodson），护理学士学位，注册护士
1268 Starboard Drive
Williamsburg，VA，22306

2002 年 10 月 15 日

阿比盖尔·赫斯（Abigail Hess），护理硕士学位，注册护士
大学医疗中心，外科西 6 区主管
大学路 1 号
Williamsburg，VA 22306

亲爱的赫斯夫人：

我非常遗憾地递交辞呈，辞去外科西 6 区的护士职务，生效时间为 2002 年 11 月 15 日。我已经接受了退伍军人医院的监护病房的护士长职务。

我非常喜欢三年来我在外科西 6 区的护士工作。我觉得这儿有很多机会学习和扩展我的护理知识以及与支持我的医生和工作人员一起工作。

非常感谢与您共同工作时您给予我的特殊照顾。您是一位真正献身于护理事业的人。

诚挚的
迈克尔·多德森
护理学士学位，注册护士

图 26-7 辞职书

重要概念

● 成功地寻找工作关键的第一步是决定哪一个是你感兴趣的临床领域，以

及你具有哪些适合于某个特殊领域的技能。

- 报纸、电子媒体和互联网、招聘会、招聘热线、人力资源部以及网络都是获得工作机会的可能途径。
- 一份有效的简历应该：(1) 引起雇主的兴趣；(2) 明确关键的部分，如教育背景、工作经历、特殊资质；(3) 适合雇主的需要；(4) 有关你自己和你的能力能够产生令人愉快的第一印象；(5) 传达出你是这个职位的最适合的人选；(6) 视觉上吸引人。
- 封面页的目的就是促使未来的雇主产生足够的兴趣读你的简历。
- 面试时的着装最好是专业性的、保守些的，不要穿着那些跟随潮流的、随便的衣服。
- 为面试做准备时，在实际面试前找同事、朋友或家人练习回答可能会出现的面试问题，这样你就对较难回答的问题有所准备。
- 除了询问有关排班和轮转的计划外，重要的是询问有关你未来的工作的其他方面，如获益、学习机会、定位和教学以及如何进行工作评估。

关键术语

联网（networking）　　简历（resume）

复习题

1. 下面哪一个是对面试时出现的问题："什么是你的强项?"的最好的回答

A. "我有很多，你希望我从哪里开始呢？"

B. "我有很强的沟通能力，无论是笔头上还是口头上，而且我是那种很看重完成工作的人。"

C. "我想我真心喜欢每个人，而且易于相处。"

D.“嗯，我只是一个新护士，现在还没有什么强项，但是我会在这个新工作中学习。”

2. 下面哪一个部分在简历中是必须包括的

A. 个人信息、职业目标、工作经历、教育背景以及从业机构

B. 个人信息、工作经历、教育背景、从业机构以及获奖和荣誉

C. 个人信息、工作经历、教育背景、从业机构以及推荐人

D. 个人信息、工作经历、教育背景、从业机构

3. 当生成一份电子简历时，下面哪一个是必须的

A. 设置页边距，这样在文字处理程序中就能显示出页边距为7英寸的文本

B. 用12号字，如 Courier 12 或 Times New Roman 12

C. 用右对齐格式保存简历

D. 在简历中应用粗体和下划线的功能作为强调信息的方法

4. 什么是封面页的基本作用

A. 促使未来的雇主产生足够的兴趣开始阅读你的简历

B. 作为一封信加在你的简历中

C. 使参考资料中加入没有列在简历中的推荐人

D. 重述简历中的所有内容

课后练习

1. 两个月后你就要从护理学士学位课程毕业。按时间顺序排列的格式（见图 26-1）书写一份简历，用实用性的格式（见图 26-2）书写一份简历。

2. 在网站上浏览其他州的医院时，你注意到你可以发送一份电子简历来申请一个你感兴趣的工作职位。电子简历和传统的用纸张书写的简历之间有什么不同？运用表 26-4 中的建议书写一份电子简历。

3. 你是一名要去参加面试的护士，这次面试是为了一个整形外科护理团队领导的新职位。书写一个封面页来表达你对这个职位的兴趣。列出

面试时将要询问的符合护士长身份的问题。

4. 回顾 2001 年 1 月的《美国护理杂志职业指南》(AJN Career Guide) 中“如何在面试中运用你的语言”一文（第 16-18 页，Russo，2001）。这个指南将帮助你怎样准备一次护理职位的面试。

浏览网站

- 参考美国劳工部门的这个推荐，它提供了有关职位的一些统计数据：*http://stats. hls. gov/oco/ocos083. htm*
- 浏览这些综合网站来寻找护理专题：
  http://www. nursingworld. org
  http://www. nursingcenter. com
  http://www. nurseweek. com
  http://www. medzilla. com
  http://www. medsearch. com
- 回顾这些在不同背景下的申请书的优秀范例：*http://www. career. vt. edu/JOBSEARC/coversamples/htm*

参考文献

Hadley, J., & Sheldon, B. (1995). *The smart woman's guide to networking.* Philadelphia: Chelsea House.

Happell, B. (2000). Student interest in perioperative nursing as a career. *AORN Journal, 71,* 600–605.

Hauter, J. (1997). *The smart woman's guide to career success.* Philadelphia: Chelsea House.

Russo, E. (2001). *How to interview on your own terms.* AJN career guide, 2001 (pp. 16–18). Philadelphia: Lippincott.

Smith, R. (1999). *Electronic resumes and online networking.* Franklin Lakes, NJ: Career Press.

推荐读物

Bozell, J. (1999). *Anatomy of a job search—a nurse's guide to finding and landing the job you want.* Philadelphia: Springhouse.

DeLuca, M. J., & DeLuca, N. F. (1997). *Wow! Resumes for creative careers.* New York: McGraw-Hill.

Kennedy, J. L. (1999). *Resumes for dummies.* Foster City, CA: IDG Books Worldwide.

Lore, N. (1998). *The Pathfinder.* New York: Simon & Schuster.

Potter, R. (1998). *100 best resumes for today's hottest jobs.* New York: Macmillan.

Sussman, D. (2000). Roads less traveled. Retrieved February 2, 2002, from http://www.nurseweek.com/news/features/00-07/path.html

Weinberg, J. (1996). Your references: Important allies in your job campaign. *South Carolina Nurse, 3*(2), 15.

Weinberg, J. (1997). Mail vs. telephone—How should you initiate contact with your targeted employers? *South Carolina Nurse, 4*(1), 9–10.

Welton, R. H., & Morton, P. G. (1995). Strategies for writing an effective resume. *Critical Care Nurse, 15*(3), 118–126.

第27章

机会的浮现

斯蒂芬·琼斯（Stephen Jones），
硕士学位，注册护士，
临床护理医生，肠造瘘术治疗护士

最后牺牲的不是别的，而是你自己思想的完整性。

——拉尔夫·沃尔多·爱默生（Ralph Waldo Emerson）

学习目标

完成本章的学习后，读者应该能够：

1. 讨论毕业后可以得到的许多从事护理工作的机会。
2. 讨论高级执业护士和其他非传统的护理角色。
3. 认识不同的获得认证的机会。
4. 分析医院内的和医院外的护理实践
5. 确定护理未来的方向。

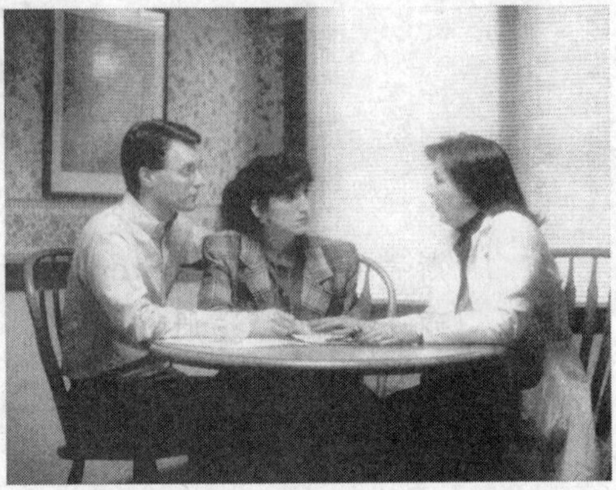

你还有不到四个月就要毕业了。你尽力想去一个好城市，并且在一家能够受到激励和教育的具有卫生保健背景的单位找到一份好工作。你也认识一些本身就从事护士职业已经好几年的人。她们正在做一些看起来令人难以置信的活动和干预措施。很多人能够开出医嘱，一些人甚至有灵活的时间。将要毕业的护士有很多问题需要思考：

从现在开始的一年内、五年内和十年内你会在哪里发展？

关于你的家庭、重新定位的能力、工作时间的真实情况会是怎样的？

你是否有经济上的困难？

你的优势和劣势是什么？

从20世纪80年代中期开始，卫生保健机构就开始经历着护士的短缺。20世纪90年代初期，护士的短缺有过一段暂时的缓解。然而，这种缓解只是短暂的；在步入21世纪的时候，护理的需要量远远超过了注册专业护士的供给量。护士在美国是卫生保健专业人员中最大的一个群体，决定了卫生保健质量（Chiara，1993）。护士运用她们全部的知识帮助患者处理由于各种不同程度的疾病所带来的问题，为他们宣传有关疾病预防保健的知识，并且从整体上试图改善卫生保健质量。很多因素导致了过去25年护士的短缺，尤其是从20世纪80年代中期。特别是患慢性病的患者和虚弱的老年患者的数量已经增加了，而且对那些能够护理他们的护士的需求远远大于供应量。此外，我们国家的卫生保健体系中的各种重建努力已经使得护理工作变得不那么吸引人了。人们预测从20世纪90年代中期开始并持续到新世纪的护士短缺，不仅会持续到 2020 年，而且还会不断恶化。这种短缺与过去曾经发生过的短缺在几个方面有所不同。促进最近这次短缺的因素包括护理队伍老化，学院中的护理专业学生数量在逐渐减少，以及对护士在工作环境中的适应能力提出了更高的要求。统计数据显示如下（National League for Nursing，2001）：

- 护士的平均年龄：43.4 岁
- 副教授的平均年龄：52.0 岁
- 从 1995 年到 1999 年参加护理教育课程的人数持续下降，而且毕业生的数量下降了 13.6％
- 1999 年 32％的护理专业的毕业生是学士学位，而 10％的毕业生是硕士学位
- 从 1994 年到 1999 年参加全国联合委员会执照考试——注册护士的人数持续下降

纵观其历史，护理总是与社会对卫生保健的要求相呼应。从 19 世纪中期的弗洛伦斯·南丁格尔时代及其所提供的服务到 20 世纪早期的莉莲·沃尔德（Lillian Wald）和公共医疗护理，到 20 世纪 30～40 年代的马莎·罗杰斯（Martha Rogers）所提出的要护士永远准备着，以应付那些由太空旅行所带来的医疗问题，护理已经通过扩展其护士的角色迎合了社会变革所带来的卫生保健需要。数十年以来，在急诊环境中从事护理工作的护士已经在中班、夜班和周末轮班中承担了进一步的和扩展的角色。

很多护理上的变化已经自然地、符合逻辑地发生了。很多职位如普通护士、护士长、护理主任和病例管理员，以及如护士的访问学者协会的机构和公共卫生保健机构都是这些变革的直接反映。在医院、流动门诊、医生办公室以及社区和学校的背景下都建立起了护理服务。然而，护士面对的一个问题是怎样才是一个真正的护士，因为存在着不同的教育水平。1965 年 12 月，美国护士协会代表院采取了一个运动，即美国护士协会继续以学士学位的教育作为职业护理人员从业的最基本的教育基础。到 1985 年，美国护士协会代表院同意催促国家的护理协会建立护理专业的学士学位作为从业许可的最低教育要求，而且保留注册护士的头衔（美国护士协会，2000）。到今天，仍然有很多方式可以成为一名注册护士，包括两年制护理学院学位，三年制护校毕业证书和四年制护理学士学位。在决定自己要追求哪一种教育的时候，学生们应该考虑到他们的将来，也就是说五到十年后他们希望达到哪个层次。如果既定的目标是高级临床实践，那么获得学士学位就是通向这一目标的必需的第一步。

实地采访

一年的时间能够导致多大的变化呀！很难相信我毕业已经有一年的时间了，但是它又看起来像是一辈子的时间。我记得参加全国联合委员会执照考试、申请工作以及作为一名新毕业生开始轮转时的焦虑。从那时起，作为一名护士我已经有了很大的成长。我记得我对自己要开始独立而感到紧张，但是面对和战胜这些挑战已经帮助我赢得了自信。作为一名全职护士，我正学着与以往不同的优化与组织方式。通过从实习护士向注册护士角色的转变，我每天都在不断成长。当我展望未来，我觉得有那么多不同的机会。我不知道在未来的五到十年内我的职业会走到哪一步，但是我兴奋地去探索各种可能性。

丹尼尔·希比（Danielle Shippey）

注册护士，护理学士学位

文献应用

引文： Maurer, M. C. (1994). *An identification of factors influencing pre—professional socialization of aspirants to the nursing profession.* Unpublished doctoral thesis, Loyola University of Chicago.

讨论： 从20世纪80年代中期医疗护理队伍一直经历着护士短缺的剧痛。有很多的研究都在调查护士的保留问题，但是几乎没有哪个研究特别强调一个人选择护理事业作为终生职业的动机是什么。这个研究试图分析为什么女人和男人会选择加入护理行业。运用一种深入的随机采访定性方法，22名护理专业的学生接受了采访。他们的反应可以被划分为两大类：护理职业中引人注意的人和起推动作用的人。此项研究显示出在护理行业，利他主义和自我实现是选择此职业的两个主要的吸引因素和动机。

实际应用： 一个个体之所以被护理行业所吸引是因为他们的利他主义和希望实现自我愿望。另外还发现了角色榜样（职业中起推动作用的人）的重要影响，对执业护士日常工作的观察也是影响他们选择这一职业的重要因素。

护理领域中的一个重要的进步是高级执业护士的出现：注册麻醉护士(CRNA)，临床护理专家（CNS），护理医生（NP）以及经资格认证的护士/助产士（CNM）。扮演这些角色的护士发挥着更多的作用和承担额外的责任，经常横跨过去被看作是内科学的任务。20 世纪在护理历史上是一个独特的时代；这个职业努力确立其在卫生保健舞台上的公正角色，同时它的成员又扮演传统的护理角色，然而，它大大地使教育、临床、研究以及管理中心得到更新。本章研究那些浮现出的机会，这些机会既是为了那些不想从事高级的或扩展的护理角色的新毕业生，也是为了那些希望从事高级的或扩展的护理角色的新毕业生。

正在浮现的机会

在传统的医院环境中，护理的级别已经被确立：护理部主任/副主任，护士长和普通护士。这个级别的划分是为了晋升和不断的进步。从 20 世纪 80 年代中期，出现了“扁平化管理”的趋势，也就是说，护士长少但临床护士更多。

认证

护士存在着一个通过不同的组织或机构认证的过程。**认证（certificaiton）**是一个非政府的机构或协会认定一个被授权从事某种职业的人达到了从事这种职业所需要的设定标准的过程（表 27-1）。认证过程允许护士对他们的患者实施医学教育或临床专业工作。很多认证的有效期是 5 年，护士可以通过再次考试和完成继续教育的学分得到再次的认证。很多不同的机构签署护理专业的委任书。参看《美国护理杂志职业指南杂志（2001）》，书中列有护士能够获得的 80 多种认证的名单（“你的认证指南”，2001）。

流动护士

当对护理的需求量逐步增加的时候，其供应量常常是非常低的，而且医院常常是人力不足。填补护士空缺的一种选择是流动护士。这些护士常常在同一个病区中工作三个月。她们在整个美国境内的不同地区流动。流动护士公司向雇用这些护士的医院索取的价格是比较高的，常常大于 50 美元/小时/人次。流动护士的薪水与其他同事的薪水差不多或者更高些。

批判性思维

很多护士在她们的专业领域中得到了认证。你正在考虑参加资格认证考试，但是你还没有确定自己是否真的希望花费必要的时间来准备这个考试。认识到证书对于你的益处，以及如何应对可能对你有所帮助：

你希望参加这个考试的理由是什么？得到认证会使你的工作有所不同吗？得到认证会让你的职位得到提升吗？认证是得到许可证必不可少的吗？

表 27-1 护理专业的证书

证书举例	ACLS	高级心脏生命支持
	BLS	基础生命支持
	CEN	得到认证的急诊科护士
	CCRN	急救护理注册护士
	NRP	新生儿复苏
	PALS	儿科高级生命支持
选择性的认证机构	AANA	美国护理麻醉师协会
	ACCN	急救护理护士协会
	ANCC	美国护士资格认定中心
	AWHONN	妇女健康、产科和新生儿护士协会
	NANN	国家新生儿护士协会
	NAPNAP	国家儿科护士与从业者协会
	WOCN	创伤、造瘘术与戒毒护士协会
专业举例	社区卫生保健护士	
	信息学护士	
	住院患者的产科护士	
	普通内外科护士	
	护理行政管理人员	
	护理病例管理员	
	儿科护士	
	围产期护士	
	精神病学和精神卫生保健护士	

卫生保健机构雇用这些流动护士的好处是：医院拥有了一名具有丰富临床经验的护士，她可以在三个月的时间里提供不间断的护理服务。这些流动护士一般只需要医院或病房的基本培训即可，因为她们有足够的能力胜任其专业领

域中的临床实践工作（“Travel Nursing Spotlight,” 1999）。流动护士需要注意的是在州与州之间有不同的护理方法，并且需要不同的许可证，而且需要在她们所执业的每一个州获得执业证书。流动护士同时应该确保她们的合同中明确规定了她们的任务是什么，以及什么是医疗机构或组织对她们的期望。大多数护士显示出具有一定的灵活性、适应性、强大的组织能力和处理人际关系的技巧、自信、独立以及学习新技巧和技术的能力（Penny，1997）。

如果你生性热爱旅行，也可以在美国境外经历这种冒险，因为很多国家积极招募美国的护士，尤其是中东国家，如沙特阿拉伯和科威特。这是一个参观世界其他地域的机会，也是和不同文化共同工作和学习的机会。很多流动护士公司在护理杂志上做广告，或者在互联网上做广告。《美国护理杂志职业指南杂志（2001）》（*American Journal of Nursing Career Guide 2001*）讨论了国际间的护理实践，其中包括国际间的护理雇用合同。

医药销售人员/医药代表

一些护士已经离开了临床护理工作，并且已经成为了与传统的医疗卫生机构相关的公司的代表。这些公司涉及医药销售、耐用医疗设备、家庭护理、医疗保险公司以及健康维护组织（HMOs）。这些机会给护士提供了参与美国及其他地方的商业合作的美好前景。这些常常会带来收入上的提高或得到额外津贴，在给予晋级的同时还可以获得一部公司的汽车、参加公务旅行、参加会议、参与利益分红和拥有股票的买卖权以及与不同的卫生保健专业人员会面。然而，这也可能是比较困难的，特别是对医药代表而言，为了达到销售定额，为你的顾客提供服务以及在商海浮沉中生存都不容易。

注册护士常常被认为是这些职位的理想人选，因为她们具有药理学、技术和卫生保健系统的知识。她们明白每种项目是如何辅助工作的，而且在工作进行的不顺利时候，她们是绝佳的解决问题的人。

病例管理员

阿利奥塔（Aliotta）将病例管理定义为“一个合作过程，这个过程通过判断、计划、实施和评估各种选择和服务来适应不同个体的卫生保健需要，通过交流达到持续性的护理，并且运用各种可利用资源促进优质、经济、有效的护理结果”(Dickerson，Peters，Walkowiak & Brewer，1999)。病例管理员职位的产生是为了帮助医院利用较少的成本达到提供护理的要求（Nolan，Harris，Kufta，Opfer & Turner，1998)。病例管理员应该具有专业的临床技能和卫生保健系统、医疗经济学以及法律方面的知识，同时应该是一个高效率的沟通者(Strassner，1996)。在病例管理的模型中，护理病例的管理者会利用不同的工具，如实践指南、批评渠道、变异分析、各种协议以及预后评估工具，来取得优质的经济结果。护理病例管理员必须提供相应的护理，这个护理应着眼于取得良好的预后，以及帮助安排、调整和监测患者的护理服务。其目标是双方面的：患者为本的护理以及以系统为本的护理（Stahl，1996)。患者为本的目标包括改进获得卫生保健服务途径，提供符合患者需要的服务，以及促进对非正式护理提供者的支持。系统为本的目标包括调整提供服务的系统，这样医疗服务就更容易得到，防止不必要地应用医疗服务并限制成本。

实地采访

1998 年在获得了护理学士学位并通过了全国联合委员会执照考试以后，我进入了护理领域。我的职业生涯始于一个繁忙的儿科病区，这个病区住满了各种内科和外科的患者。随着我的临床护理技能大大的提高，我开始对参加很多病区的委员会感兴趣了，例如质量改善团队。其将我引进了病例管理领域。作为一名儿科病例管理员，我和质量改善团队一起工作以提高患者护理质量。通过和卫生保健队伍的合作，我们希望在持续的护理过程中改进护理质量。作为一名病例管理员，我向患者保证：适宜的护理和医疗干预措施将以一种适当的方式执行。一名病例管理员还要行使这样的功能：即作为对患者家属、患者以及员工进行宣教的信息来源，并且帮助利用各种社区资源。最后，我筛查所有的儿科患者，看他们是否适合住院治疗并决定其住院时间。通过做这些事，我确定下来哪些是有可能不会被保险公司赔付的病例，并利用各种资源以取得患者最佳预后。

珍妮弗·里弗斯（Jennifer Rivers）

注册护士，护理学士学位，病例管理员

自由护士

很多护士离开了临床工作，进入到商业社会，从事不同的咨询、教育或者技术领域的工作（Manthey，1999)。伴随着这种高风险的变动，这些人迅速认识到了成功是基于高质量工作、患者满意度以及建立或构建起来的有效的人际关系。

自由执业并不是一个新的概念。这个名词是对一个法语词汇的解释，即意味着“着手去做”（Simpson，1998)。20 世纪初期，护士独立地发挥其作用，与患者及其家属直接联系并提供服务（Dickerson & Nash，1999)。直到 20 世纪 30 年代，护士才进入医院工作并成为其雇员。以下介绍的是目前自由护士的一些特征（Wilson，1998；Simpson，1998)：

- 具有创造力和独立性
- 对察觉到的需要做出反应或进入某个空间
- 承担责任并自己做主
- 以市场为中心
- 具有良好的经济洞察力
- 具有一般常识
- 勇于面对成功与失败的可能
- 充分利用各种变化带来的机会

就像任何一种职业一样，成为一名自由护士也会有利有弊。益处包括工作满意、选择机会的灵活性以及能够真正做自己想做的事情。自由执业的一些负面包括严酷竞争；驾驭市场的起伏变化；不断地发现适合销售的产品或服务；为自己买健康保险。重要的是确定想要提供哪种护理服务，从而制定一个固定的商业计划。计划利用自己的个人存款支付最初的花费，制定一个市场策略来宣传你的商业计划。表 27-2 和表 27-3 提供了制定一个商业计划的更多的信息。就像曼瑟（Manthey）1999 年指出的：“作为一名咨询师，决定如何包装自己的经历并将其销售出去的过程是自己最重要的学习经历之一。”

批判性思维

你认识一些人，她们在一些医疗机构中较小的护理岗位中从事自由护士职业。

你认为这是你一年后、五年后、十年后的方向吗？如果你希望达到这个目标，想一想从现在起你应该拥有什么样的经历？

表 27-2 制定一个商业计划的过程

护理过程	商业过程
判断	● 确立一个想法/概念：短期与长期的 ● 完成一个市场调查和可行性研究：确定消费者、顾客、地点以及商业预测 ● 认清可利用资源：财务方面、技术方面以及商业支持方面
计划	● 根据市场调查和可行性研究结果制定市场策略和财务计划 ● 整理商品的有关信息：文字性的、手册、宣传资料 ● 制定广告/公关的方法并组织相关材料 ● 制定恰当的商品信息及其服务发布时间表
实施	● 贯彻相关的商业理念：运用直接的和间接的方法及其他（发邮件，打电话，利用互联网） ● 履行服务或提供产品或服务
评估	● 对相关的商业计划实行周期性的评估：每个月一次，每年两次和每年一次 ● 认清自己的优势与劣势，及时做出调整

表 27-3 商业计划的要素

资源	● 财务方面：所需必须资金，个人存款，贷款，以及可能的投资者 ● 技术方面：可以加密的计算机，电话，传真机，移动电话，寻呼机，汽车，信用卡的供应商 ● 商业支持服务：更好的商务管理机构，商业委员会，个人之间的沟通，会计/财务计划人员
开支	● 工人：自己的开支，员工的开支，奖金，工资 ● 补给品：办公用品（纸张、信封、邮票、名片，等等），技术支持（计算机、电话、传真机、移动电话等） ● 费用：各种专业服务，设备的修理/维护，购买的服务 ● 综合费用和行政管理费：使用费，租金/抵押款，电话费，折旧费，继续教育费用/学费，差旅费，医疗保险费，邮箱使用费
纳税	● 因为提供及售出的直接的服务和/或相应产品所需缴纳的税款

高级执业护士

高级执业护士的概念起源于 19 世纪中期到末期，它的产生伴随着麻醉护士的出现。这一概念在 20 世纪得到了进一步的发展，逐步出现了助产士（1925 年，肯塔基州农村地区的边境护理服务），临床护理专家（1955 年，Rutgers 大学），最后出现了护理医生（1965 年，科罗拉多大学的 Loretta Ford）。

为什么会出现对高级护理医生的需要呢？20 世纪的最后 25 年已经教育了我们，对疾病的警觉、预防、促进对疾病的认识、早期干预以及健康宣教不仅仅是经济的，而且是非常合理的。高级护理医生是最理想的适合于这种卫生保健工作的人选。很多美国人已经被剥夺了享受高级医疗知识带来益处的权利，这些人也就是那些穷人、少数民族、生活没有保障或者低于最低保障线以下，以及那些长期健康状况不良的人。我们社会中的这部分人群尤其脆弱，而且他们是那些高级护理医生真正能够帮助的人。

根据美国重症监护护士协会（AACN）的任务手册："高级护理医生必须拥有硕士或博士学位。对危急情况可以做出适当的反应，可以自己指导自己进行学习，并且必备的要求是能够领导 21 世纪的卫生保健提供者"（O' Flynn，1996）。

因此，高级实践护理建立的基础是专业的护理实践以及对国家卫生保健需要的合理反应。高级护理医生的未来将会建立在她们对政治的敏感性上，而且她们应该理解自己的命运并在其中发挥积极的作用，向世人展现出她们自己的价值。

可以通过调查研究的结果和高级护理医生每天的贡献向世人展现出她们的价值。高级护理医生的贡献是独一无二的吗？这一点能够展现给其他人吗？梅齐（Mezey）和麦吉弗伦（McGivern）（1993）提供了一些有关临床预后的实例：

- 临床护理专家：在医院内，临床护理专家必须能够明确怎样做才能够有助于以患者为中心的医疗机构的任务和目标。通过临床护理专家的工作是否缩短了住院时间？是否改善了患者的预后？是否增加了普通护士的工作效率？
- 经资格认证的护士/助产士：经资格认证的护士/助产士能够更好地满足

患者需要的能力应该是能被评估的，她们为特定患者提供的服务所需的费用是否低于专业医生的费用也应该是能被测定的。

- 护理医生：在门诊中，护理医生向患者提供的服务需要分别以定量和定性的方式记录下来，而且护理医生降低住院率的能力也需要被记录下来。
- 经资格认证的注册麻醉护士：为了评估慢性腰部疼痛门诊提供的麻醉服务的质量，经资格认证的注册麻醉护士可能希望明确地记录服务质量和患者预后。

本章的以下部分讨论目前护士扩展的任务以及高级护理实践，首先看一下不需要硕士学位时的两个机会：肠道造瘘术的治疗以及飞行护理。

创伤护理、造瘘口护理、戒毒护理专家

肠道造瘘术开始于1958年的克利夫兰门诊部，是由首位肠道造瘘术的临床医学专家进行的，他并不是一名护士。最早的护理培训项目开始于1961年，1972年为学习肠道造瘘术的学校所制定的新标准出台了。1976年一个显著的标志性变化是肠道造瘘术临床专家国际协会的管理层决定：只有注册护士才能够被允许加入肠道造瘘术治疗的教育项目。从此以后，这种临床实践不仅仅限于对造瘘术的护理，而是扩展到皮肤护理、伤口引流和瘘口引流的处理以及对褥疮和大便失禁的处理。在这一点上，参加肠道造瘘术护理教育项目的必要条件变成要先拥有一个护理专业的学士学位。

无论在医院或者社区医疗机构，如进修护士协会、公共卫生保健机构、护士之家以及提供长期卫生保健的单位，受过此种训练和教育的护士随处可见。在过去的二十多年间，这些护理专家已经真正成为了护理肠道造瘘术、皮肤完整性破坏和创伤的临床专家。

飞行护理

在很多的护理中心，护士们行使飞行护士的功能，无论在直升飞机上，还是在固定翼飞机上。多年以来，无数的电视节目和电影已经描述了这些护士的形象：她们穿着飞行服、带着头盔，降落在医院顶层的停机坪上。真正的飞行护士是在1933年出现的，它是部队的急救飞行公司的伴随产物，并且在对韩和对越战争中流行起来。空中救护车的概念起源于1972年的丹佛，今天，在美国有230多个空中项目（Semonin-Holleran，1996）。一个人需要掌

握大量的先进科学技术以从事飞行护理工作，如给患者插管，解释心电图的意义，静脉输液和胸导管的置入，用药、镇静以及中心静脉置管术。此外，成为一名飞行护士还需要大量的证书，包括儿科高级生命支持（PALS），新生儿复苏课程（NRP）以及高级心脏生命支持（ACLS）。

多数飞行医疗队包括一名注册护士和一名呼吸科专家。当团队成员遵循已经建立起来的卫生保健的原则时，她们仍然需要根据不同的紧急情况做出独立的决定。这些护士要执行一种更全面的医疗任务，她们要为婴儿、小孩以及成年患者提供护理，实行不同的治疗干预措施。飞行护士同时向社区和志愿者提供紧急情况下的急救知识教育。

要成为一名飞行护士目前还没有一个真正的国家标准。然而，很多飞行护士拥有一个学士学位以及很多前面已经列举出的证书。一些护士可能还拥有一些额外的急救护理证书，如急救护理注册护士（CCRN）证书或者得到认证的急救护士（CEN）证书。除了这些高级的认证、教育以及临床技能，具有飞行护士资格的护士还需要一个有力的从事急救护理或者在急诊室工作的工作背景，同时还要在不同的领域都能表现出熟练的临床技能。同时还会提供给这些护士一个全面的训练项目。这个项目包括临床轮转、救护车及飞机观摩和实际操作以及课堂教育。成为一名飞行护士之后，重要的是护士们要保持继续教育和证书的认定，并且参加一些组织机构提供的课程，这些机构包括美国运输部，国家飞行护士协会，急救护士协会等。

实地采访

这一领域的实践工作在过去的 20 年内发展的飞快，而且它在每天的工作中带给个人无数的临床挑战。创伤、造瘘术、戒毒（WOC）护士以一种独立的高级临床医生的身份行使其职能，而且她们需要经过一个独特的准备过程才能承担起在创伤、造瘘术以及戒毒领域中的专家任务。在护理这些相关的患者时，创伤、造瘘术、戒毒护士的实际操作能力可能包括临床操作、咨询、宣教、研究以及对患者的管理工作。此外，创伤、造瘘术、戒毒护士可以在不同的卫生保健环境中承担有效的责任，并且能够熟练地和跨学科的保健队伍中的各个成员进行合作，这个跨学科的队伍对全面的患者护理而言可能是必不可少的。

简·卡梅尔（Jane Carmel），硕士学位，注册护士
经认证的创伤、造瘘术、戒毒护士，肠道造瘘术病房主任

实地采访

在做了七年半的儿科监护病房的护士后，我成为了一名飞行护士，这是个巨大的角色转变，尤其是因为我现在拥有的自主性。我的职责是履行对患者的评估工作，然后根据我的发现对患者进行护理。一名飞行护士给予的护理是基于特定的诊断而设定的护理标准。很多时候患者的诊断是明确的，例如当一个患者转院的时候，确保患者先前在医院中开始的护理仍然适合现在的情况则是飞行护士的责任。飞行护士所处的物理环境和我以前所处的环境大大不同。以前我遇到的很多患者都是在一个小小的社区医院，其资源非常有限。然而当我需要参加急救出现场而接受飞行任务时，患者可能是在一辆救护车里，躺在运输工具中或是地上，或者呆在自己的家里。一旦患者的状况被评估并且被稳定下来，她们就要被移动到一个受限制的吵闹的直升机环境中。我想从普通护士到飞行护士最大的转变是在电话中得到信息非常有限。尽管医生的咨询只是一个无线电通讯或电话那么远，他们仍然希望我独立地做出自主性的临床决策，以争取患者珍贵的救命时间。很多时候，我必须依赖于我自己和同伴们的临床经验，而这些可能是我当时唯一的依靠。

阿利森·古德尔（Allison Goodell）
护理学士学位，注册护士，飞行护士

经认证的注册麻醉护士（CRNA）

有记录最早施行麻醉的护士是玛丽·伯纳德（Mary Bernard）修女，她是一个天主教修女，那是在1877年。然而，爱丽丝·马戈（Alice Magaw）因为她对这一领域的突出贡献被认为是麻醉护士之母（Garde，1996）。她同时是第一个发表文章的护士身份的麻醉专家，而且在麻醉方面的临床实践中进行了研究工作。在1909～1914年间，成立了四个对麻醉护士的正式教育项目。目前，已经有90多个项目得到了认定。

经认证的注册麻醉护士（certified registered nurse anesthetist；CRNA）是一个高级的临床护士，特别强调的是毕业时要取得一个硕士学位。这些护士承担患者术前、术中以及术后的麻醉，或单独地或与其他卫生保健专业人士一起执行一些其他的程序。事实上，注册麻醉护士在接近50%的医院中是唯一的提供麻醉的人员，这一比例在乡村医院中占到了 65%。注册麻醉护士提供的麻醉在每年约两千六百万麻醉病例中占到了 65%（美国麻醉护士协会[AANA]，2000）。参加注册麻醉护士的课程需要一个护理专业的科学学士学位，以及至少一年的急救护理经验。

经资格认证的护士/助产士（CNM）

助产士从人类之初就已经存在了，而且在整个人类社会成长史中扮演着重要的、不可或缺的角色。首个美国助产士学习项目建立于 1932 年，其课程主要是采取英国的模式但做了一些改动。1955 年，美国助产士大学（ACNM）成立，它主要的目的是为临床实践和教育设定标准。

目前，有四十多种助产士基础教育项目，大多数提供的是硕士学位，而其他一些提供的是毕业证书。从 1980 年开始，经资格认证的护士/助产士已经被允许在不同的工作环境中进行临床实践，包括医院、家庭以及生育中心，这些护士为妇女提供整个生育过程的护理，包括产后（Mezey 和 McGivern，1993）。助产士和与其合作的医生要对生产的方案和过程保持一致意见。健康教育以及新生儿的生产，包含了很多的临床活动，包括对自我护理技巧以及为生产和养育小孩的教育准备。美国护士协会声称：经资格认证的护士/助产士能够“提供良好的妇产科护理以及低风险的产科护理，包括产前的、分娩时以及产后的护理”（美国护士协会，n. d.）。

临床护理专家（CNS）

20 世纪到来时，职业护理医生中比例最大的是临床护理专家，她们的起源可以被追溯到 1938 年（Mezey 和 McGivern，1993）。赖特（Reiter）首先在 1943 年杜撰出专有名词“护士医生”，这个名词是指一名护士具有高级的临床能力；赖特建议这些临床医生参加护理专业的研究生教育项目。教育者首先确定了**临床护理专家（clinical nurse specialist）**的角色，因为他们关心的是改善护理质量。他们相信护理质量的改善依赖于临床专业技术的加强、给予患者的直接或间接的护理以及塑造角色和咨询的结合（Pinelli，1997）。临床护理专家的角色已经演变成为多个专业；1955 年，佩普劳（Peplau）在 Rutgers 大学开始了第一个精神病学的临床护理专家的硕士学位课程。

精神病学的临床护理专家角色的巨大发展帮助启动了其他临床护理专家的专业课程。继1965年的护士培训法案通过和制定之后，研究生教育的临床专业化水平显著的提高了。毕业生应该能提供一个高水平的专业护理，同时在医院中能够提供不同的服务。

临床护理专家首先是以医院为基础的，在住院患者中扮演次要的或第三位的护理角色，同时在患者护理和卫生保健体系中需要强调的问题中履行咨询者的任务（Sperhac和Strodtbeck，1997）。美国护士协会声称“临床护理专家是注册的护士，并且具有高级的护理专业的学位、硕士学位或博士学位，她们是在临床实践中的特定领域中的专家”（美国护士协会，2001A）。临床护理专家将大部分时间花费在医院里，花费在对员工和患者/家属的宣教上以及花费在制定草案、执行标准和可以指导护理实践的各种方法上。在其职责范围之内，临床护理专家会作为一名直接的护理服务人员，教育者/咨询者，研究者以及领导。她们关注的方面可能会很广泛，包括成人、儿科和产科的患者；也可能会很窄，包括如肿瘤、心肺系统、肺部系统等一些领域。1985年怀尔斯（Wyers）、格罗夫（Grove）和帕斯托利诺（Pastorino）进行的研究列出了临床护理专家的基本能力：

- 拥有深入的知识基础
- 在一个选择性的临床实践领域表现出临床专业技能
- 可以起到榜样的作用
- 可以起到职业医生/教师、咨询者或者研究者的作用

护理医生（NP）

20世纪的最后10年见证了护理医生培训项目和毕业生数目的大幅度增加（Ford，1997）。也许，这种现象的产生部分是由于卫生保健系统的变化，医院规模的减小，救护车上的护理的需求增加以及高级护理的局限性。此外，美国医学会要求减少医学院的入学人数。同时，联邦政府特别缩减了用于医院住院医培训项目的医学院毕业生的教育基金。很多时候，这些情况已经不再像洛雷塔·福特（Loretta Ford）（一个拥有博士学位的注册护士）和亨利·西尔弗（Henry Silver）（一位医生）的时代一样了，1965年她们在科罗拉多大学开始了第一个护理医生培训项目（Hoekelman，1998）。**护理医生（nurse practitioner）**是一名高级临床护士，她接受的是学士学位以上的教育，主修临床专业领域中的责任制护理，尽管一些亚临床专业是以医院为基础的。

护理医生接受诊断和治疗疾病以及提供卫生保健保障的特殊训练（常常是在硕士研究生的水平）。在这个项目成功的背后隐藏的一些原因包括：卫生保健服务人员短缺，医生分布不均以及对国外教育的医学毕业生质量的关注（Wilson，1994）。在福特博士开始首个护理医生的培训项目的十年之内，65个其他的护理医生培训项目产生了。第二个护理医生培训项目开始于 1966 年的杜克（Duke），这里是第一个医生助理项目的发源地。到 1999 年，所有州的护理医生都能够直接负责医疗护理，而且可以书写医嘱（Ventura 和 Grandinetti，1999）。

尽管护理医生已经完全整合到临床服务系统之中了，在她们的工作中，她们仍然在法律上和经济上依赖于临床医生。尽管一些护理医生独立地进行工作，大多数州允许护理医生与临床医生合作。这一点是与医生助理不同的，医生助理在临床医生的直接监督下工作。研究资料证实，护理医生完全能够胜任为患者提供令人满意的、患者能够接受的、经济的责任护理。成功地履行护理医生责任的关键是这类临床实践本身的自主性和合作性；作为卫生保健服务的直接提供者的责任；对临床决策是一个基本的临床技能的强调；对健康和健康生活方式是临床实践基础的关注以及这类临床实践本身的经济性和可获得性。这些护理医生实践的基本特征完全不顾及其背景或专业焦点（Ford，1997）。

尽管很多护理医生已经在非医院的、非急救护理的背景下进行其主要的临床实践，新生儿护理医生（NNP）已经在医院中工作很多年了。最近，一个新的角色，急救护理医生（ACNP）已经诞生了。这个职位同样是与医生合作的关系，而不是附属的关系（Geier，1999）。像所有的护理医生一样，急救护理医生通过运用一个全面的患者管理方法将护理和医疗“混合”起来，同时运用一种合作的治疗方案，而这种方案常常涉及到过去只有医生才会应用的操作，例如腰穿、胸腔闭式引流、出医嘱等。

当这些护理医生的表现总的来说（尤其是对护理医生的专业而言）预示出良好的护理未来时，还有一些有关护理医生在卫生保健领域中承担了过多责任的讨论；大家所关心的是：“如果护士承担了越来越多的技术和医疗工作，那么这个职业被认为有高度价值的特征就会受到威胁……，例如，护理和沟通的技巧，以及提供一个全面的患者处理的方法的技巧”（Dowling，Barrett & West，1995）。很明显的是，当护理医生能够自主进行临床实践和能够胜任患者的护理时，她们必须保护她们的整体护理形象（Geier，1999）。

实地采访

护理医生面对新世纪，明智的举动是听从中国一位著名的作者（Pearl Buck）的名言，他说："为了了解明天，你应该调查昨天。"进一步的，为了预想未来，你要有创造性地、有建设性地、全面地思考问题。不幸的是，很多人不愿意改变；一些专业人士也是如此。由于他们的天性，专业人士可能会变得目光短浅、局限和保守。一些人是如此的不愿意改变，以至于变得傲慢、以自我为重心以及贪婪。护理必须以不同的方式面对未来。明天的执业者会面对全球化，不仅仅是经济方面，而是人类活动的各个领域。人口统计学、科技进步、交通以及通讯会发展到使你无法想像的地步，而且会以闪电般的速度发展。医疗信息将不再是卫生保健专业人士所独享的信息。互联网可以见证这一切。对护理医生的挑战是：在创造一个社会的、文化的、政治的以及物理的环境时提前做出反应，而不是事后才做出反应；而这一环境的产生是为了我们，作为新社会的一名有责任心的成员以及作为患者及其家属的激励者，能够更好的生活、工作和茁壮成长。所以，全面地审视过去，继续保持人类对关心他人、拥有同情心以及护理他人的勇气价值观，听从你最好的老师——患者——的教导，并且相应地创造出你自己的未来。

洛雷塔·福特（Loretta Ford），教育学博士，注册护士，FAAN
护理医生培训项目的创建者

临床护理专家/护理医生（CNS/NP）：一种综合的角色

从20世纪80年代中期，人们就经常讨论临床护理专家和护理医生角色的融合。有很多的研究支持这一转变，同时也有很多的研究反对（Cronenwett，1995；Pinelli，1997；Sperhac 和 Strodtbeck，1997）。1990年，美国护士协会临床护理专家委员会以及首席卫生保健护理医生委员会出现了，委员会的出现给这两个国家级的专业机构认证的职位传达了有力的信息。尽管如此，在20世纪末，虽然有一些双重角色的教育项目，而且一些个人也起着临床护理专家和护理医生的双重作用，很多教育项目和临床实践领域还都是分开的。下面列举的是一些当你审视这两个角色时所要考虑到的一些因素（Pinelli，1997）：

- 临床护理专家和护理医生所覆盖的是不同患者群

- 临床护理专家和护理医生在未来可能承担的任务
- 护理医生更加窄的前景以及关注的焦点
- 护理中“同级之间的矛盾”——护士之间的斗争

这两个角色的融合既有优势又有不利因素（表 27-4）。一些人预测最终这两个角色会因为市场供需求的结果而融合在一起。然而，对那些不希望花费大部分时间进行临床工作的护士（例如临床护理专家/咨询师，临床护理专家/教育家）来说，她们仍然能够参加针对每一个角色附加的教育项目。

表 27-4　临床护理专家/护理医生的融合：优势与不利因素

优势	不利因素
● 有很多相似的地方：教育环境和临床环境	● 临床实践包括不同的领域：临床护理专家主要从事的是幕后的护理，而护理医生主要从事的是救护车和责任制护理。
● 展开的和重叠的执业环境	● 试图将临床护理专家的法律问题包括在存在的高级执业立法问题中
● 可以逐渐增加从业人员的能力	● 毕业生教育项目时间延长了
● 节约护理专业大学和护理教育项目的费用	● 继续存在的角色不清与混乱
● 可以增加市场竞争力	

实地采访

现在，我同时起到一个临床护理专家和护理医生的作用。当我下定决心到研究生院学习以成为一名高级执业护士时，我仔细地审查了不同的护理学校，最后得出结论：如果我想成为一名护理医生，我就要到一个全新的学校上学，在那里一切都要从头开始。对我而言，那个学校就是罗杰斯特（Rochester）大学，洛雷塔博士在 20 世纪 70 年代中期移居到了那里。在我整个研究生教育过程中所获得的知识和技能，包括临床轮转期间、课程学习期间以及最后的硕士论文完成期间，对我在今后几年内的发展都是非常有益的，因为我将在教育水平和临床水平上将这两个角色结合起来。同时，我还有很好的机会将我在儿科临床实践中倡导的理念变为现实，我从 20 世纪 80 年代早期就在这一领域中工作了。

斯蒂芬・琼斯（Stephen Jones），硕士学位，临床注册护士，
临床护理医生，肠道科

案例分析 27-1

这是在你大学二年级的五月。你已经被邀请在你特别希望留下工作的医院中从事普通护士工作。然而，在你临床轮转的最后几个星期间，你有机会和一名高级执业护士一起工作。你开始思考，也许这才是你想做的事情，而且你知道一些大学会直接招收一些毕业生进入它们的硕士研究生课程。

有什么事情是你能够做的吗？有什么事情是你应该做的吗？

为了得到一个答案，考虑以下的问题：

作为一名护理专业的学生，你已经进行的临床轮转是否使你准备好了承担一名高级执业护士的任务？

通过什么样的来源你能够获得对你的决策有指导意义的信息？

花一些时间从事普通护士的工作是否会为你成为一名高级执业护士做更好的准备？

未来的方向

为了审视护理的发展和前进的方向，美国护士协会相信更有效的利用注册护士提供主要的卫生保健服务可以部分地解决今天卫生保健中所面临的经济和可利用问题。既往的研究已经表明，传统上讲由医生完成的60%～80%的责任护理和预防性护理，能够通过护士花费更少的钱来完成（Mezey和McGivern，1993）。

在美国，21世纪充满了希望，但是仍有一些问题要解决，这些问题涉及医疗费用、医疗的可利用性以及卫生保健系统的质量。护理拥有一个良好的机会可以成为正在改革中的卫生保健服务体系的先导。几乎没有其他的专业可以提供这么多的选择。当你准备好开始工作的时候，现在正有大量的机会浮现。抓紧你的时间，研究各种可能性，组织好你的计划，实现你的梦想。就像索菲娅·帕尔默（Sophia Palmer）1879 年在第一届美国社会护理训练学校管理者大会上所讲的，“组织就是今天社会的力量。没有它，任何伟大的事情都不可能实现”（ANA，2001B）。

重要概念

- 护士是为数不多的几个拥有大量可以浮现实践机会的职业之一。
- 认证是对任何一个注册护士都容易实现的一个过程。
- 病例管理是在医院环境中逐渐发展起来的一门亚专业，它是伴随着对病例管理员的逐年增加的要求而出现的。
- 护理实践已经变得越来越专业化了。
- 无论在医院还是在社区中都有很多不同种类的高级执业护士（APNs）。这些角色的一些代表包括有临床护理专家（CNS）、护理医生（NP）、临床护理专家/护理医生（CNS/NP）、认证的注册麻醉护士（CRNA），以及经资格认证的护士/助产士（CNM）。
- 扩大的角色还包括创伤、造瘘术、戒毒（WOC）护士以及飞行护士。
- 临床护理专家主要是在医院中工作的，而护理医生同时在医院和社区中工作。

关键术语

认证（certification）
经认证的注册麻醉护士（certificated registered nurse anesthetist）
临床护理专家（clinical nurse specialist）
护理医生（nurse practitioner）

复习题

1. 认证过程允许护士

   A. 证明其临床专业技术

   B. 证明其教育方面的专业技术

   C. 证明其临床的和/或教育方面的专业技术

   D. 证明其高级的护理学位

2. 在医院工作的病例管理员所关注的主要问题是

   A. 提供主要与预后相关的护理和服务

   B. 确保考虑到所有患者的花费

   C. 指导医疗和护理的方案

   D. 确保每位患者都能享受到责任护理

3. 为了成为一名成功的自由护士，必要的是这个人

   A. 能够从银行获得一份足够多的贷款，这份贷款能够满足创业之初的花费

   B. 得到正式批准的信用卡

   C. 了解股票市场如何运作

   D. 制定一个可靠的商业计划

4. 下面哪一项是决定一位高级执业护士工作效率的最佳方法

   A. 患者的满意度

   B. 较低的住院率

   C. 患者预后的改善

   D. 调查研究工作的数量

5. 高级执业护士同时提供护理和卫生保健服务。高级执业护士通过________从而能够最佳地履行这一职责

   A. 进行调查研究并随后发表其结果

   B. 在专业护理的基础上完成其工作，并且对患者卫生保健的需求及时

做出反应

C. 持有尽可能多的证书

D. 同时管理医院内和医院外的患者

课后练习

1. 最后，你已经毕业了，移居到你选择的城市，并且在你所选择的卫生保健机构中工作。你开始应用所有你在学校中学习到的知识和技能。你的周围全都是各种水平和类型的导师和模范，而且你正在目睹新参加工作的和有经验护士的活动，同时你也目睹着那些高级执业护士的活动。

   从现在开始 1 年、3 年、5 年或者 10 年后你要成为什么样的人？讨论一下你怎样确定你的发展。

2. 浏览《护理 2001》(*Nursing* 2001) 5 月版第 44～47 页的有关护士薪水的调查。这些信息如何帮助你制定未来的计划？
3. 浏览 2001 年 7 月 30 日出版的《现代卫生保健》(*Modern Healthcare*) 的第 27 页上有关护士薪水的调查。注意不同的卫生保健执行者是如何被付给报酬的。
4. 浏览《护理职业指南 2001 美国护理杂志》(*American Journal of Nursing Career Guide 2001*) 的第 40 页上有关认证过程的指南。
5. 浏览《护理职业指南 2001 美国护理杂志》的第 12 页上有关国际护理的论文。这些信息如何帮助你制定未来的计划？

浏览网站

为了个人与职业发展，你经常浏览哪些网站？

普遍关心的问题以及护理专业方面的问题：

- 疾病控制中心

  http://www.cdc.gov

- 国立卫生研究院

  http://www.nih.gov

- 国家护理联盟

  http://www.nln.org

- 美国护士协会

  http://www.nursingworld.org

- 美国护士协会证书目录

  http://www.nursingworld.org/ANCC/certify/cert/catalogs/index.htm#general

- 护理中心

  http://www.nursingcenter.com

- 全国护士局联合委员会

  http://www.ncsbn.org

- 有关护理问题的综合网站

  http://www.allnurses.com

- 卫生保健信息

  http://www.medscape.com

  http://www.docguide.com

护理专业方面的问题：

- 美国麻醉护士协会

  http://www.aana.com/about

- 飞行护士

  http://www.fightweb.com

- 小型商务管理

  http://www.sbaonline.sba.gov

- 退休行政人员服务公司

  http://www.score.org

- 流动护士

  http://www.springnet.com

  http://www.healthcareers-online.com

参考文献

American Association of Nurse Anesthetists. (2000). Retrieved March 6, 2000, from www.aana.com/about

American Nurses Association [ANA]. (2000). Press release. Retrieved February 25, 2000, from www.ana.org

American Nurses Association [ANA]. (2001A). Retrieved February 25, 2000, from www.ana.org/readroom/position/index.htm.

American Nurses Association [ANA]. (2001B). Where we come from. Retrieved February 28, 2002, from http://www.nursingworld.org/centenn/index.htm

American Nurses Association [ANA]. (n.d.). Press release. Retrieved February 25, 2000, from www.ana.org/pressrelease

Chiara, M. (1993). *Making a difference: An ethnography of women's career motivations, values and work satisfaction in nursing.* Unpublished doctoral dissertation, Northwestern University, Evanston, IL.

Cronenwett, L. R. (1995). Molding the future of advanced practice nursing. *Nursing Outlook, 43*(3), 112–118.

Dickerson, P. S., & Nash, B. A. (1999). Hospital extra. Nurse entrepreneurs as educators. *American Journal of Nursing, 99*(6), 24A, 24D.

Dickerson, S. S., Peters, D., Walkowiak, J. A., & Brewer, C. (1999). Active learning strategies to teach case management. *Nurse Educator, 24*(5), 52–57.

Dowling, S., Barrett, S., & West, R. (1995). With nurse practitioners, who needs house officers? *British Medical Journal, 311*, 309–313.

Ford, L. C. (1997). Advanced practice nursing. A deviant comes of age . . . the NP in acute care. *Heart & Lung: Journal of Acute & Critical Care, 26*(2), 87–91.

Garde, J. F. (1996). The nurse anesthesia profession: a past, present and future perspective. *Nursing Clinics of North America, 31*, 567–580.

Geier, W. (1999). Caring side-by-side with acute care nurse practitioners. *Nursing Management, 30*(9), 32–34.

Hoeckelman, C. R. (1998). A program to increase health care for children: The pediatric nurse practitioner program by Henry K. Silver, MD, Loretta C. Ford, EdD, and Susan G. Stearly, MS, Pediatrics, 1967, 39: 756–760. *Pediatrics, 102*(1 Pt. 2), 245–247.

Manthey, M. (1999). Financial management for entrepreneurs. *Nursing Administration Quarterly, 23*(4), EdD, and Susan G. Stearly, MS, Pediatrics, 1967, 39: 756–760. *Pediatrics, 102*(1 Pt. 2), 245–247.

Manthey, M. (1999). Financial management for entrepreneurs. *Nursing Administration Quarterly, 23*(4), 81–85.

Maurer, M. C. (1994). *An identification of factors influencing pre-professional socialization of aspirants to the nursing profession.* Unpublished doctoral thesis, Loyola University of Chicago.

Mee, C. L., & Carey, K. W. (2001). Nursing 2001 salary survey. *Nursing2001, 31*(3), 44–47.

Mezey, M., & McGivern, D. (Eds.). (1993). *Nurses, nurse*

practitioners. New York: Springer.

National League for Nursing [NLN]. (2001). Press release. Retrieved January 31, 2001, from www.nln.org

Nolan, M. T., Harris, A., Kufta, A., Opfer, N., & Turner, H. (1998). Preparing nurses for the acute care case manager role: Educational needs identified by existing case managers. *Journal of Continuing Education in Nursing, 29*(3), 130–134, 142–143.

O'Flynn, A. (1996). The preparation of advanced practice nurses. *Nursing Clinics of North America, 31*, 429–448.

Penny, J. T. (1997). What a travel nurse company seeks in you . . . Nursing 97 travel nursing guide. *Nursing 1997. 27*(6), 69.

Pinelli, J. M. (1997). The clinical nurse specialist/nurse practitioner: Oxymoron or match made in heaven? *Canadian Journal of Nursing Administration, 10*(1),

Spernac, A., & Strodtbeck, F. (1997). Advanced practice nursing: New opportunities for blended roles. *American Journal of Maternity and Child Nursing, 22*(6), 287–293.

Stahl, D. (1996). Case management in subacute care. *Nursing Management, 27*(8), 20–22.

Steinhauer, R. G. (2001). International nursing. In *AJN Career Guide 2001—Part 2*, pp. 12–15.

Strassner, L. . (1996). The ABC's of case management: A review of the basics. *Nursing Case Management, 1*(1), 22–30.

Travel nursing spotlight: Agency alternative. *Nursing99, 29*(6), 78–79.

Ventura, M., & Grandinetti, D. (1999). NP progress report: A survey. *RN, 62*(7), 33–35.

Wilson, C. K. (1998). Mentoring the entrepreneur. *Nursing Administration Quarterly, 22*(2), 1–12.

Wilson, D. (1994). Nurse practitioners: The early years (1965–1974). *Nurse Practitioner, 19*(12), 26, 28, 31.

Wyers, M. E., Grove, S. K., & Pastorino, C. (1985). Clinical nurse specialist: In search of the right role. *Nursing Health Care, 6*(4), 202–207.

Your guide to certification. (2001, January). *American Journal of Nursing Career Guide 2001—Part 2*, 40–49.

推荐读物

Ackerman, M. H. (1997). The acute care nurse practitioner: Evolution of the clinical nurse specialist? *Heart & Lung, 26*(2), 85–86.

Andrews, M., & Wallis, M. (1999). Mentorship in nursing: A literature review. *Journal of Advanced Nursing, 29*(1), 210–217.

Bankert, M. (1989). *Watchful care: A history of America's nurse anesthetists*. New York: The Continuum Publishing Company.

Barmford, O., & Gibson, F. (1999). The clinical nurse specialist role: Criteria for the post, valuing clinical experience and educational preparation. *Advancing Clinical Nursing, 3*(1), 21–26.

Bryan, S. (1996). Flight nursing. *Journal of Emergency Nursing, 22*(6), 491–493.

Carlisle, D. (1996, June 5–11). Crossing the line. Nurse anesthetists. *NursingTimes, 92*(23), 26–27, 29.

Elder, R., & Bullough, B. (1990). Nurse practitioners and clinical nurse specialists: Are the roles merging? *Clinical Nurse Specialist, 4*(2), 78–84.

Ford, L. C. (1995). Nurse practitioners: Myths and misconceptions. *The Pulse, 32*(4), 9–10.

Kersbergen, A. L. (1996). Case management: A rich history of coordinating care to control costs. *Nursing Outlook, 44*(4), 169–172.

Kirchheimer, B. (2001, July 30). Reaping the rewards. *Modern Healthcare*, 27–38.

Knaus, V., Felten, S., Burton, S., Fobes, P., & Davis, K. (1997). The use of nurse practitioners in the acute care setting. *Journal of Nursing Administration, 27*(2), 20–27.

Llewellyn, A. (1995). Case management. *Nursing Spectrum* (Florida ed.), 5(6), 5.

Manthey, M. (1999). I never saw myself as a change agent. *Reflections, 25*(2), 19–21.

Marion, J. (1999). Change from within. *Reflections, 25*(20), 10–12.

Naughton, M., & Nolan, M. (1998). Developing nursing's future role: A challenge for the millennium. *British Journal of Nursing, 7*, 983–986.

Newell, M. (1998). Transitioning the critical care nurse from ICU to high-tech homecare. *Critical Care Nursing Clinics of North America, 10*, 259–266.

Pearson, L.J. (1999). Annual update of how each state stands on legislative issues affecting advanced practice. *The Nurse Practitioner, 24*(1), 16–82.

Porter-O'Grady, T. (1998). The making of a nurse entrepreneur. *Seminars for Nurse Managers, 6*(1), 34–40.

Schaffner, J. W., Ludwig-Beymer, P., & Wiggins, J. (1995). Utilization of advanced practice nurses in healthcare systems and multispecialty group practice. *Journal of Nursing Administration, 25*(12), 37–43.

Schulmeister, L. (1999). Starting a nursing consultation practice. *Clinical Nurse Specialist, 13*(2), 94–100.

Simms, L., Price, S., & Ervin, N. (2000). *Professional practice of nursing administration* (3rd ed.). Clifton Park, NY: Delmar Learning.

Tahan, H. A. (1998). Case management: A heritage more than a century old. *Nursing Case Management, 3*(2), 55–62.

Taylor, M. A. (1999). The clinic of last resort. *Reflections, 25*(2), 25–30.

Travel nurse spotlight: Travel nurse web sites. (1999). *Nursing99, 29*(6), 80–81.

Trinosky-Lind, P., & Olson, S. (1998). Clinical options. Students in flight nursing. *Nurse Educator, 23*(1), 9–11.

Van Slyck, A. (1999). The stamina to succeed. *Reflections, 25*(2), 13–15.

Young, S. W., & Sowell, R. L. (1997). A case management curricular model: The challenge for nursing education. *Nurse Educator, 22*(5), 13–18.

第28章

第一份工作

林恩·拉巴尔（Lyn LaBarre）
硕士，注册护士，注册急诊护士

不要努力去讨人喜欢，而要重视能力、诚实和正直。

——沙伦·拉杜克（Sharon LaDuke），2000

学习目标

完成本章内容的学习后，应该能够：

1. 明确选择护士职业应该考虑的主要影响因素。
2. 介绍医疗护理专业定向培养的主要组成部分。
3. 讨论对绩效进行反馈的类型。
4. 比较和对照组织对绩效的反应。
5. 讨论增强新护士长工作能力的特别策略。
6. 明确促进职业发展的机制。

祝贺你！你刚刚完成了护理教育课程，已经毕业 1 周了。你已经决定留在这个地方，你有 3 个工作机会：在地区的教学医院外科重症监护病房值 12 小时的夜班，在社区医院的内外科病房值轮换的 8 小时班以及在你所在县卫生部门负责公众卫生保健工作。

你愿意接受哪份工作？

什么因素有助于你决定哪份工作对你来说最好？

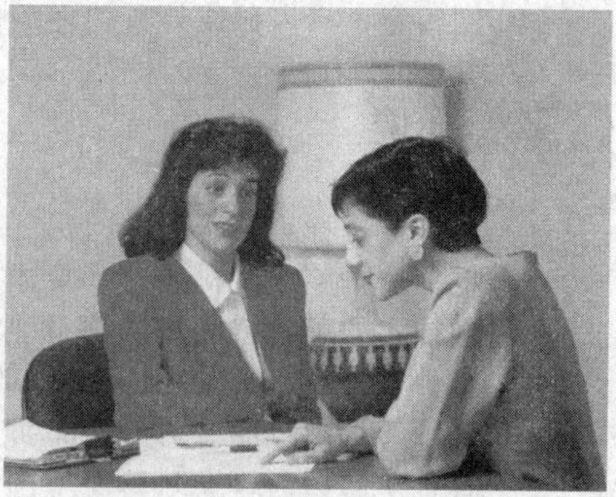

毕业把你从一名学生转变成了一位注册护士。护士的第一份工作是巩固在学校中所学知识的时机。这也是与导师确定关系并为将来的职业发展奠定基础的时候。本章将讨论关于第一份工作主要考虑的问题。

选择一个岗位

在现在的招聘市场，新毕业的护士在选择他们的第一份工作时会有很多岗位可供选择。医院招募新护士去专门的科室如产科，精神病科和重症监护，也安排去传统的内外科病房。社区卫生机构也急切雇佣刚毕业的学生。联邦政府预计在 2000～2006 年之间，注册护士的需求量会增长 21%（“Staffing Models,” 2000)。新护士应该怎样选择最佳的工作？

患者类型

在选择工作时最重要的是选择一份在护理环境下最适合你的工作。在普通的内外科病房开始他们的职业生涯的新护士一般都管理着患有各种各样疾病的患者。他们学到了各种护理技术和评价技能。这些护士掌握了许多普通药物治疗和患者教育方法的知识。相反，护士们也可以选择专科病房作为自己的入门岗位，其将以患有某些特殊疾病，身体障碍或特定年龄群，例如患有心脏病，产科病或新生儿疾病的患者作为重点。社区健康护理岗位职责范围很宽，有内科或外科护理角色的特点，也可以更专业，如社区新生儿护士。

工作环境

在选择第一份工作时另一个应该考虑的因素是发展组织技能的机会。在重症监护室或专科病房，要求护士具有为数量有限的需要高度专业评价和护理技术的患者按优先次序计划好患者护理保健的能力。相反，第一份工作是在普通病房工作的护士必须能够为大量各种不同诊断的患者安排护理治疗。社区的护士可能一天中多数时间是一个人单独工作，每次护理几位患者。尽管各个病房需要专科技术，对所有护士来说还应该掌握组织能力，包括有效的时间管理。

在权衡选择工作岗位时另一个应该考虑的因素是排班。弹性排班对于X一代的雇员很重要（Cox，1997）。现在许多医疗机构提供多种多样的排班模式。24小时轮班是比较普遍的，因为专职护士可以每周只工作三个班次。对患者来说，这意味着在一天中护理职员的变化较少，但是在患者住院期间护理的连续性减少了。对新护士来说，一天12小时轮班工作时间较长，但是这样增加了职员自己的时间灵活性。有些医疗机构提供白班与其他班的轮换方式。其他更流行的排班模式是根据工作资历来排班。在选择工作岗位的时候，了解有关被雇佣以后会转换到不同排班形式的过程很重要。有些医院在一定期间内限制新护士调换岗位。以下是其他一些有关排班需要咨询的问题：是否可以享受周末休息？预计每年有多少个假日？医疗机构是否采用**自我排班（self-scheduling）**模式，即护士可以根据病房的要求自己选择他们的值班安排，或者值班时间是固定的？如果工作时间是固定的，需要怎样申请休假？

薪水也是在选择第一份工作时的明显因素，但是即使从财政的角度来考虑高薪岗位也不一定是最明智的选择。同一个地区的医疗机构在雇佣一开始的时候倾向于提供具有竞争性的薪水。咨询职员的工资政策也是重要的。正在考虑的医院是否在你一旦通过了全国联合委员会执照考试（NCLEX）之后能够提高你的工资待遇，或者是否在你工作一年后有提高工资的可能？护士是否会因为具有护理学士学位而得到额外的报酬？如果有的话，周末值班或假日值班的待遇会有什么不同？确定在进行专业定向培养和必修课程时都能拿到工资。在对照两家医疗机构提供的薪水时，要询问在典型的一个星期有多少工作时间是有薪水的。一些雇主支付的全职 8 小时或 12 小时值班薪水，包括允许在换班时有 30 分钟的交迭。而有些机构不允许值班护士的值班时间交迭而造成值班时间的缩短。这样，在某些机构一个典型的付酬工作周是 40 小时，而其他机构护士每周工作的时间通常是 37.5 小时。

最后一点，医疗机构的工作环境非常不同。你是否习惯在一家小医院工作，在那里你很容易了解周围的情况并且所有人之间都相互认识，或者你是否宁愿在更复杂，可能私人空间很小的大的教学医院工作？你是否喜欢在一家教学医院与住院医师一起工作，还是更愿意与以社区为目标的私人医师进行协作？

定向培训的考虑

不同的医疗机构也拥有非常不同的有关新雇员专业定向培养和教育的方法。因为专业定向培养是将学生护士转变成患者护理管理者的重要影响因素，在专业定向培养期间确定医疗机构提供的东西很重要。要考虑以下几个问题：

- 预计用多长时间进行专业定向培养？
- 是否是为个人学习要求专门设计的，还是与所有引进的护士千篇一律？
- 是否在刚刚开始工作时就开始了，还是分阶段地进行？

实地采访

在我从护士学校毕业的时候，我有几种选择。我在护士学校读书时作为职业操作护士工作的社区医院提供的待遇是雇佣我为注册护士。我考虑选择这个职位，因为我在那家医院工作的很愉快，而且医院离我家很近。我也去了一家离家 40 英里的大型学院的教学医院面试。我决定选择在这家大型教学医院工作，因为我感觉我在这个学术中心能够学到更多的知识，而且在我职业生涯的这个阶段这个机会比在社区医院工作更有价值。

肯·西姆克（Ken Simek），注册护士，新毕业生

- 你将得到什么教育?
- 在接受教育时是否带薪?
- 在职员短缺时是否会中断专业定向培养教育?

许多新毕业的护士在为他们的第一份工作寻找最合适的机构时感觉压力很大，特别是如果他们有在一个亚专科工作的长期目标时更是如此。第一份工作的重点需要精练的评估和各种技能以及学会有条理地提供护理服务。这些技能以及反映出勤、工作适用性和态度的良好工作记录将确保新毕业的护士具有许多未来的发展机会。

新工作岗位的专业定向培养

专业定向培养促使毕业生向执业护士平稳过渡。在专业定向培养完成以后，新护士应该能够证明自己有能力给患者提供安全的基础护理服务。

综合专业定向培养

许多医疗机构把护理岗位培训分成综合和科室专业定向培养两部分。综合专业定向培养包括信息和技能方法，是机构里所有新护士都必须培养的，不论他们最终安排到什么科室。在专业定向培养时讨论的两个例子是心肺复苏能力的有效性和介绍有关药物治疗的策略。综合专业定向培养通常包括对人力资源政策的说明和接受来自机构内部各个部门代表的意见。机构的各种安全保障能力和各个程序也是综合专业定向培养的一部分（Burke，2000)。

一些医疗机构以书面资料或录像带形式提供综合专业定向培养教育。这样可以使专业定向培养时间安排更灵活。这对于仅仅想在白天工作时间之外参加专业定向培养的新职员特别有益。图 28-1 显示了一个医疗中心第一周常规专业定向培养时间表的例子。

大多数机构首先进行综合专业定向培养，随后进行科室专业定向培养。这样，新护士可能在开始工作时还不能真正在他们的病房值班。另外某些护理教育工作者为专业定向培养计划，保留了一些常规内容放到以后的专业定向培养计划中，使护士们可以非常早地回到他们的科室岗位。难题是使新雇员按照有意义的顺序获得这些知识，同时还要使他们在新的岗位工作过程中获取相关的知识（Meinecke，2000）。

综合专业定向培养是以结果为基础的教育，要求进行定向的职员通过书面考试或技能测验的方式来证明自己的能力（Burke，2000）。有些机构把他们的综合专业定向培养修改成护士个人自学。在这种情况下，经验丰富的护士可能会选择通过成功完成演示或书面考试而向特殊专业定向培养课程提出挑战。

科室专业定向培养

以科室为基础的专业定向培养，不论它是在综合专业定向培养之后进行还是综合专业定向培养教育全过程中同时进行，主要是培养新毕业护士所具有的特殊技能，以护理那些科室所专有的典型诊断和年龄的患者。这些能力包括技术能力以及初步掌握特殊的科室操作程序。有些内容还包括诸如新入院需要哪些书面记录和怎样使用静脉泵实施药物治疗。

多数医疗机构都建立了科室特殊性能力工具，列举了具有各种技能的被培训者需要演示的内容。这些清单提供了实用的路线图来为专业定向培养做计划。图 28-2 显示了一个急诊科的专业定向培养工具部分内容。

明确自己的学习目的

刚毕业的护士开始进行专业定向培养时拥有不同的工作经验和能力。常常一开始的时候要求护士自己评价护理各种患者的知识水平或经验。对新护士来说在他们逐渐熟悉工作环境之后明确他们自己的学习目的非常重要。专业定向培养对新护士来说是他们观察同事和确立优先学习内容的最佳时机。这样做的一个方法是向指导老师或护理学教师提问。这样可以得到反馈并使专业定向培养符合学员的要求。

注册护士培训表
第一周

星期一	星期二	星期三	星期四	星期五
按日给予津贴/周末职员出勤 5月21日	按日给予津贴/周末出勤 5月22日 07:45 在大厅集会	按日给予津贴/周末出勤 5月23日	按日给予津贴/周末出勤 5月24日	按日给予津贴/周末出勤 5月25日
人力资源/安全教育 *如果你想在你参加专业定向培养时期得到报酬请记住到你所在单位签到	08：00—11：30 介绍/参观在奥古斯塔医疗中心（AMC）的护理医学教育机会 11：30—12：00 Tina Raggio—项目学习 12：00—1：00 午餐 1：00—2：00 委派/分配 唐娜·哈拉特（Danna Harat） 2：00—4：30 模块 **一些培训人员需要在P楼参加11：30—2：30的SMS计算机课程—由老师来决定**	08：00—11：00 记录护理标准，步骤，I/O，图型，就诊流程，病房工作的准备 （急诊科举例：模块） 11：00—11：30 约束 11：30—12：00 回放录像，护理排班 12：00—1：00 午餐 1：00—4：30 技能实验室 急诊护理和模拟编码 （在神经内科重症监护病房不进行高级生命支持或儿科高级生命支持练习），输液/静脉切开术技术，血糖仪的使用，一次性使用自控镇痛注药泵	08：00—09：30 模块 09：30—11：00 流行病学 卡罗琳·斯科特（Carolyn Scott） 11：00—11：30 午餐 11：30—2：30 SMS计算机课程 3：00—4：00 数学计算课程（**任选—与老师商谈**） 4：00—4：30 下一周计划/核心培训/被培训人评价表	07：30—10：30 SMS计算机房/必要时在P楼 10：30—12：00 在工作病房或模块实验室独立活动 12：00—1：00 与主任见面 4号大办公室 提供午餐 1：00—2：00 牧师护理 U477室 2：00—4：00 各种模块

需要的模块：

特定年龄□　输液治疗□　血液和血液制品□　注册护士发药□□　患者权力□

儿童或成年人急诊护理□　乳胶过敏□　患者分级□

抄写医嘱（不包括急诊，呼吸监护病房）□　疼痛的治疗□　文件□　心肺复苏：（参见讲义）

图 28-1　注册职业护士普通专业定向培养计划第一周模板（承蒙允许翻印 Albany Medical Center, Albany, NY)

姓名	指导老师	科室/部门　急诊科	日期：
完成专业定向培养时注册执业护士能够具有符合护理操作标准的特定年龄和特征的患者的技术性护理技能。			
自我评价 评分 1 2 3	注册执业护士技术技能检查清单	确认方法/ 编码	面试/开始 的日期
	1. 心血管 A. 给予静脉治疗 　1. 没有外伤的成年人 　2. 外伤患者 　3. 儿科患者 　4. 新生儿 　5. 经皮静脉切开术途径 B. 采血样 　1. 动脉路径 　2. 采血样：人工血管 　3. 三腔/创伤导管/中心静脉途径 C. 中央静脉途径的管理：固定/包扎/加帽/连接管子 　1. 创伤导管/三腔 　2. 外部通路灌输设备（i. e. ,Hickman) 　3. 外周中央静脉置管 　4. 人工血管 D. 输入泵 　1. 静脉泵 　2. 注射泵 　3. 可编程的儿科用泵 　4. 患者控制的止痛泵 E. 宇宙空间实验室床边和中央监测仪 　1. 心律分析系统 F. 除颤操作 　1. Zoll 除颤仪 　2. Physiocontrol 公司的 10 和 9 除颤仪 G. 经皮外置 Zoll 起搏电极 H. 经静脉起搏：急诊 I. 经静脉起搏：紧急 　1. 脉搏发生器 　2. Ushkow's 导线 J. 血液制品的管理 K. Ⅰ级血液的温热及快速输入 L. 红细胞压积 M. 应用多普勒超声对血管进行检查		
	2. 胃肠道 A. 管子与排空 　1. Salem 泵/鼻饲管（与年龄相符的型号） 　　a. 测定 　　b. cetacaine 麻药治疗 　　c. 固定 2. 胃的净化/洗胃（蓝色编码）		

图 28-2　急诊科基于能力培养的专业定向培养工具样例页（承蒙 Albany Medical Center，Albany，NY 允许翻印）

社交

新工作场所的社交是专业定向培养的另一个重要部分。指导老师在把新护士介绍给同事和护理组的其他成员过程中扮演着重要角色。专业定向培养职员需要了解在该单位与护士一起工作的人们的特别职能和角色（Marreli，1997）。这将有助于护士明确单位内和单位与大的医疗机构之间的相互关系。一起工作的职员数较少的场所如家庭健康诊所，社交是很困难的事情。一些护士长会安排一顿午餐或咖啡时间来把新职员介绍给该工作小组。

和患者工作

在专业定向培养期间，开始为患者工作时，很快就会意识到现在是一名护士了。患者希望你做出反应。起初你可能会有一点紧张。第一次自己处理突发事件时，会紧张地认识到你就是该患者的责任护士。但愿你的护理教育和医院专业定向培养为你面对这一时刻已经做好了准备。你可以通过保持知识的不断更新，从职业角度进行观察和行动来慢慢增强自己的信心。你经历得越多，就越容易。

努力工作让你的患者感到轻松并对患者表达出一些同情心。努力工作成为患者眼中的护理专家并向患者传播你所拥有的丰富护理保健知识。向信任你的患者清楚细致地进行演示，他们将愿意继续保持与你的关系。

与医生工作

有时候新毕业的护士会畏惧与他们一起工作的医生。卡迪罗（Cardillo）（2001）对于与医生一起工作提出了几点建议。她说和善表达以及向一起工作的医生做自我介绍很有用。不要畏惧，你和医生两者在卫生保健团队一起工作都是为了满足患者的要求。至少有一项研究表明，当护士和医生一起工作的时候，患者的死亡率或再住院率就会降低（Baggs & Ryan，1990）。你和医生对患者来说都是重要的。

卡迪罗（2001）还建议护士要果断自信。不要在给医生打电话时说“很抱歉打扰你”，你不是在打扰他，这是他的工作，你给他打电话是在工作。如果你有什么问题不明白，可以向他们请教。许多医生都愿意教你。如果有什么事情不明白要诚实地预先告诉医生。

要向一起工作的医生表达尊敬和体谅，但是也不能成为逆来顺受的受气包。对医生表示尊敬并期望从医生那里得到尊敬。如果医生不尊重你，你可以说“我不希望你那样跟我说话，”或“我希望你用礼貌的口吻跟我谈话，我肯定也会那样对待你的，”或者一些类似的话。

最后，卡迪罗（2001）建议如果医嘱不清楚，要从医生那里得到澄清。如果医嘱不适合或不正确，不要说“这个医嘱好像不适合这个患者”，这样会得罪医生。试着说“琼斯医生，向你请教一点问题，我从来没有见过用那么高剂量的美托洛尔，你能告诉我它的药代动力学吗?”或者“史密斯医生，我不知道为什么你给这位患者做头颅扫描，你能给我解释一下吗?”这种方法通常会使医生对医嘱重新考虑或进行修改。如果医生没有改变你认为不适合的医嘱，要告诉你的上司并遵照工作单位有关出现不正确医嘱时的处理规定。请记住，交际手段创造奇迹以及你的执照近在危险的边缘。

学习方式

部分根据他们以前的经验，教育工作者长期以来认识到人们的学习方式是各种各样的。在学习过程的每一个阶段，个人的学习方式也不同，需要他们的指导老师或领导给予不同的指导。文献中提到的学习方式有二十多种。刚毕业进行专业定向培养的护士需要指导老师给予专门的指导。他们需要指导老师对护理技能详细讲解和演示。如果指导老师或教育者把任务分解为很多组成部分，如此学习者就很容易明白正确的学习顺序和对学习内容做出优先选择，这对于新护士非常有益。当护士经验丰富了，他们可以用强调协作和把新材料与学习者相联系的学习方式学习的更好。教给新护士学习方式的详细内容，有助于他们了解专业定向培养的过程。将教育方式与学习方式相适应是件很难的事情。

指导老师

理想的安排是护士长给每一位新进行专业定向培养的护士配置一名懂得把他的教学方式与新护士的学习要求相适应的指导老师。在许多机构内，学习者要遵循指导老师的课程进度安排以使专业定向培养保持一致。一个成功的指导老师应该有丰富的临床经验，热心教学并忠实于自己的角色。一名好的指导老师应该熟悉机构的政策和操作规程并心甘情愿地与他们的专业定向培养学生共同分享知识的乐趣（Mernecke，2000）。最好的指导老师应该是活跃的，有目的地教育他们的学生（Marquis & Huston，2000）。

文献应用

引言： McNeese-Smith，D. K. （2000）. Job stages of entry，mastery，and disengagement among nurses. *Journal of Nursing Administration* ，30（3），140-147.

讨论： 职业发展的阶段已经被许多研究人员概念化。麦克尼斯一史密斯（McNeese-Smith）对执业护士进行了调查，以明确护士在每一发展阶段的共同特征。作者发现，护士在入门阶段寻求对他们新工作的认同。如果他们得到了主管的支持并达到了实际目标，他们就进入了精通阶段。在精通阶段，重点是做出成绩和职业提高。在这一阶段，从某种程度上来说护士感到自己是一位专家了。

第三个阶段是脱离阶段，只有护士认为他们目前的岗位不再具有挑战性或发展的时候就进入了脱离阶段。精通阶段护士得到的高度评价被厌倦和工作表现下降所代替。到了这个时候，护士通常就离开了这个岗位。

实际应用： 护士在他们的职业发展过程中要经历几个阶段。那些积极参与并追求职业发展的护士能够避免脱离。

实地采访

几周前我刚刚完成了以病房为基础的专业定向培养。因为我正在重症监护室工作，综合专业定向培养包括重症监护的课程，所以开始的时候我在病房待的时间不多。多数时间我有两个指导老师——在我值白班的时候有一位老师，这样在某些天我能够参加上课，当我换到常规夜班时有第二个老师。我的老师非常棒——他们辅导我，教给我新技术并帮助我判断工作的先后次序。在一开始，我对完成专业定向培养感到紧张，但是我能够完成我的工作，因此在最初的几个晚上我与我的指导老师一起值班。这给了我安全感，因为我知道在我需要的时候能够得到指导。

珍妮弗·霍尔斯克（Jennifer Holscher），注册护士

他们模仿学生的行为并听取学员们的意见，努力解决问题（Fey & Miltner，2000）。

在一些大的医疗机构，一组新护士只配备一位指导老师。几名新护士在被安排到家庭病房之前与指导老师一起工作以掌握最重要的工作能力。例如，几名雇佣到内科或外科的新护士全部临时安排到同一个病房，由一名指导老师负责指导学习。这样做的优点是给新护士们提供相同的辅导，而且可能比传统的一对一的模式效率更高成本更低。

1974 年，克雷默（Kramer）描述了"现实冲击"的概念并讨论了一些新护士在进行调整以适应工作环境时遇到的困难。克雷默发现在新护士的期望与他们第一个护理岗位的现实之间存在着冲突。一名卓越的指导老师能够通过给新护士提供机会验证他们的印象来协助新护士完成这个转换过程。来自同一工作环境下其他新护士例如那些参加同一核心专业定向培养的护士的支持非常有帮助（Marquis & Huston，2000）。

工作表现的反馈

"那么，我做得怎么样？"每个人都希望得到对他们工作表现的反应，特别是当他们走上一个新岗位的时候。有些指导老师和护士长由于他们的进步而对这些新雇员表示了认可。但是，在许多情况下新护士们诚恳地请求得到他们的反馈意见。评价某人工作表现的具体方法可以通过护理教育工作者提供的客观学习资料来进行。新护士必须成功地通过专业定向培养的书面和技能操作考试。如果该组织有专业定向能力测定工具，新护士必须达到它所要求的标准。

指导老师的评价

在专业定向培养阶段，新护士应该每隔一段时间拜见他们的指导老师和护士长来回顾一下他们的进步（Fey & Miltner，2000）。评价时间很重要以保证新护士被指派的临床工作符合他们的学习要求。这样还为新护士与指导老师建立良好的相互关系创造了机会。在见面时，指导老师、护士长和学生应该为下一次见面制定目标。例如，到下周末为止，学生将能够独立完成对患者的病情评价，完成患者的住院手续并增加工作量直到能负责管理四位患者。

在每一次见面时，新护士恳求得到指导老师和护士长的评价很重要。“你认为我做得怎么样？我达到要求的水平了吗？以后我应该重点掌握哪些内容？”对诸如这些问题的回答可以使学生评定一下自己的进步。

正式的工作表现评价

为了保持认证合格，要求医疗机构定期对每个雇员进行工作表现评价。私人机构自己制定政策来确定评价程序和时间安排。许多机构的标准是每年进行一次评价。

护士应该对他们的第一次正式评价有什么样的期望？个人与护士长见面总结所取得的进步，从上一次评价开始或者从雇佣那天开始。评价应该是客观的，根据护士的工作表现达到测定工作项目要求的水平。参见图 28-3 工作要求的例子。

许多工作表现的评价应用一些考核表来反应被评价的个人是否达到了标准，超越了标准或没有达到机构的标准。

对管理人员和职员的正式工作表现评价有几个目的。使用评价来保证提供安全的患者护理保健所要求具有的技能。评价阶段也是对护士工作成绩进行认可的时候，这样可能会明显增长士气（Marriner-Tomey，2000）。这是管理人员通过指导、制定目标和明确学习要求以提高以后工作表现的理想时机（Lachman，2000）。在工作表现评价的最后，管理人员和职员都应该明白为了在下一年度该护士的成长和继续取得成功应该怎么做。

360 度的反馈

一些医疗机构已经使用称之为 360 度反馈（360-degree feedback）的评价项目。

奥尔巴尼医疗中心医院患者护理服务

工作性质

免除（是/不是）：不是	工作代号：
工资级别：N25．1-4	点代号：
轮换：	分配：患者护理 SVC
位置：护理病房	科室：
雇员姓名：	监督员：护士长
准备人：爱米·巴卢奇（AMY BALUCH）	日期：03/22/95
核准人：	日期：

概要：职业注册护士应用护理操作程序对人们实际或潜在的健康问题做出诊断和治疗。纽约州护理操作法案和为护士作解释说明的美国护士协会法规指导职业注册护士的执业行为。作为患者护理团队领导的职业注册护士，其主要责任是通过不断地教育和鼓舞来协调患者的护理保健工作。

基本责任和义务包括以下几个方面，其他责任是被委任的。

- 不断地对患者进行全面评价，主要集中在生理、病理和感觉的状态上。
- 制定一个标准的直接护理计划目标。在制定患者护理计划时要让患者和/或其他重要人物（S. O.）和卫生保健团队成员参与进来。
- 通过使用和遵守建立的标准实施护理，用这些标准对护理结构、程序和理想的患者护理结果进行定义。
- 在知识基础、技能水平和心理素质方面展示自己的能力。
- 证明自己在结构标准、护理标准、协议和患者护理资源/参考资料方面应用的知识水平。
- 证明了解患者权力法案并将其应用到护理工作中。
- 证明自己确定、计划、实施和评价患者/S. O. 教育要求的能力。
- 参与病房和科室患者护理目标的制定和完成。
- 以有效和具有成本效益的方式组织和协调患者的护理保健服务。
- 使用标准的护理保健操作程序为患者提供护理保健服务。
- 能够通过自我管理来学习和参与再教育以适应自己职业的发展。
- 参与病房和科室的团队建设活动。

（续）

图 28-3　奥尔巴尼医疗中心医院患者护理服务职业注册护士工作要求说明

（承蒙 Albany Medical Center，Albany，NY **允许翻印）**

—为职业标准和自己的职业操作履行责任和义务。

—支持科学研究及其对临床实践的意义。

—坚持病房和人力资源的政策。

—与所有卫生保健团队成员、患者和有意义的其他人建立和保持直接、真诚和开放的职业关系。

—为了达到患者的护理目标，探索自己和团队圆满完成工作任务的工作指南。

—在临床实践中熟悉法律和风险管理事宜及其含义。

资格要求：为了圆满完成工作任务，必须能够令人满意地履行每一项责任。下面列出的项目代表了对知识、技能和/或能力的要求。要进行适当的调整以使无资格的人能够完成必要的职责。

教育水平和/或经历：毕业于认可的职业护理课程教育。必须持有最新的纽约州注册证或拥有限于在纽约州的执业许可证。

语言能力：能够阅读和解释诸如安全工作和操作程序手册等文件。能够按确定的形式记录患者的护理情况。能够与患者、家庭成员和其他组织职员进行有效的口头交流。

数学能力：能够用所有测量单位、数字、普通分数和小数进行加、减、乘、除的计算。能够计算率、比例和百分比。

推理能力：能够论证问题、收集资料、确定事实和做出正确的结论。

体格要求：这里描述的体格要求是雇员为了圆满完成这份工作的必要职能而必须符合的那些具有代表性的要求。要进行适当的调整以使无资格的人能够完成必要的职责。

在履行工作职责时，雇员常常需要站立；走动；用手去探察、触摸或感觉物体、工具或控制器；伸出手和胳膊；说话或倾听。偶尔还需要雇员坐着或弯腰，跪下或蹲伏。

雇员必须定期地举起和/或抬起100磅的东西并经常能够举起和/或抬起超过100磅的东西。对视力的特殊要求包括近视、远视、视野、深度觉和调整焦点的能力。

工作环境：这里描述的工作环境特征是雇员在履行必要职能时遇到的具有代表性的情况。要进行适当的调整以使无资格的人能够完成必要的职责。

在履行工作职责时，雇员常常会暴露在血源性病原菌之下。

工作环境的噪音通常是中度的。

9/95 修订
6/96 修订

图 28-3（续）

文献应用

引言： Snodgrass, S. G. (2001, June 10). Wish you were a star? Become one! *Chicago Tribune*, D1.

讨论： 预测未来最合理的方式是创造未来。因此，如果你想成为明星，现在从成为一名顶尖的能手开始做起。公司被那些应用最新技术和领导能力而创造出杰出成绩的人所吸引。机构努力把他们寻找出来。令人吃惊的是很少有人能够理解这一点。你现在可以开始用杰出的表现来给自己定位。

从提供超越承诺的服务和不断地超越自我开始做起。超越通常情况下的期望，追求承担更多的责任，重视相互协作和多样性，表现领导能力并总是做得比职责要求的更好。进行有效的相互交流，懂得怎样与他人沟通。做到足智多谋，坦然面对含糊不清的问题，并坦率地说，“我不懂，我会搞清楚的。”另外，要积极主动和坚持不懈直到你达到了一定的目标。最后，通过打破常规进行思考并大胆探索解决问题的新方法表现出自己的一些冒险思想。通过毕生不断地学习来增强自己的信心。要开放、灵活和适应新观念。花时间与那些有不同观念的人在一起。

你还要具有创造性，探索创新的解决方案并用新观点充实旧的经验。学习怎样把你的思想灌输到行动中并做到持之以恒，因为做出成绩需要花费时间。另外，要仔细考虑问题。理解商业上的计划和缩小现实与理想之间的差距。换句话说，精炼目标和创造，完成个人发展计划。最后，对他人要表示尊敬并按准则为人处事。用超凡之举创造伟大业绩使你成为希望之星。你现在可以通过以下这些特殊步骤步入正轨：

- 从全局考虑，了解为什么建立这个岗位，这个岗位与你的机构有什么关系以及这个岗位蕴含着多少机会。你可以通过自己的表现和业绩对这个结果产生积极的影响。
- 向机构进行投资；站在自己拥有这个公司的立场去做决定。确定哪些行为能够带来重要的影响，然后充满热情地进行追求。
- 不图安逸寻求挑战，在不利环境中寻找积极因素，付诸行动、总结经验、不断学习。
- 为他人抽出一点时间；了解组织文化、价值和信仰；正确对待事物；并且心情愉快。
- 激励身边的人们超越期望；传递一种紧迫感，不断推动任务的完成。

在完成所有这些之后，确保怎样才能引起人们的注意？询问所在的组织机构对于工作表现突出的职员是怎样认定和给予奖励的。询问是否具有高的奖励级别。你应该争取在能够得到认可和重视最佳职员的环境中工作。在这种环境中组织应该能够提供职业提高、终身学习和发展的机会。

你还希望得到更有意义的工作，做贡献的机会以及尊重新思想和新观点的环境。另外，应得到诚实的反馈意见并反过来做出同样的举动。最后，寻找能够给你活力和权力，能促进身心健康，尊重你的观点并以你的表现为荣的组织机构。这样的机构到处都有。

实际应用：虽然这篇文章是商业专业人士写的，但是这些建议对护士来说同样适用。

在这种方法中，为了得到广泛的认识，需要由各种不同的人对个体进行评价，例如护士要完成一份自我评价并上交一份详细的年度成长计划表。这包括在评价期间完成的有关工作的书面记录，图表样本以及与所承担工作职责相关的详细情况。评价过程还包括同事的评价，该护士的直接上司的评价和患者的评价（Edwards & Ewen，1996）。

应用360度反馈，个人可能会得到更广泛、更公平的评价。为使意见一致和客观公正，要求对同事进行评价的护士完成该操作程序以及使用的评价手段有关的专业定向培养（Marriner-Tomey，2000）。总体来说，用360度反馈对职员进行评价可能会很费时间，但是它提供的信息更有价值。

确定目标

工作评价的重要组成部分是制定来年工作目标的机会。可测定和清楚说明的工作目标很容易完成（Lachman，2000）。这些目标应该由被评价的护士及护士长共同制定。

请参见下面展示的工作表现目标的简单例子：

到下一次预定的工作表现评价时间，护士乔安妮·约翰逊（Joanne Johnson）应该做到以下几个方面：

- 顺利完成高级儿科评价课程。
- 担任患者的责任护士超过三天。
- 成为以病房为基础的或医院委员会的活跃分子。

组织对工作成绩的反应

许多医疗机构设立了对业绩的奖赏机构，该机构与职员工作表现评价密切相关。雇员工资的增长要与其工作业绩相关。但是，大多数医疗机构正在寻找其他的方法——除了钱——使职员对工作满意的办法。研究表明对职员工作业绩的赞誉是机构组织激发雇员工作表现的一条最重要的途径（Nelson，1994）。

雇员赞誉程序

许多机构组织创立了正式的职员赞誉活动。这些活动可能会采取用气球和名誉奖章的方式给该月最佳职员带来意外的惊喜，在庆祝护士节的时候请来一名国内知名演讲人，或者赠送表示多年工作荣誉装饰别针。一个流行的赞誉活动还包括从每个单位挑选出一名雇员参加每季度一次的与组织行政官员共进午宴。在午餐期间，根据提名人提交的材料，根据他们对护理工作的贡献对每个人给予奖励。图 28-4 和图 28-5 显示了在这种程序中使用的样本形式。

行为纠正程序

有时候，评价的反馈意见表明了对显著提高工作业绩的要求。多数医疗机构有规定的行为纠正程序。帮助职员改进工作表现的第一步要指出该职员工作表现不好是逐渐发展起来的，还是与没有履行组织机构制度或操作程序有关。例如，护士在适当的时间安排下完成委派的工作任务时可能会遇到困难。护士的问题不可能与不了解组织的规章制度有关系。而是管理人员应该对雇员加以管理，尽力去支持护士就会帮助他进步（Grensing-Pophal，2000）。护士在某些专门技术能力或专门指导安排患者护理工作方面可能需要补课，这些能力会影响护士按时完成工作任务。

成功事迹候选表

姓名：________________________________

职位：________________单位/部门：________________

被选理由：

____
____
____
____
____
____
____
____
____
____
____
____
____
____
____
____
____
____
____

提交人：　姓名：________________

单位/部门：________________

请把填好的表格交到：
市场和人力保持委员会
M4 邮箱/MC73

图 28-4 成功事迹候选表（承蒙允许翻印 Albany Medical Center，Albany，NY）

43 New Scotland Avenve, Albany, New York 12208-3478

奥尔巴尼医疗中心

2002 年 10 月 8 日

亲爱的管理人员：

市场和人力保持委员会与玛丽·诺兰（Mary Nolan）一起主办表扬职员的成功业绩午餐会。2002 年 12 月 14 日我们将扩大范围把你单位工作时间少于一年的新职员也包括进来，让他们陪同你单位选出的职员、其他职员或以前成功业绩优秀候选代表一起参加午餐。

请利用这个机会提交那些感觉给部门带来积极影响和帮助部门成功完成工作任务的职员的名单。被选中的人员将收到与玛丽·诺兰一起共进午餐的邀请函。

提交的表格务必在 2002 年 11 月 16 日之前交还卡里·韦斯特（Carole West），市场和人力保持委员会的邮箱是 M4，MC73。

谢谢，我们期待以你的“成功业绩”为荣。如果你还有什么问题，请随时给我打电话，我在急诊科，电话是 262-3131。你的职员将在 2002 年 12 月 14 日从中午到下午 2 点接受表扬。

真诚地

Carole West, R.N.

卡罗里·韦斯特，注册护士

成功业绩午餐会主席

图 28-5　**成功业绩午餐会邀请函（承蒙允许翻印** Albany Medical Center, Albany, NY)

另一种行为纠正方式是纪律行为纠正。在这个情况下，职员收到了没有履行组织机构规定的反馈意见，严重旷工就是一个例子。同前面的例子一样，行为纠正的目标是帮助护士改进工作表现。如果雇员的工作表现没有改进，大多数组织机构有一系列的不同等级的行为纠正步骤。例如，如果一名职员的出勤率达到了可接受的最低限度，管理人员会先给予口头警告。如果该护士的出勤问题一直持续，该护士将得到书面警告。如果还是没有改善，该护士将被处以暂停工作，最后警告和最终被开除的处罚。

采用**等级处罚（progressive discipline）**，管理人员和雇员双方的目的都是为了采取措施纠正不良工作表现使之回到可接受的程度。在工会环境中，雇员在进行口头申诉以后有权让工会代表他进行正式申诉。这是一种阶梯式的步骤，用于提供持续反馈和对期望的分类。在任何情况下，管理人员实施的纠错行动都应该是公平的。应该预先警告雇员违背组织机构规定的后果，这样就不会令人感到意外（Marquis & Huston，2000）。行为纠正应该是一致公平的——每个人违反了规定都要给予同样的处罚。图 28-6 显示了行为纠正的文件样本。

护士是一小组患者的第一个管理者

直接负责一小组患者护理工作的注册护士的职能就像是一线护士长。该护士的责任是把每个患者与符合患者要求的资源相联系。常常需要监督参与患者直接护理的其他执业护士和没有执照的辅助人员（UAP）。

与其他学科相关联

就像伯克（Burke）说的，由于我国医疗机构的复杂性，部门之间良好地相互联络是巨大的力量源泉（2000）。了解呼吸治疗医师，病例管理人员和耐用医疗设备销售人员职能的注册护士在制定有效的护理计划时会加入自己的努力（Marrelli，1997）。在许多科室，与特殊诊断相关的护理计划明确说明了预期的各学科之间的关系。例如，因患 CVA 而入院患者的护理保健计划可能包括在第二天考虑物理疗法，在第三天需要为家庭护理做评价。对护士来说与许多其他科室的代表建立良好的关系非常重要，他们的行为影响着护士的角色。

向小组成员委派

在医疗条件下，虽然患者的病情严重性和复杂性提高了，但是患者的住院时间缩短了。这需要负责一组患者的护士与其他护士和护工们一起给患者提供安全的护理保健服务。这样就常常会涉及给其他人授予特别权力的事情。把常规任务有效地委托给同事完成，使注册护士有时间完成更复杂的护理计划或保健。注册护士要使同事的技能与被委托的任务相适应。这样做的一种方法是通过自由回答方式（Keeling，Adair，Seider，& Kirksey，2000）。注册护士会问职业操作护士在进行特殊伤口包扎时通常使用什么材料。同时，还要求注册护士保证职业操作护士懂得什么情况应该报告。例如，在进行湿敷的情况下应该报告。尽管把任务委托给了他人，注册护士仍应该继续评价目前患者的需求（Calloway，1999）。

很容易掉进过度委托或委托不足的陷阱，特别是对新护士来说。一些护士由于害怕他的同事会怨恨要求他们做一些特别的工作，而在委托任务时犹豫不决。他们担心被认为懒惰或能力不够，或者由于他们相信自己做得更好或更快而不愿委托他人（Marquis & Huston，2000）。

另外一些护士委托同事做的护理任务超出了适当程度或安全程度。过度委托的护士这样做是因为他们很少有时间来管理，或他们自己缺乏必要的技能，也可能是他们没能初次评价他们的患者或不了解同事的能力（Calloway，1999）。

对工作表现进行反馈是委托的关键。小组成员对患者安全护理保健的努力进行公开认可是很重要的（Keeling，et. al.,2000）。

如果护士对委派完成的工作结果不满意，与该同事单独交谈非常重要。可能是护士的说明不清晰、被误解或者没规定完成的时间。花时间给予反馈表明护士对同事工作的尊重和重视。

奥尔巴尼医疗中心

行为纠正通告

职员姓名：________________ 工作职位：________________

单位：（ ）中心 （ ）大学 （ ）医院 部门：________________

第一部分：既往行为纠正情况

行为纠正日期 行为纠正原因 行为纠正措施的水平

1. / / ____________ ____________

2. / / ____________ ____________

3. / / ____________ ____________

4. / / ____________ ____________

5. / / ____________ ____________

（ ） 如果以前没有行为纠正事宜请在这里打勾

第二部分：近期违反规定的需要行为纠正的行为

违反规定的日期：____/____/____

行为纠正措施的水平：（ ）书面警告 （ ）最后警告

违反规定的种类：（ ）工作表现（ ）旷工/怠工（ ）操作不当（ ）其他

违反规定的说明：________________

行为纠正计划和预期改进目标：________________

无薪停职（延期调查）

事件说明：________________

________ ____/____/____ 查访日期：____/____/____

管理者签名 日期

上述违反规定的行为违反了奥尔巴尼医疗中心职员工作操作程序和/或工作行为标准的有关规定。行为纠正的原因和程度管理者已经向我做了充分的解释，我已经明白我必须立即纠正我的工作行为和/或操作程序。我的工作行为和/或操作程序表现随着改进而保持在可接受的程度，如果进一步发展将会被开除。

________________ ____/____/____

雇员签名 日期

原件：人力资源（由医院支付工资的职员）大学职员服务部门（由大学支付工资的职员）部门复印件：管理人员 雇员复印件 H-170（Rev. 11/91）

图 28-6 行为纠正通告记录手段（承蒙 Albany Medical Center，Albany，NY 允许翻印）

权力水平

有时候当一名护士把一个任务委派给一个团队成员时，这个同事会对委派任务的意图产生疑问。例如，如果负责一组患者的注册护士把一个患者的有关造瘘术教育任务委派给团队的另一名注册护士，那位护士对该安排可能有几种不同的理解。如该护士可能会想，“即使患者的妻子在场也需要我去更换造瘘口装置”，或“我应该去评价患者已经学到了哪些知识并把这些情况向注册护士报告”，或者最后一种了解“我应该制定患者的教育计划并从今天开始实施。”

这三种可能性表明了明确清晰地委派任务和规定权限水平的重要性。沙伦·考克斯（Sharon Cox），是一位护理领导顾问，他提出了在将任务委派给同事时使用的四种权力水平（1997）：

1. 收集资料，发现事实，评价情况，然后向团队领导汇报。
2. 收集资料并向团队领导提出建议。
3. 评价情况，提出建议，然后落实建议内容。
4. 评价情况，然后在同事认为适当的情况下执行任务。

实地采访

我记得我的第一份护理工作大约是在 40 年以前。那是作为一名普通内外科病房的护士。我有一位非常好的指导老师，埃德·福斯（Ed Fuss），他是一位注册护士。他与我一起工作并帮助我直到我能够完全承担作为该病房护士应该担负的角色，这样度过了一段时间。照顾那个病房的 42 位患者压力非常大。在我完成专业定向培养以后，虽然有几名职业操作护士和助理护士与我一起工作，但是有时候我可能是唯一的注册护士。我不得不尽快学会正确进行任务委派的技能。

对我来说护理是最伟大的职业。我作为护士曾经在印第安纳州、伊利诺州、纽约州、俄克拉荷马州和威斯康星州等几个地方工作过。除了护理职位，我还经常作为按日给予津贴的门诊护士在不同的急诊科工作过。我发现通过友好待人，帮助单位里的其他人和保持我的护理技能不断提高，使我能够迅速融入新单位的文化中。我注意到其他职业的人常常抱怨他们总是担心会失业。在护理行业，我没有必要担心失业。我总是能够得到感兴趣的护理任务，做我喜欢做的事。

我有一些护士朋友，他们当中有职业护士、牧师护士、流动护士、学术研讨会的教师、传教士护士、律师护士、护士长、信息护士、无家可归者避难所护士、游艇护士等。有各种各样的护理机会。我也喜欢在事故现场，看一看我能做些什么。作护士是我的荣誉，其他职业人员又有谁能说是在为挽救生命而工作呢。

帕特里夏·凯利·海登莎尔（Patricia Kelly-Heidenthal）

注册护士，两年制护理硕士学位

委派任务时对权力水平的意见一致可以避免在委派工作任务时双方错误地承担对方的责任。参见第13章，对委托授权有深入的讨论。

主管角色

许多在医院工作的护士，特别是那些值晚班或夜班的护士，他们从被委派负责一小组患者到主管该班的工作中迅速成长起来。特别是在内外科病房，主管护士不停地照顾一组患者还要协助护理病房的其他患者。他还可能负责该班护理员的工作。

第一次作主管护士的护士常常对自己的工作表现有很高的期望，在新角色中很容易变得压力重重。认识到护理操作程序——评估、计划、实施和评价——需要能直接应用到主管护士角色中的组织和科室优先的技能是有帮助的（Marreli，1997）。认识和委派患者的护理保健工作要从单位整体利益出发。新上任的主管护士委派工作一定要按需分配。另外，他应该把精力集中于住院管理和患者的最大利益上来。认识和应用解决问题的可利用资源，例如同事或科室监督人也是非常重要的。

清晰地表明所期望内容　作为新的主管护士，与其他职员以及其他科室的同事建立良好的工作关系很重要。建立这种关系的一种方法是通过共享期望来建立（Cox，1997）。这个方法十分简单，例如坐下来喝杯咖啡谈话以对某些行为达成一致意见，这些行为诸如“我们要以患者为中心，通过快速回应患者的呼叫灯来证明。”对一些工作表现的期待可能是非常普通的，应用到相互关系中而不是特殊患者的护理事宜。但是，他们仍然需要把事情清楚地说明（“Seven Tips,” 2000）。例如，“如果你不同意我的意见，请你在与他人谈论我们的分歧之前再与我讨论一下。”这些特殊期待有助于建立相互信任防止相互猜疑。他们敞开畅通交流的大门，因此当出现问题的时候，很容易得到个别人的参与。

职业发展策略

如果新护士遇到了挑战并有机会获得职业发展，那么他们就很可能继续在他们的岗位上工作（“Getting X-ers to Stay,” 2000）。一些卫生保健机构可提供很多教育机会。另外，规模特别小的医疗机构要求护士具有创造性的经验。

案例分析 28-1

你是一位普通外科病房夜班的主管护士。一位在你的班工作的患者护理助理（PCA）向你抱怨说，今晚被委派与他一起工作的护士不做自己该做的工作。当他应答所有患者的呼叫灯时她却坐在凳子上与病房秘书闲谈。她还把安置牵引床的任务委派给他，而他仅仅在 2 个月前的职业定向培养中做过一次。作为主管护士，你将怎样对待 PCA 的抱怨？你会与那位护士讨论这件事吗？在这种情况下应该首先做什么？

与专家讨论这些问题的最佳地方是在护理病房及其周围。假设你对心脏心律失常的学习非常感兴趣。如果你所在医院提供心电图的教学课程，那太好了！立即报名！如果没有这样的课程，还有许多途径可以在心电图方面得到提高。把你的兴趣告诉护士长和老师。请求他们给你安排相关的课程，或者请求他们把你介绍给当地的心电图专家。当心脏病专家在你的病房查房时你可以对她说出你的想法。请求她告诉你介入心脏病专家的名字，这样你就可以参观心脏病导管室。请求跟随在冠心病监护病房参观一天。其他科室的护理知识内容常常是重叠的，你也能够在其他学科找到学习的机会。

不是所有护士都愿意或有时间去参加正式的职业提高训练。重要的是要面对挑战，在你的职位上确定一种特殊的技能或兴趣，然后去提高。你现在做的工作中最好的是什么？是否在与患者的家庭一起工作？是否对新发病的糖尿病患者进行了医学指导？是否从静脉输液开始？不论怎样，在这方面要寻找机会使你成为所在病房的专家。

跨学科培训

鉴于目前护士短缺，全国的发展趋势是增加流动护士和向新领域提供经过跨学科培训的护士（Benefield et. al.，2000）。跨学科培训对个人发展来说也是一种机遇。虽然一些组织对限制流动护士的执业有严格的规定，但是有些医疗机构希望护士们能够流动到相关科室或特别需要助手的地方工作。

对护士来说如果他们被邀请参加流动性工作，那么在他们开始的第一份工作中积累处理新患者的能力是很重要的。需要确定凭他们的经验水平是否能够完成护士长委派给他们的工作。护士们在没有能力的情况下，不应该对一个区域或人群护理的工作负全责。委派一名没有经验的护士进入特别工作组来协助病房工作要比让她去一个不熟悉的病房照顾专科患者更合适。

减少不同病房流动性工作带来的压力的方法是提前志愿到新的领域进行跨学科培训。这样做有许多优点，护士有机会经历与不同年龄或不同类型的患者一起工作。除了学习新技术，护士还有机会体验另外的经验。例如，由于其他患者的护理需要，一位仅在内科工作的护士把接受从急诊科（ED）转来的患者看作给本班增加了一些学习机会。在到ED跨学科培训以后，看到欲住院患者在大厅等待担架，对进行协商及时把ED的患者转入病房的需求会有新的认识。

另外，跨学科培训还有一些长期的益处。如果新护士考虑在一个专科工作，花费一些时间进行跨学科培训能够有助于决定她在什么领域进一步提高。跨学科培训还对护士寻找新职位有益。当护士申请新工作的时候，在不止一个临床科室工作的经历能使她的背景更为丰富，成为强有力的候选人。

有些医疗组织机构奖励那些志愿进行跨学科培训的护士，这样他们就能够平稳地流动到不同的科室工作。这些奖励可能是金钱的，有些机构给予非金钱的刺激，例如把减少周末值班或假日工作安排作为对护士跨学科培训或流动工作的奖励。

确定一位导师

与一位经验丰富，有成绩的护士建立师生关系是职业发展的另一条途径。导师可以教育新护士并帮助她培养工作能力和确定职业方向（Shaffer，Tallarica，& Walsh，2000）。导师会使年轻护士有机会认识其他的同事。在工作场所遇到难题的时候能够帮助新护士的好心人很可能就是他的导师。

新护士怎样才能找到一位导师？首先，新护士需要交流表示愿意学习和成长。新护士通常需要去寻找中意的导师而不是等待被人接受。理想的导师应该是一位经验丰富，在需要的时候愿意提供帮助和忠告的护士（Shaffer et al.，2000）。这样可以建立正式的师生关系或非正式的类似的师生关系。

曾经成功地做过指导老师的护士常常是潜在的导师，因为他们常常被安排去帮助其他护士学习和成长。

实地采访

全国护士短缺，护理专业人员最短缺的科室是重症监护室，手术室和儿科。职员配置和排班方式直接影响着护理职员的成本，患者的护理效果以及新护士的招募和保持。在中西部大学的一家医院，为了应付护士短缺问题而实施了成组护理专业项目。成组护理专业项目由几个住院病房和相同护理需要的相关专业门诊部组成。向受雇于心脏科、肿瘤科、儿科和外伤科的护士提供专业协作定向培训项目。

在心脏组工作的护士能够在心脏内科重症监护室、心脏内科降阶梯式医疗病房、心脏外科重症监护室和心脏外科降阶梯式医疗病房工作。在内科组工作的护士能够在呼吸科、老年医学科、精神病科和普通内科住院病房工作。在神经系统科学组工作的护士能够在整型外科、康复科、神经内科住院病房工作。在肿瘤组工作的护士能够在小儿肿瘤门诊部、成人肿瘤病房或成人血液病/肿瘤门诊部或成人外科病房工作。在儿科组工作的护士能够在婴儿/幼儿、青少年、血液病病房和儿科重症监护室工作。在外科组工作的护士能够在普通外科、整型外科和耳鼻喉科、移植科、周围血管科和保障性住院病房工作。在创伤科工作的护士有能力在创伤生命支持监护病房，急诊科，烧伤科病房和综合外科病房工作。

这个项目为护士掌握跨学科病房患者的专门护理技术和专业知识创造了机会。根据有计划的职员配置，在专业组技术熟练的护士被预先安排到一个或更多的科室。根据每一个班患者病情严重度的变化、患者数量的变化、职员长期休假和病假的情况对职员配置进行调整。要在工作值班表执行之前预先给成组护理专业护士排班以减少以病房为基础的轮班值班护士的流动。这种成组护理协作项目已经成为保留护士的有效策略。

帕特里夏·戴安妮·帕岱金（Patricia Dianne Padjen），注册护士

工商管理硕士，硕士，教育学博士，EMS项目管理人员

虽然指导老师的任务很有限并确定了范围，但是指导老师的角色可以很容易地扩展到一个非常不正式的导师关系。

国际互联网是一种新的教育咨询资源。护士可以通过相关的聊天室或电子信箱与其他地方的专家建立师生关系。有提问和回答问题的讨论会，常常针对特定患者人群，疾病处理过程或操作的事宜进行讨论。你想得到某些专家对某个特定患者问题的处理建议吗？花些时间上国际互联网。

制定职业发展目标

新参加工作的护士一旦掌握了她所在工作岗位的常用护理技能，下一步应该做什么？护士怎样权衡职业发展？对许多护士来说，对这些问题的答案就是临床阶梯。

临床阶梯制度

临床阶梯制度（**clinical ladder**）是一些医疗组织机构为了鼓励护士提高和得到认可，通过满足特别要求增加报酬而创建的。

批判性思维

你刚刚开始为你的第一份工作进行面试。

你对哪些类型的护理认可项目感兴趣？在你的社区会有哪些机会与其他机构的护士进行沟通合作？对你来说金钱或排班的补偿哪一个更能激励你到另一个病房去进行跨学科培训？作为注册护士你第一年的可测定的职业发展目标是什么？

虽然标准可能不同，大多数临床阶梯项目有三或四个截然不同的水平。有些还在临床，教育或管理范围内给护士提供沿特定途径寻求发展的机会。这样，对新护士来说选择临床护理途径，继而通过达到组织机构的要求使在机构内得到晋级成为可能。例如，为了从新毕业水平晋升到Ⅱ级注册护士，护士需要完成诸如高级心脏生命支持（ACLS）或心电图检测等专门课程，参加以病房或医院为基础的委员会，完成指导老师的课程。这些项目除了为晋升提供机会还为评定护士的工作业绩提供客观手段。临床阶梯制度需要花费时间去完成，但是它提供了有价值的信息。

专业证明

许多医疗机构鼓励他们的职员去进行认证。现在几乎所有护理专业都提供委员会认证考试以确认特殊学科的专业知识水平。急诊护士要参加急诊医学认证考试和高级心脏生命支持考试。重症监护专业的护士要参加重症监护认证考试以获得重症监护注册护士（CCRN）。成功通过认证考试是职业发展的另一个评定方法，还为某人提供了为得到国家认证的益处。

重要概念

- 在选择第一份护理岗位的时候，仔细考虑在专科与普通内外科病房得到发展的机会上有什么不同是十分重要的。环境、排班和专业定向培养的选择也是需要重点考虑的内容。

- 组织的专业定向培养既有综合专业定向培养，也有以科室为基础的专业定向培养。专业定向培养是与指导老师和其他学科的同事建立良好关系的好时机，同时也是为了掌握患者安全护理所需要的技能。
- 护士收到的工作表现反馈既可以是非正式的也可以作为护士定期评价的一部分。这一机制对于个人发展是十分有价值的。
- 医疗机构具有雇员对组织的贡献加以认可的各种机制，许多项目通过金钱也可以通过其他认定程序来进行奖励。行为纠正程序可用来教导工作表现有问题的职员和刺激没有履行组织政策的职员加以改变。
- 鉴于目前卫生保健的复杂性逐渐增强，对于开始作护士的人来说与团队成员和其他卫生保健学科的代表建立良好的关系至关重要。新护士需要向她的同事委派合适的任务并特别说明赋予的权力水平。当职员对工作表现的期望相互满意时同事之间的关系就加强了。
- 为了工作满意度进行职业提高是重要的。组织的发展机会包括有临床阶梯制度和建立导师关系。跨学科培训是另一种扩展个人经验并对确定未来职业发展计划有帮助的手段。

关键术语

临床阶梯制度（clinical ladder）　自我排班（self-scheduling）

等级处罚（progressive discipline）　360 度反馈（360-degree feedback）

复习题

1. 综合定向培养包括以下哪一项

   A. 组织机构的所有新护士都需要了解的新知识

   B. 掌握特定科室操作程序

   C. 一组特定诊断的患者护理

D. 一组特定年龄的患者护理

2. 在你的第一份护理工作中下列哪一项通常你不必要去做

A. 学习被机构进行的组织过程

B. 建立较好的出勤记录

C. 重新确定你的评价技能

D. 完成向你汇报工作的护工工作表现的书面评价报告

3. 与新毕业的护士一起工作的指导老师应该具有以下特征，除了

A. 丰富的临床经验

B. 乐于指导

C. 能够承担指导老师的角色

D. 具有流动到专科病房的能力

4. 下列所有护士职业发展的阶段除了哪一项都是由麦克尼斯-史密斯（McNeese-Smith）使之概念化的

A. 入门

B. 精通

C. 完成

D. 脱离

5. 行为纠正程序通常包括下列所有方式，除了

A. 口头警告

B. 书面警告

C. 最后警告

D. 调换到另一个单位

课后练习

1. 你将在 3 个月之后从护理专业学校毕业。确定几个你向往的地方可能提供的就业机会。准备几个你在选择职位时将会被问到的问题。在选择职位时哪些因素对你来说最重要？

2. 你作为新护士已经工作了一年并且工作得很好。护士长要你作所在病房

3P. M. ～11P. M. 的替班主管护士。对于这个职位你需要做哪些类型的专业定向培训？在这个职位上你将怎样与导师一起把工作做好？

3. 你对 360 度反馈的概念感兴趣。你将向谁请求对你的临床工作表现给予评价以得到 360 度的反馈？
4. 回顾近期的护士薪水调查——例如，参见参考文献部分 Charles，Piper，Mailey，Davis，and Baigis（2000）的文章。怎样与你所在区域的护士薪水做比较？

浏览网站

- 这里有许多专门介绍护理就业机会的网站。试试这些网站：
  http://www.mwanted.com
  http://www.healthopps.com
  http://www.healthcareers-online.com
- 如果你正在考虑一门专业，更需要浏览网站以获得更详细的信息。在你准备面试时这将对你非常有帮助。
- 寻找小儿肿瘤学护士协会：*http://www.apon.org*
  康复护士协会：*http://www.rehabnurse.org*
  妇女健康、产科学和新生儿护士协会：*http://www.awhonn.org*
- 如果你对外伤护理感兴趣，请浏览：*http://www.emergency.org*

参考文献

Baggs, J. G., & Ryan, S. A. (1990). ICU nurse-physician collaboration and nursing satisfaction. *Nursing Economic$, 8*(6), 386–392.

Benefield, L. E., Clifford, J., Cox, S., Hagenow, N. R., Hastings, C., Kobs, A. E., Mayer, G. G., Porter-O'Grady, T., Stahl, D. A., Valentine, N. M., & Wolgin, E. (2000). Nursing leaders predict top trends for 2000. *Nursing Management, 31*(1), 21–23.

Burke, A. (2000). Organization-wide competency and education. *Nursing Management, 31*(2), 20–25.

Calloway, S. D. (1999). Delegating tasks: Know the legal risks. *ED Nursing, 3*(2), 22–23.

Cardillo, D. W. (2001). *Your first year as a nurse*. Roseville, CA: Prima.

Charles, J. P., Piper, S., Mailey, S. K., David, P., & Baigis, J. (2000). Nurse salaries in Washington D.C. and nationally. *Nursing Economic$, 18*(5), 243–249

Cox, S. H. (1997, November). *Motivation and morale: Coin of the realm*. Symposium conducted at Nursing Management Congress, Chicago, IL.

Edwards, M. R., & Ewen, A. J. (1996). *360 feedback*. New York: American Management Association.

Fey, M. K., & Miltner, R. S. (2000). A competency-based orientation program for new graduate nurses. *Journal of Nursing Administration, 30*, 126–132.

Getting X-ers to stay. (2000). *Management Briefings for Nurse Leaders, 1*(5), 3.

Grensing-Pophal, L. (2000). Give-and-take feedback. *Nursing Management, 31*(2), 27– 28.

Keeling, B., Adair, J., Seider, D., & Kirksey, G. (2000). Appropriate delegation. *American Journal of Nursing, 100*(12), 24A–24D.

Kramer, M. (1974). *Reality shock: Why nurses leave nursing*. St. Louis, MO: Mosby.

Lachman, V. D. (2000). Coaching techniques. *Nursing Management, 31*(1), 15–19.

LaDuke, S. (2000). Putting you to the test. *Nursing Management, 31*(5), 20–21.

Marquis, B. L., & Huston, C. J. (2000). *Leadership roles and management: Functions in nursing* (3rd ed.). Philadelphia: Lippincott.

Marrelli, T. M. (1997). *The nurse manager's survival guide* (2nd ed.). St. Louis, MO: Mosby.

Marriner-Tomey, A. (2000). *Guide to nursing management and leadership* (6th ed.). St. Louis, MO: Mosby.

McNeese-Smith, D. K. (2000). Job stages of entry, mastery, and disengagement among nurses. *Journal of Nursing Administration, 30*(3), 140–147.

Meinecke, J. (2000). Orientation: Six ways to avoid throwing new nurses to the wolves. *Nursing Management, 31*(2), 30.

Nelson, B. (1994). *1001 ways to reward employees*. New York: Workman.

Seven tips to improve nurse performance. (2000). *Management Briefings for Nurse Leaders, 1*(5), 7.

Shaffer, B., Tallarica, B., & Walsh, J. (2000). Win-win mentoring. *Nursing Management, 31*(1), 32–34.

Snodgrass, S. G. (2001, June 10). Wish you were a star? Become one! *Chicago Tribune*, D1.

Staffing models: Nurse shortage spurs hunt for perfect ratios. (2000). *Healthcare Benchmarks, 7*(2), 13–17.

推荐读物

Belkin, L. (1997, June 15). How can we save the next victim? *The New York Times Magazine*, pp. 29–33.

Blanchard, K., Carlos, J. P., & Randolph, A. (1999). *The three keys to empowerment*. San Francisco: Berrett-Koehler.

Connelly, L. M., Yoder, L. H., & Miner-Williams, D. (2000). Hidden charges: Top competencies to develop in a charge nurse. *Nursing Management, 31*(5), 27–29.

Diehl-Oplinger, L., & Kaminski, M. F. (2000). Need critical care nurses? Inquire within. *Nursing Management, 31*(3), 44–46.

Fletcher, C. E. (1997). Failure mode and effects analysis: An interdisciplinary way to analyze and reduce medication errors. *Journal of Nursing Administration, 27*(12), 19–26.

Friedman, P. (1994). *How to deal with difficult people* (2nd ed.). Mission, KS: SkillPath.

Johnson, C. (2000). We made a mistake. *Nursing Management, 31*(4), 22–24.

Lee, L. A. (2000). Buzzwords with a basis: Motivation, mentoring, empowerment. *Nursing Management, 31*(10), 24–27.

Ringerman, E. S., & Ventura, S. (2000). An outcomes approach to skill mix change in critical care. *Nursing Management, 31*(10), 42–46.

Spann, K. (2000). How do you rate your team's teamwork? *Nursing Management, 31*(1), 45.

Urden, L. D., & Rogers, S. (2000). Out in front. *Nursing Management, 31*(7), 27–30.

第29章

健康生活：个人与职业需要

玛丽·伊莱恩·科伦（Mary Elaine Koren）
注册护士，护理博士学位

致护士
为了护理
为了安慰
为了抚摸
为了感觉
为了伤害
为了需要
为了治愈他人，
也是为了我们自己
——卡罗尔·巴塔戈里亚（Carol Battaglia），1996

学习目标

完成本章内容的学习后，应该能够：

1. 定义健康。
2. 鉴别六个概念：身体、智力、情感、职业、社会以及精神健康。
3. 介绍保持身体、智力、情感、职业、社会以及精神健康的策略。
4. 讨论护士的职业健康危险。
5. 介绍个人理财方法。

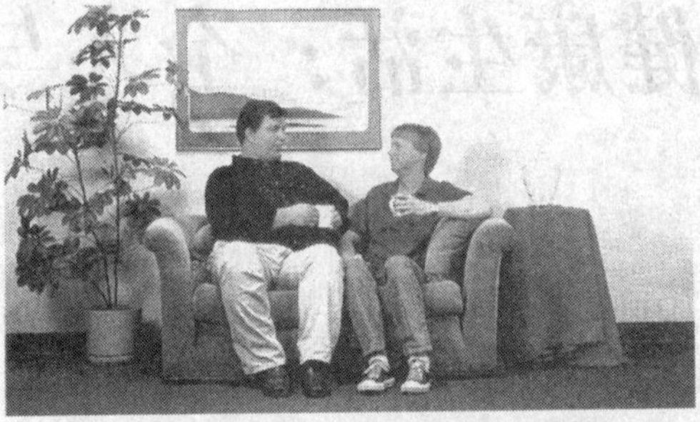

你早晨起来上白班。在开车去上班的路上，你快速地喝了一杯咖啡，吃了一个油炸饼圈来维持一上午的工作。这是繁忙日子中的一天，电话从钩子上掉下来了，患者病情不稳定，家属提出了各种要求，医生对你的病情记录答复的很慢，实验室报错了结果。现在是中午了，还没有时间吃午饭。你跑到楼下的自动售货机买了一瓶可乐和一包花生奶油饼干以坚持下班前的工作。五点钟已经过去了，你已经加班了两个小时，而且已经精疲力竭了。你已经来不及参加今晚的社区聚会了。你跑到一家快餐店要了一个汉堡包、一份薯条和一杯奶昔。当晚很晚才回到家，你奖励给自己曲奇和一碗冰激凌，然后入睡。你一天付出了这么多。几乎没有时间得到好的营养。

在这个场景中，什么因素导致了你的不良饮食习惯？

在这个场景中，你应该接受什么样的建议来改善你的营养？

吃饭能否成为缓解你每日压力的支撑？

你如何给你的患者做出榜样来教育他们？

护理是给予关怀的一门职业。护士花费她们的时间帮助别人，很多时候是以她们自己为代价。但是谁会在护士下班时给予她们关怀呢？如果没有什么留给她们，她们就不能给予她们的患者。那些她们护理的人同样地指望着她们做出健康生活的榜样。如果她们不能按照她们给患者设定的标准生活，她们就会在患者眼中失去一定程度的信任。那么她们如何平衡工作的需要和患者的需要呢？第一步是收集信息。本章将对良好的健康状态进行概述。很多健康生活的策略都在六个组成的概念上进行讨论。本章还会讨论财政规划和护士的职业健康危险。

健康的定义

患者和护士一样努力维持良好的健康状态。但是，健康意味着什么？定义健康的方法有很多。*Random House Webster's Unabridged Dictionary*（1998）将健康定义为“身体或精神相对稳定和充满精力的总体状态”。从现代护理初期，健康就作为一个概念在文献里有所记载。弗洛伦斯·南丁格尔把健康描述为“状态良好，而且能最大程度地利用个人拥有的一切力量”（Nightingale，1969 [1860]）。世界卫生组织（1998）将**健康**（**health**）描述为“有关身体、社会以及精神的一种整体良好状态，而不仅仅是没有疾病或缺陷。健康是每日生活的源泉，而不是生活的目的。它是一个积极的概念，强调社会和个人的资源以及身体能力。”

彭德（Pender）（1996）将健康看作是多层面的，而且包含生物物理学、精神、环境和文化的方面。彭德（1996）同时表明健康作为一个概念，因为它的复杂性是很难定义的。但是她确实将健康定义为“通过目的指导行为、有效的自我关怀和与他人满意的人际关系实现人类天生的和获得的潜能，同时做出必要的调整以维持结构的完整性和相关环境的协调”。罗伊（Roy）和安德鲁斯（Andrews）（1999）将健康定义为“作为或成为一个完整的和整体的人的一种状态或过程”。健康不仅仅是一个复杂的概念，它还是动态的，处于不断的变化中。

健康是全面的，多层面的。作为整体的各部分都必须保持平衡，共同作用以达到良好健康状态的最终结果。

2010 年人类健康计划目标

2000 年 1 月，1500 多个个人、卫生保健的专业人士以及机构聚集在华盛顿讨论美国人口的健康促进和疾病预防（U. S. Department of Health and Human Services，2001）。任务是描画出能够保持美国人的健康和避免疾病这一特殊目的的大致轮廓。

“2010 年人类健康计划”已经为这个国家制定了两个总目标：(1) 鼓励各个年龄组的人延长其生命周期，并改善他们的总体生活质量，(2) 消除人口经济上的不平等。十个最主要的健康指标被用于测量这个国家的总体目标。每个主要的健康指标反映了 21 世纪的一个主要的健康问题（表 29-1）。

表 29-1 2010 年人类健康计划指标

身体活动	负责任的性行为	环境质量
超重和肥胖	精神健康	免疫注射
吸烟	伤害和暴力	就医
药物滥用		

批判性思维

健康意味着什么？麦克威廉（McWilliam），斯宾塞·拉辛格（Spence Laschinger）和韦斯顿（Weston）(1999) 采访了 23 个护理专业和医疗专业的学生和老师来获得她们对良好健康状态的定义。参与者将健康定义在一个广泛的意义上，不仅仅是没有疾病，而是总体的良好状态。一个学生在调查中写到：“你的生活方式将在你的工作实践中具有一定的作用”。保持良好的健康状态不仅仅对护士的总体健康很重要，而且会影响到提供给患者的护理质量。只有在感觉良好时，才能提供理想的患者护理。护士还要为患者起到榜样作用。

那么护士在每天巨大的压力下如何能够努力得到良好的健康状态呢？当想到自己的健康时，你怎么定义健康呢？妨碍投身健康活动的是什么呢？

健康的范畴

健康是一种复杂和动态的生命状态。一个健康的人一定要平衡生命中不同的方面以获得和维持良好的健康状态。当生活的一方面被影响，整体的健康也就被影响了。各方面是相互重叠的，但是为了这一章讨论的目的，健康被划分为以下几个要素：身体健康、智力健康、情感健康、职业健康、社会健康以及精神健康（图 29-1）。

我们的身体是动态的，而且一直在变化着。健康的每一个要素都是根据外界的刺激不断地调整着，并且试图带给机体平衡。例如，如果一个人累了，那种疲乏会减慢精神的敏锐性。很容易使人脾气暴躁，这反过来影响我们和其他人的关系。通过有意识的多睡一点，能够潜在地影响不仅是我们的身体状况，而且包括敏锐的思考能力、我们的情感状态和我们如何与他人相处。这章接下来的部分会在更深的层次介绍健康的各种要素。

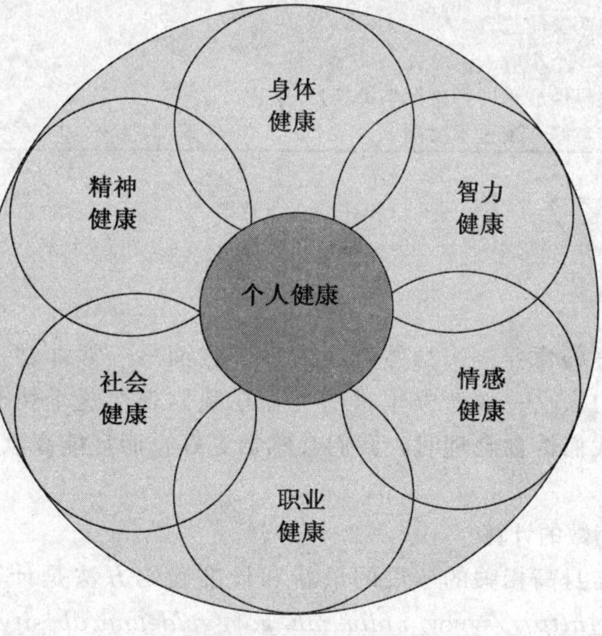

图 29-1　健康的要素

身体健康

身体健康（**physical health**），健康的第一个要素，包含了合理的营养以及锻炼和平衡的睡眠。身体健康还包括健康的预防行为：如戒烟，每年常规进行子宫颈巴式涂片检查以及可以早期发现健康问题的各种筛查。

维持良好的身体健康的第一步是做出一个评估。表 29-2 提供了自我身体健康评估。这个工具只是为评估健康趋势而设计的。

表 29-2 身体健康评估

问题	是	否
1. 我每天三餐均衡。		
2. 我每周锻炼 3 次，每次 30 分钟。		
3. 我喜欢锻炼。		
4. 我和一个朋友一起锻炼。		
5. 我很少在两餐间进食。		
6. 我每晚睡 8 个小时。		
7. 我大多数早晨醒来时都感到精神焕发。		
8. 我睡得非常好，夜里不会醒来。		

营养

保持好的营养——身体健康的一个方面——常常是一种艰苦的任务。找时间和动力去吃一顿营养丰富的食物在我们现在这个快节奏的社会是很不容易的。当我们饮食合理时，我们会感觉更好，而且能高水准地完成任务。

体重指数的计算

测定与身高相关的体重的最新和最准确的方法是计算体重指数（BMI）。你可以通过*http://www.nhlbi.nih.gov/guideline/obesity/bmi_tbl.html* 网站进行计算。国立卫生研究院已经制定了如下指南对 BMI 加以说明：

- 18.5～24.9　　理想水平
- 25～29.9　　超重
- ≥30　　肥胖
- ＜18.5　　体重过低

锻炼的好处

遵照营养指南还不足以保持身体健康。日常锻炼是保持健康生活的另一个基本因素。锻炼可以带来很多益处，它可以通过降低胆固醇水平和血压改善心血管功能和增强心肌收缩力。锻炼可以增强免疫系统对疾病的反应。负重锻炼对于骨骼钙的摄取尤为有益。锻炼还能改善柔韧性和耐力，并减少脂肪堆积。锻炼还能使你感觉精神更好。锻炼的结果常常减少情绪低落，减轻焦虑，增强自信以及增强头脑敏锐性（Maraldo，1999）。

有关锻炼的实用建议

你有很多不同的锻炼形式可供选择。找出一个你有热情地和你真正喜欢的方式。找到那些参与同样活动的朋友可以帮助你继续这一运动。当你决定下来，试着每周 3 次，每次持续 30 分钟从事这项活动。慢慢地开始，逐渐培养这个习惯。

有很多方法进行锻炼。你可以利用录像带或参考书制定一个锻炼计划，例如，纳尔逊（Nelson）（1997）为你列出了一个完整的锻炼计划大纲。下面是一些建议的内容：

- 行走
- 漫步
- 骑自行车
- 游泳
- 划船
- 练瑜珈功和打太极拳
- 打高尔夫和网球
- 滑雪
- 集体运动，如打排球或篮球
- 跳舞

如果你开始时有困难，你可以在健康疗养胜地花些时间。全国各地有很多疗养胜地，适合于不同的消费水平。米勒（Miller）（1998）出版了一本书，其中罗列了健康疗养胜地的名单。互联网也可以提供其他可供选择的健康疗养胜地。

睡眠

睡眠是身体健康的第三个组成成分。对护士而言每晚睡眠少于 8 小时并不少见。夜里工作的护士可能发现能够不受打扰的睡眠特别的难。经常倒班的护士更容易被剥夺睡眠。据估计一般需要4～6周的时间来改变睡眠习惯。尽管如此，护士可能在一周中倒几次班。还有一些护士上10～12小时的班，她们在两班之间，下一次上班前没有足够的时间。如果必须要在不同的班次倒班，最好是从白班到中班到夜班轮转。如果轮班是顺时针方向，人们一般能够较好的适应（Rogers，1997）。医生、家庭成员和病情严重的患者给护士增加了很大劳动负荷。很多护士发现摆脱患者和白天工作的困扰是比较困难的。这也加重了失眠（Davidhizar，Poole，& Giger，1996）。

睡眠丧失的估计

如果你的睡眠丧失了，你怎样才能知道呢？如果对下面的任何一个问题你都回答是，你可能存在着睡眠不足（Wilson，2000）。

- 你工作时曾经睡着过吗？
- 早上起床时困难吗？
- 你工作时感到劳累或易怒吗？
- 你工作时集中精力或记忆事情有困难吗？
- 当你下班开车回家时曾经打过盹吗？

剥夺睡眠的有害影响

目前的研究表明剥夺睡眠有很多负面影响。剥夺睡眠的个体会变得脾气不好，而且发现记忆困难或工作时注意力不集中。如果剥夺睡眠时间很长，就会出现偏执和妄想。其他效应还包括过度进食、性欲过度和对病毒感染的易感性增加（Davidhizar，Poole，& Giger，1996；Turek & Zee，1999）。24小时的失眠足以使血液乙醇水平达到0.10%（Dawson & Reid，1997），这一水平可以影响认知能力和精神运动能力。更让人害怕的是对患者的潜在作用。塔芬德（Taffinder），麦克马纳斯（McManus），罗素（Russell）和达兹(Darzi)（1998）发现剥夺睡眠的外科医生比睡眠好的医生多犯20%的错误，而且做同样的手术需要多用大约14%的时间。

保证晚上良好睡眠没有极好的方法，但以下的建议可能会改善你的睡眠质量：

- 给睡眠优先权。做出有意识的决定以获得每天晚上有足够的睡眠。

- 不要运用咖啡因作为保持清醒的刺激物或用酒精作为入睡的工具。
- 睡前试着饮用一些热牛奶或无咖啡因的茶。建立一个每晚重复的睡前常规。
- 只有在睡觉时才上床。在床上看电视或做文书工作会导致困倦并影响睡眠习惯。
- 如果你在床上一直想你的工作，在你的床边放置一套索引卡片。写下你在床上的任何想法，接着在你睡醒时想这些问题，而不要在欲睡时。(Davidhizar，Poole，& Giger，1996；Ehrman，1998)

足够的睡眠、好的营养及适当锻炼都是相互联系的。当个体疲倦的时候，他们可能吃得更多以补偿剥夺的睡眠。过度饮食可以导致不必要的体重增加。体重增加和疲倦可以导致缺乏锻炼。三者之间适当的平衡是非常重要的。

批判性思维

记一周日记，记下所有你吃的东西，你所做的锻炼形式和数量，你每晚睡眠的小时数。参见表 29-2，一个活动日记的例子。周末，看看把自己照顾得怎么样。这是个典型的一周吗？你需要做出任何改变吗？有什么惊喜吗？你也可以记录几周并比较这些结果。

	早餐	午餐	晚餐	小吃	锻炼	睡眠
星期一						
星期二						
星期三						
星期四						
星期五						
星期六						
星期日						

图 29-2　活动日记范例

智力健康

智力健康（intellectual health）是健康的第二个要素，包括保持智力上求知欲的各种活动。智力健康包括我们积累的知识和思考能力。智力健康的人能够清楚地处理信息并做出正确的决定。他们从经验中学习，并且具有灵活性，并对新的观点保持开放的心态。对这一章而言，专有名词智力健康也包括进行个人理财。

保持智力健康的第一步是评估。表 29-3 包含了一个智力健康的评估工具，这个工具只是为了评估趋势而设计。

表 29-3 智力健康评估

问题	是	否
1. 我每月至少读一本书。		
2. 我有一个喜欢的业余爱好。		
3. 我属于一个俱乐部或组织。		
4. 我有一个 401K 或 403b 的退休存款计划。		
5. 我已经投资了一个互助债券基金。		
6. 我已经投资了一个互助股票基金。		
7. 我知道我在社会保险上投资了多少钱。		
8. 我有一个金融市场账户。		

才智的敏锐

就像找到你感兴趣的一种运动很重要一样，寻找护理工作以外的一些业余爱好同样很重要。内容是无法计算的——例如收藏古董、读书、绘画、缝纫、摄影等。培养一种新的业余爱好。与相关领域中的发展保持同步使你的头脑更为敏锐。另一种保持才智敏锐的方法是建立和维持一个财政文件夹。

实地采访

作为一个新的投资者第一个要考虑的存款选择是401K或403b。你的雇主可能会提供相应的基金。在这个基金中投入最大的投资金额。找到一个高增长率的基金，并开始投入你的存款的至少一半。如果你没有401K或403b基金项目，可以投资在罗斯（Roth）个人退休账户（Roth IRA）。其他的存款可以投资在互助基金以及地方性公债。我建议只有你有一些多余的钱的时候，才考虑投资在个人股票上，投资个人股票会有很大风险。

罗恩·罗同多（Ron Rotondo）
投资代表

个人的财政计划

个人财政计划的第一步是确定你每年的薪水。米（Mee）和凯里（Carey）（2000）调查了全国范围内的2 784名护士，发现5年或5年以下经验的护士平均薪水是33 054美元，平均起始工资是每小时15.41美元。

接下来，开始考虑希望把工资的百分之多少存起来；大多数的专家推荐是10%～15%。现在是为你的将来投资的最好时机。不管你现在多大年纪，现在是开始为以下这些事情存钱的时候，例如家庭、孩子的教育、甚至退休。

退休存款有三种意向：(1) 社会保险基金，(2) 职工退休基金，(3) 多余的个人存款。

社会保险

社会保险是由联邦政府自动地在每张工资支票上扣除的。根据目前预测的寿命，社会保险并不能支付退休后的花费。所以需要其他的退休金。你应该每年查询社会保险账号的准确性，可以通过社会保险管理委员会寄给你的信息查询。

职工退休基金

最常见的退休基金是401K或403b项目。两者之间唯一的区别是403b项目是由一个非盈利性组织提供的，而401K项目是由盈利性组织提供的。否则的话，这两个项目非常相似。为了讨论，在此使用401K这个名词。

雇主和雇员都向401K项目存钱。这是一个很好的存钱方法，因为很多卫生保健组织机构的政策都适于你选择这个基金。一旦你的钱被投资到基金中，就会免税，意味着直到你将钱取出来的时候，你才需要为这些存起来的钱纳税。例如，如果你每年挣35 000美元，将其中3 500美元存入401K基金，你只需要为31 500美元的收入缴纳个人所得税。如果这笔钱在你到59.5岁前取出来，你要付10%的联邦养老金。这是保持在退休前都把钱放在基金里的一个动机；这个计划应该被看作是一个长期投资。

一旦钱放在基金中，你必须决定公司运用哪种项目帮你进行投资。你有两种基本选择：债券互助基金和股票互助基金。这两种投资中的每一种都有风险和收益（Orman，1997）。一些可以信赖的信息来源将这些基金根据其资质进行了排名包括《消费者报告》（Consumer Reports）的年度排名和能够从网上获得的“晨星（Morningstar）”排名（见本章末的“浏览网站”部分）。

个人退休账户

另一种形式的退休基金是个人退休账户（Individual retirement account；IRA）。这个账户对任何有足够收入的人都是一种选择。存入的钱不能超过3 000美元/年（对2000年而言）。这个基金可能不会免税，这要看你持有的其他退休账户的情况和你开的是哪种IRA（Tyson，2000）。有两种形式的IRA：**传统个人退休账户（traditional individual retirement account；IRA）**和罗斯（Roth）个人退休账户。Roth IRA在1998年首次被介绍给大众。**罗斯个人退休账户（Roth IRA）**在投资之前付税，但是没有增长税，而且提前撤出资金没有赔偿金（Orman，1999）。奥曼（Orman）（1999）强力推荐罗斯个人退休账户和401K作为投资项目。

个人储蓄媒介物

投资退休基金之后，你还可以有一些其他的选择。你还可以开一个**金融市场账户（money market account）**。这就像一个银行支票账户，尽管它常常需要更多的钱来开户。它的利率比银行存折存款账户和传统的银行支票账户高，而且你有手签支票的权利。如果你不希望钱贬值的话，这是一个你可以存放金钱的地方（Tyson，2000）。

你还可以选择投资退休账户之外的互助股票基金或互助债券基金或个人股票或个人债券。你可以选择投资个人股票或债券，但是这样的投资需要更深入的研究，你可以在开始时先在图书馆浏览“Valueline”（参见本章末的“浏览网站”部分）。成功投资的关键是分散投资，意思就是将你的钱分散地放在不同形式的投资选择，例如股票、债券、互助基金等。

如何教育自己

有很多方法可以学习有关投资的知识。Brokerage 公司提供了周期性的课程。试着在大学一年级时选修个人理财课程。也可以上网查找一些建议（参见本章末的“浏览网站”部分）。

另一种选择是雇一个经济策划师，但是花费比较高（Barker，2000）。最后的建议是阅读。很多列于最佳销量排行榜的书会讨论个人理财问题。苏泽·奥曼（Suze Orman）（1997）是一位作家，很多人发现他的书易于理解，而且联系实际。

情感健康

情感健康（emotional health）是健康的第三个要素。我们的情感表达出我们对一个事件有怎样的感觉。情感可以被加强，而且每一种情感都会激起一种强烈的反应。作为人类，我们的挑战是认识这些情感，接着做出适宜的反应。平衡我们的思考过程和我们感受到的情感是非常重要的；否则，就会出现不和谐。情感造就了人类。事实上，情感是上天赐予我们的最好的礼物之一，它使我们的生活增添光彩（Dossey & Keegan，2000）。

花一分钟时间来评估一下你的情感状态（表 29-4）；这个工具只是为了评估情感倾向而设计的。情感健康的第一步是认识感觉。

表 29-4　情感健康评估

问题	是	否
1. 我不经常生气。		
2. 当我真的生气了，我可以将我的愤怒控制住。		
3. 我每天都开怀大笑。		
4. 我的朋友让我发笑。		
5. 我每天都会为某些事情奖励自己。		

愤怒

愤怒是我们都会感受到的一种常见的情感。事实上，愤怒在我们现在的社会很普遍。彼得森（Peterson）（2000）谈论公路上的愤怒、飞机上的愤怒、无法控制愤怒的消费者以及在青年体育运动中的愤怒。引起愤怒的原因数不胜数，包括社会巨变，首先是高科技造成的；缺少隐私，因为我们的工作要求我们通过移动电话和寻呼机随时保持联系；权利的感觉；缺乏家庭联系的感觉；也许是过分拥挤的感觉。

看起来护理职业中有很多让人生气的事。托马斯（Thomas）（1998）采访了大量的护士工作时生气的情景。有很多导致护士生气的原因：人力不足和不合理的工作负荷，患者处理不当，缺乏行政上的支持，被其他卫生保健提供者命令去提供治疗，感觉像是医疗机构所犯错误的替罪羊，在困难面前无能为力。

对付愤怒的方法

当面对一个愤怒的人时，明智的作法是通过合理的方式思考问题，然后用一种冷静的方式回应。格伦森格·波菲尔（Grensing-Pophal）（1998）推荐解决问题的三部曲。首先，注意聆听其他人的话。选择一个你不会被打扰的安静的、私人房间。聆听时不要有偏袒心，而且不要马上做出反应。第二，像第三者一样想一想讲话者说的话。尽量客观而且想出一个双方都满意的解决办法。第三，不要有愤怒的反应，并向解决问题的方向努力。

有时愤怒和沮丧的感觉是由于感情负担过重和过分的工作导致的。重要的是要留给自己一些时间。如果护士要成为有效的护理人员，首先她们必须照顾好自己。对上司、朋友或家庭成员说不在有些时候是很必要的，要学会说不。

幽默

笑是最好的良药。笑有很多好处：它是免费的、是一个自然的、无脂无盐的镇静剂；而且最好的一点是它具有感染力（Grensing-Pophal，1998）。幽默也可以在生理上影响你。它可以增强免疫系统，并刺激心血管系统和呼吸系统（Lannon，2000）。笑是紧张压力的一种缓解剂（图 29-3）。

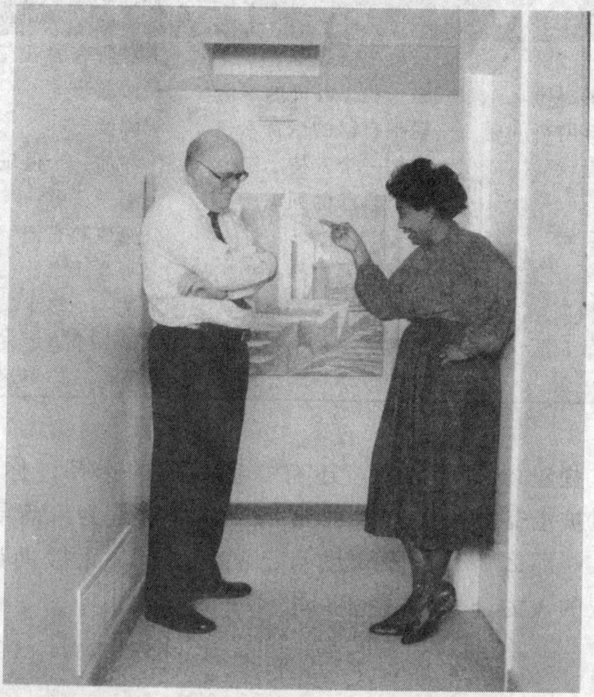

图 29-3　笑是一种有效的压力缓解剂

使你发笑的方法

为自己制定一个目标——让每一天都充满会心的笑。让你的周围围绕着会和生命开玩笑的人。读一本有趣的书；看一个有趣的电视节目或电影。看看一天中你能接触到多少微笑的人。工作时给别人一些笑声，这是一个很好的产生信任和实现团队工作的方法。笑与尊严和尊敬并非不一致。和所有的同事们保持适当的幽默，不管他们的职位如何，能够产生奇迹（Grensing-Pophal，1999）。

处理压力

为了缓解生活中情感上的压力，有很多事可以做。参见表 29-5 寻找一些建议（Lannon，2000；DeLaune，1993）。

表 29-5 缓解压力的建议

冥想	做放松的锻炼	对所有的人有礼貌
做一些安静的思考	做一些午餐外的事情	散散步
像其他人那样看待问题	轻拍自己的后背	阅读
原谅个人的错误	参加一个支持小组	参加一个俱乐部
不要耽搁	谈论自己的顾虑	唱一首歌
设定现实的目标	慈爱	原谅和忘记
做一件好事	将问题看作是一个挑战	听音乐
改变你的常规	得到/发送一条信息	洗一个热水澡
珍视所拥有的东西	祈祷	给一个老朋友打电话
关注积极的一面	期待成功	不必一定要尽善尽美

如果这些建议没有帮助，还有一些其他的选择。你可以寻求专业咨询。而且，有时护士需要一些额外的帮助。你常常是为患者寻求咨询时第一个提供帮助的人，那么为什么不帮助自己呢？还有员工援助计划可以帮助你。请向工作单位的人力资源部进行咨询。

文献引用

引文： Healy, C., & McKay, M. (1999). Identifying sources of stress and job satisfaction in the nursing environment. *Australian Journal of Advanced Nursing*, 17 (2), 30-35.

讨论： 一家大型私人医院的 129 名护士填写了与工作压力和工作满意度有关的问卷。从提问中发现的问题表明护士的最大问题是繁重的工作负担，接着是对治疗步骤不确定，和医生的冲突以及处理濒死患者有关的问题。完成问卷的 129 人中的 66 人同时提交了对有压力的工作环境的书面描述。这 66 名护士的亚组详述了环境问题，而这一问题在最初的问卷中没有涉及。护理工作人员中存在的冲突被认为是最具有压力的现象。导致员工间冲突的原因是一些护士缺乏经验、批评其他的护士、抱怨其他护士的工作以及缺少支持。第二位常见的压力是由于工作负荷过大。

实际应用： 护理管理需要注意护士的压力和工作负荷。向护理领导人提供涉及护理责任的优质信息最有帮助。作为工作强度大和持续性工作中紧张性刺激的结果，使护士总处于走到工作尽头的高度风险中。高强度压力同时会影响患者的护理质量。护士需要说出工作中的问题，并且不断照顾自己。

避免思考扭曲

关于思考过程的研究已经显示出人们有时在他们感受信息和思考周围世界时的方式上犯错误。当人们内心压抑时，他们自发的想法就背上了扭曲的想法的包袱。如果一个人能意识到这种扭曲的思考（表 29-6），他就能开始将生活转向一种更积极的方向。

表 29-6　思考的扭曲

思考扭曲	举例
全或无的想法：只绝对的看问题	如果我离开这个工作，没有人会尊重。
过分的普遍化：将所有小的挫折解释为一个不停的失败	这里所有的人都那么聪明；我是一个真正的失败者。
陷于负面影响：忽视很多正面的经历	我犯了一个错误。作为护士我不够好。
轻易下结论：没有明确的证据就想像其他人会做出负面的反应	我不知道自己为什么学习。毕竟每一个人都认为我不会通过 NCLEX 考试。
悲观主义：自动地预测事情最终会有不好的结果	对我而言任何事情的崩溃只是时间问题。
根据感觉做出推理：认为一个人感觉不好，他就一定不好	我头痛因为我是个坏人。
强迫：生活在一连串的过多的“应该”、“不应该”、“必须”、“应当”、和“不得不”中	我应该和 Joe 结婚。每一个人都喜欢他。

职业健康

职业健康（professional health）是健康的第四个要素。当一个人满意他的职业选择并认为有持续发展的机会时他在职业上就是健康的。拥有职业健康的个体是有目标指导的，而且寻找任何机会获得知识和新的学习经验。你可以通过表 29-7 评估你的职业健康状况；这个工具只是为了评估职业健康趋势而设计的。

表 29-7 职业健康评估

问题	是	否
1. 我拥有职业目标。		
2. 我拥有一位导师。		
3. 去年我至少参加了三个讨论会。		
4. 我订阅了三个护理期刊。		
5. 我至少属于一个专业组织。		
6. 我应用适宜的个人防护工具。		
7. 我从不重复使用针头。		
8. 在转运患者的时候我运用良好的身体力学。		
9. 在处理气体废物、消毒剂和化疗剂时我遵守护理原则。		
10. 在处理放射性设备时我遵守护理原则。		

维持职业健康的方法

有很多可以使个人的职业不断发展的方法。自问从现在开始 5 年、10 年、15 年后自己希望在哪里发展。如果你没有一个全盘的计划，工作会变得非常单调。

重要的是在卫生保健领域中找到其他的人。找到一个与你有关的或者能作为导师的更有经验的护士。这名护士在出现问题时能够提供指导和支持。和其他护士以及卫生保健专家联网，你可以从其他人那里学到大量的东西。和一些你喜欢的员工保持联系，他们会乐于倾听同时能提供有益的建议。加入至少一个专业组织。参加尽可能多的讨论会和专业会议。很多这些机会可能由你的老板付费。参加一个专业会议之后，不要忘了申请继续教育学分(continuing education units；CENs)。

尽可能经常学习。如果工作中出现问题，回家后在书中或者网络上，或者在医学图书馆中寻找信息。订阅至少三个与你的专业领域相关的专业期刊(Kimmel，1998)。

护士中常见的职业危险

职业健康中的一个重要方面是避免职业危险。美国劳工分析署（1999）宣布 1999 年全职卫生保健领域中的雇员非致死的职业伤害和疾病的发生率是 7.5/100。这是服务行业中发生职业损伤的第二位。护士在工作时刻处于受伤的危险中。

有大量的建议保护护士避免工作场所的各种不同危险。为了本章讨论的目的，职业危险可以被分为四个主要类别：(1) 感染因素，(2) 环境因素，(3) 物理因素，(4) 化学因素。

感染因素

感染因素可以通过直接接触感染患者，或者患者污染的体液或分泌物传播(Rogers，1997)。最主要的感染因素是 HIV、疱疹、结核和肝炎。针刺损伤占卫生保健工作者感染性疾病传播的 80%～90%。被污染的针头 HIV 抗体血清转化(一种血清学检查，抗体从阴性反应转为阳性反应)的机会是1/278。暴露于 HIV 病毒后的感染风险率是 0.3%。暴露于针刺后的乙肝的感染率可以高达 30%，而丙肝只占 1%～10% (Davis，August，& Salome，1999)。

尽管大多数的感染因素通过血液传播，单纯疱疹病毒可以通过直接接触感染部位传播。带状疱疹，常称之为缠腰龙，是通过呼吸道传播。甲肝主要是通过腹泻传播，它常常是卫生保健工作者不卫生行为的结果。结核的发生率已经在减少，尤其是从 1983 年以后。疾病预防控制中心报告 (2000) 1997 到 1998 年的报告病例减少了 8.1%，1998 年到 1999 年减少了 5.9%。参见表 29-8，列出了职业危险防护的安全措施。

表 29-8　职业危险防护的安全措施

感染因素	**环境因素**
● 不要重新使用针头。 ● 运用无针头的静脉通道装置。 ● 将废弃针头容器放在应用针头的附近。 ● 汇报所有针刺伤。	● 制定一个减少暴力的计划。 ● 顺时针方向轮班——白班到中班到夜班 (Rogers，1997)。 ● 评估工作环境中的危险化学物。 ● 确定执业安全与健康管理局的标准是否合适。 ● 制定一个处理恐怖活动受害者的机构/员工计划。
物理因素	**化学因素**
● 遵循处理放射/激光设备的标准。 ● 评估工作场所的噪音量。 ● 消除工作场所的多余噪音。 ● 执行好的身体力学。	● 使用有效的通风系统。 ● 制定处理气体废物、化疗药和消毒剂的标准。 ● 在怀孕的前三个月，保护怀孕的护士不接触与化疗药物处理有关的工作。 ● 应用非橡胶屏障防护。 ● 制定政策和程序以保证不出现对橡胶过敏。

环境因素

另一组职业危险是环境因素。其包括医院内可能导致损伤的所有因素。最多见的包括暴力、轮班工作、空气质量和真菌。护士还处于工作场所的暴力危险中。卡罗尔（Carroll）（1999）调查了七个州的586名护士，发现有回应的护士中32%的人工作时曾是暴力的受害者，在32%遭到过攻击的护士中72%是普通护士。

工作场所中恶劣的空气质量仍然是另一个环境危险因子，它可能导致如呼吸短促、眼睛和鼻子过敏、头痛、接触性皮炎、关节痛、记忆问题以及生殖困难等症状。导致恶劣空气质量的两个因素是戊二醛，一种常常用于器械消毒的化学制剂和激光羽烟，它是激光治疗后散发出来的（Wilburn，1999）。空气质量同时会受到霉菌和真菌影响，这些常见于地毯和天花板的瓦片中。霉菌和真菌的出现可以导致哮喘和其他呼吸道疾病。

物理因素

物理因素是另一种职业危险因素，包括放射、噪音和背部的拉伤。卫生保健工作人员的放射暴露是常见的。放射是用于诊断和治疗的干预措施。过度的暴露已经被认为与肿瘤和生殖异常相关（Rogers，1997）。如果器械使用不得当的话，激光治疗可以带来眼睛和皮肤损伤的风险。噪音是另一个物理危险因子，可以导致听力丧失。进一步的，如果过度地、长时间地暴露在噪音之中能导致易激惹、头痛和注意力不集中（Rogers，1997）。特别是护理病房尤其嘈杂，因为其警报、呼吸机、吸引器、监视器等等。不恰当地搬运患者对护士而言是另一种危险因素。最常见的搬运方法是在腋下抓住患者，这使得搬运者的腰骶部要承受很大的力量（Owen，1999）。举起一个过重的负荷或不合理运用身体力学可能使这种情况恶化。

化学因素

另一个职业危险因子是化学因素，如麻醉剂、抗肿瘤药、消毒剂和乳胶手套。那些暴露在麻醉剂下的医务人员已经报告了其对肝脏、肾脏、神经和免疫系统的副作用。暴露于麻醉气体可能是气管内插管充气不足、氧气面罩不合适、或者氧气管固定不合适造成的（Rogers，1997）。

化疗药物同样引起关注。瓦兰斯（Valans），沃尔默（Vollmer）和斯蒂尔（Steele）（1999）发现怀孕的护士在前三个月中处理抗肿瘤药比那些没有暴露史的护士有更高的自发性流产的风险。处理这些相同药物的男性护士的伴侣有相似的流产率；然而，没有统计学的差异。暴露于化疗药物的护士具有以下的症状：头晕、鼻部疼痛、秃头症、脸红、白细胞下降、皮疹（Rogers，1997）。

消毒剂是与护士具有直接利害关系的一种化学制剂。除了戊二醛的气体效应，先前曾经讨论过的，戊二醛还可以导致皮肤问题。过氧乙酸，一种经常用于外科器械消毒的化学物质，已经被报道其具有致癌作用。

乳胶手套的暴露是最后一种与护士有直接利害关系的化学物。已经有人报道接近 8%～12%的医务人员对乳胶过敏（Worthington，1999）。对乳胶的反应从最简单的接触性皮炎到全身性的过敏反应急症。这种反应是由于对乳胶手套的天然橡胶中的蛋白质的敏感性增加所致（Rogers，1997）。

社会健康

社会健康（social health）是健康的另一个重要的要素。社会健康的本质是与其他人的互动。具有和其他人保持联系的能力是生活的基础。几乎没有人能完全独立的生存。我们在不同层次上和其他人保持联系——一些是和我们比较密切的，其他一些可以是熟人。这些人际关系发生在亲密的或较疏远的家庭成员之间；工作中；当地的、国内的或国际社会之间。这些人际关系赋予我们生活的意义。有些时候人际关系带给我们沮丧和痛苦，另一些时候人际关系带给我们巨大的快乐。我们努力寻求所有人际关系的和谐。寻求他人和增进彼此关系是人类的天性（Dossey & Keegan，2000）。花费一分钟的时间通过运用表 29-9 中的自我评估来评价你的人际关系状态；这个工具只是为了评估趋势而设计的。

表 29-9 社会健康评估

问题	是	否
1. 我每周至少和朋友出去一次。		
2. 我一个月至少去看我的家人两次。		
3. 我有一个能够信赖的朋友。		
4. 我有一些和我十分不同的朋友。		
5. 并不是我所有的朋友都是护士。		
6. 我做义工。		

实地采访

我试着通过在每一天的开始就组织和区分先后次序，将我的个人生活与职业生活相结合。每天晚上我和家人一起列出谁要去什么地方以及我的丈夫和我怎样带着我们的孩子们参加他们的各种活动。通过这种方法，我知道我的家人会在我工作的时候得到照顾。我的家庭对我而言具有最优先的权力。我以同样的方式来看待我的社会生活。今天我要完成什么以及如何做才能达到目标?

每天早晨在我正式开始我一天的工作之前我先组织自己的职业生活。我问自己什么是我今天最需要注意的事情。每周五是一个“回顾时间”。我评估一周中的每一件事，并确定下来我做的所有的好事以及那些我能够改善的事情。我确信因为所有有益的事情而得到了回报。我鼓励所有的护士长执行这种每周的评估方法。

我同时为我的护士长们制定出了一个以能力为基础的检查表。这是我用来持续性评估和指导护士长进行改进的工具。这个工具列出了交流、领导才能、决策制定、人际交往的技巧，只列出了一点点名目。我可以通过每周仔细阅读评估领域开始，然后逐渐减少教育和评估护士长需要的时间。一旦一名护士长掌握了某一领域的技能，就不再需要运用这个工具了。我对护士长的目标是在各个领域展现其能力。

另一种试图维持生活平衡的方法是努力地工作和努力地玩儿。我确保我在周末玩得开心。重要的是在我每天的基本生活中充满幽默。我的员工可以开我的玩笑，我也可以开他们的玩笑。这是有益于健康的而且是一个巨大的压力缓解剂。家庭和朋友对我而言非常重要。我试着将家庭和朋友融入我每天的生活中。

科琳·哈维里 (Corinne Haviley)，注册护士，硕士学位

主管，急救车护理服务

社会人际关系的影响

已经有文献报道社会支持对卫生保健的预后有积极影响（Chesney & Darbes，1998）。如果这些互动是经常性的，那只会对健康有益。换句话说，你看朋友的次数越多，你就变得越健康。这些人际关系的变化同样可以保持你的健康。人际关系的分散度越大，如专业的、家庭的、邻居的或教堂的人际关系，你保持健康的可能性越大。

试着和朋友尽可能的互相影响。移动电话和电子邮件是有助于交流的方法，但是没有什么比面对面的交谈更有效的了。尽管如此，注意远离那些不良的人际关系以及那些对你不友善的人。有时很难去结束一种朋友关系，但是如果这种关系是具有破坏性的，最好尽可能的结束它。

另一种建立人际关系的方法是通过一些活动。例如，通过和朋友一起观看《胡桃夹子》来庆祝圣诞节，或者一周一次的和朋友一起打网球。但是不要忘记你过去的朋友。给一个过去的朋友打个电话或者和一个过去与你争吵过的家庭成员联系（Hallowell，2000）。

最后，另一个建立朋友关系的方法是通过做志愿者。例如，参加美国红十字会作为一名疾病志愿者或者参加另一个你能感到有所回报的活动。关注社会问题也是一个好的方法。

精神健康

精神健康（spiritual health），健康的最后一个要素，是从内心中发掘力量的能力。这种力量来源于与一个更高层次的人或者权利的联系（Chilton，1998）。正是通过灵性我们发现生命中的意义。在我们如何生活的背后是我们的思想本质。它同时是生活中我们需要注意和改进的一部分。通过回答表29-10中的问题你能够确定你精神上的需要是什么；这个工具只是为了评估趋势而设计的。

表 29-10 精神健康评估

问题	是	否
1. 我每天都祈祷并沉思。		
2. 我相信更高的力量。		
3. 我经常参加圣地集会。		
4. 我每天都花费一定的时间静静地沉思。		
5. 我阅读精神方面的书籍。		
6. 我聆听精神方面的录音磁带。		

宗教信仰与健康

凯尼格（Koenig）（1999）对宗教信仰和健康进行了大量的研究。他的发现为涉及祈祷和宗教信仰提供了科学支持。凯尼格（1999）发现那些对宗教信仰持有积极态度的老年人（基于是否参加宗教活动）比那些不怎么拥有宗教信仰的老年人身体健康状况更好，而且活得更长久。看起来祈祷确实对健康预后有正面的影响。参考“推荐读物”寻找有关精神的更多的资源。

决策

每一天我们都做出决定。有时候我们可能决定去照顾其他人，而且将他们的需要置于我们自己之上。然而有时需要照顾我们自己，给自己增加营养。这些决定常常很复杂而且难做，但总要由我们自己来做。本章的目的就是向你提供一些可以指导与健康相关的决策观点。

批判性思维

花费至少十分钟的时间坐下来并想一想一天的活动。确信你现在很舒服而且不会被外界任何的刺激打扰。问你自己今天作了什么有益的事情以及什么事情还可以改进。你能从今天的实践中学到什么？如果你选择一天中的清晨作为反省的时间，你也可以利用这一段时间来计划你的一天。这是一段只为你反省用的时间。阅读一些激励人的文章（对于有些观点可以参考推荐读物内容），或者你可能发现浸泡在浴缸中是最好的选择。不管你变得多忙，不要忘记给你自己留出一些时间。你变得越忙，花时间来反省和放松就越重要。祝你好运！

实地采访

在 9 个月的护理实践中我学到了很多东西。过去每次要求我加班时我都说行。我想我需要经验而且我好像欠同事的情。现在我已经学会说不了。我还学会了照顾我自己。我过去回到家吃一大堆东西然后睡觉。我长胖了而且感到不适。现在下班后我去散散步，或者去健康俱乐部。我自愿参加我们教堂青年组织的兼职工作，只要我有时间。我还建立了我自己的患者护理常规。我现在把时间组织的更好了而且适当进行休假。我在做出临床决定时获得了更大的自信。例如，有一位患者，我认为他不该脱离呼吸机、拔管。我试图将我的观点通过电话告诉住院医师，但他不理会我。主管护士也支持患者保留插管。最后的结果是，给患者拔管半个小时后又要重新插管。我因为患者的一些不必要过程感觉心情很遭，但是它确实增强了我的自信。我现在知道，将来在关系到患者健康的问题在医生面前我会更加自信。

当我献身于临床工作，我努力不让恐惧麻痹我。我努力开展逻辑性思维。我已经发现对于自己做的事情越是理解，就越会变成一名较好的护士。我一直努力学习新的东西。我今年已经参加了五次讨论会，而且我订阅了三份护理杂志。我希望学习尽可能多的东西。

纳耶里·M·伯拉赞（Nayiri M. Birazian），注册护士

新毕业护士

案例分析 29-1

你现在已经为一家家庭保健机构工作一年了。你工作中最好的朋友，另一名护士，请教你如何保持一个更健康的生活方式。她说她已经超重了10磅，而且确实不怎么锻炼。她说她觉得她做的所有的事情就是工作，然后回家睡觉。她的生活中没有快乐。她郑重地说大学生活和现在的工作压力真是一个巨大的反差。

关于如何保持健康你会给你的朋友提什么建议？提供的建议其第一选择是什么？你会向你的朋友展示哪些其他方面的考虑？

重要概念

- 为了提供优质的患者护理，护士需要首先照顾好自己并维持一种健康的生活方式。
- 健康并不仅仅是没有疾病，它是身体、智力、情感、职业、社会和精神良好的一种完全平衡状态。
- 照顾自己的能力包括多个相互重叠和相互持续作用的层面。如果一个层面被影响了，其他层面就会受到影响。
- 护士的身体健康包括良好的营养、适当的锻炼以及足够的睡眠。
- 智力健康是指保持头脑敏锐的能力。重要的是在职业舞台和个人舞台上都能跟得上潮流。
- 智力健康的一个重要的组成部分是足够的资金支持计划。现在正是开始存钱的时候。
- 情感健康，包括笑声，是健康生活的一个基本组成部分。
- 维持很多不同类型的人际关系可以帮助你保持健康。
- 精神良好——与高层次的人联系的能力——是良好健康状态的另一个基本要素。精神需要不断地培养，就像建立友谊一样。
- 为了保持健康状态，你必须有意识地做出决定以维持健康的每一个方面。选择由你自己来定。

关键词

情感健康（emotional health）
401K（401K）
403b（403b）
健康（health）
智力健康（intellectual health）
金融市场账户（money market account）
传统的个人退休账户（traditional IRA）
身体健康（physical health）
职业健康（professional health）
罗斯个人退休账户（Roth IRA）
社会健康（social health）
精神健康（spiritual health）

复习题

1. 那些受针刺伤的护士最容易受以下哪种感染
   A. 甲肝
   B. 艾滋病
   C. 乙肝
   D. 丙肝
2. 过氧乙酸，一种经常用于外科器械消毒的化学物，能够导致以下的症状除了
   A. 接触性皮炎
   B. 呼吸困难
   C. 厌食
   D. 眼睛和鼻的过敏
3. 你有 1000 美元，想存到一个账户中。下面哪一个会提供最高的利率，同时在取钱时有最大的灵活性
   A. 金融市场账户

B. 银行存折账户

C. 传统的银行支票账户

D. 传统的个人退休账户

4. 最理想的减轻疲劳的倒班的方式是

A. 顺时针倒班

B. 逆时针倒班

C. 只从夜班倒到白班

D. 只从中班倒到白班

课后练习

1. 试着做一段短时间的放松运动。深深吸气，然后再呼出来。缓慢地、深深地呼吸，从横膈开始。收紧右臂的肌肉 30 秒钟，然后放松。你的胳膊会感到完全柔软和放松。左臂做同样的动作。收紧右腿肌肉 30 秒钟，然后放松。左腿重复这个动作。收紧胃部的肌肉 30 秒钟，然后放松。收紧臀部的肌肉 30 秒钟，然后放松。继续深深地吸气、吐气。你可以在任何时候、任何地点练习这一简短的锻炼。如果你一天的工作特别紧张，花一点时间做一个放松锻炼。你可以通过伸缩任何一组肌肉来变换练习。

2. 你最好的朋友下个月要结婚了，你是女傧相。你已经被邀请参加一个下个周末在城外举行的典礼，为了祝贺你的朋友，你已经买了不能退的机票以参加这个典礼。你在一间很小的重症监护病房工作。你每个班要工作 10～12 个小时，而且你已经快要筋疲力尽了。你的领班护士在你要去参加典礼两天前给你打电话，要求你在周末上班。其中一名员工被卷入了一起严重的车祸，而且没有别的人能上班了。你会怎么做?

   如果你这周末上班，你会让你最好的朋友失望，而且还会损失机票钱。你已经筋疲力尽了，而且你不知道工作时会有怎样的效率。你知道你需要休息。

如果你不上班，你会让其他的员工失望。他们一直在那里等你，而且现在轮到你来帮助他们了。你发现真的很难说不。你是一个年轻护士，而且你应该“履行你的职责”。当你知道自己在有个地方需要你的帮助的时候，你怎么能放松呢？

3. 你最近被聘用帮助在社区建立一个护士管理的门诊。你需要定购所有的供应品和设备。

你需要记住什么样的设备和供应品来保护你和你的员工不得感染性疾病？

浏览网站

- 在*http://www.healthstatus.com* 网站上计算你的体重指数并确定你的寿命。
- 试着在下面的网站中找到有关饮食供应、营养供给以及替代药物的信息：

  http://www.nutritionsite.com

  http://www.alternativemedicine.com

  http://www.homeopathic.net
- 在*http://www.mpowercafe.com* 上查找 401K 项目的信息。
- Dugas（1999）推荐两个网站来寻找有关退休方面的信息：Quicken.com 网站（*http://www.quicken.com/retirement/planner*），以及 Charles Schwab 网站（*http://www.schwab.com*，并点击（退休计划）。不同的投资公司在他们的网站中也有退休方面的信息。
- Fidelity Investments 网站：*http://www300.fidelity.com* 。点击*Retirement Center*（退休中心），然后遵循不同的退休选择。
- Vanguard 网站：*http://www.vanguard.com*。点击*Personal investors*（个人投资者），接着点击*Planning & Advice*（计划和建议），在这儿你会发现基本的退休计划的信息。
- Valueline 网站：*http://www.valueline.com* 。点击*What's new? Re-*

tirement Planners（有什么新信息？退休计划人）。

- Morningstar 网站：*http://www.morningstar.com* 。点击*Retirment*（退休）。

避免暴力的信息来源：

- 美国护士协会的有关工作场所暴力的信息：你能关上门吗？打电话（800）274-4ANA *http://www.nursingworld.org/dlwa/osh/violence.htm*
- 用于卫生保健和社会服务工作者的避免工作场所暴力的指南。美国劳工部，职业安全与健康管理局 3148-1996，在线查询：*http://www.osha-slc.gov/SLTC/workplaceviolence/guideline.htm*
- 潜在暴力的评估工具。通过（970）416-6811 和 Victoria Carroll 联系。

针刺伤的信息来源：

综合信息来源连接：*http://www.medamicus.com/resources.asp*

- 更安全的注射设备：保护卫生保健的工作者 *http://www.osha-slc.gov/SLTC/needlestick/saferneedledevices/saferneedledevices.htm*
- 美国护士协会*http://www.nursingworld.org/needlestick/nshome.htm*
- 疾病预防控制中心：*http://www.cdc.gov/health/needlesticks.htm*

乳胶过敏的信息来源：

- 美国护士协会关于乳胶过敏的网页 *http://www.nursingworld.org/readroom/position/workpalce/wklatex.htm* 或打电话（800）274-4ANA
- 职业安全与健康管理局*http://www.osha-slc.gov/SLTC/latexallergy*

背部拉伤的信息来源：

- 职业安全与健康管理局的生物工程学信息 *http://www.osha-slc.gov/SLTC/ergonomics* 或打电话（202）693-1999

参考文献

Barker, R. (2000, January 24). A small price to pay for retirement. *Business Week*, 183–184.

Carroll, V. (1999). Workplace violence. *American Journal of Nursing, 99*(3), 60.

Centers for Disease Control and Prevention. (2000). *Reported tuberculosis in the United States, 1999.* Retrieved January 20, 2002, from http://www.cdc.gov/nchstp/tb/surv/surv99/surv99.htm

Chesney, M., & Darbes, L. (1998). Social support and heart disease in women: Implications for intervention. In K. Orth-Gomer, M. Chesnye, & N. K. Wenger (Eds.), *Women, stress and heart disease* (pp. 165–182). Mahwah, NJ: Erlbaum.

Chilton, B. (1998). Recognizing spirituality. *Image: Journal of Nursing Scholarship, 30*(4), 400–401.

Davidhizar, R., Poole, V. L., & Giger, J. N. (1996). Power nap rejuvenates body, mind. *Pennsylvania Nurse, 51*(3), 6–7.

Davis, G., August, S., & Salome, R. (1999). Nurses at risk call to mobilize. *American Journal of Nursing, 99*(5), 44–46.

Dawson, D., & Reid, K. (1997). Fatigue, alcohol and performance impairment. *Nature, 338*(6639), 235.

DeLaune, S. C. (1993). Learned optimism. *Aspen's Advisor for the Nurse Executive, 8*(11), 8.

Dossey, B. M., & Keegan, L. (2000). Self-assessments: Facilitating healing in self and others. In B. M. Dossey, L. Keegan, C. E. Guzzetta, & L. G. Kolkmeier (Eds.), *Holistic nursing: A handbook for practice* (pp. 361–374). Gaithersburg, MD: Aspen.

Dugas, C. (1999, December 3). Retirement calculators figure it out. *USA Today*, 3B.

Ehrman, J. (1998, June). A good night's sleep? Merely a dream for millions. *The NIH Word on Health.* Retrieved January 20, 2002, from www.nih.gov/news/WordonHealth/jun98/story02.htm#TOP

Grensing-Pophal, L. (1998). Resolving conflicts: It's as easy as 1-2-3. *Nursing98, 28*(9), 63.

Grensing-Pophal, L. (1999). Multi-tasking made easy. *Nursing99, 29*(2), 55–56.

Hallowell, E. (2000). Strong relationships really do help ensure good health. *Bottom Line Health, 14*(2), 3–4.

Healy, C., & McKay, M. (1999). Identifying sources of stress and job satisfaction in the nursing environment. *Australian Journal of Advanced Nursing, 17*(2), 30–35.

Kimmel, L. (1998). Just got your pin? *Nursing98, 28*(5), 63.

Koenig, H. G. (1999). The healing power of faith. *Annals of Long-Term Care, 7*(10), 381–384.

Lannon, P. (2000, April 27). Laughter, fun is key to combating stress. *The Doings Newspapers*, 63.

Maraldo, P. (1999). *Women's health for dummies.* Chicago: IDG Books Worldwide.

McWilliam, C. L., Spence Laschinger, H. K., & Weston, W. (1999). Health promotion amongst nurses and physicians: What is the human experience? *American Journal of Health Behavior, 23*(2), 95–103.

Mee, C. L., & Carey, K. (2000). Salary survey. *Nursing2000, 30*(4), 58–61.

Miller, J. (1998). *Healing centers and retreats.* Santa Fe, NM: John Muir Publications.

National Institute of Health (n.d.). *Body mass index calculator.* Retrieved February 2, 2002, from http://www.nhlbi.nih.gov/guidelines/obesity/bmi_tbl.htm

Nelson, M. (1997). *Strong women stay young.* New York: Bantam Books.

Nightingale, F. (1969). *Notes on nursing.* New York: Dover. (Original work published 1860.)

Orman. S. (1997). *The 9 steps to financial freedom.* New York: Crown.

Orman, S. (1999). *The courage to be rich: Creating a life of material and spiritual abundance.* New York: Riverhead Books.

Owen, B. D. (1999). Preventing back injuries. *American Journal of Nursing, 99*(5), 76.

Pender, N. (1996). *Health promotion in nursing practice.* Norwalk, CT: Appleton & Lange.

Peterson, K. (2000, July 18). Why is everyone so short-tempered. *USA Today*, 1A.

Random House Webster's unabridged dictionary. (1998). New York: Random House.

Rogers, B. (1997). Health hazards in nursing and health care: An overview. *American Journal of Infection Control, 25*(3), 248–261.

Roy, C., & Andrews, H. A. (1999). *The Roy adaptation model.* Stamford, CT: Appleton & Lange.

Taffinder, H. J., McManus, I. C., Russell, R. C. G., & Darzi, A. (1998). Effect of sleep deprivation on surgeons' dexterity on laparoscopy simulator. *The Lancet, 352*, 1191.

Thomas, S. P. (1998). *Transforming nurses' anger and pain: Steps toward healing.* New York: Springer.

Turek, F. W., & Zee, P. C. (1999). *Regulation of sleep and* circadian rhythms. New York: Marcel Dekker.

Tyson, E. (2000). *Personal finance for dummies.* Chicago: IDG Books Worldwide.

U.S. Bureau of Labor Statistics. (1999, December). *Workplace injury and illness summary.* Retrieved April 30, 2002, from www.bls.gov/iif/

U.S. Department of Health and Human Services. (2001). *Healthy People 2010: Goals.* Retrieved January 2, 2002, from http://www.health.gov/healthypeople/LHI/lhiwhat.htm

Valanis, B., Vollmer, W. M., & Steele, P. (1999). Occupational exposure to antineoplastic agents: Self-reported miscarriages and stillbirths among nurses and pharmacists. *Journal of Occupational and Environmental Medicine, 41*(8), 632–638.

Wilburn, S. (1999). Is the air in your hospital making you sick? *American Journal of Nursing. 99*(7), 71.

Wilson, H. (2000). Check out the wellness resolution. *ASNA Reporter, 27*(1), 9.

World Health Organization. (1998). *Health education and promotion.* Retrieved January 19, 2002, from http://www.who.int/m/topics/health_education_promotion/en/indes.html.

Worthington, K. (1999). Toward a latex-safe workplace. *American Journal of Nursing, 99*(11), 71.

推荐读物

Battaglia, C. (1996). *Murmurs.* Long Branch, NJ: Vista.

Battaglia, C. (1997). *Jagged rhythms.* Long Branch, NJ: Vista.

Battaglia, C. (1999). *Drifting among the whales.* Long Branch, NJ: Vista.

Benson, H. (2000). *The relaxation response.* New York: Avon Books.

Boston Women's Health Book Collective. (1998). *Our bodies, ourselves for the new century.* New York: Simon & Schuster.

Breathmach, S. B. (1995). *Simple abundance.* New York: Time Warner.

Chopra, D. (2000). *How to know God.* New York: Harvey Books.

Cox, S. H. (1998). Nixing fix-it syndrome. *Nursing Management, 29*(7), 56.

Greene, B., & Winfrey, O. (1996). *Making the connection.* New York: Hyperion.

Grensing-Pophal, L. (1999). Multitasking made easy. *Nursing99, 29*(2), 55–56.

Haluska, J. (1996). Speak up! Are you getting your ZZZZ's? *RN, 59*(10), 72.

Harris, M. (1991). *Dance of the spirit: The seven steps of women's spirituality.* New York: Bantam Books.

Holzer, B. (2000). *Set for life: Financial peace for people over 50.* New York: Wiley.

Kingma, D. R., & Markova, D. M. (1993). *Random acts of kindness.* Berkeley, CA: Conari Press.

Kobat-Zinn, J. (1994). *Wherever you go, there you are.* New York: Hyperion.

Louden, J. (2000). *The comfort queen's guide to life.* New York: Harmony Books.

Lunden, J. (1997). *Healthy living.* New York: Crown.

Phillips, B., & D'Orso, M. (1999). *Body-for-life.* New York: HarperCollins.

Presley, D. & Robinson, G. (2002). Violence in the Emergency Department. *Nursing Clinic of North America, 37*(1), 161–169.

Redfield, S. M. (1999). *Creating a life of joy: A meditative guide.* New York: Time Warner Trade Publishing.

Richardson, C. (1999). *Take time for your life.* New York: Broadway Books.

Ruiz, D. M. (1999). *The four agreements.* San Rafael, CA: Amber-Allen.

Rupp, J. (1998). *The cup of our life; a guide to spiritual growth.* Notre Dame, IN: Ave Maria Press.

Shriver, M. (2000). *Ten things I wish I'd known.* New York: Time Warner.

Stein, M. K. (1998). *The prosperous retirement.* Boulder, CO, Emstco Press.

Survival of the fittest. (2001). *Consumer Reports, 66*(3), 32–36.

Weil, A. (1997). *Eight weeks to optimum health.* New York: Knopf.

Wright, J., & Basco, M. (2001). *Getting your life back: The complete guide to recovery from depression.* New York: Free Press.

Zukav, G. (1999). *The seat of the soul.* New York: Simon & Schuster.

附录　全国联合委员会执照考试相关要求

未来属于那些相信自己美丽梦想的人
——艾利娜·罗斯福（Eleanor Roosevelt）

一名新毕业准备申请注册护士职业的人员将要参加全国联合委员会执照考试（NCLEX），这是一种在美国州护士注册委员会全国协会监督下的国立护理执业考试。作为注册护士需要在毕业后开始工作之前参加这个考试。在全美的任何地方都可以参加这个考试。毕业生可以向所在州的护理委员会提交证书，一旦委员会接受了证书，毕业生就可以安排考试计划。这个考试可以向公众确保提供基础水平的、安全的、注册的护理服务。考试依客户需要的测验计划遵循注册护士常见的 4 个方面。护理过程，关怀，交流，了解文化，文书记录，自我保护，教学/学习等概念整合在了客户要求的 4 个主要方面（表 A-1）。

NCLEX 的考题总数

毕业生在考试期间，可能接受 75～265 个考题的测验。15 个题是热身题，确定此后 NCLEX 考试时对试题应用的正确性。学生们并不能根据考试期间所做的考题数目来决定是否通过了 NCLEX 考试。对每个考题没有时间上的限制，考试的最长时间是 5 个小时，2 个小时后有 10 分钟的休息。再次开始 90 分钟后还可以选择性地休息 10 分钟。

每个试题有 1 个题目和 4 个备选答案。如果学生回答正确，后面将是一个相对难一点的试题。考题的难度水平逐渐增加，直至考生做错了一个题。如果考生做错了一个题，接下来将是一个相对简单一点的试题。在考生做对一个考题之前，出现的试题的难度水平逐渐降低。继续所有这样的过程，直至考生达到确定的及格或落榜分数线。考生完成的最少试题数是 75 个题。考题中的 15 个题是作为热身题，不计入考生的考分。另外的 60 分将作为考生的成绩分数。

表 A-1 NCLEX 测验计划：客户要求

测验的客户要求	占试题百分数
安全，有效地护理条件：	
护理管理	7%～13%
安全与感染控制	5%～11%
生理学完整性：	
基础护理和舒适性	7%～13%
药理学与注射治疗	5%～11%
潜在危险的降低	12%～18%
生理学适应性	12%～18%
社会心理学完整性：	
处理与适应性	5%～11%
社会心理适应性	5%～11%
提高与保持健康：	
与寿命相关的生长与发育	7%～13%
疾病的预防与早期发现	5%～11%

NCLEX 考试成绩的影响因素

已经发现有些因素与 NCLEX 考试的成绩有关。表 A-2 显示了这些部分因素。

复习书本与课程内容

在准备参加 NCLEX 考试时，新毕业生可能会发现复习市场上的一些 NCLEX 参考书是有用的。这些复习参考书中包括复习护理知识或模拟试题，或含有两个内容。常常还包括供复习用的计算机软件光盘的试题。这些试题可以是以临床内容安排的，也可以是涵盖 NCLEX 考试内容的综合试题。在 *www.amazon.com* 网站可以找到这些参考书目录。在复习时使用几本这样的书和计算机软件是比较有用的。

NCLEX 复习课程还会向学校分发宣传这些课程的小册子，并且在国家网站上也可以找到这些内容。这些项目的质量是不一样的，学生们可以向以前的毕业生和老师咨询。

表 A-2　与 NCLEX 考试成绩相关的一些因素

● HESI 毕业考试	● 高校排名和平均成绩点数（GPA）
● Mosby 评价	● 大学生护理课程平均成绩点数
● NLN 综合成绩测验	● 科学与护理理论课程平均成绩点数
● 每门课程末的 NLN 成绩测验	● 美国英语水平
● 口头 SAT 得分	● 合理的家属反应与要求
● ACT 得分	● 不存在感情忧伤
	● 批判性思维能力

NLN和HESI毕业考试

许多护理课程在完成护理学习后对学生进行考试。这些考试包括 NLN 和 HESI 毕业考试。新毕业学生会总结他们在这两种考试的成绩，因为这些成绩有助于发现他们的不足，并且在复习时有重点。

能够从 NLN 和 NCLEX 考试反馈问题的学生们具有重要的信息，可以帮助他们为 NCLEX 考试做复习的重点。以下将概述检查这些反馈和组织复习的一些策略。

组织复习

在准备进行 NCLEX 考试时，认识个人的优势与不足。如果已经参加了 NLN 或 HESI 毕业考试，对优势和不足的部分做记录。除此之外，请记录护理项目课程和临床课程那些低于 B 级的部分内容。购买一本或几本有关 NCLEX 考试的复习参考书。复习由几个作者编写的一些试题是比较有用的。复习参考书中掌握不足的那部分内容。做参考书中或计算机软件光盘中的综合试题，并分析考试成绩。尽可能地答对所有试题，如果想提高考试成绩，要确保实际练习这些试题，在答题前不要先跳到正确答案部分。

下一步，完成综合测验之后，检查答案，分析不足的部分，再做一次测验。直到所有的 NCLEX 考试计划内容和临床部分没有问题为止。

最后，综合分析护理范畴上的 10 个最常见的疾病，药物治疗，诊断检查和护理过程，以及防御机制，交流话题，产生与发展。联系必要的视觉和放松技术。这些策略有助于取得好成绩克服三方面的问题——控制焦虑，复习内容，测验练习。表 A-3 将帮助你的学习。

表 A-3 NCLEX 考试准备

姓名：________________

优势：________________

NLN 或 HESI 毕业考试中确定不足的部分：________________

____

____

在正式护理学教育过程中自己发现或别人指出的不足部分（课程中或表 A-2 中的各种因素分数低于 B 级的部分内容）：________________

____

____

____

在 NCLEX 考试计划中发现的不足内容，包括以下：

安全，有效地护理条件

生理学完整性

社会心理学完整性

提高与保持健康

在以下各方面有关 10 个患者诊断问题的不足：

成人健康

妇女健康

精神健康护理

儿童健康

（考虑前 10 位的用药，诊断手段和检查，治疗和 10 项诊断中每个步骤）

在以下几个方面发现的不足：

治疗交流手段

防御机制

生长与发展

其他

学习的时间

确定个人最好的学习时间。喜欢白天学习还是夜间学习？清醒时安排每天多学习一小时或更长。如果有一个月的时间学习，请按照表 A-4 的内容组织你的学习。

使用这一技术的学生们应该会增强 NCLEX 考试取得好成绩的信心。

表 A-4 组织自己的 NCLEX 学习

注意表 A-3 中列举的你的弱点。

从下列复习用书做一个综合测验，分析你的成绩。然后根据测验成绩和在表 A-3 中确定的弱点，你的学习计划应该如下：

第一天：练习成人健康测验题。打分和分析成绩。参看复习题答案，找出不足。

第二天：练习妇女健康测验题。重复上述过程。

第三天：练习儿童健康测验题。重复上述过程。

第四天：练习精神健康测验题。重复上述过程。

第五天：继续练习其他不足内容，继续上述过程，直至做对所有测验题为止。

推荐读物和阅读材料

Alexander, J., E., & Brophy, G. H. (1997). A five-year study of graduates' performance on NCLEX-RN. *Journal of Nursing Education, 36*, 443–445.

Arathuzik, D., & Aber, C. (1998). Factors associated with NCLEX-RN success. *Journal of Professional Nursing, 14*(2), 119–126.

Barkley, T. W., Rhodes, R. S., & Dufour, C. A (1998). Predictors of success on the NCLEX-RN. *Nursing and Health Care Perspectives, 19*(3), 132–136.

Beare, P. G. (1995). NCLEX-RN update: Helping your students prepare. *Nurse Educator, 20*(3), 33–36.

Billings, D., Hodson-Carlton, K., Kirkpatrick, J., Aaltonen, P., Dillard, N., Richardson, V., Siktberg, L., & Vinten, S. (1996). Computerized NCLEX-RN preparation programs: A comparative review. *Computers in Nursing, 14*(5), 272–286.

Carpenter, D. R., & Bailey, P. (1999). Predicting success on the registered nurse licensure examination—1999 update. In K. R. Stevens & V. R. Cassidy, Eds. *Evidence-based teaching: Current research in nursing education* (pp. 135–170). Sudbury, MA: Jones and Bartlett.

Drake, C. C., & Michael, W. B. (1995). Criterion-related validity of selected achievement measures in the prediction of a passing or failing criterion on the NCLEX for nursing students in a two-year associate degree program. *Educational and Psychological Measurement, 55*(4), 675–679.

Foti, I., & and DeYoung, S. (1991). Predicting success on the NCLEX-RN: Another piece of the puzzle. *Journal of Professional Nursing, 7*(2), 99–104.

Fowles, E. R. (1992). Predictors of success on NCLEX-RN and within the nursing curriculum: Implications for early intervention. *Journal of Nursing Education, 31*(2), 53–57.

Jenks, J., Selekman, J., Bross, T., & Paquet, M. (1989). Success in NCLEX-RN: Identifying predictors and optimal timing for intervention. *Journal of Nursing Education, 28*(3), 112–118.

Lauchner, K. A., Newman, M., & Britt, R. B. (1999). Predicting licensure success with a computerized comprehensive nursing exam: The HESI Exit Exam. *Computers in Nursing, 17*(3), 120–125.

McClelland, E., Yang, J. C., & Glick, O. J. (1992). A statewide study of academic variables affecting performance of baccalaureate nursing graduates on licensure examination. *Journal of Professional Nursing, 8*(6), 342–350.

McKinney, J. Small, S., O'Dell, N., & Coonrod, B. A. (1988). Identification of predictors of success for the NCLEX and students at risk for NCLEX failure in a baccalaureate nursing program. *Journal of Professional Nursing, 4*(1), 55–59.

National Council of State Boards of Nursing, Inc.; 676 North St. Clair Street, Suite 550; Chicago, Illinois 60611-2921; http://www.ncsbn.org; (312) 787-6555 or (800) 325-9601

Riner, M. E., Mueller, C., Ihrke, B., Smolen, R. A., Wilson, M., Richardson, V., Stone, C., & Zwirn, E. E. (1997). Computerized NCLEX-RN and NCLEX-PN preparation programs: Comparative review. *Computers in Nursing, 15*(5), 255–267.

Wall, B. M., Miller, D. E., & Widerquist, J. G. (1993). Predictors of success on the newest NCLEX-RN. *Western Journal of Nursing Research, 15*(5), 628–643.

缩略词

美国重症监护护士协会	**American Association of Critical Care Nurses；AACN**
美国护理学院协会	**American Association of Colleges of Nursing；AACN**
美国卫生计划协会	**American Association of Health Plans；AAHP**
美国护理学会	**American Academy of Nursing；AAN**
美国护理麻醉师协会	**American Association of Nurse Anesthetists；AANA**
美国退休者协会	**American Association of Retired Persons；AARP**
高级心脏生命支持	**advanced cardiac life support；ACLS**
急救护理医生	**acute care nurse practitioner；ACNP**
美国肿瘤学会	**American Cancer Society；ACS**
美国饮食协会	**American Dietetic Association；ADA**
日常生活活动	**activity of daily living；ADL**
2年制护理学院学位	**associate degree in nursing；ADN**
美国医院协会	**American Hospital Association；AHA**
卫生研究与质量局	**Agency for Health Research and Quality；AHRQ**
获得性免疫缺陷症	**Acquired Immune Deficiency Syndrome；AIDS**
美国医学会	**American Medical Association；AMA**
美国护理协会	**American Nurses Association；ANA**
美国护士资格认定中心	**American Nurses Credentialing Center；ANCC**
美国护理行政主管组织	**American Organization of Nurse Executives；AONE**
活动患者医疗费支付分类	**Ambulatory Payment Classification；APC**

美国公共卫生协会	**American Public Health Association；APHA**
美国妇女卫生、产科和新生儿护士协会	**American of Women's Health，Obstetric，and Neonatal Nurses；AWHONN**
基础生命维持	**basic life support；BLS**
体重指数	**body mass index；BMI**
护理学士学位	**bachelor of science in nursing；BSN**
布鲁克斯个人内心意识理论	**Brooks' Theory of Intrapersonal Awareness；BTIPA**
医院综合鉴定指南	**Comprehensive Accreditation Manual for Hospitals；CAMH**
首都地区护理信息学圆桌会议	**Capital Area Roundtable on Informatics in Nursing；CARING**
优质卫生保健消费者联盟	**Consumer Coalition for Quality Health Care；CCQHC**
急救护理注册护士	**critical care registered nurse；CCRN**
冠心病监护病房	**coronary care unit；CCU**
疾病预防控制中心	**Centers for Disease Control and Prevention；CDC**
首席执行官	**chief executive officer；CEO**
继续教育学分	**continuing education unit；CEU**
首席财务官	**chief financial officer；CFO**
充血性心力衰竭	**congestive heart failure；CHF**
护理与相关卫生文献累积索引	**Cumulative Index to Nursing and Allied Health Literature；CINAHL**
临床信息系统	**clinical information system；CIS**
综合代谢化验项目	**comprehensive metabolic panel；CMP**
医疗保险和医疗救助服务中心	**Centers for Medicare and Medicaid Services；CMS**
临床护士3级[1]	**clinical nurse 3；CN3**
加拿大护士协会	**Canadian Nurses Association；CNA**
经资格认证的护士/助产士	**certified nurse-midwife；CNM**

临床护理专家	clinical nurse specialist；CNS
临床护理专家/护理医生	clinical nurse specialist；CNS/nurse practitioner；NP
需求证明书	certificate of need；CON
社区为基础的初级保健	community-oriented primary care；COPC
心肺复苏	cardiopulmonary resuscitation；CPR
电子病历	computerized patient record；CPR
电子病历协会	Computer-based Patient Record Institute；CPRI
持续性质量改进	continuous quality improvement；CQI
注册麻醉护士	certified registered nurse anesthetist；CRNA
消费者联盟	Consumers Union；CU
脑血管意外	cerebrovascular accident；CVA
疾病控制	disease management；DM
诊断相关组	diagnosis-related group；DRG
循证护理学	evidence-based care；EBC
循证医学	evidence-based medicine；EBM
循证护理实践	evidence- based nursing practice；EBNP
循证实践	evidence-based practice；EBP
紧急医疗处理与紧急分娩法	Emergency Medical Treatment and Active Labor Act；EMTALA
电子数字积分计算机	Electronic Numerical Integrator and Computer；ENIAC
逆行胰胆管造影	endoscopic retrograde cholangiopancreatography；ERCP
需要理论（生存一相互关系一成长理论）	Existence-relatedness-growth theory；ERG（Alderfer，1969）
肠造瘘术治疗护士	enterostomal therapy nurse；ET nurse
全工时评量法	full-time equivalent；FTE
肠胃实验室	gastrointestinal laboratory；GI Lab
健康保健财政管理局	Health Care Financing Administration；HCFA
医疗信息与管理系统学会	Health Information and Management Systems Society；HIMSS
医疗保险可移植性与责	Health Insurance Portability and Accountability Act；

任性法案	HIPAA
人类免疫缺陷病毒	human immunodeficiency virus；HIV
健康维护组织	health maintenance organization；HMO
工具式日常生活活动	instrumental activity of daily living；IADL
国际护士学会	International Council of Nurses；ICN
重症监护病房	intensive care unit；ICU
医学研究所	Institute of Medicine；IOM
个人退休账户	individual retirement account；IRA
乔安娜·布鲁克斯循证护理学与助产学学会	Joanna Briggs Institute for Evidence Based Nursing & Midwifery；JBIEBNM
卫生保健组织资格认证联合委员会	Joint Commission on Accreditation of Healthcare Organizations；JCAHO
停留时间	length of stay；LOS
特许职业护士	licensed practical nurse；LPN/licensed vocational nurse；LVN
马尔科姆·鲍德里奇国家质量奖	Malcolm Baldridge National Quality Award；MBNQA
梅尔斯-布里格斯类型指标	Myers-Briggs Type Indicator；MBTI
定量吸入气雾剂	metered-dose inhaler；MDI
医学文献分析与检索系统	Medical Literature Analysis and Retrieval System；MEDLARS
医学主题词表	Medical Subject Headings；MeSH
医学信息系统	medical information system；MIS
医学记录协会	Medical Records Institute；MRI
微软卫生保健用户组织	Microsoft Healthcare Users Group；MS-HUG
护理硕士学位	master's degree in nursing；MSN
北美护理诊断协会	North American Nursing Diagnosis Association；NANDA
国家新生儿护士协会	National Association of Neonatal Nurses；NANN
国家儿科护士与从业者协会	National Association of Pediatric Nurses and Practitioners；NAPNAP

诺塞克-安吉维奇利润：质量矩阵表	Nosek-Androwich Profit：Quality Matrix；NAPQ
全国联合委员会执照考试	National Council Licensure Examination；NCLEX
国家质量保障委员会	National Committee on Quality Assurance；NCQA
全国护士局联合委员会	National Council of State Boards of Nursing；NCSBN
国立指南库	National Guideline Clearinghouse；NGC
每个病人每天护理时间	nursing hours per patient day；NHPPD
国立卫生研究院	National Institutes of Health；NIH
国家医学图书馆	National Library of Medicine；NLM
国家护理联盟	National League for Nursing；NLN
新生儿护理医生	neonatal nurse practitioner；NNP
护理医生	nurse practitioner；NP
新生儿复苏	neonatal resuscitation program；NRP
美国医学信息学协会护理工作信息学组	Nursing Working Informatics Group of the American Medical Informatics Association；NWIG-AMIA
手术室	operating room；OR
职业安全与卫生管理局	Occupational Safety and Health Administration；OSHA
儿科高级生命支持	pediatric advanced life support；PALS
个人电脑	personal computer；PC
患者护理助理	patient care associate；PCA
患者分类系统	patient classification system；PCS
策划-执行-检查-行动	Plan Do Check Act；PDCA
策划-执行-学习-行动	Plan-Do-Study-Act；PDSA
项目评估与评价技术	Program Evaluation and Review Technique；PERT
目的-中心-方法	purpose-focus-approach；P-F-A
公共卫生护士	public health nurse；PHN
绩效改进	performance improvement；PI
术后天数	postoperative day；POD
服务点	point of service；POS
策划、组织、监督、指导、协调、报告与预算	planning，organizing，supervising，directing，coordinating，reporting，and budgeting；POSDCORB
优先提供者组织	preferred provider organization；PPO

质量改进	quality improvement；QI
注册护士	registered nurse；RN
相关值单位	relative value unit；RVU
国家儿童卫生保险计划	State Children's Health Insurance Program；SCHIP
职工计划与行动网络	Staff Planning and Action Network；SPAN
力量、虚弱、机遇、威胁	strengths，weaknesses，opportunities，threats；SWOT
结核	tuberculosis；TB
税务平等与财务责任法案	Tax Equity and Fiscal Responsibility Act；TEFRA
禁烟教育计划	Tobacco Education and Prevention Program；TEPP
全面质量改进	total quality improvement；TQI
无执照的辅助人员	unlicensed assistive personnel；UAP
泛在计算	ubiquitous computing；UC
通用资源定位符	universal resource locator；URL
美国卫生部	United States Department of Health and Human Services；USDHHS
尿路感染	urinary tract infection；UTI
退伍军人事务管理机构	Veterans Affairs；VA
视力、听力、肌肉运动知觉力	visual，auditory，kinesthetic；VAK
虚拟现实	virtual reality；VR
世界卫生组织	World Health Organization；WHO
创伤、造瘘术与节欲护士	wound，ostomy，continence nurse；WOC nurse
万维网	World Wide Web；WWW

译者注：

1．根据1979年洛杉矶加利福尼亚大学制定的临床护士5级分级系统，要求3级临床护士能够在管理下，为那些可能出现难以预料的复杂情况的患者进行护理，可以为1级和2级临床护士和辅助专制人员进行临床管理和评价，可以参与指导、服务教育、职员临床培训等工作。

词汇表

360 度反馈　360-degree feedback　由许多人对某一个人进行评价以提供全面认识的一种体系。

401k　员工和赢利雇主都使用的账户（是一种职工退休基金）。

403b　员工和非赢利雇主都使用的账户（是一种职工退休基金）。

乐于助人　accommodating　满足他人需要，通常是以牺牲自己的利益为代价。

义务　accountability　对行为应负有的法律责任。

会计学　accounting　由护士长参与的财务数据记录与报道活动。

文化适应　acculturation　个体通过改变自身的文化行为以调整并适应其原有文化或亚文化的过程。

成就　achievement　通过努力实现的目标。

日常生活活动　activities of daily living　与梳妆、洗浴、清扫、穿着、饮食、交通、口头和文字交流有关的活动。

活动日志　activity log　对活动进行即时记录以确定如何利用时间的一种时间管理技巧。

行政法　administrative law　由行政管理部门以法律、法规、准则和决定等形式确立的法律实体以保护公民的权利。

行政管理原则　administrative principles　与任何组织相关的通用管理原则。

情感范畴　affective domain　以态度或学习者的感知和认可为中心的学习方式。

联系 **affiliation** 与他人的联系与关系。

不可知论者 **agnostic** 不知道上帝是否存在，或者认为没有人能够有力证明上帝一定存在的人。

利他主义 **altruism** 是对于他人幸福的无私关注。

美国护士协会 **American Nurse Association** 代表美国所有注册护士人群的全职服务专业组织。

威胁 **assault** 未经他人许可的情况下，威胁以攻击的方式损害他人。

无神论者 **atheist** 不相信上帝存在的人。

专心 **attending** 认真倾听以获取关于病人的信息。

听力的 **auditory** 与听力有关的。

权力 **authority** 作决定的能力与职权。

专制型领导 **autocratic leadership** 领导作出决策、利用权力去要求并控制他人的一种集中决策方式。

自主性 **autonomy** 个人自我决定的权利、个人自由。

回避 **avoiding** 后退。

殴打 **battery** 未经同意对他人身体进行攻击。

行为目标 **behavioral objective** 特殊的和可测定的行为声明，其应该来自于教学过程。

基准 **benchmark** 在测量、判定质量或价值时所用的定量、定性标准或参照点。

基准化 **benchmarking** 为改善业绩寻找工作中的最佳行为的一种管理工具。

慈善 **beneficence** 为他人行善并保证利益与伤害处于平衡状态的一种职责。

生物伦理学 **bioethics** 与医疗保健有关的论理学，是指导处于伦理困境中的行为的一种准则。

收支平衡点 **break-even point** 收入与支出相等的临界点。

预算 **budget** 为获取和支配此后一段时期内的资金而提供的正式的定量性表述计划。

官僚组织 **bureaucratic organization** 一种以职位权力为基础的等级制度，具有明显的上下级关系与联系，指令通常是通过一条清晰的要求链在组织内从上往下传递的。

资本预算 **capital budget** 是购买新设备和更新设备所需的资金支付计划。

按人头收费 **capitation** 在一特定的时期内（如一个月）向某一患者群体提

供医疗服务而按人头缴纳固定的收费金额。

护理服务模式　care delivery model　组织患者护理工作的方法。

病例管理　case management　通过护理合作改善病人护理、降低医院费用的策略。

认证　certification　非政府的机构或协会认定被授权从事某种职业的人达到了从事这种职业所需要的设定标准的过程。

经认证的注册麻醉护士　certified registered nurse anesthetist　在手术前后以及手术期间负责病人麻醉需求的高级临床护理专家，或者还在其他医疗保健专业人员的配合下负责其他一些事务。

改革　change　使事情与以往有所不同。

改革推动者　change agent　负责实施一项改革项目的人。

民法　civil law　是规定个人在日常事务中如何与他人相处的法律。

澄清　clarifying　重申、复述或对某一问题进行质疑，使问题更清楚的一种过程。

临床信息系统　clinical information system（CIS）　由软件及相关硬件组成，可以对病人相关护理信息的录入、检索、更新和分析提供一定的支持。

临床等级制度　clinical ladder　一种承认员工通过其教育与经历获得了多种技能的晋升模式，因此员工根据其技能与经历可以获得不同的奖励，并承担不同的护理责任和管理职能。

临床护理专家　clinical nurse specialist　具有临床专业硕士或博士学位的高级行医注册护士，其角色相当于医疗保健服务提供者、教育者、咨询师、研究员与领导。

临床路径　clinical pathway　一种护理管理工具，针对某一特定的患者类型制定预期的临床过程与结果。

认知范畴　cognitive domain　以知识或学习者所知为中心的学习区域。

合作　collaborating　解决冲突使双方都满意。

集体行动　collective action　通过集体采取行动，以共同呼吁的方式解决问题的方法。

集体谈判　collective bargaining　员工以集体的形式与管理层就工资、工作条件及其他福利等问题进行谈判的一种形式。

集体谈判代理人　collective bargaining agent　通过成立工会的方式与员工协商

形成正式集体谈判的个人。

委员会 committee 为了完成某一特定任务或达到某种目的的工作组。

习惯法 common law 历经一定时期，以司法形式确定下来的来自前人的一种具有法律效应的决定，与立法程序有明显的区别。

竞争 competing 通过对抗达到某一目标。

妥协 compromising 通过寻找一种折中的解决方案以使双方都不能得到他所希望得到的所有东西。

计算机知识 computer literacy 与计算机有关的知识以及有效使用计算机的能力。

电子病历 computerized patient record（CPR） 一种取代纸张医疗记录、作为医疗保健信息主要来源的电子记录，包含了个人一生中的健康状态与医疗保健的所有信息，可以满足所有临床、法律与管理的需要。

冲突 conflict 有关各方对某些重大事情的意见不一致。

应对 confronting 与他人一起合作解决问题或冲突。

联系权 connection power 护士与其他有权力的人联系的程度。

共识 consensus 无论他们是否完全同意，所有成员都支持某种决定的一种状态。

关系型 consideration 以雇员为核心，强调关系以及与他人和谐相处的各种行为。

宪法 constitution 是详细规定政府各部门的权力以及这些部门之间关系的一系列基本法律。

建设预算 construction budget 在需要更新或搞新的建筑时资金支付计划。

权变理论 contingency theory 认为环境中的其他因素和主导因素一样会影响事情的结果，而且主导效果取决于主导行为之外的一些因素。

合同法 contract law 对个体和（或）合法的实体，例如商业部门之间的交易作出规定的法律法规。

成本中心 cost centers 进行追踪金融数据的部门或单位。

文化 culture 某一特定群体的行为、道德规范、信仰、价值观、种族、习惯与思想方法。

记录板 dashboard 提供某一时间点相关的即时信息与活动的文件工具。

数据采集 data capture 收集数据并将数据录入计算机系统。

决策 **decision making** 在多种选择中做出决定并实施的行为。

诽谤 **defamation** 以书面或口头形式故意错误地公开传播。

委派 **delegation** 将权力赋予合格的人以便在某一特定场合下完成特定的护理任务（NSCBN，1995）。

德尔菲技术 **Delphi technique** 小组用于做出决定的一种过程，在此期间小组成员不见面，只是分发意见调查表以征求小组成员的各种看法，然后收集起来递交给小组成员以达成一致意见。

民主型领导 **democratic leadership** 鼓励大家参与并将权力赋予他人的方式。

道义学 **deontology** 一种理论，它认为在判断某一情况下的伦理学时，必须考虑行为的动机而非结果。

部门临床信息系统 **department clinical information system** 一种能够满足某一特殊科室，如实验室、放射科、药房、病案室或收费处的运转需要的系统。

诊断相关组 **Diagnostic-related groups** 联邦政府为了患者偿还医药费而建立的患者分级方法。

分级护理操作 **differentiated nursing practice** 根据一些公认的标准，如教育程度、临床经验和资格水平来区分注册护士的职责、功能和工作并进行分级的一种护理服务模式。

直接护理 **direct care** 亲自为患者提供护理所消耗的时间。

直接成本 **direct cost** 与患者护理直接相关的那部分成本。

直接开支 **direct expenses** 与护理患者直接相关的开支（如医疗与手术设施以及药物）。

疾病管理 **disease management** 有计划的以群体为基础的识别具有危险因素，需要接受特殊治疗干预的个体和评价临床与其他效果的工具（Epstein 和 Sherwood，1996）。

经济学 **economics** 研究如何使用有限资源的学科。

利己主义 **egoism** 以自我为中心或只考虑自己的利益。

情感健康 **emotional health** 在面对某件事情时的感受。

以雇员为中心的领导 **employee-centered leadership** 以下属的个人需要为中心的一种领导方式。

赋予权力 **empowerment** 由他人参与决策并在权力均衡分配情况下采取行动的过程。

使达标　enabling objective　确定能够实现最终目的的次级行为目标。

企业　enterprise　任何规模的商业投资机构。

短时护理病房　episodic care unit　患者需要短期护理的病房，如透析或急救护理病房。

伦理困境　ethical dilemma　两种或两种以上伦理原则之间的冲突，使得无法做出正确的判断。

伦理学　ethics　个人行为的目的是社会的普遍幸福，而不是自私自利的一种学科，是哲学的一个分支，它关注的是在知识的基础上而不仅仅是以个人观点为基础来判断是非善恶。

种族划分　ethnicity　同一文化的组成部分，包括几种因素，如种族、地理同一性、体格特征和语言。

民族优越感　ethnocentrism　认为自己所属文化的民族优越于其他民族。

评价　evaluation　确定教学是否成功的过程，可用于衡量病人的学习效果和教学的有效性。

循证护理学　evidence-based care　收集、评价、解释、批判相关研究与其他文献的过程，被护理、医学、医疗保健机构和医疗决策者们认可为建立在最新科学报告基础上的护理，可以直接用于患者护理。

循证医学　evidence-based medicine　将个别临床经验与经过系统研究方法得到的客观临床数据相结合的手段（Sackett，Rosenberg，Gray，Haynes 和 Richardson，1996）。

循证护理实践　evidence-based nursing practice　谨慎、清晰并公正地利用来源于理论、以研究为基础的信息做出决定，对个人或群体进行护理，并考虑到个体的需要与喜好（Ingersoll，2000）。

循证实践　evidence-based practice　谨慎、清晰并公正地利用现有最好的数据，针对单个病人做出相关的护理决策（Sackett 等，1996）。

专家权力　expert power　来源于拥有知识和技能的护士的权力。

非法监禁　false imprisonment　发生于某个体被误导认为不能离开某个场所时。

一次性收费服务偿付　fee for service reimbursement　以提供的服务为依据进行偿还。

反馈　feedback　接受者针对来自发送人的最初信息做出反应而产生的新信息。

忠诚　fidelity　遵守诺言的原则或职责。

固定成本 **fixed costs** 与生产效率或工作量无关的恒定开支。

核心小组 **focus groups** 由一些具有共同特征的人（一特定的病人群体，如新糖尿病患者）组成的小组，就他们感兴趣或擅长的课题进行问题讨论。

正式领导 **formal leadership** 具有职权的人，或是在某一组织内受到任命具有影响力的人。

全时工作当量 **full-time equivalent** 对某一全时员工工作的测定。

功能性健康状况 **functional health status** 照顾自己、满足自身需要的能力。

功能性护理 **functional nursing** 将护理工作分割成功能单元，然后指派给某一小组成员的一种护理服务形式。

目的 **goal** 某单位在一年时间里希望达到的特定目标。

见义勇为法 **Good Samaritan law** 在紧急情况下，医疗专业人员提供无偿服务时免于法律责任而颁布实施的法律。

传播谣言 **grapevine** 将错误信息快速传递的一种非正式传播渠道。

抱怨 **grievance** 工会成员认为管理者没有满足合同或劳动协议中的条款并将这一情况反映给管理层的一种状况。

团队发展 **group process** 团队发展所经历的一些阶段，包括成立、动荡、定型、执行和中止阶段。

霍索恩效应 **Hawthorne effect** 当被观察研究时行为发生变化的现象。

健康 **health** 身体、社会与精神完全处于良好状态，而不仅仅指不生病、不衰弱（世界卫生组织，1998）。

健康决定因素 **health determinants** 能使个体、家庭、团体、人群和社区的健康状态发生改变的生物、心理、社会、环境和卫生系统因素或病因。

健康相关性生活质量 **health-related quality of life** 受健康状态和健康危险因素影响的积极或消极的生活各方面。

健康危险因素 **health risk factors** 健康决定因素的同义词，能够增加或减少生病或死亡可能性的一些可变的或不可变因素。

健康状况 **health status** 个体、家庭、团体、人群和社区的健康水平；或者是已有健康危险因素、健康水平、已患疾病、功能健康状态和生活质量的总和。

水平整合 **horizontal integration** 发生于当医疗系统包括几个相同类型的机构时，例如医院。

间接护理 **indirect care** 花费在与病人有关但并非直接相关的一些活动上的时间。

间接成本 **indirect cost** 与某一管理病房内患者护理不是直接相关的那部分成本。

间接开支 **indirect expenses** 与病人护理没有直接关系的一些开支，如设施、煤气、电和电话。

非正式领导 **informal leader** 在正式的领导职责范围之外显示出领导才能的人，作为小组成员而非小组头目存在。

信息交流 **information communication** 系统的互用性和为不同系统之间数据转换建立的联系。

信息权力 **information power** 护士通过提供的信息来影响小组其他人是在使用信息权力。

开始结构型 **initiating structure** 强调工作安排，核心在于工作和生产的类型。

住院病房 **inpatient unit** 能够1天24小时，1周7天地为病人提供护理的医院部门。

工具式日常生活活动 **instrumental activities of daily living** 与准备食物、购物、清扫、洗涤、家庭维护、语言、文字、电子通讯、财务管理和交通有关的行为；也指为满足社会需要、医疗保健需要和精神需要，使用社区设施和资源的各种活动。

综合医疗服务系统 **integrated delivery system** 经过协商与合作后可以向特定人群提供一系列服务的医疗保健组织网络，包括医院、私人疗养院、学校、公共卫生机构和社区卫生组织，它们也可以在临床和财务方面为所服务的人群的健康状态负责。

智力健康 **intellectual health** 保持智力上的好奇心状态。智力健康包括人们积累知识和思考的能力。

多学科团队 **interdisciplinary team** 包括多个临床专家的小组。

人际沟通 **interpersonal communication** 人与人之间的交流。

内心的沟通 **intrapersonal communication** 个人自我交流。

以工作为中心的领导 **job-centered leaders** 以工作计划、成本和效率为中心，而不大关心建立工作团队和高效目标的领导方式。

公正　justice　当某个体被赋予他或她的权力、功劳、应得的或合法所得时所应用的公平原则。

运动的　kinesthetic　与接触有关的。

知识工人　knowledge workers　以自己的专业知识为他人提供服务的人。

自由放任型领导　laissez-faire leadership　领导者推迟决策的一种被动、放任的领导方式。

领导-成员的关系　leader-member relations　当需要对领导接受、信任时，下属表现出来的感觉和态度。

领导　leadership　领导者影响他人实现目标的过程。

学习者分析　learner analysis　确定学习者独特性格与需要的过程。

学习范围　learning domain　对学习进行分类。

学习方式　learning style　个人对学习做出反应并进行学习的特殊形式。

合法权力　legitimate power　某护士因其在某团队中的职位而拥有的权力，意味着护士的自主程度。

课程计划　lesson plan　为上课提供计划的文件，列出了上课时所需要的目标、话题、方式、策略、材料和评估方法。

遗嘱　living well　由患者自愿签署的规定，在疾病终末期时实施特殊治疗的书面声明，但是不能通过口头来记录和传达这一信息。

保障或卫生因素　maintenance or hygiene factors　使工作满意的一些因素，如薪酬、工作安全性、工作条件、社会地位、监督质量以及与他人的关系。

医疗事故　malpractice　对信任专业护理的人造成一定伤害的错误性专业行为，或者是不能满足护理专业标准的失误。

管理学　management　通过协调行动和分配资源以实现某一组织目标的过程。

管理过程　management process　计划、组织、协调和控制功能。

富余　margin　利润。

医学文献分析与检索系统　Medical Literature Analysis and Retrieval System（MEDLARS）　是一个由国家医学图书馆提供的数据计算机系统和数据库。

信息　message　由发送者产生，它包括接受者接受的语言的和/或非语言的刺激。

方法学　methodology　进行教学的结构化和标准化的方法。

使命　mission　反映了医疗机构或其所包含的部门的目标和方向。

使命宣言　mission statement　正式说明某一组织存在的目的或理由。

模块式护理　modular nursing　一种小组护理模式，它将某一地域空间分割成不同的病人模式，由 RN 领导的小组对其进行护理。

金融市场账户　money market account　与银行账户相类似，但是开户时要求的最低金额更大，而且利息更高。

道德　morality　符合传统习惯的行为，通常是反映个人信念或宗教信仰。

动机　motivation　影响决策，并决定行动方向、强度和持续性的任何东西。

动机因素（赫兹伯格）　motivation factors（Herzberg）　与工作满意相关的一些因素，如成就、识别、责任、进步和发展的机会。

过失　negligence　没有提供应该提供的护理服务。

联网　networking　是通过通讯和信息共享启动并维持职业关系的持续的过程。

无害　nonmaleficence　不做坏事的原则。

非生产时间　nonproductive hours　与护理病人无关的带薪时间，包括个人受益时间，如假期、患病时间和教育时间。

非语言沟通　nonverbal communication　语言之外的交流方式。

护理医生　nurse practitioner　具有临床专业本科以上学位的高级从业护士，其专长多为初级护理，其中两个分支专业与医院相关（NNP 和 ACNP）。

每天每个患者的护理时间　nursing hours per patient day; NHPPD　护理人员每天为每个患者提供护理的标准时间。

目标　objective　实现目的的过程中的重要步骤。

经营预算　operational budget　与某一部门或组织的日常活动相关的收支情况。

最佳结果　optimal outcomes　在现有资源条件下最可能达到的目标。

机构改革　organizational change　某一组织机构为提高效率而实施的有计划的改革。

质量的结果因素　outcome elements of quality　是质量护理的最终结果，质量结果评价的是受医疗护理影响的病人状态；结果因素提出的是这样的问题，即“病人经过医疗护理后他的状态是否更好?”

柏拉图法则　Pareto principle　由 19 世纪的经济学家柏拉图提出的理论，20%的付出得到了 80%的回报，相反，80%的付出只能得到 20%的回报。

病情严重度　patient acuity　评价每个病人所需护理量的标准。

患者护理保健重新设计　patient care redesign　兴起于 20 世纪 90 年代，对如何提供护理进行重新设计。

以患者为中心的护理　patient-centered care　为病人提供护理服务的一种护理服务模式。

患者分级系统　patient classification system (PCS)　根据病情、功能或所需资源对不同患者进行分级的一种系统。

以患者为中心的护理　patient-focused care　强调质量、成本和价值的不同护理行为模式。

以患者为中心临床信息系统　patient-focused clinical information system　以自动化设施支持患者护理过程的系统，典型应用包括命令的输入、出结果报告、临床文件的管理、护理策划和临床路径。

支付者　payer　第三方支付者（保险公司或政府）。

绩效改善　performance improvement　为了理解、满足甚至超过用户需求和期望，在策划和实施不断改进方法中，创建以组织机构规模参与和合作的结构系统。

个人改革　personal change　由于自身原因，多半是自我改善而自愿发生的变化。

哲学　philosophy　以核心价值为依据的信仰说明，是对现实、人类行为、知识原理和真理的理性研究。

组织哲学　philosophy of an organization　有关指导组织行为的原则和信仰的价值说明。

身体健康　physical health　合理的营养以及锻炼和平衡的睡眠。身体健康还包括健康的预防行为：如避免吸烟和每年的乳汁涂片检查和可以早期探测健康问题的筛查程序（如每年的帕氏涂片检查）。

政治呼声　political voice　增加了的支持或反对某一事件的人数。

政治　politics　人们运用多种方法以达到其目标的过程。

以群体为基础的医疗实践　population-based health care practice　是为了改善公共和群体的健康状况，与保健消费者和公众共同为健康危险有所加剧和健康失平衡的群体建立、提供和评价多学科保健服务。

以群体为基础的护理实践　population-based nursing practice　护理实践的工作重点是通过实施健康改善与疾病预防干预措施来改善易感或具有危险因素的群体健康状况，从而维持健康水平。

职务权力　position power　是与领导有关的正式权威和影响力。

权力　power　创造，获得和利用资源来达到个人目的的能力。

委托书 power of attorney 是由个人（委托人）准予另一个人（授权代理人）有权以委托人的名义实施某些行为的法律文件。

实践指南 practice guideline 是一种在特定环境下护理特定患者的描述性工具或行为规范。这些方针是通过正式的过程产生的，它结合了最佳的高效的科学证据和专家意见。同义词或近义词包括实践参数、优先考虑的实践模式、运算法则、草案和临床标准（JCAHO，1999）。

首选医疗服务提供者组织 preferred provider organization 是与医疗服务者（医生和医院）和支付者（自我保险的雇主，保险公司，或管理型医疗组织）达成的契约，按照预先规定的固定收费额，向某一特定群体提供医疗服务。

一级卫生保健 primary health care 服务所强调的是改善健康和预防疾病或防止致残。

责任制护理 primary nursing 是一种护理服务模式，其明确了注册护士的责任和义务并委派注册护士作为患者护理主要的提供者。

问题的解决 problem solving 是一种积极过程，是以问题出现开始，以解决结束的过程。

程序 process 一系列原因和条件按照一系列的步骤反复出现使投入变成结果。

质量的过程因素 process elements of quality 过程因素是确定在提供高质量护理时必须具有那些护理和医疗干预措施。过程因素包括管理医疗过程，在护理和临床干预过程中，例如发药等应用临床实用指南。

生产时间 productive hours 可用于患者护理的工作时间。

职业改革 professional change 有关岗位和工作上的变化，例如再教育和资格认证。

职业卫生 professional health 对职业选择满意，并确信有不断发展的机会。

利润 profit 由收入与支出的关系所决定的。

等级处罚 progressive discipline 管理人员和雇员双方的目的都是为了采取措施纠正不良工作表现使之回到可接受的程度。

保护因素 protective factors 是力量和源泉，患者可用于与危及人类功能的各种健康威胁作斗争。

精神运动范畴 psychomotor domain 以技能和学习者行为为中心的学习范畴。

公法 public law 是法律的总体分类，一般包括宪法、行政法和刑法，定义了公民与政府的关系。

质量保证　quality assurance　确保医疗组织机构，医院内最低护理标准的检查手段。

质量改善　quality improvement　是根据用户需求改善成效的系统过程。

生活质量　quality of life　个人对实际生活条件的满意水平，包括对经济社会状况、教育、就业、家庭、家庭生活、娱乐的满意度以及可以享受生活、自由和自主的能力。

合理结果　reasonable outcomes　是在非最佳条件和有限资源的情况下，可以达到和应该能够达到的目标。

接受者　receiver　接受信息并进行分析的人。

重组　reengineering　通过对过程的再思考和从根本上重新设计以达到关键步骤中的巨大改善，将机构进行破旧立新式的改造。

认同权　referent power　是来自于他人对个人、团体或组织的尊重或喜爱程度的权力。

反射性思维　reflective thinking　执行一项任务或对一种特殊情况做出决策时，对自己的反思。

相对值单位　Relative Value Unit（RVU）　以用于服务所需的相对资源量（劳动力和资金）为依据赋予各种医疗服务的一个指数值。

宗教　religion　是一种有组织的公共信仰崇拜体系与惯例，一般具有一个神或者超自然的东西为中心。

适应性　resilience　是指个人和群体在面对社会心理和生理完整性受到不断威胁时所具有的适应、战胜和坚持不懈的社会心理能力。

资源　resources　包括人力、资金、设施、技术和对于财产、服务及技术的所有权。

尊重他人　respect for others　对他人自行决定权利的认可。

回应　responding　对发送者信息的语言性或非语言性的理解。

职责　responsibility　涉及与完成工作相关的可靠性，依赖性和责任。

简历　resume　是个人背景、训练、经验以及适合某一职位的资质的简单说明。

奖赏/强制权　reward/coercive power　奖赏或惩罚他人的权力，以及让别人产生恐惧心理以影响他们并改变其行为的权力。拒绝奖励或通过使他人感到恐惧来达到某种目的常常会产生怨恨。

危险校正　risk adjustment　统计学上校正患者的数据从而反映患者的重要变

量的过程。

罗斯个人退休账户 Roth IRA 稍低于个人退休账户限制的个人退休账户，建立于1998年。

二级卫生保健 secondary health care 强调发现和早期干预，防止疾病和致残的进一步加重。

自我排班 self-scheduling 一个病房的职员集体决定和实施每月工作计划的过程。

警戒事件 sentinel event 给患者造成死亡或严重生理或病理损伤的意外事件。

共享管理 shared governance 护士和护士长一起确定他们的任务和所期望的结果，并且每个人都对其任务和结果负有责任。

交班工作计划 shift action plan 一份书面的值班工作评价，包括整体情况和一些为了得到最佳和合理的结果所做的优先计划。

情景领导论 situational leadership 是一种领导框架，其认为没有最好的领导方式，但存在有效的领导方式，即与个人或群体接受任务的能力相适应的领导方式。

技能混合 skill mix 注册护士职员占其他直接护理职员，例如执业操作护士、护工的百分数。

社会健康 social health 具有和其他人保持联系和互动的能力。

权力来源 sources of power 是允许个人按自己的意愿影响他人行为的有意识的和无意识的因素的结合。

精神 spiritual 是指对较高级权力的一种信仰，对超越和其含义的一种意识，为了生活中的目的将某一人置于中心地位。

精神创伤 spiritual distress 对生命的目标和意义产生疑问，拒绝参加人们一般性的宗教活动，寻求不是精神上或宗教信仰上的而是与众不同的帮助。

精神健康 spiritual health 从内心寻找力量的能力（Chilton，1998）。

职员配置模式 staffing pattern 为部门配备员工的计划，决定需要多少员工，需要什么样的员工。

利益相关人 stakeholder 对某一组织的决定和行为感兴趣并试图对此施加影响的人，如供方、雇主、顾客、病人或付款人。

利益相关群体 stakeholders 有投资利益的团体。

利益相关人评价 stakeholder assessment 对所有潜在的利益相关人进行系统

性的考虑以确保每个利益相关人的需要都整合到策划阶段。

存储　storage　计算机中央处理器中数据的物理地址。

战略性计划　strategic plan　组织从事环境分析、目标制定和策略制定以达到组织增长和更新目的的全部过程以及由这一过程所产生的结果。

战略策划　strategic planning　通过资源分配而试图在充满活力和竞争力的环境中实现其目标的一种设计过程。

质量的结构因素　structure elements of quality　是质量护理的基础，通过提供高质量服务确定医疗系统中必须具有的结构，这些结构因素包括了精心构建的医院、制定的高质量患者护理标准、高质量职员配置策略、环境标准等。

领导替代要素　substitutes for leadership　像领导者的行为一样能够对属下产生影响的其他变量。

SWOT 分析　SWOT analysis　是经常用来对环境进行评价的一种工具，SWOT 代表的是优势、劣势、机遇和威胁。

系统　system　具有相同的目标而又相互依赖的一组物体、人群或过程。

任务结构　task structure　是指确定任务，规定特殊步骤，明确指示和明确目标的程序。

团队　team　技能互补的一小组人，他们具有共同的目标和方法（Katzenbach 与 Smith，1993）。

小组护理　team nursing　将员工指派到某一小组中并对这一小组中的病人负责的一种护理服务模式。

目的论　teleology　认为事情的价值是由其后果所决定的一种理论，判断某一行为是否正确的标准是行为所引起的后果，而不是行为本身。

终点目标　terminal objective　有助于确定实现整体目标的主要行为的目标。

三级卫生保健　tertiary health care　为慢性病或不可逆性疾病患者提供的恢复性或康复性服务。

X 理论　Theory X　认为在官僚组织中，员工追求安全、指示和少担责任，因为员工们都不喜欢工作，因此就有必要实行高压、威胁和处罚政策。

Y 理论　Theory Y　认为在好的环境条件下，人们能够干好自己的工作，显示出一定的自控和自律意识，能够通过与团队、组织和工作本身的联系做出创造性的贡献；并认为人们内心能够受到工作的激励。

Z 理论　Theory Z　一种集体决策的观点，以长期雇佣为中心，在这一过程中提升非常慢，直接监督也非常少。

时间管理　time management　一套相关常规技能，它可以帮助我们尽可能地以最有效和最多产的方式利用时间（Mind Tools，n. d. -b）。

民事侵权行为 tort 个人或公民的错误或伤害，包括撕毁合同损害的信誉行为，为此法庭会依据受损程度要求提供一定的补偿。

整体护理 total patient care 护士对他们当班时的病人的全部护理负责的一种护理服务模式。

传统个人退休账户 traditional IRA 个人退休账号。

跨文化护理 transcultural nursing 是在不同文化和亚文化条件下的关于护理行为、健康-疾病价值观念、信仰和行为模式的比较研究与分析，意在建立一种科学的人文体系，从而提供既有文化特异性又适于普遍文化条件的护理服务（Leininger，1997）。

转化型领导 transformational leader 将权力转移给他人的领导。

泛在计算 ubiquitous computing 由 Xerox PARC 的 Mark Weiser 杜撰出来的词语，描述的是一个人拥有多台计算机进行计算的时期。

工会 union 通过集体讨论方式，在全国劳工关系委员会的框架内进行工作，将工人的要求向管理层进行反应的正式的、合法团体。

价值观 values 对于使生活有意义、有方向的行为、目标、原则、标准、意识形态的个人理解或信仰。

可变成本 variable costs 随工作量和患者数量而有所变化的那部分成本。

差异 variance 预算和实际成本之间的差异。

诚实 veracity 讲真话的义务。

语言沟通 verbal communication 依靠语言来传递信息的联络方式。

垂直整合 vertical integration 发生在当医疗机构的不同阶段有联系并由一个部门管理时。

视觉的 visual 与视觉有关的。

选区 voting block 代表相同政治立场或观点的群体。

弱势群体 vulnerable population groups 某一社区中的亚群，他们没有权势、被忽视、被剥夺了公民权、健康状态差。

揭发 whistle-blowing 个体将违反法律法规或对公众卫生及安全有危害的行为进行揭露的行为。

工作场所倡议 workplace advocacy 护士就其日常工作环境问题提出倡议的活动。

策划后记

卫生保健领域已成为中国从计划经济向市场经济转型的最后阵地之一。为了尽快改变我国医院管理的落后现状，汲取国际先进的医院管理理念和运作方法。经过将近两年的努力，我们与北京大学医学出版社共同策划引进了国内第一套医院管理经典教材。

本套丛书理论体系完整、视野开阔、覆盖面广、内容丰富、案例精彩，通过理论与实践相结合的阐述，系统通俗地向读者介绍了国外卫生机构的先进管理理念、有效的运作方法和成功的经验。本套丛书的部分版本在国外已修订和再版多次，在其领域中确立了经典和权威的地位。今后，随着这套教材在国内的推广使用和国内卫生保健产业的发展，我们还会适时增加最新的内容并不断修订丛书的版本。

本套丛书不仅适用于全国各级各类医院的高中层管理者；全国各医学院校卫生管理/医院管理专业教师、学生和研究人员；全国各大学工商管理学院开设的医院院长培训班教师和学员；还适用于政府卫生保健管理机构人员、与卫生保健相关的其他产业管理者、管理咨询公司的产业分析人员、投资公司行业分析师。也是对医院管理感兴趣的广大医务工作者和社会自学者的必备参考书。

在本丛书出版的过程中，我们得到全国人大副委员长、北京大学医学部主任韩启德先生、复旦大学公共卫生学院陈洁教授、北京大学卫生政策与管理研究中心常务副主任海闻教授、北京大学医学部党委书记郭岩教授等许多专家的热情鼓励，以及北京大学医学出版社的鼎力支持，在此，谨向他们表示崇高的敬意。同时，我们还要对在本丛书前期策划和运作过程中曾经给予支持的丰佳国际企业发展有限公司总裁耿健先生和北京联智文化有限公司表示衷心的感谢。

卫生保健产业的发展，呼唤优秀人才的涌现，而人才的涌现依赖于教育。希望我们这套经典教材的出版，能填补目前国内医院管理在系统化、职业化、国际化、引进版教材的空白，为提高我国医院管理水平起到积极的推动作用。

闻洁工作室

2004 年 5 月

教辅材料说明

北京大学医学出版社出版的卫生管理经典译从·医院管理系列之《护理领导与管理》一书系汤姆森学习出版集团（Thomson Leaming）独家授权。汤姆森学习出版集团以“为学习者提供学习的完全解决方案”为公司的战略目标，不断为老师提供更完善的教学辅助产品。汤姆森学习出版集团出版的教材为老师提供了配套的教辅材料。如教师指导手册（Instmctom Manual）、答疑手册（Solution Manual）、习题库（TestBank）、演讲幻灯片（Powerpomt Presention Slides/Powerpoint）、资源指导光盘（Instructor′s ResourceCD－ROM）、学生答疑手册（Student Solutions Manual）以及学习指导（Study Guide）等。

上述教辅材料。我社特获汤姆森学习出版集团授权独家复制以上部分教辅材料。我杜可以根据老师开课的情况，在教师身份得到确认后（即填写一份随附的《教辅资料支持表》，加盖系院章）向老师提供。

另外。汤姆森学习出版集团还有以下最具有竞争优势的教学辅助产品：

1. Exam View Testing Software（考题编辑软件）

帮助教师在最短时问内完成与教材相关的并具个性化的考试题方案，此考试可以以书面、校园局域网、国际互联同等形式完成。

2. Intemet Resource Support（网上资源支持）

如果教师采用的 Thomson Learning 教材有相关的网上资源支持，在教师身份得到确认后，我们将帮助教师向美国总部申请。“Username”和“Password”。在得到“Username”和。“Password”后教师可在网上下载相关的教辅材料，包括 Powerpoint Slides 和其他辅助教学的资源；同时学生也可以上该网址去查找一些学习资源或直接连接到教材中所涉及到的实例公司的网址去获得更多的学习资料，而无需申请进入该网址的密码。但学生是不能进入为教师提供的那部分内容浏览的。

3. Web Tutor on WebCT（WebCT 平台网上助教产品）

Web Tutor 是基于网络的教学辅助工具，其目的是使教师在传统的课堂以外能够更有效地将知识传递给学生，提供给学生另外的帮助来强化和阐明复杂的概念。Web Tutor 是配合 Thomson Learning 特定教科书使用的，其内容来源于教科书的学习指南和其他可能会用到的相关教学辅导材料。Web Tutor 也可以作为网上教学课程的基础。

4. 汤姆森网上图书馆（InfoTrac College Edition）

如果采用汤姆森学习出版集团 InfoTrac 版本的原版教材，每位学生将免费获得四个月的密码，可以随时随地登陆 InfoTrac 网站，查询美国4,000多种学术期刊的全文文章。以帮助学生学术研究之用。教师的密码将免费提供。

Online Library：http：//www. infotrac－college. com

or：http：//infotrac. thomsonlearning. com

欲了解上述教辅更多详情．请与汤姆森学习出版集团北京代表处联络。

随附《教辅资料支持表》，烦请教师填写并经系主任签字盖章后寄回我们的联络地址，以确保教辅材料仅为教师获得：

教辅资料支持表

申请教师姓名			
所在学校		所在院系	
教授课程		学生人数	
教材名称		作　者	
是否订购教材		教材订量	
联系方式			
电　话			
传　真			
电子邮件地址			
通信地址			
邮　编			

院/系主任　　　　　　　　（签字）

（院/系办公室章）

年　　月　　日

我们的联系方式：

北京大学医学出版社

联系人：林强庆

电话：82802230

传真：82802551

电子邮件：booksale@bjmu. edu. cn

网址：www. pumpress. com. cn

闻洁工作室

联系人：张　文

电话：010－62513580

传真：010－62513583

电子邮件：sales@brivision. com

网址：http：//www. cbbook. com

THOMSON™

汤姆森学习出版集团北京代表处

联系人：郭咏雪

电话：010－62578027/8149

传真：010－82611924

电子邮件：China@thomsonlearaing. com. sg

网址：http：//www. thomsonlearningasia. com